REZENDE
Obstetrícia Fundamental

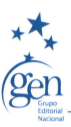

O GEN | Grupo Editorial Nacional – maior plataforma editorial brasileira no segmento científico, técnico e profissional – publica conteúdos nas áreas de ciências da saúde, exatas, humanas, jurídicas e sociais aplicadas, além de prover serviços direcionados à educação continuada e à preparação para concursos.

As editoras que integram o GEN, das mais respeitadas no mercado editorial, construíram catálogos inigualáveis, com obras decisivas para a formação acadêmica e o aperfeiçoamento de várias gerações de profissionais e estudantes, tendo se tornado sinônimo de qualidade e seriedade.

A missão do GEN e dos núcleos de conteúdo que o compõem é prover a melhor informação científica e distribuí-la de maneira flexível e conveniente, a preços justos, gerando benefícios e servindo a autores, docentes, livreiros, funcionários, colaboradores e acionistas.

Nosso comportamento ético incondicional e nossa responsabilidade social e ambiental são reforçados pela natureza educacional de nossa atividade e dão sustentabilidade ao crescimento contínuo e à rentabilidade do grupo.

REZENDE
Obstetrícia Fundamental

Jorge Rezende Filho

Professor Titular da Faculdade de Medicina
da Universidade Federal do Rio de Janeiro (UFRJ),
da Faculdade Souza Marques,
da Faculdade de Medicina de Teresópolis (FESO) e
da Pontifícia Universidade Católica do Rio de Janeiro (PUC-Rio).
Membro Titular da Academia Nacional de Medicina.

15ª edição

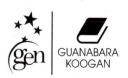

- O autor deste livro e a editora empenharam seus melhores esforços para assegurar que as informações e os procedimentos apresentados no texto estejam em acordo com os padrões aceitos à época da publicação, *e todos os dados foram atualizados pelos autores até a data do fechamento do livro.* Entretanto, tendo em conta a evolução das ciências, as atualizações legislativas, as mudanças regulamentares governamentais e o constante fluxo de novas informações sobre os temas que constam do livro, recomendamos enfaticamente que os leitores consultem sempre outras fontes fidedignas, de modo a se certificarem de que as informações contidas no texto estão corretas e de que não houve alterações nas recomendações ou na legislação regulamentadora.
- Data do fechamento do livro: 18/12/2023.
- O autor e a editora se empenharam para citar adequadamente e dar o devido crédito a todos os detentores de direitos autorais de qualquer material utilizado neste livro, dispondo-se a possíveis acertos posteriores caso, inadvertida e involuntariamente, a identificação de algum deles tenha sido omitida.
- **Atendimento ao cliente: (11) 5080-0751 | faleconosco@grupogen.com.br**
- Direitos exclusivos para a língua portuguesa
  Copyright © 2024 by
  Editora Guanabara Koogan Ltda.
  Uma editora integrante do GEN | Grupo Editorial Nacional
  Travessa do Ouvidor, 11
  Rio de Janeiro – RJ – CEP 20040-040
  www.grupogen.com.br
- Reservados todos os direitos. É proibida a duplicação ou reprodução deste volume, no todo ou em parte, em quaisquer formas ou por quaisquer meios (eletrônico, mecânico, gravação, fotocópia, distribuição pela Internet ou outros), sem permissão, por escrito, da Editora Guanabara Koogan Ltda.
- Editoração eletrônica: Castellani
- Capa: Bruno Gomes
- Ilustração da capa: *Agora eu já sei*, de Walter Nomura (Tinho)
- Há 50 anos, Walter Nomura, ou simplesmente Tinho, tem explorado as grandes cidades em busca de uma relação mais íntima com sua geografia, arquitetura e superfície, seja andando de *skate*, fazendo *graffiti* ou simplesmente "flanando", como diria o teórico Walter Benjamin. Formado em Artes Plásticas pela Fundação Armando Alvares Penteado (FAAP), ele fez parte da 1ª geração de artistas que iniciou a prática de *graffiti* e *street art* no Brasil, na Argentina e no Chile. Sua produção contribuiu para a propagação do *graffiti* como arte em nosso país, tornando a nação brasileira reconhecida pelo mundo como uma das principais na produção de *graffiti* e arte urbana. Isso cooperou para que ele fosse convidado a fazer um grande mural na cidade de Berlim durante os preparativos para a Copa do Mundo de 2006, além de uma série de exposições ao redor do mundo, incluindo a X Bienal de Havana e a Bienal do Vento Sul, ambas em 2009. Também foi indicado ao Prêmio PIPA de Artes, ficando em 2º lugar no PIPA *online* 2012. Em 2019, fez uma exposição individual no Paço Imperial, no Rio de Janeiro, e no ano de 2022 foi selecionado para expor seu trabalho no Centro Cultural São Paulo. Em sua produção artística, procura entender as relações entre as pessoas em um ambiente metropolitano, bem como as relações delas com o ambiente urbano. Ultimamente, Tinho tem pesquisado a ligação da moda com a pintura e como essas duas linguagens se complementam e se contrapõem ao serem utilizadas pelas pessoas para manifestar seus pensamentos, sentimentos e ações. Pai da Sofia e do Pedro, atualmente é representado pela Galeria Movimento Arte Contemporânea, no Rio de Janeiro.
- Ficha catalográfica

R356r
15. ed.

Rezende Filho, Jorge
  Rezende obstetrícia fundamental / Jorge Rezende Filho. – 15. ed. – Rio de Janeiro : Guanabara Koogan, 2024.
  21 cm.

Inclui índice
"Ilustração de capa: Agora eu já sei, de Walter Nomura (Tinho)"
ISBN 978-85-277-4016-6

1. Obstetrícia. I. Título.

	CDD: 618.2
23-87096	CDU: 618.2

Meri Gleice Rodrigues de Souza – Bibliotecária – CRB-7/643908/11/2023

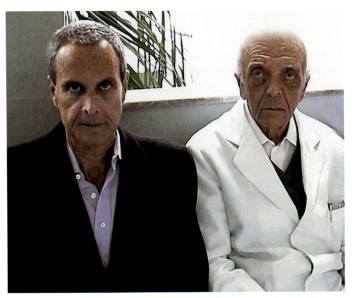

A Carlos Montenegro e Jorge de Rezende

Editores Associados

Antonio Braga

Professor de Obstetrícia da Faculdade de Medicina da Universidade Federal do Rio de Janeiro (UFRJ) e da Universidade Federal Fluminense (UFF). Professor Titular da Universidade de Vassouras. Mestre, Doutor e Pós-Doutor em Obstetrícia pela Universidade Estadual Paulista (Unesp). Pós-Doutorado pela Harvard Medical School e pelo Imperial College of London. Livre-Docente em Obstetrícia pela Universidade Federal de São Paulo (Unifesp) e pela Unesp.

Flávia Cunha dos Santos

Doutora em Medicina pela Universidade do Estado do Rio de Janeiro (UERJ). Professora Adjunta de Obstetrícia da Faculdade de Ciências Médicas da UERJ. Médica Obstetra da Maternidade-Escola da Universidade Federal do Rio de Janeiro (UFRJ).

Joffre Amim Junior

Professor Associado da Faculdade de Medicina da Universidade Federal do Rio de Janeiro (UFRJ). Mestre e Doutor em Obstetrícia pela UFRJ. Coordenador e Professor Permanente do Programa de Mestrado Profissional em Saúde Perinatal da Faculdade de Medicina da UFRJ. Membro da Comissão Nacional Especializada da Federação Brasileira das Associações de Ginecologia e Obstetrícia (Febrasgo) em Ultrassonografia. Diretor da Maternidade-Escola da UFRJ.

Marcos Nakamura Pereira

Doutor em Epidemiologia pela Escola Nacional de Saúde Pública Sérgio Arouca (ENSP/Fiocruz). Médico do Instituto Nacional de Saúde da Criança, da Mulher e do Adolescente Fernandes Figueira (IFF/Fiocruz). Docente do Programa de Pós-Graduação em Epidemiologia em Saúde Pública da Escola Nacional de Saúde Pública Sérgio Arouca (ENSP/Fiocruz). Coordenador Médico da Obstetrícia e Membro do Comitê de Ética do Hospital Maternidade Maria Amélia Buarque de Holanda (SMSRJ). Presidente da Comissão Nacional Especializada de Mortalidade Materna da Federação Brasileira das Associações de Ginecologia e Obstetrícia (Febrasgo). Membro do Programa Jovens Lideranças Médicas da Academia Nacional de Medicina.

Melania Amorim

Doutora em Tocoginecologia pela Universidade Estadual de Campinas (Unicamp). Pós-Doutorado em Tocoginecologia pela Unicamp e em Saúde Reprodutiva pela Organização Mundial da Saúde (OMS). Professora Associada de Ginecologia e Obstetrícia da Universidade Federal de Campina Grande (UFCG) e Professora da Pós-Graduação em Saúde Integral do Instituto de Medicina Integral Professor Fernando Figueira (IMIP). Pesquisadora Sênior do Instituto Paraibano de Pesquisa Professor Joaquim Amorim Neto (Ipesq). Bolsista de Produtividade em Pesquisa 1C do CNPq.

Roseli Nomura

Professora Adjunta do Departamento de Obstetrícia da Escola Paulista de Medicina da Universidade Federal de São Paulo (EPM-Unifesp). Professora Associada do Departamento de Ginecologia e Obstetrícia da Faculdade de Medicina da Universidade de São Paulo (FMUSP). Mestre, Doutora e Livre-Docente em Obstetrícia pela FMUSP. Presidente da Comissão Nacional do Título de Especialista em Ginecologia e Obstetrícia (Tego) da Federação Brasileira das Associações de Ginecologia e Obstetrícia (Febrasgo)/Associação Médica Brasileira (AMB). Coordenadora Adjunta da Comissão Nacional de Ética em Pesquisa (Conep).

Prefácio

"(...) e o primeiro remédio é fugir a um prólogo explícito e longo."
Machado de Assis (Ao leitor, *Memórias Póstumas de Brás Cubas*)

Pelo que sei, dias antes do Carnaval de 1976, quando o tratado *Rezende Obstetrícia* já estava na terceira edição, Montenegro instigou Rezende (pai) a produzir um livro resumido, voltado aos estudantes que, sem tempo para se dedicar ao estudo da disciplina, precisavam de um compêndio reduzido, contendo noções básicas de boa doutrina, sem estender-se em análises ou discussões e, consequentemente, fazendo abstenção do nome de autores e de indicações bibliográficas. Desafio aceito, passados os festejos momescos, graças ao hercúleo empenho da dupla, estavam praticamente prontos os originais da primeira edição de *Obstetrícia Fundamental*, que de pronto cativou uma legião de jovens desejosos desse tipo de conhecimento. Nascia ali o "Rezendinho", apelido carinhoso pelo qual é até hoje conhecido o livro, que, 48 anos depois, chega à 15ª edição.

Desta feita, coube a mim ficar à frente da obra e vali-me novamente do impecável time de colegas que compuseram a editoria associada do último *Rezende Obstetrícia*, lançado em 2022: Antonio Braga, Joffre Amim Junior, Marcos Nakamura Pereira, Melania Amorim, Roseli Nomura e agora também Flávia Cunha dos Santos, que comigo tem produzido vasto material didático na última década. Eles, que mais uma vez comigo compartilham as galas do frontispício, sujeitam-se, do mesmo passo, ao pelourinho das críticas. Os maniqueístas pronunciar-se-ão.

Empenhamo-nos para que o leitor aqui encontre, de maneira sintética, mas sempre atual e de acordo com as principais diretrizes vigentes, o que há de mais importante sobre o tema. As ricas ilustrações tão cuidadosamente redesenhadas, os fluxogramas e os boxes *Pontos-chave* revisitados, além da impecável diagramação do grupo GEN, foram pensados para proporcionar o melhor entendimento dos assuntos que compõem os tópicos fundamentais da Obstetrícia.

Respeitando a máxima do Bruxo do Cosme Velho, para quem "o melhor prólogo é o que contém menos cousas", fazemos votos de que esta edição atenda ao seu exigente público-alvo, proporcionando uma leitura prazerosa ao profissional que já ali delineia o apreço pela especialidade.

Jorge Rezende Filho
Primavera de 2023

Academia de Medicina
GUANABARA KOOGAN
www.academiademedicina.com.br

Atualize-se com o melhor conteúdo da área.

Conheça a Academia de Medicina Guanabara Koogan, portal online, que oferece conteúdo científico exclusivo, elaborado pelo GEN | Grupo Editorial Nacional, com a colaboração de renomados médicos do Brasil.

O portal conta com material diversificado, incluindo artigos, *podcasts*, vídeos e aulas, gravadas e ao vivo (*webinar*), tudo pensado com o objetivo de contribuir para a atualização profissional de médicos nas suas respectivas áreas de atuação.

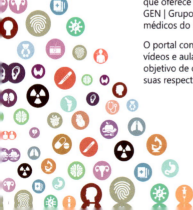

Sumário

Parte 1 Fisiologia da Reprodução, 1

1 Bases Morfológicas e Funcionais do Sistema Genital, 3
Flávia Cunha dos Santos
Jorge Rezende Filho

2 O Desenvolvimento, 25
Flávia Cunha dos Santos
Jorge Rezende Filho

3 Anexos do Embrião e do Feto, 45
Antonio Braga
Jorge Rezende Filho

4 Endocrinologia da Gravidez e Trocas Materno-Ovulares, 70
Antonio Braga
Jorge Rezende Filho

Parte 2 Ciclo Gestatório Normal, 99

5 Modificações do Organismo Materno, 101
Melania Amorim
Jorge Rezende Filho

6 Diagnóstico da Gravidez e Cálculo da Idade Gestacional, 133
Antonio Braga
Jorge Rezende Filho

7 Propedêutica da Gravidez, 140
Joffre Amim Junior
Jorge Rezende Filho

8 Estática Fetal, 164
Melania Amorim
Jorge Rezende Filho

9 Estudo da Bacia, 175
Melania Amorim
Jorge Rezende Filho

10 Assistência Pré-Natal, 187
Joffre Amim Junior
Jorge Rezende Filho

11 Contratilidade Uterina, 204
Antonio Braga
Jorge Rezende Filho

12 Mecanismo do Parto, 237
Melania Amorim
Jorge Rezende Filho

13 Parto: Estudo Clínico e Assistência, 247
Melania Amorim
Jorge Rezende Filho

14 Indução do Parto, 286
Marcos Nakamura Pereira
Jorge Rezende Filho

15 Puerpério, 295
Marcos Nakamura Pereira
Jorge Rezende Filho

16 Lactação, 305
Roseli Nomura
Jorge Rezende Filho

17 Planejamento Familiar: Contracepção no Puerpério, 314
Joffre Amim Junior
Jorge Rezende Filho

Parte 3 Ciclo Gestatório Patológico, 321

18 Hiperêmese Gravídica, 323
Roseli Nomura
Jorge Rezende Filho

19 Abortamento, 329
Antonio Braga
Jorge Rezende Filho

20 Gravidez Ectópica, 348
Roseli Nomura
Jorge Rezende Filho

21 Doença Trofoblástica Gestacional, 364
Antonio Braga
Jorge Rezende Filho

22 Toxemia Gravídica: Pré-Eclâmpsia e Eclâmpsia, 381
Marcos Nakamura Pereira
Jorge Rezende Filho

23 Parto Pré-Termo, 405
Flávia Cunha dos Santos
Jorge Rezende Filho

24 Ruptura Prematura das Membranas, 423
Antonio Braga
Jorge Rezende Filho

25 Crescimento Intrauterino Restrito, 432
Flávia Cunha dos Santos
Marcos Nakamura Pereira
Jorge Rezende Filho

26 Polidramnia e Oligoidramnia, 443
Flávia Cunha dos Santos
Jorge Rezende Filho

27 Gravidez Gemelar, 452
Joffre Amim Junior
Jorge Rezende Filho

28 Placenta Prévia e Acretismo, 479
Roseli Nomura
Jorge Rezende Filho

29 Descolamento Prematuro da Placenta, 490
Roseli Nomura
Jorge Rezende Filho

30 Coagulação Intravascular Disseminada e Embolia por Líquido Amniótico, 502
Roseli Nomura
Jorge Rezende Filho

31 Doença Hemolítica Perinatal, 514
Flávia Cunha dos Santos
Jorge Rezende Filho

32 Gravidez Prolongada, 533
Melania Amorim
Jorge Rezende Filho

33 Óbito Fetal, 541
Roseli Nomura
Jorge Rezende Filho

34 Obesidade, 547
Joffre Amim Junior
Jorge Rezende Filho

35 Diabetes Melito, 552
Flávia Cunha dos Santos
Jorge Rezende Filho

36 Doenças Tireoidianas na Gestação, 568
Flávia Cunha dos Santos
Jorge Rezende Filho

37 Cardiopatias, 581
Flávia Cunha dos Santos
Jorge Rezende Filho

38 Lúpus Eritematoso Sistêmico e Trombofilias, 593
Roseli Nomura
Jorge Rezende Filho

39 Doença Tromboembólica Venosa, 607
Roseli Nomura
Jorge Rezende Filho

40 Anemia, 616
Flávia Cunha dos Santos
Jorge Rezende Filho

41 Doenças Neurológicas, 620
Flávia Cunha dos Santos
Jorge Rezende Filho

42 Transtornos Mentais, 632
Flávia Cunha dos Santos
Jorge Rezende Filho

43 Pneumopatias, 640
Flávia Cunha dos Santos
Jorge Rezende Filho

44 Infecção Urinária, 647
Flávia Cunha dos Santos
Jorge Rezende Filho

45 Doenças Infecciosas, 652
Antonio Braga
Jorge Rezende Filho

46 Câncer Genital e Indicações de Cirurgia Não Obstétrica, 699
Antonio Braga
Jorge Rezende Filho

47 Sepse em Obstetrícia, 714
Marcos Nakamura Pereira
Jorge Rezende Filho

48 Choque e Reanimação Cardiopulmonar, 724
Melania Amorim
Roseli Nomura
Jorge Rezende Filho

49 Apresentação Pélvica, 747
Melania Amorim
Marcos Nakamura Pereira
Jorge Rezende Filho

50 Distocias do Cordão Umbilical, 761
Melania Amorim
Jorge Rezende Filho

51 Parto Distócico (Discinesias, Distocias, Desproporção Cefalopélvica), 769
Melania Amorim
Antonio Braga
Jorge Rezende Filho

52 Distocias do Trajeto, Desproporção Cefalopélvica e Distocia de Ombros, 790
Melania Amorim
Marcos Nakamura Pereira
Jorge Rezende Filho

53 Sofrimento Fetal Agudo, 804
Antonio Braga
Jorge Rezende Filho

54 Hemorragia Pós-Parto, 820
Marcos Nakamura Pereira
Jorge Rezende Filho

55 Infecção Puerperal, 836
Melania Amorim
Jorge Rezende Filho

56 Patologia da Lactação, 849
Roseli Nomura
Jorge Rezende Filho

Parte 4 Operações Obstétricas (Tocurgia), 855

57 Fórceps e Vácuo-Extrator, 857
Marcos Nakamura Pereira
Jorge Rezende Filho

58 Operação Cesariana, 872
Marcos Nakamura Pereira
Jorge Rezende Filho

59 Procedimentos para Interromper a Gravidez, 893
Marcos Nakamura Pereira
Jorge Rezende Filho

60 Histerectomia e Esterilização Pós-Parto, 902
Marcos Nakamura Pereira
Jorge Rezende Filho

Parte 5 Medicina Fetal, 909

61 Ultrassonografia, 911
Joffre Amim Junior
Jorge Rezende Filho

62 Avaliação Anteparto da Vitabilidade Fetal, 925
Joffre Amim Junior
Jorge Rezende Filho

63 Diagnóstico Pré-Natal, 935
Joffre Amim Junior
Jorge Rezende Filho

64 Malformações Fetais, 954
Joffre Amim Junior
Jorge Rezende Filho

65 Hidropisia Fetal Não Imune, 999
Joffre Amim Junior
Jorge Rezende Filho

Parte 6 Aspectos Éticos e de Saúde Pública, 1013

66 Classificação de Risco e Escores de Gravidade, 1015
Joffre Amim Junior
Jorge Rezende Filho

67 Mortalidade Materna e Perinatal, 1022
Marcos Nakamura Pereira
Flávia Cunha dos Santos
Jorge Rezende Filho

68 Cuidados às Pessoas e às Famílias LGBTQIAPN+, 1032
Melania Amorim
Jorge Rezende Filho

69 Violência na Gestação, no Parto e no Puerpério, 1038
Melania Amorim
Jorge Rezende Filho

70 Aspectos Jurídicos da Prática Obstétrica, 1049
Flávia Cunha dos Santos
Jorge Rezende Filho

Índice Alfabético, 1056

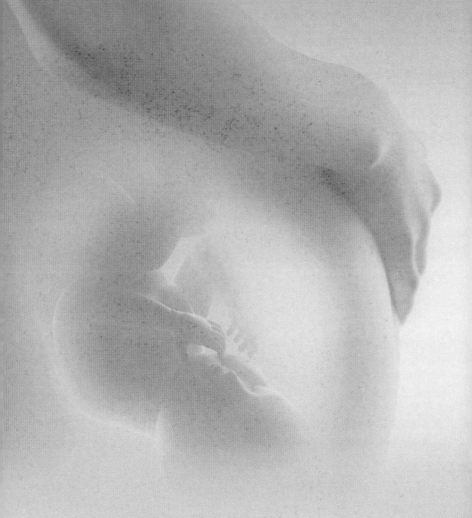

PARTE 1
Fisiologia da Reprodução

1 Bases Morfológicas e Funcionais do Sistema Genital, 3

2 O Desenvolvimento, 25

3 Anexos do Embrião e do Feto, 45

4 Endocrinologia da Gravidez e Trocas Materno-Ovulares, 70

1

Bases Morfológicas e Funcionais do Sistema Genital

Bases morfológicas, 3
Bases funcionais, 11

Flávia Cunha dos Santos
Jorge Rezende Filho

Bases morfológicas

Sistema genital feminino

O sistema genital feminino é dividido em genitálias externa e interna. A genitália externa ou vulva pode ser estudada em conjunto com o períneo, constituindo a região vulvoperineal.

Genitália externa feminina

A vulva inclui as seguintes estruturas (Figura 1.1):

- Monte de vênus, pênil ou monte púbico (*mons veneris*)
- Pregas tegumentárias ou formações labiais: grandes e pequenos lábios
- Espaço interlabial ou fenda vulvar: vestíbulo, meato uretral, introito vaginal e hímen
- Órgãos eréteis: clitóris e bulbovestibulares
- Glândulas acessórias: paurauretrais (ou de Skene) e vulvo-vaginais (ou de Bartholin).

A vulva representa a entrada da vagina e, em condições normais, cobre e protege o meato uretral. A porção externa da vulva está coberta por um tipo especial de pele, rica em folículos pilosos, glândulas sebáceas e sudoríparas. Internamente, a partir dos pequenos lábios, a pele se modifica, tem umidade acentuada e não mais apresenta pelos.

Os grandes lábios se continuam em direção ao períneo para formarem, na linha média, a comissura posterior ou fúrcula, limite inferior da vulva. Os pequenos lábios (ninfas) se separam anteriormente para englobar o clitóris, formando-lhe o freio e seu prepúcio. Posteriormente, fundem-se com os grandes lábios na porção média ou, muito raramente, vão mais abaixo até a fúrcula (ver Figura 1.1).

O vestíbulo, espaço elíptico situado internamente em relação aos pequenos lábios, se estende do clitóris até a borda posterior do hímen (ver Figura 1.1). Os orifícios da uretra, da vagina, das glândulas paurauretrais e de Bartholin

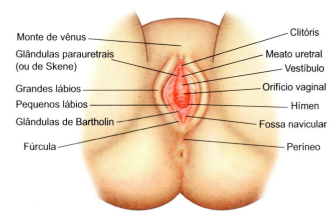

Figura 1.1 Genitália externa feminina. (Adaptada de Kistner RW. Gynecology: Principles and Practice. 3rd ed. Chicago: Year Book; 1979.)

têm suas aberturas no vestíbulo. O hímen, nas mulheres virgens, oclui parcialmente o orifício vaginal (ver Figura 1.1). Em geral, após o primeiro coito, e sempre depois do parto, a estrutura do hímen rompe-se, permanecendo vestígios conhecidos como carúnculas mirtiformes.

O clitóris consta de dois corpos cavernosos que se inserem no ramo isquiopúbico, e de porção distal, glande, a única visível (ver Figura 1.1). É o clitóris, órgão erétil, homólogo do pênis masculino, que funciona para a mulher como o "centro nervoso do coito". Os bulbovestibulares correspondem ao corpo esponjoso masculino. Consistem em duas estruturas eréteis, colocadas de cada lado do orifício vaginal, entre a fáscia inferior do diafragma urogenital e os músculos bulbocavernosos (Figura 1.2).

As glândulas parauretrais de Skene, homólogas da próstata masculina, têm seus orifícios externos localizados lateroposteriormente ao meato uretral (ver Figura 1.1). As glândulas vulvovaginais de Bartholin se localizam de cada lado do introito vaginal, apresentando orifícios na parte posterior do vestíbulo, entre os pequenos lábios e o hímen (ver Figuras 1.1 e 1.2). Correspondem às glândulas bulbouretrais no sexo masculino e secretam muco, especialmente durante o ato sexual.

Períneo

Conjunto de partes moles (músculos e aponeuroses) que fecha inferiormente a cavidade pélvica, é atravessado pelo reto posteriormente, e pela vagina e pela uretra anteriormente. O períneo anatômico é habitualmente dividido em anterior (ou genital) e posterior (ou retal), pelo traçado da linha bi-isquiática. Os músculos do períneo são (ver Figuras 1.2 e 1.3):

- Músculos do diafragma ou assoalho pélvico: levantador do ânus e coccígeo. Além desses, dois outros cobrem as paredes da pelve verdadeira: o obturador interno e o piriforme
- Músculos do períneo anterior: superficiais – transverso superficial, isquiocavernoso e bulbocavernoso –; profundos – transverso profundo e esfíncter externo da uretra
- Músculo do períneo posterior: esfíncter externo do ânus.

O sistema aponeurótico é complexo e pode ser separado em três planos (Figura 1.4):

- Aponeurose perineal superficial: cobre os músculos superficiais
- Aponeurose perineal média ou diafragma urogenital: dois folhetos aponeuróticos que englobam os músculos profundos do períneo anterior (transverso profundo e esfíncter externo da uretra), atravessados pela vagina e pela uretra (ver Figura 1.2)
- Aponeurose perineal profunda ou endopélvica: recobre, internamente, o assoalho pélvico, a bexiga, o útero, a vagina e o reto.

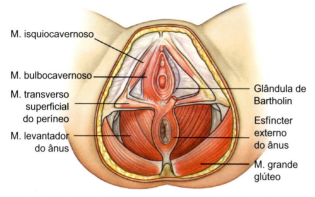

Figura 1.2 Períneo feminino. (Adaptada de Netter FH. The CIBA collection of medical illustrations. v. 2: reproductive system. New York: CIBA-GEIGY Corp.; 1954.)

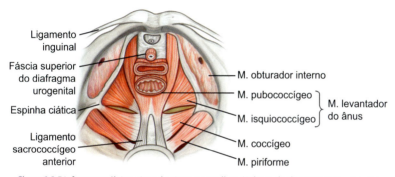

Figura 1.3 Diafragma pélvico visto de cima, na mulher. (Adaptada de Netter FH – *op. cit.*)

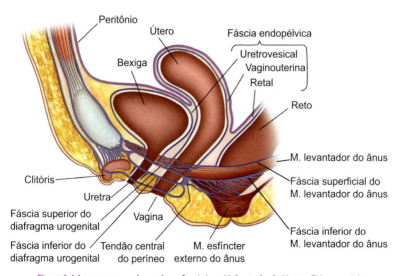

Figura 1.4 Aponeuroses do períneo feminino. (Adaptada de Netter FH – *op. cit.*)

Vascularização e inervação da região vulvoperineal. A vascularização é assegurada pela artéria pudenda interna, ramo da hipogástrica, que imerge na região com o nervo, pelo canal de Alcock. O retorno venoso acompanha as artérias. Os nervos provêm do pudendo interno, ramos genitais do grande e do pequeno abdominogenital e do genitocrural, além da porção perineal do pequeno ciático (Figura 1.5).

Genitália interna feminina

A genitália interna feminina se compõe, essencialmente, de (Figuras 1.6 a 1.8):
- Um longo canal que se estende da superfície externa do corpo até a cavidade peritoneal: vagina, útero e tubas uterinas
- Um par de gônadas: ovários.

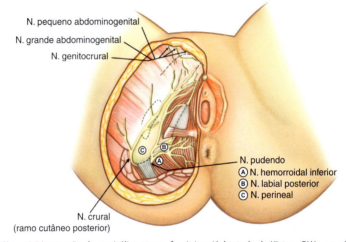

Figura 1.5 Inervação da genitália externa feminina. (Adaptada de Kistner RW – *op. cit.*)

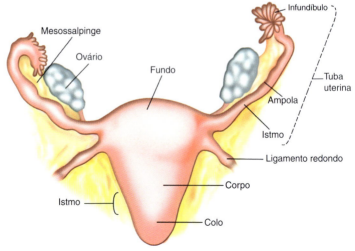

Figura 1.6 Vista anterior da genitália interna feminina. (Adaptada de Kistner RW – *op. cit.*)

A vagina é o órgão da cópula destinado a receber o pênis e o sêmen ejaculado durante o coito. O útero retém o óvulo fecundado (ovo), possibilitando-lhe desenvolvimento e crescimento, e o expulsa quando maduro (parto) ou antes disso (abortamento e parto pré-termo); é o órgão da gestação. As tubas uterinas recolhem o óvulo na superfície do ovário, após a postura, e o conduzem ao útero; são os ovidutos. Os ovários produzem os óvulos; são as gônadas.

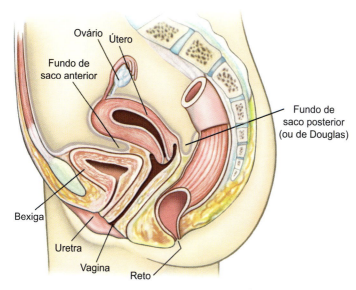

Figura 1.7 Secção sagital da pelve feminina. (Adaptada de Kistner RW – *op. cit.*)

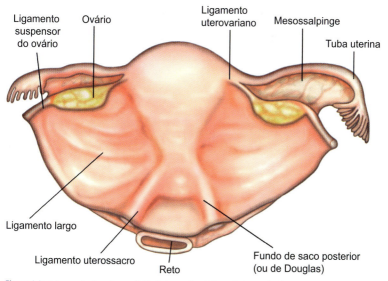

Figura 1.8 Vista posterior da genitália interna feminina. (Adaptada de Kistner RW – *op. cit.*)

A vagina é um canal que se interpõe da vulva até o útero (ver Figura 1.7). Na mulher virgem, a sua abertura inferior, introito ou óstio vaginal, é provida do hímen. Em torno do introito estão localizados os músculos bulbocavernosos ou constritores da vagina.

O útero é composto de três camadas separadas e distintas: (1) serosa, cobertura peritoneal externa; (2) miométrio, camada de músculo liso; (3) endométrio, membrana mucosa que reveste a cavidade uterina. O miométrio é formado por três camadas de fibras musculares lisas. Em cada uma delas há células musculares lisas que são mantidas em justaposição por tecido conjuntivo rico em fibras elásticas. A camada muscular externa, principalmente longitudinal, é contínua com as fibras que seguem pelos ligamentos largo e redondo. A camada média é a mais espessa, apresenta fibras em sentido circular e é ricamente vascularizada. A camada interna é ricamente constituída de musculatura da mucosa e é composta de fibras dispostas oblíqua e longitudinalmente. O arranjo dos vasos sanguíneos entre os feixes musculares constitui método ideal de hemostasia após o secundamento.

O útero é constituído por duas partes: o colo e o corpo. É o colo ou cérvice a porção caudal. Acima, continua-se como corpo uterino, sendo o ponto de junção nomeado istmo. A vagina se dispõe em volta do colo, possibilitando separar-lhe uma porção supravaginal e outra vaginal (ver Figura 1.7). Na porção supravaginal, lateralmente, se inserem os ligamentos paracervicais (cardinais ou de Mackenrodt) que contêm os vasos uterinos. Posteriormente, a porção supravaginal está recoberta pelo peritônio e une-se ao sacro pelos ligamentos uterossacros (ver Figuras 1.8 e 1.9). A porção vaginal do colo (*portio vaginalis*) projeta-se na vagina entre os fundos de saco anterior e posterior. Em condições normais, o orifício externo limita o epitélio pavimentoso estratificado da porção vaginal, contíguo ao epitélio cilíndrico, glandular, que reveste o canal cervical ou endocérvice. A endocérvice se estende do orifício externo até o orifício interno histológico, onde começa o istmo (Figura 1.10).

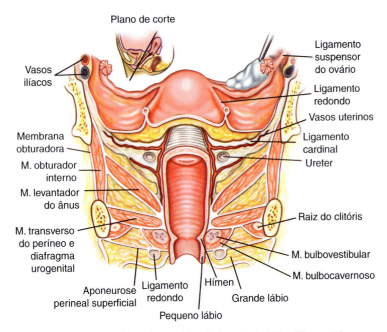

Figura 1.9 Secção frontal da pelve feminina. (Adaptada de Netter FH – *op. cit.*)

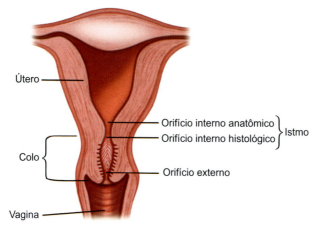

Figura 1.10 Relações anatômicas entre o corpo, o istmo e o colo do útero. (Adaptada de Kistner RW – *op. cit.*)

A porção superior do corpo uterino constitui o fundo, com ângulos denominados cornos, onde penetram as tubas. A área estreitada que liga o corpo ao colo é o istmo (ver Figuras 1.6 e 1.10). O canal do istmo é demarcado pelo orifício interno anatômico, que o separa da cavidade do corpo, e pelo orifício interno histológico, limite do canal cervical (ver Figura 1.10). O orifício histológico constitui zona de transição entre o epitélio endocervical e o endométrio. O istmo uterino, na gravidez, incorpora-se ao corpo para constituir o segmento inferior do útero. Os espaços entre os folhetos peritoneais que revestem a bexiga, o útero e o reto constituem os fundos de saco anterior e posterior (ou de Douglas) (ver Figura 1.7). As coberturas peritoneais do corpo uterino se juntam lateralmente e formam o ligamento largo (ver Figura 1.8). Os ligamentos redondos vão da face anterolateral do fundo uterino até os grandes lábios, após penetrarem no canal inguinal. Estruturalmente, o corpo uterino é composto de: serosa (peritônio), miométrio e endométrio.

As tubas uterinas se dirigem de sua inserção nos cornos uterinos até os ovários, onde permanecem em aposição (ver Figuras 1.6 e 1.8). Descrevem-se quatro regiões nas tubas (Figura 1.11): intersticial (ou intramural), ístmica, ampular e infundibular (com aproximadamente 25 fímbrias na sua parte mais distal). Suas paredes são formadas por serosa, muscular e mucosa, a última bastante pregueada, principalmente na porção mais externa (ver Figura 1.11).

Os ovários estão ligados, anteriormente, à face posterior do ligamento largo pelo mesovário (ver Figuras 1.6 e 1.8). A face posterior é livre. A região do ligamento largo que prende os ovários à pelve chama-se ligamento suspensor do ovário, por onde transitam os vasos ovarianos. Em um dos polos do ovário está o ligamento uterovariano (ver Figura 1.8). O ovário é constituído pelo córtex e pela medula. O córtex, revestido pelo epitélio celômico (ou germinativo), contém os folículos ovarianos, e a medula apresenta estroma e rica vascularização.

Vascularização da genitália interna feminina. Está assegurada pelas artérias uterina, ovariana e vaginal (Figura 1.12).

O ramo ascendente da artéria uterina provê inúmeras artérias arqueadas que circundam o útero e emitem as artérias radiadas. Estas se ramificam no terço interno do miométrio em artérias retas e artérias espiraladas. As artérias retas alcançam a camada basal do endométrio e terminam em capilares nessa região. As artérias espiraladas atravessam a espessura do endométrio e dão origem a capilares logo abaixo do epitélio.

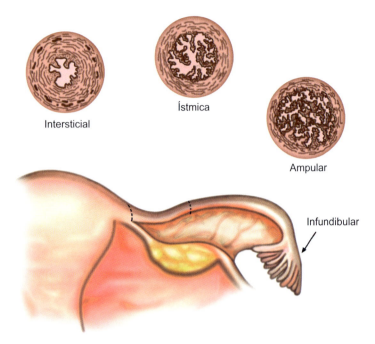

Figura 1.11 Divisões anatômicas da tuba uterina. (Adaptada de Kistner RW – *op. cit.*)

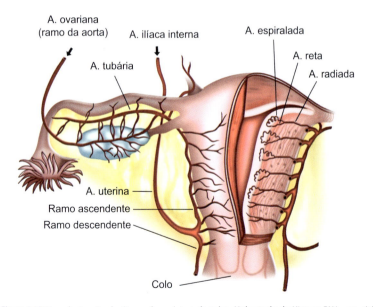

Figura 1.12 Vascularização do útero, do ovário e da tuba. (Adaptada de Kistner RW – *op. cit.*)

Sistema genital masculino

O sistema genital masculino é composto de (Figura 1.13):

- Um par de gônadas, testículos, responsáveis pela produção de hormônios (células intersticiais ou de Leydig) e de espermatozoides (túbulos seminíferos)
- Diversos canais, vias espermáticas, para a eliminação dos espermatozoides: *rete testis*, canais eferentes, canais epididimários, canais deferentes, vesículas seminais, canais ejaculatórios e uretra
- Um órgão para a cópula, o pênis
- Outros órgãos acessórios:
  - Sistema de coberturas que rodeiam os testículos, as bolsas escrotais
  - Glândulas cujas secreções se juntam aos espermatozoides, constituindo o esperma ou sêmen: próstata e glândulas bulbouretrais (ou de Cowper).

Bases funcionais

Ciclos sexuais

Tendo início na puberdade e se continuando pelos anos reprodutores, a mulher apresenta ciclos sexuais que envolvem o hipotálamo, a hipófise, o ovário e o útero, além de outros órgãos com participação menor (tubas, colo, vagina, glândulas mamárias etc.).

Esses ciclos preparam o sistema genital para a gravidez e dependem do sistema hipotálamo-hipofisário.

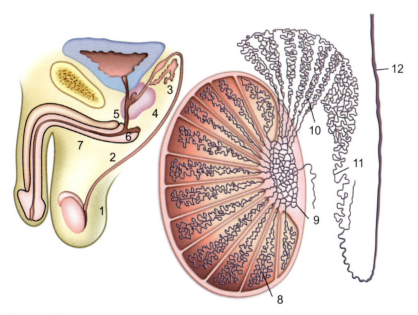

Figura 1.13 Corte sagital do sistema genital masculino: *1*, bolsa escrotal contendo os testículos e o canal epididimário; *2*, canal deferente; *3*, vesícula seminal; *4*, canal ejaculatório; *5*, próstata, atravessada pela uretra prostática; *6*, glândula de Cowper; *7*, uretra peniana; *8*, túbulos seminíferos; *9*, *rete testis*; *10*, canais eferentes; *11*, canal epididimário; *12*, canal deferente.

Sistema hipotálamo-hipofisário

No controle neuroendócrino da ovulação, é determinante o papel desempenhado pelo eixo central – sistema hipotálamo-hipofisário –, que se conecta por *feedback* com as gônadas, enquanto se liga ao sistema sensorial, recebendo estímulos do meio ambiente e conexões do próprio cérebro.

Células do hormônio liberador de gonadotrofina. As células do hormônio liberador de gonadotrofina (GnRH) têm, no adulto, seu número estimado em menos de 10.000, distribuídas bilateralmente na parte anterior do hipotálamo, mais especificamente no núcleo arqueado.

As células do GnRH direcionam os seus maiores axônios para a eminência média quando estão em frente aos vasos porta-hipofisários. Embora não haja conexão nervosa direta entre o hipotálamo e a hipófise anterior (adeno-hipófise), a comunicação vascular (sistema porta-hipofisário) liga essas duas estruturas. Os vasos sanguíneos do sistema porta-hipofisário carreiam neurotransmissores – fatores de liberação (*releasing factors*) – segregados pelas células nervosas dos centros hipotalâmicos para a adeno-hipófise (Figura 1.14).

O neurotransmissor que regula as gonadotrofinas hipofisárias é denominado fator ou hormônio liberador de gonadotrofina. O GnRH é um peptídio pequeno, constituído por apenas 10 aminoácidos. O GnRH é transportado como pré-hormônio através dos axônios, por via rápida e em direção à eminência média. As células do GnRH secretam o hormônio de modo pulsátil sob a influência de sinapses estimuladoras ou inibidoras. Os ciclos pulsáteis duram entre 30 e 90 minutos na fase folicular e mais tempo na fase luteínica.

O GnRH se liga aos gonadotrofos hipofisários, células situadas na hipófise anterior (*pars distalis*) e que produzem as gonadotrofinas – hormônio luteinizante (LH) e hormônio foliculestimulante (FSH).

Família glicoproteica. As gonadotrofinas são glicoproteínas que fazem parte da família que inclui o LH, o FSH, o hormônio tireoestimulante (TSH) e a gonadotrofina coriônica humana (hCG). Todas essas glicoproteínas são constituídas por duas subunidades – uma comum, denominada subunidade α, e outra hormônio-específica, chamada de subunidade β, que determina a ação biológica e imunorreativa do hormônio.

Controle neuroendócrino

A ligação do GnRH aos receptores das células da *pars distalis* induz a liberação do FSH armazenado na adeno-hipófise e estimula a sua síntese. A ligação subsequente do FSH a receptores específicos das células da granulosa dos folículos primários estimula o seu desenvolvimento a folículos secundários. O FSH também induz as células de teca interna dos folículos em desenvolvimento a iniciar a sua produção de androgênios, que são convertidos em estrogênios pelas células da granulosa. De fato, o ponto de partida da esteroidogênese ovariana são os esteroides C_{19} (androstenodiona e testosterona) produzidos pela teca interna, que funcionam como precursores na granulosa, onde se originam os esteroides C_{18} (estrona e estradiol). As células da granulosa dos folículos secundários também produzem inibina e ativina, que ajudam a regular a liberação do FSH.

O estrogênio desempenha papel relevante no controle das gonadotrofinas hipofisárias. A amplitude dos pulsos do GnRH (e das gonadotrofinas) é regulada pelo estrogênio, que torna sensíveis os gonadotrofos hipofisários, enquanto inibe a secreção do GnRH.

Durante 90% do tempo de duração do ciclo ovariano, o controle das gonadotrofinas se faz por meio de *feedback* negativo, com o estrogênio e a inibina sendo os principais agentes.

Assim, a queda na amplitude e no pulso da secreção do GnRH, induzida pelos estrogênios, leva à diminuição do FSH, a despeito de sensibilizarem a hipófise. A queda do FSH é também parcialmente decorrente da inibina produzida pelas células da granulosa.

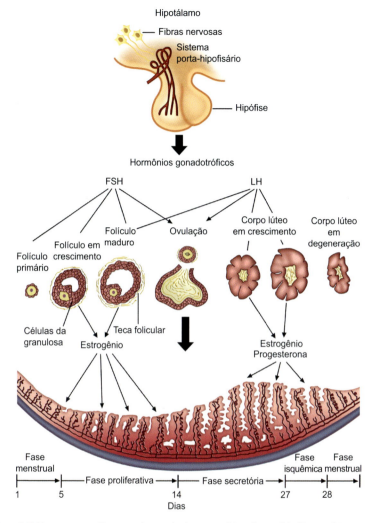

Figura 1.14 Esquema que ilustra as inter-relações entre hipotálamo, hipófise, ovário e endométrio. Estão assinalados os ciclos ovariano e menstrual. *FSH*, hormônio foliculestimulante; *LH*, hormônio luteinizante. (Adaptada de Moore KL, Persaud TVN. Embriologia clínica. 7. ed. Rio de Janeiro: Elsevier; 2004.)

Precedendo o pico do LH (fase pré-ovulatória), o folículo maduro secreta quantidades maciças de estrogênio no sangue, que excede 5 vezes os níveis basais desse hormônio.

Os níveis elevados de estrogênio liberam as sinapses inibidoras da secreção do GnRH, determinando o aumento do pulso desse hormônio, que aciona as gonadotrofinas hipofisárias altamente sensibilizadas, acabando por determinar o pico do LH (*feedback* positivo).

Na fase luteínica, volta a predominar o *feedback* negativo. Assim, os níveis de gonadotrofina alcançam, durante essa fase, os valores mais baixos durante todo o ciclo ovariano, na dependência de ação inibitória do estrogênio e da progesterona no hipotálamo.

Ciclo ovariano

As gonadotrofinas produzem alterações cíclicas nos ovários – desenvolvimento dos folículos, ovulação, formação do corpo lúteo –, constituindo o ciclo ovariano.

▸ Desenvolvimento folicular

É caracterizado por:

- Crescimento e diferenciação do oócito I
- Proliferação das células da granulosa
- Desenvolvimento de uma cápsula de tecido conjuntivo, a teca folicular, proveniente do estroma ovariano (ver Figura 1.14).

O crescimento do folículo primário (oócito I mais uma camada de células da granulosa) faz-se à custa, principalmente, dessas células, estratificadas em derredor do oócito. Subsequentemente, espaços cheios de líquido aparecem em volta das células, tornam-se coalescentes e formam uma cavidade única – o antro. O oócito situa-se excentricamente, cercado pelas células da granulosa, constituindo o cúmulo oóforo.

Em cada ciclo, vários folículos (15 a 20) se desenvolvem; porém, apenas um (dito dominante), por mecanismo ainda pouco conhecido, chega à plena maturação e, após romper-se, expulsa o óvulo. É a ovulação.

O desenvolvimento folicular é estimulado, basicamente, pelo FSH, que, além disso, prepara o folículo para responder ao LH (ovulação e luteinização).

Os folículos em crescimento produzem estrogênios (estradiol), hormônio sexual feminino que regula o desenvolvimento e a função dos órgãos genitais.

▸ Ovulação

Algumas substâncias não esteroides existem no líquido folicular, modulando os processos ovarianos (inibina, ativina e inibidor da maturação do oócito). Sob o estímulo dos estrogênios (especificamente, nível de estradiol plasmático acima de 200 pg/mℓ agindo sobre o centro cíclico hipotalâmico por período crítico de 50 horas), há liberação significativa de LH (pico do LH) pela adeno-hipófise, fenômeno que permanece por cerca de 24 horas e induz a ovulação. A postura ovular ocorre dentro de 24 horas após o pico do LH, cerca de 2 semanas antes do período menstrual a se instalar, isto é, 14 dias após o 1º dia da menstruação, no ciclo usual de 28 dias. O tempo decorrido entre a ovulação e o início do catamênio seguinte é quase sempre constante, mas a fase folicular (proliferativa) pode ter duração variável.

Como já mencionado, dos diversos folículos que amadurecem a cada ciclo, apenas uma unidade avança até a ovulação, caso seja adequado o estímulo gonadotrófico.

Morfologicamente, os fenômenos que concorrem para a ovulação estão caracterizados pelo crescimento súbito do folículo, em decorrência do acúmulo de líquido folicular, produzindo adelgaçamento da teca interna e abaulamento pré-ovulatório na superfície do ovário. Uma pequena área avascular (estigma) logo aparece nessa elevação (Figura 1.15 A). Antes da ovulação, o oócito e algumas células do cúmulo oóforo se separam do interior do folículo distendido. Na ovulação, o estigma rompe-se e o oócito é expulso com o líquido folicular, do folículo e do ovário (Figura 1.15 B a D). O oócito está cercado pela zona pelúcida e por uma ou mais camadas de células foliculares que logo se dispõem de modo radial – coroa radiada (Figura 1.15 C).

▸ Formação do corpo lúteo

Logo após a ovulação, as células da granulosa, sob a influência do LH, hipertrofiam-se acentuadamente e enchem a cavidade cística remanescente, por vezes com conteúdo hemorrágico,

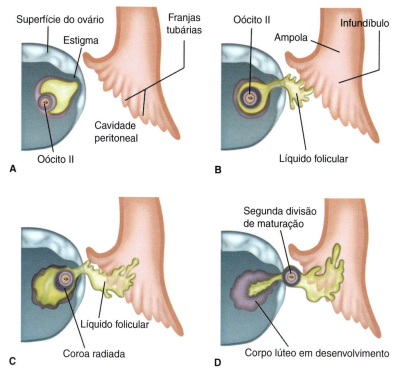

Figura 1.15 Esquema que ilustra a ovulação. O estigma se rompe e o oócito é expulso com o líquido folicular. (*id., ibid.*)

transformando-a em estrutura granulosa, tingida por pigmento amarelo (luteína), o corpo lúteo ou corpo amarelo, produtora de estrogênio e de progesterona.*

Na verdade é que, as células da granulosa e da teca interna do folículo ovulatório remanescente, que apresentam receptores LH, ativadas pelo hormônio, formam o corpo lúteo. Essas células são convertidas em células luteínicas e produzem ativamente progesterona, principalmente as derivadas da granulosa.

A vida útil do corpo lúteo – não importa a invocação a supostos agentes luteolíticos – é mantida, provavelmente, por determinismo biológico intrínseco e permanece por 10 dias, aproximadamente. É relevante acentuar essa noção, posto que o primeiro fenômeno gravídico de importância é modificar a duração do corpo lúteo, prolongando-a.

Os estrogênios, sobretudo a progesterona, estimulam a secreção das glândulas endometriais, preparando, concomitantemente, todo o endométrio para a implantação do ovo. Fertilizado o óvulo, o corpo lúteo aumenta de tamanho e passa a constituir o corpo lúteo gravídico, que tem a produção hormonal aumentada. Nessas circunstâncias, não ocorrerá a sua degeneração porque o trofoblasto produz hormônio de ação gonadotrófica (hCG). O corpo lúteo gravídico mantém-se funcionante até 8 a 9 semanas, quando a esteroidogênese placentária assume papel endócrino dominante.

---

* Os valores médios de progesterona em plena fase luteínica chegam a 7 ng/mℓ, e quantidades de 10 a 12 ng/mℓ são, com frequência, encontradas. Nível de progesterona no plasma superior a 5 ng/mℓ é indício quase certo de ovulação.

Se o óvulo não foi fecundado, o corpo lúteo começa a degenerar-se cerca de 10 dias depois da ovulação e se transforma em cicatriz branca – o *corpus albicans*.

▶ Fisiologia do ciclo menstrual | Síntese

O GnRH é liberado de modo pulsátil, sendo sua periodicidade e sua amplitude críticas para determinar a liberação fisiológica do FSH e do LH, gonadotrofinas produzidas na adeno-hipófise.

O FSH tem produção crescente no início do ciclo menstrual por estímulo do GnRH, com aumento mais marcante na metade do ciclo; é responsável pelo desenvolvimento do folículo pré-antral e pela secreção dos estrogênios pelas células da granulosa.

O folículo inicia a produção do estrogênio por meio da intervenção do FSH nas células da granulosa e do LH nas células da teca interna. Na verdade, os estrogênios são produzidos na granulosa por meio de precursores androgênicos elaborados nas células da teca.

O LH, liberado em pequena quantidade desde o início do ciclo, apresenta elevação subitânea em torno do 13º dia, causada por pico na produção do estradiol ovariano (*feedback* positivo) (Figura 1.16). O pico do estradiol ocorre aproximadamente 24 horas antes do pico do LH, que, por sua vez, precede a ovulação em 24 horas. Os estrogênios voltam a ter pequena elevação na segunda fase do ciclo. A progesterona, que, no início do ciclo, apresenta níveis muito baixos, tem sua expressão maior logo após a ovulação, produzida pelo corpo lúteo.

Quando os níveis desses hormônios esteroides (estrogênios e progesterona) estão altos, ocorre *feedback* negativo com o hipotálamo, que suprime a liberação do GnRH, levando à queda da produção hipofisária de LH e de FSH no fim do ciclo e à consequente diminuição da produção hormonal do corpo lúteo.

▶ Ciclo menstrual

As alterações cíclicas que ocorrem no endométrio constituem o ciclo uterino, comumente referido como o ciclo menstrual, porque a menstruação é o fenômeno mais conspícuo.

A parede uterina consta de três camadas (Figura 1.17 A):

- Uma serosa
- Uma espessa porção de músculo liso – o miométrio
- Uma estrutura interna – o endométrio. Durante a fase secretória do ciclo menstrual, há também três camadas no endométrio (Figura 1.17 B e C):
  - Camada compacta, fina, superficial, formada por células do estroma, densamente arranjadas em torno das porções vizinhas às glândulas endometriais
  - Camada esponjosa, espessa, edemaciada, contendo glândulas dilatadas e tortuosas
  - Camada basal, fina, que não apresenta edema ou hipertrofia e contém as porções distais das glândulas.

A camada basal tem sua própria vascularização e não se destaca na menstruação. A compacta e a esponjosa, ao contrário, desprendem-se durante o catamênio ou após o parto e, em razão disso, constituem, conjuntamente, a camada funcional.

Os hormônios ovarianos causam alterações cíclicas nas estruturas do sistema genital, notadamente no endométrio. O ciclo menstrual pode ser dividido em quatro fases (ver Figura 1.14):

- Fase menstrual: o 1º dia da menstruação é contado como o início do ciclo. A camada funcional do endométrio descama-se e é expelida durante o sangramento, que normalmente ocorre a cada 28 dias e dura de 3 a 5 dias
- Fase proliferativa ou folicular: os estrogênios determinam a recuperação do endométrio, o crescimento glandular e a multiplicação das células do estroma

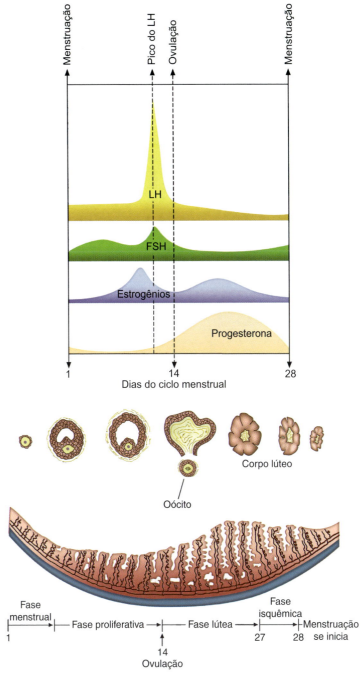

Figura 1.16 A ovulação é precedida pelo pico de LH 24 horas antes. *FSH*, hormônio foliculestimulante; *LH*, hormônio luteinizante. (*id.*, *ibid.*)

- Fase secretória ou progestacional: a progesterona induz o entortilhamento das glândulas, que passam a segregar em abundância, e o edema do estroma
- Fase isquêmica ou pré-menstrual: se o óvulo não é fertilizado, o corpo lúteo degenera, os efeitos progestacionais declinam e surgem alterações vasculares acentuadas que ocasionam a isquemia da camada funcional.

À menstruação, segue-se novo ciclo uterino. Antes de completar-se a fase menstrual, o FSH induz o desenvolvimento de outro grupo de folículos, iniciando mais um ciclo ovariano, com os estrogênios recomeçando a exercer os seus efeitos no endométrio.

Em caso de gravidez, o ciclo menstrual não se completa, mas se continua com o ciclo gravídico. Finalizada a gestação, realizado o parto e completada a involução puerperal, os ciclos ovariano e uterino ressurgem, após intervalo variável.

Após os 40 anos de idade, os ciclos sexuais ainda se sucedem nitidamente, embora muitos deles não mais ovulatórios. Entre 48 e 55 anos, encerra-se definitivamente a vida reprodutora da mulher, fato que se exibe ostensivamente pela cessação da função menstrual (menopausa).

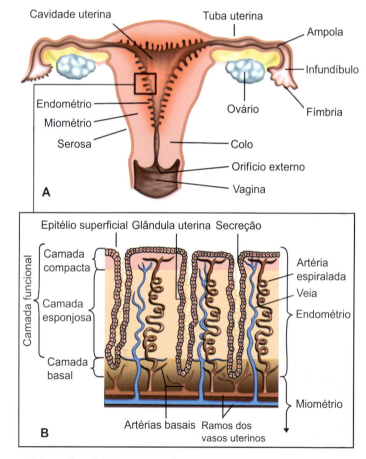

Figura 1.17 A. Secção frontal do útero mostrando as três camadas: serosa, miométrio e endométrio. **B.** Pormenores da área delimitada em A. (*continua*)

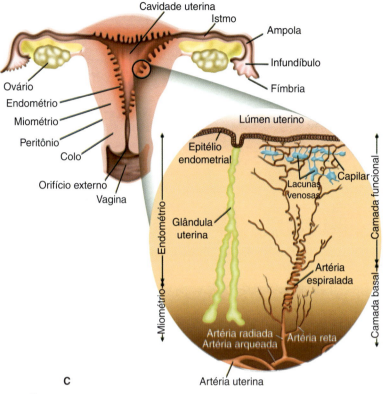

Figura 1.17 (*continuação*) **C.** Mesmo esquema sob outra interpretação. (*id., ibid.*)

Fecundação

Na sequência de fenômenos que se originam das gametogêneses masculina e feminina e culminam na fecundação, destacam-se:

- Inseminação: deposição do sêmen na vagina. Os gametas masculinos assim liberados já alcançaram plena maturidade, são espermatozoides. As divisões de maturação, redutoras, transformaram os espermatogônios, células diploides, 44 + XY, em espermatócitos, células haploides, 22 + X ou 22 + Y (Figura 1.18). Os espermatócitos evoluem para espermátides. Há, portanto, espermatozoides de dois tipos. A espermatogênese dá-se, em média, no prazo de 75 dias. Em outras palavras, qualquer que seja a idade do homem, seus espermatozoides têm sempre 2 meses e meio
- Ascensão dos espermatozoides pelo sistema genital feminino: cerca de 300 milhões de espermatozoides são depositados no fundo de saco posterior da vagina, durante o coito, próximo ao orifício externo do útero. Impulsionados por movimentos das próprias caudas, transitam através do canal cervical, embora o percurso pelo útero e pelas tubas se faça principalmente pela contração da musculatura desses órgãos. Espermatozoides podem ser encontrados no muco cervical 90 segundos depois da ejaculação, e no local da fecundação, a ampola tubária (ver Figura 1.17 A), 5 minutos após a inseminação. Acredita-se que os primeiros espermatozoides a penetrarem na

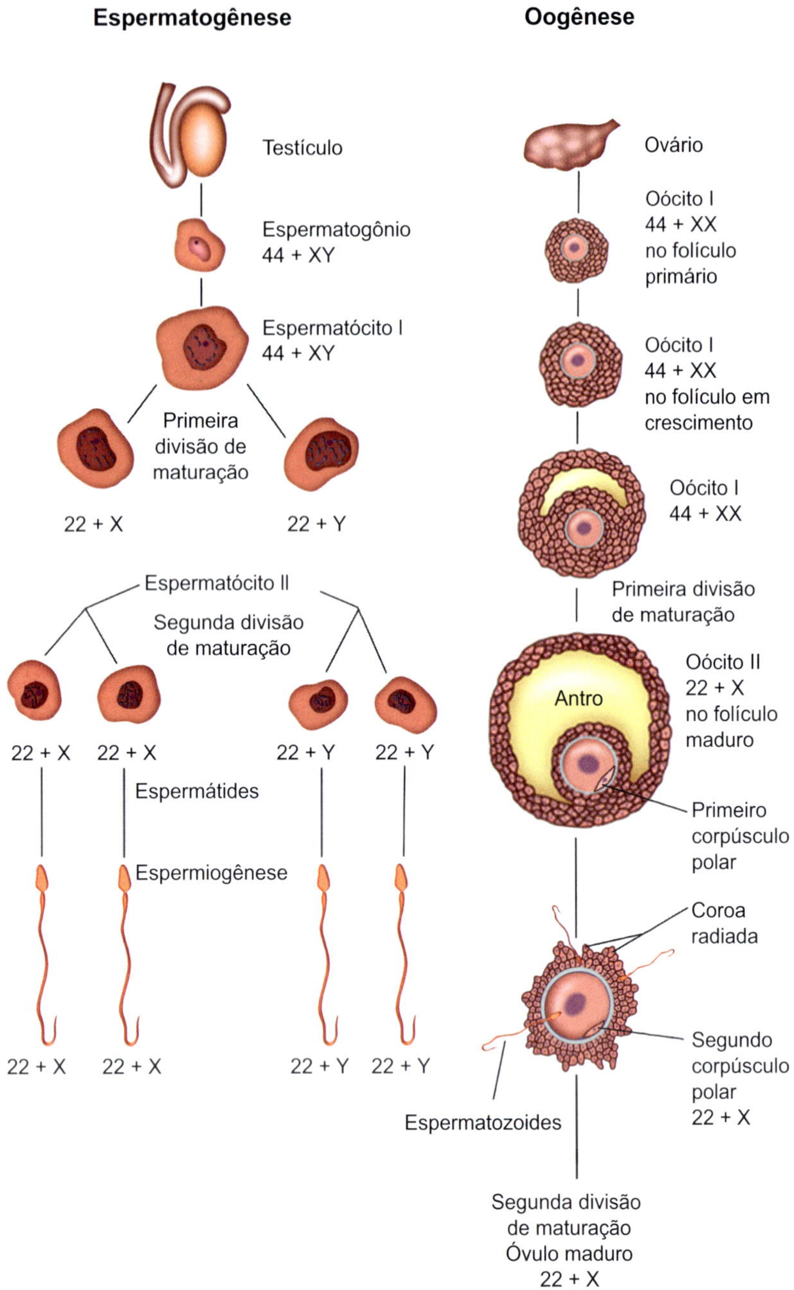

Espermatogênese

Oogênese

Testículo

Ovário

Espermatogônio
44 + XY

Oócito I
44 + XX
no folículo
primário

Espermatócito I
44 + XY

Oócito I
44 + XX
no folículo em
crescimento

Primeira
divisão de
maturação

Oócito I
44 + XX

22 + X   22 + Y

Primeira divisão
de maturação

Espermatócito II

Oócito II
22 + X
no folículo
maduro

Segunda divisão
de maturação

Antro

22 + X   22 + X   22 + Y   22 + Y

Primeiro
corpúsculo
polar

Espermátides

Coroa
radiada

Espermiogênese

22 + X   22 + X   22 + Y   22 + Y

Segundo
corpúsculo
polar
22 + X

Espermatozoides

Segunda divisão
de maturação
Óvulo maduro
22 + X

Figura 1.18 Espermatogênese e oogênese. O complemento cromossômico está indicado a cada estágio. Após divisões de maturação, o número diploide de cromossomos (46) é reduzido para o número haploide (23). Enquanto quatro espermatozoides se formam apenas de um espermatócito, um só óvulo resulta de um oócito. (*id., ibid.*)

tuba não sejam capazes de fecundar, papel desempenhado por aqueles que, guardados no muco cervical, seriam liberados posteriormente. Em consequência da ação letal da secreção vaginal, ácida, e da insuficiência dos mecanismos de transporte, menos de 200 espermatozoides conseguem chegar às tubas.

Na ovulação, as oogônias, diploides 44 + XX, durante a vida fetal, proliferam por mitoses reducionais e passam a oócitos I (ver Figura 1.18), que, rodeados por camada de células da granulosa, constituem os folículos primários.

Ao contrário do que se dá no homem, a oogênese é um processo extremamente lento. As oogônias são formadas exclusivamente durante a vida intrauterina; no feto, os oócitos I iniciam a divisão de maturação antes do nascimento, mas não se completa a prófase, que ocorrerá somente após a puberdade, precedendo imediatamente a ovulação, que é singular em cada ciclo. Assim, o óvulo de uma adolescente de 14 anos tem essa idade ou um pouco mais, uma vez que, ao nascer, as células germinativas contavam já alguns meses; pela mesma razão, o óvulo de uma mulher de 40 anos tem 40 anos ou ligeiramente mais. Justifica-se a afirmação de que o homem, jovem ou idoso, tem espermatozoides invariavelmente jovens, enquanto a mulher, independentemente da fase de sua vida, gera óvulos "velhos". O fenômeno tem consequências clínicas.

Devido ao amadurecimento do folículo, o oócito I adquire membrana – zona pelúcida –, e, como foi referido, precedendo de perto a ovulação, completa-se a primeira divisão de maturação ou meiose. O oócito II recebe todo o citoplasma, e o primeiro corpúsculo polar, quase nada, acabando, mais tarde, por se degenerar (ver Figura 1.18). O núcleo do oócito II inicia a segunda divisão de maturação, que progride, todavia, só até a metáfase, em que a divisão é paralisada. Se a fertilização ocorre, a segunda divisão de maturação se completa, e novamente o óvulo maduro recebe a maioria do citoplasma, e a outra célula, o segundo corpúsculo polar, pequena, logo se desintegra.

O óvulo, liberado no momento da ovulação, está cercado pela zona pelúcida e pela camada de células da granulosa, nomeada coroa radiada. A respeito dos cromossomos sexuais, ao contrário dos espermatozoides, há apenas um tipo X, de tal modo que os óvulos são sempre 22 + X.

Em geral, cerca de 1 a 2 milhões de oócitos estão presentes nos ovários de recémnascida, mas a maioria regride durante a infância, permanecendo à puberdade apenas 300 mil. Destes, somente um em cada mil alcança plena maturidade e é expulso durante a ovulação. Todos os oócitos restantes degeneram à medida que os folículos que os contêm tornam-se atrésicos, isto é, regridem.

Transporte do óvulo. Após a ovulação, o óvulo está cercado pelas células da granulosa que se aderem à superfície do ovário até serem finalmente captadas pelas fímbrias da tuba uterina (ver Figura 1.15 A). As células da granulosa proporcionam contato indispensável para que os cílios, existentes em determinadas células do epitélio das fímbrias, impulsionem o óvulo para dentro do infundíbulo da tuba. O transporte ulterior do óvulo para a ampola (ver Figura 1.17 A) ocorre em minutos ou horas, e o fator responsável por isso é a contração da musculatura tubária, cabendo ao aparelho ciliar o papel menor.

Vitalidade das células germinativas. Os espermatozoides parecem reter a capacidade de fertilização por 24 a 48 horas, e o óvulo, apenas por 12 a 24 horas.

Capacitação e reação acrossômica. Antes de o espermatozoide fecundar o óvulo, deve sofrer uma alteração fisiológica, nomeada capacitação (perda da camada protetora), e outra estrutural, a reação acrossômica (Figura 1.19). Esta é caracterizada pelo aparecimento de pequena perfuração na parede do acrossoma por onde saem as enzimas que digerem a coroa radiada e a zona pelúcida, favorecendo o percurso do espermatozoide no interior do óvulo. Fenômenos importantes em diversas espécies animais parecem ter pouca relevância no homem.

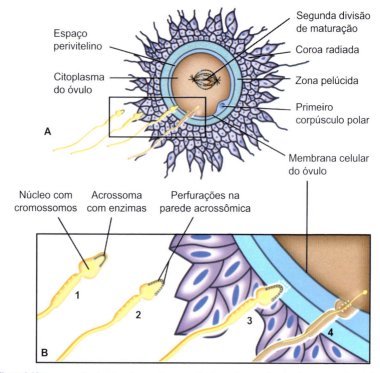

Figura 1.19 Esquema ilustrativo da reação acrossômica e da penetração do espermatozoide no óvulo. O pormenor ampliado da área delimitada em A vê-se em B, em que: *1*, espermatozoide após a capacitação; *2*, espermatozoide durante a reação acrossômica; *3*, espermatozoide percorrendo seu caminho pela ação de enzimas liberadas pelo acrossoma; *4*, fusão do espermatozoide com o óvulo. (*id., ibid.*)

Fecundação (fertilização ou concepção) é a fusão dos gametas, células haploides, restabelecendo o número diploide de cromossomos e constituindo o ovo ou zigoto (Figura 1.20). A fusão de espermatozoide 22 + Y com óvulo, este sempre 22 + X, resulta em um ovo 44 + XY, cuja evolução natural será a formação de indivíduo masculino. Se o espermatozoide for 22 + X, o zigoto será 44 + XX, e o indivíduo, feminino.

Os principais tempos de fecundação são:

- O espermatozoide atravessa a coroa radiada e penetra na zona pelúcida, auxiliado pela ação das enzimas liberadas no acrossoma (ver Figura 1.19 B). Embora diversos espermatozoides possam atravessar a zona pelúcida, em condições normais apenas um atinge o óvulo e o fertiliza
- A cabeça do espermatozoide liga-se à superfície do óvulo (ver Figura 1.19 B); a união da membrana celular é de tal ordem que as duas células ficam conjugadas dentro de envoltório único
- A célula sexual feminina reage ao contato do espermatozoide de duas maneiras: (1) ocorrem alterações na zona pelúcida e na membrana celular que inibem a entrada de outros espermatozoides (liberação de grânulos pelo citoplasma ovular); (2) o oócito II completa a segunda divisão de maturação e expele o segundo corpúsculo polar (ver Figura 1.20 B). O óvulo está, então, maduro, e seu núcleo é conhecido como pronúcleo feminino (ver Figura 1.20 B)

- Uma vez no interior do citoplasma ovular, o espermatozoide rapidamente perde a cauda, e sua cabeça aumenta de tamanho para formar o pronúcleo masculino (ver Figura 1.20 C). O oócito contendo dois pronúcleos haploides é chamado oótide
- Os pronúcleos feminino e masculino se aproximam no centro do óvulo, onde ficam em contato, perdem as membranas nucleares e fusionam seus cromossomos (ver Figura 1.20 D), constituindo o ovo (ver Figura 1.20 E).

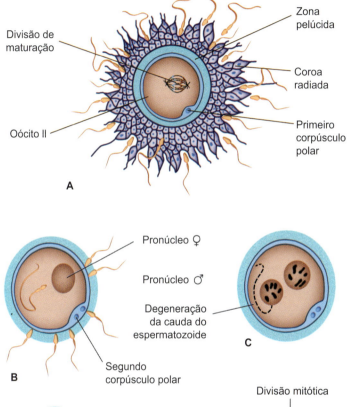

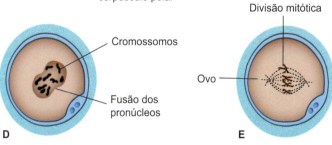

Figura 1.20 Esquema ilustrativo da fecundação. **A.** Oócito II prestes a ser fecundado (são vistos apenas 6 dos 23 pares cromossômicos). **B.** A coroa radiada desapareceu; um dos espermatozoides penetrou no óvulo, e a segunda divisão de maturação ocorreu. **C.** A cabeça do espermatozoide constitui o pronúcleo masculino. **D.** Os pronúcleos se fundem. **E.** Formação do ovo que se prepara para a segmentação. (*id., ibid.*)

Pontos-chave

- O sistema genital feminino é dividido em genitálias externa e interna. A genitália externa ou vulva pode ser estudada em conjunto com o períneo, constituindo a região vulvoperineal
- A genitália externa feminina inclui a vulva e as seguintes estruturas: monte de vênus, grandes e pequenos lábios, fenda vulvar (vestíbulo, meato uretral, introito vaginal, hímen), órgãos eréteis (clitóris e órgãos bulbovestibulares) e glândulas acessórias (de Skene e de Bartholin). O períneo é o conjunto de partes moles (músculos e aponeuroses) que fecha inferiormente a cavidade pelviana e é atravessado pelo reto, vagina e uretra
- A genitália interna feminina se compõe essencialmente de vagina, útero, tubas uterinas e ovários
- O sistema genital masculino é composto de: testículos, bolsas escrotais, vias espermáticas, pênis, próstata e glândulas de Cowper
- Tendo início na puberdade e continuando pelos anos reprodutores até a menopausa, a mulher apresenta os ciclos sexuais, que envolvem especialmente o sistema hipotálamo-hipofisário, ovário, útero e outros órgãos de participação menor
- O sistema hipotálamo-hipofisário exerce o controle neuroendócrino da ovulação e se conecta por *feedback* com os ovários
- O hormônio liberador de gonadotrofina (GnRH) é produzido pelo hipotálamo e, por meio do sistema porta-hipofisário, estimula a adeno-hipófise a secretar o hormônio foliculestimulante (FSH) e o hormônio luteinizante (LH)
- O ciclo ovariano corresponde ao desenvolvimento dos folículos que produzem estrogênios sob o estímulo do FSH, ovulação (pico do LH) e formação do corpo lúteo, com secreção de progesterona
- O ciclo menstrual corresponde às alterações cíclicas que ocorrem no endométrio e pode ser dividido em quatro fases: menstrual, proliferativa, secretória e pré-menstrual
- A fecundação (fertilização ou concepção) é a fusão dos gametas (óvulo e espermatozoide), células haploides, restabelecendo o número diploide de cromossomos e constituindo o ovo ou zigoto.

2

O Desenvolvimento*

Flávia Cunha dos Santos
Jorge Rezende Filho

Primeira semana, 25

Segunda semana: formação do disco embrionário didérmico (bilaminar), 27

Terceira semana: gastrulação – formação do disco embrionário tridérmico (trilaminar), 31

Quarta a oitava semanas: período embrionário, 33

Nona semana ao nascimento: período fetal, 35

Alguns aspectos da fisiologia fetal, 38

Metabolismo do surfactante, 43

O desenvolvimento inicia-se com a fecundação, quando o espermatozoide se funde com o óvulo para dar origem ao ovo, célula que representa o surgimento do novo ser.

Os 23 estágios Carnegie do desenvolvimento embrionário humano refletem as alterações na aparência externa do embrião durante as primeiras 8 semanas do desenvolvimento (Figura 2.1).

Clínicos e embriologistas continuam a diferir nas suas marcações de tempo: para o obstetra, a gravidez se inicia no último período menstrual, e para o embriologista, 2 semanas após, ao tempo de fertilização. Apenas neste capítulo a idade gestacional, a menos que se especifique ao contrário, é contada a partir da fertilização.

Primeira semana

À medida que o ovo passa pela tuba uterina, em direção ao útero, sofre rápidas divisões mitóticas – segmentação – responsáveis pela formação de blastômeros (Figuras 2.2 e 2.3). No 3º dia após a fertilização, o ovo com 16 ou mais blastômeros é denominado mórula e penetra na cavidade uterina (ver Figura 2.2).

No 4º dia, uma cavidade se forma na mórula, que se converte em blástula ou blastocisto. O blastocisto é assim constituído (ver Figura 2.3): (1) um grupo de células internas, embrioblasto, em um dos polos do ovo (nó embrionário) que dará origem ao embrião; (2) a cavidade blastocística ou blastocele; (3) uma camada de células externas, o trofoblasto, que engloba a blastocele e o embrioblasto.

No 4º e no 5º dia, o blastocisto está livre na cavidade do útero (ver Figura 2.2). No 5º dia, a zona pelúcida se degenera e acaba por desaparecer.

As células do trofoblasto começam a invadir o epitélio do endométrio no 7º dia, quando se inicia a sua diferenciação em duas camadas: uma interna, o citotrofoblasto ou células de Langhans; e outra externa, o sinciciotrofoblasto, formado por massas protoplasmáticas multinucleadas, nas quais faltam os limites celulares. Elas penetram no epitélio do endométrio e invadem-lhe o estroma.

---

* Texto e iconografia apoiados, com muitas modificações, na obra de Moore KL, Persaud TVN. Embriologia clínica. 7. ed. Rio de Janeiro: Elsevier; 2004.

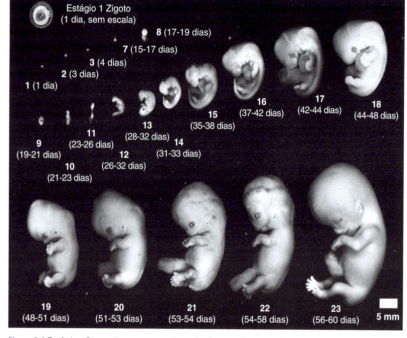

Figura 2.1 Estágios Carnegie representativos do desenvolvimento humano nas suas primeiras 8 semanas (a *barra branca* é escala de 5 mm, e todos os embriões estão em proporção). (Adaptada de Hill MA. Early human development. Clin Obstet Gynecol. 2007;50-9: (1).)

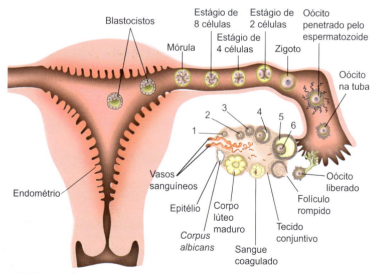

Figura 2.2 Postura do oócito (ovulação), fertilização, transporte e divisão em blastômeros. *1*, folículo primário inicial; *2*, folículo em crescimento; *3*, folículo secundário; *4*, folículo se aproximando da maturidade; *5*, folículo maduro; *6*, oócito.

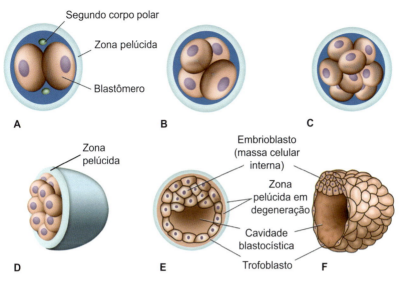

Figura 2.3 A a F. Estágios que ilustram a clivagem do zigoto e a formação do embrião. O estágio da mórula se inicia quando o ovo tem 12 a 16 células e termina quando se forma o blastocisto. A zona pelúcida desaparece no estágio de blastocisto tardio (5 dias). A clivagem do zigoto e a formação da mórula ocorrem quando o zigoto em divisão passa pela tuba uterina. A formação do blastocisto se origina no útero.

Concomitantemente com a implantação do blastocisto, o embrioblasto inicia a formação do endoderma embrionário, na sua superfície ventral, constituindo-se na primeira das três camadas germinativas primárias do embrião. No fim da 1ª semana, o ovo está superficialmente implantado no endométrio.

Segunda semana: formação do disco embrionário didérmico (bilaminar)

No trofoblasto ocorrem rápidas transformações:
- Organizam-se, definitivamente, duas camadas bem diferenciadas: o citotrofoblasto e o sinciciotrofoblasto (Figura 2.4)
- Lacunas se desenvolvem no sinciciotrofoblasto e, logo, fusionam-se para formar a rede lacunar (Figuras 2.5 e 2.6)
- O trofoblasto erode os sinusoides maternos (ver Figura 2.6)
- O sangue flui para o interior da rede lacunar e forma a circulação uteroplacentária primitiva (ver Figura 2.6)
- As vilosidades primárias originam-se na face externa do saco coriônico (Figura 2.7)
- A implantação se completa, e o ovo está totalmente mergulhado no endométrio.

As várias alterações endometriais resultantes da adaptação dos tecidos maternos à implantação são conhecidas como reação decidual.

Concomitantemente, o mesoderma extraembrionário origina-se da superfície interna do trofoblasto, reduzindo o tamanho relativo da cavidade blastocística, que passa a se chamar vesícula vitelina primitiva (ver Figura 2.5). Quando se forma o celoma extraembrionário

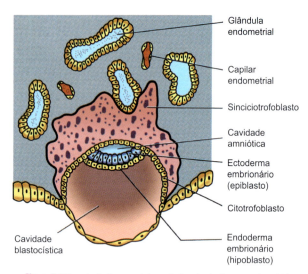

Figura 2.4 Ovo de 8 dias parcialmente implantado no endométrio.

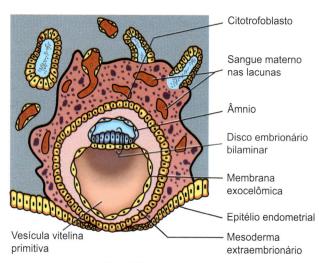

Figura 2.5 Ovo de 9 dias.

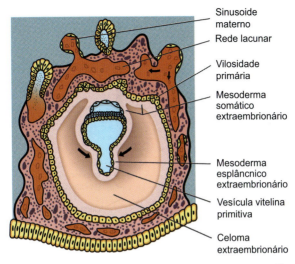

Figura 2.6 Ovo de 12 dias completamente implantado. Note que o epitélio endometrial está refeito, e algumas glândulas e sinusoides comunicam-se com a rede lacunar.

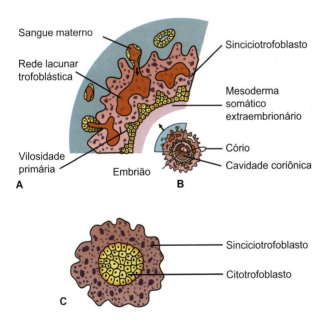

Figura 2.7 Desenvolvimento das vilosidades primárias. **A.** Detalhe ampliado da área delimitada em *B*, mostrando a parede do saco coriônico com as vilosidades primárias. **B.** Ovo de 14 dias. **C.** Secção transversal de uma vilosidade primária.

(ver Figura 2.6), proveniente de espaços criados no mesoderma extraembrionário, a vesícula vitelina primitiva torna-se menor e origina a vesícula vitelina secundária, constituindo o restante o saco vitelino (Figura 2.8). O celoma extraembrionário se converte na cavidade coriônica.

À medida que essas alterações ocorrem:

- Aparece um pequeno espaço no epiblasto, que é o primórdio da cavidade amniótica (ver Figura 2.4). Logo os amnioblastos, formadores do âmnio, separam-se do epiblasto e revestem a cavidade amniótica
- O embrioblasto se diferencia no disco bilaminar, constituído pelo epiblasto (ectoderma embrionário), relacionado com a cavidade amniótica, e o hipoblasto (endoderma embrionário), adjacente à cavidade exocelômica (ver Figuras 2.4 e 2.5)
- O hipoblasto forma o teto da cavidade exocelômica e é contínuo com a delgada membrana exocelômica. Essa membrana, com o hipoblasto, forma a vesícula vitelina primitiva (ver Figura 2.5)
- As células do endoderma (hipoblasto) da vesícula vitelina formam camada de tecido conjuntivo, o mesoderma extraembrionário (ver Figura 2.5), que circunda a cavidade amniótica e a vesícula vitelina
- No interior do mesoderma extraembrionário surgem espaços celômicos extraembrionários isolados, que rapidamente se fundem, formando uma grande cavidade isolada, o celoma extraembrionário (ver Figura 2.6). Essa cavidade, cheia de fluido, envolve a cavidade amniótica e a vesícula vitelina, exceto onde eles estão aderidos ao cório pelo pedículo embrionário
- Com a formação do celoma extraembrionário, a vesícula vitelina primitiva diminui de tamanho, e se forma uma pequena vesícula vitelina secundária (ver Figura 2.8). A vesícula vitelina não contém vitelo; entretanto, ela exerce importantes funções e poderá desempenhar papel na transferência seletiva de nutrientes para o embrião
- O mesoderma somático extraembrionário e as duas camadas do trofoblasto (cito e sincício) formam o cório (ver Figura 2.7). O cório constitui a parede da vesícula amniótica, dentro do qual o embrião e as vesículas vitelina e amniótica estão suspensos pelo

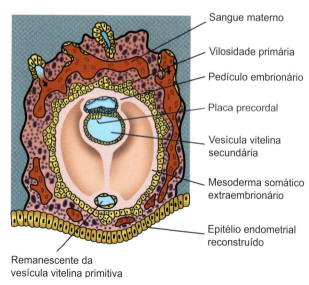

Figura 2.8 Ovo de 14 dias. Formação da vesícula vitelina secundária.

pedículo. O celoma extraembrionário é, então, chamado de cavidade coriônica (na gravidez, e à ultrassonografia, é denominado saco gestacional)
- O embrião de 14 dias ainda apresenta a forma de um disco bilaminar; nas células hipoblásticas, em uma área localizada, forma a placa precordal (ver Figura 2.8), futuro local da boca e importante organizador da região da cabeça.

Terceira semana: gastrulação – formação do disco embrionário tridérmico (trilaminar)

É um período de rápido desenvolvimento, coincidindo com a época da primeira menstruação frustrada. A parada do sangramento menstrual é o primeiro sinal de gravidez, embora possam ocorrer, eventualmente, perdas hemorrágicas provenientes do local de implantação.

As alterações conspícuas, referidas sucintamente na 3ª semana, são:

- Aparecimento do mesoderma intraembrionário, a 3ª camada germinativa, a partir de células mesoblásticas originárias do epiblasto (Figura 2.9). O mesênquima forma os tecidos de sustentação do embrião, tais como a maior parte dos tecidos conjuntivos do corpo e a trama do tecido conjuntivo das glândulas. Células do epiblasto deslocam o hipoblasto, formando o endoderma embrionário, no teto da vesícula vitelina. As células que permanecem no epiblasto formam o ectoderma embrionário. Em resumo, por meio do processo de gastrulação, as células do epiblasto dão origem a todas as três camadas germinativas
- Células mesenquimais provenientes do nó primitivo da linha primitiva situada no epiblasto formam o notocórdio, eixo principal do embrião em torno do qual se forma o esqueleto axial
- Formação do tubo neural, primórdio do sistema nervoso central a partir de um espessamento do ectoderma. Concomitantemente, células neuroectodérmicas migram para formar a crista neural, origem dos gânglios sensoriais dos nervos cranianos e espinais
- Constituição dos somitos, originados do mesoderma paraxial intraembrionário. Os somitos são agregados de células mesenquimais, a partir dos quais as células migram e dão origem às vértebras, às costelas e à musculatura axial. Durante a 3ª semana, o número de somitos constitui indicador da idade do embrião
- Surgimento do celoma intraembrionário, que aparece como espaços isolados no mesoderma lateral e no cardiogênico. As vesículas celômicas coalescem subsequentemente,

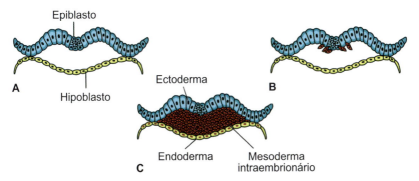

Figura 2.9 O corte transversal do disco embrionário mostra a sua transformação de bilaminar (A) para trilaminar (C); e a migração das células do epiblasto (B).

formando uma cavidade única, em forma de ferradura, que dará origem às futuras cavidades do organismo: pericárdica (que contém o coração), pleural (os pulmões) e peritoneal (as vísceras abaixo do diafragma)
- Origem dos vasos sanguíneos e do sangue. Os vasos sanguíneos aparecem primeiro no mesoderma extraembrionário da vesícula vitelina, do pedículo embrionário e do cório; os vasos embrionários só se desenvolvem 2 dias mais tarde. Ilhotas sanguíneas constituem-se, originalmente, de agregados de células mesenquimais, chamadas hemangioblastos. Espaços organizam-se dentro dessas ilhotas, as quais, cedo, tornam-se revestidas pelo endotélio e se unem com outros espaços para formar o sistema cardiovascular primitivo. De maneira similar, no fim da 3ª semana, a partir de células mesenquimais na área cardiogênica, surgem os tubos cardíacos, que logo se fundem em estrutura única – o coração primitivo –, ligando os vasos sanguíneos do embrião aos extraembrionários (Figura 2.10). As células sanguíneas primitivas são derivadas, principalmente, dos hemangioblastos agrupados na vesícula vitelina e na alantoide (ver Figura 2.10). A formação do sangue, no embrião, somente se inicia no 2º mês e ocorre no fígado, mais tarde no baço, na medula óssea e nos gânglios linfáticos. A circulação sanguínea tem início no fim da 3ª semana, sendo, por conseguinte, o sistema cardiovascular o primeiro do organismo a alcançar estado funcional
- Desenvolvimento posterior das vilosidades (Figura 2.11). As vilosidades primárias tornam-se secundárias quando adquirem mesoderma no seu interior. Antes do fim da 3ª semana, capilares se desenvolvem no interior delas, que se transformam, então, em terciárias. As células citotrofoblásticas, na parte distal das vilosidades, proliferam e formam colunas que atravessam o sinciciotrofoblasto e se fixam ao estroma endometrial (vilosidades ancorantes). Essas células citotrofoblásticas juntam-se umas às outras para compor o manto citotrofoblástico, apoiando firmemente o saco coriônico ao endométrio. O rápido desenvolvimento das vilosidades durante a 3ª semana aumenta acentuadamente a superfície do cório e favorece as trocas materno-embrionárias.

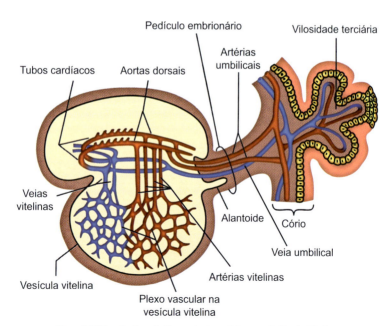

Figura 2.10 Circulações vitelina e alantocorial em embrião de 21 dias.

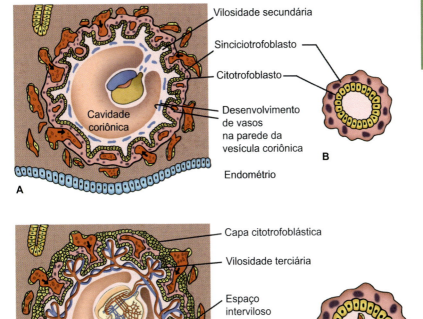

Figura 2.11 Desenvolvimento posterior das vilosidades coriônicas e da placenta. A. Embrião de 17 dias completamente implantado no endométrio. B. Secção de uma vilosidade secundária. C. Embrião de 21 dias. D. Secção de uma vilosidade terciária.

Quarta a oitava semanas: período embrionário

Durante essas 5 semanas, todos os principais órgãos e sistemas do corpo são formados a partir das três camadas germinativas.

Logo ao se iniciar a 4ª semana, curvaturas longitudinais (cefálica e caudal) e laterais (direita e esquerda) convertem o disco embrionário, achatado, em um embrião cilíndrico, em forma de "C". A formação das curvaturas cefálica, caudal e laterais é sequência contínua de eventos que termina por circunscrever o embrião na vesícula vitelina. Parte dela é incorporada ao embrião durante a curvatura, dando origem ao intestino primitivo, e o restante constitui o remanescente da vesícula vitelina secundária. Das curvaturas laterais emanam as paredes laterais e ventral do corpo. A conexão do intestino com a vesícula vitelina fica reduzida ao pedículo ou canal vitelino (Figura 2.12).

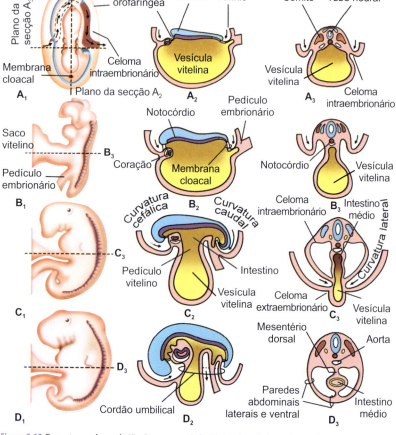

Figura 2.12 Curvaturas do embrião (4 semanas). A_1. Visão dorsal de embrião de 22 dias. A continuidade dos celomas intra e extraembrionário é ilustrada pela retirada de porção do ecto e do mesoderma embrionários. B_1, C_1 e D_1. Aspectos laterais do embrião de 24, 26 e 28 dias, respectivamente. A_2-D_2. Secções longitudinais dos planos mostrados em A_1. A_3-D_3. Secções transversais dos níveis indicados em A_1-D_1.

O conjunto constituído pelo pedículo embrionário primitivo, com os vasos sanguíneos e a alantoide, é o pedículo vitelino, que, revestido pelo âmnio, forma o cordão umbilical (ver Figura 2.10).

A curvatura cefálica determina que o coração se situe ventralmente e o cérebro torne-se a parte mais cranial do embrião. A curvatura caudal obriga o pedículo do embrião, então chamado umbilical, a mover-se para a região ventral (ver Figura 2.12).

Os três folhetos germinativos primários se diferenciam nos vários tecidos e órgãos (Figura 2.13). No fim da 7ª semana quase todos os principais sistemas do organismo estão formados.

A ultrassonografia pode exibir saco gestacional desde 5 semanas (Figura 2.14), e a técnica tridimensional impressiona pela imagem do concepto (idade menstrual).

A morfologia externa do embrião está bastante influenciada pela formação do cérebro, dos membros, das orelhas, do nariz e dos olhos. À medida que essas estruturas se desenvolvem, elas afetam a imagem do concepto, que vai adquirindo figura humana (Figura 2.15).

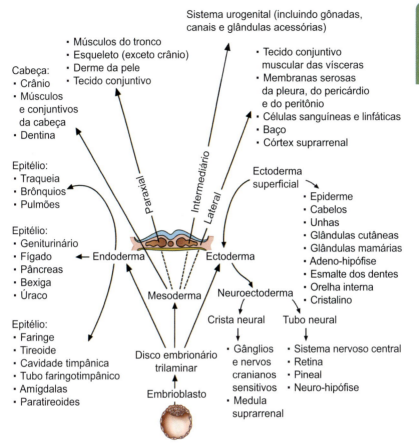

Figura 2.13 Origem e derivados das três camadas germinativas primárias.

Como o início de todas as estruturas essenciais ocorre durante o período embrionário, as 4 semanas aludidas constituem a fase crítica do desenvolvimento, na qual podem surgir as diversas malformações congênitas, quando exposto o embrião a agentes teratogênicos (fármacos, infecções, radiações etc.).

Nona semana ao nascimento: período fetal

Em torno da 9ª semana da gestação, já tendo o embrião aparência humana, inicia-se o período fetal. A organogênese está quase completa, e o desenvolvimento, fundamentalmente voltado para o crescimento e a maturação de tecidos e órgãos formados na fase embrionária, uma vez que poucas estruturas novas surgem durante o período fetal (Figura 2.16).

Os vários órgãos e tecidos não se desenvolvem com ritmo idêntico, nem alcançam, contemporaneamente, determinado grau de maturação. O feto a termo tem os sistemas digestório, respiratório, circulatório e urinário praticamente prontos para a vida extrauterina, enquanto os tecidos nervosos e ósseos permanecem imaturos, e sua diferenciação prossegue por muito tempo após o nascimento.

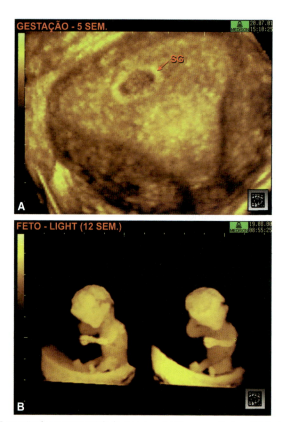

Figura 2.14 A. Gestação de 5 semanas (idade menstrual). *SG*, saco gestacional. B. Embriofetoscopia virtual – ultrassonografia 3D. Gestação normal de 12 semanas (idade menstrual). (Adaptada de Montenegro CAB, Rezende Filho J. Ultrassom tridimensional: atlas comentado. Rio de Janeiro: Guanabara Koogan; 2001.)

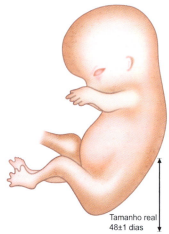

Figura 2.15 Embrião de 7 semanas.

Podem-se destacar os seguintes fatos acerca do período fetal:

- 9ª à 12ª semana: há relativa diminuição do crescimento da cabeça em relação ao corpo (Figura 2.17). A genitália externa de fetos dos sexos masculino e feminino ainda aparece indiferenciada até o fim da 9ª semana, e sua forma madura se estabelece apenas na 12ª
- 13ª à 16ª semana: crescimento muito rápido, especialmente do corpo. Aparecimento dos centros de ossificação à radiografia, iniciada na 16ª semana
- 16ª à 20ª semana: a mãe começa a perceber os movimentos fetais, na realidade originados entre 8 e 12 semanas. Ao início da 20ª semana surgem lanugem e cabelos, e a pele está coberta de verniz caseoso, material constituído pela secreção gordurosa das glândulas sebáceas, e que tem por fim proteger a delicada epiderme fetal
- Até 22 a 24 semanas, embora todos os órgãos estejam desenvolvidos, o feto é incapaz de existência extrauterina, principalmente pela imaturidade do sistema respiratório. Entretanto, a moderna assistência aos conceptos pré-termo tem aumentado a sobrevivência de fetos de idade gestacional muito pequena, cada dia reduzida com o aprimoramento dos cuidados pediátricos.

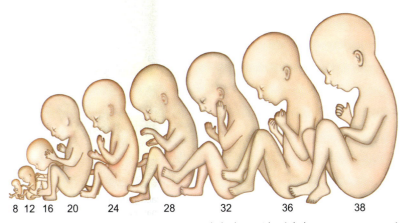

Figura 2.16 Concepto de 8 semanas ao termo. A idade da gravidez é dada em semanas, a partir da fertilização.

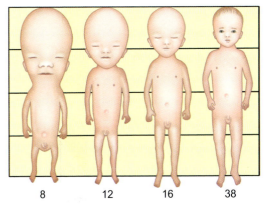

Figura 2.17 Alterações de proporção do corpo durante o período fetal. Todos os estágios estão ilustrados do mesmo tamanho. A idade da gestação é dada em semanas a partir da fertilização.

O tecido adiposo se desenvolve rapidamente durante as 6 a 8 últimas semanas, fase dedicada, principalmente, ao crescimento de tecidos e à preparação dos sistemas envolvidos na transição da vida intrauterina para a extrauterina.

No período fetal, o concepto é menos vulnerável aos efeitos teratogênicos, embora possa haver interferência com o desenvolvimento funcional, especialmente do cérebro.

Alguns aspectos da fisiologia fetal

Respiração*

Com 28 semanas, quando o feto tem aproximadamente 1.000 g, os pulmões estão suficientemente desenvolvidos de modo a possibilitar a sobrevida do recém-nascido pré-termo. Antes disso, são incapazes de proporcionar trocas gasosas adequadas, pois a superfície alveolar e a vascularização são insuficientes. O desenvolvimento do sistema respiratório fetal está caracterizado pelo incremento da área alveolar e do número de capilares que estabelecem contato íntimo com aquelas estruturas.

Síntese da lecitina (surfactante-ativo). O complexo surfactante, segregado pelas células epiteliais tipo II dos alvéolos pulmonares, parece capaz de reduzir a tensão superficial da interface ar-líquido e assim manter o lúmen dos alvéolos, evitando o seu colapso após o nascimento. Cerca de 90% do complexo surfactante estão compostos de fosfolipídios, dos quais a lecitina representa 80% e o fosfatidilglicerol (FG), 10%.

A lecitina é sintetizada por duas vias principais:

- Via citidina-difosfocolina (CDF-colina), com formação de lecitina constituída por cadeias de ácidos graxos α-palmítico/β-palmítico
- Via fosfatidiletanolamina, com reação de metilação e elaboração de lecitina composta de cadeias de ácidos graxos α-palmítico/β-mirístico.

De 22 a 24 semanas até 35 semanas de gestação, a reação de metilação é a principal via de síntese da lecitina. A lecitina formada pela via CDF-colina, embora operante desde 18 semanas, somente torna-se expressiva após 36 semanas. A lecitina α-palmítica/β-palmítica é muito estável e, portanto, mais efetiva como surfactante.

O FG funciona como potencializador da ação surfactante da lecitina e aparece em quantidades apreciáveis na gestação de 37,5 semanas, crescendo sua produção até o termo.

Início da respiração. Antes do nascimento, os pulmões estão cheios de líquido (estágio secretório do pulmão fetal). Consequentemente, o arejamento do pulmão não se restringe à insuflação de órgão colapsado. Ocorre a eliminação prévia de fluido por três vias: (1) um terço é expelido pela pressão exercida no tórax durante o parto; (2) outro terço é absorvido pelos capilares pulmonares; e (3) o restante passa para os linfáticos, que drenam os brônquios e os vasos sanguíneos.

Quando os pulmões se inflam após o parto, forma-se interface ar-líquido na superfície da membrana alveolar. A camada líquida produz força que tende a colapsar os alvéolos. O complexo surfactante reduz a tensão superficial nos alvéolos, mantendo quantidade apreciável de ar residual nos pulmões após a expiração (40% do volume total), prevenindo a atelectasia.

O início dos movimentos respiratórios está filiado a estímulos térmicos e táteis, além da asfixia (diminuição do P_{O_2} e do pH e aumento do P_{CO_2}) que ocorre no processo natural do nascimento.

Por fim, a adequada respiração no período neonatal depende das alterações circulatórias que surgem no recém-nascido.

---

*A idade da gravidez está aqui calculada a partir da última menstruação.

Circulação

Uma vez que o ovo humano não tem mais que pequenas reservas nutritivas, sua sobrevivência depende da precoce nidificação. A nutrição, inicialmente subordinada a materiais existentes nos lumens tubário e uterino, é substituída por outra, condicionada à sua implantação no endométrio. A formação das vilosidades representa aperfeiçoamento, por expandir a superfície de trocas; penetrando nos capilares, inicia-se a nutrição hemotrófica. Ela torna-se, entretanto, insuficiente à crescente massa ovular, pela falta de sistema eficaz de intercâmbio entre as vilosidades e o concepto.

Por volta da 3ª semana, inicia-se a formação do sistema vascular no embrião, e, simultaneamente, nas vilosidades que já contêm um eixo de tecido mesenquimatoso, diferenciam-se elementos que constituirão os capilares. A junção dos vasos do embrião com os do cório dá-se ao completar a 3ª semana. Por transitar junto à vesícula, essa circulação é denominada alantocorial e permanece durante toda a vida intrauterina. É a única importante, não representando, todavia, a primeira que se estabelece. Durante a 3ª semana formam-se os vasos do embrião, entre os quais as duas aortas primitivas. Na porção cefálica elas constituem os tubos cardíacos que irão se fundir no coração primitivo. Das aortas, originam-se ramos – artérias vitelinas ou onfalomesentéricas – que alcançam, ventralmente, a vesícula vitelina. Pelas veias ocorre o retorno, fechando-se o circuito da circulação vitelina, que é diminuta e fugaz, traduzindo somente vestígio filogenético. Na Figura 2.10 estão representadas as duas circulações, tendo-se, para maior clareza, exagerado a importância da vitelina.

À medida que a primitiva circulação regride, formam-se, na porção caudal das aortas, as artérias e o alantoide. Seguindo a orientação do alantoide (ver Figura 2.10), essas artérias alcançam os vasos que no cório foram, simultaneamente, diferenciando-se. Por veias homônimas das artérias, dá-se o retorno. Há, nessa fase do ovo, três circulações: uma própria do embrião e duas extraembrionárias (circulações vitelina e alantocorial). Com a regressão de um dos circuitos, permanecem dois e, somente na vida neonatal, um.

No concepto mais desenvolvido, os vasos alantocoriais passam a ser nomeados vasos umbilicais, e a circulação alantocorial irá denominar-se, mais adequadamente, circulação fetoplacentária.

As artérias vitelinas constituirão, fundidas, a artéria mesentérica superior, e as veias, a veia hepática. As artérias umbilicais, originando-se de porção da aorta que não vem a se fundir – artérias ilíacas primitivas –, continuam duplas, muito calibrosas na vida fetal, atrofiadas na extrauterina, em que se reconhecem como cordões fibrosos. As veias umbilicais, ao contrário das artérias, também se fundem.

A Tabela 2.1 indica, de modo esquemático, as fases da nutrição do ovo.

Tabela 2.1 Fases da nutrição do concepto.

Idade	Condições morfológicas	Fonte do material nutritivo
1ª semana	Ovo livre na tuba uterina e na cavidade uterina	O existente nos lumens tubário e uterino
2ª semana	Ovo recém-nidificado, inicialmente sem vilosidades e depois com vilosidades avasculares	Muco das glândulas endometriais. A penetração dos capilares inicia a nutrição hemotrófica
3ª semana	Circulação vitelina, fugaz e sem importância	Reservas da vesícula vitelina
Após a 4ª semana	Circulação alantocorial, depois denominada fetoplacentária (nutrição transplacentária)	Sangue materno
	Nutrição transamniótica: através do âmnio placentário	Líquido amniótico

Na verdade, até 10 semanas ainda não há fluxo de sangue ostensivo no espaço interviloso, e a placenta não pode ser considerada hemocorial nessa fase.

Circulação fetal. A veia umbilical transporta sangue rico em oxigênio e nutrientes provenientes da placenta, alcançando o fígado fetal (Figura 2.18). Assim, o sangue da veia umbilical é distribuído via seio portal para o fígado (55% para o lobo esquerdo, 20% para o direito) e via ducto venoso em direção ao coração (25% do fluxo). Assim, o ducto venoso age como o primeiro *shunt* que determina a proporção do sangue umbilical que é direcionado para o coração, por mecanismo ainda indefinido.

O gradiente de pressão venosa e o pequeno diâmetro relativo elevam a velocidade sanguínea através do ducto venoso diversas vezes. Essa corrente sanguínea acelerada se junta à veia cava e três veias hepáticas em uma estrutura afunilada subdiafragmática, o vestíbulo venoso. Assim, o átrio direito recebe sangue com elevado O_2 (e nutrientes) do ducto venoso e da veia hepática esquerda, e sangue menos saturado proveniente da veia cava, das veias

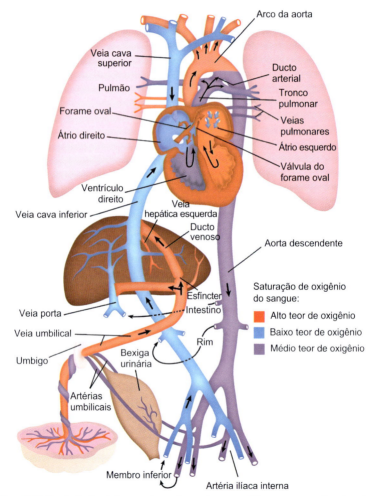

Figura 2.18 Circulação fetal. Note, pela mudança de cor, as diferentes saturações de oxigênio. As *setas* indicam a direção do fluxo. No *alto, à esquerda*, mostra-se como a *crista dividens* separa o sangue proveniente da veia cava inferior em duas correntes. A maior passa através do forame oval diretamente para a aurícula esquerda, e a menor permanece na aurícula direita.

hepáticas remanescentes e do seio coronário. Diferenças na direção e na velocidade separam o sangue de tal modo que o mais bem oxigenado, do ducto venoso, tende a se situar ao longo da posição média da veia cava inferior. Esse sangue é preferencialmente dirigido pela *crista dividens*, através do forame oval (buraco de Botallo), para o átrio esquerdo, o ventrículo esquerdo, a aorta ascendente, suprindo os órgãos predutais, como o coração e o cérebro.

Os outros contribuintes do sistema venoso de retorno ao coração, que carreiam sangue com menos oxigênio e nutrientes, fluem através do átrio direito, do ventrículo direito e da artéria pulmonar, com cerca de 90% do fluxo dirigido ao *ductus arteriosus* e à aorta descendente em razão da resistência vascular pulmonar elevada.

Em acréscimo ao fluxo sanguíneo proveniente do coração direito via *ductus arteriosus*, o sangue na aorta descendente tem componente do coração esquerdo via aorta predutal. Esse sangue misturado supre o tronco cardíaco e as artérias mesentéricas e renais, que são os reguladores primários do suprimento de sangue a fígado, baço, intestinos e rins. As artérias hepáticas (em paralelo com o sangue do seio portal) irrigam o fígado. As artérias ilíacas comuns, que nutrem os órgãos pélvicos e as extremidades inferiores, direcionam sangue à placenta via artérias umbilicais.

A circulação fetal é capaz de ajustes regulatórios dinâmicos. Na hipoxia, alterações vasculares divergem grande proporção de sangue da veia umbilical através do ducto venoso, o que ajuda a manter o suprimento de oxigênio para o coração, o cérebro e outros órgãos a expensas do lobo hepático esquerdo. O inverso é verdadeiro quando ocorre má nutrição materna. Nessas condições, uma proporção elevada de sangue da veia umbilical é dirigida para os sinusoides hepáticos em detrimento da circulação central.

Circulação neonatal. Modificações circulatórias importantes ocorrem ao nascimento, quando cessa a circulação fetoplacentária e os pulmões tornam-se funcionantes (Figura 2.19). O forame oval, o *ductus arteriosus*, o *ductus venosus* e os vasos umbilicais se tornam inoperantes. A inexistência da circulação placentária determina imediata queda na pressão sanguínea da veia cava inferior e do átrio direito.

A ventilação pulmonar também participa ao provocar redução drástica na resistência vascular do órgão, com o consequente aumento do fluxo sanguíneo. Como resultado da maior chegada de sangue aos pulmões, a pressão no átrio esquerdo ultrapassa a do átrio direito, o que determina o fechamento da válvula do forame oval.

O *ductus arteriosus*, que tem espessa parede muscular lisa, assim como os vasos umbilicais, contrai-se ao nascimento, embora possa subsistir pequena derivação de sangue da aorta para a artéria pulmonar por alguns poucos dias. A obturação do *ductus arteriosus* parece estar mediada pela bradicinina, substância liberada pelos pulmões durante sua insuflação inicial. A ação da bradicinina depende da grande concentração de oxigênio existente no sangue aórtico, consequência da ventilação pulmonar. Da mesma maneira, as artérias umbilicais se contraem após o parto, impedindo perdas sanguíneas no recém-nascido. Se o cordão não for laqueado, apenas por um minuto ou mais, o fluxo de sangue persistirá através da veia umbilical.

O fechamento do forame oval e dos vasos fetais é, inicialmente, alteração funcional, seguido de, mais tarde, oclusão anatômica pela proliferação de tecido endotelial e fibroso. As estruturas adultas derivadas são:

- Ligamento redondo, resultante da porção intra-abdominal da veia umbilical
- Ligamento venoso proveniente do *ductus venosus*
- A maior parte do segmento abdominal das artérias umbilicais forma os ligamentos umbilicais laterais; porções desses vasos persistem e constituem as artérias vesicais superiores
- O *ductus arteriosus* forma o ligamento arterial; o fechamento anatômico ocorre apenas no fim do 3º mês pós-natal
- O forame oval fecha ao nascimento, embora a obturação definitiva só se desenvolva ulteriormente, como já citado.

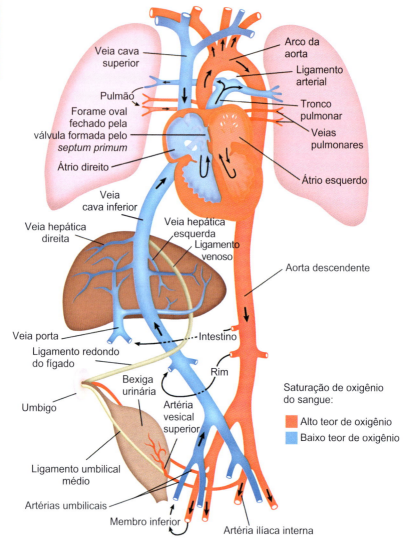

Figura 2.19 Circulação neonatal e os derivados adultos.

Hemoglobina fetal

A eritropoese inicia-se à 3ª semana, no mesoderma extraembrionário da vesícula vitelina, do pedículo embrionário e do cório. A formação de sangue no embrião só ocorre no 2º mês, principalmente no fígado. O baço é órgão eritropoético entre o 3º e o 7º mês, e, no 5º, a medula óssea começa a sua atividade, tornando-se no 7º a sede principal da elaboração dos glóbulos vermelhos. No início do desenvolvimento, todos os eritrócitos são nucleados. Em torno do 3º mês, entretanto, somente 10% deles retêm seus núcleos e, no termo, apenas 5 a 8%.

Há muito se sabe que o sangue fetal tem maior afinidade pelo oxigênio do que o do adulto. A diferença é em geral atribuída à hemoglobina F (HbF) sintetizada pelo feto, distinta da hemoglobina A (HbA), do adulto. A HbA é composta de duas cadeias polipeptídicas α e duas β, cada uma delas com o seu próprio grupo heme responsável pela combinação reversível com o oxigênio. A HbF tem também duas cadeias α, mas, em vez da β, contém duas γ, com composição de aminoácidos diferente.

A despeito da diferença observada na afinidade pelo oxigênio entre as hemoglobinas fetal e adulta, sabe-se que o fenômeno não depende da molécula da hemoglobina em si, mas do meio químico existente no interior da hemácia.

A transição da hemoglobina fetal para a adulta *in utero* inicia-se no 2º trimestre. Antes desse prazo, quase 100% da hemoglobina é do tipo fetal. O percentual permanece próximo de 90% até as 4 a 5 últimas semanas de gestação, quando há uma queda repentina. Ao nascimento, existem apenas 20% de HbF e a baixa persiste até 12 semanas pós-natais. Em geral, a HbF não é mais encontrada com 2 anos e meio de idade.

Função urinária

Como a placenta depura adequadamente o sangue fetal de catabólitos e mantém (via pulmões e rins maternos) o equilíbrio hídrico, eletrolítico e acidobásico, não há necessidade da função renal para o concepto. Todavia, o rim deve ser capaz de assumi-la adequadamente desde o nascimento.

O rim definitivo (metanefro) começa a se desenvolver no início da 5ª semana e funciona 2 a 3 semanas mais tarde. A urina fetal é hipotônica em relação ao plasma, pela baixa concentração de eletrólitos; mistura-se com o líquido amniótico e desempenha papel importante no seu volume do 2º trimestre em diante.

Metabolismo do surfactante

O determinante crítico da sobrevida extrauterina é a formação da fina barreira ar-sangue no pulmão e a produção do surfactante. Ao tempo do nascimento, a cobertura epitelial da superfície de troca de gases é fina e contínua, com dois tipos de células alveolares: tipos I e II. As células tipo I contêm poucas organelas subcelulares, enquanto as do tipo II são providas de abundantes mitocôndrias, retículo endoplasmático rugoso, aparelho de Golgi e corpos lamelares que acondicionam o surfactante (Figura 2.20).

Os lipídios surfactantes são processados no aparelho de Golgi e transportados para os corpos multivesiculares, associando-se às proteínas surfactantes A, B e C. Esse complexo é armazenado em estruturas envoltas por membranas denominadas corpos lamelares. O surfactante é secretado por exocitose dos corpos lamelares. A mielina tubular é uma malha frouxa de fosfolipídios e de proteínas surfactantes. O componente ativo de superfície do surfactante é, então, alinhado em camada lipídica única da interface ar-líquido do alvéolo. Com a repetida expansão e a compressão da superfície lipídica, o material é eliminado e depurado pelos macrófagos alveolares ou retomados pelas células tipo II para serem reciclados de volta para os corpos lamelares.

O surfactante mantém a expansão do pulmão na expiração, baixando a tensão superficial na interface ar-líquido do alvéolo.

Diversos hormônios e fatores do crescimento contribuem para regular o metabolismo dos fosfolipídios pulmonares e o amadurecimento do pulmão. Os glicocorticoides são os mais importantes elementos de estimulação.

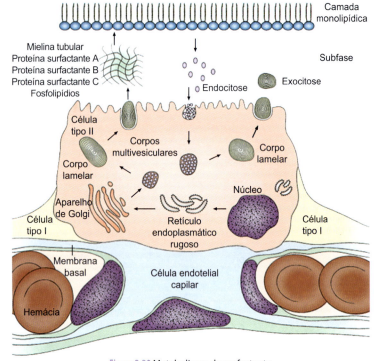

Figura 2.20 Metabolismo do surfactante.

Pontos-chave

- O desenvolvimento inicia-se com a fecundação, quando o espermatozoide se funde com o óvulo para dar origem ao ovo ou zigoto
- Na 1ª semana do desenvolvimento, o zigoto, por segmentação, dá origem a vários blastômeros (mórula) e depois ao blastocisto. O blastocisto é basicamente constituído por nó embrionário (que dá origem ao embrião), trofoblasto (que depois se diferencia em cito e sinciciotrofoblasto) e blastocisto (cavidade)
- A 2ª semana do desenvolvimento compreende a formação do disco embrionário bilaminar: ectoderma (epiblasto) e endoderma (hipoblasto)
- A 3ª até a 8ª semana compreende o período embrionário. A 3ª semana é caracterizada pelo embrião trilaminar (acrescido do mesoderma intraembrionário), e a 4ª semana, pelas curvaturas que o convertem de disco embrionário ao feitio cilíndrico, em forma de "C"
- O período embrionário constitui fase crítica do desenvolvimento, em que podem surgir as diversas malformações congênitas, quando o embrião é exposto a agentes teratogênicos
- Da 9ª semana ao nascimento, o desenvolvimento fundamentalmente se volta para o crescimento e a maturação dos tecidos e órgãos formados na fase embrionária
- Com 26 a 28 semanas, os pulmões estão significativamente desenvolvidos, de modo a possibilitar a sobrevida do recém-nascido. O complexo surfactante (lecitina), maduro com 36 semanas, é responsável por evitar o colapso dos pulmões após o nascimento
- A circulação fetal é diferente da do adulto e está basicamente caracterizada por três *shunts*: *ductus venosus*, forame oval, *ductus arteriosus*. O *ductus venosus* assegura o sangue mais oxigenado do feto (veia umbilical) para o seu cérebro (centralização)
- A hemoglobina fetal (HbF) é diferente da do adulto (HbA), no sentido de ser maior a afinidade daquela ao oxigênio
- Como a placenta depura adequadamente o sangue fetal de catabólitos e assegura o equilíbrio hídrico, eletrolítico e acidobásico do concepto, a função renal só deve ser plenamente exigida após o nascimento. A urina fetal é hipotônica em relação ao plasma e tem importante papel no volume do líquido amniótico.

3

Anexos do Embrião e do Feto

Antonio Braga
Jorge Rezende Filho

Decídua: reação decidual, 46
Implantação, 49
Placenta, 52
Cordão umbilical, 63
Sistema amniótico, 64
Vesícula vitelina, 67
Alantoide, 68

Os anexos do feto e do embrião podem ser abordados classicamente sob dois aspectos distintos: embriológico e obstétrico.

Para o embriologista, quatro são os anexos do embrião e do feto: cório, âmnio, vesícula vitelina e alantoide. Essas estruturas se desenvolvem no ovo, mas não estão relacionadas com a formação do concepto, exceto algumas porções da vesícula vitelina e da alantoide. Têm por função assegurar proteção, nutrição, respiração e excreção do concepto.

As confusões resultam da dualidade de conceitos. Deve-se estabelecer a equivalência entre os anexos do embriologista e os do obstetra (Figura 3.1).

Para o obstetra, três são os anexos do feto: a placenta, o cordão umbilical e as membranas. Estas, em número de duas, costumam ser consideradas, em geral, como constituídas pelo cório e pelo âmnio, o que é falso: do cório, somente a porção lisa, e do âmnio, apenas o membranoso. Há quem admita a existência de três membranas: o cório liso, o âmnio membranoso e as decíduas capsular e parietal, acoladas. Haveria, portanto, duas membranas ovulares e uma só materna. Na placenta delivrada, o obstetra considera duas membranas ovulares aderidas; das decíduas parietal e capsular, permanecem apenas fragmentos, parcelas diminutas, acoladas. A maior parte, entretanto, mantém-se *in utero*, auxilia a regeneração do endométrio ou se elimina no sobreparto, e é componente dos lóquios.

A placenta é considerada um órgão misto, a um tempo materno e ovular (fetal). Denomina-se placenta ovular (placenta fetal) a porção constituída por elementos do ovo: toda a placa corial e as estruturas arboriformes coriais. É placenta materna a fração que tem origem decidual: decídua basal e septos.

Ao completar-se o parto pelo secundamento, elimina-se toda a placenta ovular e a maior parte da materna. A rigor, portanto, a dequitadura não é o descolamento da placenta, mas sua cisão. A quase totalidade se elimina; uma pequena porção fica retida. O parto é, na verdade, a expulsão de todo o ovo e de fração do organismo da gestante. A superfície materna da placenta, como vista no órgão delivrado, é o plano de clivagem, na porção esponjosa da decídua basal. Os elementos deciduais remanescentes destinam-se à reconstituição do endométrio.

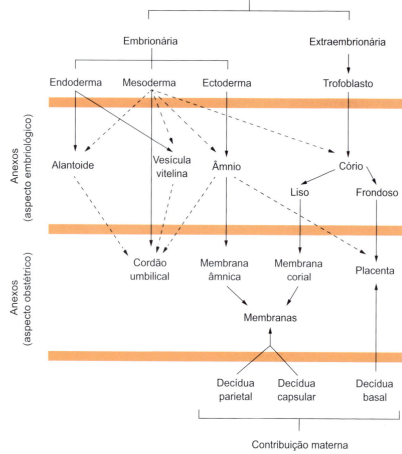

Figura 3.1 Correspondência entre os anexos embrionários ou fetais, sob os pontos de vista embriológico e obstétrico.

Decídua: reação decidual

Decídua (ou caduca) é a camada funcional do endométrio, modificado pela gravidez, indicando que será eliminada à parturição. A decídua é composta de células epiteliais, estromais e imunes de origem materna. Pela nidificação, o ovo penetra completamente na mucosa, onde se desenvolve.

A invasão do trofoblasto no leito placentário é precedida pela remodelação decidual (decidualização) dos tecidos maternos, processo que se inicia no endométrio e se estende à zona de junção miometrial (terço interno do miométrio). A decidualização é processo complexo que se inicia na fase secretória do ciclo menstrual, regulada pelos hormônios ovarianos e pelas citocinas deciduais. Parece ser o principal regulador na invasão do trofoblasto, na qual tomariam parte a decídua, através das células imunes uterinas (linfócitos T, células NK [*natural killer*], macrófagos etc.). A distribuição espaço-temporal das células imunes uterinas é regulada pelos hormônios ovarianos. As células imunes maternas secretam citocinas (fator de necrose tumoral alfa [TNF-α], interleucina [IL-1]) e fatores do crescimento que promovem a remodelação decidual.

Na fase de implantação (8º ao 13º dia pós-ovulação), o endométrio se diferencia em três zonas distintas. Menos de 1/4 do tecido está representado pela camada basal alimentada pelas artérias retas. A porção média do endométrio (aproximadamente 50% do total) corresponde à camada esponjosa, composta de estroma frouxo edematoso com vasos espiralados tortuosos e glândulas dilatadas e exaustas. Acima da esponjosa está o estrato superficial do endométrio (cerca de 25% da sua altura), denominado camada compacta. Aqui a característica histológica proeminente são as células do estroma muito próximas umas das outras, por isso o termo *stratum* compacto. Os ductos glandulares que atravessam esse segmento estão comprimidos, e os capilares e vasos espiralados, ingurgitados.

Ao nidar, o ovo normalmente se detém na camada esponjosa, rica em glândulas e em vasos sanguíneos, local de sua nutrição. Essa camada desempenha também papel no momento do secundamento, pois, constituída por tecido frouxo, facilita o descolamento da placenta logo após o parto. A camada fibrinoide de Nitabuch não é o local de separação da placenta do seu leito; na verdade, ela ocorre mais profundamente.

Até o 3º/4º mês, topograficamente, distinguem-se três porções na decídua (Figura 3.2):

- Decídua basal, correspondente à zona de implantação, ricamente vascularizada e que constitui a parte materna da placenta
- Decídua capsular ou reflexa, levantada pelo desenvolvimento do ovo, fina e mal irrigada, o que condiciona a atrofia do cório correspondente
- Decídua parietal ou vera, aquela que atapeta toda a cavidade uterina, à exceção da zona correspondente à implantação.

A expansão do ovo aproxima a decídua capsular da parietal; a cavidade uterina torna-se cada vez menor, até desaparecer no fim do 3º mês. Obliteradas, as três porções da decídua se reduzem a duas (ver Figura 3.2 F):

- Decídua basal
- Decíduas capsular e parietal, intimamente acoladas. Posteriormente, o suprimento sanguíneo inadequado determina a degeneração e o desaparecimento da decídua capsular.

As células do estroma do endométrio assumem, durante a gravidez, isto é, na decídua, aspecto peculiar e são chamadas deciduais. Têm tamanho grande, com quantidade aumentada de glicogênio e de lipídios.

Essas células deciduais começam a desaparecer em torno do ovo recém-nidificado, embora ainda notadas depois em toda a decídua. Observam-se, também, em graus variáveis, no estroma de outros órgãos pélvicos. São assim encontradas na cérvice (deciduose do colo), nas tubas uterinas e no peritônio pélvico. Reciprocamente, na implantação ectópica, o endométrio decidua.

A reação decidual é resposta do organismo à existência do ovo. No fim do ciclo menstrual há aspecto deciduoide, vigente também quando se administram altas doses de progestógenos.

Embora a importância da reação decidual não esteja totalmente desvendada, parece ligada à nutrição do embrião e à proteção do tecido materno contra a invasão desordenada do trofoblasto.

Membrana amniocoriônica. A cavidade amniótica cresce mais rapidamente que a coriônica, e suas paredes se fundem para formar a membrana amniocoriônica, desaparecendo a cavidade coriônica. As duas membranas acoladas se fundem com a decídua capsular e, depois do desaparecimento desta, com a parietal (ver Figura 3.2 F).

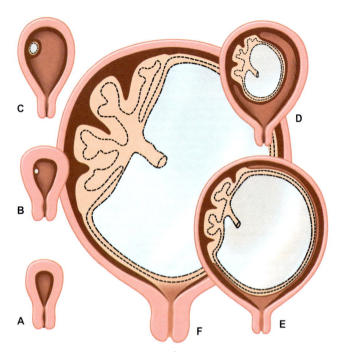

Figura 3.2 Decíduas basal, parietal e capsular. **A.** Útero fora do ciclo gestatório; ilustrado em cor mais escura, o endométrio. **B.** Ovo recém-nidificado. **C** a **E.** Fases do desenvolvimento uterino e ovular; a cavidade uterina oblitera-se, progressivamente pelo acolamento das decíduas capsular e parietal, o que está por completar-se em *E* (3º/4º mês). **F.** Útero e ovo do 4º mês até o termo. Não se distinguem a decídua capsular e a parietal. Note a participação da decídua basal na formação da placenta.

Placentação humana normal

A placenta, suas membranas e a decídua (endométrio materno transformado) contêm diferentes subtipos de células trofoblásticas que desempenham diversas funções. Todos esses subtipos trofoblásticos se diferenciam das células trofoectodérmicas do blastocisto. Uma vez que o blastocisto tenha se implantado no útero, as células trofoectodérmicas mudam sua denominação para citotrofoblasto.

Origem das células trofoectodérmicas

Durante o desenvolvimento embrionário, a divisão mitótica dos blastômeros dá origem à mórula, compreendendo cerca de 16 a 32 células fetais, e mais tarde ao blastocisto (32 a 64 blastômeros). Até o estágio de 4 ou 8 células, os blastômeros são distintos e facilmente contados; o embrião não tem polaridade (Figura 3.3). Após o estágio de 8 células, cada blastômero interage com os seus vizinhos por meio das típicas moléculas de adesão da superfície celular, tais como a caderina-E, conhecida como compactação (ver Figura 3.3). As células trofoectodérmicas adquirem características epiteliais, achatadas e ligadas entre si por junções oclusivas complexas. Quando o embrião alcança o estágio de 32 células, a camada trofoectodérmica provavelmente bombeia fluido para o espaço

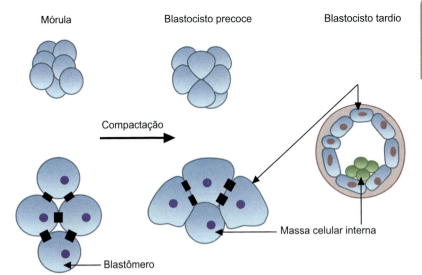

Figura 3.3 Processo de compactação durante o desenvolvimento embrionário. A compactação resulta na aquisição da polaridade celular com uma borda apical coberta por microvilosidades e uma borda basolateral caracterizada por apresentar junções de comunicação e expressão de moléculas de adesão (caderina-E). A compactação é o primeiro evento na diferenciação morfológica celular. O aspecto mais significante que ocorre durante a compactação é a emergência de duas populações distintas de células: os blastômeros que permanecem em contato com a parte externa (zona pelúcida) e são destinados a formar a linhagem trofoectodérmica (futura placenta e membranas) e os blastômeros internos que constituirão a massa celular interna e, mais tarde, o próprio embrião. (Adaptada de Bischof P, Irminger-Finger I. The human cytotrophoblastic cell, a mononuclear chameleon. Int J Biochem Cell Biol. 2005;37(1):1-16.)

extracelular, formando a cavidade blastocística (ver Figura 3.3), uma característica do blastocisto tardio. É nesse estágio que o embrião, que começa a sua clivagem na tuba uterina, alcança a cavidade uterina.

Para entender os passos da diferenciação que transforma as células trofoectodérmicas em diversas linhagens de células citotrofoblásticas (Figura 3.4), é necessário descrever a implantação do ponto de vista histológico.

Implantação

A interação blastocisto-endométrio requer a perfeita sincronização entre o desenvolvimento do embrião e a maturação do endométrio (Figura 3.5). Não apenas isso, mas também a sincronização da hipófise e dos ovários maternos, os quais, por meio da secreção hormonal, estabelecem a diferenciação endometrial. O embrião expressa potencial invasivo intrínseco que não está relacionado com a natureza celular ou bioquímica de tecido hospedeiro invadido nem com o seu estado hormonal. Na verdade, na maior parte do tempo, o epitélio se protege da implantação, exceto no período limitado conhecido como fase receptiva ou janela da implantação. Essa receptividade limitada parece ser propriedade da cobertura epitelial do endométrio.

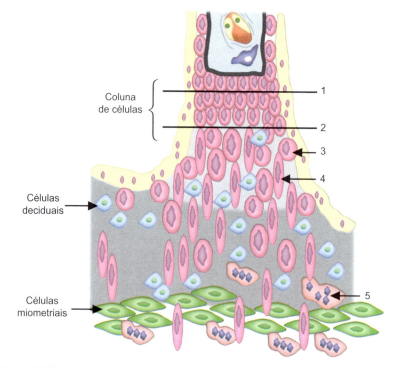

Figura 3.4 Diferentes subtipos da linhagem de células citotrofoblásticas. *1*, Células citotrofoblásticas intersticiais (inCTB) proliferativas são células epiteliais polarizadas descamando da membrana basal da vilosidade. Essas células estão em intensa atividade mitótica. *2*, As células inCTB iniciais pós-proliferativas são a primeira geração de células filhas formando as quatro a seis camadas de células seguintes. Elas são células proliferativas apolares que formam conglomerados compactos, sem matriz extracelular entre elas. Constituem a maior parte da coluna de células (CC). *3*, As células inCTB grandes, poligonais, são células que não se dividem, com núcleo grande e irregular formando um padrão frouxo. Elas são cercadas por abundante matriz extracelular composta principalmente de laminina e colágeno IV. Esse subtipo de inCTB é relativamente raro no início da gravidez, mas aumenta com o avançar da gestação. *4*, Pequenas células inCTB, fusiformes, são altamente invasivas, não proliferativas, orientadas principalmente de forma radial. *5*, Elas são caracterizadas por núcleos pequenos, ovoides e corpo celular alongado. São abundantes no início da gestação, enquanto seu número declina com a idade da gravidez. Essas células são encontradas da parte distal da CC até um terço do miométrio, onde formam padrão frouxo. Elas são cercadas por fibronectina e vitronectina. Células gigantes multinucleadas constituem sincício não proliferativo presente na parte profunda da decídua e no miométrio proximal, onde formam "camada fina" bem definida. (*id., ibid.*)

Invasão do trofoblasto extraviloso na zona de junção miometrial

Considera-se que o endométrio decidualizado possa modular a função trofoblástica, alternando a expressão de fatores regulatórios, tais como citocinas, metaloproteinases, integrinas de superfície e moléculas complexas maiores de histocompatibilidade.

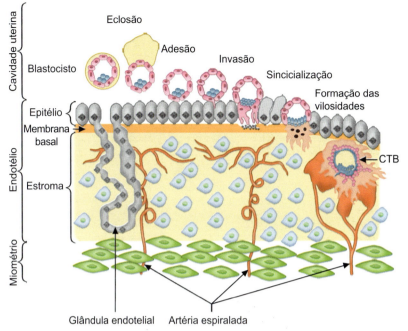

Figura 3.5 Estágios da implantação do blastocisto humano. Uma vez que o blastocisto tenha alcançado a cavidade uterina, ele orienta seu polo embrionário (massa celular interna) em direção ao epitélio uterino e abandona a zona pelúcida (eclosão). A exposição das células trofoectodérmicas, altamente adesivas e invasivas, permite a sua ligação e invasão da cobertura epitelial do endométrio. A invasão começa pela formação dos invadopódios, que progridem entre as células epiteliais adjacentes para alcançar a membrana basal. Esta é digerida, permitindo que as células trofoectodérmicas alcancem o estroma endotelial. Algumas células citotrofoblásticas (CTB) se fundem para formar o sinciciotrofoblasto (sincicialização), que invade o endométrio. (*id., ibid.*)

Nos estágios pós-ovulatórios, a invasão intersticial do trofoblasto extraviloso provém da coluna de células (ver Figura 3.4) situadas nas extremidades das vilosidades ancorantes, e muitas se fundem para formar as células gigantes multinucleadas. De 8 semanas em diante, o miométrio é invadido pelo citotrofoblasto; essa invasão alcança o seu máximo entre 9 e 12 semanas e é restrita à zona de junção, que então é caracterizada por grande número de células gigantes.

A invasão pelo citotrofoblasto extravilositário intersticial do leito placentário ocorre de 6 a 12 semanas da gravidez e parece também "preparar" as artérias espiraladas para a sua posterior remodelação.

O período seguinte é a invasão pelo citotrofoblasto extravilositário endovascular nas artérias espiraladas e sua conseguinte remodelação – substituição da estrutura – musculoelástica do vaso por material fibrinoide (com trofoblasto embebido) e reendotelização.

A invasão intravascular se faz em dois estágios: 1ª onda de migração, alcançando apenas o segmento decidual nas artérias espiraladas (a partir de 8 semanas), e 2ª onda de migração, alcançando a zona de junção miometrial (iniciando com 14 semanas); por volta de 18 semanas, as artérias espiraladas apresentam trofoblasto endovascular incorporado na parede do vaso (Figura 3.6).

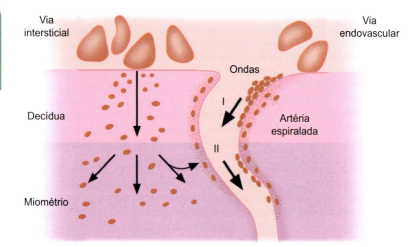

Figura 3.6 Invasão do leito placentário pelo trofoblasto extraviloso. (Adaptada de Montenegro CAB, Rezende Filho J. Medicina fetal: atlas comentado. Rio de Janeiro: Guanabara Koogan; 1998.)

As artérias espiraladas decidualizadas se convertem em artérias uteroplacentárias, o que resulta em circuito hemodinâmico de baixa resistência entre as artérias radiais e o espaço interviloso.

A remodelação das artérias espiraladas ocorre em 95% dos vasos existentes no leito placentário e em menor número na periferia.

Como resultado de todo esse processo, forma-se a placenta hemocorial profunda humana.

Na toxemia e no crescimento intrauterino restrito (CIR) há invasão trofoblástica deficiente que não atinge a zona de junção miometrial (ausência da 2ª onda de migração), deixando aí intocada a estrutura arterial, predispondo-a à aterose aguda, com grande limitação do fluxo uteroplacentário. Apenas 10% das artérias espiraladas sofrem remodelação completa na toxemia: é a placentação anômala superficial.

Placenta

No Capítulo 2 foi descrito o desenvolvimento da cavidade coriônica e das vilosidades; neste capítulo ele pode ser visto na Figura 3.7. A porção do ovo que estabelece intercâmbio com o ambiente é o trofoblasto. Após a nidificação ele prolifera e, dotado de grande poder invasor, penetra pelos capilares e dá início à nutrição hemotrófica, isto é, à custa do sangue materno. O trofoblasto e o tecido de conexão correspondente constituem o cório.

Pela emissão de prolongamentos, aumenta a superfície de trocas. São as vilosidades coriais, inicialmente compostas exclusivamente do trofoblasto, e depois contendo eixo de tecido conjuntivo com rede capilar (Figura 3.8).

No princípio da 4ª semana, todos os arranjos para as trocas definitivas entre a mãe e o embrião estão finalizados.

Até a 8ª semana as vilosidades cobrem inteiramente o cório. Com o crescimento, as porções do cório em correspondência com a decídua basal, mais vascularizadas e diretamente conectadas com o embrião pela circulação alantocorial, desenvolvem-se de modo considerável, constituindo o cório frondoso, que é o principal componente da fração ovular da placenta; por essa razão, é denominado também cório placentário.

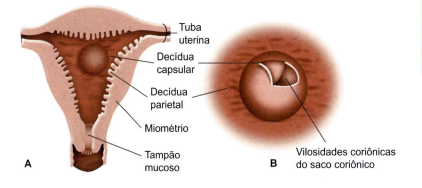
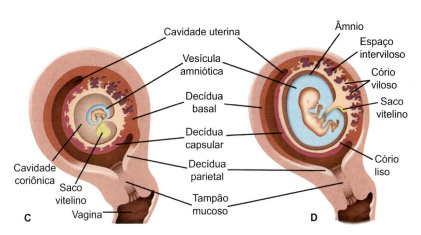
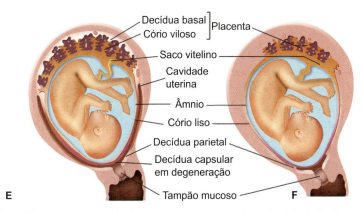

Figura 3.7 Desenvolvimento da placenta e das membranas fetais. A e B. Embrião de 4 semanas implantado na parede posterior do endométrio. C a F. Cortes longitudinais do útero gravídico da 5ª à 22ª semana. (Adaptada de Moore KL. The developing human. Philadelphia: Saunders; 1973.)

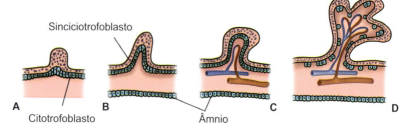

Figura 3.8 Formação das vilosidades coriais. A. Vilosidade primária. B. Vilosidade secundária. C e D. Vilosidades terciárias. (*id., ibid.*)

Os demais segmentos do córion correspondem à decídua capsular, e as vilosidades logo regridem, permanecendo algumas vestigiais. É o córion liso, que, acolado ao âmnio membranoso, formará as membranas do ovo; é, por isso, nomeado córion membranoso.

A diferenciação entre o córion liso e o frondoso completa-se ao longo da 12ª semana.

Cinco tipos de vilosidades podem ser distintas, levando em conta calibre, características do estroma e estrutura dos vasos (Figuras 3.9 e 3.10):

- Vilosidades-tronco: representam as primeiras 5 a 30 gerações de vilosidades e servem de suporte à árvore vilosa. Elas variam de 100 μm a diversos milímetros em diâmetro e são caracterizadas por estroma compacto fibroso, que contém no centro artérias ou arteríolas, veias ou vênulas
- Vilosidades intermediárias maduras: com diâmetro que varia de 80 a 120 mm, originam-se da última geração de vilosidades-tronco. De sua superfície convexa emergem as vilosidades terminais. Internamente, consistem em estroma frouxo, onde estão embebidas arteríolas caracterizadas por simples camada de células contráteis que conduzem a longos capilares
- Vilosidades terminais: representam os ramos finais da árvore vilosa, e do ponto de vista fisiológico são o componente mais importante. Representam protuberâncias curtas de 200 mm de diâmetro e 50 a 100 mm de largura, que se originam das vilosidades intermediárias maduras. Sua principal característica é o elevado grau de capilarização – mais de 50% do volume das vilosidades terminais estão representados por capilares. A espessura do sinciciotrofoblasto não é uniforme na superfície das vilosidades terminais; ao contrário, existem áreas em que o trofoblasto é extremamente fino, desprovido de núcleos sinciciais, conhecidas como membranas vásculo-sinciciais (MVS). Subjacentes a essas áreas, há capilares fetais dilatados, referidos como sinusoides, em que a distância para a difusão entre o sangue materno e o fetal está reduzida para apenas 0,5 a 2 mm. A proporção da superfície vilosa ocupada pelas MVS aumenta à medida que a gravidez prossegue para o termo. Em outros pontos da superfície vilosa o sinciciotrofoblasto é relativamente espesso e contém aglomerado de núcleos, caracterizando os nós sinciciais, locais mais importantes das atividades metabólica e endócrina
- Vilosidades intermediárias imaturas: representam continuações periféricas dos troncos vilosos e estão em processo de desenvolvimento. Muito comuns nas placentas imaturas, sua distribuição no órgão maduro está geralmente limitada a regiões centrais dos lóbulos, caracterizadas por serem desprovidas de vilosidades terminais. Seu estroma é reticular frouxo, onde são encontrados inúmeros macrófagos (células de Hofbauer). Embebidas nas células do estroma estão arteríolas e vênulas
- Vilosidades mesenquimais: novamente população transitória vista nos estágios iniciais da gravidez; são as precursoras das vilosidades intermediárias imaturas. São inconspícuas nas placentas maduras, onde representam zonas de desenvolvimento viloso.

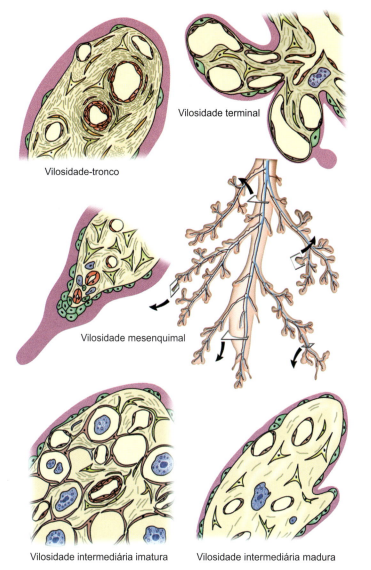

Figura 3.9 Tipos de vilosidades coriais. (Adaptada de Benirschke K, Kaufmann P. Pathology of the human placenta. 2nd ed. New York: Springer-Verlag; 1995.)

Circulação placentária

A placenta provê área extensa na qual substâncias podem ser intercambiadas entre a mãe e o feto. As circulações materna e fetal são independentes, não havendo, em condições normais, comunicação alguma entre elas.

Devem ser estudadas, portanto, a circulação materna da placenta, ou uteroplacentária, e a circulação fetal da placenta, ou fetoplacentária.

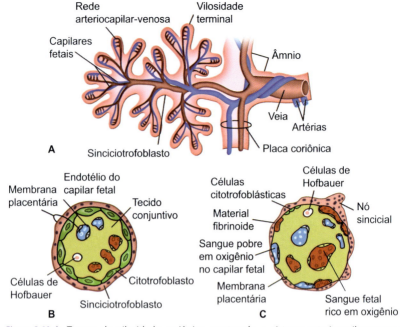

Figura 3.10 A. Tronco de vilosidade coriônica mostrando o sistema arteriocapilar-venoso. **B.** Corte transversal da vilosidade terminal com 10 semanas. **C.** Corte transversal da vilosidade terminal a termo. Note a membrana vásculo-sincicial placentária.

Circulação placentária materna ou uteroplacentária. O sangue, no espaço interviloso, está temporariamente fora do sistema circulatório materno; penetra na área através de 80 a 100 artérias espiraladas endometriais (Figuras 3.11 e 3.12). O fluxo desses vasos é pulsátil e propulsionado em jatos ou correntes pela pressão sanguínea materna. O sangue que entra está submetido a uma pressão muito mais alta do que a existente no espaço interviloso e, por isso, dirige-se para a placa corial. Quando a pressão se dissipa, o sangue flui, vagarosamente, em volta e sobre a superfície das vilosidades, possibilitando a troca de produtos metabólicos e gasosos com o sangue fetal. O sangue materno alcança o assoalho do espaço interviloso, no qual ingressa nas veias endometriais (ver Figura 3.12). O sangue que deixa o espaço interviloso tem pressão bem superior à das veias endometriais. O espaço interviloso contém cerca de 150 mℓ de sangue, quantidade substituída 3 a 4 vezes por minuto. O fluxo sanguíneo durante a gestação cresce de 50 mℓ/min, na 10ª semana, para 500 mℓ/min no termo. A nutrição da placenta, tanto na parte materna como na ovular, depende essencialmente da circulação materna.

Circulação placentária fetal ou fetoplacentária. O sangue, pobre em oxigênio, deixa o feto e, pelas artérias umbilicais, segue em direção à placenta. O cordão umbilical, ao se inserir na placenta, tem suas artérias divididas em alguns vasos, dispostos de modo radiado, e que se ramificam livremente na placa coriônica. Os vasos sanguíneos compõem extenso sistema arteriolocapilar-venoso dentro das vilosidades, colocando o sangue fetal muito perto do materno (Figuras 3.13 e 3.14). Não há, em condições normais, mistura entre o sangue materno e o fetal.

O sangue fetal oxigenado passa através de veias que têm o mesmo trajeto das artérias, em sentido contrário, para o cordão umbilical, sendo coletado pela veia umbilical. Esse calibroso vaso carreia o sangue oxigenado para o feto.

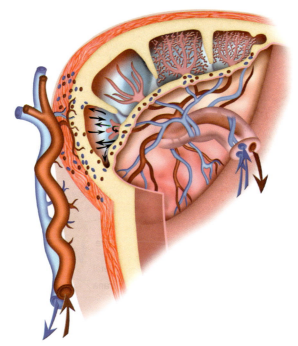

Figura 3.11 Circulações materna e fetal da placenta. (Adaptada de David G, Haegel P. Embryologie. 2. ed. Paris: Masson; 1970.)

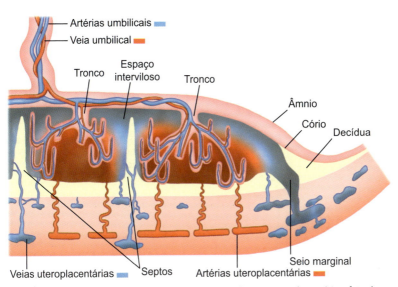

Figura 3.12 Esquema da placenta, onde são vistas as circulações uteroplacentária e fetoplacentária. O desenho não ilustra, exatamente, nenhuma das concepções propostas, com frequência contraditórias.

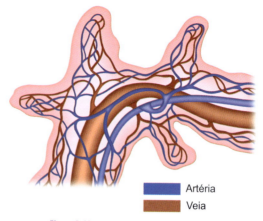

Figura 3.13 Circulação da vilosidade corial.

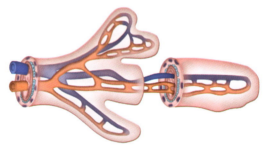

Figura 3.14 Vilosidade corial. (Adaptada de Corner GW. Ourselves unborn. New Haven: Yale University Press; 1944.)

O fluxo fetal que se dirige à placenta é determinado pelo débito cardíaco do concepto e pela resistência vascular umbilical, que é a exercida pelas arteríolas do sistema viloso terminal.

No termo, a placenta recebe aproximadamente 40% do débito cardíaco fetal combinado (de ambos os ventrículos). No 3º trimestre o fluxo sanguíneo umbilical permanece aproximadamente constante entre 110 e 125 mℓ/min/kg.

Na ausência de inervação autônoma, a resistência vascular na circulação fetal da placenta é exercida localmente pela ação de autocoides que promovem a vasoconstrição ou a vasodilatação. Entre os principais vasodilatadores estão o óxido nítrico (NO) e a prostaciclina (PGI_2). Entre os vasoconstritores, a antitrombina III (AT-III) e as endotelinas 1 (ET-1) e 3 (ET-3).

Vilosidade corial

As vilosidades coriais são digitiformes (ver Figuras 3.13 e 3.14); em cortes, têm o aspecto arredondado, nelas se descrevendo o revestimento trofoblástico e um eixo de tecido conjuntivo rico em capilares.

Apesar de imutável a morfologia geral, ocorrem, no curso da gravidez, numerosas modificações: altera-se o tamanho e modificam-se o aspecto e a quantidade do trofoblasto, do tecido conjuntivo e da vascularização.

O uso consagrou as denominações: vilosidades tipo primeiro trimestre, tipo segundo trimestre e tipo terceiro trimestre. Entre a vilosidade corial agressiva do ovo jovem e a da placenta senil, sucedem-se, de modo gradual, inúmeros quadros transicionais, não sendo possível estabelecer limites cronológicos para separá-los.

A divisão adotada em trimestres é, todavia, vantajosa, sob o prisma didático.

No 1º trimestre a membrana placentária consta de quatro camadas (Figura 3.15 A):

- Sinciciotrofoblasto
- Citotrofoblasto
- Tecido de conexão
- Endotélio do capilar fetal.

No 2º trimestre (Figura 3.15 B):

- O citotrofoblasto não mais forma camada contínua
- A quantidade relativa de tecido conjuntivo se reduz
- O número e o tamanho dos capilares aumentam.

No 3º trimestre, à medida que a gravidez se desenvolve, a membrana placentária torna-se progressivamente mais fina, e uma quantidade maior de capilares intravilosos se aproxima do sinciciotrofoblasto (Figura 3.15 C). Em alguns locais, os núcleos do sinciciotrofoblasto formam agrupados nucleares, os nós sinciciais, que costumam se destacar e são carreados para a circulação materna, depositando-se na circulação pulmonar, na qual logo degeneram e desaparecem.

Próximo ao fim da gestação, material fibrinoide dispõe-se na superfície das vilosidades (ver Figura 3.15 C), contendo, além da fibrina, outras substâncias não identificadas que se coram intensamente pela eosina.

Através da superfície das vilosidades efetuam-se as trocas transplacentárias. A soma das superfícies de todas as vilosidades constitui a superfície placentária de trocas. Fotomicrografias eletrônicas do sincício mostram sua superfície repleta de microvilosidades, o que aumenta muito a zona de trocas.

No decurso da gravidez, há ampliação gradativa de massa placentária, o que, por si só, representa incremento da mencionada superfície placentária de trocas. Vale salientar que a massa do feto cresce em maior velocidade que a da placenta. Fora o aumento da superfície

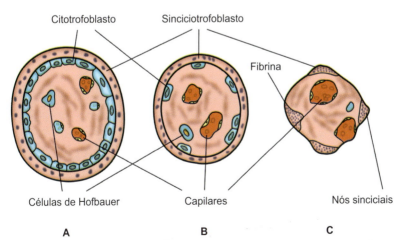

Figura 3.15 Secções transversais das vilosidades coriais, do primeiro (A), do segundo (B) e do terceiro (C) trimestres.

de trocas apenas decorrente do acréscimo de massa, resultaria, e rapidamente, em grave insuficiência placentária, retardada, no entanto, por diferentes mecanismos de adaptação, como a redução do diâmetro das vilosidades coriais (ver Figura 3.15). Isso possibilita que maior número delas seja contido na unidade de massa, aumentando consequentemente a superfície de trocas.

Espelhando a senilidade do órgão, a fibrina se deposita na periferia das vilosidades, reduzindo-lhes a superfície útil, o que se acentua e cresce ao fim da gestação, a contrastar com necessidades fetais a cada dia multiplicadas.

Funções da placenta

A placenta desempenha inúmeras funções de notável magnitude durante curto espaço de tempo, que, no adulto, são cumpridas por diversos órgãos.

A placenta serve como transporte de gases respiratórios, nutrientes e produtos de degradação entre a mãe e o concepto. É órgão endócrino de grande atividade, secretando ampla gama de hormônios esteroides e peptídicos, necessários para a manutenção da gravidez e o controle do crescimento e do amadurecimento fetal. Além disso, também atua como interface imunológica entre a mãe e o aloenxerto fetal.

A placenta tem quatro funções principais:

- Metabólica
- Endócrina
- De trocas
- Imunológica.

Todas essas funções são essenciais para a manutenção da gravidez e o desenvolvimento normal do embrião.

O citotrofoblasto se diferencia para formar o sinciciotrofoblasto, que desempenha as funções endócrina, epitelial e endotelial da placenta.

Metabolismo placentário

Principalmente no início da gestação, a placenta sintetiza glicogênio, colesterol e ácidos graxos, e, muito provavelmente, funciona como reservatório de nutrientes e de energia para o embrião. Seu papel metabólico está vinculado às outras funções primordiais, endócrinas e de trocas.

As funções endócrina e de trocas serão estudadas no Capítulo 4.

Imunologia da gravidez

Há mais de 50 anos, *Sir* Peter Medawar (1952), renomado imunologista de transplante, ganhador do Prêmio Nobel de Medicina e Fisiologia e nascido em Petrópolis-RJ, em um trabalho original, descreveu a "analogia do aloenxerto fetal", no qual o feto era visto como semialogênico (formado por antígeno paterno e, por isso, estranho ao sistema imune materno), que, por mecanismo desconhecido, estava livre de rejeição pela mãe.

Transferência citocínica

Os linfócitos T *helper* imaturos (T_HO) originados do timo desempenham papel relevante imunológico ao criarem microambiente específico na periferia, que depende da célula na qual ele se diferencia. Se a célula T_HO se diferencia em T_H1, ela produz interleucina 2 (IL-2) e interferona-γ (INF-γ). Por outro lado, os linfócitos T_H2 secretam IL-4, IL-6 e IL-10, que produzem um ambiente anti-inflamatório.

O postulado de que a gravidez é um estado de supressão imunológica sistêmica e assim não rejeita o feto não mais se sustenta hoje em dia. Na verdade, o que ocorre são transferências citocínicas que se sucedem nos diversos trimestres da gestação.

A implantação e a placentação que caracterizam o 1º trimestre da gestação representam uma "ferida aberta" e necessitam de forte resposta inflamatória (T_H1). Nessa fase inicial, a grávida sente mal-estar resultante da resposta imunológica e do ambiente hormonal (p. ex., níveis elevados de hCG). Assim, o 1º trimestre da gravidez é uma fase inflamatória.

A segunda fase imunológica da gravidez é período de rápido crescimento e desenvolvimento. A mãe, a placenta e o feto se apresentam simbióticos, e cessam os sintomas inflamatórios da 1ª fase (náuseas, fadiga extrema), caracterizando estado anti-inflamatório (T_H2).

Durante a última fase imunológica da gravidez, a mãe precisa expulsar o concepto, e isso só pode ser obtido por meio de novo estado inflamatório.

O parto se caracteriza pelo influxo de células imunológicas no miométrio, que criam ambiente pró-inflamatório, determinando contratilidade uterina, expulsão do feto e rejeição da placenta.

Em conclusão, a gravidez é estado pró-inflamatório e anti-inflamatório, dependendo da época avaliada (Figura 3.16).

Supressão imune local

Estudos recentes têm descrito um subtipo de linfócitos conhecido como células T regulatórias (Treg), capazes de inibir as ações das células T alorreativas, promovendo a imunotolerância paterno-fetal (ver Capítulo 18).

Placenta após o parto

Depois do nascimento do concepto, a placenta, o cordão umbilical e as membranas (âmnio e cório liso) são expulsos do útero, durante o secundamento.

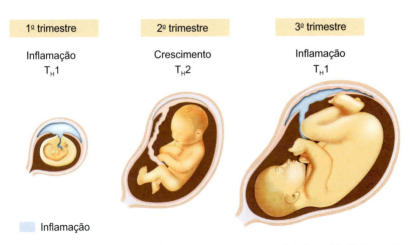

Figura 3.16 Inflamação e gravidez. Cada estágio representa um estado inflamatório (T_H1) ou anti-inflamatório (T_H2).

Forma, aspecto e dimensões. (Figuras 3.17 a 3.19). A forma placentária é variável: achatada, em geral circular ou discoide ovalada. A placenta *in situ* apresenta uma face fetal, em correspondência com a cavidade amniótica e o cordão umbilical, e uma face materna, que se confunde com a decídua; no órgão delivrado, o que se denomina face materna não corresponde exatamente ao limite da placenta, pois pequena porção, decidual, permaneceu *in utero*. A face fetal é recoberta pelo âmnio, que a torna lisa e brilhante. Aí se insere o cordão umbilical, do qual emergem as ramificações das artérias umbilicais, dispostas em raios, ou para o qual convergem os componentes da veia umbilical. Ocasionalmente, encontram-se granulações e pequenas formações císticas, remanescentes da vesícula vitelina e da alantoide.

Na face materna, como vista no órgão delivrado, notam-se 15 a 30 cotilédones. Os sulcos intercotiledonários correspondem a septos deciduais, dilacerados pela dequitadura. A superfície dos cotilédones está coberta por fragmentos de material fino, acinzentado, da decídua basal, embora a maior parte dela fique retida no útero para ser eliminada posteriormente, com os lóquios.

As dimensões da placenta variam necessariamente com sua forma, seu peso e sua espessura. Em placentas a termo, delivradas, os diâmetros principais oscilam de 15 a 20 cm, e a espessura, de 1 a 3 cm.

Peso. O peso placentário médio de 450 g, no termo, representa 1/6 do peso do concepto. A evolução ponderal da placenta durante a gravidez mostra que, inicialmente, seu peso é superior ao do concepto, igualando-se em torno de 14 semanas; torna-se, adiante, cada vez maior a diferença entre ambos (ver Figura 3.19).

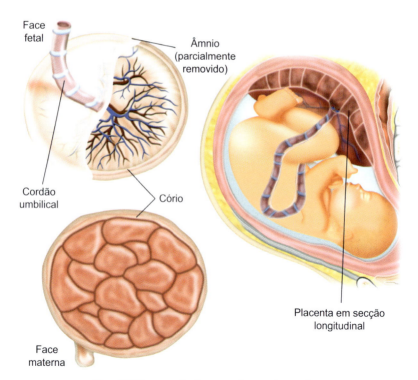

Figura 3.17 Esquema da placenta e das membranas fetais.

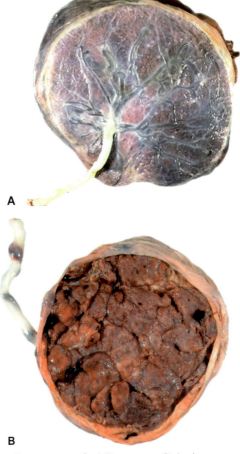

Figura 3.18 Faces fetal (A) e materna (B) da placenta.

Topografia da inserção da placenta. É a implantação corporal na maioria dos casos, podendo expandir-se parcialmente ao segmento inferior. As inserções corporais dão-se, sobretudo, nas faces ventral e dorsal, alongando-se eventualmente. A implantação fúndica é observada algumas vezes, havendo também locações angulares.

Cordão umbilical

Normalmente, está inserido no centro da placenta. Seu diâmetro mede de 1 a 2 cm, e o comprimento, de 50 a 60 cm.

O cordão é formado de tecido conjuntivo indiferenciado – geleia de Wharton –, no qual correm os vasos umbilicais e onde se encontram, com frequência, remanescentes da alantoide e da vesícula vitelina; o todo é revestido pelo âmnio funicular (Figura 3.20).

São duas as artérias do cordão umbilical continuando os vasos homônimos do feto, ramos das artérias ilíacas internas; na vida neonatal constituem dois cordões fibrosos. A veia é a raiz da cava inferior e única.

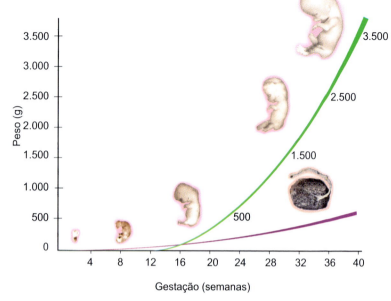

Figura 3.19 Crescimento ponderal do feto e da placenta. (Adaptada de Javert CT. Spontaneous and habitual abortion. New York: McGraw-Hill; 1957.)

Sistema amniótico

O sistema amniótico é a unidade morfológica e, sobretudo, funcional entre o âmnio e o líquido amniótico, o continente e o conteúdo, indissoluvelmente ligados.

Âmnio

A formação da cavidade amniótica e o desenvolvimento do âmnio foram descritos no Capítulo 2.

Sem prejuízo de sua unidade embriológica, histológica e funcional, descrevem-se no âmnio a porção membranosa, acolada ao cório membranoso; a placentária, recobrindo o cório placentário; e a funicular, em torno do cordão (ver Figura 3.20).

Em virtude de estar o âmnio inserido na margem do disco embrionário (Figura 3.21 A), sua junção com o embrião torna-se ventral quando das curvaturas (Figura 3.21 B). À medida que a cavidade amniótica cresce, oblitera gradualmente a cavidade coriônica e reveste o cordão umbilical, formando-lhe a cobertura epitelial (Figura 3.21 C e D).

Cortes do útero gravídico no nível do âmnio membranoso revelam, de dentro para fora (Figura 3.22): (1) o âmnio; (2) o cório; (3) as decíduas capsular e parietal (separadas antes do 4º mês, acoladas após); e (4) o miométrio.

As membranas em volta da cavidade amniótica são compostas do âmnio e do cório, cujas camadas estão intimamente aderidas. Elas retêm o líquido amniótico. As membranas normalmente se rompem durante o parto.

O âmnio é composto de cinco camadas distintas (ver Figura 3.22). Ele não contém vasos sanguíneos nem nervos; seus nutrientes são supridos pelo líquido amniótico.

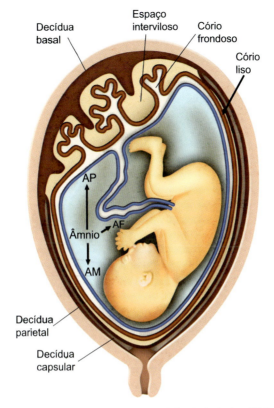

Figura 3.20 Útero e ovo a partir de 12 a 14 semanas. *AF*, âmnio funicular; *AM*, âmnio membranoso; *AP*, âmnio placentário.

A camada mais interna, perto do feto, é o epitélio amniótico, que secreta colágeno tipos III e IV e glicoproteínas não colágenas (laminina, nidogina e fibronectina) que elaboram a membrana basal, a próxima camada do âmnio. A camada compacta de tecido conjuntivo, adjacente à membrana basal, forma o principal esqueleto fibroso do âmnio. O colágeno da camada compacta (colágeno intersticial tipos I e III e colágenos filamentosos tipos V e VI) é secretado pelas células mesenquimais da camada fibroblástica. Não há interposição de substância amorfa entre as fibrilas de colágeno no tecido conjuntivo amniótico a termo; assim, o âmnio mantém toda a sua capacidade de estiramento durante o fim da gestação normal.

A camada fibroblástica é a mais espessa das camadas amnióticas e consiste em células mesenquimais e macrófagos no interior da matriz extracelular.

A camada intermediária (camada ou zona esponjosa) situa-se entre o âmnio e o cório. Seu abundante conteúdo de proteoglicanos hidratados e de glicoproteínas proporciona a essa camada a aparência "esponjosa" nas preparações histológicas. Ela contém também colágeno tipo III. A camada intermediária absorve o estresse físico, possibilitando que o âmnio deslize sob o cório subjacente, que está firmemente aderido à decídua.

Embora o cório seja mais espesso que o âmnio, este tem mais elasticidade. À medida que a gravidez progride, as vilosidades coriônicas das membranas fetais refletidas regridem (cório liso). Abaixo da camada citotrofoblástica (perto do feto) estão a membrana basal e o tecido conjuntivo coriônico, que é rico em fibrilas colágenas.

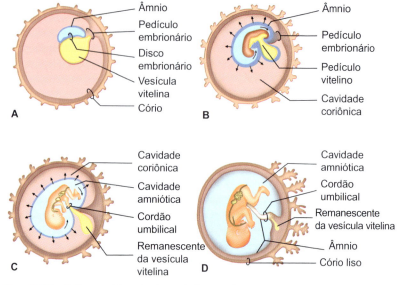

Figura 3.21 A e B. Desenvolvimento das vesículas amniótica e vitelina. Indica-se como o âmnio forma a cobertura externa do cordão umbilical e como a vesícula vitelina é parcialmente incorporada ao embrião, para constituir o intestino primitivo. C e D. Desenvolvimento das vesículas amniótica e vitelina. (Adaptada de Moore KL – *op. cit.*)

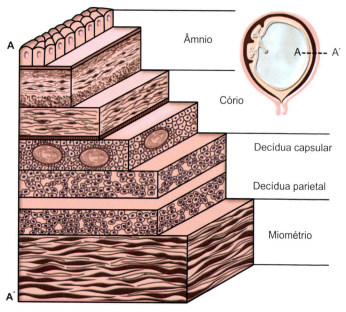

Figura 3.22 Representação esquemática das estruturas das membranas fetais a termo. (Adaptada de Parry S, Strauss JF 3rd. Premature rupture of the fetal membranes. N Engl J Med. 1998 338: (10) 663-70.)

Ao examinar as membranas, reconstituindo o ovo na sua morfologia intrauterina, a face interna é lisa e brilhante, e a externa, despolida e irregular. A primeira é o âmnio, a segunda, o cório, com fragmentos de decídua.

Líquido amniótico

Volume amniótico. Não deve ser confundido com o volume da cavidade amniótica, que é o volume amniótico acrescido do volume fetal, nem com o volume da cavidade uterina (volume intrauterino), que é o volume da cavidade amniótica somado ao volume placentário.

O volume amniótico é muito variável de um ovo a outro e, na mesma gestante, oscilante, embora com tendência geral ao aumento progressivo. Nos primórdios da gravidez, é maior o volume amniótico que o do concepto. Sendo mais acentuado o desenvolvimento do feto que o do âmnio, igualam-se, em torno do 5º mês, os volumes fetal e amniótico, invertendo-se a proporção ao fim do ciclo gravídico, ocupando o nascituro, em geral, a maior parte do ovo.

Em média, o líquido amniótico tem 30 mℓ na 10ª semana, aumenta para 350 mℓ na 20ª, próximo ao termo alcança 1.000 mℓ, para depois diminuir 150 mℓ/semana.

Encontram-se em suspensão, no líquido amniótico, células esfoliadas do âmnio e do feto, assim como lanugem e gotículas de gordura.

As células esfoliadas do feto provêm, principalmente, da epiderme. Há também elementos das vias urinárias que alcançam o líquido amniótico pelas micções intrauterinas; outros, da cavidade oral e das vias respiratórias, trazidos ao líquido pelos movimentos respiratórios e, nos conceptos femininos, células da vagina.

No ovo jovem o líquido amniótico é cristalino, tornando-se progressivamente opalescente e grumoso. As colorações amareladas, esverdeadas ou castanhas são anômalas e podem significar doença hemolítica, sofrimento e morte do feto. Ao secar, o líquido cristaliza-se, assumindo o aspecto arborescente comum a outros fluidos do organismo.

Funções do líquido amniótico. Tem-se afirmado que o líquido amniótico (LA) pode:

- Proteger o feto da lesão mecânica
- Possibilitar o movimento do feto, prevenindo a contratura dos membros
- Prevenir adesões entre o concepto e o âmnio
- Possibilitar o desenvolvimento do pulmão fetal, no qual há movimento de vaivém do líquido para os bronquíolos. A ausência de LA está associada à hipoplasia pulmonar.

Vesícula vitelina

O desenvolvimento inicial da vesícula foi descrito no Capítulo 2. Cerca de 9 semanas pós-concepção, a vesícula vitelina constitui órgão rudimentar conectado ao intestino primitivo (ver Figura 3.21 C).

Significado da vesícula vitelina. Embora na espécie humana não desempenhe funções de armazenamento de material nutritivo, seu crescimento e diferenciação são essenciais para os seguintes fatores:

- Transferência desse material nutritivo para o embrião durante a 2ª e a 3ª semana, quando não há ainda a circulação uteroplacentária, apenas a vitelina
- O sangue se desenvolve em suas paredes desde a 3ª até a 6ª semana, quando a atividade hematopoética se inicia no fígado
- Durante a 4ª semana, a parte dorsal da vesícula vitelina se incorpora ao embrião, constituindo o tubo endodérmico, o intestino primitivo; além do sistema digestório, esse endoderma dará origem ao epitélio da traqueia, dos brônquios e dos pulmões

- As células germinativas primitivas aparecem na vesícula vitelina ao início da 3ª semana e subsequentemente migram para desenvolver as gônadas, onde constituem as espermatogônias ou as oogônias.

Destino da vesícula vitelina. Em torno da 12ª semana, a pequena vesícula vitelina jaz na cavidade coriônica entre as vesículas amniótica e coriônica (ver Figura 3.21 C). Tipicamente, no fim da 5ª semana, ela se separa do intestino primitivo. Com o evoluir da gravidez, reduz-se, tornando-se sólida e bem diminuta. Pode persistir durante toda a gravidez e ser reconhecida na superfície fetal da placenta, embaixo do âmnio, perto da inserção do cordão umbilical (ver Figura 3.21 C). Em cerca de 2% dos adultos, a porção intra-abdominal proximal da vesícula vitelina persiste como um divertículo do íleo (divertículo de Meckel).

Alantoide

A alantoide aparece no 16º dia após a fertilização, também como divertículo na zona caudal da vesícula vitelina (Figura 3.23 A). Durante o 2º mês, a porção extraembrionária degenera, embora traços possam ser vistos entre as artérias umbilicais, em local próximo ao cordão, por algum tempo.

Significado da alantoide. Sua função no embrião é importante por duas razões:

- Durante os dois primeiros meses há formação de sangue em suas paredes
- Seus vasos sanguíneos se transformam nas artérias e veias umbilicais.

Destino da alantoide. A porção intraembrionária se estende do umbigo à bexiga, com a qual mantém continuidade. Quando a bexiga se desenvolve, a alantoide regride para formar tubo espesso, o úraco (Figura 3.23 B). Depois do nascimento, o úraco se transforma em cordão fibroso, ligamento umbilical mediano, que vai do fundo vesical ao umbigo (Figura 3.23 C).

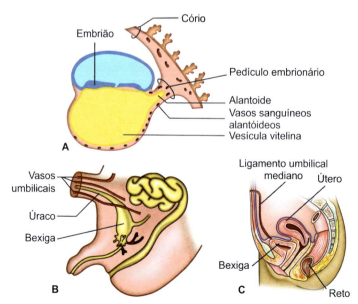

Figura 3.23 Desenvolvimento e destino da alantoide. **A.** Três semanas pós-concepção. **B.** Doze semanas pós-concepção. **C.** Adulto. (Adaptada de Moore KL – *op. cit.*)

Pontos-chave

- Para o obstetra, os anexos do feto são três: placenta, cordão umbilical e membranas (âmnio e cório)
- A camada funcional do endométrio, modificada pela gravidez, denomina-se decídua ou caduca, indicando que será eliminada após o parto. As células do estroma do endométrio são chamadas células deciduais, ricas em glicogênio e lipídios
- Até o 4º mês de gestação distinguem-se três porções na decídua: basal (corresponde à zona de inserção), capsular (ligada às membranas) e parietal ou *vera* (restante da cavidade uterina). Após o 4º mês, com o desaparecimento da cavidade uterina, há apenas duas porções: decídua basal e capsular-parietal, indiretamente acoladas
- O trofoblasto constitui o cório, que pode ser dividido em cório liso ou membranoso (logo regride) e frondoso ou placentário (vilosidades coriônicas)
- A placenta definitivamente formada após o 5º mês é constituída por placa corial, septos (que a dividem em lóbulos ou cotilédones), vilosidades coriais, placa basal (é a própria decídua basal) e espaço interviloso
- Chama-se remodelação das artérias espiraladas a sua transformação nas artérias uteroplacentárias pelo trofoblasto invasivo. O endotélio e a capa musculoelástica são removidos e substituídos por trofoblasto e material fibrinoide em duas ondas de migração: 1ª onda (porção decidual) e 2ª onda (porção miometrial)
- A circulação placentária pode ser dividida em fetoplacentária e uteroplacentária. A circulação placentária materna é feita por 80 a 100 artérias espiraladas que derramam sangue bem oxigenado no espaço interviloso. A circulação placentária fetal é feita pelas artérias umbilicais, que carreiam sangue pobre em oxigênio em direção à placenta, e pela veia umbilical, que retorna ao concepto o sangue bem oxigenado
- A placenta tem quatro funções principais: metabólica, endócrina, de trocas e imunológica
- O cordão umbilical normalmente inserido no centro da placenta é formado por tecido conjuntivo (geleia de Wharton), no qual correm os vasos umbilicais (duas artérias e uma veia) e os remanescentes da vesícula alantóidea e da vitelina; é todo revestido pelo âmnio funicular
- O sistema amniótico é a unidade morfofuncional formada pelo âmnio e pelo líquido amniótico, cujo volume pode atingir 1.000 mℓ próximo do termo. O concepto suspenso pelo cordão umbilical flutua livremente no líquido amniótico, o que lhe permite crescimento e desenvolvimento livres de aderências anômalas.

4

Endocrinologia da Gravidez e Trocas Materno-Ovulares

Endocrinologia da Gravidez, 70

Secreção endócrina placentária, 70

Trocas Materno-Ovulares, 79

Trocas transplacentárias, 80

Trocas amnióticas, 91

Antonio Braga
Jorge Rezende Filho

Endocrinologia da Gravidez

Dentro do útero gravídico, a unidade decíduo-fetoplacentária produz uma quantidade extraordinária de hormônios esteroides, proteicos e neuropeptídios. Essas novas unidades conduzem ao fluxo unidirecional de nutrientes da mãe para o concepto, facultam ambiente favorável para o desenvolvimento *in utero*, o crescimento celular e o amadurecimento, além de sinalizarem o momento em que o produto está pronto para a vida extrauterina.

Em outras palavras, os eventos neuroendócrinos que se desenrolam dentro e entre os compartimentos (materno, fetoplacentário e amniótico) são críticos para o apropriado amadurecimento fetal, o início do parto e a lactação.

Didaticamente, costuma-se dividir a endocrinologia da gravidez em duas fases:

- Ovariana: corresponde às primeiras 8 a 9 semanas da gravidez, quando o corpo amarelo gravídico, estimulado pela gonadotrofina coriônica humana (hCG), é o principal responsável pela secreção de esteroides (Figura 4.1)
- Placentária: a partir de 8 a 9 semanas, quando a placenta se incumbe da produção de esteroides em quantidades crescentes.

O ovário também produz a relaxina, peptídio cuja principal função é, com a progesterona, inibir a contratilidade espontânea do útero, o que é útil para a manutenção inicial da gravidez.

Secreção endócrina placentária

A placenta humana produz grande quantidade de esteroides – progesterona e estrogênio. O lugar da esteroidogênese

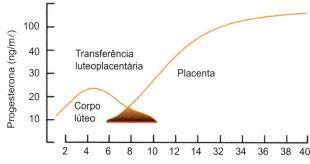

Figura 4.1 A transferência na produção de progesterona do corpo lúteo para a placenta ocorre entre 8 e 9 semanas de gestação. A *área vermelha* representa a duração estimada dessa transição funcional. (Adaptada de Yen SSC. Endocrine physiology of pregnancy. In: Danforth DN, Scott Jr. (Eds.). Obstetrics & gynecology. 5th ed. Philadelphia: Lippincott; 1986.)

é o sinciciotrofoblasto. Como a placenta tem capacidade muito limitada de sintetizar o colesterol de *novo* a partir de acetato, o lipídio tem de ser suprido pelo fígado materno. A placenta humana também está desprovida de 17α-hidroxilase e, assim, não pode converter os esteroides C_{21} (pregnenolona e progesterona) nos produtos C_{19} (androgênios), que são precursores dos estrogênios (Figura 4.2).

Dessa maneira, ao contrário das gônadas e das suprarrenais, a placenta é um órgão incompleto no que diz respeito à elaboração dos esteroides. Para a formação dos estrogênios, ela necessita, fundamentalmente, de precursores fetais; e para a síntese de progesterona, de substâncias provenientes da mãe. É o conceito da unidade fetoplacentária, ou melhor, da unidade materno-fetoplacentária.

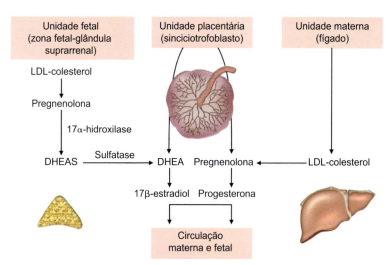

Figura 4.2 Síntese da esteroidogênese placentária. A placenta necessita de LDL-colesterol materno para sintetizar pregnenolona, precursor da progesterona. Como não tem 17α-hidroxilase, também não é capaz de utilizar os esteroides C_{21} (progesterona, pregnenolona) para elaborar os esteroides C_{19} (androgênios) precursores da biossíntese dos estrogênios. *DHEA*, deidroepiandrosterona, *DHEAS*, sulfato de deidroepiandrosterona, *LDL*, lipoproteína de baixa densidade.

Hormônios esteroides

Progesterona

O LDL-colesterol materno é ligado a um receptor específico no sinciciotrofoblasto, transportado por endocitose e hidrolisado em colesterol livre dentro dos lisossomos. No sinciciotrofoblasto, o colesterol é, então, convertido em pregnenolona pela enzima mitocondrial 20,22-desmolase. A pregnenolona é posteriormente transformada em progesterona pela enzima 3-β-hidroxiesteroide-desidrogenase. A maioria dessa progesterona (90%) é secretada na circulação materna, e o restante (10%), na circulação fetal.

Embora a placenta comece a sintetizar progesterona bem no início da gestação, antes de 8 a 9 semanas, a progesterona produzida pelo corpo amarelo gravídico é indispensável para o êxito da implantação e da placentação e, portanto, para a manutenção da gravidez. Após essa época, a progesterona placentária é suficiente para manter a gravidez, mesmo na ausência do ovário (transferência luteoplacentária) (ver Figura 4.1).

A progesterona produzida pelo trofoblasto é fundamental para a quiescência do miométrio ao reduzir o número de junções comunicantes existentes entre as células miometriais, indispensáveis para o sincronismo da contratilidade uterina, assim como para inibir a síntese de prostaglandinas.

A produção de progesterona aumenta progressivamente com a evolução da gravidez, alcançado o seu máximo (300 mg/dia) poucas semanas antes do parto (Figura 4.3).

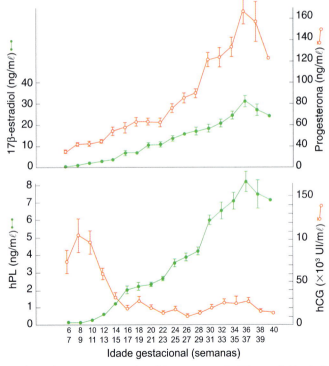

Figura 4.3 Evolução das concentrações plasmáticas maternas de 17β-estradiol (ng/mℓ), progesterona (ng/mℓ), lactogênio placentário humano (hPL) (ng/mℓ), e da gonadotrofina coriônica humana (hCG) (UI/mℓ ao longo da gestação).

Estrogênios

A produção de estrogênios aumenta muito durante a gravidez (1.000 vezes), alcançando níveis de 80 mg/dia próximo ao termo. A maior quantidade de estrogênio produzida pela placenta é de estriol, um esteroide fraco encontrado na mulher não grávida como metabólito hepático do estradiol (ver Figura 4.3).

Como a placenta não tem a enzima 17α-hidroxilase, ela não pode sintetizar os esteroides C_{19} a partir dos precursores C_{21}, pregnenolona e progesterona; por isso, a zona fetal da suprarrenal do concepto, a partir do LDL-colesterol, sintetiza a pregnenolona e, por fim, o esteroide C_{19} sulfato de desidroepiandrosterona (DHEAS) pela ação da enzima 17α-hidroxilase. O DHEAS, uma vez na placenta, sofre a ação da sulfatase, transformando-se em androstenediona e, a seguir, em estrona, após a ação da enzima aromatase (Figura 4.4).

O DHEAS é secretado em grande quantidade pela suprarrenal fetal e convertido em sulfato de 16α-hidroxidesidroepiandrosterona (16α-OHDHEAS) no fígado do concepto (ver Figura 4.3). Esses esteroides, DHEAS e 16α-OHDHEAS, são convertidos, na placenta, nos estrogênios, 17β-estradiol (E_2) e estriol (E_3), respectivamente, também sob a ação da aromatase. Perto do termo, metade do E_2 é derivada do DHEAS proveniente da suprarrenal fetal, e metade, do DHEAS materno. Por outro lado, 90% do E_3 na placenta origina-se do 16α-OHDHEAS fetal, e apenas 10%, de outras fontes. Como os estrogênios, particularmente o estriol, originam-se fundamentalmente de precursor do concepto, esse hormônio foi usado no passado como teste de bem-estar fetal.

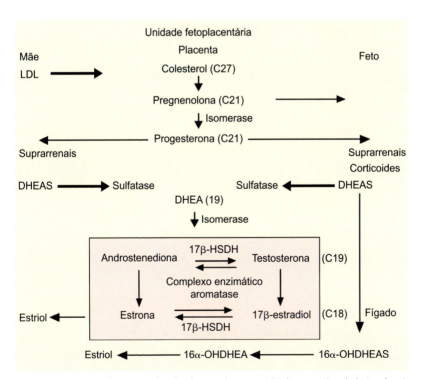

Figura 4.4 Biossíntese dos esteroides da placenta humana. *LDL*, lipoproteína de baixa densidade; *DHEAS*, sulfato de deidroepiandrosterona; OHDHEAS, sulfato de hidroxideidroepiandrosterona.

Os estrogênios desempenham papel relevante na implantação da placenta ao induzirem uma vasodilatação do leito vascular uterino materno. Desse modo, atuam promovendo o crescimento uterino e o aumento do fluxo sanguíneo uteroplacentário.

Os estrogênios da gravidez determinam a proliferação do sistema ductal mamário e, em conjunto com a progesterona, promovem o desenvolvimento do tecido glandular. Após o parto, a súbita cessação do estímulo estrogênio-progesterona possibilita o estabelecimento da lactação.

Hormônios polipeptídios

A hCG, o lactogênio placentário humano (hPL), o hormônio do crescimento placentário (GH placentário), a ativina e a inibina são os hormônios polipeptídios secretados pela placenta, mais especificamente pelo sinciciotrofoblasto.

Gonadotrofina coriônica humana

A hCG foi descoberta por Aschheim & Zondek, em 1927, mostrando que a grávida produzia uma substância que, injetada em fêmeas de camundongo, provocava a ovulação.

A hCG é uma glicoproteína produzida pela placenta e formada por duas subunidades, α e β, ligadas por forças iônicas e hidrofóbicas (Figura 4.5). A subunidade α é idêntica às subunidades α dos hormônios glicoproteicos hipofisários: hormônio foliculestimulante (FSH), hormônio luteinizante (LH) e hormônio tireoestimulante (TSH).

As subunidades β dos hormônios glicoproteicos são únicas e conferem a eles as suas propriedades biológicas e imunológicas.

Os níveis circulantes de hCG aumentam rapidamente 4 semanas após a implantação, dobram seus valores após 2 a 3 dias, atingem um pico por volta de 10 semanas e, depois da queda, nivelam-se até o termo (Figura 4.6).

A hCG refere-se, na verdade, a quatro moléculas independentes produzidas por células distintas e cada uma delas com função própria (Figura 4.7). A hCG regular é produzida pelo sinciciotrofoblasto; a hCG hiperglicosilada (hCG-H), pelo citotrofoblasto; a β-hCG livre, por múltiplos tumores malignos não trofoblásticos; e a hCG hipofisária pelas células gonadotróficas da hipófise anterior.

A hCG tem inúmeras funções, mas a principal é promover a produção de progesterona pelo corpo lúteo gravídico até 3 a 4 semanas após a implantação. Depois desse prazo, as células do sinciciotrofoblasto na placenta passam a assumir a produção de progesterona, até então realizada pelo corpo lúteo gravídico (transferência luteoplacentária).

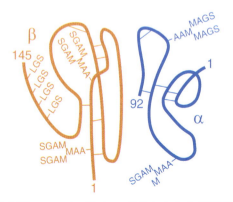

Figura 4.5 Molécula de hCG com as subunidades α e β. (Adaptada de USA hCG Reference Service. Synthesis and Degradation of hCG, 2008.)

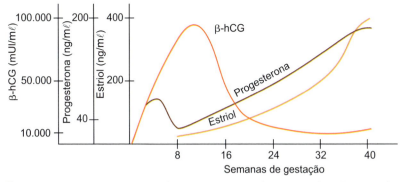

Figura 4.6 Representação esquemática dos níveis sanguíneos dos principais hormônios envolvidos na unidade materno-fetoplacentária. β-hCG, subunidade β da gonadotrofina coriônica humana.

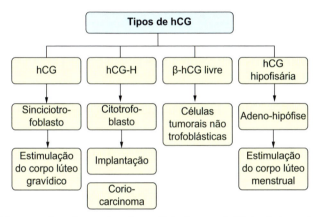

Figura 4.7 Os quatro tipos de gonadotrofina coriônica humana (hCG), locais de produção e suas principais funções. *hCG-H*, hCG hiperglicosilada. (Adaptada de Cole LA. Biological functions of hCG and hCG-related molecules. Reprod Biol Endocrinol. 2010;8:102.)

A hCG-H promove a implantação normal pelo citotrofoblasto e o crescimento e a invasão das células do coriocarcinoma.

A detecção de β-hCG livre elevada é considerada sinal de mau prognóstico, vale dizer, de crescimento tumoral não trofoblástico.

A hCG hipofisária é variante da hCG placentária, produzida em baixos níveis no ciclo menstrual. A hCG hipofisária mimetiza a ação do LH durante o ciclo menstrual, estimulando o corpo amarelo.

Lactogênio placentário humano

O hPL, também denominado somatomamotropina coriônica humana (hCS), é um polipeptídio, membro da família gênica do hormônio do crescimento/prolactina, com 96% de homologia com o hormônio do crescimento humano (GH) e 67% com a prolactina (PRL). A despeito de sua homologia ao GH e à PRL, o hPL tem atividade lactogênica e, no crescimento, muito reduzida. Na espécie humana, parece constituir-se em redundância evolucionária do GH e da PRL.

O hPL é produzido pelo sinciciotrofoblasto e pode ser detectado no plasma materno com 3 semanas de gestação, crescendo sua concentração até o termo, quando atinge níveis de 10 a 16 µg/ml. É o maior hormônio secretado pela placenta, atingindo a produção de 1 g/dia no termo. Seu aumento ao longo da gestação segue a evolução da massa placentária. Os seus genes estão localizados no cromossomo 17, enquanto o gene da prolactina está localizado no cromossomo 6.

O hPL pode modular o metabolismo materno e o fetal ao agir no fígado de ambos os organismos, assim como em outros tecidos. O hPL funciona como antagonista da insulina, induzindo resistência periférica a esse hormônio, e aumenta a lipólise e a proteólise da mãe, promovendo fonte adicional de glicose e aminoácidos para serem transportados para o feto.

Ativina e inibina

A ativina e a inibina são membros da superfamília de glicoproteínas do fator de crescimento transformador-β (TGF-β). A inibina é um heterodímero composto de duas subunidades diferentes, α e β, ligadas por pontes dissulfeto, com peso molecular de 32 kD. Há apenas uma subunidade α de 133 aminoácidos, mas existem duas subunidades β: βA com 116 aminoácidos e βB com 115 aminoácidos. Existem, portanto, duas possíveis formas de inibina, a inibina A (αβA) e a inibina B (αβB). A ativina é um homodímero da subunidade inibina B, ligada por ponte dissulfeto; por isso, existem três formas: A, B e AB. A placenta sintetiza tanto a inibina como a ativina. O citotrofoblasto sintetiza a subunidade α, enquanto o sinciciotrofoblasto produz a subunidade βB. A subunidade βA é sintetizada tanto pelo cito como pelo sinciciotrofoblasto. A ativina circula no sangue materno ligada à proteína folistatina.

A ativina no sangue materno aumenta a sua concentração significativamente após 20 semanas, mas a grande elevação ocorre antes do início do parto, a termo ou de pré-termo. Seu papel no início da parturição humana por estimulação da produção de prostaglandinas pelas membranas fetais é aventado. A inibina e a ativina também exercem funções parácrinas na placenta. Enquanto a inibina susta a estimulação do hormônio liberador de gonadotrofina (GnRH) no sinciciotrofoblasto para a produção de hCG, a ativina potencializa a secreção de hCG GnRH-estimulada.

A ativina parece aumentar a liberação de hCG e de progesterona, enquanto a inibina exerce efeito contrário sobre esses hormônios. Esses eventos regulatórios parecem ser paralelos àqueles da hipófise, onde a ativina promove a liberação do FSH, enquanto a inibina apresenta efeito contrário.

Hormônio do crescimento placentário humano e fator de crescimento semelhante à insulina

Codificado pelo gene GH-V, o hormônio do crescimento placentário humano (hPGH) é produzido no primeiro trimestre pelo trofoblasto e estimula de forma autócrina a invasão da placenta. No segundo trimestre, ele é secretado de forma contínua pelo sinciciotrofoblasto, ao contrário do GH hipofisário, secretado de forma pulsátil.

Parece que o hPGH tem como função estimular a produção de fator de crescimento semelhante à insulina 1 (IGF-1), que, por sua vez, suprime o GH hipofisário na 2ª metade da gravidez (Figura 4.8). O IGF-1 tem importante papel modulador no crescimento fetal ao aumentar o transporte de aminoácidos e glicose (ver Figura 4.8). A secreção de GH placentário é inibida pela glicose. *In vivo*, o GH placentário está reduzido no sangue materno durante a subida da glicemia pós-prandial e nos casos de diabetes gestacional. Isso sugere um papel metabólico visto exclusivamente no compartimento materno, mas não detectável na circulação fetal. Em caso de queda da glicemia materna, os níveis de GH placentário aumentam, garantindo o aporte energético ao feto.

Relaxina

A relaxina é hormônio peptídio que pertence à família da insulina (Figura 4.9). É produzida pelo corpo lúteo, pela placenta e pela decídua. Durante a gravidez, toda a relaxina circulante

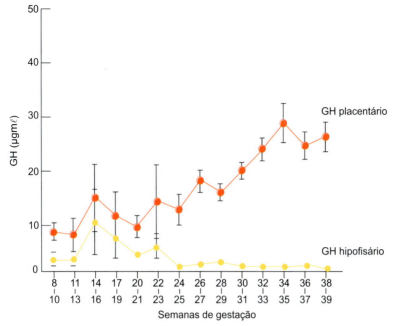

Figura 4.8 Níveis sanguíneos maternos do hormônio do crescimento (GH) placentário humano e do GH hipofisário ao longo da gestação (n = 186).

na mãe parece ser originada do corpo lúteo. Entre as atividades biológicas da relaxina, destacam-se: remodelação do colágeno, amolecimento da cérvice materna e do sistema reprodutivo inferior e inibição da contratilidade uterina. Todavia, a relaxina circulante não demonstra ser necessária para a manutenção da gestação ou do parto normal.

Hormônios neuropeptídios

A placenta humana produz diversos neuropeptídios similares àqueles elaborados pelo hipotálamo. Por analogia com o sistema hipotálamo-hipofisário, sugere-se que a célula citotrofoblástica corresponda ao local da síntese dos neuropeptídios, enquanto o sincicio-trofoblasto produza o hormônio proteico.

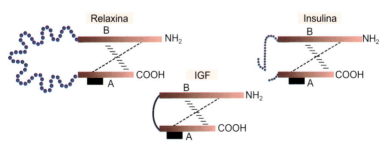

Figura 4.9 Hormônios da família da insulina: relaxina, insulina e fator de crescimento semelhante à insulina (IGF).

Hormônio liberador de gonadotrofina

A regulação do hormônio liberador de gonadotrofina (GnRH) pela placenta humana do termo está ilustrada na Figura 4.10. Secretado pelo citotrofoblasto, esse hormônio estimula o sincício a produzir hCG e esteroides, que, por sua vez, inibem a sua produção por *feedback* negativo.

Hormônio liberador de corticotrofina

O hormônio liberador de corticotrofina (CRH), um neurormônio hipotalâmico que modula a função hipofisária e suprarrenal (eixo hipotálamo-hipófise-suprarrenal), é produzido pela placenta. O CRH pode ser detectado no plasma materno com 20 semanas da gestação, e seus níveis aumentam nas fases finais da gravidez, com acréscimo rápido nas semanas que precedem o parto. É também relatado que os níveis de CRH crescem precocemente na gravidez complicada pelo parto pré-termo. Todos esses dados sugerem que o CRH placentário possa estar envolvido no determinismo do parto e que o "relógio placentário" controle a duração da gravidez humana (ver Capítulo 12).

Proteínas placentárias

A placenta sintetiza inúmeras proteínas, tanto aquelas produzidas exclusivamente na gravidez como outras também encontradas fora do estado gravídico.

No que concerne às proteínas específicas da gravidez, são elas as proteínas plasmáticas associadas à gravidez (PAPP), A, B, C e D, cujas funções não estão ainda desvendadas. A PAPP-A tem sido utilizada no 1º trimestre para o rastreamento bioquímico de aneuploidias fetais (ver Capítulo 60).

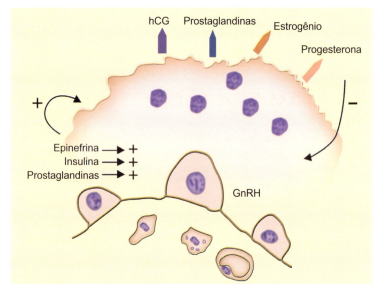

Figura 4.10 Ilustração esquemática da regulação da secreção do hormônio liberador de gonadotrofina (GnRH) pela placenta humana a termo. O GnRH secretado pelo citotrofoblasto é estimulado por alguns fatores e inibido por outros, tais como a gonadotrofina coriônica humana (hCG) produzido pelo sinciciotrofoblasto.

Trocas Materno-Ovulares

As trocas materno-ovulares realizam-se entre três compartimentos: a mãe, o feto e o líquido amniótico (LA). As trocas diretas entre a mãe e o concepto (trocas materno-fetais) são as trocas transplacentárias.

As que envolvem o LA podem ocorrer com a mãe (trocas materno-amnióticas) ou com o feto (trocas amniofetais) e constituem, em conjunto, as trocas amnióticas (Figuras 4.11 e 4.12). Do ponto de vista didático, é conveniente classificar as trocas materno-ovulares em dois grandes tópicos: trocas transplacentárias e trocas amnióticas.

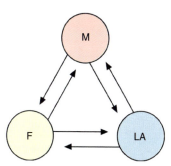

Figura 4.11 Sistema de três compartimentos, materno (M), fetal (F) e amniótico (LA), que se comunicam. Há, portanto, três tipos de trocas e seis de transferências.

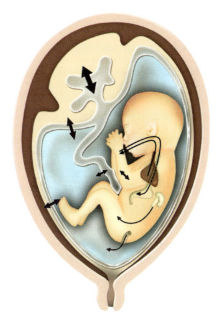

Figura 4.12 Trocas materno-ovulares. A espessura das *setas, grosso modo*, é proporcional à intensidade das trocas realizadas. As materno-fetais são, todas, transplacentárias. As materno-amnióticas dão-se no âmnio membranoso. As amniofetais ocorrem, então, no âmnio placentário e no funicular, bem como no tegumento e nos sistemas respiratório, digestório e urinário fetais.

Trocas transplacentárias

A placenta dos mamíferos é estrutura biológica única, constituindo interface entre a circulação materna e a fetal. Sob a perspectiva do feto, a placenta apresenta funções similares àquelas do pulmão, rim e sistema digestório na vida pós-natal.

As funções fundamentais da placenta são:

- Prover barreira imunológica entre a mãe e o concepto
- Promover produção hormonal que altere o metabolismo materno
- Transportar nutrientes, gases respiratórios, íons e água para o feto
- Transportar produtos de excreção do feto para a mãe.

O crescimento e o desenvolvimento adequado do feto dependem diretamente das trocas materno-fetais realizadas na placenta, sugerindo que alterações nesse transporte sejam fatores determinantes envolvidos no crescimento intrauterino restrito (CIR) e na macrossomia fetal.

Membrana placentária

As circulações sanguíneas materna e fetal, mantidas separadas todo o tempo, devem, no entanto, estar bastante próximas para possibilitar o transporte eficiente de nutrientes, gases respiratórios, íons e água.

A placenta humana é do tipo hemocorial, ou seja, o sangue materno conduzido pelas artérias espiraladas para o espaço interviloso está em contato direto com as vilosidades coriônicas que contêm os capilares fetais. Há somente duas camadas de células que separam as circulações materna e fetal na placenta humana a termo – o endotélio do capilar fetal e o sinciciotrofoblasto –, que constituem a chamada membrana vásculo-sincicial (Figura 4.13).

Os capilares fetais são do tipo contínuo e possibilitam apenas a passagem de pequenas moléculas, mas restringem o transporte das maiores. O sinciciotrofoblasto está sustentado pela membrana basal. Essas três estruturas constituem a "membrana placentária".

O sinciciotrofoblasto é o epitélio de transporte da placenta humana e constitui sincício verdadeiro formado pela fusão de células citotrofoblásticas adjacentes. No início da gravidez, as células do citotrofoblasto são abundantes, criando camadas de células contínuas entre o sincício e o capilar fetal; na gravidez tardia, elas tornam-se mais escassas.

O sinciciotrofoblasto apresenta duas membranas plasmáticas polarizadas: a membrana plasmática apical ou membrana microvilosa (MMV), dirigida para o sangue materno no espaço interviloso, e a membrana plasmática basal, *vis-à-vis* com o capilar fetal.

A natureza sincicial do sinciciotrofoblasto provê membrana relativamente justa, já que não há espaços intercelulares disponíveis para o transporte de moléculas maiores ou de grandes quantidades de líquidos. Todavia, atualmente se aceita a presença de canais paracelulares ou transtrofoblásticos, que constituem meio de transporte para determinadas moléculas, como, a alfafetoproteína. Ademais, soluções de continuidade ocasionalmente ocorrem nessa membrana, o que explica a existência de hemácias na circulação materna (hemorragia fetomaterna).

As microvilosidades da membrana plasmática apical do sinciciotrofoblasto aumentam consideravelmente a superfície de trocas, até então estimada em aproximadamente 50 m². Isso, associado às taxas elevadas do fluxo sanguíneo materno e fetal e à pequena distância para a difusão entre esses compartimentos (tão pequena quanto poucos micrômetros [μm] em algumas regiões da membrana), é crucial para as trocas eficientes entre mãe e o feto.

Pressão. A pressão nos vasos arteriais que alcançam os lagos placentários é aproximadamente de 70 a 80 mmHg, e, nas veias, 8 mmHg (Figura 4.14). No espaço interviloso é variável: 5 a 8 mmHg no curso da gravidez; 8 a 12 mmHg durante as diástoles do trabalho de parto; muito acima na vigência de sístoles (30 a 50 mmHg).

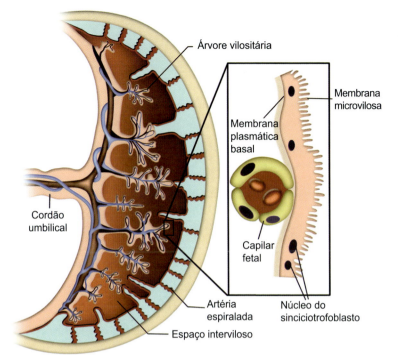

Figura 4.13 A membrana placentária consiste no sinciciotrofoblasto e no endotélio do capilar fetal. Dessas estruturas, duas membranas plasmáticas polarizadas, a membrana microvilosa (MMV) e a membrana plasmática basal do sinciciotrofoblasto, restringem a transferência de moléculas. (Adaptada de Jansson T, Powell TL. Human placental transport in altered fetal growth: does the placenta function as a nutrient sensor? A review. Placenta. 2006;27(Suppl A):S91-7.)

Do lado fetal, a pressão nas artérias umbilicais é avaliada em 50 mmHg, e a venosa, 25 mmHg. A pressão nos capilares das vilosidades nunca foi determinada, sendo, necessariamente, intermediária à das artérias e da veia. O valor aceitável é 30 mmHg, muito superior ao do lado materno.

Explica-se assim, nas lesões de continuidade da membrana, a passagem preferencial no sentido do feto para a mãe (hemorragia fetal para dentro da circulação materna, patogenia da aloimunização, que leva a doença hemolítica perinatal).

Pressões osmótica e oncótica. Feita a abstração de interferência direta e específica da membrana, as trocas de substâncias dependem das concentrações de cada lado da membrana placentária.

Débitos sanguíneos uteroplacentário e fetoplacentário. São de determinação difícil. Não parece despropositado estipular o débito placentário materno, na gravidez a termo, em 500 mℓ/min. O débito fetoplacentário é ainda menos conhecido, por mais complexos que sejam os problemas de experimentação. Seria de 110 a 125 mℓ/min/kg do peso fetal no 3º trimestre da gestação.

É importante notar que a nutrição da placenta, mesmo da porção fetal (especialmente do trofoblasto), ocorre à custa do sangue materno. A morte do concepto não condiciona a necrose das vilosidades; ao contrário, impedimentos circulatórios materno-placentários causam infartos.

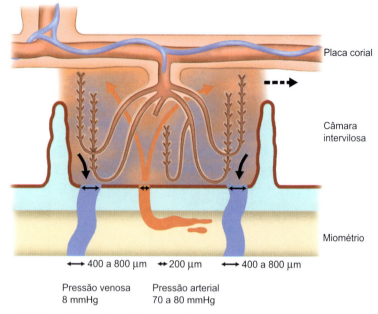

Figura 4.14 Hemodinâmica da circulação uteroplacentária. As *setas vermelhas* indicam o jato de Borrel, dirigido para a placa corial. (Adaptada de Snoeck J. Le placenta humain. Paris: Masson; 1958.)

Mecanismos das trocas placentárias

Vários mecanismos contribuem para a passagem das substâncias de um a outro compartimento. Até para cada uma delas, as trocas são regidas por processos diversos, nessa ou naquela fase da gravidez.

Tais mecanismos devem ser, assim, considerados:

- Difusão simples (Figura 4.15): a maioria das pequenas moléculas atravessa segundo gradientes químicos ou eletroquímicos, como ocorre com o O_2 e o CO_2. Quando o gradiente deixa de existir, a taxa de trocas através da membrana torna-se igual em ambas as direções

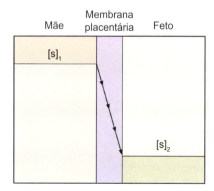

Figura 4.15 Difusão simples. A substância (s) se difunde do organismo materno, no qual tem maior concentração $[s]_1$, passando pela membrana placentária, para o feto, no qual é menor $[s]_2$. É a taxa de difusão proporcional ao gradiente de concentração através da membrana, além de determinadas características que lhe são próprias (área, espessura, permeabilidade etc.). (Adaptada de Assali NS. Pathophysiology of gestation. v. II. New York: Academic Press; 1972.)

- Difusão facilitada (Figura 4.16): certas moléculas transitam após conjugar-se, em uma face da membrana, com outras, carreadoras, existentes na própria membrana e que as veiculam mais rapidamente para a outra face, na qual são libertadas (p. ex., glicose)
- Transporte ativo (Figura 4.17): quando a transferência de uma substância se dá contra gradiente químico, admite-se que requeira dispêndio de energia

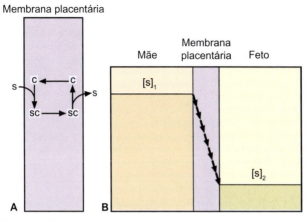

Figura 4.16 Difusão facilitada. A. A molécula carreadora (C) tem a mesma afinidade para a substância em ambos os lados da membrana. O complexo substância-molécula carreadora (SC) difunde-se através da membrana com maior velocidade do que a substância isolada; daí a concentração no feto equilibrar-se mais rapidamente com a mãe do que no caso da difusão simples. Todavia, a concentração da substância no concepto alcança grau idêntico ao da difusão simples e não pode ultrapassar a materna. B. Em decorrência disso, a difusão facilitada dá-se também, favoravelmente, de cima para baixo, embora em uma taxa mais rápida do que a prevista em bases fisioquímicas, como indicam as *setas grossas*. (Adaptada de Assali NS – *op. cit.*)

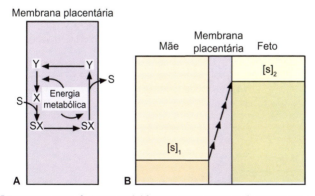

Figura 4.17 Transporte ativo. A. A principal diferença entre esse tipo de transporte e o ilustrado na Figura 4.16 (difusão facilitada) é que a molécula carreadora sofre modificação na superfície interna da membrana de uma forma X (com grande afinidade para a substância) para outra Y, que a tem menor. Há dispêndio energético nas transformações reversíveis entre X e Y, sempre fornecida pelo trifosfato de adenosina (ATP). B. O transporte ativo ocorre, assim, ao arrepio, de baixo para cima, contra um gradiente químico, ou seja, a maior concentração no compartimento fetal. (Adaptada de Assali NS – *op. cit.*)

- Ultrafiltração (Figura 4.18): é a variedade de filtração na qual a pressão hidrostática força a passagem de líquido através de membrana semipermeável. Sólidos ou solutos de alto peso molecular são retidos, mas a água ou os solutos de baixo peso molecular atravessam a membrana. O resultado é o transporte muito mais rápido de água e/ou de solutos do que aquele previsto pela simples difusão
- Pinocitose (ou endocitose na escala da microscopia eletrônica) (Figuras 4.19 e 4.20): por esse processo, a membrana celular invagina-se, englobando pequenas partículas que cruzam a célula e são liberadas do outro lado. Embora o processo seja lento, é responsável pela transferência de imunoglobulinas e grandes moléculas proteicas, lipoproteínas e ferro.

Há outras possibilidades de trocas que funcionam em condições de exceção:

- É fato inquestionável a verificação de lesões vilosas a possibilitar a passagem de macromoléculas e de células (hemácias, germes) através da barreira, dependendo do sentido da transferência das pressões hidrostáticas existentes de um e de outro lado, pelo geral ou sempre, maiores no capilar viloso do que no espaço interviloso
- Outras células, como leucócitos maternos, *Treponema pallidum*, atravessam por meio de sua própria motilidade.

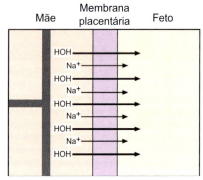

Figura 4.18 Ultrafiltração. O aumento da pressão hidrostática, representado pelo pistão no compartimento materno, resulta em maior quantidade de solvente cruzando a membrana placentária no sentido do organismo fetal e superior ao previsto pelas leis da difusão simples. Moléculas como o ionte sódico podem ser carreadas com o solvente. (Adaptada de Assali NS – *op. cit.*)

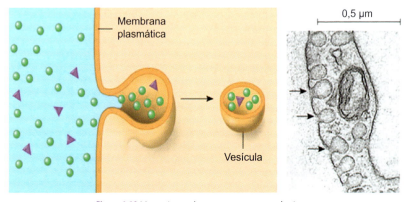

Figura 4.19 Mecanismo do transporte por endocitose.

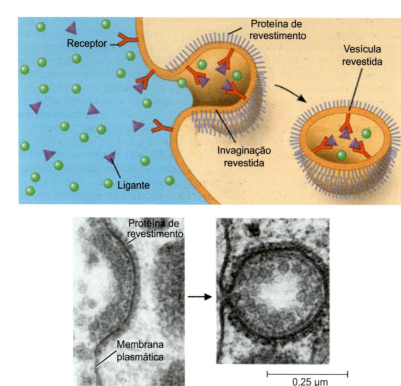

Figura 4.20 Mecanismo do transporte por endocitose receptor-mediada.

Ciclo respiratório materno-fetal

É estudo que compreende:

- Penetração do ar, pelas vias respiratórias, até os alvéolos
- Passagem do oxigênio através da superfície pulmonar de trocas
- Veiculação do oxigênio, dissolvido no plasma e principalmente carreado pelas hemácias, como oxi-hemoglobina, alcançando, assim, todo o organismo, inclusive o espaço interviloso. O oxigênio em solução física no plasma representa apenas 3% do total carreado; 97% estão ligados quimicamente à hemoglobina. Em condições normais, portanto, é fração muito pequena; sob inalação de oxigênio, torna-se significativa
- Libertação do oxigênio da hemácia materna, difusão pela membrana placentária e combinação com a hemoglobina do feto
- Transporte do oxigênio por intermédio das hemácias do feto
- Utilização do oxigênio com formação de anidrido carbônico – respiração interna
- Condução para a placenta do anidrido carbônico (dissolvido no plasma, combinado com o ácido carbônico ou sob forma de bicarbonatos)
- Transferência do anidrido carbônico do sangue fetal ou materno através da membrana placentária
- Traslado do anidrido carbônico à superfície pulmonar de trocas
- Libertação do anidrido carbônico para o ar alveolar
- Eliminação para o exterior.

Oxigênio no sangue materno. A pressão parcial de oxigênio (Po_2) no ar atmosférico é, aproximadamente, de 160 mmHg (21% da pressão atmosférica, considerada no nível do mar, igual a 760 mmHg). No ar alveolar, sendo a porcentagem de oxigênio de 14%, a Po_2 decresce para 100 mmHg (Figura 4.21). O oxigênio atravessa, por difusão simples, a delicada parede alveolar e o endotélio dos capilares pulmonares. O sangue do adulto, ao alcançar o pulmão, tem saturação de 75% e Po_2 de 40 mmHg. Ao se arterializar, satura-se quase completamente, alcançando cerca de 98% com a Po_2 de 100 mmHg. O sangue das artérias uteroplacentárias tem, portanto, essas características; o mesmo não sucede com o do espaço interviloso, mistura de sangue arterial e venoso, cuja saturação é, em média, 70%, com Po_2 de 35 mmHg. É o sangue que oxigenará o feto.

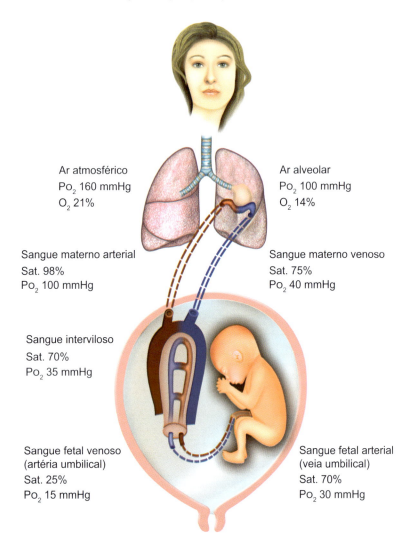

Figura 4.21 Ciclo respiratório materno-fetal (anotados somente os valores do oxigênio). *Po_2*, pressão parcial de oxigênio; *Sat.*, saturação.

Passagem transplacentária do oxigênio. A exemplo do ocorrido nos alvéolos pulmonares, a passagem transplacentária de oxigênio dá-se por difusão simples. Enquanto a diferença entre Po_2 no ar alveolar e no sangue materno venoso é de cerca de 60 mmHg, na placenta, entre o sangue interviloso e o fetal a oxigenar, é de somente 20 mmHg (ver Figura 4.21). Deve-se ressaltar que, sendo de 1 a 2 mm a espessura da superfície pulmonar de trocas, a da barreira placentária é muito maior – 25 mm na gestação incipiente, 3,7 quando a termo. Assim mesmo, transita o oxigênio, que, de sua combinação com a hemoglobina da gestante (oxi-hemoglobina materna), alcança a hemácia fetal, onde forma, com a hemoglobina do concepto, novo composto (oxi-hemoglobina fetal).

Oxigênio nos vasos umbilicais. A termo, e em circunstâncias ideais, encontra-se o sangue venoso (artéria umbilical) com a saturação de 25% e Po_2 de 15 mmHg. Os valores respectivos para o sangue arterial (veia umbilical) são 70% e 30 mmHg.

Consumo fetal de oxigênio. A taxa de utilização de O_2 pelo concepto é cerca de 4 a 5 mℓ/kg do peso, e suas reservas desse elemento são bem pequenas. O suprimento ininterrupto de oxigênio para o feto é indispensável à sua sobrevida, aparecendo lesões irreversíveis do sistema nervoso central após 7 a 10 minutos de anoxia.

O consumo uterino representa a soma do oxigênio gasto com o feto (60%) mais o utilizado pelo miométrio e, sobretudo, pela placenta. Nutre-se ela, como sabemos, mesmo na sua parte fetal, do sangue materno.

Mecanismos de adaptação do feto às condições carentes de oxigênio

Duas características expressivas da vida intrauterina são a baixa da Po_2 e a grande afinidade pelo oxigênio existente no sangue fetal. O sangue materno se renova de oxigênio no alvéolo pulmonar, no qual a Po_2 é calculada em torno de 100 mmHg, enquanto o do feto cumpre fenômeno idêntico à custa do sangue interviloso, cuja Po_2 é de cerca de 35 mmHg (ver Figura 4.21), a mesma existente nas grandes altitudes (*Mount Everest in utero*).

Para Po_2 idênticas, é maior a saturação no sangue do concepto que no da gestante, pela existência de diferenças qualitativas entre as afinidades das hemácias materna e fetal (vale dizer, hemoglobina fetal [HbF]) (Figura 4.22).

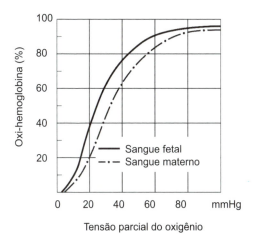

Figura 4.22 Curvas de dissociação do oxigênio: sangue humano, materno e fetal. Para a mesma tensão parcial de oxigênio, é a saturação do sangue fetal maior que a do sangue materno. (Adaptada de Eastman NJ et al. Bull Johns Hopkins Hosp. 1932;53:39.)

Muitos estudos têm mostrado ser elevada a taxa de consumo de oxigênio pelo concepto (maior do que a do adulto em condições basais). Não há confirmação de que vias importantes anaeróbias de liberação de energia funcionem em estado normal. O ácido láctico, antes de se constituir em produto final do metabolismo fetal, atua como substrato.

Passagem transplacentária do CO_2. As trocas de anidrido carbônico se fazem em sentido inverso das que ocorrem para o oxigênio. As pressões parciais de CO_2 nos vasos uterinos e umbilicais são demonstradas a seguir:

	Uterina		Umbilical	
	Artéria	Veia	Artéria	Veia
Pco$_2$ (mmHg)	32	40	48	43

Uma vez que a Pco$_2$ materna diminui cerca de 10 mmHg em consequência da hiperventilação, o seu gradiente transplacentário nos estágios finais da gravidez é de cerca de 10 mmHg. Por outro lado, a hemoglobina materna tem maior afinidade ao CO_2 do que a hemoglobina fetal. O CO_2 é carreado no sangue predominantemente como bicarbonato, com alguma porção ligada à hemoglobina, formando a carboemoglobina. A maior concentração de hemoglobina no sangue fetal, comparada ao materno, possibilita ao concepto carrear mais CO_2 para determinada Pco$_2$.

À medida que o CO_2 é produzido pelo metabolismo fetal, elevando os níveis sanguíneos de Pco$_2$, ele se difunde através da placenta para o organismo materno, desde que a Pco$_2$ fetal exceda a materna.

Passagem transplacentária de outras substâncias

Ferro

Durante a gravidez, a transferrina diférrica (Fe^{+3}) no sangue materno se liga ao receptor da transferrina na MMV do sinciciotrofoblasto e é internalizada por endocitose clatrina-mediada. O ferro é reduzido (Fe^{+2}) e liberado no endossomo acidificado, e a apotransferrina materna retorna à membrana plasmática para ser secretada. O efluxo de ferro do endossomo é mediado pela proteína transportadora de metal divalente (DMT1). Uma vez no citoplasma, o ferro é usado em vias biossintéticas, armazenado (ligado à ferritina ou como ferro livre) ou transportado através da membrana plasmática basal para o feto. Uma vez liberado no citoplasma do sinciciotrofoblasto, o ferro é oxidado pela ferroxidase endógena antes de ser transportado pela ferroportina, também conhecida como proteína de transporte de metal (MTP1), através da membrana plasmática basal, para o feto.

Imunoglobulina

Os anticorpos maternos, na verdade imunoglobulina G (IgG), são transportados pela placenta humana e medeiam a imunidade passiva no feto e no recém-nascido. O transporte placentário de IgG torna-se significativo no meio da gravidez e aumenta no 3º trimestre. A IgG-1 é a subclasse preferencialmente transportada. A termo, os níveis de IgG no feto excedem àqueles do sangue materno, sugerindo transporte contra gradiente. O transporte através da membrana plasmática microvilosa se faz por meio de endocitose em fase líquida, em endossomo previamente acidificado, mais do que por endocitose receptor-mediada FcRIII. Outro receptor Fc, o receptor Fcr neonatal humano (hFcRn), com pH ótimo igual a 6 para a ligação com a IgG, parece ter atuação relevante. Uma vez transposta a membrana plasmática basal, a IgG, para alcançar o espaço intersticial, tem de atravessar a membrana basal e o endotélio do capilar fetal. A membrana basal não é obstáculo significativo, mas, para atravessar o endotélio, é necessária a transcitose por vesículas.

Glicose

A glicose é substrato energético primário do metabolismo do feto e da placenta. Do total de glicose captada pela placenta do sangue materno, 30 a 40% são consumidos pela própria placenta. A força atuante para a transferência de glicose da mãe para o feto é a sua maior concentração no sangue materno comparada à do sangue fetal. O transporte de glicose se faz por difusão facilitada através dos transportadores de glicose (GLUT) expressos nas duas membranas plasmáticas polarizadas do sinciciotrofoblasto (Figura 4.23). No 1º trimestre estão expressas, no mínimo, quatro isoformas diferentes no sinciciotrofoblasto: GLUT1, 3, 4 e 12. Todavia, na gravidez tardia, o GLUT1 é a isoforma mais importante para o transporte de glicose através da placenta. O GLUT1 está especialmente expresso na membrana plasmática microvilosa, mais do que na membrana plasmática basal.

Aminoácidos

O transporte de aminoácidos (AA) através da membrana placentária é processo ativo com gasto de energia gerado pela Na^+-K^+-ATPase, resultando em concentração muito maior no sangue fetal do que no materno. O transporte de AA pela placenta é complexo, e o sinciciotrofoblasto expressa no mínimo 15 transportadores diferentes de AA, cada transportador mediando o transporte de vários AA e cada AA utilizando diversos transportadores. O transporte ativo através da MMV concentra os AA no citosol do sinciciotrofoblasto (Figura 4.24). Uma vez concentrados no citosol do sinciciotrofoblasto, os AA atravessam a membrana plasmática basal em direção à circulação fetal, utilizando o grande gradiente de concentração existente direcionado para o feto (ver Figura 4.24).

Lipídios

Entre os mamíferos, o recém-nascido humano é o que contém maior proporção de gordura; em média 15% do peso corporal. Isso indica que, no fim da gestação, grande parte dos nutrientes transferidos para o concepto é armazenada como gordura.

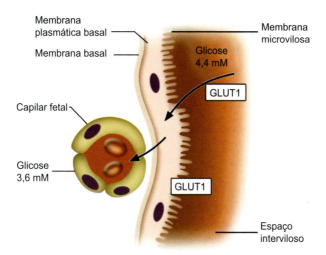

Figura 4.23 Transporte placentário de glicose por difusão facilitada primariamente mediada pelo transportador de glicose 1 (GLUT1). A concentração de glicose na veia umbilical é apenas 1 mM inferior à do espaço interviloso, indicando a grande capacidade placentária de transporte da glicose. (Adaptada de Jansson T, Powell TL – *op. cit.*)

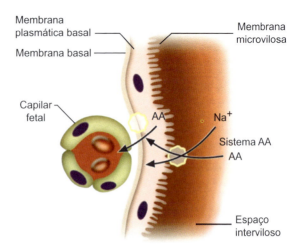

Figura 4.24 Transporte ativo de aminoácidos (AA) através da placenta, que resulta em concentração mais elevada no sangue fetal comparada à existente no sangue materno. O transporte ativo através da membrana microvilosa é energizado pela Na^+-K^+-ATPase. A concentração de AA no citoplasma do sinciciotrofoblasto é muito superior às existentes nos sangues materno e fetal. O transporte através da membrana plasmática basal é facilitado por transportadores específicos. (Adaptada de Jansson T, Powell TL – *op. cit*.)

Os triglicerídios não atravessam a placenta, mas os ácidos graxos livres (AGL) o fazem por difusão simples. A lipoproteína lipase (LPL), encontrada no lado materno da placenta, mas não no fetal, favorece a hidrólise dos triglicerídios no espaço interviloso.

As partículas de lipoproteína de baixa densidade (LDL) do plasma materno se ligam a receptores específicos na MMV do sinciciotrofoblasto e são transportadas por endocitose receptor-mediada. No lisossomo do sincício, as LDL são hidrolisadas por enzima, dando origem ao(s): (1) colesterol para a síntese da progesterona; (2) AGL, incluindo os essenciais, como o ácido linoleico.

No plasma materno, os AGL são transportados de duas maneiras (Figura 4.25): (1) ligados à albumina, formando o complexo albumina-AGL; (2) através dos triglicerídios (TG) existentes nas lipoproteínas maternas, em especial a lipoproteína de muito baixa densidade (VLDL), que é hidrolisada em AGL pela LPL expressa pela MMV. Os AGL alcançam o compartimento intracelular por difusão simples. Alternativamente, as lipoproteínas maternas (VLDL/LDL) interagem com receptores clatrina-mediados e são internalizadas por endocitose. As vesículas são acidificadas, e os receptores liberam a partícula de lipoproteína e retornam para a membrana apical. As lipoproteínas são processadas nos endossomos e nos lisossomos, e eventualmente os TG são hidrolisados pelas lipases intracelulares. Os AGL no citoplasma sincicial são transportados para o feto através da membrana plasmática basal por mecanismo ainda mal elucidado.

A síntese da passagem transplacentária é observada na Figura 4.26.

O transporte transplacentário de glicose, aminoácidos e ácidos graxos está assegurado no cenário de oxigenação adequada (Figura 4.27). Em condições fisiológicas, a placenta consome 40% do O_2 e 70% da glicose fornecida pela mãe. A glicose e os aminoácidos são os principais estimuladores da insulina e do fator de crescimento semelhante à insulina (IGF) e, por certo, do crescimento fetal. Ademais, os aminoácidos são utilizados para a síntese proteica e contribuem para a massa muscular. Os ácidos graxos desempenham papel de precursores dos eicosanoides, componentes estruturais das membranas fetais e das bainhas de mielina. No 3º trimestre, o armazenamento do tecido adiposo provê reserva para os

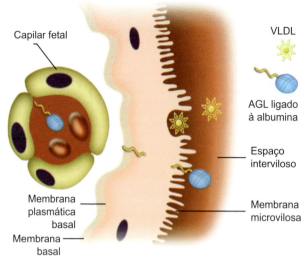

Figura 4.25 Transporte placentário de lipídios. No sangue materno há duas maiores fontes de ácidos graxos livres (AGL) que podem ser transportadas para o feto: (a) AGL ligado à albumina, formando o complexo albumina-AGL, que pode interagir com a proteína de membrana de ligação ao AGL, resultando na transferência do AGL através da membrana microvilosa (MMV); (b) através dos triglicerídios existentes nas lipoproteínas maternas, especialmente a lipoproteína de muito baixa densidade (VLDL), que é hidrolisada em AGL pela lipoproteína lipase (LPL) expressa na MMV. Por outro lado, as lipoproteínas maternas interagem com os receptores LDL/VLDL na MMV, resultando em endocitose e hidrólise intracelular, com liberação de AGL. Intracelularmente, os AGL são transportados por proteínas de ligação. O transporte através da membrana plasmática basal não é conhecido. (Adaptada de Jansson T, Powell TL – *op. cit.*)

ácidos graxos essenciais. O eixo endócrino inclui hormônios como cortisol, tireoxina e leptina, que modulam a diferenciação e a maturação do concepto de acordo com a disponibilidade de substrato, o que pode ter impacto significante na programação fetal.

Trocas amnióticas

Tem-se afirmado que o líquido amniótico (LA) possibilita os movimentos do feto, protegendo a grávida dele e, desse modo, amparando o concepto dos traumatismos que atingem a mãe. O fluido amniótico favorece o equilíbrio térmico, possibilita o desenvolvimento adequado do pulmão fetal, age como barreira contra a infecção, e, ao formar-se a bolsa d'água, distribui homogeneamente a pressão resultante das metrossístoles, auxiliando, pela sua viscosidade, a expulsão fetal.

Mecanismos biológicos básicos envolvidos nas trocas de água. Não há evidência de existir transporte ativo de água ou secreção em qualquer parte do organismo. A água atravessa as membranas em resposta somente a gradientes osmóticos ou hidrostáticos; na ausência deles, não se movimenta.

Assim, a "secreção" de água pelo tecido amniocorial simplesmente não ocorre, e sua movimentação através dessas membranas, no 3º trimestre, se faz de modo passivo ou por osmose, da cavidade amniótica para o compartimento fetal, mediante potencial de gradiente químico entre o líquido amniótico hipotônico e os fluidos fetais isotônicos.

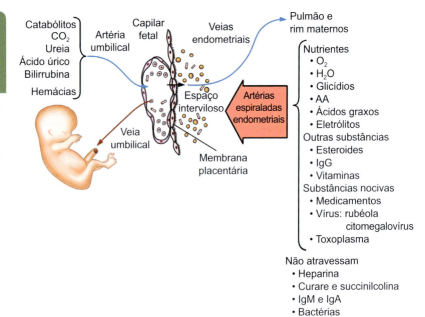

Figura 4.26 Passagem transplacentária. *AA*, aminoácidos; *IgA*, imunoglobulina A; *IgG*, imunoglobulina G; *IgM*, imunoglobulina M. (Adaptada de Moore KL. The developing human. Philadelphia: Saunders; 1973.)

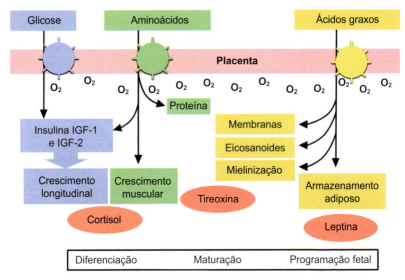

Figura 4.27 Transporte de glicose, aminoácidos e ácidos graxos. *IGF*, fator de crescimento semelhante à insulina. (Adaptada de Baschat AA. Fetal responses to placental insufficiency: an update. BJOG. 2004;111(10):1031-41.)

Os mecanismos fundamentais que participam no transporte de água são:

- Fluxo em massa: na presença de gradiente, a água move-se através de camadas de tecidos porosos multicelulares, como o âmnio, por processo não difusional conhecido como fluxo em massa. O movimento de água assim realizado depende do gradiente, mas excede o que ocorreria por difusão simples na membrana amniótica em 100 a 200 vezes
- O movimento em massa é não difusional e é produzido sem dispêndio de energia; tampouco envolve transporte ativo. O movimento passivo de moléculas de água torna-se aumentado porque a membrana de trocas contém poros ou canais em que a água existe em forma de solvente. Ao contrário, a transferência da água através de membrana não porosa (p. ex., membrana bilipídica artificial ou celular), em resposta a gradiente osmótico ou hidrostático, ocorre em taxas equivalentes à da difusão simples
- Fluxo através de membrana semipermeável: o âmnio é altamente permeável à água, mas totalmente impérvio a muitos compostos com peso molecular acima de 1.000 (albumina). Outras substâncias menores (ureia, glicose, cloreto de sódio etc.) difundem-se rapidamente pelo âmnio, mas, ainda assim, manifestam alguma força osmótica, isto é, a membrana de trocas se comporta de modo semipermeável a esses solutos. Vale dizer que as grandes moléculas, como a albumina, exercem força osmótica ideal para a transferência de água. As moléculas pequenas se difundem celeremente através das membranas, determinando, todavia, efeito osmótico mínimo, quando comparado ao promovido pelas macromoléculas.

Origem e reabsorção do líquido amniótico

Volume e composição do líquido amniótico. Durante o 1º trimestre, o LA é isotônico com o plasma materno e o fetal, mas contém pouquíssima proteína, e a tensão de O_2 é extremamente baixa. O LA, nessa fase, origina-se do transudato do plasma do feto através da pele não queratinizada.

Com o desenvolvimento da gestação, a composição do LA diverge daquela do plasma. A sua osmolaridade, assim como a concentração de sódio, decresce, efeito decorrente da urina fetal diluída. Em comparação com a primeira metade da gestação, a osmolaridade do LA diminui de 20 a 30 mOsm/kg com o avanço da gestação para aproximadamente 85 a 90% da osmolaridade do plasma materno. Em contrapartida, ureia, creatinina e ácido úrico no LA aumentam durante a 2ª metade da gestação, alcançando concentração duas a três vezes maior do que a do plasma fetal.

Com o progredir da gravidez, o volume do LA experimenta alterações notáveis (Figura 4.28): aumenta progressivamente (10 semanas: 30 mℓ; 20 semanas: 300 mℓ; 30 semanas: 600 mℓ; 38 semanas: 1.000 mℓ), mas, a partir do termo, há queda rápida (40 semanas: 800 mℓ; 42 semanas: 350 mℓ), compatível com a elevada incidência de oligoidrâmnio observada na gestação pós-madura.

Durante a última metade da gestação, a fonte principal do LA inclui a produção de urina fetal e a secreção do líquido pelos pulmões do concepto. As principais vias de remoção do LA são a deglutição fetal e, possivelmente, a absorção intramembranosa para o sangue do feto.

A urina fetal forma a maior parte do LA, que é ultrafiltrado do plasma do concepto, sem proteína ou glicose.

Produção de líquido amniótico

Primeiro trimestre. O líquido amniótico, no início da gravidez, é isomolar com o plasma fetal e o materno, como já mencionado. Água e eletrólitos transitam livremente através da pele antes da queratinização epitelial, e essa trajetória representa a maior rota de formação do líquido amniótico na primeira metade da gravidez. Os rins começam a excretar urina com cerca de 10 a 11 semanas de vida. Após esse período, desempenham papel importante na composição do líquido amniótico.

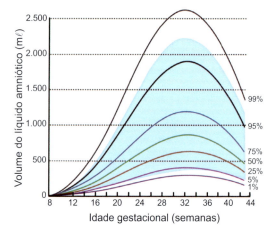

Figura 4.28 Volume do líquido amniótico (vLA) de 8 a 44 semanas da gestação. Os *pontos* representam os valores médios por cada intervalo de 2 semanas; a *área azulada* cobre o intervalo de confiança a 95% (2,5 e 97,5 percentis). (Adaptada de Brace RA, Wolf EJ. Normal amniotic fluid volume changes throughout pregnancy. Am J Obstet Gynecol. 1989;161(2):382-88.)

Segundo e terceiro trimestres. Caracteriza-se por produção de urina. Durante o restante da gravidez, os rins do feto são a maior fonte de líquido que entra no saco amniótico (Figura 4.29). Anormalidades na produção de urina determinam alteração no volume de líquido amniótico. Completa a obstrução da excreção de urina, instala-se oligoidrâmnio grave (síndrome de Potter), que é invariavelmente letal para o concepto. Quando o feto sofre acentuada hipoxia, redistribui-se o sangue de órgãos não essenciais, como a carcaça e os rins, incrementando o afluxo ao cérebro, ao coração e às suprarrenais. Essa redução do fluxo sanguíneo renal pode determinar diminuição no volume urinário, a explicar o desenvolvimento de oligoidrâmnio, pontual no CIR. Observa-se débito urinário de 5 mℓ/h (120 mℓ/dia) na gravidez de 20 semanas, aumentando para 51 mℓ/h (1.224 mℓ/dia) no termo. Surpreendentemente, a osmolaridade do líquido amniótico diminui muito pouco apesar do grande afluxo de urina diluída, sugerindo mecanismo regulatório dessa osmolaridade intramniótica ou via alternativa que possibilita grandes trocas de gradiente osmótico, isto é, a via intramembranosa, descrita adiante.

Líquido pulmonar. Os pulmões fetais contribuem significativamente para a formação do líquido amniótico. A partir de 7 semanas, a traqueia está aberta na faringe posterior e o fluido se move para fora dos pulmões em direção à garganta, na qual é deglutido ou deixa a boca para alcançar o líquido amniótico. Teste bastante conhecido que comprova ser o movimento resultante de líquido pulmonar em direção ao líquido amniótico é a dosagem dos fosfolipídios pulmonares (surfactantes), por meio da amniocentese. Outro exemplo que confirma a direção do movimento do líquido pulmonar é o fato comum de se encontrar mecônio no líquido amniótico, que raramente é visto nos pulmões fetais, a não ser quando há asfixia, quando o concepto apresenta movimentos conhecidos como *gasping*.

No fim da gravidez, cerca de 340 mℓ/dia de líquido deixam os pulmões fetais pela traqueia. Parte é deglutida (170 mℓ), e o restante vai para o líquido amniótico; assim, o total da produção de líquido pulmonar (340 mℓ) equivale a um terço da produção de urina fetal, mas, na verdade, só 1/6 alcança o LA. O concepto apresenta movimentos respiratórios em cerca de 30 a 40% do tempo. Essas contrações do diafragma estão associadas a incursões bidirecionais de líquido através da traqueia.

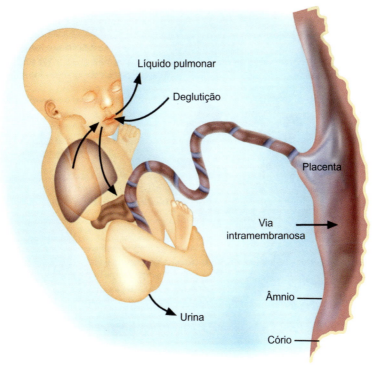

Figura 4.29 Trocas amniofetais.

Reabsorção do líquido amniótico

Deglutição. Fluido é retirado do líquido amniótico pela deglutição fetal, maior via de reabsorção na segunda metade da gravidez. Impossibilitado o concepto de deglutir, por exemplo, por obstrução no sistema digestório, em geral, desenvolve-se o polidrâmnio. O volume de líquido amniótico deglutido é significativamente inferior à produção de urina fetal e, no entanto, em condições normais, não ocorre o polidrâmnio.

Via intramembranosa. A quantidade de líquido deglutida pelo feto não se iguala àquela produzida pelos rins e pelos pulmões. Como o vLA não se modifica expressivamente durante a segunda metade da gestação, outra rota de reabsorção do LA está implicada – a mais provável é a via intramembranosa, que se refere à rota de absorção do LA através do âmnio placentário, para os vasos fetais da placa corial. Por outro lado, a via transmembranosa, entre o âmnio membranoso e os vasos maternos deciduais, é desprezível.

A passagem de água através de membrana biológica é uma característica do fluxo transcelular, processo mediado por canais de água da membrana celular, chamados aquaporinas (AQP), na verdade proteínas hidrofílicas intramembranosas (Figura 4.30). Elas se organizam na membrana celular como tetrâmeros, mas cada monômero forma um poro hidrofílico que funciona independentemente como canal de água. A AQP mais importante nas membranas fetais é a AQP1, mas também a 3, 8 e 9. A estrutura de todas as AQP (1 a 13) é similar, embora algumas também possibilitem, além da água, a passagem de glicerol, ureia e outras moléculas maiores.

Via transmembranosa. Outra via de absorção do LA tem sido investigada. Em particular, a via transmembranosa (LA em direção ao sangue materno através do âmnio membranoso) é extremamente pequena em relação à via intramembranosa, apenas 10 ml/dia no termo.

A Figura 4.31 ilustra a soma de todas as vias de movimento do LA, materno-amnióticas e amniofetais. A observação atenta da lâmina mostra que o movimento de trocas no LA está em equilíbrio, explicando o não desenvolvimento de poli e oligoidrâmnio.

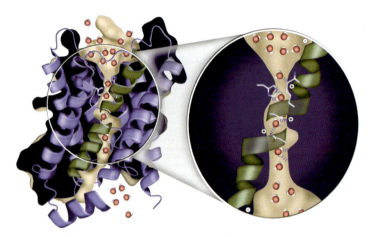

Figura 4.30 Representação esquemática da aquaporina (AQP).

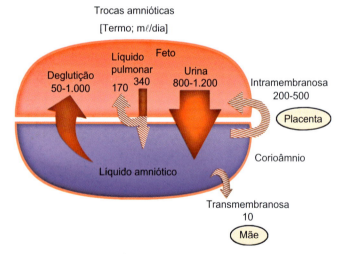

Figura 4.31 Esquema representativo das trocas amnióticas próximo ao termo. O *tamanho das setas* é diretamente proporcional à taxa associada de fluxo. As *setas cheias* representam fluxos cujos valores já são conhecidos, e as *setas hachuradas*, valores estimados. Os *algarismos* indicam o volume do fluxo em ml/dia. A urina fetal é a principal fonte de líquido amniótico, e a deglutição é a via primordial de absorção. Cerca de 50% do líquido pulmonar é deglutido após deixar a traqueia (*seta curva no meio*). A via intramembranosa se realiza na superfície fetal da placenta entre o âmnio placentário e a rede capilar da placa corial. A via transmembranosa é desprezível e se realiza através do âmnio membranoso e a circulação materna da parede uterina.

A Tabela 4.1 sumariza as possibilidades de trocas materno-ovulares.

Tabela 4.1 Trocas materno-ovulares.

Trocas materno-fetais ou transplacentárias

Trocas amnióticas
- Trocas materno-amnióticas
  - Âmnio membranoso (transmembranosa – desprezível)
- Trocas amniofetais
  - Epiderme (1º trimestre)
  - Urina
  - Líquido pulmonar
  - Deglutição
  - Âmnio placentário (intramembranosa)
  - Âmnio funicular (desprezível)

Pontos-chave

- A transferência luteoplacentária sinala a produção de progesterona pela placenta, o que ocorre entre 8 e 9 semanas de gestação
- A placenta humana não pode converter os esteroides C_{21}, pregnenolona e progesterona, em precursores C_{19} dos estrogênios, pois é desprovida de 17α-hidroxilase. O feto supre esses precursores para a síntese de estrogênios na placenta (unidade fetoplacentária)
- O papel principal da hCG na gravidez é o estímulo para a produção continuada de progesterona pelo corpo lúteo, essencial para a manutenção da gravidez inicial
- O hPL tem vinculações metabólicas importantes, relacionadas com seus efeitos contrainsulínicos e lipolíticos. Dessa maneira, a placenta dirige nutrientes maternos continuamente para o feto, assegurando suprimento ininterrupto de glicose
- O hormônio liberador de gonadotrofina (GnRH) é secretado pelo citotrofoblasto e estimula a produção de hCG pelo sinciciotrofoblasto
- As trocas transplacentárias podem ser por: difusão simples (O_2), difusão facilitada (glicose), transporte ativo (aminoácidos), ultrafiltração (água e sódio) e endocitose (IgG)
- O feto, embora viva em regime de "carência de O_2", tem mecanismos defensivos (HbF, aumento do hematócrito, circulação fetal)
- As trocas materno-amnióticas são desprezíveis (via transmembranosa), mas as amniofetais, muito importantes
- As fontes de líquido amniótico são a urina fetal e o líquido pulmonar; as de absorção, a deglutição fetal e a via intramembranosa
- A aquaporina 1 desempenha papel relevante no transporte de água através do âmnio.

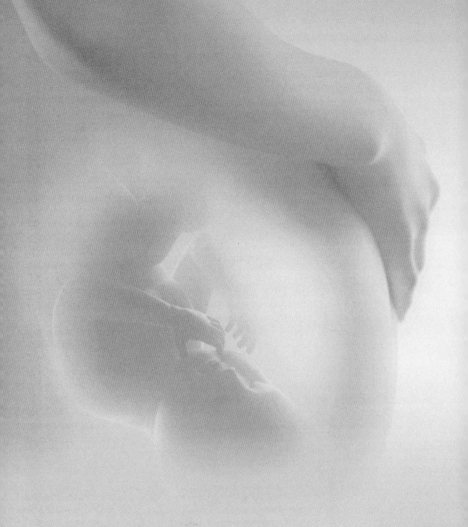

PARTE 2
Ciclo Gestatório Normal

5 Modificações do Organismo Materno, 101

6 Diagnóstico da Gravidez e Cálculo da Idade Gestacional, 133

7 Propedêutica da Gravidez, 140

8 Estática Fetal, 164

9 Estudo da Bacia, 175

10 Assistência Pré-Natal, 187

11 Contratilidade Uterina, 204

12 Mecanismo do Parto, 237

13 Parto: Estudo Clínico e Assistência, 247

14 Indução do Parto, 286

15 Puerpério, 295

16 Lactação, 305

17 Planejamento Familiar: Contracepção no Puerpério, 314

5

Modificações do Organismo Materno

Melania Amorim
Jorge Rezende Filho

Modificações sistêmicas, 101
Modificações dos órgãos genitais, 122
Implicações clínicas, 129

As alterações fisiológicas observadas na gestação decorrem, principalmente, de fatores hormonais e mecânicos, e os ajustes verificados no organismo da mulher devem ser considerados normais durante o estado gravídico, embora determinem, por vezes, pequenos sintomas que afetam a saúde da paciente.

Para que essas modificações experimentadas pela gestante sejam mais bem compreendidas, é conveniente distingui-las em sistêmicas e dos órgãos genitais.

Modificações sistêmicas

Postura e deambulação

A postura da gestante altera-se antes mesmo da expansão de volume do útero gravídico. Quando, porém, a matriz evadida da pelve apoia-se à parede abdominal, e as mamas, dilatadas e engrandecidas, pesam no tórax, o centro de gravidade desvia-se para a frente, e todo o corpo, em compensação, projeta-se para trás. A atitude adotada é, de modo involuntário, a de quem carrega um objeto pesado, mantendo-o, com as duas mãos, à frente do abdome.

Essa situação torna-se mais nítida quando a gestante está de pé, visto que, para manter o equilíbrio, empina o ventre, amplia-se a base do polígono de sustentação, os pés se afastam e as espáduas projetam-se para trás, provocando a lordose da coluna lombar (Figura 5.1).

Ademais, essa sustentação ampliada e os ângulos formados pelos pés com a linha mediana aumentados, principalmente à direita, por conta do dextrodesvio uterino, conferem à gestante uma movimentação peculiar, com passos oscilantes e mais curtos, que lembram a deambulação dos gansos, o que constitui a chamada marcha anserina.

Grupamentos musculares que ordinariamente não têm função nítida ou constante passam a atuar, estirando-se e contraindo-se, e sua fadiga responde pelas dores cervicais e lombares, queixa comum. Cerca de metade das gestantes tem dor na região lombar em algum momento da gestação ou durante o puerpério. No caso de grávidas acima de 35 ou 40 anos, o número sobe para 65%.

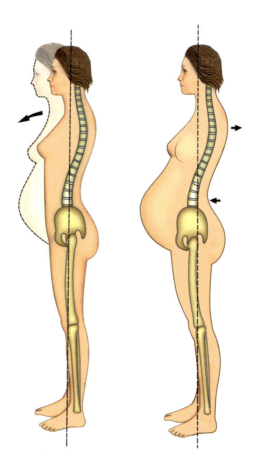

Figura 5.1 Centro de gravidade na gestante. As *setas* mostram a tendência do seu deslocamento, compensado pela lordose. (Adaptada de Greenhill JP. Obstetrics. 13th ed. Philadelphia: Saunders; 1966.)

As articulações apresentam maior mobilidade durante a gestação, notadamente as sacroilíacas e a sínfise pubiana. Atribui-se à relaxina, secretada pela placenta, a frouxidão dos ligamentos, especialmente da sínfise pubiana, que pode alargar cerca de 4 mm nas primíparas e 4,5 mm nas multíparas. O principal resultado dessas modificações é o aumento da capacidade pélvica, favorecendo a disjunção sinfisária e os movimentos de nutação do sacro. Essa crescente mobilidade das articulações contribui para transformar a postura materna e a sua marcha, como já relatado anteriormente. É a ostentação da gravidez, *pride of pregnancy*, epíteto shakespeariano que fez fortuna.

Metabolismo

As alterações no metabolismo materno são necessárias para suprir as exigências suscitadas pelo rápido crescimento e desenvolvimento do concepto durante a gravidez. Grandes modificações no metabolismo de energia e no acúmulo de gordura têm sido documentadas.

As alterações do metabolismo basal na gravidez são complexas e estão descritas no Capítulo 11.

Metabolismo glicídico

Na gravidez, as alterações do metabolismo glicídico são notáveis:

- Como o concepto é um consumidor de glicose, há um aumento na demanda dessa substância no organismo da mãe. Diante de período prolongado de jejum, o feto continua a extrair glicose e aminoácidos da gestante, em taxas idênticas às observadas nos períodos de alimentação (parasitismo verdadeiro)
- A fim de prover suprimento ininterrupto de glicose e de aminoácidos para o concepto, a gestante faz ajustes importantes: deixa de consumir a glicose de modo indiscriminado, e, à medida que a gravidez se desenvolve, seu uso periférico diminui, graças à elaboração de hormônios contrainsulares pela placenta.

A glicose é transferida rapidamente ao feto por difusão facilitada, embora seja pequeno o gradiente de concentração (os níveis fetais de glicose são cerca de 20 mg/dℓ inferiores aos da mãe).

O consumo contínuo de glicose pelo concepto e seu rápido transporte através da placenta influenciam profundamente o metabolismo dos carboidratos na gestante. Em todos os estágios da gestação, depois de uma noite de jejum, os níveis de glicemia são 15 a 20 mg/dℓ inferiores àqueles fora da gravidez.

A grávida exibe aumento na resistência à insulina ao fim do 2º trimestre, podendo chegar à aproximadamente 80% no termo. Níveis elevados de hormônio lactogênio placentário humano (hPL), hormônio do crescimento placentário humano (hPGH) e adipocinas (leptina, adiponectina, fator de necrose tumoral alfa [TNF-α] e interleucina [IL]-6) estão implicados no processo. Os níveis de hPL elevam-se rapidamente no 1º e no 2º trimestre e alcançam o seu máximo nas últimas 4 semanas da gravidez. O efeito diabetogênico do hPL resulta na mobilização de lipídios na forma de ácidos graxos livres (AGL). Esses AGL servem como fonte de energia, poupando glicose e aminoácidos, que estarão disponíveis para o feto.

No 3º trimestre, após a administração de glicose, observa-se hiperinsulinismo pós-prandial, à conta dos já mencionados fatores contrainsulares (ver Capítulo 33).

O efeito inibitório da insulina na lipólise é significativamente reduzido durante o 3º trimestre quando comparado ao de outras fases do ciclo gestatório.

Em resumo, a gravidez avançada caracteriza-se por mudanças em seu metabolismo no que se refere à preservação de glicose, graças à utilização dos lipídios. A liberação excessiva de ácidos graxos também ajuda a reduzir o uso da glicose materna.

Metabolismo lipídico

Durante a gestação, a mãe tem de adaptar o seu metabolismo para fazer frente à contínua demanda fetal de nutrientes através da placenta, a fim de suprir o seu desenvolvimento. Quantitativamente, a glicose e os aminoácidos são os nutrientes mais abundantes que atravessam a placenta e, como já discutido, o feto depende dessas substâncias. Todavia, a placenta é praticamente impermeável aos lipídios, exceto aos AGL e aos corpos cetônicos. Não obstante, alterações marcantes no metabolismo lipídico materno durante a gestação têm importantes implicações no crescimento fetal. Duas alterações consistentes no metabolismo materno durante a gestação são o acúmulo de lipídios nos tecidos da gestante e a hiperlipidemia gestacional.

▶ Metabolismo do tecido adiposo materno

O aumento do peso materno durante a gestação corresponde ao crescimento da unidade fetoplacentária e ao acúmulo dos seus próprios tecidos, especialmente o relacionado com a elevação de lipídios nos depósitos de gordura. Esse fenômeno, comum na gravidez humana e de alguns animais, ocorre durante os primeiros 2/3 da gestação e é responsável pela maior parte do acréscimo de peso materno, excluindo o decorrente do concepto, e parece estar diretamente relacionado com a hiperfagia, pois desaparece com a restrição alimentar.

Esse aumento nos depósitos de gordura maternos é especialmente decorrente da lipogênese aumentada e corresponde à elevação na síntese de ácidos graxos e do glicerídeo glicerol, indicando que a formação dos triglicerídeos (TG) está exaltada.

A tendência de acumular gordura cessa durante o último trimestre da gravidez, quando o metabolismo lipídico se transmuda para estado catabólico, em virtude de diversas alterações coincidentes no tecido adiposo, como:

- Redução rápida do aumento da atividade lipogênica
- Aumento da atividade lipolítica, talvez comandada pelo hPL por ação similar à do hormônio do crescimento.

O aumento da atividade lipolítica do tecido adiposo eleva a liberação de AGL e de glicerol na circulação materna, na qual eles alcançam grandes concentrações no plasma. A transferência placentária desses dois produtos lipolíticos é baixa, e o fígado materno é o principal receptor. Como se observa na Figura 5.2, após serem convertidos no fígado em suas respectivas formas ativas (AGL em acil-CoA e glicerol no glicerol-3-fosfato), eles podem ser empregados para a esterificação, na síntese dos triglicerídeos, para a produção de corpos cetônicos, por meio do AGL, ou para a formação de glicose no que concerne ao glicerol. No fim da gestação, a transferência aumentada de AGL e de glicerol ao fígado em decorrência da lipólise nos tecidos adiposos justifica a exaltada esterificação e a subsequente liberação hepática da lipoproteína de muito baixa densidade (VLDL) na forma de triglicerídeos. A síntese de corpos cetônicos torna-se altamente incrementada durante o fim da gestação sob condições de jejum, e o uso desses produtos pelos tecidos maternos reduz o consumo de glicose, que fica disponível de ser transferida para o feto. No fim da gravidez, a gliconeogênese a partir do glicerol está aumentada, poupando aquela proveniente dos aminoácidos, que são transportados para o feto (ver Figura 5.2). Conclui-se que o feto se beneficia dos produtos finais do metabolismo decorrente da atividade lipolítica do tecido adiposo materno. Os corpos cetônicos cruzam livremente a placenta e podem ser usados como combustível fetal ou mesmo como substratos para a síntese de lipídios no cérebro. Finalmente, a atividade lipolítica intensa do tecido adiposo durante o fim da gestação também favorece os tecidos maternos, pois, nesse estágio, o uso periférico de glicose é bastante diminuído pela resistência à insulina, e os produtos lipolíticos – especialmente AGL e corpos cetônicos – podem ser empregados como combustíveis alternativos, poupando a glicose.

▶ Hiperlipidemia materna

Durante a gravidez normal, há aumento constante nos triglicerídeos plasmáticos e pequeno acréscimo no colesterol. Essa hiperlipidemia corresponde ao enriquecimento proporcional de triglicerídeos nas frações lipoproteínas, mesmo naquelas que os transportam em baixas concentrações, tais como a lipoproteína de baixa densidade (LDL) e a lipoproteína de alta densidade (HDL). O maior acúmulo absoluto nos triglicerídeos no plasma, contudo, corresponde à VLDL. Essas lipoproteínas atuam no fígado e carregam triglicerídeos derivados de AGL e de glicerol, que também são sintetizados no próprio órgão ou o alcançam a partir da circulação, na qual são liberados pela lipólise do tecido adiposo (ver Figura 5.2), que está muito aumentada no fim da gestação, conforme já descrito.

A produção acentuada dos triglicerídeos VLDL e sua remoção diminuída da circulação em decorrência da menor atividade da lipoproteína lipase (LPL) no tecido adiposo são as principais responsáveis pelo aumento dos triglicerídios VLDL durante a gestação.

A abundância de triglicerídeos VLDL no plasma materno, assim como de outros fatores sumarizados na Figura 5.3, contribui para o acúmulo de triglicerídeos nas outras lipoproteínas. Um desses fatores é o aumento da atividade da proteína de transferência do éster de colesterol (CETP), que catalisa a transferência de triglicerídeos da VLDL para as lipoproteínas pobres nesses lipídios, LDL e HDL, enquanto a de éster de colesterol (CE) ocorre no sentido contrário. Outro fator que contribui para o mesmo efeito é a diminuição da atividade da lipase hepática (HL), também observada ao fim da gravidez. A HL controla a conversão da HDL_{2b} no fim da gestação.

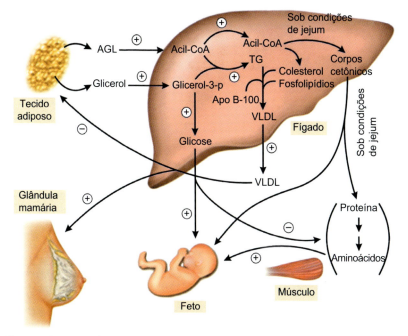

Figura 5.2 Principais alterações no metabolismo lipídico no fim da gestação. Nesse estágio, a lipólise do tecido adiposo torna-se a maior fonte de substratos para a gliconeogênese e a síntese de triglicerídeos (TG). A glicose e os aminoácidos são metabólitos essenciais para o concepto e continuamente atravessam a placenta, enquanto os corpos cetônicos difundem-se para o feto apenas em condições de jejum, quando a cetogênese torna-se altamente acelerada. +, via aumentada; –, via inibida; *AGL*, ácidos graxos livres; *Apo B-100*, apoproteína B-100; *VLDL*, lipoproteína de muito baixa densidade.

▸ Benefícios da hipertrigliceridemia materna para o feto

Muito embora os TG não cruzem a barreira placentária, o feto beneficia-se da hipertrigliceridemia materna:

- Sob condições de jejum, o fígado materno mostra aumento da atividade da LPL, tornando-se órgão receptor de triglicerídeos circulantes usados como substrato para a síntese de corpos cetônicos, e esses compostos rapidamente difundem-se pela placenta e são usados pelo feto
- A atividade da lipase na placenta disponibiliza ao feto os ácidos graxos essenciais (AGE) provenientes dos triglicerídeos maternos. A lipase da placenta hidrolisa os triglicerídeos maternos, e os AGL liberados podem alcançar o feto para serem reconvertidos em triglicerídeos
- A indução da LPL nas mamas por volta do parto dirige triglicerídeos circulantes para essa glândula, visando à produção de leite (ver Figura 5.2). Por esse mecanismo, AGE da dieta materna que circulam como triglicerídeos podem se tornar disponíveis para o lactente.

▸ Ácidos graxos essenciais

Os AGE referem-se a lipídios que não podem ser sintetizados pelo organismo e devem provir da alimentação. As duas famílias de AGE – ômega-3 e ômega-6 – são requeridas para

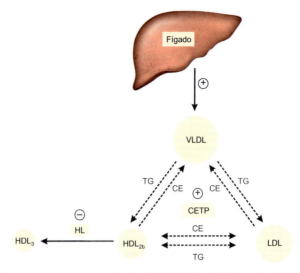

Figura 5.3 Fatores propostos para o acúmulo de triglicerídeos (TG) nas principais lipoproteínas circulantes durante o fim da gestação. A produção elevada de lipoproteína de muito baixa densidade (VLDL) é o principal fator para explicar o aumento dos níveis plasmáticos dessa lipoproteína. A elevada atividade da proteína de transferência do éster de colesterol (CETP) observada na gestação facilita a transferência (*setas de ponta única tracejadas*) de triglicerídeos por ésteres de colesterol (CE) da VLDL para a lipoproteína de baixa densidade (LDL) e a lipoproteína de alta densidade (HDL), pobres em TG. Além disso, a LDL e a HDL podem trocar TG e CE (*setas de ponta dupla tracejadas*) sem modificações significativas. Como a lipase hepática (HL) catalisa a conversão da subfração HDL_{2b}, rica em TG para a HDL_3, pobre em TG, a diminuição dessa enzima durante a gravidez facilita o acúmulo da HDL_{2b}.

funções fisiológicas, incluindo transporte de oxigênio, armazenamento de energia, atuação na membrana celular e regulação da inflamação e da proliferação celular. Na gravidez, os AGE são necessários para o desenvolvimento da unidade fetoplacentária no início da gestação, e o ácido docosa-hexaenoico (DHA), um tipo de ômega-3 derivado de peixe marinho, é vital para a homeostase materna, assim como o desenvolvimento do cérebro e da retina fetal durante todo o 3º trimestre.

Como já se referiu anteriormente, os AGE são aqueles não sintetizados pelo organismo, sendo incorporados pela alimentação: ácido linolênico (ômega-3) e ácido linoleico (ômega-6). Os AGE são benéficos para a mãe por prevenirem doenças cardiovasculares, câncer do colo e doenças imunológicas, assim como são indispensáveis para o desenvolvimento cerebral e visual do concepto.

Os ácidos ômega-3 e ômega-6 são precursores dos ácidos graxos poli-insaturados de cadeia longa (AGPICL): ácido araquidônico, da série ômega-6; ácido eicosapentaenoico (EPA) e DHA, da série ômega-3.

O feto não tem capacidade de sintetizar os AGPICL por meio dos seus precursores ômega-3 e ômega-6, sendo suas necessidades supridas pela placenta e pelas reservas tissulares da mãe, principalmente do tecido adiposo.

As principais fontes de ômega-3 são peixes gordurosos de água fria (salmão, atum), truta, sardinha, ostra, mariscos, óleos de linhaça e de canola, nozes e rúcula. A dieta moderna proporciona 7 a 10 vezes mais ômega-6 do que ômega-3, quando a proporção ideal seria 5:1. Os ácidos graxos *trans* (AGT) também são prejudiciais para a saúde, pois inibem a formação dos AGPICL.

Metabolismo proteico

Apesar de o tema ser mal estudado, sabe-se que a concentração da maioria dos aminoácidos está reduzida na gravidez.

As proteínas totais, embora aumentem em valores absolutos pela hemodiluição plasmática, têm suas concentrações diminuídas. As de albumina sofrem redução nítida, enquanto é menor a queda das gamaglobulinas. Os teores de alfa e de betaglobulinas e os de fibrinogênio, por sua vez, ascendem.

Aspectos relacionados com as necessidades calóricas de vitaminas e sais minerais na gestação, assim como o aumento ponderal da gestante, por serem tópicos de grande importância na assistência pré-natal, serão analisados com os aspectos nutricionais (ver Capítulo 11).

Metabolismo hidreletrolítico

Uma das alterações sistêmicas mais notáveis na gravidez é a retenção de líquido (8 a 10 ℓ) intra e extracelular, responsável pelo aumento do volume plasmático. Essa alteração hidreletrolítica é decisiva para que ocorram outras modificações importantes, tais como o aumento do débito cardíaco e o do fluxo plasmático renal.

O acúmulo do volume plasmático tem interferência direta na interpretação dos exames hematológicos durante a gravidez, pois esse acréscimo é maior na gravidez gemelar e menor naquela complicada por crescimento intrauterino restrito (CIR) e pré-eclâmpsia.

O provável mecanismo para esse ajuste é a retenção de sódio, determinada principalmente pela maior secreção de aldosterona pela suprarrenal, a despeito do efeito natriurético da progesterona.

Para conservar o sódio, quando a taxa de filtração glomerular (TFG) aumenta em torno de 50%, surge na gravidez um mecanismo compensatório representado pelo sistema renina-angiotensina (Figura 5.4).

A renina é elaborada pelo aparelho justaglomerular renal e age, em última análise, estimulando a secreção de aldosterona pelo córtex suprarrenal, via angiotensina. A aldosterona é responsável pelo aumento da reabsorção tubular de sódio, preservando a homeostase materna. Essa peculiar situação hormonal também pode ser chamada hiperaldosteronismo secundário da gravidez.

Aceitando-se que o ganho total de peso na gravidez seja de cerca de 11 kg, dos quais 70% são de água, para manter a isotonicidade, tornam-se necessários 25 g de sódio ou 60 g de cloreto de sódio.

Concluindo, o sódio deve ser conservado para prover quantidade adicional indispensável à expansão tecidual e dos compartimentos líquidos durante a gestação.

Na verdade, a concentração de sódio plasmática encontra-se ligeiramente diminuída na gestação, assim como a osmolaridade total. A gestante parece aceitar esse nível de osmolaridade, sem registro de elevação da diurese.

Por outro lado, o limiar de sede na gravidez está alterado de tal sorte que a gestante sente vontade de ingerir líquido com nível mais baixo de osmolaridade do que a não gestante. Do mesmo modo, há redução acentuada também da pressão oncótica (pressão coloidosmótica), determinada principalmente pela queda de cerca de 20% (níveis gravídicos: 2,8 a 3,7 g/dℓ) na concentração de albumina plasmática. Essa alteração revela que a pressão oncótica é o fator mais relevante para o equilíbrio de Starling, vale dizer, o grau de passagem de líquido através dos capilares (inclusive dos capilares glomerulares). Dessa maneira, a diminuição da pressão oncótica do plasma é responsável pelo aumento da TFG renal observada na gravidez, além de contribuir para o desenvolvimento do edema periférico, trivial até mesmo na gravidez normal.

Em resumo, os fatores responsáveis pela retenção de líquido estão descritos a seguir:

- Retenção de sódio
- Novo nível de osmolaridade
- Diminuição do limiar da sede
- Redução da pressão oncótica.

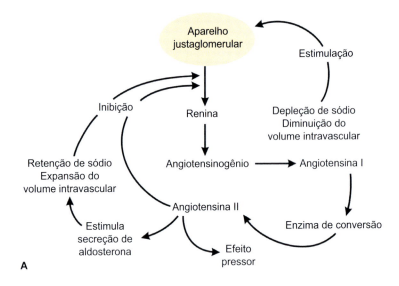
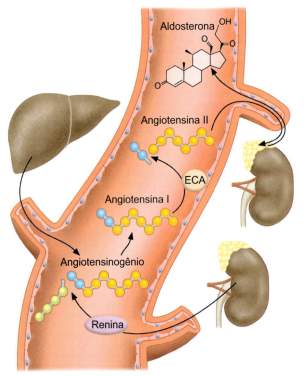

Figura 5.4 Representação esquemática (A) e visão clássica (B) do sistema renina-angiotensina. *ECA*, enzima conversora de angiotensina.

As consequências da retenção de líquido são:

- Redução na concentração de hemoglobina
- Redução do hematócrito
- Diminuição da concentração de albumina
- Aumento do débito cardíaco
- Elevação do fluxo plasmático renal
- Edema periférico.

Metabolismo do cálcio

O nível de cálcio no soro é rigorosamente regulado e mantido nos limites normais pelo hormônio da paratireoide ou paratormônio (PTH) e pela vitamina D. O precursor da vitamina D na pele é o 7-desidrocolesterol, que, sob a ação dos raios ultravioleta solares, transforma-se no colecalciferol (pré-vitamina D_3), também encontrado em alimentos e suplementos. O colecalciferol sofre duas hidroxilações no organismo: uma 25-hidroxilação no fígado (calcidiol) e outra I-hidroxilação no rim (calcitriol ou I a 25-di-hidroxicolecalciferol), constituindo a vitamina D_3 ativada, responsável por suas ações biológicas. A vitamina D_2 é o ergocalciferol sintetizado no laboratório. O PTH, estimulado pela hipocalcemia e inibido pela hipercalcemia, influencia o metabolismo do cálcio pela reabsorção óssea e pela formação de vitamina D_3.

Na gravidez, uma grande quantidade de cálcio (e de fósforo) é transferida contra gradiente de concentração da mãe para o feto (transporte ativo), com acúmulo de 25 a 30 g de cálcio no termo (Figura 5.5). Para isso, a absorção de cálcio no intestino dobra na gravidez, consequência também do nível duplamente elevado de vitamina D_3 de origem placentária e materna renal. A vitamina D_3 elevada abre os canais de cálcio voltagem-dependentes na membrana dos enterócitos e é, dessa maneira, responsável pela maior absorção do elemento. Na verdade, o nível de PTH no soro diminui na gestação, o que é compensado pelo acréscimo do peptídio relacionado com o PTH (PTHrP) de origem fetal e placentária. O PTHrP elevado na gravidez, produzido pela paratireoide fetal e pela placenta, contribui para o aumento da vitamina D_3, o decréscimo da concentração de PTH e a regulação do transporte transplacentário da mãe para o feto. O transporte de cálcio pelo trofoblasto também depende do aumento da concentração da proteína de ligação ao cálcio, que atinge máxima concentração no 3º trimestre, quando é marcante o crescimento fetal. A calcitonina é um hormônio peptídico de 32 aminoácidos elaborado pelas células parafoliculares da tireoide. Ela age como antagonista fisiológico de PTH, impedindo a elevação do cálcio acima dos níveis normais.

Durante a lactação, a perda diária de cálcio pelo leite é de 220 a 340 mg (Figura 5.5). Os níveis de PTHrP de origem mamária estão significativamente elevados na lactante e são responsáveis pela desmineralização do seu esqueleto, por estímulo à reabsorção tubular renal de cálcio e por supressão do PTH.

Sistema cardiovascular

As maiores alterações hemodinâmicas vistas na gravidez incluem o aumento do débito cardíaco, do volume sanguíneo, por causa principalmente do volume plasmático, da redução da resistência vascular periférica e da pressão sanguínea. Essas alterações, já aparentes ao início da gravidez, alcançam o seu máximo no 3º trimestre (28 a 32 semanas) e permanecem relativamente constantes até o parto (Figura 5.6). Elas contribuem para o ótimo crescimento e desenvolvimento do feto e protegem a mãe das perdas fisiológicas de sangue no parto.

O início da gravidez é caracterizado por vasodilatação periférica, provavelmente consequência do aumento do óxido nítrico, fator vasoativo, relaxante, elaborado pelo endotélio vascular. O acréscimo significativo da frequência cardíaca já pode ser observado

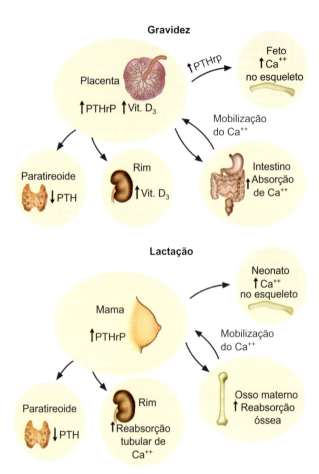

Figura 5.5 Metabolismo do cálcio. Na gravidez, o aumento do Ca++ no esqueleto fetal se faz principalmente à custa da maior absorção de Ca++ no intestino da mãe, consequência da ação direta do aumento da vitamina D_3 de origem placentária e materna (renal) no enterócito. Na lactação, o aumento do Ca++ no esqueleto do bebê obtido por meio do leite materno é possível porque o Ca++ é mobilizado do esqueleto da lactante, assim como é maior a sua reabsorção tubular renal, ambos mecanismos dependentes da elevação do peptídio relacionado com o paratormônio (PTHrP) de origem mamária. *PTH*, paratormônio.

na gestação de 5 semanas, e isso contribui para a elevação do débito cardíaco (débito cardíaco = volume sistólico × frequência cardíaca). Todavia, a elevação do volume sistólico é observada apenas várias semanas depois, possivelmente pela expansão do volume plasmático.

A elevação progressiva na frequência cardíaca materna prossegue até 28 a 32 semanas, com um acréscimo de 10 a 15 bpm (10 a 20%), se comparado ao ritmo habitual fora da gravidez (ver Figura 5.6). Também ocorre aumento progressivo no volume sistólico durante a primeira metade da gestação, em razão do maior volume plasmático, como já relatado. Em consequência, o débito cardíaco, que em média era de 5 ℓ/min fora gravidez, eleva-se para aproximadamente 7 ℓ/min em torno de 28 a 32 semanas da gestação (acréscimo de 40 a 50%), estabilizando-se até o parto (ver Figura 5.6).

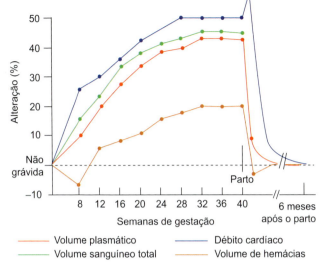

Figura 5.6 Alterações do volume sanguíneo e do débito cardíaco.

A partir de 20 semanas de gestação, o útero gravídico impede o retorno venoso ao coração, quando a gestante assume a posição supina pela compressão da veia cava inferior. Consequentemente, muitas mulheres experimentam a chamada síndrome de hipotensão supina (Figura 5.7), podendo chegar a apresentar perda da consciência. O débito cardíaco é restaurado quase automaticamente ao se adotar o decúbito lateral esquerdo.

A despeito do aumento acentuado do volume sanguíneo e do débito cardíaco, há redução da pressão arterial, em virtude do decréscimo da resistência vascular periférica. A pressão arterial sistólica e a diastólica estão diminuídas de 5 a 10 mmHg no 2º trimestre, atingindo valores médios de 105/60 mmHg. No 3º trimestre, a pressão eleva-se e normaliza-se no termo.

A pressão venosa nos membros inferiores aumenta cerca de três vezes, em virtude da compressão das veias pélvicas pelo útero, em particular na posição de pé, parada, quando há maior aprisionamento de sangue nas pernas e nas coxas. Na gravidez há tendência a hipotensão, lipotimia ortostática, edema dos membros inferiores, varicosidades e hemorroidas.

Alterações hemodinâmicas também ocorrem durante o parto, quando cada contração uterina leva à autotransfusão de 300 a 500 ml de sangue de volta para o sistema circulatório. O débito cardíaco aumenta cerca de 35% durante as contrações e 10% nos intervalos. No período expulsivo, por ocasião dos puxos, o débito cardíaco aumenta ainda mais, cerca de 50%. A resposta simpática à dor e à ansiedade durante o parto eleva ainda mais a frequência cardíaca e a pressão arterial.

No pós-parto imediato, o útero contrai-se firmemente, e mais uma vez há autotransfusão sanguínea (aproximadamente 300 ml), que aumenta o débito cardíaco em 60 a 80%. De fato, a partir de 6 a 8 semanas de pós-parto, o débito cardíaco reassume seus valores não gravídicos.

Constituem as alterações cardiovasculares mais relevantes (Tabela 5.1):

- Aumento da frequência cardíaca (10 a 20%)
- Aumento do volume sistólico (10%)
- Aumento do débito cardíaco (40 a 50%)
- Diminuição da pressão arterial média (10%)
- Diminuição da resistência vascular periférica (35%).

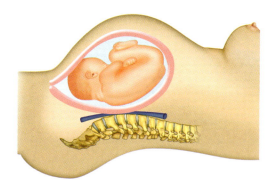

Figura 5.7 Síndrome de hipotensão supina.

Sistema sanguíneo

A alteração marcante no volume plasmático observada na gravidez normal causa diluição da maioria dos fatores circulantes. De particular interesse é a hemodiluição das hemácias, pois, embora a produção de hemácias esteja elevada na gravidez, com pico de cerca de 15% em torno de 32 semanas, ela é ofuscada pela elevação de 40% do volume plasmático (ver Figura 5.6). Dessa maneira, os índices hematológicos dependentes do volume plasmático tendem a decrescer: contagem de hemácias, hematócrito e concentração de hemoglobina.

A concentração de hemoglobina reduz de 13 g/dℓ, valor médio não gravídico, para 11 g/dℓ no 1º e 10,5 g/dℓ no 2º/3º trimestre da gravidez, constituindo a clássica anemia fisiológica da gravidez, frequentemente confundida com anemia ferropriva (ver Capítulo 41).

A gestante requer maior quantidade de ferro alimentar para suprir suas necessidades e as do feto, e, na verdade, há aumento na absorção desse elemento no intestino.

A gravidez impõe solicitações acentuadas no sistema hematológico materno, tendo o ferro expressão maior na síntese da hemoglobina. Na gravidez deve-se, portanto, contabilizar a quantidade de ferro necessária ao feto a termo, da ordem de 300 mg, mais o indispensável para o acréscimo da eritropoese materna e a prevenção da anemia consequente às perdas hemorrágicas do parto. Tendo-se em conta as eliminações excretórias normais e a demanda materna, placentária e fetal, calcula-se que as necessidades de ferro durante toda a gravidez sejam de 1 a 1,3 g (Tabela 5.2).

Tabela 5.1 Alterações cardiovasculares na gravidez.

Parâmetros	Percentual de mudança (%)	Resultado
Débito cardíaco	Aumento de 40 a 50%	Aumento
Volume intravascular	Aumento de 45%	Aumento
Frequência cardíaca	Aumento de 15 a 25%	Aumento
Resistência vascular periférica	Redução de 20%	Redução
Pressão sistólica	–	Variação mínima
Pressão diastólica	Redução de 20%	Redução no 2º trimestre e retorno aos valores pré-gestacionais no 3º trimestre
Pressão venosa central	–	Inalterada
Consumo de oxigênio	Aumento de 30 a 40%	Aumento

Tabela 5.2 Necessidades de ferro durante a gravidez normal.

Origem	Quantidade de ferro (mg)
Perdas excretórias	180 a 300
Demanda fetal	250 a 300
Demanda placentária	75
Perdas sanguíneas pós-parto	200
Produção aumentada de hemácias	300 a 400
Total no termo	1.005 a 1.275

Durante a gravidez, as necessidades de ácido fólico estão aumentadas de 50 para 400 µg por dia (American College of Obstetricians and Gynecologists [ACOG], 2008; Organização Mundial da Saúde [OMS], 2012). Pesquisas comprovam que a suplementação de ácido fólico (0,4 mg/dia) 1 mês antes da gravidez e no 1º trimestre é capaz de reduzir expressivamente os defeitos do tubo neural (DTN) e outras malformações. A suplementação universal de ácido fólico também é proposta para prevenir a anemia megaloblástica.

Ao contrário das hemácias, os leucócitos têm a sua concentração aumentada na gestação, podendo alcançar, no termo, 20 mil/mm³. A concentração de plaquetas, por outro lado, exibe pequeno decréscimo (250 para 210 mil/mm³, valores médios). Fala-se inclusive em trombocitopenia gestacional no 3º trimestre, com níveis de 80 a 150 mil/mm³.

Também são registradas alterações importantes na coagulação sanguínea durante a gravidez e, nesse contexto, caracterizadas por estado de hipercoagulabilidade. Ocorre aumento significativo de diversos fatores da coagulação, notadamente de fibrinogênio, que pode atingir 400 a 600 mg/dℓ no 3º trimestre, e redução da atividade fibrinolítica (Tabela 5.3). Essas modificações são responsáveis pela hemostasia fisiológica ao tempo da separação da placenta no secundamento.

A contração miometrial é o principal mecanismo de defesa, comprimindo os vasos sanguíneos no leito placentário, mas quase imediatamente há depósito de fibrina na ferida placentária, consumindo 5 a 10% de todo o fibrinogênio circulante.

Essa hipercoagulabilidade fisiológica, em contrapartida, é responsável pelo risco aumentado de trombose na grávida.

Portanto, as principais alterações hematológicas ocorridas na gestação são listadas a seguir.

- Diminuição: do número de hemácias, da concentração de hemoglobina e de hematócrito
- Aumento: de leucócitos e da concentração de fibrinogênio.

Sistema urinário

Tanto o sistema urinário superior como o inferior sofrem diversas modificações anatômicas e fisiológicas durante a gravidez.

Modificações anatômicas

Os rins deslocam-se para cima pelo aumento do volume uterino e aumentam de tamanho em cerca de 1 cm em virtude do acréscimo do volume vascular renal e do espaço intersticial. Uma das mais significantes alterações do sistema urinário observadas na gravidez é a dilatação da sua porção superior já a partir de 7 semanas em até 90% das gestantes, podendo persistir até 6 semanas do pós-parto (Figura 5.8). Essa hidronefrose fisiológica pode ser resultante tanto de fatores hormonais quanto mecânicos. O útero expandido comprime os ureteres, enquanto a progesterona inibe a musculatura lisa ureteral, determinando ureteroectasia.

Tabela 5.3 Alterações do sistema de coagulação na gravidez.

Fatores da coagulação	Alterações na gravidez
Pró-coagulantes	
Fibrinogênio	Aumentado
Fator VII	Aumentado
Fator X	Aumentado
Fator VIII	Aumentado
Fator de von Willebrand	Aumentado
Inibidor do ativador do fibrinogênio-1	Aumentado
Inibidor do ativador do fibrinogênio-2	Aumentado
Fator II	Nenhuma alteração
Fator V	Nenhuma alteração
Fator IX	Nenhuma alteração
Anticoagulantes	
Proteína S (livre)	Diminuição
Proteína C	Nenhuma alteração
Antitrombina III	Nenhuma alteração

Fonte: ACOG, 2011.

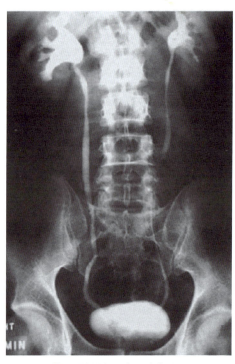

Figura 5.8 Hidronefrose à direita.

A dilatação ureteral é mais pronunciada à direita em virtude da dextrorrotação uterina, estando o ureter esquerdo relativamente protegido pela sigmoide. A dilatação do sistema urinário superior pode aumentar a estase urinária, predispondo a gestante a infecções urinárias, como a pielonefrite.

No sistema urinário inferior, a anatomia da bexiga está distorcida pela compressão direta do útero gravídico. A bexiga é deslocada anteriormente, com expansão lateral, *pari passu* com a compressão do útero aumentado na cúpula vesical. Além disso, os níveis circulantes elevados de estrogênios determinam hiperemia e congestão da mucosa uretral e vesical. Há também redução da resposta contrátil do colo vesical a estímulos alfa-adrenérgicos e diminuição do suporte pélvico da parede vaginal anterior e da uretra, alterações que podem contribuir para a incidência elevada de incontinência urinária na gravidez.

Modificações fisiológicas

Com o aumento do débito cardíaco e a diminuição da resistência vascular sistêmica observados na gestação, há concomitante aumento do fluxo plasmático renal e da TFG, respectivamente, de 50 a 85% e de 40 a 65%, quando comparados a valores não gravídicos.

A elevação da TFG resulta em diminuição da creatinina plasmática, que alcança valores de 0,5 a 0,8 mg/dℓ. Isso causa repercussões importantes, uma vez que a excreção renal de determinados medicamentos pode estar alterada e os valores de creatinina no soro indicativos de insuficiência renal podem ser mais baixos.

A concentração de ácido úrico, de valores não gravídicos de 4 mg/dℓ, cai para ≤ 3 mg/dℓ no 1º trimestre da gravidez, devido à ação uricosúrica dos estrogênios e do aumento da TFG; eleva-se depois, a partir do 3º trimestre, até atingir 4 a 5 mg/dℓ no termo da gestação.

A hipercalciúria também é comum na gravidez pelo aumento da absorção do cálcio intestinal. Todavia, a taxa de formação de cálculos renais permanece inalterada, à medida que fatores inibidores de sua produção, tais como citrato, magnésio e glicoproteínas, também estão aumentados.

A glicosúria é fisiológica na gravidez e se deve ao aumento da TFG, que excede o limite da reabsorção tubular da glicose. Desse modo, não é indicativa de diabetes na gestação, assim como não serve para o seu rastreamento.

Igualmente, a proteinúria (microalbuminúria) é fisiológica na gravidez, sendo normais valores de proteína na urina de até 300 mg/dia.

A despeito do enorme trabalho urinário na gravidez, não há aumento no volume urinário, pois até 80% da urina filtrada é absorvida nos túbulos proximais. A frequência urinária decorre da compressão do útero gravídico na bexiga.

Por fim, entram em jogo os mecanismos compensatórios (sistema renina-angiotensina) responsáveis pela retenção de sódio observada na gravidez.

Sistema respiratório

A expansão do volume sanguíneo e a vasodilatação da gravidez resultam em hiperemia e edema da mucosa do sistema respiratório superior. Essas alterações predispõem a gestante à congestão nasal, à epistaxe e até mesmo a alterações da voz.

Alterações marcantes na caixa torácica e no diafragma caracterizam a gravidez. Com o relaxamento dos ligamentos das costelas, o ângulo subcostal aumenta de 68 para 103°. Os diâmetros anteroposterior e transverso do tórax aumentam 2 cm cada um, resultando na expansão da circunferência torácica de 5 a 7 cm. Embora o diafragma eleve-se quase 4 cm pelo aumento do útero gravídico, sua função não é comprometida; na verdade, sua excursão está incrementada de 1 a 2 cm (Figuras 5.9 e 5.10). A complacência da parede torácica, todavia, diminui com o evoluir da gestação, aumentando o trabalho da respiração.

Estudos radiológicos realizados ao início da gravidez já atestam essas alterações anatômicas muito antes de qualquer pressão mecânica do útero engrandecido.

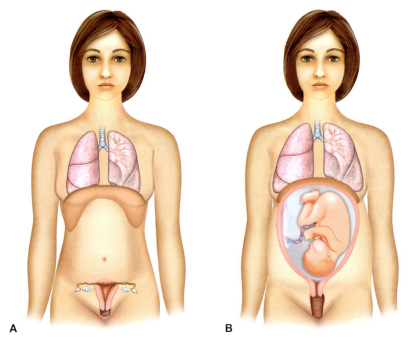

Figura 5.9 Efeito do útero gravídico na elevação do diafragma e no alargamento do tórax. **A.** Mulher não gestante. **B.** Gestante no 3º trimestre. (Adaptada de Dombrowski MP. Asthma and pregnancy. Obstet Gynecol. 2006;108(3 Pt 1):667-81.)

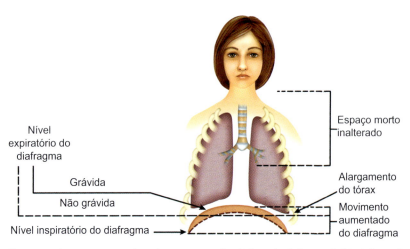

Figura 5.10 Alterações respiratórias durante a gravidez. (Adaptada de Bonica JJ. Principles and practice of obstetric analgesia and anesthesia. Philadelphia: Davies; 1967.)

Já no 1º trimestre da gestação, o volume-minuto, o produto do volume-corrente (*tidal volume*) pela frequência respiratória, aumenta 30 a 40%, refletindo a elevação do volume-corrente, pois a frequência respiratória não se altera. A expansão da caixa torácica e o aumento do estímulo respiratório criam o volume-corrente elevado (Figura 5.11). A progesterona parece desempenhar papel fundamental no estímulo do centro respiratório no sistema nervoso central.

Pela elevação da cúpula do diafragma, estão diminuídos em cerca de 20% o volume de reserva expiratório e o volume residual, o que repercute na capacidade residual funcional, também reduzida em 20%.

A hiperventilação da gravidez facilita as trocas gasosas nos pulmões. Tanto a pressão parcial de oxigênio (Po_2) no ar alveolar quanto a no sangue arterial elevam-se. O consumo de oxigênio aumenta de 15 a 20% para fazer frente à massa materno-fetal adicional e ao trabalho cardiorrespiratório da gestação.

A já referida hiperventilação da gravidez ocasiona alcalose respiratória, com diminuição da pressão parcial de dióxido de carbono (Pco_2) < 30 mmHg, embora haja modesto aumento na Po_2 (101 a 104 mmHg). A diminuição da Pco_2 é compensada pelo aumento da excreção urinária de bicarbonato, cuja concentração diminui no plasma; por isso, o pH arterial não sofre alteração significativa (pH = 7,4), caracterizando a alcalose respiratória compensada (Tabela 5.4).

Cerca de 60 a 70% das gestantes livres de doença respiratória experimentam dispneia. Como os sintomas começam no 1º ou no 2º trimestre e estabilizam-se no 3º, é provável que o útero aumentado de tamanho não tenha grande influência. A dispneia parece decorrer da percepção da paciente à hiperventilação da gravidez.

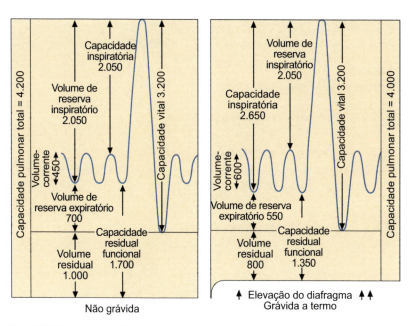

Figura 5.11 Alterações fisiológicas respiratórias na gravidez. Pela elevação da cúpula do diafragma no fim da gravidez, estão diminuídos o volume residual e o volume de reserva expiratório, o que se reflete na capacidade residual funcional. O aumento do volume-corrente (*tidal volume*) eleva o volume-minuto, mas a frequência respiratória não se altera. Essa hiperventilação é fisiológica desde o início da gravidez, provavelmente por causa da ação da progesterona no centro respiratório.

Tabela 5.4 Equilíbrio acidobásico e gasometria na mulher durante a gravidez e fora dela.

Parâmetros	Durante a gravidez	Fora da gravidez
P_{O_2} (mmHg)	98 a 100	101 a 104
P_{CO_2} (mmHg)	35 a 40	25 a 30
pH arterial	7,38 a 7,44	7,40 a 7,45
Bicarbonato (mEq/2ℓ)	24 a 30	18 a 21
Déficit de base (mEq/ℓ)	0,07	3 a 4

O exercício acarreta aumento compensatório na frequência respiratória, no volume-corrente e no consumo de oxigênio. Essa resposta adaptativa ao aumento do trabalho respiratório está amortecida na gestante em comparação a controles não gravídicos. Por isso, recomenda-se reduzir a intensidade do exercício aeróbio na gravidez. Durante o parto, as contrações uterinas dolorosas estão acompanhadas por resposta similar, que pode ser atenuada pela administração de analgésicos.

Em decorrência do aumento do consumo de oxigênio materno e da diminuição da capacidade residual funcional, gestantes com asma, pneumonia ou outras doenças respiratórias estão mais suscetíveis à descompensação rápida.

A resolução das alterações respiratórias induzidas pela gravidez começa 24 a 48 horas após o parto e completa-se com 7 semanas do puerpério.

Portanto, as principais modificações respiratórias (Tabela 5.5) são:

- Frequência respiratória sem alteração
- Volume-corrente e volume-minuto aumentados cerca de 30 a 40%
- Capacidade residual funcional reduzida em 20%
- Hiperventilação fisiológica
- Dispneia (em 60 a 70% das gestantes).

Tabela 5.5 Parâmetros respiratórios na gravidez.

Parâmetro	Definição	Alteração na gravidez
Frequência respiratória	Número de respirações por minuto	Inalterada
Capacidade vital	Quantidade máxima de ar que pode ser forçadamente expirado após máxima inspiração	Inalterada
Volume-corrente (*tidal volume*)	Quantidade de ar inspirado e expirado com a respiração normal	Aumento de 30 a 40%
Volume-minuto	Produto do volume-corrente pela frequência	Aumento de 30 a 40%
Capacidade residual funcional	Quantidade de ar nos pulmões após a expiração passiva	Diminuição de 20%
Volume de reserva expiratório	Máxima quantidade de ar que pode ser expirado a partir do nível de repouso expiratório	Diminuição de 20%
Volume residual	Quantidade de ar nos pulmões após a expiração máxima	Diminuição de 20%
Capacidade pulmonar total	Quantidade total de ar nos pulmões após inspiração máxima	Diminuição de 5%

Sistema digestório

No 1º trimestre é frequente o aparecimento de náuseas e vômitos (50 a 90% das gestantes), levando à anorexia, embora uma quantidade equivalente de mulheres relate melhora no apetite e parcela considerável admita desejos por certos alimentos.

A base fisiológica das náuseas, habitualmente matinais, é desconhecida, embora possa estar relacionada com níveis crescentes de gonadotrofina coriônica humana (hCG) e de estrogênios.

A gengivite no ciclo gestatório, assim como fora dele, é consequente ao acúmulo da placa bacteriana na margem gengival e caracteriza-se por eritema, sangramento e intumescimento da zona afetada, bem como extremo desconforto para a paciente. Quando muito intensas, essas alterações periodontais podem deflagrar parto pré-termo, o que é discutível.

As gengivas estão comumente edemaciadas, hiperêmicas, e sangram com facilidade.

Não se provou, contudo, tendência ao aparecimento de cáries dentárias na gestação, tampouco que a hiperêmese gravídica e o vômito matinal, provocando queda no pH bucal, aumentariam o risco de cáries.

Durante os dois primeiros trimestres, a secreção gástrica de ácidos está reduzida, explicando a menor incidência de úlcera péptica e a remissão das preexistentes.

O sistema digestório (esôfago, estômago, vesícula, intestino) permanece atônico durante toda a gestação. Os fatores determinantes são hormonais, os mesmos que relaxam a musculatura de artérias, veias e ureteres. Uma consequência imediata é a alta incidência de pirose, combinação do relaxamento do esfíncter gastresofágico ao aumento de pressão intra-abdominal condicionada pelo útero gravídico. A atonia do cólon explica a grande frequência da constipação intestinal. A vesícula fica hipotônica, distendida, com bile viscosa e com grande tendência de formar cálculo.

Sistema endócrino

Aqui se tratará apenas da glândula tireoide, onde as alterações fisiológicas são mais relevantes.

Tireoide

As alterações fisiológicas da tireoide na gravidez são consideráveis e podem ser confundidas com a própria doença, sendo essencial o conhecimento da anatomia e da fisiologia na gravidez.

O volume da tireoide materna chega a aumentar 30% no 3º trimestre, em razão da hiperplasia e da maior vascularidade. Não há bócio, pois esse aumento é fisiológico.

As principais modificações da fisiologia da tireoide e dos níveis dos hormônios tireoidianos na gravidez podem ser vistas nas Figuras 5.12 e 5.13.

Os níveis da tireoxina total (T_4T) aumentam cerca de 1,5 vez em relação aos valores não gravídicos até 16 semanas da gravidez, quando se estabilizam, devido à elevação da globulina de ligação da tireoxina (TBG) estimulada pelos estrogênios. Cerca de 99,7% do T_4 estão ligados à TBG.

O nível de tireotrofina, mais conhecida como hormônio tireoestimulante (TSH), que desempenha papel central no rastreamento para o diagnóstico de muitos distúrbios da tireoide, diminui nas primeiras 12 semanas da gravidez em virtude da menor estimulação dos receptores de TSH causada pela substancial quantidade de hCG. Após o 1º trimestre, os níveis de TSH retornam aos seus valores basais.

A hCG elevada no 1º trimestre tem ação tireotrófica e estimula a produção materna da tireoxina livre (T_4L), que, por sua vez, inibe a secreção do TSH. No 2º trimestre, e em especial no 3º, os níveis de T_4L são significativamente mais baixos. O aumento da TBG concorre também para a diminuição dos hormônios tireoidianos livres (T_4, T_3).

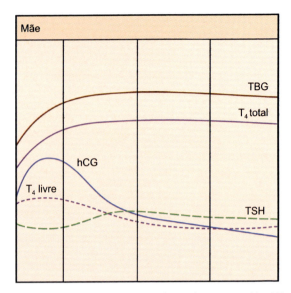

Figura 5.12 Alterações relativas dos hormônios tireoidianos durante a gravidez. Há aumento marcante e precoce da globulina de ligação da tireoxina (TBG), produzida pelo fígado, e da gonadotrofina coriônica humana (hCG), pela placenta. O nível elevado de TBG aumenta a concentração de tireoxina total (T_4T) no soro; a hCG tem ação tireotrófica e estimula a produção materna de T_4. A indução transitória pela hCG aumenta a concentração de T_4 livre que inibe a secreção do hormônio tireoestimulante (TSH). (Adaptada de Nader S. Thyroid disease and pregnancy. In: Creasy RK. Resnik's maternal-fetal medicine: principles and practice. 6th ed. Philadelphia: Saunders; 2009.)

A última série de eventos desenrola-se no metabolismo periférico dos hormônios da tireoide e é mais proeminente na segunda metade da gestação. Existem três enzimas deiodinases nos tecidos, as do tipo I, tipo II e tipo III. A tipo I não se modifica significativamente. A tipo II, expressa na placenta, converte T_4 em tri-iodotironina (T_3). A tipo III, também abundante na placenta, catalisa T_4 em T_3 reversa (T_3r).

Essas alterações fisiológicas devem ser consideradas quando da interpretação dos testes da função da tireoide na gravidez, segundo o ACOG e a American Thyroid Association (ATA).

Função da tireoide e o feto

O T_4L materno é transferido para o feto durante toda a gravidez e é importante para o desenvolvimento normal do cérebro fetal, sendo especialmente relevante antes de a tireoide fetal começar a concentrar iodo e sintetizar o hormônio da tireoide, o que ocorre por volta das 12 semanas de gravidez.

Iodo e bócio. A tireoide materna mostra aumento da vascularidade e alguma hiperplasia, mas não há bócio declarado, a menos que haja deficiência de iodo na alimentação ou doença da tireoide. Mulheres em idade fértil devem ter aporte diário de 150 μg de iodo; durante a gravidez e o aleitamento, a dose será de 250 μg/dia (Endocrine Society, 2012). O aumento da depuração renal de iodo na gravidez e a quantidade significativa de iodo transferida para o feto, que no fim da gravidez passa a produzir seus próprios hormônios, causam mínima hipotireoxinemia, mas não bócio, em áreas de suficiência de iodo. A carência de iodo manifesta-se por elevada hipotireoxinemia, com aumento de TSH e da tireoglobulina (TGB), com significativa hipertrofia da tireoide.

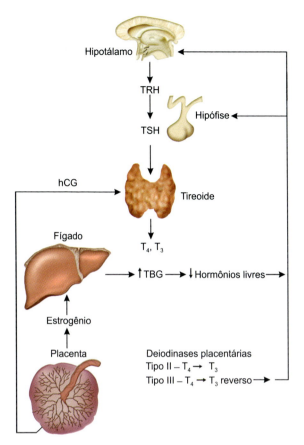

Figura 5.13 Alterações fisiológicas da tireoide na gravidez. São eventos marcantes a elevação da concentração da globulina de ligação da tireoxina (TBG) e da gonadotrofina coriônica humana (hCG) com sua ação tireotrófica, além de alterações periféricas nos hormônios tireoidianos. *TRH*, hormônio liberador de tireotrofina; *TSH*, hormônio tireoestimulante; T_4, tireoxina; T_3, triiodotironina. (*id.*, *ibid.*)

Exames de laboratório. O ideal é ter valores de referência específicos para a população e adequar à idade gestacional. Na ausência de intervalos normais específicos da população e do trimestre, as diretrizes da ATA sugerem os parâmetros a seguir para a interpretação dos testes de função tireoidiana:

- 7ª à 12ª semana: reduzir o limite inferior da faixa de referência de TSH em aproximadamente 0,4 mU/ℓ e o limite superior em 0,5 mU/ℓ (correspondente a uma faixa de referência de TSH de aproximadamente 0,1 a 4 mU/ℓ)
- 2º e 3º trimestres: deve haver um retorno gradual do TSH para a faixa normal não gravídica.

O intervalo de referência superior para T_4 total aumenta cerca de 5% por semana, começando na 7ª semana. Em aproximadamente 16 semanas, os níveis de T_4 total (e T_3) durante a gravidez são 1,5 vez maior do que em mulheres não grávidas (devido ao excesso de TBG).

Pele e fâneros

Cerca de 50% das gestantes exibem estrias no abdome no decurso do último trimestre, por vezes encontradas também nos seios (estrias gravídicas ou víbices). Inicialmente vermelhas, tornam-se, mais tarde, brancas ou nacaradas, persistindo indelevelmente. Há aumento na pigmentação da linha alva do abdome inferior (*linea nigra*), da vulva, das aréolas mamárias e da face (cloasma). É comum o aparecimento de telangiectasias, a traduzirem os altos níveis estrogênicos. É provável que o hormônio melanotrófico da hipófise atue também sobre os melanoblastos epidérmicos, acentuando a pigmentação, e o sistema nervoso autônomo influencie a formação do pigmento nas gestantes.

A hipertricose é um fenômeno fisiológico durante a gravidez (pelos na face e em outras regiões, crescimento mais acentuado dos cabelos), com unhas muito quebradiças e surgimento do eritema palmar e da hipertrofia das glândulas sudoríparas e sebáceas.

Modificações dos órgãos genitais

Vulva e vagina

Sob a influência dos estrogênios, o epitélio vaginal torna-se mais espesso durante a gravidez e há aumento da sua descamação, o que resulta em maior secreção vaginal. Essa secreção tem pH mais ácido (3,8 a 4) do que o existente na mulher não gestante, para proteger contra a infecção ascendente. A vagina também está mais vascularizada na gravidez.

A vulva e a vagina tumefazem-se, experimentam amolecimento e têm sua coloração alterada. A vulva pigmenta-se, e o sítio lindeiro à extremidade inferior da vagina perde o róseo característico, tomando a cor vermelho-vinhosa, com ninfas e grandes lábios entreabertos (sinal de Jacquemier).

O conteúdo da vagina aumenta, e algumas grávidas passam a percebê-lo como abundante, sendo maior a frequência de infecção por cândida.

Útero

O útero é formado pela fusão na linha média dos dois ductos müllerianos, sendo composto de três camadas separadas e distintas: (1) serosa, cobertura peritoneal externa; (2) miométrio, camada de músculo liso; e (3) endométrio, membrana mucosa que reveste a cavidade uterina.

Órgão simples na aparência, o útero apresenta características histológicas e funcionais peculiares. Nem é de se estranhar sua complexidade: destinado a reter e abrigar o concepto e seus anexos, quando gravídico, modifica-se fundamentalmente em pouquíssimo tempo. Com extrema sensibilidade a estímulos hormonais e nervosos, é dotado da capacidade de adaptar-se a desmesurado crescimento e de proporcionar ao ovo considerável afluxo sanguíneo; são-lhe inerentes, ainda, as propriedades de impedir a interrupção prematura da gravidez e, chegado o termo, de transformar, em curto prazo, a capacidade de retenção em eficaz motor expulsivo.

Processam-se, logo após a nidificação, inúmeras modificações na consistência, na forma, no volume, na capacidade, na posição, no peso e na espessura do útero. A essas transformações macroscópicas correspondem outras, microscópicas e funcionais.

Nos últimos anos, pesquisas diversas tornaram possível considerar o útero como órgão endócrino, de importância similar à das glândulas de secreção interna da mulher. As substâncias nele produzidas têm efeito local e sistêmico. Durante e fora do ciclo gestativo, é indiscutida a produção e síntese de prostaglandinas.

No útero devem ser diferenciados: corpo, istmo e colo; a morfologia da víscera modifica-se consideravelmente nas diversas fases da vida (Figura 5.14).

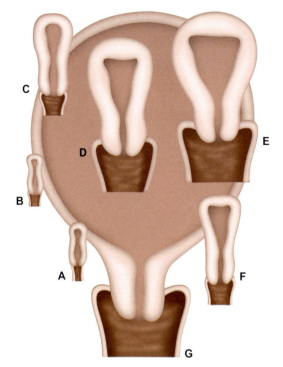

Figura 5.14 O útero nas diversas fases da vida. **A.** Feto a termo: o colo é maior do que o corpo. **B.** Recém-nascido e infância; carente de estímulos hormonais, o útero regride de modo mais acentuado no corpo. **C.** Puberdade: a atividade ovariana provoca o desenvolvimento do órgão. **D.** Menacma: útero não gravídico de nuligesta. **E.** Menacma: útero não gravídico, de multigesta. **F.** Senilidade: há involução de todo o órgão, especialmente do corpo. **G.** Na gestante.

Útero na gravidez

Há imediato amolecimento na região correspondente ao local da implantação, progredindo por todo o órgão e pelas outras estruturas pélvicas. Trata-se da diminuição da consistência subordinada à embebição gravídica e à redução do tônus, precocemente notadas especialmente no istmo, determinando o sinal de Hegar.

Simultaneamente o órgão aumenta, inicialmente de modo desigual, sendo mais acentuada a expansão na zona de implantação, o que lhe impõe forma assimétrica (sinal de Piskacek). A matriz de piriforme passa a globosa, e o toque dos fundos de saco laterais revela essa morfologia (sinal de Nobile-Budin), enquanto o pulso da artéria uterina pode ser percebido.

De volume crescente, o corpo do útero mantém a configuração esférica até o 4º a 5º mês, quando o alongamento predomina sobre os diâmetros transversos, conferindo uma forma cilíndrica à víscera. A expansão do istmo, levando à incorporação de sua cavidade à do corpo, acentua, nos últimos meses, a cilindrificação da matriz.

Nos primeiros 2 meses o útero é exclusivamente pélvico. Com 12 semanas, torna-se perceptível ao palpar abdominal, o que depende do panículo adiposo e da musculatura da parede. O crescimento subsequente pode ser acompanhado, mês a mês, delimitando-se o fundo e medindo-se a altura em relação à sínfise púbica.

O útero sofre aumento dramático no seu peso (de 4 a 70 g na não gestante, para 1.100 a 1.200 g na gestante a termo) e no seu volume (de 10 mℓ para 5 ℓ) durante a gravidez.

O número de células miometriais aumenta no início da gestação (hiperplasia) e, depois, permanece estável.

O crescimento miometrial na segunda metade da gestação resulta primariamente do aumento no tamanho da célula (hipertrofia), que ocorre sob a influência dos hormônios esteroides, principalmente os estrogênios. Ainda na segunda metade da gestação, a distensão da matriz pelo aumento do seu conteúdo determina afinamento gradual da parede uterina, especialmente no istmo, que não sofre hipertrofia e, então, constitui o segmento inferior do útero.

O aumento do tamanho do útero é acompanhado por elevação de 10 vezes no seu fluxo sanguíneo – de 2% do débito cardíaco fora da gravidez para 17% no termo. Além disso, há redistribuição do fluxo sanguíneo dentro do útero, antes igualmente repartido para o miométrio e o endométrio, e agora 80 a 90% dirigidos para a placenta. Esse aumento marcante do fluxo uteroplacentário é consequência da diminuição da resistência vascular placentária e, vale dizer, da remodelação das artérias espiraladas pelo trofoblasto extraviloso.

No início da gestação avigora-se a anteversoflexão, o que motiva polaciúria, elemento semiótico no diagnóstico da gravidez. O crescimento subsequente ameniza e depois elimina a pressão sobre a bexiga, substituída pelo apoio do órgão, engrandecido e pesado, sobre a parede abdominal. Em 80% dos casos a matriz está desviada para o lado direito e torcida no mesmo sentido (dextrodesvio e dextrorrotação).

A espessura do miométrio, de 7 a 12 mm antes da gravidez, alcança cerca de 25 mm nos primeiros meses e mantém-se assim até o 4º a 5º mês. A subsecutiva ampliação da cavidade uterina dá-se por crescimento de todo o órgão e afinamento do miométrio, que no corpo e a termo tem somente 4 a 10 mm.

São fenômenos contemporâneos:

- Estabilização do peso
- Início do afinamento da parede
- Cilindrificação.

Nos primeiros meses da gravidez é pequena a participação do istmo uterino nas modificações do útero. Sua cavidade ainda é uma continuação direta do canal cervical, e o orifício interno do canal do istmo é, de fato, o orifício interno anatômico. A abertura desse orifício e o crescente desenvolvimento do istmo incorporam, gradativamente, a cavidade do istmo à cavidade do corpo, e o conjunto constitui a cavidade do útero. À conta disso, o orifício interno do canal cervical passa a denominar-se também orifício interno obstétrico. Há quem considere, no conjunto assim formado, corpo e istmo, três porções: os segmentos superior, médio e inferior. O segmento superior é a porção do corpo situada acima de um plano passando pela inserção uterina dos ligamentos redondos. O segmento médio estende-se desse ponto até o segmento inferior. O segmento inferior corresponde ao istmo.

O uso não consagrou a divisão do corpo em segmentos superior e médio, mas sancionou para o inferior a denominação abreviada de segmento.

► Miométrio

O aumento da massa do miométrio na gravidez decorre de:

- Hipertrofia dos elementos musculares, com aumento de volume dos preexistentes. É a hipertrofia menos nítida na cérvice
- Hiperplasia dos elementos musculares, com aumento quantitativo de miócitos, atribuído primeiramente à divisão das miocélulas, mas, na realidade, proveniente da metaplasia de elementos indiferenciados
- Aumento do tecido conjuntivo, tanto das células como das fibras, e dos líquidos intersticiais (embebição gravídica). É também muito maior a vascularização.

O miométrio é constituído, essencialmente, pelo entrelaçamento de dois sistemas de fibras simétricas, que se correspondem, como ocorre com duas substâncias estereoisômeras na química. As fibras circulares das tubas uterinas continuam pelo útero, em espirais amplas, descendentes, cujo encontro se dá em ângulo aproximadamente reto na porção fúndica e, em ângulos mais abertos, nas zonas inferiores do útero. As fibras alcançam o istmo e a cérvice pela porção intravaginal (Figura 5.15).

Superficialmente, sob o peritônio, há feixes musculares de menor importância, de diferentes orientação e proveniência. Alguns continuam a musculatura longitudinal das tubas uterinas e da vagina; outros prolongam os ligamentos, sobretudo os redondos e os uterossacros, não avançando além da linha mediana (Figura 5.15).

A gravidez não modifica a estrutura descrita (Figura 5.16). Pelo grande desenvolvimento do órgão e apesar da hipertrofia das fibras musculares, elas desenrolam-se parcialmente, o que se acentua no istmo, quando da formação e expansão do segmento inferior.

Atualmente, de acordo com essa concepção clássica do miométrio, acredita-se que ele seja constituído basicamente por três camadas musculares: uma fina, interna, de fibras musculares circulares; outra, igualmente delgada, externa, de fibras musculares predominantemente longitudinais; e uma central, a mais grossa, de fibras que se entrelaçam (Figura 5.17).

A relação fibra muscular/tecido conjuntivo aumenta das partes inferiores do útero em direção ao fundo. Os níveis elevados de estrogênio estimulam a hipertrofia e a hiperplasia das células miometriais, aumentando o peso do útero de 50 a 60 g, antes da gravidez, para 1.000 g no termo. No início da gravidez, o crescimento do útero é independente do feto e, à medida que a gravidez progride, as divisões das células miometriais tornam-se menos expressivas e a musculatura cresce por estiramento determinado pelo conteúdo uterino, o que aumenta em 15 vezes o comprimento das fibras musculares.

Simultaneamente, com as alterações das células miometriais, conexões celulares especializadas desenvolvem-se continuamente, as chamadas junções comunicantes. Elas possibilitam que as alterações de potencial da membrana se espalhem rapidamente de uma célula a outra, facilitando a despolarização e, subsequentemente, a contração miometrial.

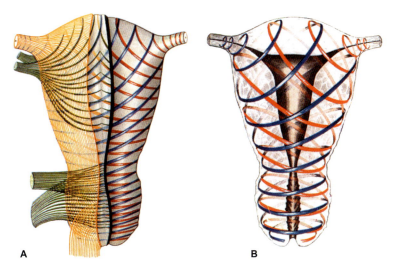

Figura 5.15 Estrutura muscular e fibrosa do útero. Esquema de Görttler. **A.** São observadas: as fibras longitudinais que prolongam as da tuba uterina e as da vagina; as provenientes dos ligamentos redondos e uterossacros; as que continuam as fibras circulares das tubas uterinas. **B.** Curso espiralado e decrescente das fibras que constituem a maior parte da massa miometrial.

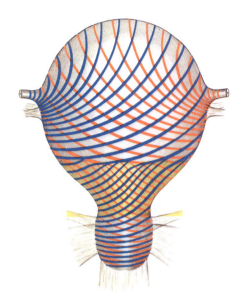

Figura 5.16 Útero gravídico. Esquema de Görttler. Observe a formação do segmento inferior e a sua expansão. (*id*., *ibid*.)

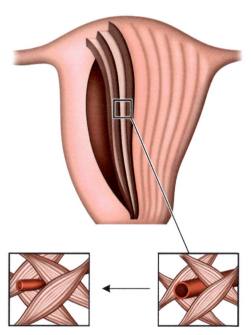

Figura 5.17 Anatomia do útero. O miométrio é composto de três camadas musculares. A camada interna está arranjada predominantemente no padrão circular. A camada intermediária, a mais grossa, é composta de fibras que se entrelaçam. Na camada externa, as fibras correm longitudinalmente.

Inicialmente, as contrações são indolores, e as mais generalizadas são denominadas Braxton-Hicks; posteriormente, a atividade do marca-passo localizado ao fundo uterino promove as contrações coordenadas com dominância fúndica. Cerca de 100 bilhões de células musculares lisas compõem o miométrio. As junções comunicantes possibilitam a comunicação elétrica e metabólica entre um grande grupo de células.

O segmento inferior contém menos músculos e vasos sanguíneos; é fino e constitui o local da incisão na imensa maioria das operações cesarianas.

Imediatamente após o descolamento da placenta da parede uterina, as fibras entrelaçadas do miométrio contraem-se (ver Figura 5.17), ocluindo os vasos sanguíneos que suprem a placenta e reduzindo o sangramento. Caso a placenta insira-se no segmento inferior, deficiente de músculo, a hemostasia não será eficaz e poderá ocorrer sangramento copioso.

▶ **Endométrio**

As modificações do endométrio, que culminam na formação da decídua, de vital importância para a implantação e o desenvolvimento do ovo, foram descritas no Capítulo 2.

▶ **Colo**

Sob a influência dos estrogênios e da progesterona, o colo torna-se amolecido durante a gravidez. O estrogênio estimula o crescimento do epitélio colunar (ou glandular) do canal cervical, que se torna visível na ectocérvice, o que se denomina ectrópio ou eversão. Esse epitélio mais frágil está sujeito a sangramento.

A maior vascularização do colo durante a gravidez lhe confere um tom azulado. As prostaglandinas induzem a remodelação do colágeno cervical, particularmente no fim da gestação, enquanto a colagenase produzida pelos leucócitos também contribui para o amolecimento do colo.

Ao colo corresponde o canal cervical, e ao istmo, o canal do istmo. Fora da gravidez, o limite inferior do colo é o orifício externo do colo ou orifício externo do útero (Figura 5.18). A extremidade superior do colo é o orifício interno do colo, orifício externo do istmo ou orifício interno histológico. O limite superior do istmo é o orifício interno do istmo ou orifício interno anatômico. Na gravidez, o istmo desenvolvido e incorporado à cavidade do corpo sinaliza muito bem o limite superior do colo, denominado orifício interno obstétrico, em contrapartida ao orifício externo obstétrico, que é o orifício externo do colo (Figura 5.18).

O amolecimento, notado ao exame da genitália interna, é precoce e constitui sinal de probabilidade no diagnóstico da gravidez.

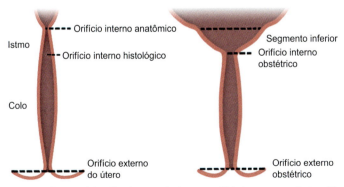

Figura 5.18 São sinônimos: (1) orifício interno do istmo e orifício interno anatômico; (2) orifício externo do istmo, orifício interno do colo, orifício interno histológico e orifício interno obstétrico; (3) orifício externo do colo, orifício externo do útero e orifício externo obstétrico.

Modifica-se a posição do colo. Em decorrência do crescimento do corpo, a cérvice eleva-se e orienta-se na vagina, situando-se posteriormente, em direção ao côncavo sacro. É de difícil acesso, tanto ao toque como ao exame especular. Quando a insinuação da cabeça ocorre, no fim da gravidez, o colo desce e centraliza-se no eixo vaginal.

Ao termo, e até na nulípara, o orifício externo torna-se permeável ao dedo ou apenas à polpa digital; na multípara e, sobretudo, quando há antecedentes de lacerações cervicais, é, desde cedo, franqueável por um ou dois dedos; no pré-parto, o orifício externo dilata-se mais e costuma mostrar-se entreaberto na multípara.

O canal cervical é obliterado por secreção mucosa espessada – tampão mucoso –, dito de proteção ao ovo (Figura 5.19). A eliminação dele, nas proximidades do parto, à medida que o colo se encurta, constitui o sinal de tão grande importância clínica.

O encurtamento do colo também é prenúncio do parto, acentuando-se até o completo apagamento, fenômeno observado apenas em primíparas (ver Figura 5.19). O apagamento do colo é uma consequência da remodelação cervical, com quebra e rearranjo do colágeno pelas metaloproteinases da matriz, reação inflamatória mediada por citocinas e prostaglandinas, mas também da ação exercida pelas contrações de Braxton-Hicks do fim da gravidez e dos ligamentos redondos, que empurram a apresentação para o canal do parto (insinuação), exercendo pressão mecânica na cérvice.

Esse apagamento só ocorre em primíparas porque os ligamentos uterossacros que fixam o útero à pelve estão firmes e tensos na primeira gravidez (Figura 5.20).

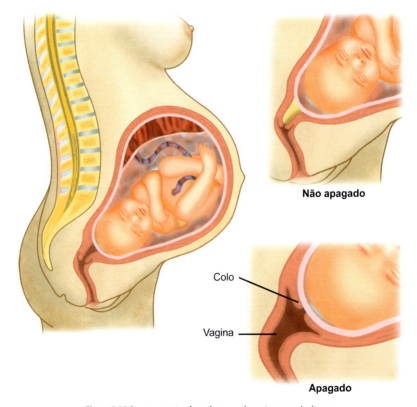

Figura 5.19 Apagamento do colo no pré-parto em primíparas.

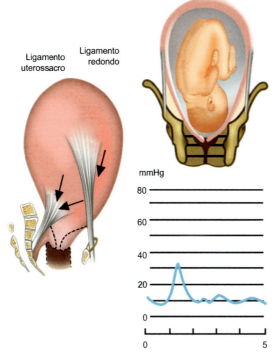

Figura 5.20 Apagamento do colo em primíparas pela ação das contrações de Braxton-Hicks e dos ligamentos redondos que exercem pressão mecânica na apresentação fetal.

Já nas multíparas, dependendo de como foram as gestações anteriores, os ligamentos encontram-se frouxos, de tal modo que as contrações uterinas fracas da gravidez já não pressionam mais a apresentação o suficiente para o apagamento do colo, o que só ocorrerá em pleno trabalho de parto, quando as metrossístoles assumem caráter mais intenso.

Implicações clínicas

As alterações anatômicas e fisiológicas podem causar dificuldades na interpretação de sinais, sintomas e exames investigatórios, tornando a avaliação clínica da mulher grávida inevitavelmente confusa e desafiadora. O conhecimento dessas alterações fisiológicas é importante para todo obstetra, na medida em que desvios patológicos podem não ser identificados até ocorrerem efeitos adversos.

Não menos importante é o conhecimento dessas modificações fisiológicas pelo generalista quando do trato da paciente grávida.

Cardiovasculares

A elevação no volume plasmático é acompanhada pela redução coloidosmótica de 10 a 15%, aumentando a suscetibilidade da grávida a edema de pulmão. Em condições como a pré-eclâmpsia, na qual os vasos pulmonares estão mais permeáveis, exige-se atenção meticulosa à reposição líquida para evitar o edema de pulmão.

Condições cardiovasculares maternas associadas a cianose, hipoxia ou baixo débito cardíaco reduzem a oxigenação do sangue dirigido ao feto, podendo aumentar a incidência de complicações como abortamento, CIR e baixo peso ao nascer.

O débito cardíaco aumenta em 15% no 1º estágio do parto e em 50% no 2º estágio. Imediatamente após o parto há um acréscimo de 60% no débito cardíaco. Por conseguinte, mulheres cardiopatas estão em risco de desenvolverem edema de pulmão preferentemente no 2º estágio do parto e no pós-parto imediato.

Edema periférico, taquicardia leve, distensão das veias jugulares e deslocamento lateral para a esquerda do ápice ventricular são normais na gravidez. Embora o coração esteja fisiologicamente dilatado na gravidez, a fração de ejeção não diminui. O 5º som de Korotkoff está mais bem correlacionado à pressão arterial e deve ser considerado para atestar o nível diastólico em vez do 4º som.

A circulação hemodinâmica da mulher grávida está alterada após 20 semanas da gestação, quando ela assume a posição supina. No decúbito dorsal, o útero aumentado comprime a veia cava inferior, impedindo o retorno venoso ao coração. Ao mesmo tempo, a aorta também está significativamente comprimida, fazendo cair o débito cardíaco, com redução da perfusão uteroplacentária. Em virtude dessa compressão aortocava, a pressão arterial não deve ser aferida com a grávida em decúbito dorsal.

Por apresentar aumento de 30% no volume sanguíneo, a grávida pode perder até 1.500 mℓ de sangue antes de manifestar sinais clínicos de hipovolemia. Na hemorragia obstétrica importante, o mecanismo compensatório envolve desvio de sangue do território uteroplacentário, de tal sorte que a primeira manifestação da perda sanguínea pode ser o sofrimento fetal refletido na frequência cardíaca fetal (FCF) alterada ao monitoramento eletrônico.

A grávida precisa perder 30% do seu volume sanguíneo antes do aparecimento dos sinais de hipovolemia. O aumento da frequência cardíaca é um mecanismo compensatório inicial para a hipovolemia, e uma frequência > 100 bpm deve ser considerada anormal até prova em contrário.

Sanguíneas

Há aumento na produção de hemácias estimulado pela maior secreção de eritropoetina pelos rins. Todavia, o aumento de 18 a 25% das hemácias é desproporcional ao acréscimo de 30 a 50% do volume plasmático, configurando a anemia dilucional fisiológica da gravidez.

Em decorrência disso, anemia só é considerada na gravidez abaixo de 10 g%, e sua ausência significa hemoconcentração, que pode ser prejudicial. Maior liberalidade na interpretação da hematimetria é, portanto, necessária. Concentrações muito altas de hemoglobina no 1º trimestre (maior ou igual a 14,6 g/dℓ) estão associadas ao aumento do risco de natimorto, feto pré-termo e feto pequeno para a idade gestacional (PIG).

As necessidades maternas de ferro aumentam de 5 a 6 mg/dia, estimando-se em 1.000 mg a necessidade total de ferro na gravidez. A anemia resultante da inadequada suplementação de ferro pode estar associada a complicações obstétricas, como aborto tardio e parto pré-termo.

Benefícios da hipervolemia e da anemia fisiológica da gravidez:

- Redução da viscosidade sanguínea: leva à redução da resistência, com melhora da perfusão placentária e diminuição do trabalho cardíaco
- Reserva para a perda sanguínea do processo de parturição: chega até 500 mℓ no parto vaginal e até 1.000 mℓ na cesárea
- Reserva para os casos de hemorragia pós-parto
- Autotransfusão: com o parto, cerca de 500 a 600 mℓ sequestrados na circulação placentária retornam para a circulação materna, o que reduz os efeitos circulatórios adversos da perda sanguínea
- Distribuição do acréscimo do débito cardíaco para placenta, rins e pele do feto.

Contagem de leucócitos de 15 mil/mm^3 é normal na gravidez e pode ser até maior, atingindo 30 mil/mm^3 no parto e no puerpério, sem desvio à esquerda.

A gravidez é considerada um estado protrombótico com aumento de diversos fatores coagulantes, especialmente do fibrinogênio, elevando em 4 vezes o risco de tromboembolismo venoso. Todas essas alterações protrombóticas, associadas à estase venosa e ao comprometimento do retorno venoso agravado pelo útero grávido, tornam a gestante suscetível ao tromboembolismo, uma das principais causas de morte materna. Por isso, é importante o rastreamento na grávida para outros fatores de risco de tromboembolismo, e, quando apropriado, deve-se iniciar a profilaxia com heparina de baixo peso molecular ou meias de compressão, por exemplo.

Urinárias

A partir do 1º trimestre, o sistema coletor urinário dilata, por uma combinação de efeitos da progesterona na musculatura lisa e pela compressão dos ureteres pelo útero na crista ilíaca, resultando na hidronefrose. Esta é mais comum à direita, devido à dextrorrotação uterina. Essa dilatação fisiológica deve ser considerada na interpretação dos estudos radiológicos realizados por suspeita de obstrução do sistema urinário. Tal estase do sistema coletor pela compressão ureteral é a responsável pela elevada incidência de infecção urinária na gravidez, especialmente a pielonefrite. Da mesma maneira, o tônus vesical diminui e a grávida queixa-se da frequência, urgência e incontinência urinárias. Esses sintomas agravam-se no fim da gravidez, com a insinuação da cabeça na pelve materna.

A TFG aumenta de 40 a 50%, elevando a depuração de creatinina em 45% com 9 semanas de gestação. Ao mesmo tempo, é maior a excreção urinária de proteína, complicando o monitoramento das doenças renais na gravidez. Considera-se normal a excreção de, no máximo, 300 mg/dia de proteína. A excreção urinária de glicose também está aumentada pela elevação da TFG e pela menor reabsorção tubular. Portanto, na gravidez, a glicosúria não é sinal de diabetes.

É importante salientar que a fisiologia da grávida não reconhece o sistema renal como prioritário. Em situações de comprometimento hemodinâmico, tais como hemorragia massiva, a perfusão renal é preferencialmente reduzida, com redução do débito urinário e risco elevado de necrose tubular aguda.

Respiratórias

Há edema nas vias respiratórias superiores envolvendo faringe e laringe. Dessa sorte, a intubação na grávida pode ser difícil, e sondas endotraqueais menos calibrosas estão indicadas. Ademais, os vasos sanguíneos no nariz sofrem vasodilatação, causando ingurgitamento capilar. Consequentemente, sangramento nasal, congestão e rinite são comuns.

O aumento no consumo de O_2 na gravidez (30%) e a diminuição da capacidade residual funcional (25%) pela elevação de 4 cm do diafragma traduzem que a grávida tem baixa reserva de O_2 e grande suscetibilidade a tornar-se hipóxica, especialmente em situações de estresse respiratório, como acontece na pneumonia, um cenário grave na gestação, evoluindo rapidamente para a síndrome do desconforto respiratório agudo (SDRA).

Por outro lado, o edema das vias respiratórias coloca a mãe em risco de apresentar dificuldades durante a intubação. Pela baixa reserva de O_2, recomenda-se sua adequada pré-oxigenação quando submetida à anestesia geral.

A hiperventilação materna é causada pela ação da progesterona nos centros respiratórios bulbares, e dispneia é encontrada em 60 a 70% das grávidas normais por volta de 30 semanas, o que pode dificultar o diagnóstico de problemas respiratórios na gestação.

A queda do bicarbonato plasmático diminui a capacidade tampão do sangue, tornando as diabéticas dependentes de insulina mais propensas à cetoacidose.

Digestivas

O peritônio está estirado, o que o deixa dessensibilizado e dificulta o exame abdominal à procura de irritação peritoneal.

Níveis elevados de progesterona contribuem para um retardo no trânsito gastrintestinal, assim como relaxam o esfíncter gastresofágico. A par disso, o aumento do útero gravídico eleva o estômago e desloca para cima a junção gastroesofágica, resultando em incidência de refluxo e pirose na gravidez (50 a 80%).

Essas alterações gastrintestinais podem resultar em risco aumentado de aspiração do conteúdo gástrico, especialmente durante a administração da anestesia geral. A grávida é considerada sempre paciente de estômago cheio para finalidades anestésicas.

Endócrinas

A hipófise anterior aumenta com a hiperplasia das células lactóforas responsáveis pela elevada produção da prolactina. Isso preocupa mulheres com adenoma de hipófise que podem experimentar piora nos campos visuais devido a uma expansão do tumor, comprimindo o quiasma óptico. Microprolactinomas (< 10 mm) não costumam causar transtornos. Por outro lado, macroprolactinomas (> 10 mm) são problemáticos, pois podem causar expansão de 4% em mulheres tratadas e de 15% naquelas não tratadas. Nesse sentido, pacientes com macroprolactinomas são aconselhadas a continuar o tratamento medicamentoso (agonistas da dopamina) durante a gravidez.

A gravidez está associada a um estado de deficiência de iodo devido a um aumento do transporte placentário e da excreção renal. A despeito da maior produção dos hormônios tireoidianos, o aumento da tireoide é discreto e qualquer possibilidade de bócio deve ser investigada. Os níveis de TSH e de T_4 livre acrescidos devem ser interpretados com cautela.

Embora a resistência periférica à insulina esteja elevada na gravidez, há um aumento compensatório na secreção do hormônio. Mulheres com reserva pancreática marginal e as obesas com resistência pré-gestacional à insulina têm risco elevado de desenvolver diabetes melito gestacional. Em virtude da maior resistência à insulina, grávidas com diabetes pré-gestacional necessitam de doses adicionais do hormônio à medida que a gestação avança.

Pontos-chave

- O volume sanguíneo total e o débito cardíaco maternos aumentam em 40 a 50% na gravidez
- Durante a gestação ocorre anemia fisiológica, porque o aumento do volume plasmático é maior do que o de hemácias
- A pressão sanguínea normalmente diminui durante o 2º trimestre da gravidez e retorna aos níveis pré-gravídicos próximo ao termo
- Durante a gravidez, a leucocitose é fisiológica, desde que não associada a desvio à esquerda
- A gravidez é um estado de hipercoagulabilidade e está associada a risco elevado de doença tromboembólica venosa
- A alteração respiratória mais importante é a hiperventilação, em decorrência do aumento do volume-corrente
- O consumo de oxigênio na gravidez aumenta cerca de 15 a 20% para fazer jus ao acréscimo nas necessidades metabólicas
- O hidroureter e a hidronefrose fisiológicos desenvolvem-se durante a gestação, principalmente à direita, determinando estase urinária que predispõe à infecção
- A filtração glomerular renal e o fluxo plasmático renal aumentam acentuadamente durante a gravidez, determinando redução nos níveis sanguíneos de ureia e de creatinina e presença de glicose na urina (glicosúria fisiológica)
- O aumento dos níveis de progesterona ocasiona esvaziamento gástrico mais lento, diminuição da motilidade intestinal, relaxamento do esfíncter esofágico e redução do tônus venoso, fatores que contribuem para pirose, refluxo, dor retroesternal, constipação intestinal, hemorroidas e varizes.

6

Diagnóstico da Gravidez e Cálculo da Idade Gestacional

Diagnóstico clínico, 133
Diagnóstico hormonal, 137
Diagnóstico
   ultrassonográfico, 138

Antonio Braga
Jorge Rezende Filho

Na prática clínica, é muito importante o diagnóstico precoce da gravidez, o que tantas vezes coloca em risco o prestígio do médico. Esse diagnóstico pode ser clínico, hormonal ou ultrassonográfico.

Diagnóstico clínico

Os sintomas da gravidez são classificados em: de presunção, de probabilidade e de certeza.

Sinais de presunção

Quatro semanas

▶ **Amenorreia**

É o sinal mais precoce. Em mulheres jovens, com ciclos menstruais regulares e vida sexual ativa, a ausência da menstruação pressupõe gravidez.

Cinco semanas

▶ **Náuseas**

Durante o 1º trimestre da gestação, mais de 50% das mulheres sofrem de náuseas, geralmente matutinas, tendo como consequência imediata vômitos e anorexia. Outras, ao contrário, apresentam maior apetite, não sendo rara sua perversão (pica ou malácia) ou extravagância alimentar.

▶ **Congestão mamária**

Com 5 semanas, as pacientes relatam que as mamas estão congestas e doloridas. Na 8ª semana, a aréola primária torna-se mais pigmentada e surgem os tubérculos de Montgomery; em torno de 16 semanas, é produzida secreção amarela (colostro), que pode ser obtida por expressão mamária correta. Além disso, o aumento da circulação venosa é comum – rede de Haller. Em torno da 20ª semana, surge a aréola secundária, que aumenta a pigmentação em volta do mamilo.

Seis semanas

▶ Polaciúria

No 2º e no 3º mês de gestação, o útero, com maior volume e em anteflexão acentuada, comprime a bexiga, levando à micção frequente, com emissão de quantidade reduzida de urina. No 2º trimestre, tal sintomatologia cessa, retornando nas duas últimas semanas, ao insinuar a apresentação fetal.

Sinais de probabilidade

Seis semanas

▶ Amenorreia

Após 10 a 14 dias de atraso menstrual, considera-se provável sinal de amenorreia, o que nem sempre indica gravidez, pois esse sintoma também ocorre em diversas circunstâncias fisiológicas e patológicas. O aleitamento e a menopausa determinam amenorreia; contudo, muitas mulheres concebem durante o aleitamento ao se intercalar o ciclo ovulatório. Há pacientes que gestam sucessivamente, ano após ano, sem ter restabelecido o ciclo menstrual. A fecundação após alguns meses de amenorreia climatérica é difícil, embora não seja impossível.

Entre as amenorreias patológicas, destacam-se as de origem emocional e as vigentes durante o uso dos anovulatórios.

Embora seja mais escassa, a perda sanguínea cíclica semelhante à menstruação não exclui gravidez, pois isso pode ocorrer nos primeiros meses (hemorragia de implantação ovular).

▶ Aumento do volume uterino

O toque combinado infere as alterações que a gravidez imprime ao útero (Figura 6.1 A). Fora da gestação, o órgão é intrapélvico, localizado abaixo do estreito superior; na gravidez, expande-se; com 6 semanas, apresenta volume de tangerina; com 10 semanas, de uma laranja; e com 12 semanas, o tamanho da cabeça fetal a termo, sendo palpável logo acima da sínfise púbica.

Oito semanas

▶ Alteração da consistência uterina

O útero vazio é firme; na gravidez, com 8 semanas, adquire consistência cística, elástico-pastosa, principalmente no istmo (sinal de Hegar) (Figura 6.1 C e D). Por vezes, o amolecimento intenso dessa região faz parecer que o corpo está separado do colo.

▶ Alteração do formato uterino

Inicialmente, o útero cresce de modo assimétrico, desenvolvendo-se mais acentuadamente na zona de implantação. A sensação tátil é de abaulamento e amolecimento no local, sendo possível notar, eventualmente, sulco separando as duas regiões (sinal de Piskacek) (Figura 6.1 B). Na ausência de gravidez, em geral, os fundos de saco estão vazios; a partir de 8 semanas, quando a matriz de piriforme assume o formato globoso, o dedo que examina os encontra ocupados pelo corpo uterino (sinal de Nobile-Budin) (ver Figura 6.1 B). Há percepção dos batimentos do pulso vaginal nos fundos de saco (sinal de Osiander) devido à hipertrofia do sistema vascular.

O procedimento do toque é completado pelo exame especular, que poderá precedê-lo de acordo com a rotina estabelecida. Ao entreabrir a vulva, destaca-se a coloração violácea da sua mucosa (vestíbulo e meato uretral), denominada sinal de Jacquemier ou de Chadwick; a mesma tonalidade da mucosa vaginal constitui o sinal de Kluge.

Dezesseis semanas

▶ Aumento do volume abdominal

Conforme já mencionado, o útero torna-se palpável com 12 semanas, e nota-se o aumento do volume abdominal progressivo em torno de 16 semanas.

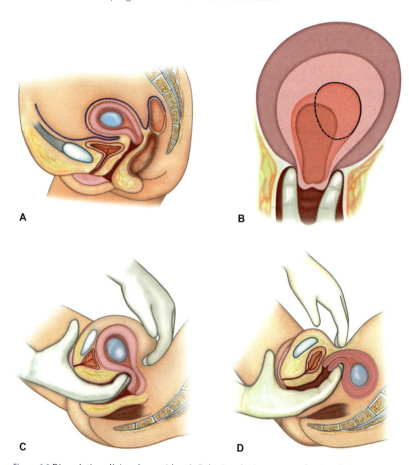

Figura 6.1 Diagnóstico clínico da gravidez. **A.** Relações do útero com a bexiga. **B.** Formato assimétrico do útero, conforme o local da nidificação (sinal de Piskacek). Com o desenvolvimento subsequente, a matriz se torna globosa, o que é revelado por meio de toque combinado e palpação profunda dos fundos de saco laterais (sinal de Nobile-Budin). **C** e **D.** Amolecimento do istmo: o toque combinado o evidencia (sinal de Hegar).

135

Sinais de certeza

São dados pela existência do concepto, anunciada pelos batimentos cardiofetais (BCF) e pela sua movimentação ativa; a ultrassonografia é capaz de rastreá-los com 7 a 8 semanas.

Catorze semanas

▶ **Sinal de Puzos**

Trata-se do rechaço fetal intrauterino, que se obtém ao impulsionar o feto com os dedos dispostos no fundo de saco anterior. Dessa maneira, ocorre impressão de rechaço quando o concepto se afasta e quando ele retorna (Figura 6.2).

Dezoito semanas

▶ **Percepção e palpação dos movimentos ativos do feto**

Inicialmente discretos, tornam-se vigorosos com o evoluir da gestação.

▶ **Palpação dos segmentos fetais**

Nesse período, o volume do feto é maior, e começa-se a palpar cabeça e membros.

Vinte semanas

▶ **Auscultação**

Trata-se da identificação dos BCF, o mais fidedigno dos sinais de gravidez. Sua comprovação, com o estetoscópio de Pinard, atualmente é obtida com sonar-Doppler.

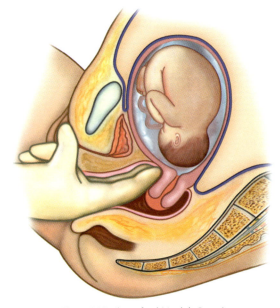

Figura 6.2 Rechaço fetal (sinal de Puzos).

Diagnóstico hormonal

Constitui, atualmente, o melhor parâmetro para o diagnóstico de gravidez incipiente, em função de sua precocidade e exatidão.

Apoia-se na produção de gonadotrofina coriônica humana (hCG) pelo ovo. Uma semana após a fertilização, o trofoblasto, implantado no endométrio, começa a produzir hCG em quantidades crescentes, que podem ser encontradas no plasma ou na urina maternos.

Há basicamente três tipos de testes para a identificação de hCG: imunológico, radioimunológico (RIA) e enzima-imunoensaio (ELISA).

Testes imunológicos

A hCG é uma proteína e, como tal, induz à formação de anticorpos (antissoro) em outros animais (p. ex., coelho). O antissoro é utilizado para identificar hormônios na urina a ser examinada, embora seja necessário tornar visível a reação; isso é possível, basicamente, com hemácias ou partículas de látex.

É necessário observar se a urina está bastante concentrada, a fim de melhorar a sensibilidade dos testes.

Prova de inibição da aglutinação do látex. Denominada teste de lâmina, é de leitura rápida, com duração de poucos minutos. Apresenta dois inconvenientes: a imagem do resultado pode ser discutível e a sensibilidade é menor (1.500 a 3.500 UI/ℓ).

Prova de inibição da hemaglutinação. Chamada teste de tubo, oferece leituras em 2 horas, raramente de interpretação duvidosa, e com mais sensibilidade (750 a 1.000 UI/ℓ). Recentemente, foi lançada uma variante, na qual o antissoro (e não as hemácias) tem a hCG ligada, o que inverte a imagem dos resultados. Denomina-se hemaglutinação passiva reversa, utiliza dois anticorpos monoclonais (camundongo) e oferece sensibilidade desde o nível de 75 UI/ℓ.

Na prática, para que o exame seja realizado, aconselha-se que o atraso menstrual ultrapasse 10 a 14 dias. Assim, a prova de inibição da hemaglutinação oferece sensibilidade de 97 a 99%. Com a nova modalidade, afirma-se que o mesmo pode ser obtido com 1 a 3 dias de amenorreia. Medicamentos psicotrópicos, proteinúria e mulheres no climatério (reação cruzada com o hormônio luteinizante [LH], neste caso, em teor bem mais elevado) podem determinar resultados falso-positivos; os falso-negativos ocorrem em urinas de baixa densidade (grandes volumes nicteméricos, acima de 2 ℓ), na primeira ou na segunda semana do atraso menstrual e, ocasionalmente, durante o segundo trimestre, quando é mais baixo o limite inferior dos níveis de hCG.

Testes radioimunológicos

Testes radioimunológicos consistem na dosagem de hCG por método radioimunológico (RIA), com base na competição do hormônio em questão com traçador adequado (o próprio hormônio marcado com radioiodo), conforme a quantidade fixa de antissoro.

A dificuldade nesse procedimento é a reação cruzada com LH hipofisário, que é corrigida ao se fazer a dosagem da subunidade beta da hCG, mais específica e, atualmente, a única de uso corrente. A dosagem de β-hCG tem sensibilidade de 5 mUI/mℓ. Os resultados são obtidos em aproximadamente 4 horas, o que torna possível aos laboratórios especializados o fornecimento de duas séries por dia.

Teste ELISA

O enzima-imunoensaio (ELISA) apresenta a mesma base teórica do RIA; contudo, substitui o hormônio marcado com radioiodo por enzima, capaz de atuar sobre um substrato incolor e originar produto colorido. A intensidade da cor obtida é proporcional à quantidade de hormônio. Sua principal vantagem é o maior tempo de vida útil, pois não contém radioisótopos (de atividade limitada). Para dosar a β-hCG, sua sensibilidade é de 25 mUI/mℓ.

Sangue *versus* urina

Com a urina (teste de farmácia), espera-se diagnóstico positivo pelo menos 1 dia antes da amenorreia; com o sangue, pelo menos 7. A dosagem de hCG na urina é apenas qualitativa. Aconselha-se que o teste de farmácia seja realizado utilizando-se a primeira urina da manhã.

Quer na urina, quer no sangue, são consignados resultados incorretos. São causas de resultados falso-negativos: gravidez incipiente, urina diluída e níveis anormalmente elevados de hCG, que são interpretados nos exames como resultado negativo (efeito hook). São causas de resultados falso-positivos: infecção urinária, suplementação com biotina, uso de maconha e reação cruzada com hCG utilizado nos ciclos de reprodução assistida com hormônios hipofisários (sobretudo em mulheres na perimenopausa e níveis elevados de hormônio foliculoestimulante [FSH]). Vale ainda registrar que níveis verdadeiros de hCG podem ser encontrados em: mulheres após abortamento subclínico (gravidez bioquímica); gestações anômalas, como gravidez ectópica; doença trofoblástica gestacional; ou ainda em alguns tumores de células germinativas (como o coriocarcinoma ovariano).

Diagnóstico ultrassonográfico

Com 4 a 5 semanas, na parte superior do útero, começa a aparecer formação arredondada, anelar, de contornos nítidos, que corresponde à estrutura ovular, denominada, em ultrassonografia, saco gestacional (SG) (Figura 6.3). A partir de 5 semanas, é possível visualizar a vesícula vitelina (VV) e, com 6 semanas, o eco embrionário e a sua pulsação cardíaca (BCF) (Figura 6.4).

Em torno de 10 a 12 semanas, nota-se espessamento no SG, que representa a placenta em desenvolvimento e seu local de implantação no útero. Com 12 semanas, a placenta pode ser facilmente identificada e apresenta estrutura definida com 16 semanas.

A Tabela 6.1 mostra marcos importantes ocorridos à ultrassonografia transvaginal no 1º trimestre.

Tabela 6.1 Marcos importantes à ultrassonografia transvaginal no 1º trimestre.

Marcos	Época (semanas)
Saco gestacional	4
Vesícula vitelina	5 a 6
Eco fetal com BCF	6 a 7
Cabeça fetal	11 a 12
Placenta	12

BCF, batimento cardiofetal.

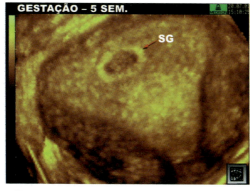

Figura 6.3 Gestação de 5 semanas. *SG*, saco gestacional.

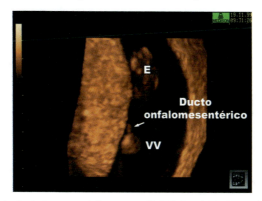

Figura 6.4 Gestação de 8 semanas (ultrassonografia 3D). *E*, embrião; *VV*, vesícula vitelina.

Pontos-chave

- O diagnóstico da gravidez pode ser clínico, hormonal e ultrassonográfico
- O diagnóstico clínico apresenta sinais de presunção, de probabilidade e de certeza
- São sinais de presunção: amenorreia (4 semanas), náuseas (5 semanas), mamas congestas e doloridas (5 semanas), aréola primária e tubérculos de Montgomery (8 semanas), colostro (16 semanas), rede de Haller (16 semanas) e aréola secundária (20 semanas)
- Os principais sinais de probabilidade são: amenorreia (10 a 14 dias de atraso), aumento do volume uterino ao toque (6 semanas), amolecimento do istmo uterino (sinal de Hegar) (8 semanas), útero globoso (sinal de Nobile-Budin) (8 semanas), pulso vaginal (sinal de Osiander) (8 semanas) e vestíbulo azulado (sinal de Jacquemier) (8 semanas)
- Os sinais de certeza são aqueles decorrentes do concepto: rechaço fetal intrauterino (sinal de Puzos) (14 semanas), percepção e palpação de movimentos ativos do feto (18 semanas) e ausculta clínica (20 semanas)
- O diagnóstico hormonal é feito pela detecção da hCG na urina (testes imunológicos) ou no sangue (testes RIA, ELISA)
- Os testes RIA e ELISA dosam a β-hCG, não apresentando reação cruzada com o LH
- Os testes hormonais modernos que dosam a β-hCG no sangue são capazes de diagnosticar a gravidez 1 a 3 dias antes do atraso menstrual
- Atualmente, a ultrassonografia transvaginal é obrigatória no 1º trimestre da gravidez
- Os marcos importantes da ultrassonografia transvaginal no 1º trimestre da gravidez são: saco gestacional (4 semanas), vesícula vitelina (5 a 6 semanas), eco fetal com BCF (6 a 7 semanas), cabeça fetal (11 a 12 semanas) e placenta (12 semanas).

7

Propedêutica da Gravidez

Joffre Amim Junior
Jorge Rezende Filho

Anamnese e exame físico, 140
Exames complementares, 147

Anamnese e exame físico

Os princípios gerais da anamnese e do exame físico na gravidez são os mesmos da semiologia médica, embora, sob o prisma obstétrico, deva-se ter especial atenção a inúmeras particularidades próprias da gravidez.

Identificação

Idade. Embora o início da fertilidade possa ocorrer já aos 10 anos, a gravidez tem as melhores condições, do ponto de vista biológico, a partir de 18 a 20 anos. O período ideal de desempenho dura cerca de uma década, até os 30 anos, quando os riscos para a mãe e para a criança começam a crescer. Como regra geral, as mulheres com mais de 35 anos não deveriam conceber, em vista do tão expressivo índice de malformações do concepto e de distocias.

Cor. Deve ser considerada, pois o vício pélvico é mais comum em mulheres de etnia africana, assim como a incidência de pré-eclâmpsia.

Profissão. As intoxicações profissionais, de ação lenta, comprometem a evolução gravídica. É o que ocorre com as produzidas por álcool, chumbo, fósforo, nicotina etc. Importa conhecer a profissão da gestante, principalmente quando ela é predisposta a abortamento, para orientá-la quanto à conveniência de abster-se de esforço físico.

Estado civil. A influência dessa condição é notória, pois abundam estatísticas demonstrando maior morbidade e mortalidade materna e fetal entre as solteiras.

Nacionalidade e domicílio. Trata-se de dados importantes, mesmo se considerado apenas o território nacional, pois, de acordo com a procedência da paciente, virá orientação no sentido de rastrear a possibilidade de enfermidades capazes de influir consideravelmente na gestação (como doença de Chagas, esquistossomose, malária, Zika).

Anamnese geral

Antecedentes familiares. É fundamental indagar sobre a existência de estados mórbidos nos ascendentes e colaterais (p. ex., diabetes, pré-eclâmpsia). Os comemorativos do parceiro não devem ser omitidos, bem como a possível ocorrência de malformações em ambas as famílias.

Antecedentes pessoais. Vale indagar a paciente sobre seu desenvolvimento nos primeiros anos de vida, o início da deambulação e suas condições de nutrição na infância. Com base nessas informações é possível inferir a existência ou não de deficiências alimentares que tenham participado no desenvolvimento ou produzido raquitismo, de influência perniciosa sobre o esqueleto, especialmente na constituição da pelve.

Deve-se indagar sobre a instalação da puberdade, tomando-se conhecimento da data de aparecimento da menarca e das características dos ciclos menstruais sucessivos, que orientam o obstetra sobre possíveis deficiências endócrinas e fatores de hipodesenvolvimento genital.

Devem ser pesquisados também os antecedentes pessoais patológicos relacionados com as enfermidades anteriores (poliomielite, doenças ósseas, cardiopatias, nefropatias e pneumopatias), as operações às quais a gestante tenha se submetido (principalmente sobre o sistema genital: miomectomias, fístulas genitais, perineoplastias), as medicações de uso regular e as alergias medicamentosas.

Os hábitos de vida da gestante também devem ser questionados durante a anamnese inicial, como a prática de atividade física, devendo-se quantificar sua frequência e intensidade, a ingesta alimentar, a prática de tabagismo, etilismo ou uso de drogas ilícitas (maconha, opioides), pois são fatores que podem influenciar o desfecho obstétrico.

Anamnese obstétrica

Devem-se investigar os antecedentes obstétricos e os comemorativos da gravidez vigente.

Antecedentes obstétricos

Gesta e para. Primigrávida ou primigesta é a mulher que concebe pela primeira vez, e primípara é a parturiente do primeiro concepto ou na iminência de fazê-lo.

O termo multigesta ou multigrávida aplica-se a quem gestou muitas vezes, independentemente da duração da gravidez. São empregados os termos secundi-, terci- ou quartigesta, e, quando se deseja fugir da imprecisão, antepõe-se o algarismo romano correspondente ao sufixo -gesta, em abreviação (II-gesta, III-gesta etc.); se o desfecho da gravidez foi parto prematuro ou a termo, usa-se a terminação -para e os mesmos prefixos (II-para, III-para etc.), e essas pacientes são multíparas. É paucípara a que deu à luz poucas vezes (até três) (American College of Obstetricians and Gynecologists [ACOG]).

Nulípara é a mulher que jamais deu à luz, e nuligesta a que nunca esteve grávida. Grávida, -gesta e -para, como sufixos, referem-se às gravidezes e aos partos havidos, e não aos conceptos. Exemplificando: após a primeira parturição, gemelar, a paciente continua I-gesta e I-para; se houve dois abortamentos e está em curso a terceira gestação, trata-se de uma paciente III-gesta, 0-para.

Paridade. Os perigos para a mãe e para o concepto, na gravidez e no parto, são maiores nas primíparas e naquelas que pariram mais de 4 vezes.

Intervalo interpartal. Os riscos reprodutivos estão reduzidos quando o intervalo entre os partos é de, no mínimo, 2 anos.

Evolução dos ciclos gravídico-puerperais anteriores. Serão coletados informes sobre gestações, partos e puerpérios anteriores, e sobre a ocorrência de abortamentos, toxemia e condições de aleitamento.

Informações da gravidez vigente

Com relação à gravidez vigente, a paciente deve ser indagada sobre data da última menstruação, sinais subjetivos e objetivos, alterações dos diversos órgãos e sistemas, e especialmente sobre a época em que foram percebidos os movimentos ativos do feto e a ocasião em que se deu a chamada queda do ventre, fatores úteis para determinar a idade da gravidez e a proximidade do parto.

Exame físico obstétrico

Na semiótica geral devem ser examinados o coração, os pulmões, as mamas, o abdome e as extremidades. Em mulheres nunca antes examinadas, esta é uma oportunidade para se identificar qualquer alteração. O tocólogo, com quem a paciente passará a ter um vínculo maior, fará a inspeção obstétrica propriamente dita, a palpação, a ausculta e o toque.

Cabe ressaltar a importância da avaliação do peso e da estatura da paciente.

A atitude e a marcha são estudadas no Capítulo 5, dedicado às modificações do organismo materno.

Inspeção

Cabeça. Junto aos limites do couro cabeludo ocorre a formação de lanugem, bastante evidente, em consequência da intensificação da nutrição dos folículos pilosos, reflexo do metabolismo próprio da grávida, e principalmente das influências hormonais, o que constitui o sinal de Halban. Em muitas gestantes nota-se uma pigmentação difusa ou circunscrita, mais nítida nas áreas muito expostas à luz (fronte, nariz e região zigomática), de tonalidade escura, que mancha a pele, denominada cloasma ou máscara gravídica. Essa alteração da deposição do pigmento é abrandada ao se poupar a pele da insolação. A hiperpigmentação da gestante parece ser consequência da hiperfunção do lobo anterior da hipófise, por intermédio de suas células basófilas, que, secretando hormônio melanotrófico, exageram a pigmentação, com preferência pelas regiões onde, na vida embrionária, foi feita a oclusão da cavidade abdominal.

Pescoço. Em função da hipertrofia da tireoide, o pescoço apresenta circunferência aumentada, mais evidenciável por volta do 5º ou 6º mês.

Glândula mamária. A inspeção mostra mamas com volume aumentado, em consequência da hipertrofia e das modificações que gradativamente ocorrem para prepará-las à amamentação. A partir da 16ª semana aparece secreção de colostro, percebida pela expressão da base na direção dos canais galactóforos (nessa pesquisa deve-se proceder corretamente, evitando-se apenas comprimir a região justamamilar, o que, além de infrutífero, magoaria a paciente). A aréola primitiva, mais escura do que fora da gestação, apresenta, ao redor, a aréola secundária, menos pigmentada, de limites imprecisos, chamada também aréola gravídica (sinal de Hunter).

A melhor circulação que acompanha o desenvolvimento das mamas deixa perceber uma trama de vasos venosos na pele: é a rede de Haller. Durante a gestação, aparecem na aréola primitiva os tubérculos de Montgomery, em número de 12 a 15, que tendem a regredir no puerpério e são de duas naturezas: glândulas mamárias acessórias, ou sebáceas, hipertrofiadas.

Abdome. Globoso ou ovoide, o abdome exibe as resultantes da distensão de sua parede pelo útero gravídico em crescimento. A cicatriz umbilical, antes como depressão, torna-se plana e, por vezes, até saliente. Nas primigestas, a musculatura da parede, que conserva sua capacidade de contenção, mantém o útero em boa posição. Porém, nas multíparas, a tonicidade da aponeurose e das fibras musculares fica comprometida e geralmente é estabelecida a diástase dos retos anteriores, o que condiciona o ventre em pêndulo, causa habitual de vícios de apresentação e de distocia devido à falta de coincidência entre os eixos do útero, do feto e da bacia. Principalmente nas mulheres de pele mais escura, evidencia-se a hiperpigmentação da linha alva (*linea nigra*).

Na gestante, a inspeção também mostra o aparecimento de estrias ou víbices, produzidas pela sobredistensão do retículo de fibras elásticas. Ao fim do ciclo gravídico-puerperal elas esmaecem, mas, na maioria das vezes, persistem. Distinguem-se dois tipos: recentes, da gravidez atual, de cor violácea, com fundo azulado; e antigas, brancas ou nacaradas, de aspecto perláceo.

Membros inferiores. Com alguma frequência, esses membros exibem dilatação circunscrita de vasos sanguíneos, exagerados pela influência da gestação, ou mesmo varizes aumentadas. No fim da gravidez, não raro, observa-se edema.

Sistema genital externo. A pigmentação da pele mostra-se mais carregada, formando-se uma aréola escura em torno do ânus.

A influência hormonal da gestação e, mais adiante, o fator mecânico modificam a mucosa, que se mostra hiperpigmentada, tumefeita e com uma coloração modificada. De rosada torna-se cianosada, violácea ou azulada. Essas alterações são percebidas muito precocemente no vestíbulo e nas proximidades do meato urinário e intensificam-se à medida que progride a gravidez, sendo conhecidas como sinal de Jacquemier pelos europeus, e como sinal de Chadwick entre os norte-americanos.

Palpação

O palpar obstétrico faz-se do útero e do seu conteúdo. A altura uterina é estimada tendo-se o cuidado de reconhecer a resistência óssea do púbis e de delimitar, sem comprimir, o fundo do útero, com a borda cubital da mão. A fita métrica mede o arco uterino, o que possibilita calcular a idade da gravidez e acompanhar o crescimento fetal, assim como suspeitar de gemelidade e do excesso de líquido amniótico (LA), chamado polidrâmnio.

Consistência uterina. A palpação reconhece a consistência elástico-pastoso-cística, característica do amolecimento da parede uterina da gestante e, em função da quantidade de líquido amniótico, a sua maior ou menor tensão. Pode-se aquilatar por ela a existência de polidrâmnio. Percebem-se, durante a gestação, as contrações de Braxton-Hicks e, no decurso da dilatação e da expulsão, metrossístoles regulares, que traduzem a atividade uterina do trabalho de parto.

Regularidade da superfície uterina. Pela palpação pode-se reconhecer a superfície lisa e regular da parede do útero grávido normal ou a presença de nódulos e saliências, sugestivos de tumores miomatosos. Deve-se estar atento para não confundir o achado com o que se nota ao palpar as pequenas partes fetais (pés, mãos, cotovelos e joelhos), em contato íntimo com a parede do órgão gestatório, principalmente se ela estiver adelgaçada.

Conteúdo uterino. Observado por meio do método palpatório, visa ao reconhecimento do feto, de sua apresentação e posição.

Para sistematizar a técnica da palpação, são consideradas as suas diversas fases (manobras de Leopold-Zweifel):

Primeiro tempo. Delimita-se o fundo do útero (Figura 7.1) com ambas as mãos deprimindo a parede abdominal com as bordas cubitais, tomando contato, tanto quanto possível, com

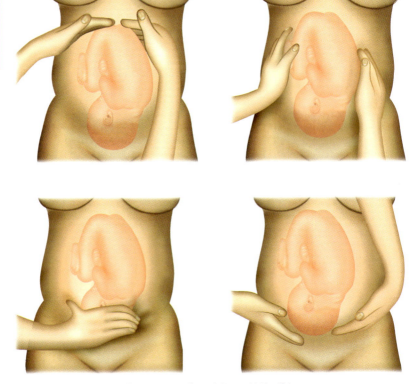

Figura 7.1 Manobras de Leopold-Zweifel.

as suas faces posterior e anterior. As mãos dispõem-se encurvadas, procurando reconhecer, com a face palmar, o contorno do fundo do útero e a parte fetal que o ocupa. Na maioria dos casos, sente-se aí o polo pélvico, mais volumoso que a cabeça, esferoide, de superfície irregular e resistente mas redutível, que deixa perceber, às vezes, as cristas ilíacas como duas proeminências. No caso de aí estar o polo cefálico, verifica-se um corpo de superfície regular, resistente e irredutível, com duas regiões características, o occipital e a fronte. Se houver quantidade suficiente de líquido, deve-se anotar o rechaço. Uma das mãos imprime súbito impulso ao polo fetal, que, deslocado, desaparece, ao que se chama rechaço simples; quando ele volta à situação primitiva e é percebido pela palpação, trata-se do rechaço duplo. Com as duas mãos também é possível verificar esse rechaço, jogando o polo de uma contra a outra. O rechaço é muito mais nítido com a cabeça do que com as nádegas, posto que sua forma, consistência e mobilidade, relativamente à coluna, lhe conferem tal qualidade.

Segundo tempo. Procura-se deslizar as mãos a partir do fundo uterino em direção ao polo inferior do órgão, buscando-se sentir o dorso fetal e as pequenas partes ou membros, de um ou outro lado do útero. A região dorsal do feto apresenta-se como uma superfície resistente e contínua, plana no sentido longitudinal e convexa no transversal. É mais facilmente percebida nas variedades anteriores.

Quando o dorso se orienta para trás, são mais bem percebidas as pequenas partes fetais que tomam contato mais direto com a parede anterior; se elas estiverem à esquerda, ficará aquele à direita e vice-versa.

Terceiro tempo. Conhecida mais particularmente por manobra de Leopold ou Pawlick, visa à exploração da mobilidade do polo que se apresenta em relação com o estreito superior. Seria um dos tempos da técnica sistematizada por Leopold, e nela procura-se apreender o polo entre o polegar e o médio da mão direita, imprimindo-lhe movimentos de lateralidade que indicam o grau de penetração da apresentação na bacia. Quando ela está alta e móvel, esse polo balança de um lado para outro.

Quarto tempo. Deve-se explorar a escava em último lugar. Aí o polo cefálico é frequentemente encontrado e apresenta, ao palpar, caracteres mais nítidos. O examinador volta suas costas para a cabeça da paciente e coloca as mãos sobre as fossas ilíacas, seguindo em direção ao hipogástrio, paralelas à arcada crural, afastadas uma da outra cerca de 10 cm. Com as extremidades dos dedos, procura penetrar na pelve. Abarcando o polo que aí se apresenta, verifica, pelas suas características, se é o cefálico ou o pélvico: aquele é menor, liso, consistente, irredutível; e este, maior, irregular, amolecido e deprimível. Trata-se, respectivamente, de apresentação cefálica ou pélvica. Na córmica (situação transversa), a escava está vazia.

A entrada dos dedos exploradores na bacia depende do grau de insinuação do polo apresentado. Quando móvel, os dedos quase se tocam pelas extremidades e descem por igual. Cogitando-se de cabeça encaixada, e à conta da flexão cefálica, os dedos, em correspondência com o occipital, mergulham mais profundamente que os postos em relação com a fronte. Sente-se, então, com consistência dura, a saliência da fronte, que ascende.

Na apresentação pélvica, mesmo insinuada, os dedos de um lado e de outro penetram igualmente. Nas situações transversas, a cabeça fetal estará locada em uma fossa ilíaca, e o polo pélvico, na oposta, o dorso disposto em sentido transverso ou oblíquo.

Ausculta

O que se pretende ouvir são os batimentos cardiofetais (BCF), que informam, durante a gestação, se o concepto está vivo ou morto, podendo-se inferir pouco de suas condições de higidez, a não ser por meio do monitoramento dos batimentos, técnica descrita mais adiante.

No parto, a vitalidade fetal pode ser razoavelmente entrevista pela ausculta, embora o registro cardiotocográfico o faça mais facilmente e com apurada fidelidade.

▶ Ausculta clínica

Os BCF geralmente são percebidos em torno de 20 semanas de gravidez.

A ausculta clínica pode ser imediata ou direta, aplicando-se o ouvido sobre a parede abdominal da paciente, e mediata ou indireta, usando-se o estetoscópio. O mais indicado em obstetrícia é do tipo Pinard de alumínio ou de madeira, composto de três partes: auricular, coletora e condutora do som.

Está hoje em segundo plano, substituída pela auscultação mediante o sonar Doppler, que pode ser empregado a partir de 10 a 12 semanas de gestação e que faculta a audiência e a identificação do pulso do cordão umbilical ou de qualquer outro grande vaso fetal.

Deve-se prestar atenção à possibilidade de confusão com os batimentos maternos, motivo pelo qual se preconiza, sempre, contar as pulsações da paciente para se ter convicção de que são percebidos ruídos fetais genuínos, mediante a comparação das frequências.

Os batimentos fetais nunca são isócronos com o pulso materno. Sua frequência oscila entre 110 e 160 bpm, com 140 de média. O número de bulhas cardíacas, no adulto, é duplo em relação ao dos batimentos arteriais, ou seja, cada batimento esfígmico traduz uma revolução cardíaca com duas bulhas (sistólica e diastólica). No feto, entretanto, ouve-se uma só em cada revolução.

Os batimentos são mais facilmente audíveis no chamado foco máximo de auscultação, ponto que varia com a apresentação, como será visto adiante. Cumpre notar que a audibilidade é função da vizinhança do ponto de produção sonora, isto é, o coração fetal, e corresponde, aproximadamente, à altura da quarta vértebra dorsal (Figura 7.2).

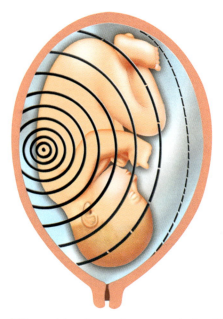

Figura 7.2 Foco máximo de ausculta na apresentação cefálica.

Diagnóstico de apresentação pela ausculta. No termo da gravidez ou próximo dele, em virtude de estar a área cardíaca mais perto do polo cefálico, o foco máximo de escuta terá locação diferente conforme a apresentação.

Na apresentação cefálica, esse foco encontra-se nos quadrantes inferiores do abdome materno, à esquerda ou à direita, conforme a posição.

Ressalva há de ser feita no que se refere à descida e à rotação da cabeça fetal no evoluir do trabalho de parto: o foco de escuta gradativamente desloca-se para baixo e em direção à linha mediana.

Na apresentação pélvica, encontra-se nos quadrantes superiores do abdome, à esquerda ou à direita. Na apresentação córmica, está na linha média, junto à cicatriz umbilical.

Escuta na gravidez gemelar. Notam-se dois focos, cada um pertencendo a um feto distinto. Não são sincrônicos e apresentam características diferentes, principalmente no que concerne à frequência, que diverge em 8 ou 10 bpm. Não se deve confundir o BCF com o achado comum do foco propagado. Aqui, fazendo deslizar o estetoscópio de um ponto a outro, em momento algum o examinador deixa de ouvir; na gravidez gemelar, há zona de silêncio entre os dois focos. Algumas vezes, onde se deveria encontrar a zona de silêncio, são identificados batimentos com ritmo de 4 tempos, característico da existência de dois fetos na cavidade uterina.

Ausência de batimentos e morte fetal. É sempre conveniente aguardar, para comprovação, nova oportunidade em dia imediato ou outra ocasião. Entretanto, não se devem dispensar o sonar Doppler e a ultrassonografia, decisivos na definição diagnóstica.

Toque

Entre os obstetras está generalizada a prática do toque vaginal, reduzido ao mínimo de vezes necessário e com os cuidados indispensáveis.

Pode ser unidigital, bidigital (mais comum) ou manual (excepcional), este realizado quando a apresentação estiver muito alta e, em geral, já na mesa operatória, com a paciente anestesiada.

É de boa técnica fazer o toque vaginal na paciente com a bexiga e o reto esvaziados, com as mãos rigorosamente lavadas e revestidas de luvas esterilizadas, estando a paciente em posição litotômica ou ginecológica, entreabrindo-se a vulva com os dedos de uma das mãos, obedecidos os preceitos de assepsia e de antissepsia.

Durante a gestação, o toque combinado possibilita definir o volume uterino quando o órgão ainda não se encontra acessível à palpação abdominal, o que é útil, portanto, ao diagnóstico da gravidez (Figura 7.3).

Próximo ao parto, o toque viabiliza a avaliação das condições do colo, das relações entre a apresentação e a bacia (insinuação, proporcionalidade) e das características do trajeto ósseo.

No decurso do trabalho, é indispensável para diagnosticar-lhe o início, acompanhar a dilatação cervical, a progressão fetal e precisar o tipo de apresentação, de posição e suas variedades.

Exames complementares

Dosagens hormonais

Afora a dosagem da gonadotrofina coriônica humana (hCG), a investigação hormonal em obstetrícia perdeu sua importância.

Gonadotrofina coriônica humana

Para designá-la, são usadas siglas internacionalmente padronizadas. Em inglês, o h minúsculo (*human*) seria usado para distinguir-se de H (*hormone*). Quanto a outros hormônios gonadotróficos (hormônio luteinizante [LH] e hormônio foliculestimulante [FSH]), considera-se implícita a condição humana.

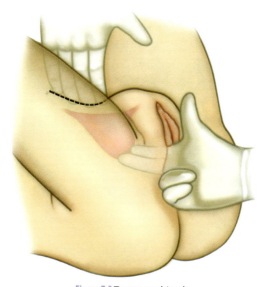

Figura 7.3 Toque combinado.

A sigla hCG aplica-se a um conjunto de cinco variantes moleculares de glicopeptídios biologicamente ativos. Todas envolvem as cadeias alfa (α) ou beta (β). Cada uma das duas é sintetizada com uma sequência de aminoácidos invariável. As cadeias glicídicas podem variar, e as cinco moléculas têm diferentes efeitos. Duas são hormônios produzidos pela placenta (células do sinciciotrofoblasto) ou pela hipófise (células gonadotrópicas): a hCG intacta e a hCG sulfatada. Uma terceira variante – a hCG hiperglicada (hCG-H) – é molécula autócrina produzida por células do citotrofoblasto, de efeitos locais fisiológicos, mas pode estar associada a células neoplásicas. Na placenta, a hCG-H dirige neoplasias no sentido da malignidade. A hCG-H também está relacionada com tumores de células germinativas do sexo masculino. As duas outras moléculas – β-hCG e hCG hiperglicada – são também autócrinas, produzidas pela maior parte dos tumores malignos avançados, e necessárias ao crescimento, à invasão e à natureza maligna desses tumores.

À parte o grande interesse atual dessas moléculas em oncologia, sobretudo das três últimas, promotoras de neoplasias, o interesse deste texto é estudar a hCG como hormônio da gravidez.

A molécula da hCG intacta tem as duas cadeias glicopeptídicas interligadas por ligação não covalente. A subunidade β da hCG (β-hCG) possibilita uma dosagem que especificamente mede a hCG na presença do LH.

A concentração de hCG é máxima em torno de 10 semanas de amenorreia. Costuma ser de 50.000 mUI/mℓ (na média) e denomina-se fenômeno apical. No restante da gestação, as taxas basais estão entre 10.000 e 40.000 mUI/mℓ (Tabela 7.1).

Tabela 7.1 Níveis médios das dosagens hormonais plasmáticas (RIA) durante a gravidez.

Período	β-hCG (mUI/mℓ)	Progesterona (ng/mℓ)	Estriol (ng/mℓ)	hPL (μg/mℓ)
3ª semana	100 a 500	5 a 10	–	–
4ª semana	500 a 1.000	10 a 20	–	–
5ª semana	1.000 a 3.000	20 a 30	–	–
6ª/8º semana	3.000 a 5.000	30 a 40	–	–
2º/3º mês	50.000 a 100.000	40 a 80	10 a 50	2 a 3
2º trimestre	5.000 a 10.000	80 a 120	50 a 150	3 a 6
3º trimestre	5.000 a 10.000	120 a 200	150 a 400	6 a 9

Aplicações clínicas

As dosagens hormonais rotineiras, como já referido, deixaram de ser de interesse em obstetrícia, exceto as de hCG, com importantes finalidades:

- Diagnóstico da gravidez (ver Capítulo 6)
- Diagnóstico pré-natal: rastreamento de aneuploidias (ver Capítulo 63)
- Diagnóstico e seguimento da gravidez ectópica (ver Capítulo 20)
- Diagnóstico e seguimento da doença trofoblástica gestacional (ver Capítulo 21).

Ultrassonografia

Os termos ultrassonografia, ultrassom, sonar, ecografia e ecoscopia são indistintamente usados como sinônimos. O termo sonar deriva de *sound navigation and ranging*, evidenciando-se sua origem naval: foi o ultrassom empregado para localizar submarinos na 1ª Grande Guerra (1914-1918).

Donald, MacVicar e Brown, em 1958, foram os primeiros a usar o ultrassom na investigação de massas abdominais (útero grávido, tumores pélvicos, ascite).

Natureza do ultrassom

Ao contrário dos raios X, que fazem parte do espectro eletromagnético e determinam profundos efeitos biológicos por produzirem radiações ionizantes, o ultrassom emite ondas sonoras de elevada frequência, habitualmente com cerca de 2 a 2,5 MHz, muito acima do limite audível pelo ser humano.

Embora o ultrassom possa ser usado com fins destrutivos em cirurgia e na indústria, o sonar diagnóstico envolve energia muito baixa e frequências muito altas, cujos efeitos ominosos não foram observados em trabalhos histológicos, funcionais e em pesquisas embriológicas.

O som comum irradia-se em todas as direções a partir da fonte geradora, e, em consequência, a localização dos ecos provenientes das superfícies que o refletem é imprecisa. A alta frequência característica do ultrassom é necessária para fornecer um feixe de ondas estreito, altamente direcional, de modo a se obter boa resolução ecográfica. A distância de uma superfície refletora à fonte emissora é proporcional ao tempo gasto para o retorno do eco resultante, o que possibilita a localização dessa superfície.

As ondas ultrassônicas, de muito pequeno comprimento, são emitidas por cristal piezoelétrico (transdutor) que fica em contato com a pele do abdome do paciente.

Quando a onda ultrassônica atravessa o limite entre tecidos diferentes (interface), ocorre reflexão parcial dessa onda. O restante passa para a interface seguinte, na qual o mesmo fenômeno ocorre. As ondas ultrassônicas refletidas (ecos) são captadas pelo próprio transdutor emitente, que converte os sinais acústicos em elétricos, visualizados em osciloscópio.

Ecos fortes são obtidos quando o feixe ultrassônico incide perpendicularmente à interface ou quando as impedâncias acústicas dos tecidos (produto da densidade pela velocidade de propagação ao ultrassom) que compõem a interface são muito diferentes.

É o que acontece, por exemplo, com os intestinos, constituídos por tecido sólido e gás, estruturas com diferenças acústicas tão elevadas que quase todo o ultrassom emitido é refletido. Diz-se, por conseguinte, que os intestinos são impenetráveis ao ultrassom.

O transdutor também recebe sinais fracos de interfaces que não estejam perpendiculares ao feixe ultrassônico; porém, para simplificar a interpretação do ecograma, na obsoleta ultrassonografia biestável, tais sinais eram eliminados. Hoje, contudo, esses ecos fracos são aproveitados pela técnica *gray scale*, pela qual os ecos ultrassônicos, de acordo com as suas intensidades, são transformados em várias gradações de cinza, em vez do preto e branco da ultrassonografia biestável, o que facilita em muito a visualização de certas estruturas não previamente observadas, vale dizer, aumentando a resolução da imagem ecográfica.

Tipos de ultrassonografia

O sinal ecográfico pode ser manejado de várias maneiras, e a cada uma delas corresponde a uma técnica ultrassonográfica diferente: unidimensional (*A-scan*), bidimensional (*B-scan*), *M-mode* (*movement mode*) e dinâmica (*real time*).

Na ultrassonografia unidimensional (*A-scan*), os ecos são mostrados como deflexões em uma base de tempo horizontal (Figura 7.4). O intervalo entre qualquer dessas duas deflexões representa o tempo gasto pelo ultrassom para atravessar o tecido situado entre as interfaces. Se for conhecida a velocidade do ultrassom nesse tecido, será possível determinar com exatidão as distâncias entre as superfícies refletoras.

Na ultrassonografia bidimensional (*B-scan*), os ecos de cada intervalo aparecem como pontos brilhantes no osciloscópio. Inversamente ao sucedido com os raios X, em que toda a área do corpo dentro do campo de irradiação e a totalidade de sua profundidade aparecem na chapa radiológica, na ultrassonografia só uma porção do abdome, subjacente ao transdutor, é insonada a cada instante (ver Figura 7.4).

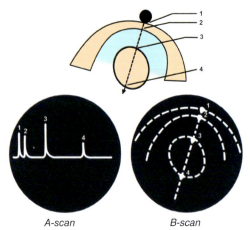

A-scan   B-scan

Figura 7.4 Representação esquemática que mostra como aparecem as interfaces (1 a 4) em ambos os sistemas ultrassônicos (*A* e *B-scan*). (Adaptada de Donald I, Brown TG. Demonstration of tissue interfaces within the body by ultrasonic echo sounding. Br J Radiol. 1961;34:539-46.)

Pelo método *M-mode* (*movement mode*), pode-se captar o movimento de uma estrutura em escala de tempo, desenhando-se no osciloscópio padrões que representam, por exemplo, os BCF (Figura 7.5) ou os movimentos respiratórios do concepto.

Na técnica dinâmica (*real time*), por meio de transdutor que se move rapidamente (setorial), ou de vários, estimulados em uma sequência ordenada (linear), podem-se captar as estruturas em movimento. O procedimento é hoje universal em obstetrícia e substitui a antiga técnica estática, obsoleta.

▸ Ultrassonografia 3D/4D

A ultrassonografia em três ou quatro dimensões (3D/4D) tem o seu lugar assegurado no campo da imagenologia, tal o seu desenvolvimento nos últimos anos. Já existem aparelhos 4D que fornecem mais de 20 volumes/s, o que corresponde ao exame quase em tempo real.

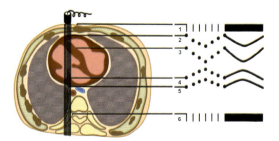

Figura 7.5 *M-mode*. Representação ecográfica dos movimentos cardíacos. O transdutor está colocado à direita do esterno, entre duas costelas. O feixe ultrassônico atravessa as estruturas subjacentes que fornecem os ecos representados à direita: (1) complexo sonda-parede anterior do tórax; (2) parede anterior do coração (face externa); (3) parede anterior do coração (face interna); (4) parede posterior do coração (face interna); (5) parede posterior do coração (face externa) e (6) parede posterior do tórax. A posição dos ecos 1 e 6 praticamente não varia com o tempo, e a dos ecos 2 a 5 depende do movimento das paredes cardíacas.

A ultrassonografia 3D/4D usa sondas abdominais e vaginais. Após selecionada a área de interesse, é acionado o transdutor, que em cerca de 4 segundos varre o local, sendo as estruturas insonadas armazenadas em computador. Em um primeiro passo, o aparelho exibe três planos ortogonais entre si da área insonada, que constituem a ultrassonografia multiplanar. Após a obtenção das imagens multiplanares, o tratamento tridimensional pode ser de dois tipos: reconstrução de superfície ou modo de transparência.

Na reconstrução de superfície, a área do concepto a ser reconstruída é delimitada nas imagens multiplanares, e, ao eliminar-se os ecos fracos pelo sistema cartesiano e acionar-se o sistema tridimensional e ato contínuo, forma-se a imagem 3D da estrutura fetal: face, orelha, mão, pé etc.

Na ultrassonografia 3D de transparência, costuma-se usar o modo máximo que realça os ecos fortes fetais, vale dizer, suas estruturas ósseas. A técnica é excepcional para o estudo da coluna vertebral fetal.

A ultrassonografia 3D/4D tem hoje as suas indicações alargadas na obstetrícia, em quase todos os seus campos (Figura 7.6).

Aplicações clínicas

Os numerosos préstimos da ultrassonografia em obstetrícia na prática clínica estão sinalados ao longo de toda a obra, em especial no Capítulo 61.

Doppler

Sonar Doppler

O sonar Doppler identifica os batimentos do coração fetal, ou de qualquer grande vaso, a partir de 10 a 12 semanas de gravidez. O sonar usa o Doppler contínuo quando o transdutor de onda emprega dois cristais piezoelétricos – um emite a onda sonora e o outro capta a onda refletida. A diferença de frequência refletida é o somatório das frequências de todos os vasos da área estudada, o que impede qualquer amostra específica de um único vaso.

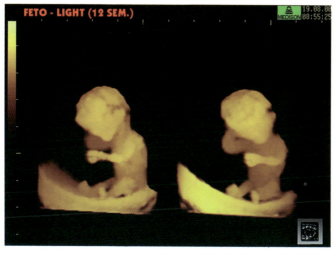

Figura 7.6 Embriofetoscopia virtual – modo superfície *light*. Gestação normal de 12 semanas.

Dopplerfluxometria

Os erros na medida absoluta do volume do fluxo sanguíneo com o Doppler conduziram a outra técnica de informação: a análise da forma da onda da velocidade do fluxo (Dopplervelocimetria).

O procedimento é de onda pulsátil e faz uso de um único cristal piezoelétrico para emitir e captar as ondas sonoras. A detecção da diferença de frequência (ΔF), gerada pelas hemácias em movimento, pode ser obtida no interior de qualquer área do vaso estudado – volume de amostra – gerada eletronicamente ao longo do feixe sonoro pulsátil. O volume da amostra pode ser colocado no local desejável no interior do vaso visto à ultrassonografia bidimensional (duplex).

A velocidade da forma da onda do fluxo sinaliza a frequência máxima da envolvente obtida por meio do ciclo cardíaco, que exibe um pico sistólico e outro diastólico (Figura 7.7).

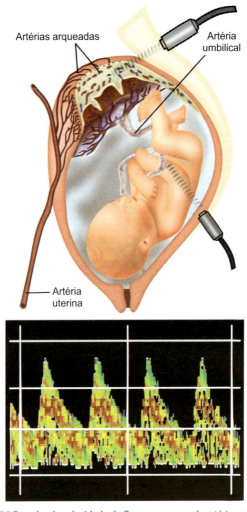

Figura 7.7 Doppler da velocidade do fluxo no sangue da artéria umbilical.

A razão entre esses picos independe do ângulo de insonação. A velocidade do fluxo na diástole reflete a resistência do vaso, ou seja, quanto mais elevada a velocidade do fluxo, menor a resistência periférica.

As investigações têm dado foco, particularmente, à mensuração das velocidades do fluxo das artérias uterinas (circulação uteroplacentária), da artéria umbilical (circulação fetoplacentária), das artérias cerebrais e do Doppler venoso (veia cava inferior, ducto venoso, veia umbilical).

A alteração na velocidade do fluxo na artéria umbilical reflete, com extrema acuidade, a resistência da placenta (arteríolas do sistema viloso terminal). O procedimento fluxométrico é o melhor método para avaliar a vitalidade no crescimento intrauterino restrito (CIR) placentário (ver Capítulos 25 e 62).

A medida não invasiva do fluxo de sangue na circulação uteroplacentária (artéria uterina) tem aplicação ampla nas gestações complicadas por CIR e na predição da pré-eclâmpsia (ver Capítulo 22).

Doppler colorido

Também denominado Doppler de fluxo colorido ou Doppler de mapeamento colorido, esse procedimento exibe os fluxos sanguíneos nas cores vermelho e azul, nos seus diversos matizes, conforme a direção do movimento do sangue ao se aproximar ou se afastar do transdutor (Figura 7.8). Muito útil na ecocardiografia fetal, o Doppler colorido certamente traz subsídios na ultrassonografia obstétrica toda vez que é importante caracterizar e localizar o fluxo sanguíneo (cordão, placenta, circulação renal e cerebral fetais, doença trofoblástica gestacional, tumores fetais etc.).

Cardiotocografia

A cardiotocografia (CTG) é o registro contínuo da frequência cardíaca fetal (FCF) instantânea (cardiotacometria) e da contratilidade uterina.

No monitoramento externo, tanto o transdutor para o registro das contrações uterinas e dos movimentos fetais (MF) como o que capta a FCF são colocados no ventre materno (monitoramento abdominal, indireto ou não invasivo). A FCF é obtida por métodos eletrocardiográficos (monitoramento interno) ou ultrassônicos (monitoramento externo).

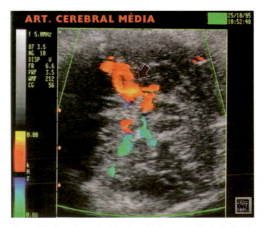

Figura 7.8 Doppler colorido da artéria cerebral média fetal.

O procedimento externo é o de eleição, na gravidez e no parto, por não ser invasivo, embora tenha como principal inconveniente fornecer traçados menos fidedignos.

Sonar Doppler pulsátil

É o procedimento mais empregado para captação da FCF por via abdominal.

O registro da FCF por meio da ultrassonografia é estável desde que a paciente e o feto não estejam em movimentação excessiva, problema a ser reduzido com o uso de um transdutor com múltiplos cristais cobrindo grandes áreas do abdome materno (multidirecional ou *broad beam*). Infelizmente ocorrem mais artefatos na linha de base (*jitter*), que, no entanto, são quase completamente resolvidos pela última geração de cardiotocógrafos: por meio do uso de microprocessadores, eles possibilitam a análise do sinal pela autocorrelação. Além disso, empregam como transdutor um sonar Doppler pulsátil direcional que elimina a ambiguidade entre os movimentos de aproximação e de afastamento das estruturas cardíacas, presente no Doppler contínuo, convencional.

Tocodinamometria

No monitoramento externo, o transdutor (essencialmente um *strain gauge*) é colocado diretamente sobre o abdome materno, na região do fundo uterino (Figura 7.9). Em realidade, não mede variações de pressão quando da contração uterina ou de movimentos fetais. Consequentemente, a intensidade da metrossístole e o tônus uterino não podem ser valorados. A frequência e duração das contrações encontram, no sistema, representação precisa. No monitoramento interno, o cateter ou balão para o registro das contrações também é transcervical.

Eletrocardiografia interna

O implante do eletrodo no conceito facilita a obtenção da sua eletrocardiografia (ECG). O contato elétrico entre o eletrodo e o cloreto de sódio do sangue circulante é quase perfeito, conseguindo-se sinal de grande intensidade (500 microvolts). Na cardiotacometria, o que se pretende é o registro contínuo da FCF instantânea, batida por batida, sendo indispensável o uso de computador – tacômetro –, que, automaticamente, ao receber os sinais correspondentes aos batimentos fetais (onda R do ECG), inscreve o ritmo do coração.

No procedimento *per vaginam*, o eletrodo em espiral é aplicado na apresentação fetal, exigindo-se dilatação cervical mínima de 1 cm e ruptura prévia das membranas. A técnica não tem mais uso na prática clínica.

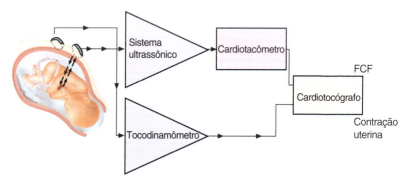

Figura 7.9 Sistema de monitoramento externo por meio da ultrassonografia com Doppler. *FCF*, frequência cardíaca fetal.

Cardiotocografia computadorizada

Atualmente a análise computadorizada da CTG é feita com o sistema 8002 da Sonicaid e apenas durante o período anteparto. Todos os parâmetros são obtidos sem a interpretação subjetiva do examinador, assim como o laudo, também computadorizado (ver Capítulo 62).

Ecocardiografia fetal

A ecocardiografia fetal, o estudo anatômico e funcional do coração fetal, divide-se em nível I e nível II. A ecocardiografia fetal de nível I tem como objetivo o reconhecimento da normalidade cardíaca e o rastreamento básico das cardiopatias por meio da obtenção de três cortes básicos do coração fetal durante a realização da ultrassonografia morfológica. A ecocardiografia fetal de nível II, ou seja, a ecocardiografia fetal propriamente dita, consiste em exame especializado que usa todas as modalidades de ultrassom e todos os planos de cortes existentes para a análise cardíaca. Deve ser realizada por cardiologista treinado em ecocardiografia pediátrica e fetal, e tem como objetivo definir a anatomia por meio de imagens bidimensionais de alta resolução, como a análise hemodinâmica e funcional pelo *M-mode*, Doppler pulsátil, contínuo e mapeamento de fluxo em cores 3D e 4D.

A ecocardiografia fetal de nível II pode ser realizada a partir de 18 semanas, sendo a 28ª semana o período ideal em termos de resolução de imagem. No caso de gestantes de risco muito alto, é possível realizar a ecocardiografia fetal precoce transvaginal, entre 12 e 16 semanas de gestação. Dentro dessas indicações, destacam-se: translucência nucal aumentada, filho anterior com cardiopatia, diabetes pré-gestacional e pais com cardiopatia congênita.

Planos de corte

- Posição de quatro câmaras: serve para analisar as quatro cavidades cardíacas: átrios direito e esquerdo, ventrículos direito e esquerdo. Estas devem ter dimensões e espessura proporcionais (Figura 7.10)
- Posição de saída da aorta ou eixo longo: útil para analisar a aorta emergindo do ventrículo esquerdo. Para facilitar a memorização, essa posição pode ser associada a um pé de bailarina, em que a sapatilha representa o ventrículo esquerdo, e o tornozelo, a aorta (Figura 7.11)
- Posição de saída da artéria pulmonar ou eixo curto: é possível comparar essa posição a uma margarida, cujo miolo representaria a aorta em corte transversal, que é o centro do corte, e a artéria pulmonar é mostrada ao lado, vista longitudinalmente (Figura 7.12). Uma variação comum desse corte ocorre pela báscula discreta do transdutor, obtendo-se a artéria pulmonar emergindo do ventrículo direito em 90°.

Biopsia de vilo corial

A biopsia de vilo corial (BVC) envolve a coleta de material do cório frondoso, sob controle sonográfico, por via transcervical ou transabdominal. Só utilizamos a via transabdominal (Figura 7.13).

Preconizada por autores dinamarqueses, vem sendo a técnica preferida nos grandes centros mundiais, substituindo a via cervical. Aqui é empregada uma agulha de raquianestesia com mandril, calibre 19 ou 20G e comprimento 3½-6 polegadas, inserida paralelamente ao maior eixo da placenta, e adaptada a uma seringa de 10 a 20 mℓ. Sob pressão negativa, movimenta-se a agulha, sempre no maior eixo da placenta, de modo a obter amostras de mais de uma área. Mantendo-se a pressão negativa, retira-se o conjunto (agulha e seringa) e analisa-se a qualidade da amostra. Raramente a via abdominal deixa de ser usada em virtude de dificuldade de acesso. Como artifício, nos casos de inserção dorsal da placenta,

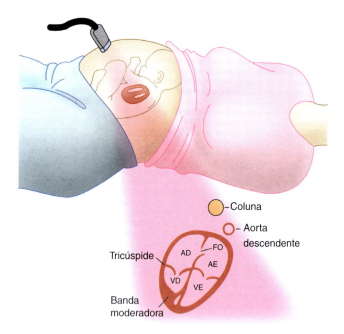

Figura 7.10 Ecocardiografia fetal – exame de quatro câmaras. *AD*, átrio direito; *AE*, átrio esquerdo; *FO*, foramen ovale; *VD*, ventrículo direito; *VE*, ventrículo esquerdo.

Corte longitudinal – Eixo maior

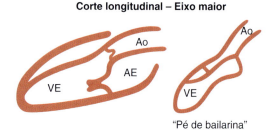

Figura 7.11 Posição de saída da aorta (Ao). *AE*, átrio esquerdo; *VE*, ventrículo esquerdo.

Corte transversal – Eixo menor

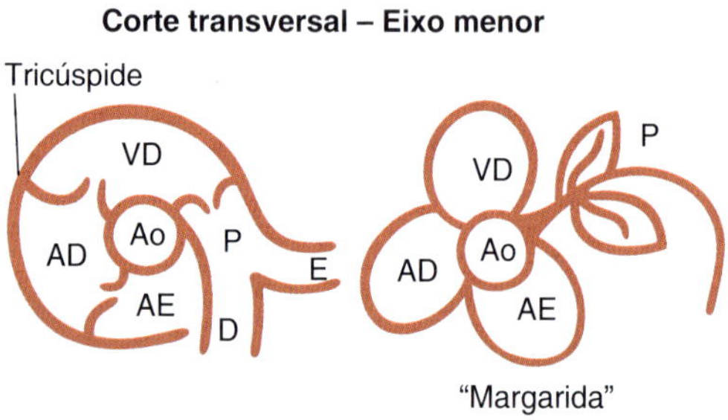

Figura 7.12 Posição de saída da artéria pulmonar (P). *AD*, átrio direito; *AE*, átrio esquerdo; *Ao*, aorta; *D*, artéria pulmonar direita; *E*, artéria pulmonar esquerda; *VD*, ventrículo direito.

procede-se ao exame após o esvaziamento da bexiga, o que obriga o útero a se anteriorizar, o que expõe a sua parede oposta, a posterior.

Na maioria dos casos, o citotrofoblasto contém complemento cromossômico idêntico ao do feto, que pode servir como fonte de tecido para o diagnóstico pré-natal bioquímico, molecular (DNA) ou citogenético.

A BVC tem sido usada no diagnóstico pré-natal do 1º trimestre e, efetuada entre 10 e 12 semanas de gestação, é uma alternativa segura e aceitável à amniocentese, quando realizada por mãos competentes.

O exame ultrassonográfico prévio é indispensável para precisar a idade da gravidez e indicar o local ideal à punção, isto é, a área que corresponde à maior massa placentária: quando localizada na face ventral do útero, o exame faz-se com a bexiga repleta; nas placentas inseridas dorsalmente, o reservatório vesical deve estar esvaziado. Orientada pelo ultrassom, é a agulha levada até a placenta e conduzida paralelamente à placa corial até penetrar o bolo placentário e aspirar os vilos coriais (ver Figura 7.13).

Defeitos de redução dos membros e oromandibular. O aumento na incidência dessas raras anomalias ocorre quando a BVC é realizada antes de 10 semanas de gestação, o que deve ser evitado. Após 10 semanas, o risco é não apreciável.

A BVC fornece resultados em 24 a 48 horas (método direto) ou em 7 a 10 dias (cultura).

A taxa de perda da gravidez decorrente da BVC transabdominal é de 0,2%.

Problema particular da BVC é o resultado com mosaicismo, presente em 1% dos materiais obtidos. O mosaicismo é a identificação de mais de uma linhagem celular na análise citogenética, o qual indica a necessidade de outro procedimento invasivo (amniocentese ou cordocentese) para confirmar a aneuploidia fetal ou caracterizar situação de mosaico confinado à placenta, quando o concepto é euploide.

Amniocentese

A amniocentese de 2º trimestre para o diagnóstico genético é feita entre 14 e 20 semanas, habitualmente com 16. Sob controle sonográfico, uma agulha epidural calibre 20 a 22G é introduzida na cavidade amniótica, evitando-se a placenta, o cordão umbilical e o feto (Figura 7.14). Para estudo do cariótipo são coletados 20 mℓ de líquido amniótico.

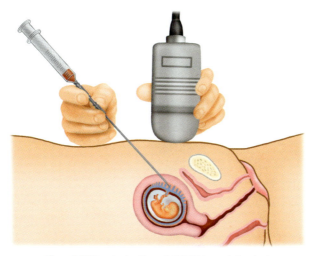

Figura 7.13 Biopsia de vilo corial (BVC) transabdominal.

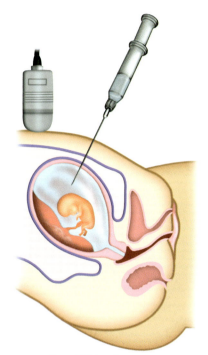

Figura 7.14 Amniocentese.

O local de punção uterina é observado para eventual sangramento, assim como o BCF. Citam-se como complicações do procedimento as punções hemorrágicas, o vazamento de líquido amniótico e a corioamnionite. Se o procedimento for realizado sob controle sonográfico, são raras as lesões fetais causadas por punções, bem como falhas na cultura.

Estatísticas recentes, de centros de excelência, mostram risco de abortamento antes de 24 semanas, na casa de 0,1% para a amniocentese e de 0,2% para a BVC.

Na gestação gemelar, a estimativa de perda da gravidez é de 1 a 2%. Quando realizada no 3º trimestre, a amniocentese não parece estar associada a parto de emergência, porém múltiplas tentativas de inserção e presença de sangue mesclado ao líquido ocorrem com maior frequência.

As complicações da amniocentese são infrequentes e incluem vazamento de líquido amniótico (*leakage*) e pequeno sangramento (*spotting*) vaginal em 1 a 2% dos casos; corioamnionite em menos de 1:1.000 procedimentos; e irritabilidade uterina. Lesões do concepto causadas pela agulha são extremamente raras. Falhas de cultura das células do líquido amniótico ocorrem em 0,1% dos casos.

Em casos de polidrâmnio, nos quais a amniodrenagem esteja indicada (retirada de 1.000 a 2.000 mℓ de LA), os mesmos cuidados são tomados e a agulha é mais grossa, de 18G.

Aplicações clínicas

A amniocentese é realizada na gestação a partir de 16 semanas, nas seguintes ocasiões principais:

- Investigação genética no diagnóstico pré-natal
- Diagnóstico das infecções virais pela técnica de reação da cadeia de polimerase (PCR) no LA

- Avaliação da maturidade pulmonar fetal pela dosagem dos surfactantes fosfolipídios (praticamente em desuso)
- Espectrofotometria do LA e transfusão peritoneal na doença hemolítica perinatal (uso excepcional)
- Dosagem da alfafetoproteína (AFP) no LA nos defeitos do tubo neural (suplantada pela ultrassonografia)
- Esvaziamento do polidrâmnio (amniodrenagem ou amniorredução terapêutica).

O crescente emprego de técnicas não invasivas para rastreamento de aneuploidias no 1º trimestre da gravidez reduziu significativamente o número de amniocenteses genéticas, dificultando o seu aprendizado.

Cordocentese

A amostra de sangue fetal obtida por punção do cordão umbilical, cordocentese, foi inicialmente realizada por meio da fetoscopia, coletada sob visão direta, por punção da artéria ou da veia umbilical.

Daffos, em 1983, tentando evitar a iatrogenia suscitada pela fetoscopia, descreveu uma nova técnica de punção do cordão umbilical, na qual a agulha é introduzida no abdome materno e, como auxílio de monitoramento ultrassonográfico, guiada até a veia umbilical.

A cordocentese, ou a punção do cordão umbilical para coleta de sangue (Figura 7.15), habitualmente feita após 18 a 20 semanas da gestação, tem, entre as suas principais indicações:

- Transfusão intravascular
- Diagnóstico e avaliação terapêutica da trombocitopenia aloimune
- Diagnóstico pré-natal para o estudo do cariótipo fetal.

As indicações da cordocentese no diagnóstico pré-natal mais observadas são aquelas que visam resolver discrepâncias nos resultados do cariótipo (p. ex., mosaicismo).

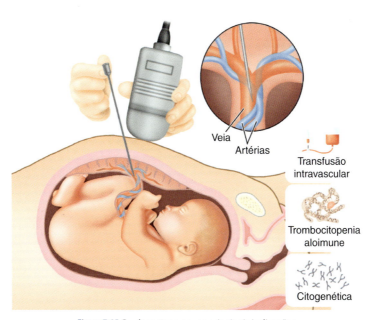

Figura 7.15 Cordocentese e suas principais indicações.

Técnica

Em nosso serviço, tem-se como referência o procedimento adotado no King's College, de Londres.

Realiza-se previamente um exame ultrassonográfico para identificar de maneira precisa o cordão umbilical e sua inserção placentária, de modo que seja possível determinar a melhor via de acesso à punção. Para o monitoramento ultrassonográfico, é preferível usar um aparelho do tipo linear convexo, sendo a punção realizada sob a técnica de mão livre.

Antes de se iniciar o procedimento propriamente dito, faz-se assepsia rigorosa do abdome e bloqueio anestésico local até os planos mais profundos (peritônio visceral).

Para a punção, são empregadas agulhas descartáveis de raquianestesia Becton-Dickinson, de fabricação americana, calibre 20 ou 22 G e 3½-6 polegadas de comprimento.

No caso de placentas de inserção ventral ou lateral, a agulha é introduzida transplacentariamente, até que a sua extremidade atinja a veia umbilical. Quando a placenta for de inserção dorsal, a agulha seguirá a via transamniótica, e a punção deverá ser feita a aproximadamente 1 a 2 cm da inserção do cordão na face fetal da placenta.

Após a colocação precisa da agulha, retira-se o mandril, aspirando-se o sangue fetal puro, em seringa com anticoagulante, ou não, dependendo da finalidade do procedimento.

Após ser retirado sangue suficiente para o exame, média de 2 a 5 mℓ, injeta-se cerca de 1 mℓ de solução salina fisiológica, acompanhando-se sonograficamente o aparecimento do *flash* (turbulência visível) no cordão umbilical. Dessa maneira, é possível confirmar com precisão o vaso umbilical punçado.

Deve-se, ainda, atingir em primeiro lugar a veia umbilical, por ser mais calibrosa e de parede mais delgada quando comparada com a da artéria, o que torna a cordocentese mais fácil tecnicamente; e também porque a punção da via está menos associada à bradicardia fetal e apresenta sangramento mais reduzido no cordão.

Nos casos de oligoidrâmnio que estorve a visualização da inserção funicular nas placentas dorsais, opta-se frequentemente pela punção de alça de cordão, cuja mobilidade estará reduzida, o que facilita o exame. Problema inverso ocorre no polidrâmnio, no qual as alças flutuam livremente na cavidade amniótica, o que exige destreza do examinador quando se faz punção.

A cordocentese não é isenta de complicações. Bradicardia fetal durante ou após o procedimento ocorre em 5 a 10% dos casos. Sangramento no local de punção do cordão umbilical é comum (10 a 40%), porém normalmente cessa em menos de 90 segundos. A taxa de óbito fetal é estimada em 2%.

Fetoscopia

A fetoscopia tem o propósito de visualizar o feto pelo endoscópio, coletar amostras no sangue do cordão umbilical, transfundir sangue por essa via e, eventualmente, fazer biopsia da pele, do fígado ou do músculo fetal.

O principal papel reservado para o procedimento endoscópico é a sua aplicação terapêutica, estando incluída nesse particular a fetoscopia operatória.

Fetoscopia operatória

As indicações são aqui apenas enumeradas, pois serão abordadas nos Capítulos 31 e 64:

- Teratoma sacrococcígeo
- Hérnia diafragmática congênita
- Síndrome da banda amniótica
- Mielomeningocele
- Síndrome da transfusão gêmelo-gemelar (STGG) (Figura 7.16)
- Feto acardíaco – sequência de perfusão arterial reversa do gemelar.

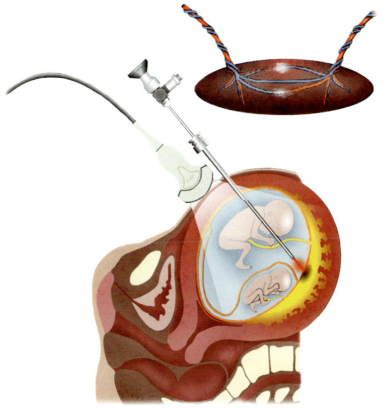

Figura 7.16 Coagulação a *laser* das anastomoses da placa corial na síndrome de transfusão gêmelo-gemelar (STGG).

Ressonância magnética e tomografia computadorizada

É consensual que a ultrassonografia constitui o principal método de imagem em obstetrícia, especialmente agora, que a modalidade 3D/4D passou a ser aplicada. Tratando-se de informações adicionais necessárias para o acompanhamento da paciente, é possível usar as características da ressonância magnética (RM) e da tomografia computadorizada (TC) (ACOG, 2016). Essas duas modalidades propiciam a visualização da anatomia materna e fetal quando a ultrassonografia é insuficiente para o adequado diagnóstico. No entanto, como a exposição à radiação está contraindicada na gravidez, a TC geralmente é reservada à avaliação do quadro de abdome agudo materno.

Na gravidez, a RM sem contraste é mais indicada que a TC por não apresentar riscos biológicos.

Imagem materna

Dor abdominal aguda. O caso clássico que requer a realização de TC é de paciente com dor no lado direito, com suspeita de apendicite. A RM pode ser útil na gravidez abdominal e na trombose nas veias pélvicas.

Hidronefrose. Aplicação promissora da RM; é a avaliação da anatomia materna do sistema urinário. A hidronefrose fisiológica da gravidez é a causa mais comum de dilatação do sistema urinário; contudo, a cólica renal também pode decorrer de litíase. Aqui, a ultrassonografia ainda é o método inicial de rastreamento.

Tumores anexiais. Igualmente, a RM é procedimento secundário quando a ultrassonografia não fornece subsídios adequados.

Placenta. Na placenta prévia, a ultrassonografia é suficiente na maioria dos casos. A RM terá indicação no acretismo placentário com placenta posterior.

Imagem fetal

Estudos iniciais tornaram a RM indicada na gravidez avançada e no oligoidrâmnio, visto que a visualização do feto em outras entidades clínicas era prejudicada pela sua movimentação. Com a RM rápida, esse problema parece estar superado (Figura 7.17). Sua principal indicação é na investigação do sistema nervoso central e diversos tumores.

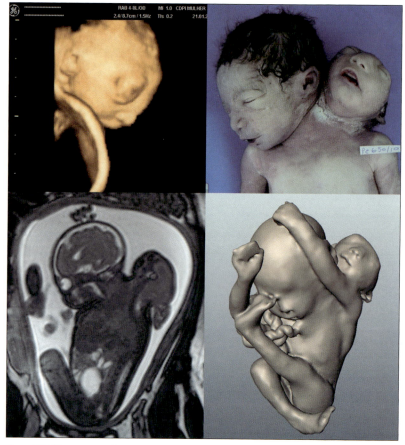

Figura 7.17 Ultrassonografia e ressonância magnética de dicéfalos com 28 semanas. Note a semelhança da reconstrução 3D com a patologia.

Pontos-chave

- A propedêutica da gravidez inclui a anamnese/exame físico e os procedimentos complementares
- A anamnese comporta identificação (idade, etnia, profissão, estado civil, domicílio, nacionalidade), anamnese geral (antecedentes familiares e pessoais) e anamnese obstétrica (antecedentes obstétricos – gesta, para, evolução dos ciclos grávido-puerperais anteriores – e história da gravidez vigente)
- O exame físico obstétrico, além da semiótica geral, inclui inspeção (cabeça, pescoço, glândula mamária, abdome, membros inferiores, sistema genital externo), palpação (manobras de Leopold-Zweifel), ausculta e toque
- Os procedimentos complementares principais estão representados por dosagens hormonais, ultrassonografia, cardiotocografia, amniocentese, biopsia de vilo corial, cordocentese, fetoscopia, ressonância magnética e tomografia computadorizada
- Os procedimentos hormonais restringem-se praticamente à dosagem da gonadotrofina coriônica humana, de grande importância no diagnóstico da gravidez, da gravidez ectópica e no diagnóstico e no seguimento da neoplasia trofoblástica gestacional
- A cardiotocografia é um procedimento de fundamental na avaliação da vitabilidade fetal na gestação e no parto
- A amniocentese é considerada o padrão-ouro no diagnóstico pré-natal quando realizada com 16 semanas de gravidez. A biopsia de vilo corial pode ser usada no diagnóstico pré-natal de 1º trimestre, sempre por via abdominal
- A principal indicação da fetoscopia é a *laser*-coagulação no tratamento da síndrome de transfusão gêmelo-gemelar
- Atualmente, a cordocentese após 18 a 20 semanas de gravidez é indicada na doença hemolítica perinatal, para a transfusão intravascular
- A ultrassonografia revolucionou a propedêutica fetal e o diagnóstico por imagem na gravidez. Como métodos complementares, são usadas a ressonância magnética e a tomografia computadorizada.

8

Estática Fetal

Melania Amorim
Jorge Rezende Filho

Atitude, 164

Situação, 167

Apresentação, 167

Posição, 169

Nomenclatura, 170

Frequência da situação e
da apresentação, 173

Neste capítulo, são analisadas as relações do produto conceptual com a bacia e com o útero. Trata-se do estudo que possibilita o conhecimento da nomenclatura obstétrica, fundamental para o tocólogo cultivado.

Atitude

Durante a gestação

O continente uterino, ao termo da gravidez, mede, na maior de suas dimensões, 30 cm. O feto, com cerca de 50 cm de comprimento, deve adaptar-se a tais condições de espaço, flexionando-se. Dessa maneira, o seu eixo longitudinal (do lambda ao cóccix) fica reduzido a 25 cm.

Denomina-se atitude ou hábito fetal a relação das diversas partes do feto entre si. Graças à flexibilidade da coluna vertebral e à articulação occipitovertebral, o feto se aloja na cavidade uterina em atitude de flexão generalizada, isto é, a coluna vertebral encurvada no seu todo e a cabeça com o mento aproximado da face anterior do tórax, o que dá ao concepto a forma ovoide, o ovoide fetal, que apresenta então dois polos: o cefálico e o pélvico, este maior que aquele (Figura 8.1). Nos membros inferiores, as coxas se fletem sobre a bacia e as pernas, na mesma atitude, sobre as coxas. Nos membros superiores, os braços se locam na face anterior do tórax bem como os antebraços, também fletidos. O conjunto do tronco com os membros denomina-se ovoide córmico.

Na apresentação pélvica, a atitude da cabeça fetal é das mais variáveis: de regra ligeiramente fletida, com o mento próximo ao manúbrio. Pode, no entanto, ficar em atitude indiferente ou em deflexão; pode apresentar-se, ainda, lateralmente inclinada, com ou sem rotação. Essa atitude da cabeça, durante a gravidez, não tem implicações prognósticas para o parto, à vista da correção espontânea que ocorre no decurso do trabalho.

No parto

Ao iniciar-se o trabalho de parto, e principalmente após a amniorrexe, a atitude do feto se modifica. Nessas condições, devido à expansão do segmento inferior e à incorporação da

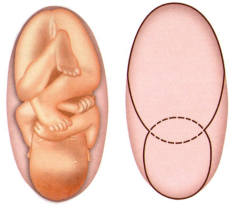

Figura 8.1 Ovoide fetal.

cérvice, que ascende, o útero toma forma diversa daquela anteriormente guardada, passando de globosa a cilindroide, o que obriga o feto a endireitar o tronco, diminuindo sua flexão de maneira a se constituir em um cilindro, o cilindro fetal, formado pela cabeça fletida sobre o tronco, com as pequenas partes a ele mais aconchegadas. O polo cefálico é a parte do feto que merece o estudo mais minucioso, por ser o segmento menos redutível e desempenhar papel da maior importância no processo de adaptação ao trajeto pelviperineal. Enquanto o perímetro occipitofrontal é de 35 cm, o torácico, menor, mede 33 cm, uma peculiaridade que perdura, proporcionalmente, até o início do segundo ano de vida. O perímetro abdominal é ainda mais reduzido, medindo 28 cm.

Cabeça. Entre as duas partes que a compõem – crânio e face –, é a primeira que se reveste de importância obstétrica, devido às pequenas proporções de tamanho da segunda.

O crânio é constituído de dois ossos frontais, dois parietais, dois temporais, um occipital, um esfenoide e um etmoide. Enquanto os ossos da abóbada craniana são separados por tecidos membranosos – suturas e fontanelas –, possibilitando a redução de seu volume durante o parto, os ossos da base compõem bloco indeformável.

As suturas mais importantes são:

- Sutura sagital, entre os parietais
- Sutura metópica, interfrontal ou frontal média
- Sutura coronária, entre os frontais e os parietais
- Sutura lambdoide, entre os parietais e o occipital
- Sutura temporal, entre os parietais e os temporais.

As fontanelas, descritas a seguir, são zonas membranosas nos pontos de convergência de 3 ou 4 ossos e delas partem as suturas:

- Fontanela bregmática (anterior, ou grande fontanela): tem configuração losangular, com os lados formados pelos frontais e parietais, e de cujos vértices saem as suturas sagital, metópica e coronária. Constitui valioso ponto de referência para o diagnóstico de posição, obtido com o toque digital ou manual
- Fontanela lambdoide (posterior ou pequena fontanela): limitada pelo occipital e pelos parietais, apresenta morfologia relativamente triangular, e dos seus vértices saem as suturas sagital e lambdoide
- Fontanelas ptéricas ou ptérios (lateroanteriores): no total são duas (uma de cada lado) e têm como limites o temporal, o frontal, o parietal e o esfenoide
- Fontanelas astéricas ou astérios (lateroposteriores): também são duas e têm como limites o occipital, o temporal e o parietal.

Os ptérios e os astérios são fontanelas que carecem de expressão obstétrica.

A média dos diâmetros e das circunferências cefálicas está apresentada na Tabela 8.1 e na Figura 8.2.

Tronco. Os diâmetros e circunferências do tronco que importam ao obstetra são:
- Diâmetro biacromial: 12 cm
- Circunferência biacromial: 35 cm
- Diâmetro bitrocanteriano: 9,5 cm
- Circunferência bitrocanteriana (variável de acordo com a posição do feto):
  - Pernas estendidas: 27 cm
  - Pernas flexionadas (apresentação pélvica, modo de nádegas): 35 cm.

Nas apresentações occipital ou de vértice, partindo da atitude inicial indiferente ou de rápida flexão, a cabeça se flete gradualmente, substituindo-se diâmetros maiores por outros menores: occipitofrontal (12 cm) pelo suboccipitofrontal (11 cm) e, finalmente, pelo suboccipitobregmático (9,5 cm).

Nas apresentações com deflexão cefálica, esta se acentua, substituindo-se o occipitomentoniano (13 cm) pelo submentobregmático (9,5 cm), diâmetro de insinuação das apresentações de face.

Nas apresentações pélvicas, os diâmetros fetais do cinto pélvico se reduzem por aconchegamento.

Tabela 8.1 Diâmetros e circunferências da cabeça fetal.

	Diâmetro (cm)	Circunferência (cm)
Occipitofrontal	12	34
Occipitomentoniano	13,5	36
Suboccipitobregmático	9,5	32
Suboccipitofrontal	11	33
Submentobregmático ou hiobregmático	9,5	32
Biparietal	9,5	–
Bitemporal	8	–

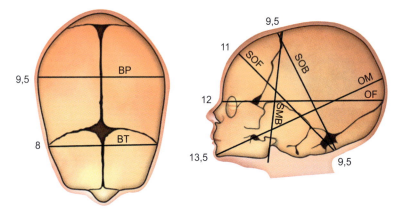

Figura 8.2 Diâmetros principais do crânio fetal. *BP*, biparietal; *BT*, bitemporal; *OF*, occipitofrontal; *OM*, occipitomentoniano; *SMB*, submentobregmático; *SOB*, suboccipitobregmático; *SOF*, suboccipitofrontal.

Situação

Denomina-se situação a relação entre os grandes eixos longitudinais fetal e uterino. Quando ambos se coincidem, a situação é longitudinal; quando perpendiculares, a situação é transversa; e, se cruzados, a situação é oblíqua ou inclinada. A primeira ocorre em 99,5% das vezes, e a última representa fase de transição da situação fetal, que no momento do parto se estabilizará em longitudinal ou transversa.

Apresentação

É a região fetal que se localiza na área do estreito superior, ocupando-a em seu todo, e aí tende a insinuar-se. Durante o parto, é sede de mecanismo bem determinado.

É necessário ter precisão terminológica: encontrando-se no estreito superior segmentos fetais, como pequenas partes e funículo, não há elementos para caracterização de apresentação; constituem apenas procidências.

Em decorrência dos fatores determinantes da acomodação fetal, pode-se observar transformação de uma apresentação por outra, fenômeno chamado de mutação ou versão, que está ligado à rotação axial do feto. Até o 6º mês de gestação a cabeça é encontrada no fundo uterino, e depois, graças a essa rotação axial, o feto, por "cambalhota", orienta o polo cefálico para as porções inferiores do órgão e aí se mantém.

Ao plano circunferencial da apresentação, que se põe em relação com o estreito superior, chama-se plano de contato da apresentação. À situação transversa corresponde sempre a apresentação córmica. Duas apresentações podem ocorrer na situação longitudinal – a do polo cefálico e a do polo pélvico –, e se denominam, respectivamente, apresentação cefálica e apresentação pélvica.

O polo cefálico pode apresentar-se fletido, com o mento próximo à face anterior do tórax ou dele se afastar em graus diversos de extensão.

No primeiro caso, têm-se as apresentações cefálicas fletidas, e no segundo caso, as apresentações cefálicas defletidas: de 1º grau ou bregmáticas, de 2º grau ou de fronte, e na deflexão máxima, as de 3º grau ou apresentação de face (Figura 8.3).

Encontrando-se o polo pélvico no estreito superior, duas apresentações podem ocorrer: a apresentação pélvica completa (pelvipodálica), se as coxas e as pernas estão fletidas, e a apresentação pélvica incompleta (pélvica simples), também chamada modo de nádegas,

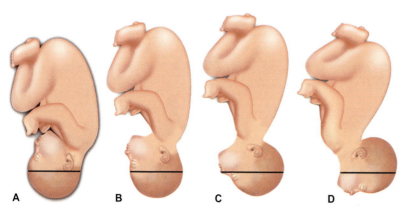

Figura 8.3 Atitude da cabeça fetal na apresentação fletida (A), na de bregma (B), na de fronte (C) e na de face (D).

quando, fletidas as coxas contra a bacia, as pernas se acham estendidas sobre a face anterior do tronco. A equivalência da nomenclatura nas apresentações é a seguinte:

- Pélvica completa → pelvipodálica
- Pélvica incompleta (ou modo de nádegas) → pélvica simples.

Ao descrever as apresentações pélvicas incompletas, alguns autores consideram ainda outras modalidades, tais como o modo de joelhos e o de pés, quando essas regiões ocupam o estreito superior, o que pode ser dispensado, pois o pequeno volume delas não impõe característica especial aos fenômenos mecânicos do ato da parturição. Assim, modalidades acidentais sucedem se um membro inferior fica estendido sobre a face anterior do tronco e o outro fica fletido.

Altura da apresentação

Durante a gravidez a apresentação fica afastada do estreito superior, não tendo relação direta com a bacia. No início do trabalho ou mesmo nos dias que o precedem, essa relação com a pelve materna se manifesta e distinguem-se os seguintes graus evolutivos da altura da apresentação:

- Alta e móvel quando a apresentação não toma contato com o estreito superior
- Ajustada se ocupa a área desse estreito
- Fixa quando, pelo palpar, não se consegue mobilizá-la
- Insinuada quando a maior circunferência da apresentação transpõe a área do estreito superior.

Chama-se, assim, insinuação ou encaixamento a passagem, pelo estreito superior, do maior plano perpendicular à linha da orientação, isto é, passagem do biparietal nas apresentações cefálicas e do bitrocanteriano nas apresentações pélvicas.

A travessia dessa região estreita da bacia se obtém pela redução dimensória sinalada e por movimento de inclinação lateral da apresentação, a que se denomina assinclitismo. A ausência da flexão lateral, mantendo-se a sutura sagital equidistante do sacro e do púbis, condiciona o sinclitismo (Figura 8.4 A).

O assinclitismo posterior (obliquidade de Litzmann) caracteriza-se quando a sutura sagital está próxima do púbis e o parietal posterior é o primeiro a penetrar na escavação (Figura 8.4 B). Diz-se que o assinclitismo é anterior (obliquidade de Nägele), quando a sutura sagital está mais aproximada do sacro e o parietal anterior desce em primeiro lugar (Figura 8.4 C).

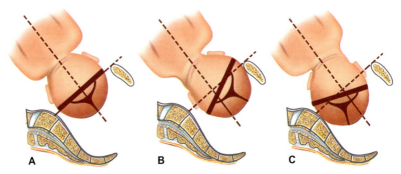

Figura 8.4 Inclinação lateral da cabeça. **A.** Sinclitismo. **B.** Assinclitismo posterior (obliquidade de Litzmann). **C.** Assinclitismo anterior (obliquidade de Nägele).

Para expressar a altura da apresentação, aconselha-se adotar o critério de DeLee: considerar o diâmetro biespinha ciática ou linha interespinhosa como plano de referência "0" (zero). Quando a parte baixa da apresentação estiver a 1 cm acima do plano "0", a altura é expressa como "–1"; 2 cm acima, como "–2" e assim sucessivamente até "–5". Quando a parte mais baixa da apresentação ultrapassar 1 cm o plano "0", sua altura será "+1"; quando 2 cm, "+2", nomeando-se assim até "+5" (Figura 8.5).

Posição

De acordo com a escola alemã, posição é a relação do dorso fetal com o lado direito ou esquerdo materno, dificilmente podendo essa região fetal localizar-se francamente para a frente ou para trás em virtude da lordose lombar materna.

Assim, temos posição esquerda ou 1ª posição quando o dorso fetal se acha voltado para o lado esquerdo materno, e posição direita ou 2ª posição quando o dorso se orienta para o lado direito.

A escola francesa conceitua a posição relacionando não o dorso fetal, mas o ponto de referência da apresentação com o lado esquerdo ou direito materno. As duas definições nem sempre se correspondem: nas apresentações cefálicas fletidas, o dorso e o ponto de referência da apresentação se encontram no mesmo lado, ao passo que, nas defletidas, o dorso está em plano oposto ao ponto de referência fetal. Posições que merecem ser salientadas, embora raras, são as diretas, a occipitossacra e a occipitopúbica, quando no início do trabalho de parto, e, no estreito superior, o occipital se encontra voltado para a frente ou para trás, e a sutura sagital ocupa o diâmetro anteroposterior do estreito superior.

Variedade de posição

Feito o diagnóstico da apresentação e da posição, ele ainda não está completo, sendo necessário acrescentar a variedade de posição, que se define como a relação dos pontos de referência maternos e fetais. São eles:

- Maternos: o púbis, as eminências iliopectíneas, as extremidades do diâmetro transverso máximo, a sinostose sacroilíaca e o sacro (Figura 8.6)

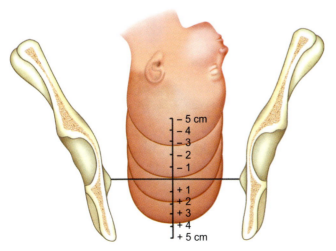

Figura 8.5 Esquema de DeLee para a avaliação da altura da apresentação.

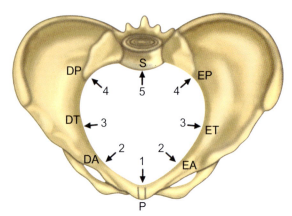

Figura 8.6 Pontos de referência maternos e seus símbolos: *1*, púbis; *2*, eminência iliopectínea; *3*, extremidades do diâmetro transverso; *4*, sinostose sacroilíaca; *5*, sacro.

- Fetais:
    - Lambda, nas apresentações cefálicas fletidas
    - Extremidade anterior do bregma, nas apresentações cefálicas defletidas de 1º grau (bregmáticas)
    - Glabela ou raiz do nariz, nas apresentações de 2º grau (fronte)
    - Mento, nas apresentações de 3º grau (face)
    - Sacro, nas apresentações pélvicas.

Na situação transversa, impropriamente denominada apresentação transversa, a apresentação é córmica. A variedade mais frequente é a de ombro, e o ponto de referência fetal é o acrômio.

Linha de orientação

É importante ter conhecimento da linha de orientação. É a linha fetal que se põe em relação com o diâmetro materno de insinuação e possibilita acompanhar os movimentos da apresentação durante o trabalho de parto.

As linhas de orientação são:

- Sutura sagital, na apresentação cefálica fletida
- Sutura sagital e metópica, na apresentação cefálica defletida de 1º grau
- Sutura metópica, na apresentação cefálica defletida de 2º grau
- Linha facial, isto é, linha mediana que, a partir da raiz do nariz, atinge o mento, na apresentação cefálica defletida do 3º grau
- Sulco interglúteo, na apresentação pélvica.

As situações transversas não têm linha de orientação, pois são impeditivas de expulsão espontânea, a não ser em casos especiais de fetos pequenos ou macerados.

Nomenclatura

Com a nomenclatura obstétrica, designam-se, de maneira exata, a situação, a apresentação, a posição e a variedade de posição, tendo-se perfeito conhecimento da estática fetal (Figuras 8.7 e 8.8).

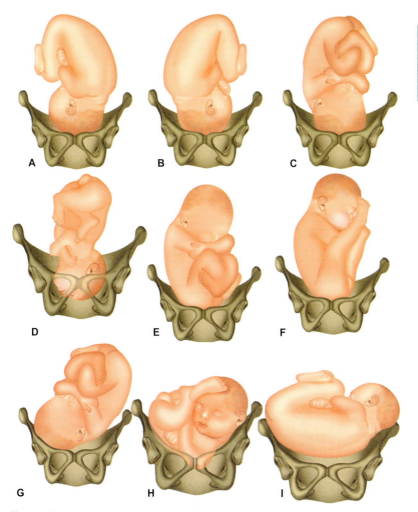

Figura 8.7 Situação, apresentação e posição do feto. **A.** Situação longitudinal, apresentação cefálica, de vértice. Occipitoesquerda anterior (OEA). **B.** Situação longitudinal, apresentação cefálica, de vértice. Occipitodireita anterior (ODA). **C.** Situação longitudinal, apresentação cefálica, de vértice. Occipitodireita posterior (ODP). **D.** Situação longitudinal, apresentação cefálica, de fronte. Nasodireita anterior (NDA). **E.** Situação longitudinal, apresentação pélvica completa (pelvipodálica). Sacrodireita posterior (SDP). **F.** Situação longitudinal, apresentação pélvica incompleta (modo de nádegas). Sacrodireita posterior (SDP). **G.** Situação oblíqua. **H.** Situação transversa, apresentação córmica. Acromioesquerda posterior (AEP). **I.** Situação transversa, apresentação córmica. Acromiodireita anterior (ADA).

Situação longitudinal

Nomeiam-se pelo emprego de duas ou três letras: a primeira, indicativa da apresentação, é símbolo da região que a caracteriza; as demais correspondem ao ponto de referência ao nível do estreito superior. Exemplos: OEA significa que a apresentação é de occipital (O),

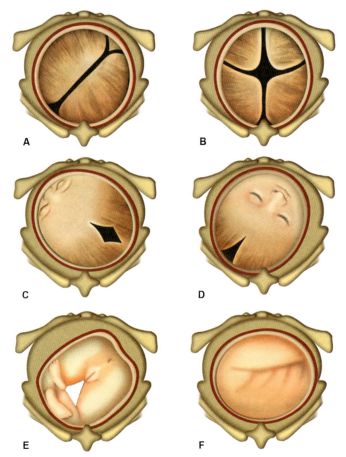

Figura 8.8 Pontos de referência fetais e linhas de orientação (impressão ao toque). **A.** Lambda e sutura sagital. **B.** Extremidade anterior do bregma e sutura sagitometópica. **C.** Glabela e sutura metópica. **D.** Mento e linha facial. **E.** Sacro e sulco interglúteo. **F.** Gradeado costal e acrômio.

e o ponto de referência, o lambda, está em correspondência com o estreito superior, à esquerda (E) e anteriormente (A) (ponto EA da Figura 8.6); MDP significa que a apresentação é de face, e o ponto de referência, o mento (M), está em relação com o estreito superior, à direita (D) e posteriormente (P) (ponto DP da Figura 8.6).

Tomando como exemplo a apresentação cefálica fletida, em occipital, as variedades de posição são:

- OP: occipitopúbica
- OEA: occipitoesquerda anterior
- OET: occipitoesquerda transversa
- OEP: occipitoesquerda posterior
- OS: occipitossacra
- ODP: occipitodireita posterior
- ODT: occipitodireita transversa
- ODA: occipitodireita anterior.

Situação transversa

Na nomenclatura da situação transversa não há uniformidade na designação; para a escola francesa a localização do dorso define a posição: anterior quando o dorso está voltado para a frente; posterior quando voltado para a coluna vertebral materna; e o acrômio, direito ou esquerdo, que se põe em relação com o estreito superior, define a apresentação. Exemplo: posição acromiodireita anterior (ADA) significa que o acrômio direito está na área do estreito superior, e o dorso, voltado para a frente; por acromioesquerda posterior (AEP) entende-se que no estreito superior se acha o acrômio esquerdo, e o dorso está voltado para trás (ver Figura 8.7).

Para a escola alemã a posição é determinada pela localização do ovoide cefálico nas fossas ilíacas, chamando-se primeira posição quando a cabeça está no lado esquerdo, segunda posição quando no lado direito, distinguindo-se as variedades anteriores e posteriores de acordo com a orientação do dorso, e de maneira idêntica à escola francesa. Exemplo: cefálico-esquerda dorsoanterior significa que a cabeça está na fossa ilíaca esquerda, e o dorso, voltado para a frente, e cefálico-direita dorsoposterior, quando a cabeça está na fossa ilíaca direita, e o dorso se acha voltado para trás.

Para a escola norte-americana a posição é indicada pelo lado materno onde se encontra o acrômio; assim, acromioesquerda anterior (AEA) representa que o acrômio está em relação com o lado esquerdo materno, e o dorso, voltado para a frente. Corresponde à acromiodireita anterior da escola francesa.

Às vezes, na situação transversa, o dorso fetal se orienta nitidamente para cima (dorsossuperiores) ou para baixo (dorsoinferiores).

Portanto, não havendo uniformidade na nomenclatura da situação transversa, é preciso ficar atento a trabalhos originados desta ou daquela fonte.

A classificação americana merece as nossas preferências, pois permite, sem esforço mental, informar a localização do ovoide cefálico, o que importa para a execução da versão cefálica.

Na Tabela 8.2 evidenciam-se as várias apresentações e posições, bem como seu símbolo indicativo e as respectivas linhas de orientação.

Tabela 8.2 Pontos de referência, linhas de orientação e símbolos nas diversas apresentações.

Situação	Apresentação			Ponto de referência	Linha de orientação	Símbolo
Longitudinal	Cefálica	Fletida	Vértice ou de occipital	Lambda	Sutura sagital	O
		Defletida	Bregma	Bregma	Sutura sagitometópica	B
			Fronte	Glabela	Linha metópica	N
			Face	Mento	Linha facial	M
	Pélvica			Sacro	Sulco interglúteo	S
Transversa	Córmica			Acrômio	Dorso	A

Frequência da situação e da apresentação

A frequência de cada situação e apresentação pode ser vista na Tabela 8.3.

Tabela 8.3 Frequência da situação e da apresentação.

Situação longitudinal – 99,5%		Situação transversa – 0,5%
Apresentação cefálica – 96,5%	Apresentação pélvica – 3%	Apresentação córmica
Fletida – 95,5% Defletida – 1%		

Pontos-chave

- Denomina-se atitude ou hábito fetal a relação das diversas partes do feto entre si, como flexão generalizada, constituindo o ovoide fetal, com dois polos – o cefálico e o pélvico
- Entre as partes que compõem a cabeça – crânio e face – é a primeira que se reveste de importância obstétrica
- Os ossos da abóbada craniana são separados por tecidos membranosos – suturas e fontanelas –, possibilitando a redução de seu volume durante o parto. A sutura sagital é a mais importante e, entre as fontanelas, a bregmática (ou grande fontanela) e a lambdoide (ou pequena fontanela)
- Os diâmetros e circunferências mais importantes para o parto são: occipitofrontal (12 cm), suboccipitofrontal (11 cm), suboccipitobregmático (9,5 cm), biparietal (9,5 cm) e biacromial (12 cm)
- Denomina-se situação a relação entre os grandes eixos longitudinais fetal e uterino. Coincidentes os dois, a situação será longitudinal, e quando perpendiculares, transversa
- Apresentação é a região fetal que se localiza na área do estreito superior, ocupando-a em seu todo e aí tende a se insinuar. Durante o parto, é sede de mecanismo bem determinado. Pode ser cefálica, pélvica ou córmica
- As apresentações cefálicas podem ser fletidas ou defletidas (de 1º grau ou bregmática, 2º grau ou de fronte, 3º grau ou de face)
- A apresentação pélvica pode ser completa (ou pelvipodálica) ou incompleta (pélvica simples)
- Para expressar a altura da apresentação, ou seja, sua distância ao estreito superior, é útil o critério de DeLee: considerar o diâmetro biespinha ciática como plano de referência "0" (zero). Acima desse plano a altura será negativa em centímetros, e abaixo, positiva em centímetros
- Posição é a relação do dorso fetal com o lado materno, direito ou esquerdo. Variedade de posição é a relação de pontos de referência fetais e maternos. A variedade de posição mais comum é a occipitoesquerda anterior (OEA), quando o lambda se relaciona com a eminência iliopectínea esquerda materna.

9

Estudo da Bacia

Melania Amorim
Jorge Rezende Filho

Anatomia, 176
Exame da bacia, 185

O trajeto ou canal da parturição estende-se do útero à fenda vulvar. Nele, há três estreitamentos anulares: o orifício cervical, o diafragma pélvico (urogenital) e o óstio vaginal (fenda vulvovaginal). Constituído de formações de diversas naturezas – partes moles do canal do parto –, é sustentado entre a sua porção superior, o corpo do útero e a inferior, perineovulvar, por cintura óssea, que se designa pelo nome de pequena pelve, pequena bacia ou escavação.

Alterações marcantes na morfologia da pelve feminina, com a adoção da postura ereta pelos nossos ancestrais *Australopithecus*, e o aumento do crânio no ser humano moderno trouxeram consequências notáveis para a parturição (Figura 9.1).

Uma teoria sugere que a adaptação pélvica à postura ereta (estreitando a bacia e possibilitando unir as pernas abaixo da coluna vertebral, o que facilita a transferência da força originada do fêmur) foi contemporânea à grande limitação do tamanho da cabeça do feto ao nascimento, até que o mecanismo de rotação cefálico tenha surgido ao fim do período do Pleistocênico Médio.

Nota-se o conflito entre o feto e sua mãe: ele sobrevive melhor se nascer maior, mas o parto seria mais fácil se ele nascesse menor. Assim, o trabalho de parto não pode ser visto como um processo harmonioso somente por ser natural.

Caracteriza-se um conflito entre a necessidade de a cabeça fetal ser estreita para passar através da pelve e a necessidade de ser volumosa para comportar um cérebro desenvolvido, o que levaria ao parto distócico. A solução na evolução natural é: nascem os humanos cada vez mais cedo. Caso fosse exigida maturidade funcional idêntica à do chimpanzé, a gravidez da mulher duraria cerca de 17 meses e seria impossível a passagem pelo canal de parto.

Trata-se da altricialidade humana: a prole nasce completamente dependente dos pais para se movimentar e se alimentar, por períodos de tempo relativamente longos até se tornar autônoma e capaz de sobreviver e alcançar o sucesso reprodutivo.

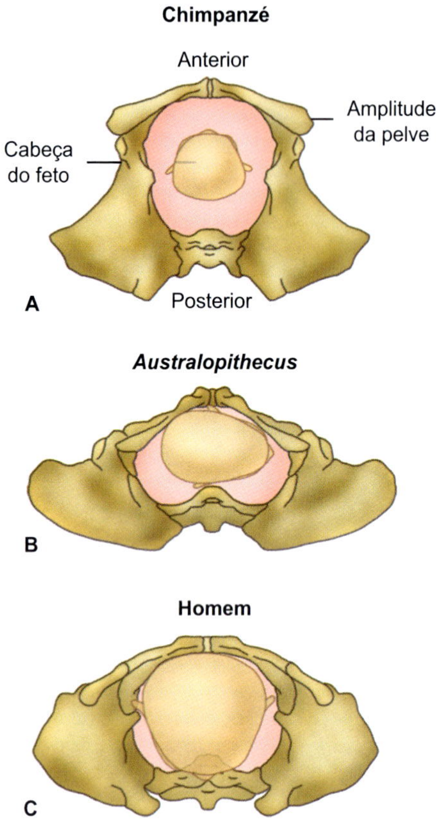

Chimpanzé

Australopithecus

Homem

Figura 9.1 Pelves de chimpanzé, *Australopithecus* e homem. **A.** A grande amplitude da pelve do chimpanzé possibilita sem dificuldade a passagem da cabeça fetal relativamente pequena na posição occipitoposterior. **B.** No *Australopithecus*, a largura do ílio, associada à postura ereta e ao estreitamento da abertura pélvica, condiciona o parto em posição lateral. **C.** A pelve humana tem a abertura apenas suficiente para possibilitar a passagem da cabeça na posição occipitoanterior.

Anatomia

A bacia (ou pelve) constitui o canal ósseo, formado pelos dois ilíacos – o sacro e o cóccix –, com as respectivas articulações (sínfise púbica, sacroilíacas, sacrococcígea) (Figuras 9.2 a 9.4). Entre o sacro e a 5ª vértebra lombar, é possível acrescentar a articulação lombossacra, cujo vértice constitui o promontório.

A pelve divide-se em grande e pequena bacia ou escavação; a primeira apresenta reduzida expressão obstétrica e a última ainda requer estudo (trajeto duro do parto).

A grande bacia (ou pelve falsa) é limitada, lateralmente, pelas fossas ilíacas internas, e, posteriormente, pela coluna vertebral; os limites anteriores são representados pelo espaço que os músculos abdominais mais fortes demarcam. Superiormente, assinala-se circunferência, ou contorno, formada na parte de trás pela base do sacro; lateralmente, pelas cristas ilíacas; à frente, pela borda anterior do osso ilíaco.

Na Obstetrícia, ainda que não apresente grande relevância, seu formato e suas dimensões oferecem noções relacionadas com a escavação (ver Figura 9.3).

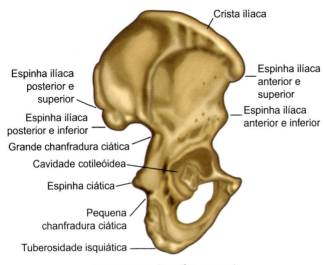

Figura 9.2 Osso ilíaco (face externa).

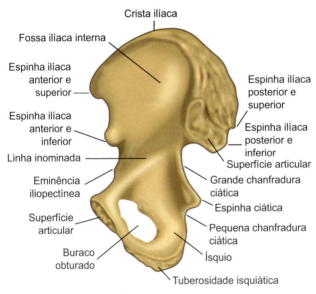

Figura 9.3 Osso ilíaco (face interna).

Continuada na parte inferior pela escavação, a separação da grande bacia ocorre pelo anel do estreito superior.

A pequena bacia, escavação pélvica ou simplesmente escavação, limita-se, na parte de cima, pelo estreito superior; abaixo, pelo inferior.

O estreito superior é constituído (de trás para a frente) de saliência do promontório, borda anterior da asa do sacro, articulação sacroilíaca, linha inominada, eminência iliopectínea e borda superior do corpo do púbis e da sínfise púbica.

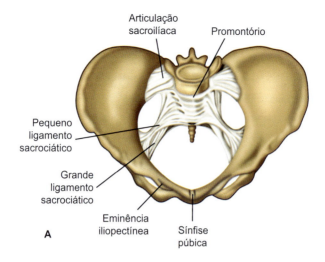
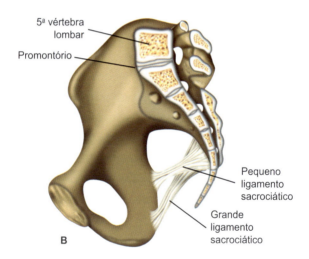

Figura 9.4 Bacia vista de cima (A) e em corte sagital (B).

O estreito inferior é composto de borda inferior dos dois púbis (revestidos pelo ligamento *arcuatum*), ramos isquiopúbicos (ramos descendentes do púbis e ascendentes do ísquio), tuberosidades isquiáticas, borda medial ou interna dos grandes ligamentos sacrociáticos e extremidade do cóccix (articulação sacrococcígea, depois da retropulsão do cóccix); é, portanto, ósseo e ligamentoso.

Entre os dois estreitos está a escavação, em que há quatro paredes: anterior, posterior e duas laterais. A parede anterior é constituída de: face posterior ou pélvica do corpo do púbis e do seu ramo horizontal; lado interno do buraco obturado e face interna da respectiva membrana; face interna do ramo isquiopúbico e de parte da tuberosidade isquiática.

Em linha reta, a porção posterior mede em torno de 11 a 12 cm de altura, do promontório ao ápice do cóccix, e, seguindo o encurvamento do sacro, de 15 a 16 cm.

É constituída de face anterior ou pélvica do sacro e do cóccix, medindo na parte superior aproximadamente 11 cm de largura, no nível da articulação lombossacra. O grau de concavidade da parede posterior da escavação varia, naturalmente, com o formato do sacro e é mais acentuado na mulher.

O estreito médio começa atrás, no ápice do sacro, passa pelas apófises transversas da 5ª vértebra sacra, pela borda inferior dos pequenos ligamentos sacrociáticos, pelas espinhas ciáticas, pelos arcos tendíneos do elevador do ânus e, finalmente, termina à frente de seus feixes pubococcígeos, na face posterior do púbis.

Dimensões. Na grande bacia, é possível considerar diâmetros transversos e um anteroposterior.

De uma espinha ilíaca anterior e superior à do lado oposto, obtém-se o diâmetro biespinha (BE), que mede aproximadamente 24 cm; da parte mais saliente, de uma crista ilíaca, à do lado oposto, tem-se o diâmetro bicrista (BC), que mede, em geral, 28 cm (Figura 9.5 A). Traça-se o diâmetro anteroposterior da fosseta localizada abaixo da apófise espinhosa da última vértebra lombar (base do sacro) à borda superior da sínfise púbica; é chamado também diâmetro sacropúbico externo (SPE), de Baudelocque ou *conjugata* externa, medindo, em geral, 20 cm (Figura 9.5 B). Todos esses diâmetros são de reduzida importância clínica.

Na pequena bacia, serão descritos, sucessivamente, os diâmetros dos estreitos superior, médio e inferior (Figuras 9.6 e 9.7).

No estreito superior, há um diâmetro anteroposterior, traçado do promontório à borda superior da sínfise púbica, chamado *conjugata vera* anatômica, medindo 11 cm.

Do mesmo promontório à face posterior do púbis, traça-se a *conjugata vera* obstétrica (10,5 cm) e, ainda, a *conjugata diagonalis*, que não é do estreito superior nem do inferior, sendo apenas recurso clínico para avaliar os mencionados diâmetros anteroposteriores do estreito superior; sua extensão é, em geral, de 12 cm.

O diâmetro transverso máximo vai do ponto mais afastado da linha inominada ao ponto do lado oposto, localizado, em geral, na junção do terço posterior com os dois terços anteriores do diâmetro anteroposterior, medindo de 13 a 13,5 cm.

Os diâmetros oblíquos, chamados anteriormente de insinuação, vão de um ponto correspondente à eminência iliopectínea de um lado até a sínfise sacroilíaca do lado oposto. Recebem, dos autores franceses, o nome de esquerdo e direito, de acordo com a eminência iliopectínea de onde partem; dos germânicos, ganham a designação de direito e esquerdo, conforme procedam da sínfise sacroilíaca de um lado ou de outro; assim, o diâmetro oblíquo esquerdo dos franceses é o direito dos alemães e vice-versa. Para dirimir a

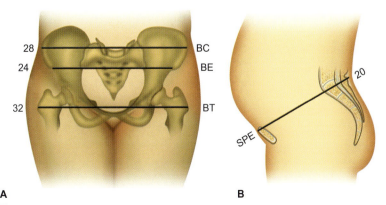

Figura 9.5 Pelvimetria externa. Representação dos principais diâmetros. *BC*, bicrista; *BE*, biespinha; *BT*, bitrocanteriano; *SPE*: sacropúbico externo.

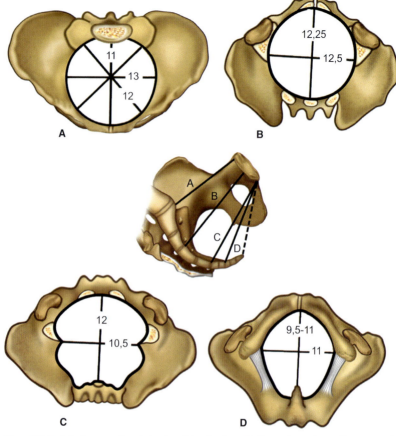

Figura 9.6 A. Estreito superior da bacia, visto de cima. **B.** Plano de maiores dimensões da escavação, visto de baixo. **C.** Plano de menores dimensões, estreito médio, visto de baixo. **D.** Estreito inferior, visto de baixo. No *centro*, corte sagital indicando os planos sinalados em A, B, C e D. (Adaptada de Beck AC, Rosenthal AH. Obstetrical practice. 6. ed. Baltimore: Williams & Wilkins; 1955.)

divergência de nomenclatura, foi proposto que se chamasse primeiro diâmetro oblíquo ao que parte da eminência iliopectínea esquerda e vai à sínfise sacroilíaca direita; e segundo diâmetro oblíquo ao que se origina da eminência iliopectínea direita e se encaminha à sínfise sacroilíaca esquerda. Suas medidas são de 12 cm a 12,75 cm, e o primeiro é ligeiramente maior que o segundo.

No estreito médio, consideramos um diâmetro anteroposterior, medindo 12 cm, e outro transverso, biespinha ciática, com 10,5 cm.

No estreito inferior, há um diâmetro anteroposterior (*conjugata exitus*), cóccix subpúbico, medindo 9,5 cm; esse diâmetro é substituído pelo subsacro subpúbico, medindo 11 cm, após a retropulsão do cóccix. O diâmetro transverso é o bi-isquiático, medindo 11 cm.

Morfologia. Há quatro tipos fundamentais de bacia (Figura 9.8): ginecoide, antropoide, androide e platipeloide. O elemento dominante na determinação do tipo de bacia é

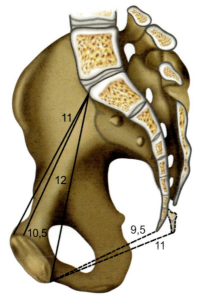

Figura 9.7 Corte sagital da bacia, mostrando, de cima para baixo, e com os valores normais: *conjugata vera* anatômica, *conjugata vera* obstétrica, *conjugata diagonalis*, *conjugata exitus*, antes e depois da retropulsão do cóccix.

fornecido pela porção posterior do estreito superior, limitada pelo diâmetro transverso máximo, enquanto a região anterior tem importância secundária. Os tipos puros ocorrem menos frequentemente que os mistos, originados de combinações entre os vários grupos fundamentais. As principais características desses tipos de bacia são mostradas na Tabela 9.1 e nas Figuras 9.9 a 9.13.

Planos da bacia. São imaginários, traçados na entrada, na saída e em várias alturas da escavação pélvica. Merecem referência os planos paralelos de Hodge (Figura 9.14): o primeiro plano paralelo passa pela borda superior do púbis e pelo promontório; o segundo corresponde à borda inferior do púbis; o terceiro é traçado nas espinhas ciáticas; e o quarto parte da ponta do cóccix e mistura-se com o assoalho pélvico.

Eixos da bacia. Em Obstetrícia, eixos são as perpendiculares baixadas ao centro de cada plano. Há um eixo do plano do estreito superior, que passa no meio da *conjugata* anatômica e se prolonga, para cima e para a frente, pela cicatriz umbilical, e, para trás e para baixo, pelo cóccix. O eixo do plano do estreito inferior, prolongado, passaria pela superfície do promontório e, embaixo, perfuraria o períneo, um pouco à frente do ânus.

O canal ósseo do parto divide-se, de acordo com Sellheim, em três espaços ou segmentos: um superior, reto, de secção oval – o espaço de estreito superior; outro médio, reto, de secção transversal circular – a escavação; e, finalmente, outro inferior. O primeiro compreende o espaço entre o plano que passa pelas espinhas do púbis e o promontório, até o plano das linhas inominadas; o segundo vai desse último até o plano que passa pela borda inferior da sínfise púbica e das espinhas ciáticas; o terceiro, entre esse plano até o da arcada do púbis.

O eixo dos dois primeiros prossegue em linha reta; o do último é côncavo, em torno da borda inferior da sínfise, formando, com o estreito superior, ângulo obtuso, aberto para a frente. Esses eixos devem ser considerados durante a extração fetal a fórceps.

Tabela 9.1 Principais características dos quatro tipos pélvicos fundamentais.

Tipo de pelve	Ginecoide (bacia normal feminina)	Antropoide (bacia dos macacos)	Androide (bacia masculina)	Platipeloide (bacia achatada)
Frequência	50%	25%	20%	5%
Estreito superior	Arredondado	Elíptico, alongado no sentido anteroposterior	Levemente triangular	Ovalado com diâmetro anteroposterior reduzido
Diâmetro transverso máximo	Afastado do promontório e do púbis (porção posterior da bacia espaçosa)	Diminuído e próximo do púbis	Perto do sacro (porção posterior da bacia estreita)	Aumentado e equidistante do sacro e do púbis
Chanfradura ciática	Ampla, pouco profunda	Mais ampla, pouco profunda	Estreitada, profunda	Ampla, pouco profunda
Espinhas ciáticas	–	Não proeminentes	Muito proeminentes	Proeminentes
Sacro	Largo, côncavo, inclinação média	Estreito, longo	Estreitado, plano, longo, inclinado para a frente	Largo, curto, côncavo
Paredes da escavação	–	Paralelas	Convergentes	Divergentes
Ângulo subpúbico	Médio	Levemente estreitado	Estreitado	Muito amplo
Diâmetro bi-isquiático	Grande	Menor	Reduzido	Aumentado
Diâmetro anteroposterior do estreito inferior	Grande	Maior	Pequeno	Menos reduzido
Prognóstico	Muito bom	Aumento na incidência de posteriores (oblíquas e diretas) Se não houver distocia no estreito superior, não haverá no restante da bacia	Pouco aumento da incidência de posteriores oblíquas e diretas Distocias crescentes com a progressão da apresentação	Insinuação, em geral, nos diâmetros transversos Distocia maior na insinuação, amenizando posteriormente

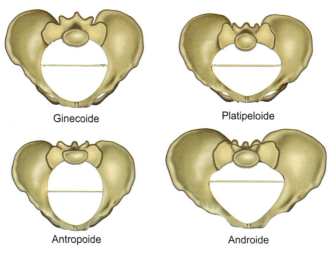

Figura 9.8 Morfologia da pelve. Os quatro tipos fundamentais de bacia.

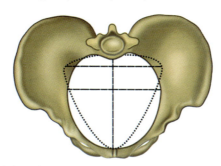

Figura 9.9 O formato da bacia é mais importante que os seus diâmetros; conforme as medidas, a morfologia pode ser diferente. Em *traço cheio*, o estreito superior da bacia ginecoide; em *pontilhado*, o estreito superior da bacia androide. (Adaptada de Moloy HC. Evaluation of the pelvis in obstetrics. Philadelphia: Saunders; 1951.)

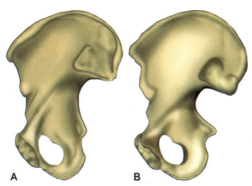

Figura 9.10 A. Osso ilíaco típico da bacia ginecoide. Chanfradura ciática ampla, espinha ciática romba. B. Osso ilíaco peculiar à bacia androide. Chanfradura ciática estreita, espinhas ciáticas proeminentes. (Adaptada de Moloy HC – *op. cit.*)

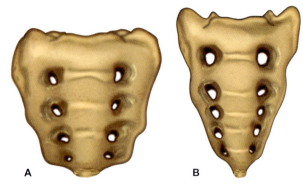

Figura 9.11 Sacro. A. Encontrado na bacia ginecoide: curto, largo, composto de cinco vértebras. B. Característico da bacia antropoide: estreito, longo, composto de seis vértebras. (Adaptada de Moloy HC – *op. cit.*)

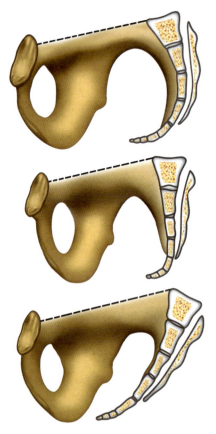

Figura 9.12 Curvatura e inclinação do sacro influindo na capacidade da escavação. (Adaptada de Moloy HC – *op. cit.*)

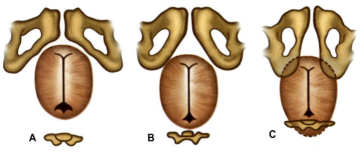

Figura 9.13 Abertura do arco subpúbico, variável com a morfologia da pelve. **A.** Na bacia ginecoide. **B.** Na bacia antropoide. **C.** Na bacia androide. As relações com a cabeça do feto, no período final do parto, estão igualmente figuradas. (Adaptada de Wilson JR. Management of obstetrics difficulties. St. Louis: Mosby; 1961.)

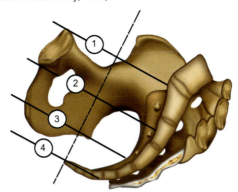

Figura 9.14 Planos de Hodge.

Exame da bacia

A semiologia da pelve, outrora recomendada de rotina para aquilatar o prognóstico do parto, era feita pela mensuração dos diâmetros externos (pelvimetria externa) ou internos (pelvimetria interna), além da avaliação do formato por pelvigrafia.

Todos esses exames estão em desuso devido ao reduzido valor semiótico e à baixa acurácia para predição do sucesso em termos de parto vaginal. Tampouco é recomendada a pelvimetria por exames radiológicos.

Nas Diretrizes de atenção à gestante, a operação cesariana (2016) se estabelece com alta qualidade da evidência (Tabela 9.2): "a utilização de pelvimetria clínica não é recomendada para predizer falha de progressão do trabalho de parto ou definir o modo de nascimento." O uso da pelvimetria também não é recomendado em pacientes com cesárea anterior.

Tabela 9.2 Recomendações sobre avaliação da bacia (pelvimetria) para predição da progressão do trabalho de parto.

	Recomendações	Qualidade da evidência
Preditores da progressão do trabalho de parto	A utilização de pelvimetria clínica não é recomendada para predizer a ocorrência de falha de progressão do trabalho de parto ou definir o modo de nascimento	Alta

Fonte: Diretrizes de atenção à gestante: operação cesariana.

Além do exame clínico da pelve, de reduzida utilidade clínica atualmente, a ultrassonografia, a pelvimetria radiológica e outros testes apresentam várias limitações para predição de falha na progressão do trabalho de parto e, por isso, não devem ser usados com tal finalidade.

O tamanho da pelve materna não é uma avaliação absoluta, visto que uma boa evolução do trabalho de parto dependerá, além do tamanho e da forma da pelve materna, do tamanho fetal, da força exercida pelo útero (quantidade e intensidade das contrações), da capacidade de moldagem da cabeça fetal durante seu trajeto pelo canal de parto, e da apresentação e da posição do feto. Ademais, a posição que a mulher assume no trabalho de parto e no parto desempenha um papel importante (ver Capítulo 14).

Como já afirmava Barbour, em 1934: "o melhor pelvímetro é a cabeça fetal"; "o diagnóstico de desproporção cefalopélvica não é possível fora do trabalho de parto."

Pontos-chave

- É a bacia, ou pelve, o canal ósseo do parto constituído de ilíacos, sacro e cóccix, com as respectivas articulações (sínfise púbica, sacroilíacas e sacrococcígea)
- O plano do estreito superior divide a pelve em grande e pequena bacia ou escavação, esta sendo o verdadeiro trajeto duro do parto
- Os diâmetros mais importantes da grande bacia são o diâmetro biespinha (24 cm), bicrista (28 cm), sacropúbico externo ou de Baudelocque (20 cm), de reduzida utilidade clínica.
- Os diâmetros mais relevantes da pequena bacia são, no estreito superior, *conjugata vera* anatômica (11 cm), *conjugata vera* obstétrica (10,5 cm), *conjugata diagonalis* (12 cm), diâmetro transverso máximo (13 a 13,5 cm); no estreito médio, biespinha ciática (10,5 cm); no estreito inferior, *conjugata* externa (9,5 a 11 cm) e bi-isquiático (11 cm)
- Há quatro tipos fundamentais de bacia: ginecoide (feminina, 50%), antropoide (dos macacos, 25%), androide (masculina, 20%) e platipeloide (achatada, 5%)
- São quatro os planos paralelos de Hodge: o primeiro passa pela borda superior do púbis e pelo promontório; o segundo corresponde à borda inferior do púbis; o terceiro é traçado nas espinhas ciáticas; e o quarto parte da ponta do cóccix e mistura-se com o assoalho pélvico
- Os eixos da bacia são as perpendiculares ao centro de cada plano. Podem auxiliar o obstetra sobre a direção a dar às trações, como, por exemplo, na extração a fórceps
- Pelvimetrias clínica, ultrassonográfica e radiológica não são mais recomendadas na Obstetrícia moderna para predição de desproporção cefalopélvica ou parto obstruído. O diagnóstico é clínico e só possível durante a evolução do trabalho de parto.

10

Assistência Pré-Natal

Joffre Amim Junior
Jorge Rezende Filho

Introdução, 187

Consultas pré-natais, 187

Cuidados na gestação, 193

Aspectos nutricionais, 194

Vacinação, 195

Tratamento de pequenos distúrbios da gravidez, 198

Efeitos no feto decorrentes de medicamentos administrados à mãe, 202

Exames radiológicos na gravidez, 202

Aspectos emocionais da gravidez e preparação para o parto, 202

Exercícios físicos na gravidez e no pós-parto, 202

Introdução

Para ser considerado de qualidade, o pré-natal deve estar estruturado de modo a permitir às gestantes o acesso descomplicado a profissionais capacitados, que disponham de serviços de apoio diagnóstico e terapêutico. Modelos de assistência considerados efetivos focam necessidades individuais da gestante e integram os trabalhos disciplinares dos diversos membros da equipe de atendimento, produzindo um efeito potencializador de suas ações. A provisão contínua de informações baseadas em evidências científicas, com encorajamento da participação da gestante e de seu acompanhante nas decisões do cuidado, contribui para o alcance da meta do pré-natal: eficiência clínica somada à satisfação da gestante e de seus familiares.

Um pré-natal de excelência tem como objetivos:

- Orientar e prestar assistência com condutas que garantam a influência ambiental ou extrínseca (de natureza metabólica, psicológica, hormonal e medicamentosa)
- Assegurar a saúde fetal em sua plenitude geneticamente predeterminada
- Formar indivíduos física e intelectualmente aptos, que trabalhem e adotem atitudes em consonância com os anseios de uma comunidade próspera e solidária
- Realizar rastreamento continuado (clínico, laboratorial e propedêutica fetal de imagem) e tratamento oportuno das intercorrências que impliquem risco maternofetal.

Consultas pré-natais

Primeira consulta

Deverá ocorrer no 1º trimestre; inicia-se com o acolhimento da gestante e sua estratificação de risco, que analisa os fatores de risco apresentados pela gestante no momento da realização do acolhimento. Após análise, a gestante poderá ser estratificada em risco habitual, risco intermediário e alto risco.

Risco habitual

- Características individuais e condições sociodemográficas favoráveis
- Idade entre 16 e 34 anos
- Aceitação da gestação
- História reprodutiva anterior
- Intervalo interpartal > 2 anos
- Ausência de intercorrências clínicas e/ou obstétricas na gravidez anterior e/ou na atual.

Risco intermediário

- Características individuais e condições socioeconômicas e familiares
- Idade < 15 ou > 35 anos
- Condições de trabalho desfavoráveis: esforço físico excessivo, carga horária extensa, exposição a agentes físicos, químicos e biológicos nocivos, níveis altos de estresse
- Indícios ou ocorrência de violência
- Situação conjugal insegura
- Insuficiência de apoio familiar
- Capacidade de autocuidado insuficiente
- Não aceitação da gestação
- Baixa escolaridade (< 5 anos de estudo)
- Tabagismo ativo ou passivo
- Uso de medicamentos teratogênicos
- Altura < 1,45 m
- Índice de massa corporal (IMC) < 18,5 ou 30 a 39 kg/m^2
- Transtorno depressivo ou de ansiedade leve
- Uso de drogas lícitas e/ou ilícitas
- Gestante em situação de rua ou em comunidades indígenas ou quilombolas
- Mulher de raça negra
- Outras condições de saúde de menor complexidade
- História reprodutiva anterior
- Alterações no crescimento intrauterino (crescimento intrauterino restrito [CIR] e macrossomia)
- Malformação
- Nuli ou multiparidade (cinco ou mais partos)
- Diabetes gestacional
- Síndromes hemorrágicas ou hipertensivas sem critérios de gravidade
- Cesariana prévia com incisão clássica/corporal/longitudinal
- Cesárias prévias (duas ou mais) ou cirurgia uterina anterior recente (exceto incisão clássica/corporal/longitudinal)
- Intervalo interpartal < 2 anos
- Condições e intercorrências, clínicas ou obstétricas, na gestação atual
- Infecção urinária (uma ou duas ocorrências) ou um episódio de pielonefrite
- Ganho de peso inadequado
- Sífilis (exceto sífilis terciária ou resistente ao tratamento com penicilina benzatina e achados ecográficos suspeitos de sífilis congênita)
- Suspeita ou confirmação de dengue, vírus Zika ou Chikungunya (quadro febril exantemático).

Alto risco

- Características individuais e condições socioeconômicas
- Dependência e/ou uso abusivo de drogas lícitas ou ilícitas

- Agravos alimentares ou nutricionais: IMC ≥ 40 kg/m², desnutrição, carências nutricionais (hipovitaminoses) e transtornos alimentares (anorexia nervosa, bulimia, entre outros)
- História reprodutiva anterior
- Morte perinatal explicada ou inexplicada
- Abortamento habitual/recorrente (ocorrência de três ou mais abortamentos consecutivos)
- Isoimunização Rh em gestação anterior
- Insuficiência cervical
- Infertilidade
- Acretismo placentário
- Pré-eclâmpsia grave; síndrome HELLP
- Prematuridade anterior
- Intercorrências clínicas/obstétricas na gestação atual
- Gestação múltipla
- Gestação resultante de estupro
- Hipertensão gestacional ou pré-eclâmpsia
- Diabetes gestacional
- Infecção urinária de repetição: ≥ três episódios de infecção do trato urinário baixa ou ≥ dois episódios de pielonefrite
- Doenças infecciosas: sífilis terciária ou resistente ao tratamento com penicilina benzatina ou com achados ecográficos suspeitos de sífilis congênita; toxoplasmose; rubéola; citomegalovírus; herpes simples; tuberculose; hanseníase; hepatites; condiloma acuminado (verruga viral no canal vaginal ou colo uterino ou lesões extensas/numerosas localizadas em região genital ou perianal); diagnóstico de vírus da imunodeficiência humana (HIV)/ vírus da imunodeficiência adquirida (AIDS)
- Desvios do crescimento intrauterino: CIR (mesmo suspeito, se ultrassom não disponível), macrossomia ou desvios da quantidade de líquido amniótico
- Insuficiência istmocervical
- Anemia grave (hemoglobina < 8 g/dℓ) ou anemia refratária a tratamento
- Hemorragias na gestação
- Acretismo placentário ou placenta prévia não sangrante
- Colestase gestacional (prurido gestacional ou icterícia persistente)
- Malformação fetal ou arritmia cardíaca fetal
- Qualquer patologia clínica que repercuta na gestação ou necessite de acompanhamento clínico especializado
- Outras condições de saúde de maior complexidade
- Condições clínicas prévias à gestação
- Doença psiquiátrica grave (psicose, depressão grave, transtorno bipolar, entre outras)
- Hipertensão arterial crônica
- Diabetes melito tipos 1 e 2
- Doenças genéticas maternas
- Antecedente de tromboembolismo (trombose venosa profunda ou embolia pulmonar)
- Cardiopatias (valvulopatias, arritmias e endocardite) ou infarto agudo do miocárdio
- Pneumopatias graves (asma em uso de medicamento contínuo, doença pulmonar obstrutiva crônica e fibrose cística)
- Nefropatias graves (insuficiência renal e rins multicísticos)
- Endocrinopatias (diabetes melito, hipotireoidismo em uso de medicamentos e hipertireoidismo)
- Doenças hematológicas (doença falciforme, púrpura trombocitopênica idiopática, talassemia e coagulopatias)
- Doenças neurológicas (epilepsia, acidente vascular cerebral, déficits motores graves)
- Doenças autoimunes (lúpus eritematoso, síndrome do anticorpo antifosfolipídio, artrite reumatoide, outras colagenoses)

- Ginecopatias (malformações uterinas, útero bicorno, miomas intramurais > 4 cm ou múltiplos e miomas submucosos)
- Câncer de origem ginecológica ou invasor; câncer em tratamento ou que possa repercutir na gravidez
- Transplantes
- Cirurgia bariátrica
- Alto risco com situações especiais
- Gestação múltipla monicoriônica
- Isoimunização Rh em gestação anterior
- Malformação fetal ou arritmia cardíaca fetal
- Diagnóstico de HIV/AIDS
- Transplantes.

Após a realização da estratificação, ainda na primeira consulta pré-natal, considere:

- *Anamnese completa*: com ênfase na história ginecológica e obstétrica
- *Exame físico completo*: o *exame das mamas,* visando à promoção do aleitamento, não está mais indicado na gravidez. Entretanto, em hipótese alguma o exame físico deve ser omitido, principalmente mediante queixa, a fim de detectar precocemente qualquer anormalidade
- Peso e pressão arterial
- *Ausculta fetal* com o sonar Doppler é positiva, em geral entre 10 e 12 semanas; com o estetoscópio de Pinard, somente com 20 semanas
- *Data da última menstruação*, para o cálculo da idade da gravidez e da provável época do parto (regra de Naegele)
- *Ultrassonografia de $1^{\underline{o}}$ trimestre* (11 a 13^{+6} semanas – época ideal: 12 semanas. A ultrassonografia de $1^{\underline{o}}$ trimestre pode ser transvaginal ou transabdominal, e estima-se a idade da gravidez pela medida do comprimento cabeça-nádega (CCN) do embrião, com precisão de $\pm$ 5 a 7 dias. Após 14 semanas, a idade da gestação é calculada pela medida do diâmetro biparietal ou do comprimento do fêmur, com precisão de $\pm$ 10 a 14 dias. Para a International Society of Ultrasound in Obstetrics and Gynecology, a medida do CCN no $1^{\underline{o}}$ trimestre apresenta precisão de $\pm$ 5 dias em 95% dos casos
- *Teste pré-natal não invasivo*: realizado a partir de 9 semanas de gestação, rastreia aneuploidias e determina o sexo fetal por meio do cariótipo. Idealmente deve ser feito a partir de 10 semanas de gestação, em função da maior concentração de DNA fetal livre na circulação materna
- *Teste de sexagem fetal*: realizado a partir de 9 semanas de gravidez, é o teste-padrão no sangue materno por meio da técnica de biologia molecular (reação em cadeia da polimerase [PCR]). O exame baseia-se na identificação de partes do cromossomo Y do feto. A taxa de acerto é de 99%
- Exames complementares essenciais (Tabela 10.1):
  - Grupo sanguíneo e fator Rh (para identificar a mulher Rh-negativo)
  - Hemograma (para rastrear anemia). À conta da hemodiluição fisiológica da gravidez, os níveis de hemoglobina que configuram a anemia são bem mais baixos que os existentes fora da gestação. Assim, os níveis mínimos normais de hemoglobina na gestação definidos pelo Royal College of Obstetricians and Gynaecologists são 11 g/dℓ no $1^{\underline{o}}$ trimestre, 10,5 g/dℓ no $2^{\underline{o}}$ e no $3^{\underline{o}}$ trimestre e 10 g/dℓ no pós-parto
  - Glicemia de jejum
  - Reações sorológicas: sífilis (*Venereal Disease Research Laboratory* [VDRL]), HIV, hepatite B (antígeno de hepatite B [HBsAg]) e toxoplasmose. O exame sorológico com pesquisa de IgM para rubéola não é recomendado como rotina pré-natal para gestantes assintomáticas, de acordo com o Ministério da Saúde, assim como a sorologia para vírus Zika também não deve ser solicitada de modo rotineiro, mesmo em regiões endêmicas. De acordo com o Centers for Disease Control and Prevention,

Tabela 10.1 Rotina de solicitação de exames complementares durante o pré-natal sem risco identificado no acompanhamento pré-natal da Maternidade-Escola (UFRJ).

Exames	1º trimestre ou 1ª consulta	2º trimestre	3º trimestre
Tipagem sanguínea	X		
Hemograma completo	X	X	X
Glicemia de jejum	X		X
TOTG 75 g (24 a 28 semanas)		X	
VDRL	X	X	X
Toxoplasmose	X	X	X
HBsAg	X		X
HIV	X		X
EAS	X	X	X
Cultura de urina	X	X	X
Citologia cervicovaginal	X		
GBS (35 a 37 semanas)			X

EAS, elementos anormais do sedimento; *GBS*, *Streptococus* do grupo B; *HBsAg*, antígeno de hepatite B; *HIV*, vírus da imunodeficiência humana; *TOTG*, teste oral de tolerância à glicose; *VDRL*, *Venereal Disease Research Laboratory*.

a sorologia de hepatite C não deve ser universal para as gestantes, e sim oferecida para as com fatores de risco
- Rastreamento de clamídia e gonococo por coleta de *swab* vaginal e endocervical nos grupos considerados de risco, e não de modo universal
- Função tireoidiana: devem ter o nível do hormônio estimulante da tireoide (TSH) mensurado: gestantes com sinais e sintomas ou com um dos fatores de risco para disfunção tireoidiana como idade maior que 30 anos, história de hipo/hipertireoidismo, presença de bócio, anticorpo tireoidiano positivo, história prévia de irradiação na cabeça ou no pescoço, cirurgia prévia na tireoide, diabetes melito tipo 1 ou desordens autoimunes, história de abortamento, parto pré-termo, infertilidade, gestação múltipla, obesidade mórbida, história familiar de doença tireoidiana autoimune ou de disfunção tireoidiana, uso de medicamentos como amiodarona ou lítio ou administração recente de contraste radiológico iodado e residente em área sabidamente com carência moderada a grave de iodo
- Urina: exame simples de urina (elementos anormais do sedimento [EAS]) e cultura para rastrear bacteriúria assintomática
- Citologia cervicovaginal: de acordo com o Ministério da Saúde, o rastreio do câncer de colo uterino deve ser realizado em pacientes gestantes ou não gestantes a partir dos 25 anos que já iniciaram a atividade sexual. Após dois exames negativos realizados com intervalo de 1 ano, os próximos devem ser realizados a cada 3 anos.

Feito o exame inicial, a gestante retornará após 1 semana, com as análises clínicas solicitadas, quando lhe será prescrita eventual medicação e serão dadas as instruções sobre a dieta a ser seguida.

Consultas subsequentes

Nas consultas subsequentes, a gestante tem a oportunidade de relatar suas dúvidas e sintomatologia e estreitar seu vínculo com os profissionais que a acompanham. É fundamental uma anamnese direcionada e a atenção por parte do pré-natalista em identificar riscos e cuidados adicionais. O exame obstétrico é imprescindível em todas as consultas, no qual se realizam palpação do abdome e medição da altura do fundo uterino, assim como ausculta dos batimentos cardiofetais. O exame especular faz-se necessário mediante queixa pertinente, e o toque vaginal é recomendado a partir do termo, a fim de avaliar as modificações próprias do período.

As consultas, em pacientes de risco habitual, devem ser mensais até a 32ª semana, quinzenais até a 36ª semana e, depois, semanais até o parto. Incorporação de avaliações clínicas multiprofissionais para definição do plano de cuidados individualizado para as gestantes (de enfermagem, nutricionais, psicológicas, sociais), aplicação de vacinas e coleta de exames laboratoriais na mesma data da consulta de rotina minimizam inconveniências e faltas. O pré-natal só é encerrado após a consulta de revisão pós-parto no puerpério. Mediante eventual alta médica como gestante após período de internação hospitalar, a reinserção à assistência pré-natal deve ser facilitada.

A cada consulta, serão avaliados: peso, pressão arterial, batimentos cardiofetais e fundo do útero.

A recomendação de ganho de peso total na gravidez de acordo com o IMC pré-gestacional está definida conforme a Tabela 10.2.

A pressão arterial deve ser aferida com a gestante em ambiente calmo, com agradável temperatura, sentada, com o braço estendido e apoiado, além de um manguito de tamanho adequado.

Rotinas estratégicas estão listadas a seguir:

- *18 a 22 semanas*: ultrassonografia abdominal morfológica para avaliar as estruturas fetais, localizar a placenta e o cordão umbilical e detectar anomalias fetais precocemente. Aconselha-se, nessa oportunidade, medir o colo uterino por ultrassonografia transvaginal, visando à predição do parto pré-termo
- *24 a 28 semanas*: teste oral de tolerância à glicose de 75 g (TOTG-75) para o diagnóstico de diabetes melito gestacional e novo rastreio para anemia, com a solicitação do hemograma
- *28 semanas*: deve-se repetir a dosagem da hemoglobina e administrar a primeira dose da imunoglobulina anti-D para mulheres Rh-negativo não sensibilizadas
- *28 a 36 semanas*: novas sorologias (sífilis, HIV, hepatite B) e pesquisa de clamídia e gonorreia para as pacientes consideradas de alto risco; para as gestantes com menos de 25 anos, é mandatório novo *swab* vaginal e endocervical para pesquisa de clamídia
- *35 a 37 semanas*: cultura por meio de *swab* vaginorretal para estreptococo do grupo B (GBS) de modo universal, exceto para as gestantes com urocultura positiva para GBS em algum momento da atual gestação ou com história prévia de recém-nato infectado por GBS. A partir de 36 semanas, deve-se determinar a posição fetal, pois para fetos em apresentação pélvica (confirmada pela ultrassonografia) é preciso oferecer a versão externa
- *37 a 41 semanas*: é de suma importância reforçar tópicos como manejo da dor no parto; vias de parto; possível indução, se indicada; cuidados no puerpério, incluindo amamentação e contracepção; e cuidados com o recém-nascido.

Tabela 10.2 Recomendações para o ganho de peso total na gravidez.

IMC preconcepcional (kg/m²)	Ganho de peso total (kg)
Baixo peso (< 18,5)	12,5 a 18
Peso normal (18,5 a 24,9)	11,5 a 16
Sobrepeso (25 a 29,9)	7 a 11,5
Obesidade (≥ 30,0)	5 a 9

IMC, índice de massa corporal.

Cuidados na gestação

Trabalho na gravidez. Uma gestante que não apresente complicações e que trabalhe em atividade cujos riscos potenciais não sejam maiores do que aqueles encontrados habitualmente na vida diária pode continuar a trabalhar até o parto. A segurança no ambiente de trabalho e as demandas físicas que a atividade exercida impõem devem ser consideradas, especialmente em mulheres que tenham risco de parto prematuro.

Saúde oral. A higiene dos dentes e das gengivas é obrigatória. Prevenção, diagnóstico e tratamento de patologias orais não devem ser adiados em função da gravidez. Radiografias dentárias (com proteção do abdome e da tireoide) e procedimentos, como anestesia local, extração dentária, restauração de cárie, higiene com fio dental e remoção de placa bacteriana, não são nocivos ao feto.

Banhos de imersão, saunas e piscina. Banhos de imersão e saunas devem ser evitados no 1º trimestre, em função de a exposição materna ao calor estar associada a aumento do risco de defeitos do tubo neural. Quando essa exposição ocorrer, ela deve ser de curta duração, para minimizar a elevação da temperatura corporal. O uso de piscina não parece estar relacionado com efeitos teratogênicos, mas há que se considerar a exposição aos produtos químicos de desinfecção da água e os possíveis patógenos que podem contaminá-la e disseminar infecções.

Atividade sexual. Nos casos de gravidez normal, não há nenhuma contraindicação, e fica a critério do casal. Na ameaça de abortamento, de parto pré-termo, na presença de sangramento vaginal ou na ruptura prematura de membranas ovulares, deve ser evitada.

Consumo de álcool, cigarros e drogas ilícitas. O consumo materno de álcool, cigarros e drogas ilícitas pode ser nocivo para o feto. Idealmente, mulheres grávidas devem suspender completamente o uso dessas substâncias. Um nível seguro de ingesta de álcool não foi estabelecido até o momento. Estudos mostram impacto sobre o crescimento fetal, sobre o desenvolvimento neurocognitivo e sobre o desenvolvimento estrutural. A síndrome alcoólica fetal pode ser reconhecida no recém-nascido ou demorar a se manifestar (1 a 2 anos). O uso de produtos derivados do tabaco durante a gravidez, incluindo os cigarros eletrônicos, é um dos mais importantes fatores de risco modificáveis associados a desfechos adversos materno-fetais e neonatais. Há estudos que mostram associação entre tabagismo e abortamento, parto prematuro, restrição do crescimento fetal, morte súbita fetal e descolamento prematuro da placenta. O tabagismo está associado à redução significativa do risco de pré-eclâmpsia, mas essa redução não supera os diversos riscos aumentados mencionados anteriormente. O uso de *Cannabis* durante a gravidez, segundo dados de estudos retrospectivos, está associado a aumento de parto prematuro, fetos pequenos para a idade gestacional, descolamento de placenta, admissão em unidade intensiva neonatal e Apgar do 5º minuto < 4. Embora evidências mais consistentes sejam necessárias, esses achados são suficientes para recomendar suspensão do uso de *Cannabis* durante a gravidez. Em razão dos riscos maternos e fetais de curto e longo prazo, gestantes devem ser orientadas a suspender o uso de drogas ilícitas. Com relação à dependência de opioides, a terapia de substituição durante a gravidez utilizando metadona é preferível.

Uso de cinto de segurança e *airbag*. Gestantes devem continuar a usar cinto de segurança de três pontos. A faixa horizontal deve ser posicionada abaixo do útero, e a faixa que passa pelo ombro deve ser posicionada entre as mamas, passando acima e lateralmente ao corpo uterino. O uso do cinto de segurança assegura maior benefício do que risco, tanto para a mãe quanto para o feto, em caso de colisão. Com relação a *airbags*, as evidências são menos robustas. Alguns autores não encontraram associação significativa entre a presença de *airbag* e desfechos adversos maternos ou perinatais em caso de acidente. No entanto, parece haver tendência a aumentar trabalho de parto prematuro, porém sem incremento de nascimento pré-termo. Associação com descolamento de placenta e morte fetal não foi comprovada. O American College of Obstetricians and Gynecologists (ACOG) recomenda que gestantes em veículos automotivos usem cinto de segurança de três pontos e não desativem o *airbag*.

Viagens. Em viagens durante a gravidez, deve-se sempre levar em conta o risco de complicações e o acesso à assistência adequada no local de destino. Além disso, deve-se considerar a maior possibilidade de exposição a doenças infecciosas em determinadas áreas, como diarreia do viajante, malária, Zika. Em gestações não complicadas, os voos comerciais costumam ser seguros para a grávida e seu concepto; no entanto, devem-se verificar os limites de idade gestacional aceitos por cada companhia aérea, pois podem variar. Em geral, mulheres com gestações únicas, não complicadas, podem voar longas distâncias até 36 semanas de gravidez; e após 28 semanas, pode ser exigido um atestado médico que confirme a normalidade da gestação e a data provável do parto. Viagens que demandem longos períodos de mobilidade reduzida aumentam o risco de tromboembolismo venoso. Na população geral, o uso de meias compressivas é efetivo na redução da trombose venosa. Recomenda-se ainda manter hidratação oral e movimentar as extremidades inferiores regularmente para minimizar a estase venosa.

Tintura de cabelo. A exposição a tinturas de cabelo resulta em absorção sistêmica muito limitada, exceto se a integridade do couro cabeludo estiver comprometida por alguma lesão. Devem-se evitar produtos à base de amônia e peróxido. É importante ainda utilizar esses produtos em áreas ventiladas, pois mulheres com alguma alergia podem ser mais sensíveis durante a gravidez.

Adoçantes. Não há evidências de que o uso de aspartame, sucralose, acessulfame-K ou esteviosídeo por mulheres grávidas aumente o risco de teratogenicidade. A ingesta diária aceitável de aspartame é de 50 mg/kg/dia; de sucralose, de 5 mg/kg/dia; de acessulfame-K, de 15 mg/kg/dia; e de esteviosídeo, de 4 mg/kg/dia. O uso habitual de adoçantes artificiais é, comumente, muito inferior a esses limites.

Uso de repelentes. Com o intuito de evitar arboviroses transmitidas por mosquitos, recomenda-se o uso de roupas que protejam as áreas corporais mais expostas (braços, pernas) e uso de repelentes à base de DEET (N,N-dietil-3-metilbenzina), icaridina ou IR3535®. O uso tópico do DEET não representa risco para o feto em nenhum dos trimestres da gestação. A icaridina e o IR3535® são substâncias menos estudadas, mas apresentam baixa absorção sistêmica em uso tópico e podem ser utilizadas por gestantes.

Aspectos nutricionais

Ganho de peso na gravidez

É motivo de preocupação de nutricionistas e obstetras a relação entre o consumo de energia e o crescimento e o desenvolvimento fetal, quer dizer, entre o ganho de peso na gravidez e o seu prognóstico.

O National Institutes of Health (NIH) postula relação entre o ganho de peso gestacional e a morbidade e mortalidade perinatal, aconselhando a pesagem regular da grávida no pré-natal e a manipulação dietética adequada para mais ou para menos, de tal modo a manter a normalidade ponderal, equilíbrio benéfico para o prognóstico da gestação. Infelizmente, nenhum estudo controlado randomizado provou ser verdadeiramente eficaz esse tipo de monitoramento do ganho de peso na gravidez. Contudo, baixo ganho de peso pode estar relacionado com CIR e pequeno volume do líquido amniótico.

O ganho de peso médio na gravidez compartimentalizado, está descrito a seguir:

- Útero: 0,9 kg
- Mamas: 0,4 kg

- Sangue: 1,2 kg
- Líquido extracelular: 1,2 kg
- Gordura: 3,5 kg.

Combinando esse acréscimo dos tecidos maternos ao peso médio do concepto, chega-se a um ganho de peso médio na gravidez de 13 kg, embora a amplitude de variação seja muito grande (12 a 16 kg) e, ainda assim, o prognóstico da gravidez seja satisfatório.

Alimentação saudável

Na gravidez, há recomendações especiais para excluir alimentos que contenham teratógenos, como o retinol, ou contaminados por listeriose (leite não pasteurizado, queijos fermentados, patê) ou toxoplasmose (carne malcozida ou vegetais contaminados pelo solo). Um dilema é o que se deve recomendar para os óleos de peixe. Embora sejam considerados uma fonte importante de ácidos graxos essenciais (AGE), eles também podem estar contaminados com mercúrio, potencialmente nocivo para o cérebro fetal.

Vacinação

- As vacinas com vírus vivos ou vivos atenuados como rubéola, sarampo, caxumba, varicela-zóster e febre amarela estão contraindicadas na gravidez, em função do risco teórico ao feto. A última, entretanto, pode ser administrada em situações em que o risco da infecção supere os riscos potenciais da vacinação
- Vacinas com vírus inativos como hepatites A e B, gripe (inclusive a H1N1), pólio Salk, raiva, vacinas bacterianas e toxoides (tétano e difteria) podem ser aplicadas com segurança
- A vacina de papilomavírus humano (HPV) não deve ser administrada na gestação, mesmo se o esquema tiver sido iniciado antes da gravidez. No puerpério e durante a lactação, o esquema pode ser completado
- A vacina da dengue é contraindicada na gestação. Somente devem ser imunizados os indivíduos de 9 a 45 anos, residentes em áreas endêmicas e soropositivos, ou seja, que já foram previamente expostos a qualquer sorotipo do vírus da dengue
- Lactantes podem ser vacinadas passiva ou ativamente, incluindo vacinas com vírus vivo ou atenuado.

As vacinas obrigatórias na gravidez são:

- dTpa (tríplice bacteriana acelular – difteria, tétano e *pertussis*): deve ser administrada a partir da 20ª semana de gravidez, independentemente da vacinação prévia, o mais precocemente possível e repetida a cada gestação
- dT (difteria e tétano) em gestante não vacinadas e/ou com histórico vacinal desconhecido: três doses com intervalos mensais, uma das doses com dTpa (após a 20ª semana)
- dT (difteria e tétano) em gestante com esquema incompleto: se tiver recebido uma dose de vacina contendo componente tetânico, deve receber uma dose de dT e uma dose de dTpa; se tiver recebido duas doses de vacina contendo componente tetânico, deve receber uma dose de dTpa
- Hepatite B: é recomendada para todas as gestantes suscetíveis em três doses, no esquema 0-1-6 meses
- *Influenza* (gripe): dose anual e recomendada nos meses de sazonalidade do vírus, mesmo no 1º trimestre de gestação. A vacina quadrivalente deve ser preferida em relação à trivalente pelo número maior de cobertura em relação às cepas circulantes.

Algumas das recomendações da Sociedade Brasileira de Imunizações (SBIM) são listadas a seguir (Tabela 10.3).

Tabela 10.3 Roteiro para vacinação de gestante (consenso SBIM e Febrasgo).

Vacinas do calendário da mulher	Esquema completo (doses)	Situação antes de engravidar	Conduta na gravidez	Conduta após a gravidez
HPV	Três	Não vacinada	Não vacinar	Iniciar esquema de doses
		Vacinada	Interromper	Continuar sem recomeçar esquema de doses
Tríplice viral (sarampo, caxumba e rubéola)	Duas	Nenhuma dose anterior	Não vacinar	Iniciar esquema de doses
		Uma dose anterior	Não vacinar	Aplicar a segunda dose
Varicela-zóster	Duas	Nenhuma dose anterior	Não vacinar	Iniciar esquema de doses
		Uma dose anterior	Não vacinar	Aplicar a segunda dose
Hepatite B	Três	Nenhuma dose anterior	Iniciar esquema de doses	Dar continuidade
		Uma dose anterior	Continuar esquema de doses	Dar continuidade
		Duas doses anteriores	Aplicar a terceira dose	–
Hepatite A	Duas	Nenhuma dose anterior	Iniciar esquema de doses	Dar continuidade
		Uma dose anterior	Continuar esquema de doses	–
Hepatites A e B combinadas	Três	Nenhuma dose anterior	Iniciar esquema de doses	Dar continuidade
		Uma dose anterior	Continuar esquema de doses	Dar continuidade
		Duas doses anteriores	Aplicar a terceira dose	–
Dengue	Três	Nenhuma dose anterior	Não vacinar	A vacina é contraindicada em mulheres soronegativas, que estejam amamentando ou imunodeprimidas

(continua)

Tabela 10.3 Roteiro para vacinação de gestante (consenso SBIM e Febrasgo) (*Continuação*).

Vacinas do calendário da mulher	Esquema completo (doses)	Situação antes de engravidar	Conduta na gravidez	Conduta após a gravidez
Tríplice bacteriana acelular (difteria, tétano e coqueluche)	Três (2 doses de dT e 1 dose de dTpa, com essa última a partir da 20ª semana, o mais precocemente possível)	Nenhuma dose anterior ou desconhecido	Iniciar esquema completo	Dar continuidade
		Vacinação dT ou dTpa incompleta com última dose há menos de 10 anos	Completar esquema de 3 doses, sendo uma delas, necessariamente, a dTpa	Dar continuidade
		Vacinação dT ou dTpa completa há mais de 10 anos	Aplicar dTpa (a partir da 20ª semana, o mais precocemente possível)	–
Influenza (gripe)	Uma dose anual	Ainda não vacinada na sazonalidade	Vacinar	–
Febre amarela	Uma dose a cada 10 anos	Não vacinada	Em princípio, não vacinar, mas avaliar risco	Se lactante, vacinar após o 6º mês do lactente
Meningocócica B	Duas com intervalo de 1 a 2 meses	Nenhuma dose anterior	Avaliar risco	–
Meningocócica ACWY/C	Única	Nenhuma dose anterior	Avaliar risco	–

Tratamento de pequenos distúrbios da gravidez

Náuseas

Comumente se iniciam na 6ª semana de gravidez, acentuam-se ao longo da progressão do 1º trimestre, com tendência à melhora parcial ou total até cerca de 16 semanas. Anamnese e pesquisa de sintomas associados são relevantes para descartar causas não relacionadas com a gravidez, como distúrbios vestibulares, infecção alimentar, gastrite e para efeitos de medicamentos.

Recomenda-se implemento de refeições curtas, frequentes e destituídas de frituras e condimentos. Quando necessário, opta-se pela combinação entre doxilamina (10 mg) e piridoxina (10 mg). Para pacientes com sintomas mais acentuados pela manhã, mas persistentes ao longo do dia, recomendam-se dois comprimidos ao se deitar, um pela manhã e um à tarde. Deve-se instruir a redução gradual da dose quando houver boa resposta à medicação, pois os sintomas podem recorrer caso a interrupção seja abrupta. Outras opções são o dimenidrinato (50 a 100 mg, via oral [VO], a cada 4 ou 6 horas) e a metoclopramida (5 a 10 mg, VO, a cada 8 horas).

Duas terapias não farmacológicas têm se mostrado efetivas em reduzir as náuseas: gengibre em cápsulas (250 mg, VO, 4 vezes/dia) e acupuntura, pois a estimulação de pontos de acupressão tem se mostrado efetiva para náuseas persistentes, sem riscos associados a seu uso.

Sialorreia ou ptialismo

A salivação excessiva constitui queixa característica da gestação inicial. Apesar de sua inocuidade, pode acarretar incômodo significativo, especialmente pela frequente associação com náuseas e vômitos.

Não há tratamento específico. Apoio psicológico e alívio das náuseas costumam ser suficientes para atenuação ou desaparecimento desse desconforto. A ingesta de alimentos cítricos e gelados também é recomendada.

Pirose

A sensação de queimação retroesternal é bastante prevalente na gravidez, principalmente no 3º trimestre, quando a frequência e a intensidade do sintoma tendem a aumentar. Ocorre rápida regressão no pós-parto, com tendência à recorrência em gestação subsequente.

Com o evoluir da gravidez, exacerba-se fisiologicamente o refluxo gastresofágico, em decorrência de fatores mecânicos e hormonais. Na maioria dos casos, os sintomas são leves e devem ser abordados com conselhos dietéticos e adaptações do estilo de vida. São recomendados: fracionamento da dieta (refeições mais frequentes e com pequeno volume), ao se evitarem alimentos gordurosos, café, chá, mate e bebidas alcoólicas; abstenção do tabaco e medicações que piorem os sintomas (como anticolinérgicos, antagonistas do canal de cálcio); elevação da cabeceira do leito ao deitar-se; evitar o decúbito horizontal após as refeições e a curvatura do tronco para a frente quando sentada.

Preparações antiácidas podem conferir considerável alívio sintomático. As formulações líquidas são preferíveis, pois protegem o epitélio de maneira homogênea. O alginato ou hidróxido de alumínio com trissilato de magnésio e o carbonato de cálcio são seguros e indicados para tratamento agudo. Antiácidos à base de bicarbonato de sódio são contraindicados. Formulações que contêm apenas hidróxido de alumínio podem intensificar constipação intestinal da gravidez. O sucralfato, sal de alumínio de dissacarídeo sulfatado, exerce efeito local protetor de mucosa, com uso considerado seguro na gestação.

Para sintomas persistentes e graves, principalmente associados à afecção crônica de doença do refluxo gastresofágico, podem-se recomendar as seguintes classes de medicamentos, evitando-se, quando possível, o 1º trimestre: procinéticos (metoclopramida, bromoprida, domperidona), antagonistas dos receptores H_2 (cimetidina, ranitidina, famotidina) e inibidores da bomba de prótons (omeprazol, pantoprazol, esomeprazol).

Constipação intestinal

Trata-se de um distúrbio comum na gravidez, que decorre da diminuição da motilidade intestinal pela ação da progesterona e pela pressão com deslocamento dos intestinos em função do útero cheio.

A conduta terapêutica consiste em:

- *Dieta*: consumir alimentos que formem resíduo (legumes e vegetais folhosos, substâncias ricas em fibras, frutas cítricas, ameixa, mamão) e ingesta livre de água
- *Medicamentos*: caso a dieta e os exercícios físicos não sejam suficientes, pode-se usar laxativos como o sene (*Cassia angustifolia*), I cápsula à noite; ou bisacodil 5 mg, I comprimido à noite. Em casos de formação de *bolus* fecal baixo (reto-anal), pode-se prescrever sorbitol, I frasco por via retal. Contudo, o uso regular e crônico desses medicamentos deve ser evitado. Aumentar a ingesta de aveia e de farinha de linhaça pode ser boa profilaxia da constipação intestinal crônica.

Hemorroidas

A segunda metade da gravidez e o pós-parto imediato cursam comumente com dilatação das veias da submucosa da porção distal do reto, podendo acarretar desconforto local, prurido e sangramento.

Há consenso em relação à indicação de abordagem conservadora. Devem-se adotar as já citadas medidas de combate à constipação intestinal, evitar permanência em posição sentada por longos períodos, evitar esforço ao evacuar e atrito anal com uso de papel higiênico, priorizando-se duchas para limpeza do ânus.

Produtos tópicos à base de anestésico e/ou corticoide conferem alívio momentâneo dos sintomas. O banho de assento com água morna é também recomendado.

Edema

Está entre as queixas mais frequentes das gestantes a partir da segunda metade da gravidez. O esclarecimento da diferença entre edema gestacional e edema generalizado é relevante clinicamente.

A conduta se baseia em medidas paliativas simples: evitar ortostatismo e permanência em posição sentada por longos períodos, repouso periódico em decúbito lateral esquerdo, elevação dos membros inferiores e uso de meias elásticas.

Os diuréticos e a dieta hipossódica não estão indicados na gravidez.

Varicosidades

De maior incidência nos membros inferiores, com maior prevalência em multíparas. Geralmente, estão presentes desde o 1º trimestre e exacerbam-se ao longo da gestação, com persistência após o parto.

Podem ser assintomáticas ou cursar com dor, edema, ulceração e complicações mais graves como tromboflebite e flebotrombose.

As medidas paliativas recomendadas são:

- Evitar ortostatismo prolongado e, quando a paciente se sentar ou se deitar, deve suspender as pernas acima do nível do corpo
- Fazer uso de meias elásticas de média compressão, que aliviam sintomas, mas não previnem, tampouco causam regressão das varizes. Estas devem ser colocadas com as pernas elevadas, após o esvaziamento das veias por alguns minutos. São usadas durante todo o período de deambulação, embora possam ser retiradas por 30 minutos, diversas vezes ao dia, durante o descanso. Quando os sintomas persistirem, deve-se prescrever creme de cumarina 200 mg e heparina 2.000 UI, aplicado de 8/8 horas e sempre antes de dormir, à noite.

Cãibras

Consiste na contração espasmódica involuntária e dolorosa, em geral, dos músculos da panturrilha.

A etiologia é incerta, e o fator desencadeante é o estiramento súbito dos grupos musculares envolvidos. São mais prevalentes no 2° e 3° trimestres, durante o sono ou quando a gestante se encontra deitada.

Com base nas evidências existentes, não está claro se há eficácia e segurança de tratamento medicamentoso. Parece haver benefício com uso de lactato ou citrato de magnésio.

Os cuidados gerais são mais eficientes que a terapia medicamentosa. Recomenda-se evitar alongamento muscular excessivo ao acordar e permanência em posição sentada por longos períodos, como em viagens demoradas.

Sintomas urinários

A frequência e a urgência são comuns no início e no fim da gestação. Os fatores relacionados são: no 1° trimestre – a pressão exercida pelo útero gestante, em anteflexão exagerada, sobre a bexiga, diminui sua capacidade volumétrica; nas duas últimas semanas da gravidez – o contato da apresentação fetal. Outro sintoma urinário descrito é a noctúria, grande volume urinário à noite. Decorre da descompressão da veia cava inferior quando a gestante assume o decúbito lateral esquerdo durante o sono. Com isso, incrementam-se o fluxo sanguíneo renal e a filtração glomerular. Cabe apenas esclarecimento à paciente sobre a inocuidade do quadro.

Tonturas e vertigens

A instabilidade vasomotora, geralmente associada à hipotensão ortostática, determina insuficiência sanguínea cerebral transitória em virtude do acúmulo de sangue nas pernas, nos territórios esplâncnico e pélvico. Outro fator é a tendência hipoglicemiante no intervalo das refeições.

Constituem medidas profiláticas:

- Evitar ambiente quente e mal ventilado
- Evitar ortostatismo prolongado e decúbito dorsal
- Fracionar as refeições, observando período de jejum máximo de 2 horas.

Fadiga

A grávida está predisposta à fadiga no último trimestre, em consequência das alterações da postura e do aumento de peso. A anemia deve ser combatida, e são recomendados períodos frequentes de repouso. Sonolência e insônia, queixas comuns na gestação, podem colaborar para essa condição.

Síndrome dolorosa

Pode ser abdominal baixa ou lombossacra. A primeira é descrita como sensação de peso no baixo-ventre, na prega inguinal, em virtude da pressão do útero gravídico nas estruturas pélvicas de sustentação e na parede abdominal, tensão dos ligamentos redondos, relaxamento das articulações da bacia, contrações uterinas (Braxton-Hicks), além de gases, distensão e cólicas intestinais. Atentar para o diagnóstico diferencial com etiologias patológicas como infecção do trato urinário e trabalho de parto prematuro. O segundo tipo é muito comum no último trimestre; tem origem na embebição das articulações sacroilíacas, fadiga, espasmo muscular decorrente de alterações posturais (lordose exagerada) e ventre-pêndulo. Nos casos de lombalgia de forte intensidade, convém afastar hipótese de causas patológicas orgânicas vertebrais, como osteoporose, artrite séptica, osteoartrite e hérnia de disco.

A dor abdominal pode ser conduzida com repouso, analgésicos e vigilância clínica.

O manejo da dor lombar requer medidas como:

- Uso de cintas e orientações posturais; evita-se corrigir a lordose fisiológica
- Sugestão de períodos de repouso durante o dia
- Exercícios de fortalecimento da musculatura lombar, como hidroginástica, ioga e Pilates
- Acupuntura, fisioterapia e massagens especializadas
- Prescrição de analgésicos em crises álgicas resistentes às medidas anteriores.

Leucorreia

O período gestacional exige exploração diagnóstica criteriosa quando há constatação de corrimento vaginal, pois nele intervém a chamada leucorreia fisiológica da gravidez. Trata-se de secreção vaginal branca, leitosa, com irritação local muito discreta ou ausente. Dispensa qualquer abordagem terapêutica.

As leucorreias patológicas mais prevalentes na gestação são:

Candidíase vaginal. Ocorre pela proliferação da *Candida albicans* na gravidez. A colonização assintomática não requer tratamento. Já a sintomatologia típica de leucorreia branca, grumosa, pruriginosa, com irritação local importante e eventual dor à micção, tem indicação de uso de compostos azólicos tópicos. Destacam-se: isoconazol, miconazol, terconazol e clotrimazol por 7 dias consecutivos. A segurança do tratamento oral é incerta e este não deve ser oferecido.

Vaginose bacteriana. Em torno de 10 a 30% das grávidas apresentam vaginose bacteriana resultante de deficiência da flora normal de *Lactobacillus* sp. na vagina e crescimento relativo de bactérias anaeróbias, incluindo *Gardnerella vaginalis*, *Mobiluncus* sp., *Prevotella* sp., ureaplasma e micoplasma, o que implica redução da acidez vaginal.

Pode ser assintomática (50% dos casos) ou manifestar-se com leucorreia homogênea, acinzentada, microbolhosa, não aderente à parede vaginal, com odor fétido. Associa-se a desfechos obstétricos desfavoráveis: amniorrexe prematura, parto pré-termo, aborto espontâneo, corioamnionite e endometrite pós-parto.

Gestantes de risco elevado de parto pré-termo podem beneficiar-se de rastreamento de rotina (com 12 a 16 semanas) e implemento de tratamento mediante comprovação diagnóstica. A terapia recomendada é metronidazol 500 mg, VO, 12/12 horas ou clindamicina 300 mg, VO, 2 vezes/dia, ambos por 7 dias. Esses mesmos agentes, quando de uso tópico, apresentam taxas de cura similares ao tratamento sistêmico, porém com menos efetividade para prevenção do parto pré-termo. Reavaliação diagnóstica deve ser repetida 1 mês após tratamento para a confirmação de cura.

Efeitos no feto decorrentes de medicamentos administrados à mãe

Durante a gravidez, especialmente no 1º trimestre, é prudente evitar qualquer medicação, a menos que haja indicação absoluta para sua administração.

Exames radiológicos na gravidez

Métodos de imagem permanecem sendo uma ferramenta essencial para prover o melhor cuidado possível a muitas pacientes grávidas. Desse modo, mulheres que estão grávidas, ou acreditam que possam estar, devem sempre informar isso ao radiologista antes de realizar um exame de imagem. O radiologista, em conjunto com o médico solicitante, avaliará o benefício do exame pretendido em oposição a algum risco potencial para o feto.

Ressonância nuclear magnética e ultrassonografia são exames de imagem que não utilizam radiação ionizante, ambos os quais são seguros para o feto. Estudos de imagem que utilizam radiação ionizante incluem radiografias, tomografias computadorizadas, fluoroscopia e medicina nuclear. O risco para o feto depende da idade gestacional no momento da exposição e da dose de radiação. Se ocorrer uma exposição com dose extremamente alta (> 1 Gy) no período de embriogênese, é provável que seja letal para o embrião. No entanto, tais níveis de dose não são usados em exames radiológicos diagnósticos. Não há registro acerca do risco fetal de anomalias, restrição de crescimento ou abortamento em exposições à radiação ionizante < 50 mGy. Embora o risco associado à exposição à radiação ionizante seja uma preocupação, a perda ou o atraso em determinado diagnóstico pode representar uma ameaça maior para a mulher ou seu feto, dependendo da gravidade do caso. Por essa razão, deve-se sempre analisar de maneira bastante criteriosa a indicação do exame solicitado. É importante destacar que procedimentos radiológicos que não envolvam a região do abdome e da pelve não impõem risco significativo ao feto em desenvolvimento, tomadas as precauções de proteção recomendadas.

O manejo dos exames que emitem radiação ionizante durante a gravidez deve sempre ser norteado de maneira conservadora. Se os benefícios superarem os riscos e os exames forem realizados, os métodos de redução da dose de radiação devem ser implementados mediante o princípio *as low as reasonably achievable* (ALARA).

Aspectos emocionais da gravidez e preparação para o parto

Gravidez e parto são eventos fundamentalmente fisiológicos que ocasionam inúmeras modificações físicas e emocionais na mulher, o que demanda acompanhamento dos profissionais da saúde (assistência pré-natal) e da família. Essa assistência consiste em processo imprescindível no preparo da gestante para a maternidade e para o parto, bem como no preparo de sua família. Deve-se oferecer atenção individualizada e humanizada para a prevenção de eventos clínico-obstétricos e emocionais ao longo da gestação.

Exercícios físicos na gravidez e no pós-parto

A gravidez é a época ideal para manter ou adotar um estilo de vida saudável: o exercício físico na gravidez tem riscos mínimos, mas benefícios para a maioria das mulheres, embora algumas mudanças da programação sejam necessárias em virtude das alterações normais anatômicas e fisiológicas do estado gestacional. Uma avaliação clínica completa deve ser conduzida antes de se recomendar o programa de exercícios para assegurar que a paciente não tenha motivos para evitá-lo.

Pontos-chave

- Importância da assistência pré-natal: a relevância dos cuidados pré-natais para a saúde da gestante e do feto
- Agendamento e frequência das consultas pré-natais: orientações sobre a periodicidade e programação adequada das visitas pré-natais
- Exames e avaliações iniciais: descrição dos exames e testes de rotina realizados no início da gravidez (preferencialmente no primeiro trimestre) para avaliar a saúde da mãe e do feto
- Avaliação do estado nutricional: orientações sobre a importância de uma alimentação saudável durante a gestação e monitoramento do ganho de peso adequado
- Cuidados com a saúde emocional: discussão sobre o suporte emocional durante a gravidez e estratégias para lidar com as mudanças emocionais
- Prevenção e tratamento de doenças comuns na gravidez: informações sobre condições médicas comuns durante a gestação, como diabetes gestacional, hipertensão e infecções, incluindo diretrizes para prevenção e tratamento
- Rastreamento e diagnóstico de anomalias fetais: explicação sobre os testes disponíveis para rastrear e diagnosticar anomalias genéticas e estruturais no feto
- Educação sobre cuidados pré-natais: fornecimento de informações essenciais sobre autocuidado, higiene, atividade física segura e outros aspectos relevantes para a gestante
- Orientações sobre sinais de alerta: indicação dos sinais e sintomas que requerem atenção médica imediata durante a gravidez
- Preparação para o parto: discussão sobre as diferentes opções de parto, técnicas de alívio da dor, cuidados no pós-parto e planejamento familiar.

11 Contratilidade Uterina

Antonio Braga
Jorge Rezende Filho

Principais procedimentos tocométricos, 204

Análise da pressão intrauterina, 206

Evolução da contratilidade uterina no ciclo gravídico, 207

Propagação da onda contrátil no útero gravídico, 210

Funções da contratilidade uterina, 213

Correlações clínicas, 216

Estrutura da proteína contrátil, 217

Determinismo do parto, 223

Indução do parto, 232

A contratilidade uterina é o fenômeno mais importante do trabalho de parto, indispensável para fazer dilatar o colo e expulsar o concepto.

O seu registro em gráfico (tocometria) serve ao diagnóstico e ao tratamento dos desvios dinâmicos da matriz, assim como à interpretação dos padrões de frequência cardíaca fetal no parto.

Pode-se afirmar, sem medo de errar, que todos os fundamentos da fisiologia da contratilidade uterina foram assentados pela escola uruguaia de Alvarez e Caldeyro-Barcia, obstetra e fisiologista, respectivamente, irmanados no Centro Latino-americano de Perinatologia (CLAP) de Montevidéu.

Principais procedimentos tocométricos

Os procedimentos mais precisos para avaliar a atividade do útero gravídico humano são os que registram as pressões intrauterinas: amniótica, intramiometrial, placentária e puerperal.

Registro da pressão amniótica

A pressão amniótica informa sobre a contratilidade do útero como um todo, sem fornecer dados específicos de cada segmento funcional da matriz (Figura 11.1).

Registro da pressão intramiometrial

A pressão intramiometrial é obtida pelo uso de microbalões (0,02 mℓ) inseridos na espessura da parede uterina, em três ou quatro regiões funcionalmente distintas (ver Figura 11.1).

Registro da pressão placentária

A dinâmica do útero no secundamento é conhecida pela aferição da pressão sanguínea na veia umbilical, chamada pressão placentária (Figura 11.2). A técnica serve, igualmente, para registrar a pressão intrauterina logo após o parto do primeiro concepto de gravidez múltipla.

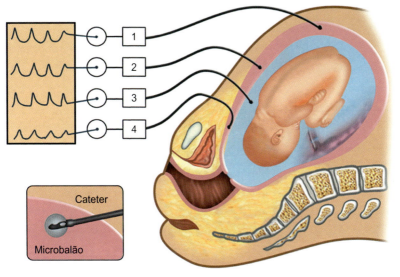

Figura 11.1 Método para registrar a pressão amniótica (via transabdominal) e a pressão intramiometrial. A pressão amniótica é obtida por cateter introduzido na cavidade amniótica e conectado ao eletromanômetro nº 3. A pressão intramiometrial é registrada simultaneamente no fundo uterino, na porção média do corpo e no segmento inferior, por meio de três microbalões introduzidos no miométrio, cada um ligado aos eletromanômetros restantes, nºˢ 1, 2 e 4. *Abaixo e à esquerda*, é mostrado, em detalhe, um microbalão inserido no miométrio.

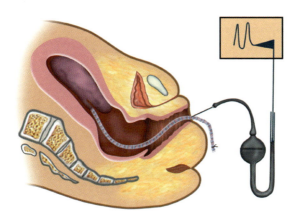

Figura 11.2 Método para registrar a pressão intrauterina no secundamento.

Registro da pressão intrauterina puerperal

Os traçados de pressão intrauterina no pós-parto são obtidos introduzindo-se, pela vagina, dentro do útero, balão com 100 mℓ de água conectado a manômetro registrador (Figura 11.3).

Com o objetivo de simplificar a tocometria e ampliar a sua aplicação clínica, o sistema habitualmente hidráulico pode ser substituído pelo de transmissão pneumática (Figura 11.4).

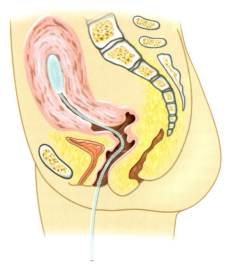

Figura 11.3 Registro da pressão intrauterina puerperal com balão de água de 100 ml.

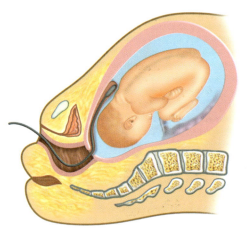

Figura 11.4 Método para registrar a pressão amniótica com balão, pela via transcervical. O balão é colocado, pela face anterior do útero, de preferência no espaço extraovular, profundamente, de modo a ultrapassar a apresentação fetal.

Análise da pressão intrauterina

Alvarez & Caldeyro-Barcia (1948) medem a pressão amniótica a partir do nível da pressão intra-abdominal, considerada o "zero" na escala de pressões. O tônus uterino representa o menor valor registrado entre duas contrações (Figura 11.5). A intensidade de cada contração é dada pela elevação que ela determina na pressão amniótica, acima do tônus; a frequência compreende o número de contrações em 10 minutos. Conceitua, ainda, a atividade uterina como o produto da intensidade das contrações pela sua frequência, expressando o resultado em mmHg/10 minutos ou unidades Montevidéu (UM). O trabalho uterino para realizar

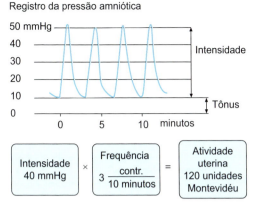

Figura 11.5 Análise quantitativa da pressão amniótica de acordo com a escola de Montevidéu. O esquema mostra como se medem o tônus uterino, a intensidade e a frequência das contrações e a atividade uterina. O nível "zero" corresponde à pressão abdominal.

certa função, como, por exemplo, dilatar o colo de 2 para 10 cm, corresponde à soma das intensidades de todas as contrações responsáveis por essa tarefa (mmHg).

A intensidade da pressão intracavitária nem sempre reflete a dinâmica uterina global, não informando se pequena ou grande porção da matriz foi excitada, nem a direção de propagação da onda contrátil. Estudos elétricos e mecânicos possibilitaram estabelecer que somente pelos métodos invasivos intramiometrais pode-se ajuizar a extensão da propagação e a sincronia da atividade uterina.

Evolução da contratilidade uterina no ciclo gravídico

Gravidez

Até 30 semanas de gestação, a atividade uterina é muito pequena, inferior a 20 UM (Figura 11.6 A). Os registros de pressão amniótica evidenciam contrações reduzidas, frequentes, cerca de 1 por minuto, que permanecem restritas a diminutas áreas do útero. De vez em quando surgem contrações de Braxton-Hicks (Figura 11.7), que têm frequência muito baixa, em torno de 28 a 32 semanas, até 2 contrações/hora. O tônus uterino permanece entre 3 e 8 mmHg.

As contrações de Braxton-Hicks resultam mais da soma de metrossístoles assincrônicas parcialmente propagadas do que de atividade bem coordenada.

Pré-parto

Após 30 semanas, a atividade uterina aumenta vagarosa e progressivamente (ver Figura 11.6 B e C). Nas últimas 4 semanas (pré-parto) a atividade é acentuada, observando-se, em geral, contrações de Braxton-Hicks mais intensas e frequentes, que melhoram a sua coordenação e se difundem a áreas cada vez maiores da matriz (até 3 contrações/hora). As pequenas contrações, embora diminuídas em número, permanecem nos traçados obtidos nessa época. O tônus se aproxima de 8 mmHg. Em menor quantidade de casos,

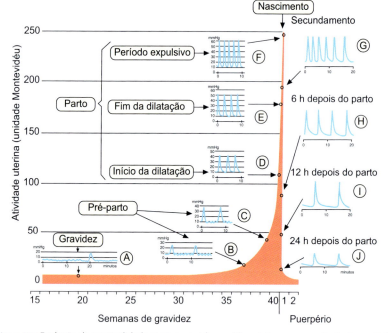

Figura 11.6 Evolução da contratilidade uterina no ciclo gravídico. A *área em vermelho* indica a atividade uterina espontânea, normal (valores médios em unidades Montevidéu). Registros típicos e esquemáticos da pressão amniótica ilustram a contratilidade nas diversas fases; a atividade uterina, correspondente a cada traçado, está indicada na curva por um *círculo*. A atividade uterina aumenta progressivamente após 30 semanas, especialmente ao se aproximar o termo; durante o parto, o acréscimo é acelerado e atinge o máximo no período expulsivo. No secundamento e no puerpério, são expressivas as quedas da atividade uterina. (Adaptada de Caldeyro-Barcia R, Poseiro JJ. Oxytocin and contractility of the pregnant human uterus. Ann N Y Acad Sci. 1959; 75:813-30.)

a transformação da atividade uterina no pré-parto se faz pelo aumento progressivo da intensidade das pequenas contrações, que se tornam mais expansivas, enquanto sua frequência diminui gradativamente.

Parto

Clinicamente, o parto está associado ao desenvolvimento de contrações dolorosas e rítmicas, que condicionam dilatação do colo uterino. Arbitrariamente, considera-se seu início quando a dilatação cervical chega a 2 cm, estando a atividade uterina compreendida entre 80 e 120 UM (em média 100 UM). Não há demarcação nítida entre o pré-parto e o parto, mas, sim, transição gradual, insensível, o que torna difícil caracterizar a atividade do começo da dilatação. As pequenas contrações localizadas tendem a desaparecer, estando ausentes nos partos normais, em que os registros exibem apenas metrossístoles fortes e regulares.

Na dilatação, as contrações têm intensidade de 30 mmHg e frequência de 2 a 3/10 minutos (ver Figura 11.6 D), para alcançar, no fim desse período, valores respectivos de 40 mmHg e 4/10 minutos (ver Figura 11.6 E).

A postura assumida pela paciente tem importância expressiva na contratilidade uterina. O decúbito lateral, em 90% dos casos, aumenta a intensidade e diminui a frequência

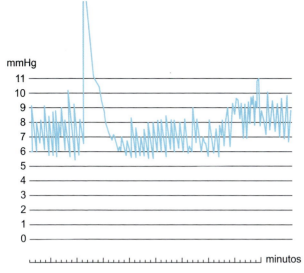

Figura 11.7 Contratilidade uterina em gestação de 30 semanas. O registro da pressão amniótica mostra as pequenas contrações na gravidez (intensidade média de 2 mmHg e frequência de 1 contração por minuto). No traçado, apenas se vê uma grande contração, de Braxton-Hicks. O tônus uterino oscila suavemente.

(Figura 11.8). A atividade contrátil exibida na posição lateral sugere sua maior eficiência para a progressão do parto, embora não haja provas concretas nesse sentido.

No período expulsivo, a frequência atinge 5 contrações em 10 minutos e a intensidade, 50 mmHg (ver Figura 11.6 F). São próprias dessa fase as contrações da musculatura abdominal com a glote fechada, esforços respiratórios verdadeiros, chamados puxos. Eles causam acréscimos súbitos e de curta duração da pressão abdominal, que se sobrepõem às elevações determinadas pelas metrossístoles (Figura 11.9). Os puxos têm intensidade média de 50 mmHg, de tal modo que, somados à pressão intrauterina, neste caso também de 50 mmHg, condicionam pressão amniótica de 100 mmHg.

Em partos normais a atividade uterina varia de 100 a 250 UM.

Secundamento

Após o nascimento do concepto, o útero continua a produzir contrações rítmicas (ver Figura 11.6 G). As 2 ou 3 primeiras em geral descolam a placenta de sua inserção uterina e a impelem para o canal do parto. As contrações, agora indolores, proporcionam alívio imediato às pacientes, por isso foram responsáveis pelo chamado período de repouso fisiológico, que hoje se sabe não existir, em termos de dinâmica uterina.

Puerpério. Os gráficos mostram contrações cuja frequência vai diminuindo, até atingir 1 em cada 10 minutos, decorridas 12 horas de puerpério (ver Figura 11.6 H e I). Nos dias que se seguem, a intensidade e o número das contrações estão mais reduzidos (ver Figura 11.6 J). Quando o bebê suga o seio materno, pode haver aumento nítido na atividade uterina, que desaparece ao fim da mamada.

As contrações do secundamento e do puerpério, apesar de mais intensas do que as do parto, não exprimem aumento real na força muscular, como foi mencionado.

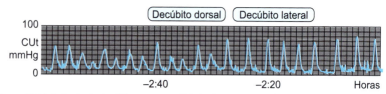

Figura 11.8 Influência do decúbito na contratilidade do parto. Quando a parturiente troca o decúbito dorsal pelo lateral, aumenta a intensidade e diminui a frequência das contrações uterinas (CUt).

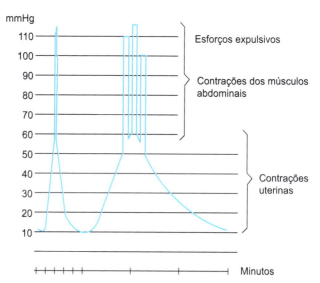

Figura 11.9 Registro da pressão amniótica no período expulsivo. Estão representadas, esquematicamente, duas contrações uterinas com esforços expulsivos sobrepostos. A maior velocidade do traçado (cinco vezes), no registro da contração da *direita*, evidencia melhor as elevações súbitas da pressão, causadas pelas contrações dos músculos abdominais.

Propagação da onda contrátil no útero gravídico

Na gravidez, a quase totalidade das metrossístoles permanece circunscrita a pequenas áreas do útero, causando elevação de pouca ampliação na pressão amniótica (Figura 11.10). Ocasionalmente, contrações de Braxton-Hicks mais intensas e menos frequentes se espalham para áreas maiores do órgão.

No parto normal, a onda contrátil tem sua origem em dois marca-passos, direito e esquerdo, situados perto das implantações das tubas. O marca-passo direito seria predominante; em algumas mulheres, o esquerdo seria o principal. Ainda se admite o funcionamento alternado: certas ondas nascem do direito e outras, do esquerdo, sem que haja, todavia, interferência entre eles.

Do marca-passo a onda se propaga ao resto do útero na velocidade de 2 cm/segundo, percorrendo todo o órgão em 15 segundos. O sentido de propagação da onda é predominantemente descendente; apenas em um pequeno trajeto, que se dirige ao fundo, é ascendente.

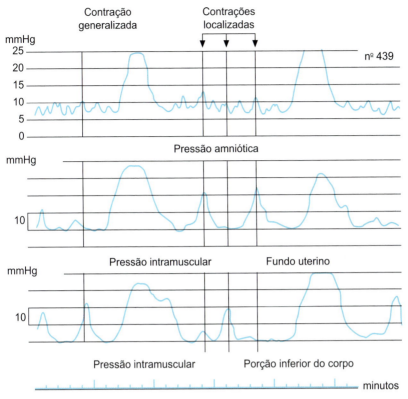

Figura 11.10 Contratilidade uterina em gestação de 36 semanas. Registro da pressão amniótica e, simultaneamente, da pressão intramiometrial no fundo uterino e na parte interior do corpo. As pequenas oscilações da pressão amniótica provêm de contrações localizadas, enquanto as grandes elevações decorrem de contrações generalizadas que se difundem por grande parte do útero (contrações de Braxton-Hicks).

A intensidade das contrações diminui das partes altas do útero para as baixas. No colo, somente a zona próxima ao orifício interno tem tecido muscular liso e pode se contrair, não obstante com força menor que a do segmento e muito inferior à do corpo; o tecido que circunda o orifício externo é desprovido de músculo, sendo, portanto, incontrátil.

Diz-se, então, que a onda de contração do parto normal tem triplo gradiente descendente: as metrossístoles começam primeiro, são mais intensas e têm maior duração nas partes altas da matriz do que nas baixas (Figura 11.11). Essa coordenação do útero parturiente normal determina a soma de efeitos, com elevação regular, de pico único, intensa, da pressão amniótica. Como todas as regiões do órgão se relaxam ao mesmo tempo, a pressão amniótica pode descer ao tônus normal entre as contrações.

No útero puerperal, a velocidade de propagação diminui muito (0,2 a 0,5 cm/segundo), gastando a onda contrátil 1 minuto para percorrer o trajeto que vai do marca-passo até o segmento inferior. Como consequência, as diferentes partes do útero alcançam de modo sucessivo, e não simultaneamente, como no parto, o máximo de contração, dando características peristálticas às metrossístoles aqui encontradas (Figura 11.12).

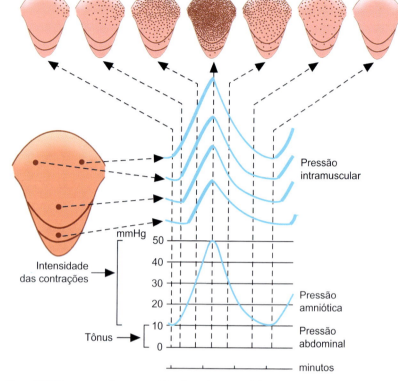

Figura 11.11 Representação esquemática da onda contrátil do parto normal, com o triplo gradiente descendente. No útero grande, *à esquerda*, estão assinalados os pontos em que a pressão intramiometrial foi registrada com microbalões. Os quatro traçados correspondentes estão cronologicamente relacionados entre si, com o registro da pressão amniótica e com a propagação da onda contrátil, indicada pelo *pontilhado* nos úteros pequenos (*acima*). Os *traços grossos* nos registros representam a fase de contração, e os *finos*, a de relaxamento. Pelo triplo gradiente descendente, as contrações começam primeiro, são mais intensas e têm maior duração nas partes altas do útero do que nas baixas.

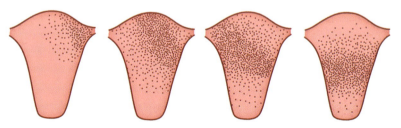

Figura 11.12 Onda peristáltica no puerpério. Ilustração esquemática da propagação da onda contrátil no puerpério de 20 horas. Em virtude do deslocamento vagaroso e da curta duração da onda, quando o máximo de contração alcança o segmento inferior, o fundo uterino já está relaxando.

Funções da contratilidade uterina

Manutenção da gravidez

Durante a gestação, o útero não está inativo, mas sua atividade é bastante reduzida, irregular, localizada e sem significado funcional expulsivo.

A gravidez provavelmente se mantém pelo chamado bloqueio miometrial progesterônico. A progesterona tem a propriedade de diminuir a sensibilidade da célula miometrial ao estímulo contrátil, por hiperpolarização da membrana, bloqueando a condução da atividade elétrica de uma célula muscular a outra. Grande parte da progesterona placentária alcança o miométrio antes de ser carreada pela circulação sistêmica. Esse componente local determina o gradiente de concentração progesterônica no útero, função da distância à placenta.

O bloqueio progesterônico efetivo impede o descolamento da placenta, não só durante a gravidez, como também no ambiente hostil, da parturição.

Dilatação do istmo e do colo uterino

No pré-parto, a contração encurta o corpo uterino e exerce tração longitudinal no segmento inferior, que se expande, e no colo, que progressivamente se apaga e se dilata (amadurecimento). A tração pode ser transmitida com eficiência ao colo porque o segmento também se contrai, embora com força menor que o corpo.

Ao termo da gravidez, o orifício externo cervical atinge, em média, 1,8 cm nas nulíparas e 2,2 cm nas multíparas; o colo se apaga, respectivamente, cerca de 70 e 60%.

No parto, essas alterações se intensificam; depois de cada metrossístole o corpo fica mais curto e mais espesso (braquiestase ou retração), e o colo uterino fica mais dilatado. O istmo é tracionado para cima, deslizando sobre o polo inferior do feto, experimentando dilatação no sentido circular; apenas no período expulsivo produz-se certo estiramento longitudinal do segmento.

A pressão exercida pela apresentação fetal ou pela bolsa das águas, atuando em forma de cunha, constitui o segundo fator responsável pela dilatação das porções baixas do útero (Figura 11.13).

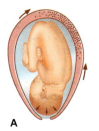 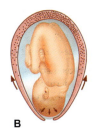 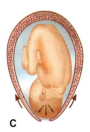 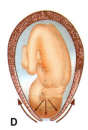

A   B   C   D

Figura 11.13 Mecanismo da dilatação do colo no parto normal. Os quatro úteros esquematizados correspondem a estágios sucessivos que vão do início ao ápice da contração (A a D). O *pontilhado* indica a zona contraída, e a *densidade* representa a intensidade da contração. As *setas externas* mostram como a tração longitudinal é exercida pelas partes em contração. As *setas na cabeça do feto* representam a pressão exercida pela apresentação, ou pela bolsa das águas, no segmento inferior e no colo. O segmento inferior, ainda relaxado, transmite mal ao colo a tração exercida pelo corpo (A e B); somente após a onda contrátil ter atingido o segmento (C e D) é que a tração se comunica eficientemente com o colo. (Adaptada de Alvarez H, Caldeyro-Barcia R. The normal and abnormal contractile waves of the uterus during labour. Gynaecologia. 1954; 138:190-212.)

O progresso da dilatação cervical depende da contratilidade uterina propagada, coordenada e com tríplice gradiente descendente, embora a resistência oposta pelo colo desempenhe papel relevante.

A duração do parto normal é muito variável, completando-se a dilatação, nas primíparas, após 10 a 12 horas, e, nas multíparas, decorridas 6 a 8 horas.

Descida e expulsão do feto

As metrossístoles, ao encurtarem o corpo uterino, empurram o feto através da pelve e o expulsam para o exterior, estando a parte inferior do útero presa à pelve, principalmente pelos ligamentos uterossacros (Figura 11.14). Embora a parte mais importante se desenvolva no período expulsivo, são as contrações do pré-parto que começam a adaptar e a insinuar a apresentação fetal na bacia. No segundo período do parto, o segmento inferior é estirado no sentido longitudinal, em cada contração do corpo, com o consequente adelgaçamento de suas paredes.

As contrações dos ligamentos redondos, sincrônicas com as do útero, tracionam o fundo para a frente, colocando o eixo longitudinal da matriz na direção do eixo da escavação pélvica, facilitando a progressão do feto. Os ligamentos redondos, ao se encurtarem nas contrações, tendem a aproximar o fundo uterino da pelve, somando-se à força que no mesmo sentido exercem as contrações do corpo (ver Figura 11.14).

A contribuição mais expressiva, todavia, é dada pelos puxos. O desejo de esforçar-se é desenvolvido pela distensão da vagina e do períneo, produzida pelo polo inferior do feto, impulsionado pela contração uterina. É por esse motivo que os *puxos* ocorrem durante a metrossístole, o que é conveniente para se obter a eficiente soma de pressão desenvolvida pelos músculos abdominais e pelo miométrio (Figura 11.15).

Descolamento da placenta

Com a expulsão do feto, o corpo do útero, adaptando-se à grande redução volumétrica, se retrai muito. O acentuado encurtamento é responsável pela desinserção placentária, bastando geralmente 2 a 3 contrações para descolar a placenta do corpo para o canal do parto (segmento inferior, colo e vagina). Esses 6 a 10 primeiros minutos do secundamento constituem o tempo corporal, porque a placenta permanece dentro do corpo uterino (Figura 11.16).

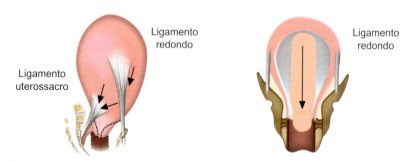

Figura 11.14 Mecanismo pelo qual as contrações uterinas determinam a descida e a expulsão do feto. Estando o útero preso à pelve, principalmente pelos ligamentos uterossacros, ao se contrair, suas paredes se encurtam e impulsionam o feto. As contrações dos ligamentos redondos tracionam o fundo uterino para a frente, colocando o eixo longitudinal da matriz no eixo da escavação pélvica, e para baixo, aproximando o fundo da pelve.

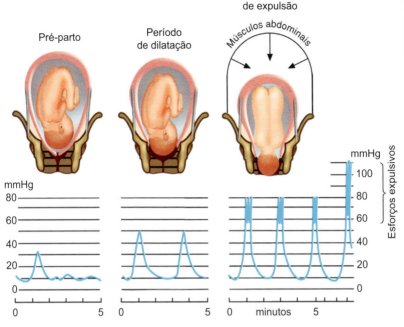

Figura 11.15 Funções da contratilidade uterina no pré-parto e no parto. *Em cima*, os esquemas mostram a anatomia funcional do útero, a posição e a altura do feto no pré-parto durante o período de dilatação e de expulsão. *Embaixo*, estão indicados os registros respectivos da pressão amniótica. No pré-parto, as contrações expandem o istmo e encurtam a cérvice. No período de dilatação, as duas estruturas se dilatam circularmente. No período expulsivo, o corpo se encurta muito, distendendo o segmento inferior longitudinalmente, e o feto é empurrado para a pelve, ajudado pela contração dos músculos abdominais – puxos.

Uma vez no canal do parto, a pequena contratilidade exercida pelo segmento inferior é incapaz de expulsar a placenta para o exterior, o que só ocorrerá após esforços expulsivos da paciente ou com a intervenção do tocólogo.

Hemostasia puerperal

A atividade do útero no pós-parto é indispensável para coibir a hemorragia no sítio placentário, quando a hemostasia depende fundamentalmente do tônus uterino, das contrações e da retração das fibras musculares, caracterizando o fenômeno de miotamponagem uterina. Mais tarde, o modo de propagação peristáltica, que caracteriza o útero puerperal, é eficaz para eliminar os coágulos e os lóquios do interior da matriz.

No período expulsivo, no secundamento e no puerpério, embora ocorram acentuadas e progressivas reduções volumétricas, o miométrio tem grande capacidade para encurtar-se e, portanto, adaptar-se às enormes e rápidas diminuições do conteúdo uterino, mantendo o mesmo tônus.

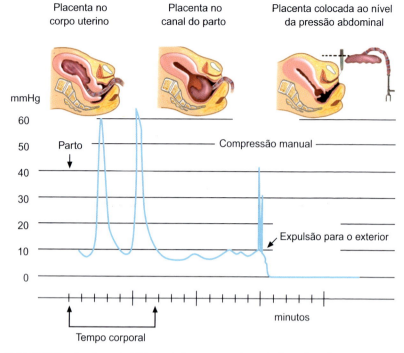

Figura 11.16 Funções de contratilidade uterina no secundamento. Estando a placenta no corpo da matriz (tempo corporal), bastam 2 a 3 contrações para desprendê-la e expulsá-la para o canal do parto. Uma vez neste local, a placenta não mais sofre a ação da contratilidade do corpo e só pode ser expulsa para o exterior pela expressão manual, ficando posicionada no plano horizontal que passa pela parede anterior do abdome e corresponde ao nível da pressão abdominal; o *tracejado* registra uma linha "zero" da escala de pressões. (Adaptada de Alvarez H, Caldeyro-Barcia R, Guevara A et al. Ergonovine and the third stage of labor. Obstet Gynecol. 1954; 4:105-16.)

Correlações clínicas

As contrações só são percebidas à palpação abdominal depois que sua intensidade ultrapassa 10 mmHg. Como o início e o fim da onda contrátil não podem ser palpados, a duração clínica da metrossístole é mais curta (70 segundos) que a real, obtida pelo registro da pressão amniótica (200 segundos) (Figura 11.17). A palpação das contrações torna-se muito difícil quando o tônus uterino está acima de 30 mmHg, e além de 40 mmHg não mais se consegue deprimir a parede uterina.

As contrações são habitualmente indolores até que sua intensidade ultrapasse 15 mmHg (valor médio para parturientes sem analgotocia) (ver Figura 11.17). Essa é a pressão mínima para distender o segmento inferior e o colo na fase de dilatação; ou a vagina e o períneo, na fase expulsiva. A duração da dor (60 segundos) é ligeiramente menor que a permanência da onda contrátil, tal qual é percebida pela palpação. A metrossístole normal é indolor quando não produz distensão do conduto genital – contrações da gravidez, do secundamento e do puerpério (Figura 11.18). Em algumas puérperas, geralmente multíparas, as contrações uterinas, principalmente na ocasião da mamada, provocam dor (tortos) de mecanismo desconhecido.

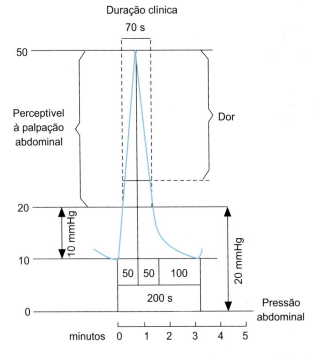

Figura 11.17 Correlação entre os dados clínicos e o registro da pressão amniótica. A contração é inicialmente indolor e não percebida ao palpar. Sua duração clínica à palpação é de 70 segundos, mais curta que a duração real (200 segundos) e mais longa que a permanência da dor (60 segundos).

Estrutura da proteína contrátil

Músculo liso

As células musculares lisas (miócitos) são fusiformes, alongadas e têm apenas um núcleo (Figura 11.19). O citoplasma exibe corpos densos aderentes ao aspecto citoplasmático da membrana celular e estriações longitudinais evidentes no sarcoplasma, representando associações de miofilamentos; porém, ao contrário dos músculos estriados, não têm estrias transversais.

As células musculares se comunicam umas com as outras pelas conexões denominadas junções comunicantes – contatos célula-célula que, acredita-se, facilitem a sincronização da função miometrial na condução dos estímulos eletrofisiológicos. Embora existam poucas junções comunicantes no miométrio de mulheres não grávidas e em gestantes no início da gravidez, essas estruturas se tornam maiores e aumentam sua quantidade com a proximidade do termo, quando a frequência das contrações de Braxton-Hicks cresce até culminar com o parto. O aumento dos estrogênios é a causa do acréscimo das junções comunicantes. O processo de formação das junções comunicantes é visto como característica essencial do determinismo do parto.

A questão da atividade de marca-passo no miométrio não está definida no momento presente; nenhum local específico foi ainda identificado no útero humano.

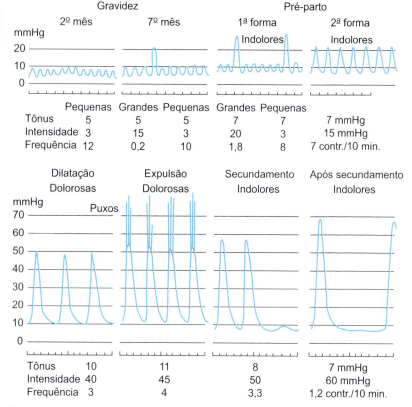

Figura 11.18 Contratilidade uterina no ciclo gestatório e o sintoma dor. As contrações do secundamento e do puerpério, embora muito intensas, são indolores, porque não distendem o canal do parto.

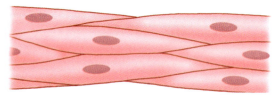

Figura 11.19 Músculo liso.

Estrutura fina do músculo liso

O citoplasma perinuclear das células musculares lisas, especialmente na região adjacente aos polos dos núcleos, contém grande quantidade de mitocôndrias, aparelho de Golgi, retículo endoplasmático liso e rugoso e inclusões, tais como glicogênio. Adicionalmente, extensa rede de filamentos finos (7 nm) e grossos (15 nm) está presente. Os filamentos finos são compostos de actina (com sua associada tropomiosina, mas com a ausência notável da troponina, apenas encontrada no músculo estriado), enquanto os filamentos grossos são compostos de miosina.

Filamento grosso

Cada filamento grosso é composto de 200 a 300 moléculas de miosina. Cada molécula de miosina é composta de duas cadeias pesadas idênticas e dois pares de cadeias leves (Figura 11.20). As cadeias pesadas são constituídas pelas cabeças globulares e pelas caudas helicoidais, enroladas.

A cauda helicoidal integra o arcabouço do miofilamento e transmite a força produzida na cabeça da molécula.

A cabeça globular contém:

- O sítio ATPase, ao qual o trifosfato de adenosina (ATP) se liga e sofre hidrólise, liberando energia química
- O sítio actina-combinante
- Um par de miosina de cadeia leve (MLC), que, quando fosforilada, permite a interação actina-miosina.

Assim, para cada cadeia pesada existem duas cadeias leves, e a molécula de miosina é composta de duas cadeias pesadas e de quatro cadeias leves.

Filamento fino

O componente principal de cada filamento fino é a actina-F fibrilar, um polímero de unidades da actina-G globular (ver Figura 11.20).

Cada molécula de actina-G contém um local ativo que se liga à cabeça da miosina. Duas cadeias de actina-F estão enroladas uma na outra, formando uma hélice apertada.

Ao longo da hélice da molécula da actina-F duplamente enrolada há duas depressões pouco profundas ocupadas pelas moléculas de tropomiosina. A ligação da tropomiosina encobre os locais ativos da molécula de actina.

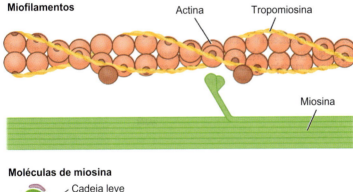

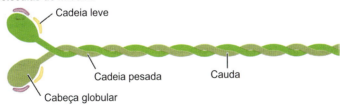

Figura 11.20 Moléculas da actina e da miosina no músculo estriado. No músculo liso, as moléculas são similares, apenas não há troponina.

Filamento intermediário e corpo denso

As forças contráteis são reforçadas, intracelularmente, por sistema adicional de filamentos intermediários (denina), que, juntamente com os filamentos finos, se inserem nos corpos densos, formados por actinina-α e outras proteínas associadas ao disco Z dos músculos estriados. Os corpos densos, localizados no citoplasma subjacente ao sarcolema, funcionam à semelhança dos discos Z na musculatura estriada. A força da contração mediante associação dos miofilamentos, dos corpos densos e dos filamentos intermediários age encurtando e torcendo a célula ao longo do seu eixo longitudinal (Figura 11.21). Ressalta-se no miócito a existência do retículo sarcoplasmático, cuja função é armazenar e liberar o cálcio intracelular.

Bioquímica molecular da contração do músculo liso

Embora a regulação da contração do músculo liso dependa do cálcio, o mecanismo de controle difere do encontrado no músculo estriado porque a actina do músculo liso não tem troponina. Além disso, a molécula de miosina assume configuração diferente porque seu local de ligação à actina (cabeça globular) está encoberto pela cauda da miosina.

Outra diferença entre o músculo liso e o estriado é que o liso contém miosina de cadeia leve (MLC) diversa. Na verdade, em cada cabeça existem duas MLC: essencial e regulatória. A MLC regulatória é fosforilada por outra proteína dependente da cálcio-calmodulina (Ca-CaM), a quinase da miosina de cadeia leve (MLCK), uma atividade ATPase. A elevação da concentração do complexo Ca-CaM, motivada pela entrada de cálcio na célula, induz a atividade da MLCK, que hidrolisa o ATP e fosforiliza a MLC regulatória.

A fosforilação da MLC equivale à incorporação de fosfato inorgânico (P_i) e de energia. A fosforilação produz alteração conformacional na cabeça da miosina e expande o sítio actina-combinante. A fosforilação também libera a cauda da miosina de sua ligação com a cabeça (Figura 11.22), permitindo assim que as moléculas de miosina assumam o aspecto de filamento bipolar, à semelhança do ocorrido no músculo estriado.

Outra proteína de ligação do complexo Ca-CaM, conhecida como caldesmon (Cald), está envolvida na regulação do movimento da tropomiosina habitualmente localizada na ranhura helicoidal da actina-F, obstruindo os sítios de ligação à miosina. Com a elevação da concentração do complexo Ca-CaM, ela se liga à Cald, removendo-a dos seus locais na actina. Concomitantemente, observa-se alteração na localização da tropomiosina, expondo nesse momento, no filamento da actina, os sítios de ligação à miosina, propiciando a formação da actomiosina. Em essência, a Cald substitui a troponina do músculo estriado, como reguladora cálcio-dependente da tropomiosina no filamento da actina.

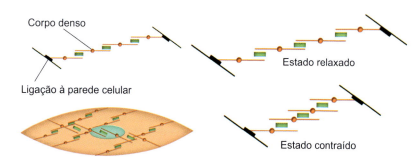

Figura 11.21 Ilustração que representa a célula muscular lisa relaxada e contraída.

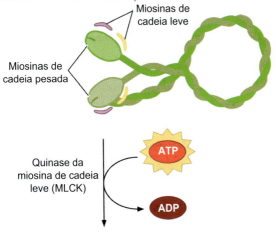

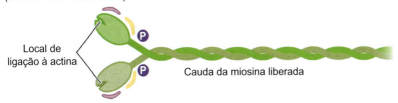

Figura 11.22 Esquema da ativação da molécula de miosina no músculo liso. *ADP*, difosfato de adenosina; *ATP*, trifosfato de adenosina; *P*, fosfato.

Tanto a fosforilação da MLC como a remoção da Cald na actina são indispensáveis para a contração do músculo liso.

Em resumo, a contração do músculo liso se processa como se segue (Tabelas 11.1 e 11.2):

- Aumento do cálcio intracelular proveniente do exterior ou do retículo sarcoplasmático
- Quatro íons de cálcio (Ca^{++}) se ligam à calmodulina (CaM), proteína reguladora universal nos organismos vivos, alterando a sua conformação. O complexo Ca-CaM então desdobra e ativa a MLCK
- A fosforilação da MLC pela MLCK é etapa crítica para a contração do músculo liso:
  - Libera a cauda da miosina de sua ligação com a cabeça, que passa a assumir o formato de taco de golfe (ver Figura 11.22), possibilitando que a molécula de miosina se disponha em filamentos bipolares
  - Determina alteração estrutural na cabeça da miosina, expondo o sítio actina-combinante
  - Possibilita a formação de pontes cruzadas entre a cabeça da miosina e a actina (actomiosina)
  - Estimula a atividade ATPase
- É importante salientar que, precedendo a interação da actina com a miosina, há mudança conformacional da tropomiosina, pela ação da Cald-Ca-CaM, expondo os locais ativos da actina por ela bloqueados

Tabela 11.1 Principais etapas da contração uterina.

1. Liberação do cálcio armazenado no retículo sarcoplasmático
2. Ligação do cálcio à calmodulina (CaM) com formação do complexo Ca-CaM
3. Ativação da quinase da miosina de cadeia leve (MLCK) pelo complexo Ca-CaM
4. A MLCK em presença do ATP fosforiliza uma das miosinas de cadeia leve (MLC), que é ativada
5. Liberação da cauda da miosina e mudança conformacional da cabeça expondo o sítio actina-combinante
6. Ligação do complexo Ca-CaM à caldesmon (Cald), que movimenta a tropomiosina, liberando os locais de ligação à miosina
7. Ligação da cabeça globular da miosina à actina (ponte cruzada)
8. Movimento da cabeça da miosina promovendo o deslizamento da actina sobre a miosina (*power stroke*)
9. Encurtamento do sarcômero
10. Contração
11. Quando cai o nível de cálcio citosólico, a MLC é desfosforilada pela fosfatase da miosina de cadeia leve (MLCP)
12. A MLC fica inativa e o músculo relaxa

Tabela 11.2 Palavras-chave.

Ponte cruzada: ligação da cabeça da miosina à actina, formando a actomiosina

Posição energizada da cabeça da miosina

Power stroke: movimento da cabeça da miosina translocando o filamento de actina

Atividade ATPase: hidrólise do ATP catalisada por enzima (adenilatociclase). Ele é transformado em ADP e fosfato inorgânico (P_i) com liberação de energia.

- Formação das pontes cruzadas, na verdade extensões da cabeça das moléculas de miosina que se projetam em ângulo reto do filamento grosso e se ligam à actina (ver Figura 11.20)
- O modelo de contração molecular de deslizamento ocorre quando a molécula de miosina (cabeça) se liga à actina e produz o movimento do filamento fino em relação ao grosso (*power stroke*)
- A força da contração por meio da associação de miofilamentos, filamentos intermediários e corpos densos age encurtando e torcendo a célula ao longo do seu eixo longitudinal (ver Figura 11.21)
- A subsequente desfosforilação da MLC pela fosfatase da miosina de cadeia leve (MLCP) transforma a miosina de modo a encobrir novamente o local de ligação à actina, causando o relaxamento do músculo
- A exportação do cálcio para fora da célula pela bomba de cálcio (Ca-ATPase de membrana) retorna o cálcio citosólico ao nível de repouso, desativando a MLCK
- Do mesmo modo, a via adenilatociclase pode ser iniciada pela ligação de hormônio ou agonista no seu receptor. O receptor ativado transforma o ATP em monofosfato de adenosina cíclico (cAMP), o 2º mensageiro. O cAMP ativa a proteinoquinase A (PKA), que fosforiliza a MLCK. A MLCK fosforilada tem pouca afinidade pelo complexo Ca-CaM e, assim, é fisiologicamente inativa. A fosforilação da MLC é bloqueada, ocorrendo o relaxamento.

Ciclo contrátil

O entendimento dos eventos moleculares que levam à contração muscular está embasado no modelo de deslizamento do filamento. Esse modelo é aplicável tanto ao músculo liso quanto ao esquelético ou ao cardíaco.

Um ciclo contrátil se inicia estando a cabeça globular da miosina firmemente ligada ao filamento da actina, em configuração de rigidez (rigor). Esse estado é rapidamente terminado quando uma molécula de ATP se liga à cabeça da miosina (Figura 11.23).

O ATP causa mudança na cabeça da miosina, que possibilita liberá-la da actina. Ocorre hidrólise do ATP, mas o ADP e o P_i ainda permanecem ligados. A energia liberada pela hidrólise do ATP é usada para transformar a miosina de estado de baixa energia para o de alta energia.

Quando o cálcio citosólico aumenta, os locais de ligação à miosina na actina tornam-se disponíveis pelo afastamento da tropomiosina, e a cabeça da miosina se liga a novo local no filamento de actina e libera o P_i.

A ligação da actina produzindo o complexo actomiosina (ponte cruzada), seguida da dissociação do P_i, determina o *power stroke*. O *power stroke* consiste na translocação do filamento fino pela cabeça da miosina, na verdade, o deslizamento da actina sobre a miosina, o que ocasiona o encurtamento do sarcômero e, consequentemente, a contração. Em seguida, o *power stroke* libera o ADP. A dissociação sequencial do P_i e do ADP converte a miosina em estado conformacional de baixa energia.

A energia para a realização do *power stroke* foi derivada do ATP. O ciclo da contração está terminado e a cabeça da miosina está, embora em outro local, firmemente ligada à actina em configuração de rigidez (rigor).

Determinismo do parto*

A parturição no ser humano é um evento único, distinto, a dificultar ilações da investigação no modelo animal, inclusive dos primatas mais próximos.

Hormônio liberador de corticotrofina e "relógio" placentário

A época do parto está associada ao desenvolvimento da placenta, mais especificamente à expressão do gene que regula a produção do hormônio liberador de corticotrofina (CRH), também denominado fator liberador de corticotrofina (CRF), sintetizado pelo trofoblasto.

CRH na mãe

O CRH placentário circula no plasma materno, no qual se eleva exponencialmente à medida que a gestação avança, atingindo seu máximo no momento do parto. Em mulheres com parto pré-termo, o aumento exponencial é rápido, enquanto naquelas cuja parturição ocorre após a data estimada, a elevação é lenta. Esses achados corroboram a teoria do "relógio" placentário.

Os corticoides aceleram a expressão do gene CRH e, consequentemente, a produção do hormônio pela placenta. Por sua vez, o CRH estimula a hipófise a secretar o hormônio adrenocorticotrófico (ACTH), ou corticotrofina, que age no córtex suprarrenal, liberando o cortisol.

Os níveis elevados de CRH e de ACTH agindo nas glândulas suprarrenais maternas promovem a produção não somente de cortisol, como também de deidroepiandrosterona (DHEA), substrato para a síntese dos estrogênios placentários.

---

*Texto e ilustrações fundamentalmente apoiados na revisão de Smith R. Parturition. N Engl J Med. 2007; 356:271-83.

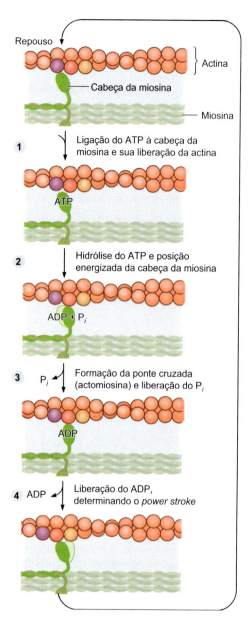

Figura 11.23 Mecanismo do ciclo contrátil. *1*, o trifosfato de adenosina (ATP) se liga à cabeça da miosina, promovendo a sua liberação da actina. *2*, o ATP é hidrolisado, determinando mudança conformacional da cabeça da miosina, que assume posição energizada. Difosfato de adenosina (ADP) e fosfato inorgânico (P$_i$) permanecem associados à cabeça da miosina. *3*, a cabeça da miosina se liga ao filamento de actina (ponte cruzada) e o P$_i$ é dissociado. *4*, a dissociação do P$_i$ aciona o *power stroke*, uma mudança conformacional na cabeça da miosina que ocasiona o movimento do filamento de actina, fazendo-o deslizar sobre o da miosina, encurtando a fibra muscular e determinando a contração. O ADP é liberado no processo.

CRH no feto

O CRH é secretado pela placenta predominantemente no sangue materno, mas alcança também a circulação fetal (Figura 11.24). O estímulo da hipófise fetal pelo CRH eleva a produção de ACTH e, consequentemente, a síntese de cortisol pela suprarrenal e o amadurecimento do pulmão. Concomitantemente, o aumento do cortisol promove a produção do CRH placentário, em mecanismo de *feedback* positivo. O amadurecimento do pulmão fetal como resultado de elevação da concentração de cortisol está associado à produção acrescida da proteína surfactante A e de fosfolipídios, ambos responsáveis por ações pró-inflamatórias que podem determinar a contração miometrial por meio do aumento na elaboração de prostaglandinas (PG) pelas membranas (âmnio) fetais (PGE_2) e pelo próprio miométrio ($PGF_{2\alpha}$).

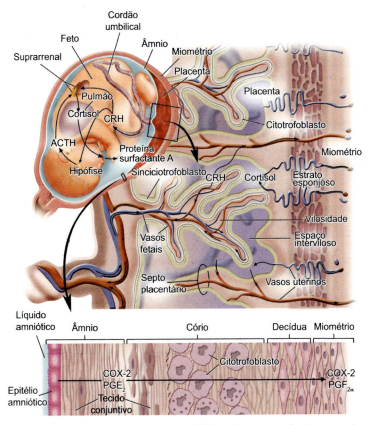

Figura 11.24 Hormônio liberador de corticotrofina (CRH) e "relógio" placentário. No espaço interviloso, o sinciciotrofoblasto libera CRH, progesterona e estrogênios no sangue materno e no sangue fetal. O cortisol circula pela artéria materna e alcança o espaço interviloso, onde promove a produção de CRH pelo sinciciotrofoblasto. A veia umbilical carreia CRH para a circulação fetal, estimulando a hipófise a sintetizar o hormônio adrenocorticotrófico (ACTH), que age na suprarrenal promovendo a secreção de cortisol e de deidroepiandrosterona (DHEA). O cortisol ativa o pulmão fetal a produzir a proteína surfactante A, que se desloca do líquido amniótico para o âmnio, onde atua na síntese de ciclo-oxigenase-2 (COX-2) e de prostaglandina E_2 (PGE_2). A PGE_2 e a COX-2 atravessam o cório e a decídua e direcionam as células miometriais a sintetizarem COX-2 adicional e $PGF_{2\alpha}$. (Adaptada de Smith R. Parturition. N Engl J Med. 2007; 356:271-83.)

Assim, o CRH pode estimular a esteroidogênese, provendo o substrato (DHEA) para a produção de estrogênios pela placenta, que favorece a formação de junções comunicantes entre as células miometriais, possibilitando a melhor condução elétrica e, por conseguinte, contrações uterinas regulares (ver adiante a formação das junções comunicantes).

Ativação do miométrio a termo

Proteínas que aumentam a excitabilidade do miométrio

Os miócitos mantêm gradiente de potencial eletroquímico por meio da membrana plasmática, com o interior negativo em relação ao exterior, na dependência da ação da bomba de sódio-potássio. Um componente desse processo é o canal de potássio, que pode ser cálcio ou voltagem-regulado, e possibilita o efluxo de potássio, consequentemente aumentando a diferença de potencial através da membrana celular, tornando-a mais refratária à despolarização (Figuras 11.25 e 11.26). Ao tempo do parto, mudanças na distribuição e na função desses canais reduzem a intensidade do estímulo necessário para despolarizar os

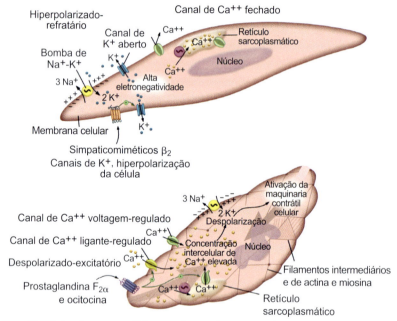

Figura 11.25 Antes do parto, o miócito mantém sua eletronegatividade interior, reduzindo assim a possibilidade de despolarização e contração (hiperpolarizado-refratário). O potencial de repouso da membrana é criado pela bomba de sódio-potássio ATPase-regulada que expulsa 3 íons de sódio para cada 2 íons de potássio que são transportados para a célula. Os canais de potássio abertos, mantidos pelos simpaticomiméticos β_2, permitem que o potássio deixe a célula, seguindo o gradiente de concentração, o que aumenta ainda mais a eletronegatividade intracelular. No momento do parto, a despolarização do miócito ocorre quando a PGF$_{2\alpha}$ e a ocitocina se ligam aos seus receptores de membrana, provocando a abertura dos canais de cálcio ligante-regulados (despolarizado-excitatório). A ativação desses receptores também determina a liberação de íons de cálcio armazenados no retículo sarcoplasmático. À medida que o cálcio entra na célula, promove a abertura de muitos canais de cálcio voltagem-regulados, produzindo elevada concentração de cálcio intracelular e consequente despolarização.

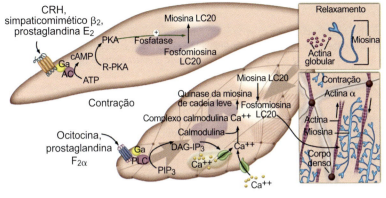

Figura 11.26 Antes do parto, os miócitos são mantidos relaxados por muitos fatores (p. ex., simpaticomiméticos β_2, PGF_2) que aumentam a concentração do AMP cíclico (cAMP) (relaxamento). O aumento do cAMP ativa a proteinoquinase A (PKA), que promove a atividade fosfodiesterase e a desfosforilação da miosina de cadeia leve (a fosforilação da miosina de cadeia leve é crítica para a contração do miócito). O relaxamento do miócito também é conduzido pelo processo que mantém a actina na sua forma globular, impedindo a geração da actina fibrilar requerida para a contração. Ao tempo do parto, esses processos são revertidos (contração). A actina assume a forma globular (Ga). O cálcio entra na célula despolarizada e se combina com a calmodulina para formar o complexo cálcio-calmodulina, que ativa a quinase da miosina de cadeia leve, que, por sua vez, fosforiliza a miosina de cadeia leve. A fosforilação da miosina de cadeia leve motiva a produção da atividade ATPase, que promove o deslizamento dos filamentos de actina sobre os da miosina, e esse movimento constitui a contração. *ATP*, trifosfato de adenosina; *CRH*, hormônio liberador de corticotrofina; *DAG*, diacilglicerol; *IP₃*, inositol trifosfato; *miosina LC20*, miosina de cadeia leve; *PIP₃*, fosfatidilinositol trifosfato; *PLC*, fosfolipase C; *R-PKA*, PKA inativa;

miócitos e produzir o associado influxo de cálcio para produzir as contrações. Receptores simpaticomiméticos β_2 que aumentam a abertura dos canais de potássio, reduzindo assim a excitabilidade da célula, também declinam no parto.

Proteínas que promovem a condutibilidade intercelular: junções comunicantes

Aspecto fundamental na atividade miometrial é o desenvolvimento da sincronia. A atividade sincrônica das células miometriais provoca contrações fortes, necessárias para expulsar o concepto. Igualmente importante é o período de relaxamento que possibilita o fluxo de sangue ao feto, bastante prejudicado durante a contração. Não há no útero marca-passo clássico que regule as contrações, embora células especializadas assemelhadas tenham sido identificadas. De qualquer modo, à medida que a parturição progride, aumenta a sincronização da atividade elétrica no útero.

No nível molecular, os miócitos são conectados por canais ou junções comunicantes (junções *gap*). No miométrio, as junções comunicantes são formadas por membros da família das conexinas (a conexina 43 [CX-43] é a mais importante), através das quais atravessam íons e certos metabólitos celulares. Essas junções comunicantes entre os miócitos aumentam em quantidade com a proximidade do parto, provavelmente por estímulo estrogênico e pelo estiramento uterino (Figura 11.27). Essa extrema conectividade física e bioquímica possibilita que a despolarização dos miócitos individuais atinja as células vizinhas, assim formando extensas ondas de despolarização e de contração, alcançando grandes áreas do útero. Isso determina elevação da pressão intrauterina, progressiva dilatação do colo e expulsão do feto.

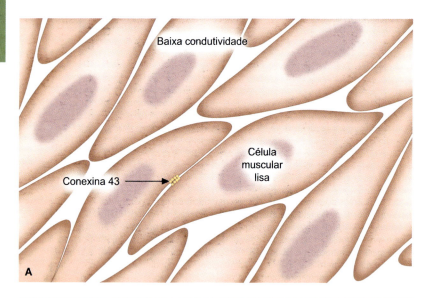
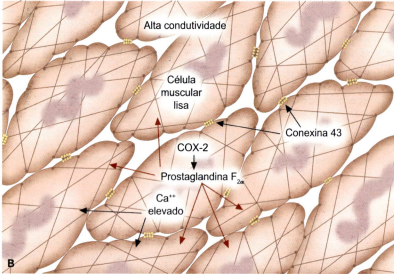

Figura 11.27 Formação das junções comunicantes. Durante o parto, o miométrio se converte de tecido com relativa baixa condutividade entre os miócitos (A) em estrutura com extensa rede de conexões (B). As conexões físicas ocorrem por meio das junções comunicantes, que são formadas por multímeros da conexina 43. As conexões entre os miócitos durante o parto são criadas pela liberação parácrina de $PGF_{2\alpha}$ e de cálcio (Ca^{++}). *COX-2*, ciclo-oxigenase-2.

Estrutura molecular. A junção comunicante é uma conexão intracelular especializada que liga duas células, composta de duas conexonas (hemicanais), uma para cada célula, que se comunicam através do espaço intercelular de 4 ηm. Cada conexona é formada por seis subunidades proteicas chamadas conexinas (Figura 11.28), formando o hemicanal homoexâmero, localizado na membrana da célula. Uma conexina tem quatro domínios transmembranais, duas alças extracelulares (EL-1 e EL-2) e duas terminações citoplasmáticas intracelulares (C e N) (Figura 11.29). Destarte, seis conexinas formam uma conexona (hemicanal), e duas conexonas juntas constituem a junção comunicante.

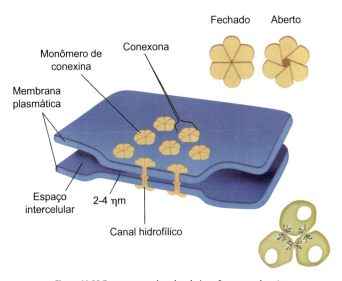

Figura 11.28 Estrutura molecular da junção comunicante.

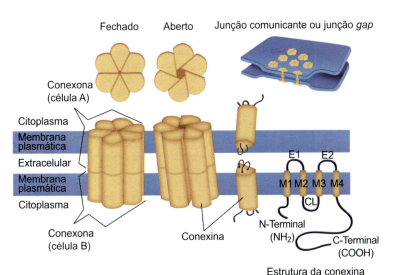

Figura 11.29 Estrutura molecular pormenorizada da junção comunicante.

Proteínas que promovem a contração do miócito

A interação da actina com a miosina determina a contração do miócito. Para que ocorra essa interação, a actina deve alterar a sua conformação original globular em fibrilar. A actina também deve ligar-se ao citoesqueleto pelos corpos densos (actinina-α), situados na membrana celular, possibilitando o desenvolvimento da tensão durante a contração. A miosina, parceira da actina, é ativada quando fosforilada pela MLCK. A CaM e a elevação do cálcio intracelular ativam essa enzima (ver Figuras 11.25 e 11.26).

Via da ativação miometrial

Participação fetal

Durante a gravidez, o crescimento do útero sob ação dos estrogênios fornece espaço para o desenvolvimento do feto. Porém, no fim da gestação, quando cessa o crescimento do útero, o aumento da tensão nas paredes uterinas sinaliza para o início do parto. Por essa razão, o parto se inicia antes na gravidez gemelar, na macrossomia fetal e no polidrâmnio, conduzindo à prematuridade. Esses eventos estão relacionados provavelmente com a sobredistensão do miométrio, que ocorre na multiplicidade ou na macrossomia fetal, e no excesso de líquido amniótico. Na maioria das estruturas musculares lisas, o estiramento determina a contração. À medida que o termo se aproxima, há elevação da concentração do CRH placentário, estímulo para a produção de ACTH pela hipófise fetal e de estrogênios pela suprarrenal. A DHEA elaborada em quantidades crescentes pela zona fetal da suprarrenal é rapidamente metabolizada na placenta em estrogênios. A concentração elevada de cortisol induz a maturação dos pulmões, elevando a produção da proteína surfactante A e dos fosfolipídios que são críticos para a função pulmonar. No líquido amniótico, a proteína surfactante A pode promover a inflamação, que é observada em membranas fetais, colo e miométrio. Há considerável evidência de que esse processo inflamatório (COX-2, interleucina [IL]-8) seja um dos elementos que conduzem ao início do parto.

Ativação da membrana (âmnio) fetal

O âmnio está em contato direto com o líquido amniótico, possibilitando que os constituintes do líquido amniótico tenham acesso irrestrito a ele (ver Figura 11.24). A produção de proteína surfactante A, fosfolipídios e citocinas inflamatórias no líquido amniótico eleva a atividade da ciclo-oxigenase-2 (COX-2) e a produção da PGE_2 no âmnio e de $PGF_{2\alpha}$ no miométrio. As prostaglandinas medeiam a liberação de metaloproteinases da matriz (MMP), que enfraquecem as membranas fetais, facilitando a sua ruptura.

Amadurecimento cervical

O processo de amadurecimento cervical precede o início das contrações uterinas de várias semanas. Isso envolve alterações morfológicas no colo, que se transforma de barreira rígida, a qual isola o ambiente intrauterino da infecção ascendente, em órgão amolecido, distensível, dando passagem ao feto durante a parturição.

A concentração de colágeno no colo diminui durante o seu amadurecimento, e as glicosaminoglicanas hidrofóbicas dentro do tecido conjuntivo são substituídas pelo ácido hialurônico hidrófilo. A concentração total de água no colo cresce, e a de colágeno diminui.

O amadurecimento do colo é processo inflamatório conduzido por macrófagos e neutrófilos que infiltram a cérvice nas proximidades do termo; o influxo de neutrófilos é conduzido pela interleucina-8 (IL-8). Além de produzirem citocinas, os macrófagos e neutrófilos elaboram metaloproteinases da matriz (MMP), que digerem as proteínas da matriz extracelular, o que é necessário para o amadurecimento cervical.

Papel das prostaglandinas

As PG são produzidas pelo miométrio e pelas membranas fetais, especialmente o âmnio. Elas são cadeias de ácidos graxos com 20 átomos de carbono.

A liberação do ácido araquidônico (AA) dos fosfolipídios constituintes de todas as membranas celulares é a fase inicial na síntese das PG. Isso é assegurado pela ação direta da fosfolipase A_2 (PLA_2), ou indireta da fosfolipase C (PLC) (Figura 11.30).

O segundo estágio é a oxigenação e a redução do AA pela ação da enzima ciclo-oxigenase (COX). Existem dois tipos de COX: COX-1 e COX-2. A COX-1, produzida constantemente durante toda a gravidez, é encontrada na maioria dos tecidos, por isso chamada constitutiva. Por outro lado, a COX-2 aumenta a sua concentração durante toda a gestação, e principalmente com o parto, em resposta à ação de citocinas e fatores do crescimento, por isso é denominada "induzível". A COX-2 é a responsável pela liberação de PG das membranas fetais.

O terceiro período enzimático na síntese das PG é a conversão da PGH_2 em uma PG das biologicamente ativas: PGI_2, PGE_2, $PGF_{2\alpha}$ e TxA_2.

As PG produzidas nas membranas fetais interagem com os receptores locais ou, por difusão, alcançam o miométrio. Nas membranas, as PG ativam e promovem a degeneração do colágeno, favorecendo a sua ruptura.

As PG atuam em receptores específicos; existe um para cada $PGF_{2\alpha}$ (FP), I_2 (IP), TxA_2 (TP), e quatro para a PGE_2 (EP_{1-4}). De modo geral, os receptores das PG podem ser divididos em dois grupos: estimulantes (EP_1, EP_3, FP e TP) e relaxantes (EP_2, EP_4 e IP) da contração.

A $PGF_{2\alpha}$ estimula a contração uterina pela produção de IP_3 e a consequente liberação de cálcio do retículo sarcoplasmático (ver Figuras 11.25 e 11.26). A ação da PGE_2 no miométrio é complexa, em virtude da existência de quatro receptores: dois estimulantes (EP_1 e EP_3) e dois relaxantes (EP_2 e EP_4). A sinalização da PGE_2 por EP_1 e EP_3 estimula a liberação de cálcio via IP_3, enquanto EP_2 e EP_4 ativam a adenilatociclase (ver Figuras 11.25 e 11.26). A ativação do monofosfato de adenosina cíclico (cAMP) pela adenilatociclase é uma das vias principais de relaxamento do músculo liso.

A expressão dos receptores de PG varia de acordo com o estágio da gravidez, e o nível ou o tipo de receptor dita o grau de quiescência ou de contratilidade uterina.

Retirada da progesterona

A progesterona desempenha papel fundamental no desenvolvimento do endométrio por possibilitar a implantação e, posteriormente, por manter o miométrio quiescente – bloqueio miometrial progesterônico.

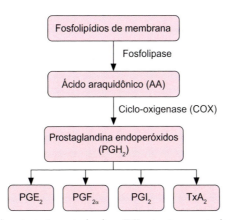

Figura 11.30 Síntese das principais prostaglandinas (PG) naturais – cascata do ácido araquidônico.

Em muitos mamíferos, a queda da progesterona circulante precipita o parto. Uma característica da gravidez humana é que o nível da progesterona circulante não cai com o início do parto. A procura do mecanismo que explicasse a retirada funcional da progesterona identificou diversos tipos de receptores da progesterona (A, B e C). O receptor B é o mais comum e medeia as ações da progesterona; os receptores variantes A e C funcionam como repressores da função do receptor B da progesterona. Com o início do parto, a proporção dos receptores A, B e C se altera de modo a constituir mecanismo de retirada da progesterona. Outros mecanismos têm sido aventados para explicar a "queda local" de progesterona no ambiente miometrial.

Papel da ocitocina

A ocitocina não tem papel atuante no determinismo do parto. Sua participação é importante no período expulsivo e no secundamento, quando o estímulo da dilatação cervical ocasiona a sua secreção em pulsos pela neuro-hipófise materna.

Sabe-se que a concentração de ocitocina não aumenta com a proximidade do parto; em vez disso, os receptores de ocitocina nas células miometriais sofrem acréscimo notável no termo, o que se deve muito provavelmente à ação dos estrogênios.

A ação da ocitocina no miócito é mediada pela ativação do receptor de ocitocina (OTR) proteína-G acoplado. A ligação da ocitocina ao OTR na membrana plasmática dissocia subunidades da proteína-G, o que acaba por liberar IP_3. O IP_3 então mobiliza o cálcio armazenado no retículo sarcoplasmático (ver Figuras 11.25 e 11.26).

Inflamação e início do parto

O aumento nos fatores inflamatórios, tais como COX-2 e interleucina-8, constituem-se em eventos iniciais para a progressão do parto ativo (Figura 11.31).

Indução do parto

A indução do parto é um procedimento comum utilizado para alcançar o parto vaginal antes do seu início espontâneo (American College of Obstetricians and Gynecologists [ACOG], 2009).

O ACOG (2013) assim tipifica:

- Indução indicada por razão não médica (indução eletiva)
- Indução indicada por razão médica.

Indução indicada por razão não médica. O parto não deve ser induzido eletivamente antes de 39 semanas de gestação, no chamado período termo precoce (37^{+0} a 38^{+6} semanas). Inúmeras são as morbidades neonatais sinaladas (Tabela 11.3).

Indução indicada por razão médica. Diversas são as condições médicas que indicam a interrupção da gravidez em benefício fetal ou materno, nos períodos pré-termo tardio (34^{+0} a 36^{+6} semanas) e termo precoce (37^{+0} a 38^{+6} semanas) (Tabela 11.4).

Tabela 11.3 Morbidades neonatais associadas ao parto a termo precoce (37^{+0} a 38^{+6} semanas).

• Síndrome da angústia respiratória (SAR)	• Admissão em UTI neonatal
• Taquipneia transitória	• Hipoglicemia
• Uso de ventilador pulmonar	• Apgar 5º minuto < 7
• Pneumonia	• Mortalidade neonatal
• Insuficiência respiratória	

UTI, unidade de terapia intensiva. (*Fonte*: ACOG, 2013.)

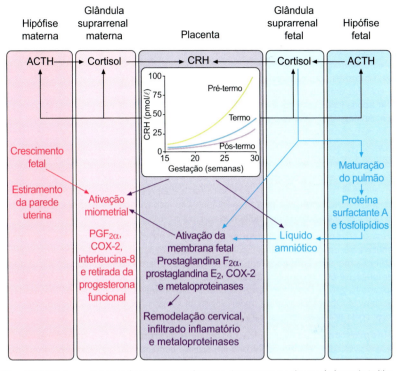

Figura 11.31 Visão panorâmica do mecanismo do parto. O aumento na síntese do hormônio liberador de corticotrofina (CRH) condiciona a produção do hormônio adrenocorticotrófico (ACTH) e de cortisol na mãe e no feto. O aumento do cortisol estimula a produção de CRH, gerando *feedback* positivo e consequente aumento exponencial na síntese do CRH. O aumento no cortisol fetal leva a maturação pulmonar e elevação da proteína surfactante A e dos fosfolipídios. O cortisol e a proteína surfactante A ativam vias inflamatórias no âmnio, determinando o amadurecimento cervical e a excitação miometrial. A estimulação miometrial envolve a retirada progesterônica e a elevação na produção da ciclo-oxigenase-2 (COX-2), que sintetiza prostaglandinas (PG) e promove a contração. O crescimento fetal e o consequente estiramento do miométrio, combinados com a retirada da progesterona, promovem a contratilidade uterina.

Tabela 11.4 Indicações médicas para o parto pré-termo-tardio (34^{+0} a 36^{+6} semanas) e termo precoce (37^{+0} a 38^{+6} semanas).

- Pré-eclâmpsia, eclâmpsia, hipertensão gestacional e hipertensão crônica complicada
- Oligoidrâmnio
- Cesárea clássica ou miomectomia anteriores
- Placenta prévia, acreta
- Gestação gemelar
- Crescimento intrauterino restrito (CIR)
- Diabetes pré-gestacional com doença vascular
- Diabetes gestacional ou pré-gestacional mal controlados
- Descolamento prematuro da placenta (DPP)
- Ruptura prematura das membranas (RPM)
- Colestase da gravidez
- Doença hemolítica perinatal (DHPN)
- Malformações congênitas fetais

Fonte: ACOG, 2013.

Métodos de indução. Os principais métodos de indução do parto podem ser divididos em dois grupos:

- Indutores da contração uterina:
  - Ocitocina
  - Amniotomia
- Promotores do amadurecimento cervical:
  - Descolamento das membranas
  - Sonda Foley, com ou sem infusão salina extra-amniótica (ISEA)
  - Análogo da PGE_1: misoprostol
  - PGE_2: dinoprostona (disponível no Brasil desde 2007).

Índice de Bishop. Se a indução estiver indicada e o estado do colo for desfavorável (imaturo), agentes devem ser utilizados para o seu amadurecimento. As condições do colo podem ser determinadas pelo índice de Bishop (Tabela 11.5). O colo é considerado desfavorável se o índice for ≤ 6; se o índice for > 8 a probabilidade do parto vaginal após a indução será similar à do parto espontâneo. Um inconveniente do índice de Bishop é o de que ele foi construído em multíparas.

Descolamento das membranas. O descolamento das membranas é reservado para reduzir a necessidade formal da indução do parto (Organização Mundial da Saúde [OMS], 2011). Como após o descolamento das membranas o tempo para o início do parto pode ser longo, ele está recomendado quando não houver urgência para a indução. Especialmente indicado na gravidez com ≥ 41 semanas, com o colo favorável, para evitar a pós-maturidade (Society of Obstetricians and Gynaecologists of Canada [SOGC], 2013). Por certo, deve haver certa dilatação cervical para a introdução do dedo (Figura 11.32).

Dinoprostona. Para evitar aplicações repetidas da prostaglandina E_2 na endocérvice, foi desenvolvido um pessário de silicone intravaginal contendo 10 mg de dinoprostona, que libera 0,3 mg/hora. Após a inserção, se ao cabo de 24 horas o colo não tiver amadurecido, o pessário deverá ser removido, devendo-se aguardar, no mínimo, 30 minutos para uso sequencial de ocitocina. Os casos de hiperestimulação uterina são igualmente tratados e obtêm boa resposta com a remoção do pessário, o que difere esse método farmacológico de indução daquele que usa misoprostol, cuja absorção vaginal impede a remoção nos casos de discinesia uterina. Todavia, o custo elevado e as dificuldades de armazenamento (deve ser mantido entre –10 e –20°C até a aplicação) limitam seu uso.

Misoprostol. O misoprostol é o fármaco habitualmente utilizado para o amadurecimento do colo. O esquema preferente é o da dose de 25 μg vaginal, a cada 3 a 6 horas, até o amadurecimento cervical ou a indução do parto (ACOG, 2009).

A OMS recomenda misoprostol oral, 25 μg de 2/2 horas, como agente de escolha, e como alternativa o vaginal, 25 μg de 6/6 horas.

Tabela 11.5 Índice de Bishop.

Parâmetros	Índice			
	0	**1**	**2**	**3**
Dilatação (cm)	0	1 a 2	3 a 4	≥ 5
Apagamento (%)	0 a 30	40 a 50	60 a 70	≥ 80
Altura	–3	–2	–1 ou 0	≥ 1
Consistência	Firme	Média	Mole	–
Posição	Posterior	Média	Anterior	–

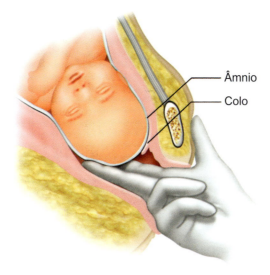

Figura 11.32 Descolamento das membranas.

Ocitocina. Em continuação ao misoprostol utiliza-se a ocitocina sob bomba de infusão venosa, na dose de 1 a 8 mU/minuto, respeitando-se o intervalo mínimo de 4 hora entre o seu início e a última administração do misoprostol. Se ao momento da indução o colo já estiver maduro, a ocitocina será a única medicação utilizada.

Contratilidade uterina. O parto induzido deve ser sempre monitorado (ACOG, 2009). O ideal é obterem-se até 5 contrações/10 minutos. É considerada taquissistolia a ocorrência de mais de 5 contrações/10 minutos, que pode estar associada a alterações desfavoráveis da frequência cardíaca fetal (FCF): ausência de oscilação, dips tardios ou umbilicais recorrentes, bradicardia (National Institute of Child Health and Human Development [NICHD]). Nessas condições, a ocitocina deve ser reduzida ou descontinuada, e, se não houver resposta às medidas corretivas de rotina (mudança do decúbito, administração de oxigênio e de cristaloides intravenosos), a cesárea estará indicada. A terbutalina subcutânea também pode ser tentada (ver Capítulo 43).

Amniotomia. Pode ser utilizada para induzir o parto especialmente quando o colo é favorável. Empregada isoladamente é o pior dos procedimentos, pela possibilidade de longo intervalo entre a ruptura e o início das contrações (ACOG, 2009). Sua principal indicação é no DPP com o feto morto.

Sonda Foley. Método de escolha para o amadurecimento cervical e a indução do parto tão eficaz quanto os procedimentos farmacológicos, com a vantagem de provocar menos anormalidades na contratilidade uterina.

Indução com o feto morto. Até 28 semanas o misoprostol vaginal pode ser utilizado na dose de 200 μg, de 12/12 horas durante 48 horas, mesmo em mulheres com cesárea prévia. A Society of Obstetricians and Gynaecologists of Canada (SOGC) proíbe o uso de prostaglandínicos em qualquer circunstância de cesárea prévia. Após 28 semanas, em mulheres com cesárea anterior, a melhor opção é a sonda Foley (ACOG, 2009) (Figura 11.33).

Complicações. Principalmente parto cesáreo, corioamnionite e atonia uterina.

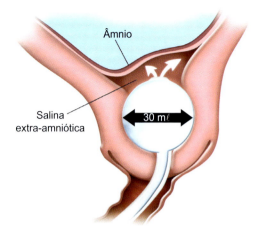

Figura 11.33 Mecânica da indução do parto: sonda Foley com infusão salina extra-amniótica.

Pontos-chave

- Embora o diagnóstico clínico do parto se faça por três elementos distintos – contratilidade uterina, apagamento e dilatação do colo e ruptura das membranas –, a atividade do útero é o fenômeno mais saliente
- A contratilidade uterina não é privativa do parto, estando presente em qualquer fase do ciclo gestatório
- Não obstante os fatores responsáveis pelo início da parturição e sua manutenção sejam elusivos, é provável que o feto desempenhe papel importante no determinismo do seu próprio parto
- O determinismo do parto pode ser visto como a conjugação de dois grupos de fatores: liberação de mecanismos inibitórios do miométrio, atuantes durante a gravidez, e processo ativo mediado por estimulantes uterinos (uterotônicos)
- Embora a contratilidade uterina seja o elemento mais visível do parto, nada assegura que a sua qualidade ou quantidade estejam relacionadas ao prognóstico da parturição
- As prostaglandinas (especialmente a $PGF_{2\alpha}$ elaborada pela decídua) desempenham papel central no determinismo do parto; outros hormônios são coadjuvantes: ocitocina, esteroides sexuais, glicocorticoides, relaxina etc
- O amadurecimento do colo é indispensável para o êxito da indução do parto quando a cérvice está desfavorável
- No procedimento de eleição para o amadurecimento do colo é fundamental a utilização de prostaglandina (misoprostol)
- A ocitocina é utilizada para indução do parto com o colo maduro, além de aumentar a contratilidade da parturição já iniciada
- A principal indicação da amniotomia é a indução do parto com feto morto no descolamento prematuro da placenta.

12

Mecanismo do Parto

Melania Amorim
Jorge Rezende Filho

Tempos do mecanismo
do parto, 237

Sob o ponto de vista do mecanismo do parto, o feto é o móvel ou objeto que percorre o trajeto (bacia), impulsionado por um motor (contração uterina). Na sua atitude habitual de flexão da cabeça sobre o tronco e de entrecruzamento dos membros, que também se dobram, o móvel assemelha-se a um ovoide – o ovoide fetal (Figura 12.1). Este, por sua vez, é composto de dois segmentos semidependentes: o ovoide cefálico (cabeça) e o córmico (tronco e membros). Embora o ovoide córmico seja maior, seus diâmetros são facilmente redutíveis, tornando o polo cefálico mais importante durante a parturição. O estudo da mecânica do parto, na generalidade dos casos, e em essência, analisa os movimentos da cabeça, sob ação das contrações uterinas, a transitar pelo desfiladeiro pelvigenital.

O trajeto, ou canal da parturição, estende-se do útero à fenda vulvar (Figura 12.2). Constituído por formações de diversas naturezas, partes moles do canal do parto (segmento inferior, cérvice, vagina, região vulvoperineal), o canal da parturição é sustentado por cintura óssea, também chamada pequena pelve, pequena bacia ou escavação.

No seu transcurso através do canal parturitivo, impulsionado pela contratilidade uterina e pelos músculos da parede abdominal, o feto é compelido a executar certo número de movimentos, denominados mecanismo do parto. São movimentos puramente passivos e procuram adaptar o feto às exiguidades e às diferenças de forma do canal. Com esses movimentos, os diâmetros fetais se reduzem e se acomodam aos pélvicos.

O mecanismo do parto tem características gerais constantes, que variam em seus pormenores de acordo com o tipo de apresentação e a morfologia da pelve. Em 95 a 96% dos casos, o parto processa-se com o feto em apresentação cefálica fletida – apresentação de vértice. De todas as apresentações, esta é a menos sujeita a perturbações do mecanismo.

Será estudado aqui apenas o mecanismo do parto fisiológico: apresentação cefálica fletida em bacia ginecoide.

Tempos do mecanismo do parto

Embora os movimentos desse mecanismo sejam contínuos e entrelaçados, para facilitar sua descrição, costuma-se

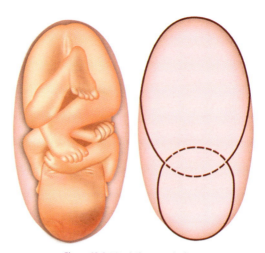

Figura 12.1 Cilindrificação do feto.

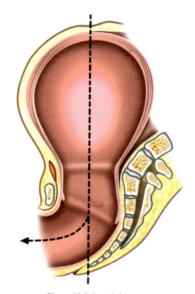

Figura 12.2 Canal do parto.

dividi-los em vários tempos, com análise minuciosa de cada fase. Fernando Magalhães encarava-os com mais simplicidade, dividindo-os apenas em três: insinuação, descida e desprendimento.

Insinuação

A insinuação (ou encaixamento) é a passagem da maior circunferência da apresentação através do anel do estreito superior (Figura 12.3). Nessas condições, e pelo geral, está o ponto mais baixo da apresentação à altura das espinhas ciáticas (plano "O" de DeLee)

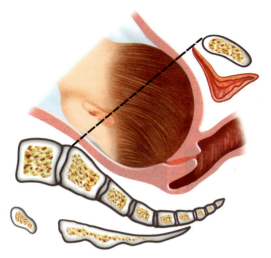

Figura 12.3 Cabeça insinuada.

(ver Capítulo 9). Tem como tempo preliminar a redução dos diâmetros, o que, nas apresentações cefálicas, é conseguido por flexão (apresentação de vértice) ou deflexão (apresentação de face). Na apresentação pélvica, a redução dos diâmetros é obtida aconchegando-se os membros inferiores sobre o tronco ou desdobrando-se os mesmos para baixo ou para cima.

Nas apresentações córmicas, a insinuação não ocorre com feto de tamanho normal, em decorrência da grande dimensão dos diâmetros. Por isso, o parto pela via vaginal é impossível. Mecanismos atípicos que promovem o parto transpélvico espontâneo podem ser processados somente nos fetos mortos, ou de pequenas dimensões. Desse modo, se a versão cefálica externa (VCE) não for possível, a apresentação córmica representará indicação real de operação cesariana.

Para que se processe a insinuação, é necessário haver redução dos diâmetros da cabeça, o que será obtido pela orientação de diâmetros e por flexão (Figura 12.4).

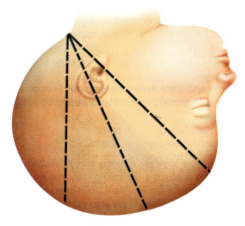

Figura 12.4 Redução dos diâmetros cefálicos por flexão.

No início dessa fase, a cabeça fetal encontra-se acima do estreito superior da bacia, em flexão moderada, com a sutura sagital orientada no sentido do diâmetro oblíquo esquerdo ou do transverso e com a pequena fontanela (fontanela lambdoide) voltada para esquerda (Figura 12.5).

Os autores franceses, que têm sido seguidos pelos demais latinos, consideram a variedade de posição mais frequente (60%) a occipitoesquerda anterior (OEA), que designam de primeira posição. Seguem-se, em ordem decrescente de frequência, a occipitodireita posterior (ODP) (32%), segunda posição; a occipitoesquerda posterior (OEP) (6%); e, bem rara, a occipitodireita anterior (ODA) (1%).

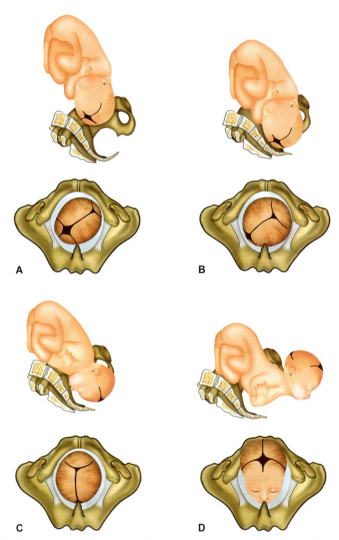

Figura 12.5 Mecanismo do parto em posição occipitoesquerda anterior (OEA). **A** e **B.** Insinuação, pelo diâmetro oblíquo esquerdo da bacia, flexão e descida. **C** e **D.** Rotação para posição occipitopúbica; completa-se a descida e ocorre o desprendimento cefálico.

Já os autores anglo-saxões, fundamentados em estudos radiográficos, opinam que a variedade de posição mais frequente na insinuação é a transversa (60 a 70%), a esquerda superando numericamente a direita.

Na realidade, o encaixamento depende, essencialmente, da morfologia da pelve. Nas de tipo ginecoide, ele se dá, preferencialmente, pelo diâmetro transverso; nas androides, as posições transversas são cerca de 3 vezes mais comuns que as anteriores e as posteriores reunidas, sendo estas últimas as de maior incidência; nas antropoides é menor a frequência do encaixamento pelo diâmetro transverso; alguns autores estabeleceram que esse tipo de bacia predispõe às posições posteriores, embora as posições direitas também sejam comuns. Nas bacias platipeloides, a cabeça deve ser encaixada quase obrigatoriamente através dos diâmetros transversos.

De qualquer maneira, o aproveitamento dos diâmetros oblíquos ou transversos (os mais amplos do estreito superior) é indispensável para a passagem do diâmetro anteroposterior, o maior da circunferência de encaixamento.

A atitude de moderada flexão (atitude indiferente), em que se encontra a cabeça no início do mecanismo do parto, apresenta ao estreito superior da bacia o diâmetro occipitofrontal, maior do que o suboccipitobregmático, que mede 9,5 cm. Para apresentar esse último diâmetro, mais favorável, a cabeça sofre um 1º movimento de flexão. O eixo maior do ovoide cefálico toma a direção do eixo do canal.

Reduzindo os seus diâmetros, a cabeça fetal transpõe o estreito superior da bacia.

A insinuação ocorre por dois processos diferentes:

- Insinuação estática, processada na gravidez, em mais de 50% das primigestas. Flexão por aconchego no segmento inferior e na descida, conjuntamente com o útero, por tração dos ligamentos sustentadores do órgão e pressão das paredes abdominais
- Insinuação dinâmica, que surge no fim da dilatação cervical ou no início do período expulsivo nas multíparas. Flexão por contato com o estreito superior da bacia e descida à custa das contrações expulsivas.

A insinuação estática é considerada prognóstico favorável para o parto, desde que proporcione boa proporção cefalopélvica. A recíproca, porém, não é correta. O simples fato de não se ter verificado não autoriza concluir pela existência de desproporção cefalopélvica ou de qualquer outra razão de mau prognóstico.

Descida

Completando a insinuação, a cabeça migra até as proximidades do assoalho pélvico, onde começa o cotovelo do canal (ver Figura 12.5). Até aí mantém a mesma atitude e conserva o mesmo sentido, apenas exagerando um pouco a flexão. O ápice do ovoide cefálico atinge o assoalho pélvico, e a circunferência máxima encontra-se na altura do estreito médio da bacia.

A descida, na realidade, ocorre desde o início do trabalho de parto e só termina com a expulsão total do feto. A descida é incentivada pelo tono muscular aumentado, pela dominância das contrações no fundo uterino e pelo aumento da frequência e da intensidade das contrações uterinas durante o parto. Seu estudo, como tempo autônomo, tem apenas propósito didático, facilitando a descrição. Durante esse mecanismo do parto, o movimento da cabeça é turbinal: à medida que o polo cefálico roda, vai progredindo no seu trajeto descendente. É a penetração rotativa, de Fernando Magalhães.

Rotação interna da cabeça. Uma vez que a extremidade cefálica distenda e dilate, o conjunto musculoaponeurótico que compõe o diafragma pélvico sofre movimento de rotação, que levará a sutura sagital a se orientar no sentido anteroposterior da saída do canal (ver Figura 12.5). A interpretação desse tempo do mecanismo do parto tem sido motivo de grandes discussões. Por ser insubsistente, a ideia de que a mudança de orientação da cabeça pudesse advir da forma e das dimensões dos estreitos médio e inferior da bacia está praticamente abandonada. A explicação a seguir torna o procedimento mais compreensível: o assoalho pélvico, principalmente depois de distendido pela cabeça fetal, é côncavo para cima e para diante, escavado em forma de goteira. Apresenta planos inclinados laterais por onde o feto desliza ao nascer. A fenda vulvar, limitada em cima pelo arco inferior do púbis e para os lados e para baixo pelo diafragma pélvico, apresenta forma ovalar, com o eixo maior no sentido anteroposterior, quando totalmente distendida.

Ao forçar a distensão do assoalho pélvico, a cabeça fetal desliza nas paredes laterais (planos inclinados) e roda para acomodar seus maiores diâmetros aos mais amplos da fenda vulvar.

Insinuação das espáduas. Simultaneamente à rotação interna da cabeça e à sua progressão no canal, verifica-se penetração das espáduas através do estreito superior da bacia (ver Figura 12.5). O diâmetro biacromial, que mede 12 cm, é incompatível com os diâmetros do estreito superior; porém, no período expulsivo, sofre redução apreciável porque os ombros se aconchegam, forçados pela constrição do canal, e se orienta no sentido de um dos diâmetros oblíquos ou do transverso daquele estreito. À medida que a cabeça progride, as espáduas descem até o assoalho pélvico.

Desprendimento

Terminado o movimento de rotação, o suboccipital coloca-se sob a arcada púbica; a sutura sagital orienta-se em sentido anteroposterior (ver Figura 12.5).

Dada a curvatura inferior do canal do parto, o desprendimento ocorre por movimento de deflexão. A nuca do feto apoia-se na arcada púbica; e a cabeça oscila em torno desse ponto, em um movimento de bisagra. Com o maior diâmetro do ovoide cefálico (occipitomentoniano) continuando orientado no sentido do eixo do canal, a passagem da cabeça através do anel vulvar deve ser feita pelos diâmetros anteroposteriores, de menores dimensões, originados do suboccipital. Essa região acomoda-se, assim, à arcada inferior da sínfise, em redor da qual a cabeça vai bascular para o desprendimento (ver Figura 12.5). Com o movimento de deflexão, estando o suboccipital colocado sob a arcada púbica, liberta-se o diâmetro suboccipitobregmático, seguido pelo suboccipitofrontal, suboccipitonasal e assim por diante, até o completo desprendimento.

Rotação externa da cabeça. Imediatamente após desvencilhar-se, livre agora no exterior, a cabeça sofre novo e ligeiro movimento de flexão pelo seu próprio peso e executa rotação de 1/4 a 1/8 de circunferência, voltando o occipital para o lado onde se encontrava na bacia (Figura 12.6 A e B). É um movimento simultâneo à rotação interna das espáduas, por ela causado, e conhecido como restituição (faz restituir o occipital à orientação primitiva).

Rotação interna das espáduas. Desde sua passagem pelo estreito superior da bacia, as espáduas estão com o biacromial orientado no sentido do oblíquo direito ou do transverso da bacia. Ao chegarem ao assoalho pélvico, e por motivos idênticos aos que causaram a rotação interna da cabeça, as espáduas também sofrem movimento de rotação, até orientarem o biacromial na direção anteroposterior da saída do canal. O ombro anterior coloca-se sobre a arcada púbica; o posterior, em relação com o assoalho pélvico, impelindo para trás o cóccix materno.

Desprendimento das espáduas. Nessa altura, tendo o feto os braços cruzados para diante do tórax, a espádua anterior transpõe a arcada púbica e aparece através do orifício vulvar, onde ainda se encontra parcialmente recoberta pelas partes moles (Figura 12.6 C e D).

Para libertar o ombro posterior, e tendo de acompanhar a curvatura do canal, o tronco sofre movimento de flexão lateral, pois o *facilimum* de flexão desse segmento é no sentido lateral do corpo. Continuando a progredir em direção à saída, com o tronco fletido lateralmente, desprende-se a espádua posterior (ver Figura 12.6).

O restante do feto não oferece resistência para o nascimento, embora possa obedecer ao mesmo mecanismo dos primeiros segmentos fetais.

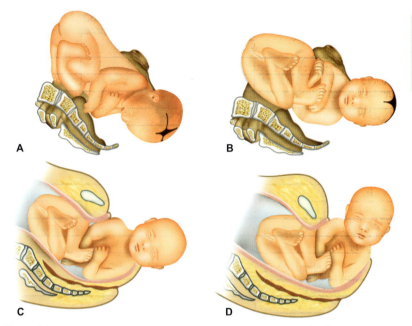

Figura 12.6 Mecanismo do parto em posição occipitoesquerda anterior. **A** e **B.** Movimento de restituição da cabeça ou rotação externa. **C** e **D.** Desprendimento do ombro anterior e do posterior, respectivamente.

Insinuação cefálica pelos diâmetros transversos da bacia

Com base em dados radiológicos, a incidência de insinuação pelos diâmetros transversos da bacia e por movimentos de assinclitismo foi estimada em 60 a 70%. A cabeça, antes da insinuação, é observada em posição transversa, com o parietal posterior apresentando-se sobre a região anterior da pelve (obliquidade de Litzmann). A sutura sagital permanece horizontalmente sobre a sínfise, ligeiramente por detrás dela (Figura 12.7). A insinuação ocorre por mecanismo de alavanca: flexão lateral da cabeça para o lado oposto, ficando a sutura sagital no diâmetro transverso da bacia (sinclitismo). Simultaneamente, começa a descida, e logo a apresentação do parietal posterior, no estreito superior, é substituída pela apresentação do parietal anterior, na escavação (obliquidade de Nägele). A superfície lateral do parietal posterior fica quase paralela à superfície anterior do sacro. A descida ulterior, até o plano sacrococcígeo, ocorre ao longo de uma linha dirigida para baixo e para trás, e mais ou menos paralela à superfície anterior do sacro. A cabeça permanece em posição transversa até as espinhas ciáticas ou um pouco acima, com o parietal anterior apresentado (ver Figura 12.7). O vértice continua a mover-se para trás, na direção do plano sacrococcígeo. Ocorre aí a flexão lateral que precede a rotação interna.

Então, a bossa do parietal posterior choca-se com a espinha ciática esquerda, como na situação esquematizada na Figura 12.7. O occipital roda para a frente, ao longo da discreta curvatura do ramo isquiopubiano, em ângulo de 90°. A descida ulterior dá-se durante a rotação, permanecendo a cabeça fortemente fletida. Finalmente, a extensão do occipital começa debaixo das espinhas ciáticas e é seguida do movimento de expulsão (ver Figura 12.7).

As posições transversas persistentes no estreito superior não apresentam inconvenientes, transformadas ou não em oblíquas anteriores, ao penetrarem a bacia.

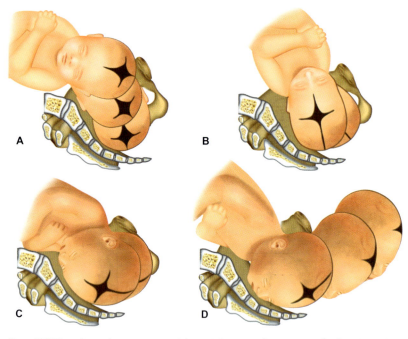

Figura 12.7 Mecanismo do parto em posição occipitoesquerda transversa. A e B. Insinuação e descida da cabeça por movimentos de assinclitismo. C e D. Rotação interna e desprendimento cefálicos.

Em plena escavação, o significado dessas posições é diverso. Se, a despeito de contrações satisfatórias, não houver progressão, irá se constituir a distocia genuína, distocia de rotação.

Do exposto, depreende-se que os autores latinos acreditam que a posição esquerda anterior seja a frequente para a insinuação da apresentação de vértice, enquanto os autores anglo-saxões consideram ser as transversas.

Spinning babies

A pelve não é rígida e imutável, mas uma estrutura que aumenta ou diminui seus diâmetros de acordo com as posições assumidas pela parturiente. Assim, a mobilidade materna durante o trabalho de parto, incluindo verticalização e adoção das postura não supina, como a posição de quatro apoios (Figura 12.8), de largada de corrida, de cócoras ou lateral, pode propiciar a ampliação dos estreitos pélvicos.

A partir de conhecimentos e práticas sobre a parteria clássica, foram propostas técnicas que vêm sendo incorporadas à Obstetrícia moderna. Entre elas, os movimentos descritos como *spinning babies* (tradução literal de "bebês que rodam") têm contribuído para o entendimento de que os movimentos passivos do feto podem ser facilitados por interferência externa e não invasiva para a adequação dos diâmetros fetais aos da pelve materna, mudando as relações entre eles e facilitando o parto. Essas técnicas sugerem a movimentação materna ativa e passiva como maneira de desencadear a mudança das relações entre diâmetros fetais e maternos (Figura 12.9).

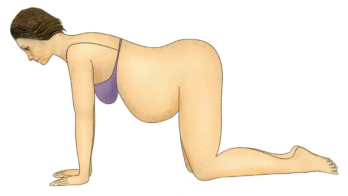

Figura 12.8 Posição de quatro apoios.

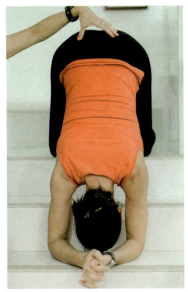

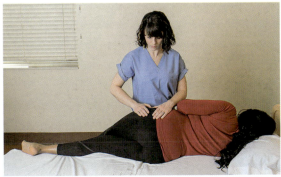

Figura 12.9 Posições de spinning babies.

Pontos-chave

- Sob o ponto de vista do mecanismo do parto, o feto é o móvel ou o objeto que percorre o trajeto (bacia), impulsionado pelo motor (contração uterina)
- O estudo do mecanismo de parto é, em essência, o dos movimentos que a cabeça descreve, sob a ação das contrações uterinas, a transitar pelo desfiladeiro pelvigenital
- O trajeto ou canal do parto estende-se do útero à fenda vulvar – partes moles (segmento inferior do útero, cérvice, vagina, região vulvoperineal) –, sustentado pela cintura óssea – pequena bacia ou escavação
- O mecanismo do parto tem características próprias, que variam em seus pormenores de acordo com o tipo de apresentação e a morfologia da pelve. O único mecanismo fisiológico é o da apresentação cefálica fletida em bacia ginecoide
- Os tempos do mecanismo do parto são basicamente: insinuação, descida e desprendimento
- A insinuação é a passagem da maior circunferência da apresentação pelo estreito superior. Nessas condições, o ponto mais baixo da apresentação está à altura das espinhas ciáticas (plano "O" de DeLee)
- A variedade de posição mais frequente de insinuação para os autores franceses é a occipitoesquerda anterior (OEA); para os anglo-saxões, a occipitoesquerda transversa (OET)
- Na descida, a cabeça migra até as proximidades do assoalho pélvico, onde ocorre a rotação interna para occipitopúbica (OP); concomitantemente há a insinuação das espáduas
- Uma vez colocado o suboccipital sob a arcada púbica, o desprendimento da cabeça ocorre por movimento de deflexão. O tempo imediato é a rotação externa da cabeça
- Durante a descida das espáduas, ocorre a sua rotação interna, colocando o ombro anterior sobre a arcada púbica e o posterior em relação com o assoalho pélvico, impelindo o cóccix materno para trás
- Em seguida, ocorre o desprendimento das espáduas, e o restante do corpo fetal não oferece resistência à saída.

13

Parto: Estudo Clínico e Assistência

Melania Amorim
Jorge Rezende Filho

Dilatação e expulsão, 247

Secundamento, 275

Assistência: conduta ativa no
secundamento, 279

Assistência ao recém-nascido
na sala de parto, 282

Dilatação e expulsão

Estudo clínico

Clinicamente, o estudo do parto analisa três fases principais (dilatação, expulsão e secundamento), precedidas de estágio preliminar, o período premunitório (pré-parto). Há tendência a se considerar um 4º período, que compreenderia a hora imediata à saída da placenta; por ser uma fase de riscos inerentes, geralmente é ignorada pelo obstetra. O conjunto desses episódios constitui os fenômenos passivos do parto, que se completam com a análise dos movimentos executados pelo feto, na sua penetração rotativa pelo canal parturitivo, impulsionado pelas contrações uterinas (mecanismo do parto).

Na realidade, os fenômenos clínicos e mecânicos do parto mantêm unidade, completando-se ou ocorrendo no ritmo comandado apenas pela contratilidade uterina. Resumem-se na abertura de dois diafragmas, o cervicossegmentário (colo do útero) e o vulvoperineal, pelos quais o feto passa. Do ponto de vista clínico, a ampliação do diafragma cervicossegmentário corresponde ao 1º período do parto (fase de dilatação), e a passagem do feto pelo diafragma vulvoperineal corresponde ao 2º período (fase de expulsão).

Os autores latinos não englobam, geralmente, sob a epígrafe de parto, a expulsão dos anexos fetais (placenta, membranas e cordão umbilical), que constitui o secundamento (dequitadura, delivramento ou dequitação); nos livros de língua inglesa, contudo, as fases clínicas do parto, divididas em 1º, 2º e 3º período, abrangem-no. Após o secundamento (ou 3º período), nomeia-se 4º período a primeira hora do pós-parto, assim individualizada, como anteriormente referido, porque pode apresentar riscos para a paciente.

Período premunitório (pré-parto)

O período premunitório é caracterizado principalmente pela descida do fundo uterino. A cúpula do útero gravídico, localizada nas proximidades do apêndice xifoide, baixa de 2 a 4 cm, condicionando maior amplitude à ventilação pulmonar, a qual está dificultada, até esse momento, pela compressão diafragmática.

A adaptação do polo proximal do feto ao estreito superior traz consigo, no entanto, maior incidência de dores lombares, o estiramento das articulações da cintura pélvica e distúrbios circulatórios decorrentes dos novos contatos. Há grande quantidade de secreções das glândulas cervicais, com eliminação de muco e, eventualmente, mesclado de sangue; encurta-se a porção vaginal do colo; inicia-se a percepção, por vezes dolorosa, das metrossístoles intermitentes do útero, com espaços que passam a ser frequentes e contrações que se intensificam, prenunciando a deflagração do parto (*dolores praeparantes*). A atividade uterina, presente desde o início da gravidez, se mantém reduzida até 30 semanas, ficando, sobretudo, limitada a pequenas áreas da matriz. Passado esse período, vai crescendo paulatinamente, com aumento gradual, especialmente após 36 semanas, como consequência do incremento na intensidade e na frequência das contrações de Braxton-Hicks, apresentando melhor coordenação e envolvendo áreas cada vez maiores.

No pré-parto, acentua-se o amolecimento do colo, combinado ao apagamento, que anuncia a incorporação da cérvice ao segmento inferior, e caracteriza-se a maturidade, a ser avaliada clinicamente com a rotina dos exames vaginais.

Além disso, é importante ressaltar a orientação e o abaixamento do colo, posto que o parto só tem início com essa porção da matriz posicionada no centro do eixo vaginal, após ou no momento de sua descida em relação à fenda vulvar.

O falso trabalho de parto e as contrações dolorosas do pré-parto são quadros clínicos frequentes no fim da gravidez; apresentam em comum as metrossístoles, de ritmo irregular e sem coordenação, que, pelo fato de não produzirem modificações do colo, são um diferencial no diagnóstico do verdadeiro trabalho. Assim, é difícil, e muitas vezes até mesmo impossível, determinar o exato momento do início do parto, que poderá começar de modo gradual, quase imperceptível.

Chama-se fase latente o fim do período pré-parto ou o início do trabalho de parto, quando as contrações uterinas, embora rítmicas, não determinam ainda a dilatação progressiva do colo. Essa fase, de acordo com as mais recentes diretrizes, caracteriza-se pela presença de contrações associadas a dilatação cervical menor que 5 cm.

Diagnóstico do trabalho de parto

O diagnóstico do início real do parto nem sempre é de fácil estabelecimento. O exato momento em que se iniciam contrações regulares e efetivas pode não ser identificado, uma vez que as contrações do início do trabalho de parto podem ser menos frequentes e pouco dolorosas e, da mesma maneira, o ponto em que a dilatação cervical se inicia em resposta a elas pode não ser determinado. Não há evidências científicas que corroborem quando se inicia o trabalho de parto, que há de ser considerado como síndrome: os elementos que a compõem não têm, isoladamente, valor absoluto; é somente o conjunto deles que aumenta a acurácia. A imprecisão no diagnóstico e a confusão com o falso trabalho de parto podem acarretar internamento precoce e seus efeitos deletérios (cascata de intervenções).

A diretriz do Institute for Clinical Systems Improvement (ICSI), de 2013, considera que, de modo esquemático, podem ser adotados os parâmetros descritos a seguir:

- Contrações uterinas espontâneas e rítmicas (pelo menos duas em 15 minutos), associadas a, pelo menos, dois dos seguintes sinais:
  - Apagamento cervical
  - Dilatação cervical ≥ 3 cm
  - Ruptura espontânea da bolsa das águas.

Tradicionalmente tem sido descrito que as contrações uterinas efetivas são ondas que se estendem a todo o útero e têm duração de 50 a 60 segundos, com sensação dolorosa concomitante do tipo cólica. Já foi descrito que 12 contrações por hora (2/10 minutos) constituem sinal valioso de trabalho de parto verdadeiro ou iminente. No que diz respeito à dilatação, a tendência atual é considerar diagnóstico de trabalho de parto 4 cm com colo apagado ou 5 cm independentemente do apagamento. Em um grande estudo acerca dos padrões contemporâneos do trabalho de parto (*Consortium on Safe Labor*), em 62.415 parturientes com trabalho de parto espontâneo e desfechos neonatais normais verificou-se que a fase ativa do trabalho de parto pode não ter se iniciado até 5 cm em multíparas e até com dilatação maior em nulíparas. Na diretriz da Organização Mundial da Saúde (OMS), só se define a fase ativa do trabalho de parto a partir de 5 cm de dilatação.

Fase de dilatação (ou 1º período)

Inicia-se a fase de dilatação com as contrações uterinas dolorosas (que começam a modificar ativamente a cérvice) e termina quando a sua ampliação está completa (10 cm).

Cerca de 70% das parturientes referem dor da contração uterina no hipogástrio, 20% na região sacra e 10% em ambos os lugares.

O colo dilata-se graças ao efeito de tração das fibras longitudinais do corpo, que se encurta durante as contrações uterinas, e de outros fatores convergentes (bolsa das águas e apresentação) (Figura 13.1).

Às *dolores praeparantes* (dores preparatórias) do período premunitório sucedem-se as *dolores praesagiantes* (dores de presságio ou sinalização) da fase de dilatação, quando o trabalho de parto desencadeado é visível até para aqueles sem experiência diagnóstica. Durante o 1º período, abre-se o diafragma cervicossegmentário e o canal do parto se forma, isto é, a continuidade do trajeto uterovaginal, com dois fenômenos a predominar: o apagamento do colo (ou desaparecimento do espaço cervical), incorporado à cavidade uterina; e a dilatação da cérvice, ao fim da qual as suas bordas limitantes ficam reduzidas a simples relevos, aplicados às paredes vaginais. Portanto, o apagamento e a dilatação são fenômenos distintos, que, nas primíparas, se processam nessa ordem sucessiva (Figura 13.2). Nas multíparas, ocorre a simultaneidade dos dois: o colo se desmancha em sincronismo com a dilatação.

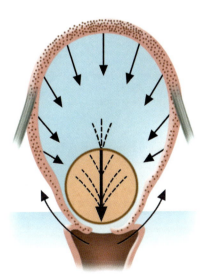

Figura 13.1 Dilatação do colo. Representou-se, esquematicamente, a convergência dos fatores que a condicionam: tracionamento do segmento inferior e do colo pela contração do corpo do útero; ação direta da apresentação, recoberta ou não pela bolsa das águas.

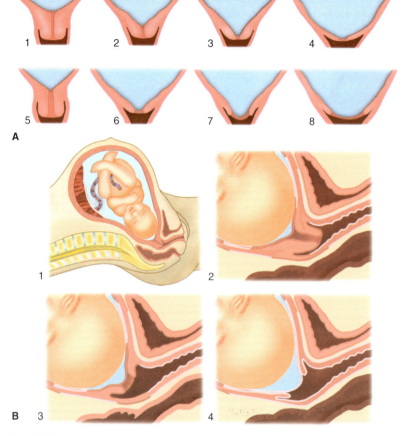

Figura 13.2 A. Apagamento do colo em primíparas nas proximidades do parto (1 a 4) e apagamento e dilatação do colo em multíparas em pleno trabalho de parto (5 a 8). B. Apagamento e dilatação do colo em multíparas durante o trabalho de parto.

O orifício externo do colo vai se ampliando pouco a pouco, de modo a criar espaço em que o líquido amniótico será coletado, tumefazendo as membranas ovulares (âmnio e cório), descoladas do istmo. A bolsa das águas é o polo inferior do óvulo; a princípio, ela se insinua pelo orifício interno do colo, cujos lábios transmitem a onda contratural, mantém-se tensa no momento da contração, relaxando-se nos intervalos. Ao iniciar-se o 1º período, passa a ter contato cada vez mais direto com a cérvice e, à semelhança de cone, interpõe-se entre as bordas.

Em 80% dos casos, a ruptura espontânea da bolsa das águas (amniorrexe), com evasão parcial do conteúdo líquido do óvulo, ocorre no fim da dilatação ou no início da expulsão.

Com relação à cronologia, as rupturas âmnicas são consideradas prematuras quando não há trabalho de parto; precoces, no início do parto; oportunas, quando ocorrem ao fim da dilatação; e tardias, quando sobrevêm concomitantes à expulsão do feto, que, ao nascer envolto pelas membranas, é chamado feto *empelicado*. Ainda com relação às rupturas, é possível classificá-las como: espontâneas, quando ocorrem sem envolvimento médico;

provocadas ou artificiais, quando decorrem da ação direta da parteira ou do parteiro (utilizando dedo ou instrumentos); e intempestivas, quando acarretam prolapsos, procidências ou escape quase total do líquido amniótico.

A ruptura das membranas que ocorre no parto pode ser atribuída ao enfraquecimento generalizado, atuando as contrações uterinas e o repetido estiramento.

Fase de expulsão (ou 2º período)

Inicia-se quando a dilatação está completa e se encerra com a saída do feto. Caracteriza-se, fundamentalmente, pela associação sincrônica às metrossístoles da força contrátil do diafragma e da parede abdominal, cujas formações musculoaponeuróticas, ao se retesarem, formam cinta muscular forte, que comprime o útero de cima para baixo e de frente para trás. Estudos mais recentes demonstram a importância das metrossístoles que representam o componente fundamental no processo expulsivo, com menor relevo para a prensa abdominal, que não deve ser forçada caso a parturiente não demonstre desejo de fazê-lo.

No curso do 2º período, ocorre a sucessão das contrações uterinas, cada vez mais intensas e frequentes, com intervalos progressivamente menores, até adquirirem o aspecto subintrante de cinco contrações em cada 10 minutos. Por efeito das metrossístoles, o feto é propelido pelo canal do parto, franqueia o colo dilatado e passa a distender lenta e progressivamente a parede inferior do diafragma vulvoperineal, depois de palmilhar a vagina (Figura 13.3). São movimentos de reptação, de vaivém, que a apresentação descreve ao impulso das metrossístoles e da musculatura do abdome. Ao comprimir as paredes vaginais, o reto e a bexiga, o polo inferior do feto provoca, por via reflexa, o aparecimento das contrações voluntárias da prensa abdominal. Origina-se, então, a vontade de espremer, os puxos, movimentos enérgicos da parede do ventre, semelhantes aos suscitados pela evacuação ou micção. São esses os *puxos involuntários*, tardios, fisiológicos, que não demandam encorajamento dos presentes à cena do parto.

Para maior eficiência do período expulsivo, é necessário que dois fatores estejam presentes e somados: sístole involuntária do útero e contração voluntária da prensa abdominal. A parturiente imobiliza o tórax, firmando os braços em pontos de apoio no leito; interrompe a respiração e abaixa o diafragma como nos movimentos expiratórios violentos, executando forte contração da musculatura abdominal. Por efeito de tal esforço, a apresentação desce

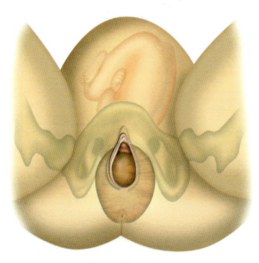

Figura 13.3 Expulsão.

pelo canal do parto, cumprindo os tempos preliminares do mecanismo de expulsão, passa a pressionar o períneo, que se deixa distender, encosta-se às paredes do reto, elimina o conteúdo ocasional e turgesce o ânus. Além disso, a urina flui, aos jatos, pelo meato. *Inter faeces et urinam nascimur* (o nascimento se dá entre fezes e urina).

Aos poucos, a vulva se entreabre, dilata-se lentamente e se deixa penetrar pela apresentação, coifada ou não; ao fim desse processo, o feto se desprende do corpo materno, ao qual fica ligado unicamente pelo cordão umbilical. Ocorre a eliminação do líquido amniótico remanescente na cavidade uterina, mesclado a uma quantidade pequena de sangue decorrente do parto.

Na sequência, o útero se retrai, ficando o seu fundo na cicatriz umbilical. A parturiente, exausta pelos esforços despendidos, sente uma euforia compensadora após o trabalho de parto, causada pela liberação de ocitocina e de endorfinas e seguida de relaxamento geral (fase de repouso clínico), apesar da coexistência de contrações uterinas, que persistem com a mesma intensidade e frequência, mas indolores.

Duração normal do trabalho de parto

A duração normal das fases latente e ativa do trabalho de parto tem sido questionada por trabalhos publicados na última década, que colocaram em xeque os parâmetros previamente descritos. Curvas contemporâneas de trabalho de parto têm sido construídas e descrevem padrões bem diversos daqueles publicados por Friedman, na década de 1950. Estudos mais recentes demonstram que se a parturiente se sente confortável e a vitalidade fetal está assegurada, não há motivo para estabelecer limites rígidos para a duração da primeira e da segunda fase do parto. Os padrões observados modernamente demonstram que 50% das mulheres não dilatam 1 cm por hora até serem alcançados os 5 cm. O trabalho de parto pode demorar mais de 6 horas para progredir de 4 para 5 cm e, somente a partir daí, se iniciar a fase ativa. Há diferenças entre primíparas e multíparas. Mediana e percentil 95 de duração do primeiro estágio (tempo para evoluir de 4 a 10 cm) são, respectivamente, 5,3 e 16,4 horas em primíparas e 3,8 e 15,7 horas em multíparas.

O período expulsivo com analgesia peridural tem mediana e percentil 95 de 1,1 e 3,6 horas em primíparas e 0,4 e 2 horas em multíparas, respectivamente. Nos partos espontâneos sem analgesia, observam-se mediana e percentil 95 de 0,6 e 2,8 horas em primíparas e 0,2 e 1,3 hora em multíparas. O percentil 95 de duração do período expulsivo em primíparas, com analgesia de condução, aproxima-se de 4 horas. Os dados do *Consortium on Safe Labor* levaram à reconsideração dos limites tradicionalmente aceitos para duração do parto normal e protraído, o que afetou os paradigmas de assistência ao parto (Figura 13.4).

Assistência

Assistência à dilatação

Local de parto. A lógica das enfermarias tradicionais e salas de parto tem sido questionada e evidências mais recentes levaram a se preconizarem as salas conhecidas como LDR (*labor and delivery room*) ou PPP (pré-parto, parto e pós-parto), unidades que oferecem privacidade, conforto e liberdade para deambulação, de modo que possam ser assumidas as posições consideradas confortáveis pela parturiente, além de que todo o parto, primeiro e segundo estágios, e o pós-parto possam transcorrer no mesmo ambiente, sem necessidade de transferência. Banheiro privativo é obrigatório. A cama deve possibilitar o parto em várias posições, com opções de banqueta ou cadeira de parto (Figura 13.5). Deve-se obedecer às normas da Agência Nacional de Vigilância Sanitária (Anvisa) (RDC nº 36/2013). Há diversas vantagens como redução das intervenções e aumento da chance de parto espontâneo, sucesso da amamentação e visão positiva da assistência.

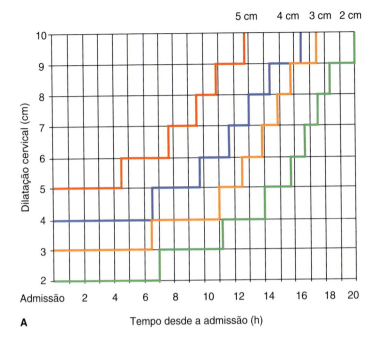

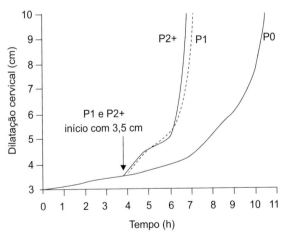

Figura 13.4 Evolução do trabalho de parto de acordo com Zhang et al. **A.** Os percentis 95 da duração do parto desde a admissão, em nulíparas, com feto único, a termo, com início espontâneo, desfecho vaginal e prognóstico neonatal normal. **B.** Curvas médias do parto por paridade em mulheres com gestação única, início espontâneo do parto, apresentação de vértice, que completaram o primeiro período e os recém-nascidos foram vigorosos no Apgar de 5 minutos. (Adaptada de Zhang J, Landy HJ, Ware Branch D, et al.; Consortium on Safe Labor. Contemporary patterns of spontaneous labor with normal neonatal outcomes. Obstet Gynecol. 2010;116(6):1281-7.)

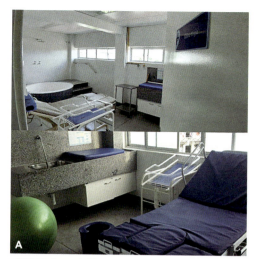
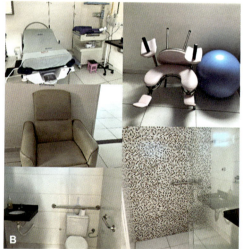
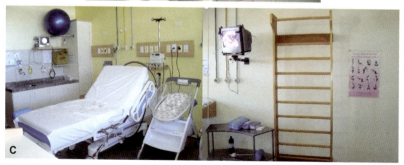

Figura 13.5 A e B. Quarto pré-parto, parto e pós-parto (PPP) no Instituto de Saúde Elpídio de Almeida (ISEA), Campina Grande/PB. C. Quarto PPP na Maternidade-Escola Assis Chateubriand (MEAC), Fortaleza/CE.

Profissional que presta assistência ao parto. É recomendação da Organização Mundial da Saúde (OMS) que a assistência ao parto seja realizada por profissional qualificado. Sob essa epígrafe incluem-se enfermeiras obstétricas, obstetrizes, médicos de família com capacitação em Obstetrícia e médicos obstetras. O sistema integrado de saúde deve contar com médicos, enfermeiras obstétricas e obstetrizes em trabalho harmonioso para garantir o completo bem-estar da mãe e do bebê. Parturientes de baixo risco (ou risco habitual) podem ser atendidas por enfermeiras obstétricas ou obstetrizes, e as de alto risco devem ser assistidas por médicos obstetras, capazes de intervir também no tratamento das distocias e sempre que houver indicação de procedimentos cirúrgicos (*tomotocia*) em um trabalho de parto previamente não complicado. Enfermeiras obstétricas/obstetrizes também podem/devem ajudar na condução do parto de alto risco, embora não sob sua responsabilidade exclusiva.

Admissão. Deve-se ter todo o cuidado para se diagnosticar corretamente a fase ativa do trabalho de parto e internar as parturientes somente nesse momento, para evitar internações precoces, que costumam acarretar intervenções desnecessárias em série (cascata de intervenções), como excesso de exames de toque, uso de ocitocina, maior necessidade de analgesia e cesariana. Por vezes a admissão oportuna não pode ser feita, porque a parturiente mora longe, não pode ou não quer aguardar a fase ativa, ou não é indicada, como em grávidas de alto risco.

Cuidados iniciais. No novo modelo de assistência, muitos procedimentos antigos foram considerados obsoletos e abolidos, porquanto não tinham evidência e podem ser considerados prejudiciais. Parturientes saudáveis, de baixo risco ou risco habitual, não são doentes. Por isso, podem ficar com suas vestimentas sem usar as batas/vestes hospitalares, não devem se submeter a jejum, tricoxisma, tricotomia nem enteróclise (enema).

Alimentação. Mulheres em trabalho de parto podem ingerir líquidos, de preferência soluções isotônicas, em vez de somente água, e aquelas que não estiverem sob o efeito de opioides nem apresentarem fatores de risco iminentes para anestesia geral podem ingerir uma dieta leve, conforme sua preferência e vontade. A OMS recomenda ingesta oral, de líquidos e alimentos conforme o desejo da mulher, para as parturientes de baixo risco. Pacientes sob analgesia de parto devem ingerir líquidos claros (água, sucos de fruta sem polpa e chás), em comum acordo entre o obstetra e o anestesista.

Acompanhante. Durante todo o trabalho de parto, o parto e o puerpério, em toda a estada na maternidade, a presença de um acompanhante da escolha da parturiente oferece conforto psíquico, segurança e estímulo, além de ser um elemento alentador, contribuindo na assistência ao parto. Todas as maternidades devem se adequar física e logisticamente para a recepção desse acompanhante, com a elaboração de protocolos que discriminem a atuação desse novo participante na assistência ao parto.

Apoio contínuo. O apoio contínuo intraparto traz benefícios importantes. Esse apoio, geralmente, é constituído por diversos componentes, que incluem o suporte emocional (presença contínua, encorajamento, elogios), medidas de conforto físico (toque, massagem, banho morno), medidas que favorecem a evolução fisiológica do trabalho de parto (livre deambulação, mudança de posição, exercícios) e informações sobre o progresso do parto, além de interlocução com a equipe obstétrica para facilitar a comunicação da mulher e ajudá-la a expressar suas preferências e escolhas. Desta forma, há melhora da experiência de parto para a mulher, redução de cesárea e de parto instrumental, redução da duração do trabalho de parto e da necessidade de analgesia, aumento da satisfação materna e redução de baixos escores de Apgar no quinto minuto. Os benefícios são maiores quando o apoio contínuo intraparto é fornecido por *doulas*, acompanhantes treinadas de parto, cuja presença deve ser garantida a todas que a queiram (Figura 13.6).

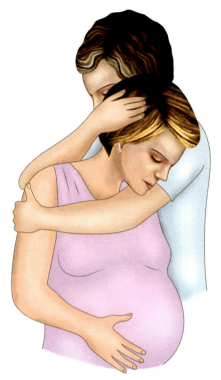

Figura 13.6 Apoio contínuo intraparto por uma *doula*.

Posição e deambulação. Deve-se garantir a liberdade de posição e deambulação, preferíveis ao repouso no leito, com vantagens como encurtamento do trabalho de parto, redução da necessidade de analgesia, redução do risco de cesariana e de admissão na UTI neonatal (Figura 13.7).

Toque vaginal. Pode ser uni ou bidigital. Para efetuá-lo – e jamais dispensando os cuidados prévios de antissepsia da região vulvoperineal e das mãos da parteira ou do parteiro, estas corretamente enluvadas –, afastam-se as ninfas e introduzem-se na vagina os dedos indicador e médio, ou apenas o primeiro, untados com gel obstétrico estéril. O exame procurará explorar sucessivamente: o colo (apagamento, dilatação, orientação e consistência), a bolsa das águas e a apresentação (posição, variedade, altura e proporcionalidade à bacia, além de outros detalhes como a flexão e o assinclitismo).

Ao toque, as diversas partes fetais apresentam caracteres específicos, o que possibilita sua identificação. A apresentação cefálica mostra-se como corpo duro, arredondado e liso, em que se percebem as suturas e fontanelas.

No decurso do trabalho de parto, os ossos da abóbada craniana se sobrepõem, acavalando-se uns aos outros, as suturas não são percebidas como espaço membranoso, mas se exibem como cristas ósseas; das fontanelas, apenas a bregmática tem essas características de espaço membranoso, sentindo-se o lambda como superfície angular. São considerados fenômenos plásticos, fisiológicos, de redução de diâmetros, favorecendo a acomodação e a migração do polo cefálico.

O dedo explorador percorre a área ocupada pela região fetal que se apresenta até encontrar a linha de orientação, que varia com o caso: sutura sagital nas apresentações

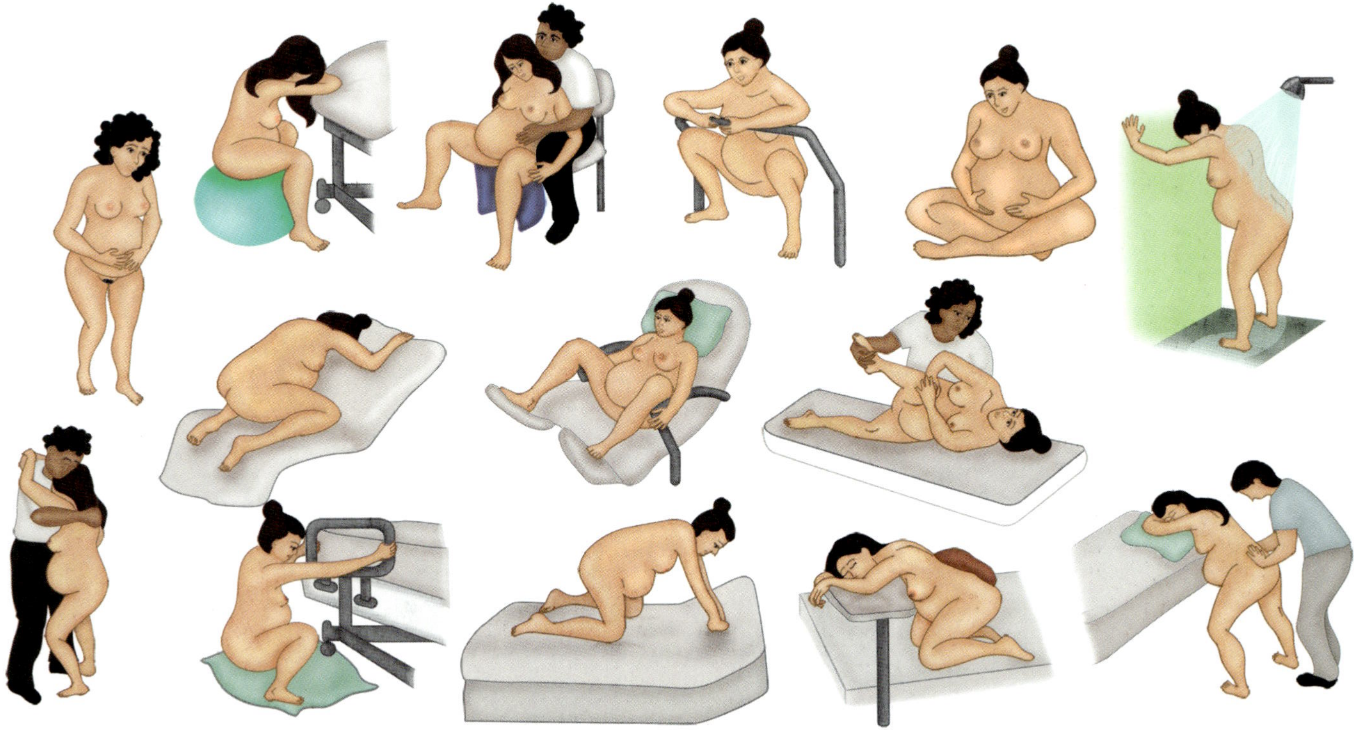

Figura 13.7 Liberdade de posição e deambulação no trabalho de parto.

de cabeça fletida. Em seguida, procura-se reconhecer o ponto de referência fetal, que, nas cefálicas fletidas, é o lambda ou pequena fontanela. Aos menos experientes na área de Obstetrícia, serve de alento a sentença: *os dedos, com o hábito, se alongam*. Do mesmo modo, o número de toques deve ser reduzido ao mínimo necessário, com a OMS preconizando toque vaginal a cada 4 horas. Toques frequentes e sem apuro técnico são traumatizantes para os tecidos maternos, provocam edema da cérvice e propiciam a infecção ovular e da genitália. A redução da frequência e do número total de exames pode ser crucial em situações quando há outros fatores de risco para infecção (p. ex., bolsa rota ou trabalho de parto prolongado). Deve-se sempre explicar à parturiente o motivo do exame e solicitar sua autorização, sem a qual não se deve realizá-lo. Evitar, sobretudo, múltiplos toques na mesma mulher por diversos provedores de cuidado, o que é uma prática frequente em hospitais-escola, onde estudantes realizam toques com finalidade de aprendizado.

Altura da apresentação. No acompanhamento da evolução do parto, é importante observar, com a dilatação cervical, a altura da apresentação (Figura 13.8).

Para preenchimento do partograma, deve ser documentada a altura da apresentação em planos de Hodge ou de DeLee. Nas primíparas, ao início do trabalho, a apresentação está no nível das espinhas ciáticas (nível "0" de DeLee) e diz-se que está insinuada. Nas multíparas, a insinuação ocorre somente no fim da dilatação ou no começo da expulsão; durante a maior parte do trabalho, a apresentação permanece alta; e está baixa quando, após ter sofrido a rotação interna (sutura sagital no eixo anteroposterior da bacia), tem contato com o períneo, o que ocorre no período de expulsão.

Após o toque, retirados os dedos, é sempre recomendável verificar as secreções que tingem a luva nas extremidades digitais, visto que, assim, será possível identificar líquido meconial ou sangue com odor diverso, o que pode auxiliar no diagnóstico do sofrimento fetal, de síndromes hemorrágicas ou de infecção.

Bolsa das águas. Em geral, é fácil diagnosticar a ruptura das membranas. A gestante, nesse caso, percebe a perda líquida pela vagina, acusando-a, de maneira incisiva, quando surge antes do início do trabalho de parto. O toque não deve nunca ser realizado fora do trabalho de parto. Quando há dúvida, se recorre ao exame especular. Durante o trabalho de parto, é possível verificá-la ao toque, empurrando-se a apresentação levemente para

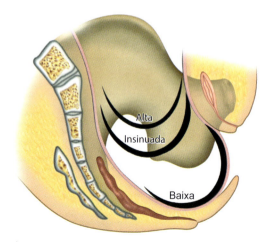

Figura 13.8 Altura da apresentação. A primeira cabeça não está insinuada (alta), a segunda está insinuada e a terceira é considerada baixa. (Adaptada de Greenhill JP. Obstetrics. 13. ed. Philadelphia: Saunders; 1966.)

cima, logo que jorra o *liquor amni* nas amniorrexes consumadas; se as membranas estiverem intactas, ele se acumula entre elas e o polo fetal, uma vez que são mais tensas durante as contrações uterinas. Por meio do tato, é possível distinguir a superfície do couro cabeludo ou as pregas genitais (na apresentação pélvica) da superfície lisa das membranas. As dificuldades despontam se ela é chata, diretamente aplicada contra a apresentação ou presente a bossa serossanguínea.

O obstetra deve certificar a integridade das membranas, examinando-as durante as metrossístoles, antes de praticar a amniotomia, sobretudo a instrumental, causadora de incidentais tocotraumatismos do concepto.

Amniotomia. A evidência atual não corrobora a amniotomia de rotina. A ruptura das membranas deve ser realizada apenas em casos de indicação formal: necessidade de se finalizar o parto, nas distocias funcionais, quando se quer avaliar o líquido amniótico e a variedade de posição (ao passo não se consegue fazê-lo quando a bolsa está íntegra), ou se houver indicação de parto operatório (fórceps ou vácuo-extração).

Quando indicado, o procedimento deve ser feito durante a contração uterina, no momento em que a bolsa das águas retesa-se, com o amniótomo descartável, introduzindo-se cuidadosamente protegido pelo dedo, rompendo o saco âmnico o mais altamente possível, sobretudo quando houver bolsa volumosa, muito tensa, ou estiver a apresentação móvel, acima do estreito superior. Nessa oportunidade, é útil fixá-la, pressionando o fundo do útero ou imobilizando o polo apresentado, enquanto o dedo permanece junto ao orifício da ruptura, para impedir o vazamento precipitado do líquido amniótico, carregando o cordão ou membros do feto.

Devem-se examinar o aspecto e a cor do líquido amniótico que escoa, registrando-se a presença ou não de mecônio (líquido esverdeado), que, quando associado a alterações da frequência cardíaca fetal (FCF), indica sofrimento fetal.

Vitalidade fetal. A auscultação dos batimentos cardiofetais (BCF) é um procedimento indispensável para examinar a vitalidade durante o trabalho de parto.

Para a percepção e a contagem das revoluções cardíacas do concepto, costumava-se empregar o estetoscópio de Pinard, atualmente em desuso na maioria dos serviços no Brasil. O sonar Doppler substituiu o estetoscópio de Pinard, e a ausculta por ele deve ser realizada de maneira estruturada, antes, durante e imediatamente depois de uma contração por pelo menos 1 minuto, registrando-se como uma taxa única. O intervalo para ausculta deve ser a cada 30 minutos nas parturientes de baixo risco durante o primeiro estágio do parto, e a cada 5 minutos no período expulsivo. Devem ser registradas as acelerações e desacelerações, palpando-se o pulso materno se alguma anormalidade for suspeitada para diferenciar os batimentos fetais e da mãe. É preferível realizar ausculta com a parturiente em posições verticais ou, se deitada, em decúbito lateral (Figura 13.9).

Na pausa intercontrátil, o número de BCF costuma manter-se entre 110 e 160 bpm, em média 140 bpm.

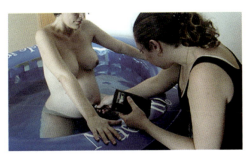

Figura 13.9 Ausculta fetal com parturiente em posição vertical. Sonar Doppler.

Ocitocina. Embora acelere o trabalho de parto, aumentando a intensidade e a frequência das contrações uterinas, seu uso deve ser limitado aos casos de parada de progressão, associada a hipoatividade da matriz uterina. O uso de rotina não é recomendado, não reduz as taxas de cesariana e pode ter efeitos deletérios.

A perfusão venosa é a única a ser usada, jamais em *bolus*, e preferencialmente em bomba infusora. Ao se diluírem 5 UI de ocitocina (uma ampola) em 500 mℓ de soro, obtém-se solução de 10 mU/mℓ. A recomendação é que a dose inicial de ocitocina seja de 2 mU/minuto (4 gotas/minuto ou 12 mℓ/hora em bomba infusora), com aumento da infusão em 1 a 2 mU/minuto a cada 15 a 40 minutos, quando necessário.

A resposta do útero à ocitocina, no período de dilatação, é quase imediata. Nunca será irrelevante insistir sobre a necessidade imprescindível de observação atenta da perfusão, repetindo-se periodicamente. É fundamental averiguar, repetidamente, a frequência das contrações e sua duração, bem como auscultar, cuidadosamente, os BCF. A sensibilidade da matriz varia muito, individualmente.

Pode-se inferir da contratilidade, anotando o número e a duração das contrações. Sua frequência possibilita avaliar a eficácia da perfusão venosa de ocitocina; impedindo-se elevação superior a 5/10 minutos (taquissistolia), faz-se, contemporaneamente, a profilaxia do sofrimento fetal. Pela duração da metrossístole, avalia-se, indiretamente, a intensidade contratural (normal: 50 a 60 segundos). A frequência delas possibilita avaliar a perfusão venosa de ocitocina; ao impedir elevação superior a 4/10 minutos, faz-se, contemporaneamente, a profilaxia do sofrimento do concepto.

É sempre válido relembrar o preceito de Greenhill em se tratando de ocitócicos, e ainda válido nos dias atuais: "*é uma substância mais perigosa que a dinamite*".

Métodos de alívio da dor. Todas as mulheres devem ter acesso às diversas opções para alívio da dor do parto, conforme seu desejo, suas características e expectativas. Podem ser usados métodos não farmacológicos ou farmacológicos.

Métodos não farmacológicos. Acupressão/acupuntura, hipnose, estimulação elétrica transcutânea, técnicas manuais (como massagem), técnicas de relaxamento (música, técnicas de relaxamento, *mindfulness*), injeção transdérmica de água destilada, audioanalgesia, banho de chuveiro e imersão em água morna. Devem ser usados de acordo com as preferências das parturientes (Figura 13.10). O apoio contínuo intraparto, já anteriormente descrito, também representa um método não farmacológico para alívio da dor no parto. Nesse caso, o acompanhante ou a *doula* podem ajudar a providenciar as demais estratégias, como massagem, mudança de posição e técnicas de relaxamento. A análise detalhada desses procedimentos escapa do escopo deste capítulo.

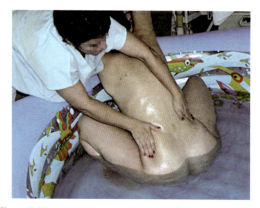

Figura 13.10 Massagem como método de alívio da dor do parto.

Métodos farmacológicos. Os mais efetivos são a analgesia peridural contínua ou o bloqueio combinado (raquidiano e peridural). Esse último consiste na injeção de opioide subaracnóideo com a passagem de cateter peridural no mesmo procedimento e, de preferência, por uma única punção (técnica conhecida como agulha através de agulha, ou coaxial). Não há uma dilatação mínima obrigatória para a técnica. O bloqueio combinado raquidiano-peridural (BCRP) reúne o início rápido da raquidiana com a extensão e a duração do bloqueio por intermédio do cateter peridural. A adição de pequeno volume de bupivacaína melhora a qualidade do bloqueio e promove a redução do opioide da mistura analgésica raquidiana (Figura 13.11).

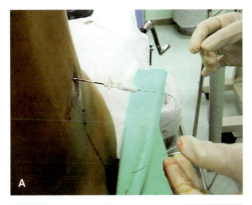

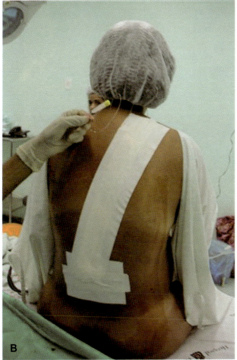

Figura 13.11 Analgesia peridural. **A.** Punção peridural e passagem do cateter. **B.** Cateter instalado.

A OMS recomenda que, para evitar complicações e preservar ao máximo a função motora, a menor concentração efetiva possível de anestésico local seja utilizada quando for empregada analgesia peridural. Tanto analgesia combinada como BCRP proporcionam alívio significativo da dor no trabalho de parto avaliada por escores de dor, por satisfação com alívio da dor e por redução da necessidade adicional de alívio da dor. Mais recentemente, foram introduzidas bombas de infusão para a peridural contínua, bem como técnicas de analgesia controlada pela parturiente.

Quando a analgesia é corretamente aplicada e mantida, a parturiente mantém a motricidade com alívio da dor (bloqueio sensitivo) e pode deambular e assumir as posições que desejar durante o primeiro e o segundo período do parto (Figura 13.12). A analgesia de parto não aumenta as taxas de cesariana e os artigos publicados depois de 2005, com a introdução de protocolos de baixa dose, não mostram aumento do risco de parto instrumental. Todavia, peridural está associada a maior risco de bloqueio motor, febre, hipotensão e retenção urinária. Em relação aos opioides, peridural/BCRP apresentam menor risco de depressão respiratória, náuseas e vômitos, bem como de bebês usarem naloxona.

No segundo estágio em parturiente sob analgesia, a posição de escolha para o parto deve ser facilitada, e recomenda-se retardar os puxos por 1 a 2 horas depois da dilatação completa ou até que a mulher recupere a urgência sensorial de fazer força.

Analgesia inalatória. Parece ser efetiva para reduzir a intensidade da dor e proporcionar o alívio dela. Os métodos inalatórios são fáceis de administrar, podem ser rapidamente iniciados e são efetivos dentro de um minuto. Em nosso meio, existe em algumas maternidades a opção do óxido nitroso, que oferece alívio da dor ao ser comparado com placebo ou não tratamento, mas resulta em maior frequência de náuseas, vômitos, tonturas e sonolência. Todas as mulheres em trabalho de parto devem ter a oportunidade de escolher algum método não invasivo de analgesia se porventura desejarem recebê-la.

Todas as mulheres em trabalho de parto devem ter a oportunidade de escolher o método de alívio da dor que desejarem, assim que julgarem necessário, e esse importante tópico deve ser abordado já no plano de parto.

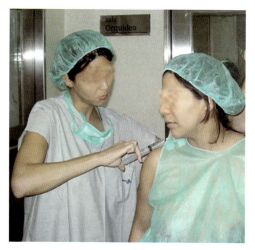

Figura 13.12 Paciente sob analgesia (BCRP) deambulando e recebendo dose adicional de anestésico.

Partograma

O partograma é a representação gráfica do trabalho de parto, que possibilita acompanhar sua evolução, documentar, diagnosticar alterações e indicar a tomada de condutas apropriadas para a correção dos desvios, evitando intervenções desnecessárias. Todavia, uma revisão sistemática da Biblioteca Cochrane concluiu que não há certeza sobre os efeitos do uso do partograma nos cuidados de rotina e qual desenho seria mais efetivo. De acordo com a OMS, o desenvolvimento e a seleção de uma ferramenta adequada para monitorar a progressão do trabalho de parto devem ser uma prioridade de pesquisa.

Existem diversos modelos de partograma, e o que se recomenda é que, com base na realidade local de cada país e serviço, seja adotado o considerado mais adequado. Cabe chamar a atenção para estudos recentes que demonstram padrões de evolução do trabalho de parto diferentes dos estudos originais realizados por Friedman na década de 1950. A diferença no padrão de evolução atual não se deve apenas a diferenças na população, em seu padrão de atividade física e na frequência de sobrepeso e obesidade, mas principalmente a diferenças na maneira de atender partos preconizada atualmente, ao respeitar a fisiologia e evitar intervenções desnecessárias.

Na forma mais comum de montagem do partograma, utiliza-se papel quadriculado, colocando nas abscissas (eixo X) o tempo em horas e, nas ordenadas (eixo Y), em centímetros, a dilatação cervical à esquerda e a descida da apresentação à direita. Para a descida da apresentação, considera-se o plano zero de DeLee ou o correspondente plano III de Hodge – espinhas ciáticas do estreito médio da bacia; acima desse ponto, estão os valores negativos e, abaixo, os positivos (Figura 13.13). Não se recomenda mais traçar as tradicionais linhas de alerta e de ação nem usar o limite de 1 cm/hora e a linha de alerta para avaliar o progresso da dilatação cervical.

Porém, as linhas do cervicograma são apenas um dos elementos do partograma; deixar de traçá-las *não* implica deixar de preencher o partograma. Não apenas existem outros parâmetros importantes (que incluem frequência cardíaca fetal, descida da cabeça fetal, estado do líquido amniótico), como também é possível observar os padrões de dilatação cervical. Além disso, o registro gráfico garante a documentação necessária que demonstra adequada avaliação da vitalidade da mãe e do bebê em casos de desfecho desfavorável e/ou litígio.

Vale ressaltar que o diagnóstico de trabalho de parto ativo, momento em que tende a começar a construção do partograma, deve ser feito apenas com padrão contrátil efetivo e a partir dos 5 cm de dilatação. Na fase latente do trabalho de parto, a conduta é expectante. Em muitas mulheres, a duração é superior a 20 horas, e os ocitócicos devem ser evitados devido ao risco aumentado de cesariana, decorrente do colo desfavorável.

Para a construção do partograma, algumas observações são necessárias (Figura 13.14):

- No partograma, cada divisória corresponde a 1 hora na abscissa (eixo X) e 1 cm de dilatação cervical e de descida da apresentação na ordenada (eixo Y)
- O registro gráfico deve ser iniciado quando a parturiente estiver na fase ativa do trabalho de parto (duas a três contrações generalizadas em 10 minutos, dilatação cervical mínima de 5 cm)
- Os toques vaginais devem ser espaçados, realizados a cada 4 horas, exceto se houver alguma indicação em que seja necessário novo exame para o processo de tomada de decisão. A cada toque, devem-se anotar a dilatação cervical, a altura da apresentação, a variedade de posição e as condições da bolsa das águas e do líquido amniótico; quando a bolsa estiver rompida, por convenção, registra-se a dilatação cervical com um triângulo, e a apresentação é representada por uma circunferência na qual losangos indicam a variedade de posição
- O padrão das contrações uterinas e dos BCF, a infusão de líquidos, medicamentos e o uso de analgesia devem ser devidamente registrados
- De acordo com as atuais recomendações da OMS, não se traçam mais as linhas de alerta e de ação.

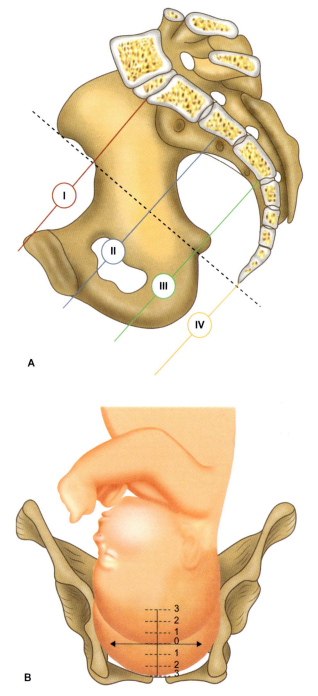

Figura 13.13 Descida da apresentação. A. Planos de Hodge. B. Planos de DeLee.

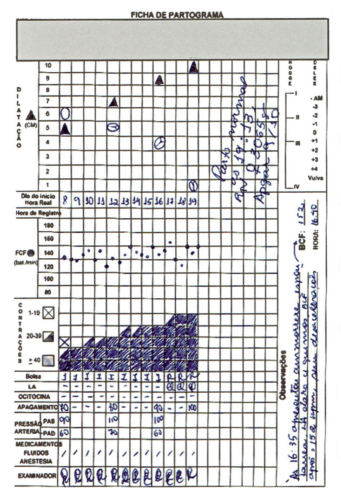

Figura 13.14 Partograma.

Assistência à expulsão

Ao se iniciar o segundo período, a parturiente tende a ficar agitada e relata, por vezes, sensação similar ao desejo de defecar; modifica-se o caráter das metrossístoles, que aumentam de frequência e de intensidade, e a elas soma-se a contração voluntária da prensa abdominal, uma vez que a apresentação esteja no assoalho pélvico. Quando a mulher se esforça espontaneamente, a dilatação está próxima de se completar e a apresentação encontra-se bem penetrada na escavação. Como se originam de músculos estriados da parede do abdome, as contrações expulsivas estão, em parte, submetidas à vontade, o que possibilita que a parturiente, no começo do segundo período, comande-as, de modo a intensificá-las ou abrandá-las.

O monitoramento fetal deve ser feito com maior frequência, a cada 5 minutos. Desacelerações precoces (tipo I) são comuns no período expulsivo, decorrentes da compressão do polo cefálico.

Posição materna. No passado, especialistas e autoridades recomendavam as atitudes de Laborie-Bué ou Laborie-Duncan (Figura 13.15), porque essas posições facilitavam a avaliação do profissional de saúde e a prática de intervenções. Atualmente, privilegiam-se as posições não supina (Figura 13.16). O uso das camas tipo PPP, além de evitar o transtorno de mudar a parturiente de sala, facilita a adoção de posições verticalizadas no momento do parto por haver apoio para os pés e barra fixa, em detrimento das tradicionais mesas de parto. Também estão disponíveis banquetas (Figura 13.17) e cadeiras de parto (Figura 13.18), mas nenhum equipamento especial é obrigatório para a mulher que quer de fato assumir uma posição não supina, desde que não seja impedida ou não se atrapalhe. Não se devem impor posições de parto.

A OMS recomenda encorajar a posição de escolha da mulher, que compreende posições verticais, lateral ou de quatro apoios, tanto em partos sem analgesia como com analgesia peridural ou BCRP. Nenhuma posição em particular deve ser forçada, e ela deve ser encorajada a adotar aquela em que se sinta mais confortável. Os profissionais de saúde devem se assegurar de que estão mantendo adequado monitoramento do bem-estar fetal na posição que foi adotada. Sugere-se que as mulheres que adotaram uma posição vertical possam se adaptar à posição semirreclinada ou de quatro apoios imediatamente antes da expulsão do bebê para facilitar as técnicas de proteção perineal e reduzir a perda sanguínea.

Puxos e respiração. Tradicionalmente, em muitos serviços, durante o período expulsivo, os puxos eram e ainda têm sido comandados, inclusive algumas vezes estimulando-se puxos precoces, quando a mulher não tem vontade de fazer força. Orientações frequentes incluem os comandos inapropriados "força comprida" ou "força de cocô", concomitantes com sugestões sobre técnicas respiratórias, em geral a manobra de Valsalva, "trinque os dentes e faça força". Todos esses comandos são desnecessários, pois podem atrapalhar a mulher e ser prejudiciais. Puxos precoces e comandados podem ter repercussões adversas sobre o assoalho pélvico e a manobra de Valsalva pode impactar negativamente os fatores urodinâmicos. A OMS recomenda que mulheres no período expulsivo sejam encorajadas e apoiadas para seguir sua própria urgência de realizar puxos.

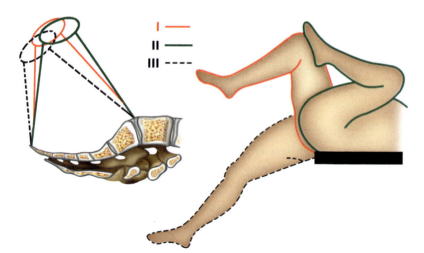

Figura 13.15 Posições de parto utilizadas no passado. I, flexão moderada da perna sobre a coxa, e desta sobre o tronco (posição de Bonnaire-Bué); II, exagero da flexão (posição de Laborie-Duncan); III, posição de Crouzat-Walcher. (Adaptada de Lorca C. Tratado práctico de operaciones obstétricas. Madrid: Científico-Médica; 1948.)

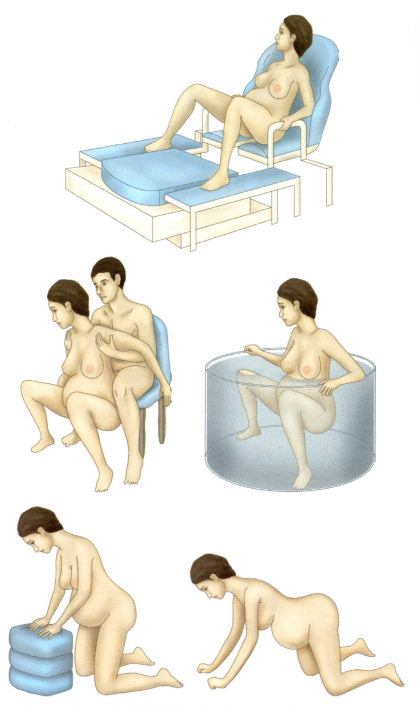

Figura 13.16 Posições não supinas para o parto.

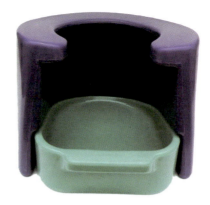

Figura 13.17 Banqueta de parto.

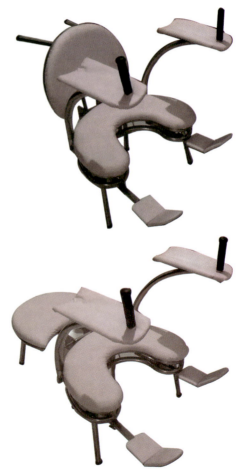

Figura 13.18 Cadeira de parto.

Medidas de assepsia para o parto vaginal. Água potável pode ser usada para a limpeza vulvar e perineal se houver necessidade, antes do exame vaginal. Medidas de higiene, incluindo higiene padrão das mãos e uso de luvas únicas não necessariamente estéreis, são apropriadas para reduzir a contaminação cruzada entre as mulheres, crianças e profissionais. Não há necessidade de usar clorexidina ou iodopovidona e fazer "preparação do campo operatório" (incluindo utilização de campos estéreis) para um parto vaginal espontâneo.

Anestesia local ou locorregional. Muito usada no passado para a realização da episiotomia, atualmente a anestesia local, de acordo com a maior parte das diretrizes, está reservada ao reparo de eventuais lacerações ocorridas durante o parto. Utiliza-se solução de lidocaína (xilocaína) a 1% ou de cloridrato de procaína (novocaína), também a 1%, na área a ser suturada, em todos os planos anatômicos.

Salienta-se a importância de, antes de iniciar a infiltração anestésica, proceder-se à aspiração prévia, a fim de evitar punção acidental de vaso.

Episiotomia. Consiste na incisão cirúrgica do períneo, feita com tesoura ou bisturi, com o objetivo teórico de ampliar o canal de parto e facilitar o desprendimento fetal. Pode ser mediana (perineotomia) e mediolateral (Figura 13.19). Era procedimento assaz frequente e indicado muitas vezes de rotina no século passado. Atualmente as taxas de episiotomia vêm declinando consideravelmente em todo o mundo, chegando a menos de 5% dos partos espontâneos nos EUA (2022).

As episiotomias mediana e mediolateral já são, *per se*, lacerações perineais de 2º grau, aumentam a perda sanguínea, a necessidade de sutura e o risco de lacerações perineais de 3º e 4º graus. Não protegem o concepto nem o assoalho pélvico materno e se associam a maior extensão do dano perineal.

A OMS não recomenda o uso liberal ou de rotina da episiotomia no parto vaginal espontâneo. Até o presente, não há nenhuma evidência que corrobore a necessidade de qualquer episiotomia nos cuidados de rotina, de modo que é difícil determinar uma taxa "aceitável". Também não há evidência de seu uso em emergências obstétricas, como o sofrimento fetal. Nós, como outros autores, recomendamos que *nunca* seja realizada episiotomia.

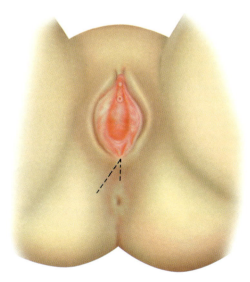

Figura 13.19 Episiotomia.

Proteção perineal. Diante da tendência à redução das taxas de episiotomia, têm aumentado o interesse e o número de estudos para aumentar a chance de integridade perineal ao fim da parturição e reduzir o risco de lacerações perineais graves, de 3º e 4º graus. Não fazer episiotomia já aumenta as chances de períneo íntegro, uma vez que esse procedimento já é uma laceração de 2º grau, porém têm sido propostas tanto estratégias antenatais como estratégias intraparto. Há quem proponha estratégias totalmente *hands off* – sem colocar as mãos durante o período expulsivo – ou realize manobras de proteção perineal, como a massagem perineal e o uso de compressas mornas.

É fundamental destacar que, nesse quesito de proteção e preservação perineal, estão incluídas outras recomendações não relacionadas com o cuidado direto, como evitar a posição de litotomia, o esforço para baixo sob orientação e, sobremaneira, as manobras de Valsalva e de Kristeller.

Vale ressaltar a indicação da fisioterapia pélvica com exercícios para o assoalho pélvico, assim como a massagem perineal se for tolerada pela parturiente, e, sempre que disponíveis e conforme a preferência da mulher, o uso de compressas mornas.

Manobra de Kristeller. A expressão do fundo uterino com o objetivo de acelerar o desprendimento do concepto é conhecida como manobra de Kristeller (Figura 13.20). Não é um procedimento inofensivo, pois desarranja a contratilidade uterina, produz hipertonia, repercutindo ominosamente na vitalidade fetal; pode culminar, inclusive, em descolamento prematuro de placenta e embolia amniótica, além do risco de tocotraumatismos maternos e fetais. Ruptura uterina, de baço e fígado têm sido relatadas. Não é recomendada pela OMS em nenhuma situação. O procedimento é nefando, atroz e deve ser abolido da prática obstétrica.

Parto vaginal operatório (ou instrumental). Com a proposta de limites mais amplos e maior tolerância para diagnosticar *parada de progressão*, desde que mãe e concepto estejam bem, tem se reduzido significativamente em todo o mundo a prática de parto instrumental, sobretudo de fórceps. Persistem, todavia, indicações na Obstetrícia moderna, como a parada de progressão com exaustão materna, a analgotocia (analgesia de parto) paralisante ao evitar a possibilidade dos esforços expulsivos maternos, emergências no período expulsivo como prolapso de cordão ou descolamento prematuro da placenta normalmente inserida ou na presença de frequência cardíaca fetal não tranquilizadora, presentes os critérios de aplicabilidade. Esses procedimentos serão detalhadamente descritos em outro capítulo.

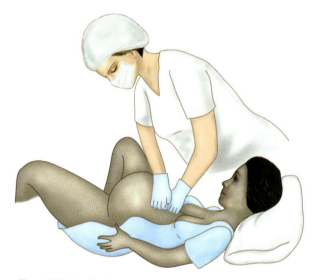

Figura 13.20 Manobra de Kristeller (proscrita da Obstetrícia moderna).

Cumpre destacar que estratégias para reduzir parto vaginal operatório devem ser adotadas, quais sejam as opções fora do ambiente cirúrgico/salas de parto, parto assistido por enfermeiras obstétricas/obstetrizes, posição não supina durante o parto, apoio contínuo intraparto e uso judicioso do partograma ao considerar as modernas curvas de progressão do trabalho de parto para definir corretamente o período expulsivo prolongado.

O treinamento de estudantes e residentes, bem como dos médicos sem experiência, não há de se fazer nas parturientes, e sim em ambientes seguros com simuladores. Tanto fórceps como vácuo têm cada qual suas vantagens e desvantagens, e atualmente, estão disponíveis opções mais simples e seguras como o vácuo de Kiwi. Como qualquer procedimento, se não houver risco de morte iminente, só deve ser realizado com o consentimento da mulher, com providência de analgesia apropriada.

Assistência ao desprendimento dos ombros. Após o nascimento do polo cefálico, aguarda-se o movimento de rotação externa da cabeça e avalia-se o progresso no desprendimento espontâneo do ombro, primeiro o anterior e depois o posterior, sem necessidade de manobras na maioria dos casos. Caso não ocorra desprendimento espontâneo dos ombros, e inexistam os sinais de distocia de ombro, apreende-se a apresentação com ambas as mãos, traciona-se para baixo com o objetivo de desprender o ombro anterior (Figura 13.21), depois para cima, para auxiliar a saída do ombro posterior (Figura 13.22).

Todo o cuidado é pouco, porque tracionar não resolve distocia de ombro, que resulta do impacto do ombro anterior contra a sínfise púbica, e um de seus sinais pode ser o sinal da tartaruga, que requer manobras específicas para sua resolução e a imediata cessação dos esforços expulsivos maternos.

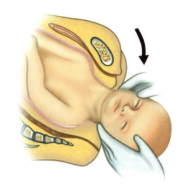

Figura 13.21 Desprendimento do ombro anterior.

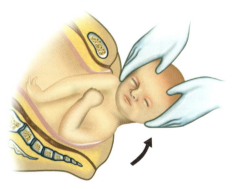

Figura 13.22 Desprendimento do ombro posterior. (Adaptada de Greenhill JP – *op. cit.*)

Circular de cordão. Uma ou mais circulares de cordão são achados fisiológicos presentes em 20 a 40% dos nascimentos. Representam um evento randômico com maior frequência na gestação tardia, como parte da vida intrauterina, que raramente se associa a aumento de morbidade e mortalidade perinatal. Dispensa-se o uso da ultrassonografia, que tem baixa acurácia para sua predição, não modifica a conduta obstétrica e pode resultar em indicação equivocada de cesariana.

Diversos artigos têm abordado como lidar com uma ou mais circulares de cordão. Não é necessário percorrer o pescoço do bebê para pesquisar circular de cordão, logo que se desprenda a cabeça fetal; tampouco se deve ligar precocemente o cordão, manobra que, além de desnecessária, pode trazer efeitos adversos, ao privar o feto do suprimento sanguíneo e das trocas gasosas que se processam pelo cordão. Portanto, deve ser evitada. Uma circular frouxa não precisa ser desfeita, e o nascimento pode processar-se normalmente. Para circulares apertadas que dificultam o desprendimento, recomenda-se a manobra de *somersault* com ligadura tardia do cordão (Figura 13.23).

Ocitocina profilática. Embora o momento ideal de administração da ocitocina profilática persista por ser determinado, sugere-se que seja aplicada na dose de 10 UI logo depois do desprendimento do ombro posterior, ou assim que for possível. A ocitocina pode ser administrada por via intravenosa ou intramuscular (IM). A OMS, em suas recomendações de 2018 sobre uso de uterotônicos para prevenção de hemorragia pós-parto, recomenda seu uso em todos os partos. No parto vaginal, sem acesso venoso, parece mais lógico fazer uso IM da dose preconizada de 10 UI.

> **Alerta**
>
> Dose recomendada de ocitocina para prevenção de hemorragia pós-parto: 10 UI IM após desprendimento do ombro posterior

Contato precoce pele a pele. Após o nascimento, se não houver intercorrências e quando a mãe estiver preparada para receber o bebê, este deverá ser colocado sobre a mãe em contato pele a pele, a fim de facilitar a adaptação do recém-nascido fora do útero e tornar a amamentação mais fácil (Figuras 13.24 e 13.25). Deve-se incentivar o aleitamento na primeira hora de vida e aguardar ao menos 3 minutos para a ligadura do cordão umbilical após cessadas suas pulsações, em caso de recém-nascidos saudáveis, conforme se descreverá posteriormente (ligadura oportuna ou tardia). A prática tem efeitos benéficos comprovados em diversos estudos e é recomendada pelo Ministério da Saúde (Brasil), pela OMS e pela Sociedade Brasileira de Pediatria (SBP).

Revisão de vulva, vagina e colo uterino. A revisão da região vulvoperineal é recomendada. Porém, a revisão da vagina e do colo uterino deve ser realizada apenas quando o parto for cirúrgico ou houver sangramento anormal. Em geral, é realizada ao fim do secundamento, de maneira gentil e sensível, depois de explicar à mulher o que será feito e qual o porquê. Se não houver hemorragia ou ruptura de extensão considerável, rasgaduras pequenas não requerem maiores cuidados porque, geralmente, superados o edema e a congestão das primeiras 24 horas, ficam muito reduzidas. É aconselhável, porém, nas de maior importância, com distorção significativa da anatomia, que mesmo exangues se lhes faça a síntese. O fio de sutura é um corpo estranho, e a sutura pode acarretar isquemia e dano tecidual. Decidir se há ou não necessidade de sutura das lacerações menores depende do julgamento clínico e da preferência da mulher depois de informada que pode ter um maior tempo de cicatrização. No entanto, provavelmente, terá maior sensação de bem-estar se deixada sem sutura perineal.

Pequenas lacerações cervicais não sangrantes também não demandam sutura, devendo ser corrigidas (traquelorrafia) as de maior monta ou sangrantes, eventualmente encontradas nos casos de hemorragia ou parto operatório. No parto espontâneo não há necessidade de revisão rotineira (instrumental) do colo uterino.

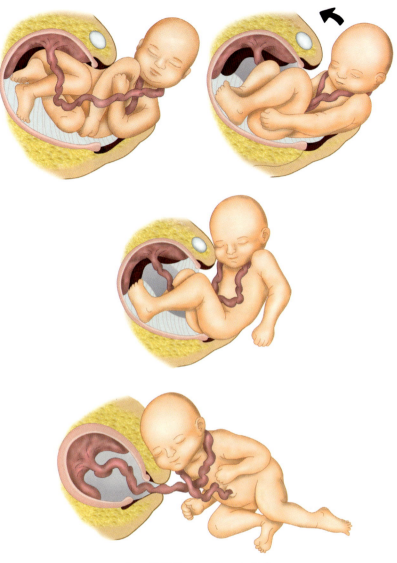

Figura 13.23 Manobra de *somersault*.

Correção das lacerações sangrantes ou reparo da episiotomia (episiorrafia).
O usual é corrigir as lacerações após o secundamento, para evitar que os pontos sejam rompidos durante o parto da placenta. O reparo contínuo é preferível em todos os planos, porque se associa a redução significativa do risco de dor, e há evidências demonstrando que o uso de ácido poliglicólico e poliglactina de absorção rápida é preferível em relação ao *categute*, fio em desuso, acarretando menor dor e menor necessidade de analgésicos. Uma representação esquemática da sutura contínua em todos os planos é apresentada na Figura 13.26.

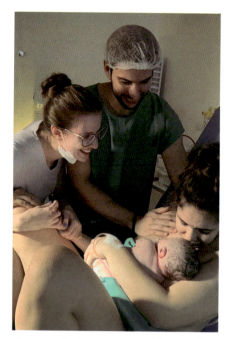

Figura 13.24 Parto normal, acompanhantes presentes, posição verticalizada e contato pele a pele.

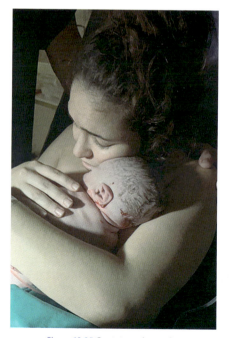

Figura 13.25 Contato pele a pele.

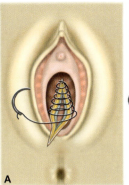 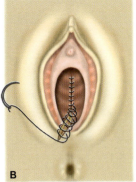 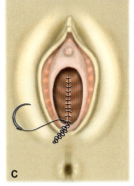

Figura 13.26 Sutura perineal contínua em todos os planos. Fio preferível é poliglactina de absorção rápida.

Secundamento

Secundamento ou terceiro período do parto, também chamado *decedura* e *delivramento*, é o estágio da parturição que se processa após o nascimento do concepto, e se caracteriza por *descolamento* (dequitação ou dequitadura), *descida* e *expulsão* ou *desprendimento* da placenta e de suas páreas para fora das vias genitais. Quando as três fases que o constituem se processam de modo regular, seu mecanismo é bem típico.

Fisiologia

O secundamento consta de três tempos fundamentais, os quais são descritos a seguir.

Descolamento. Decorre, essencialmente, da retração do músculo uterino após o parto fetal e em consequência de suas contrações. Assim, reduz-se de maneira acentuada a superfície interna do útero, pregueando-se a zona de inserção da placenta, o que vai ocasionar o seu descolamento (Figura 13.27).

A placenta se descola como se destacaria um selo colado a uma superfície elástica, previamente distendida, quando esta se retraísse.

A decídua não fica passiva a esses fenômenos contráteis, mas cede e se descola no nível da zona não resistente (camada esponjosa). A separação da placenta nos limites da esponjosa se explica por esse mecanismo e, também, pela existência de processos degenerativos e necróticos que aí se iniciaram nas últimas semanas da gravidez. A clivagem tem continuidade em plena espessura da decídua parietal, que se destaca e sai com as membranas ovulares.

No ponto em que se iniciou o descolamento, forma-se o hematoma retroplacentário. Expande-se por entre as paredes do útero e os cotilédones, e pode, em certas circunstâncias, favorecer a dequitadura da placenta a cada onda contrátil.

O descolamento da placenta ocorre de acordo com dois tipos de mecanismos: mecanismo de Baudelocque-Schultze e mecanismo de Baudelocque-Duncan.

O mecanismo de Baudelocque-Schultze, cuja frequência é de 75%, ocorre quando a placenta inserida na parte superior do útero inverte-se e se desprende pela face fetal, em formato de guarda-chuva (Figura 13.28). Nesse caso, o hematoma retroplacentário inicia-se no centro da inserção e fica prisioneiro da massa placentária, o que explica sua saída ulterior.

No mecanismo de Baudelocque-Duncan (25% dos casos), se a placenta estiver localizada na parede lateral do útero, a desinserção começa pela borda inferior. Aqui, o sangue se

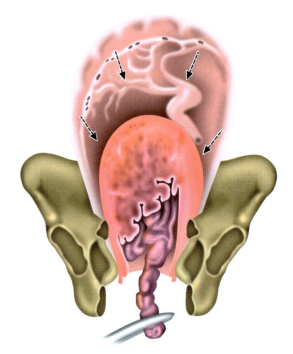

Figura 13.27 Redução do local placentário após o parto do concepto. Em cima, relações da placenta antes do parto fetal. Embaixo, depois da saída do concepto. (Adaptada de Hellman LM, Pritchard HA. Williams obstetrics. 15. ed. New York: Appleton; 1976.)

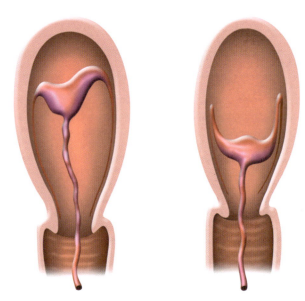

Figura 13.28 Mecanismo da dequitação, de acordo com Baudelocque-Schultze.

exterioriza antes da placenta, que, por deslizamento, se apresenta ao colo pela borda ou pela face materna (Figura 13.29).

Dessa maneira, a placenta se separa e cai no segmento inferior, sequência que se completa com a descida.

O descolamento das membranas ocorre, também, por contrações e pregueamento do útero e, subsequentemente, pela queda e descida da placenta.

Descida. As contrações uterinas, que não cessam, e a possível ação da gravidade condicionam a migração da placenta, que se cumpre de acordo com a modalidade do descolamento, a locação placentária e a maior ou menor facilidade com que se desprendem as membranas. Do corpo uterino, a placenta passa ao segmento inferior, que então se distende, percorre a cérvice e cai na vagina.

Expulsão ou desprendimento. No canal vaginal, a placenta provoca nova sensação de puxo, determinando esforços abdominais semelhantes aos do 2º período do parto, responsáveis pela expulsão do órgão para o exterior.

Se o descolamento da placenta é um fenômeno normal e ativo, nem sempre o é sua expulsão pela vagina, quando a mulher dá à luz em decúbito dorsal e sob analgotocia. Nessas condições, ela permanece retida, cria dificuldades e quase sempre reclama a intervenção do obstetra. O desprendimento só acontece mais rápido nos partos em posição não supina, em especial os verticais, auxiliado pela gravidade.

No antigo local de inserção da placenta, forma-se ferida viva, com os seus vasos abertos, dando saída a certa quantidade de sangue, até que se obliterem pelo mecanismo descrito por Pinard (ligaduras vivas), subsecutivo à retração uterina.

4º período

É também chamado de período de Greenberg, que considera a primeira hora após a saída da placenta um momento tão importante que lhe reserva uma das fases do parto, pelos riscos de hemorragia e pelo descuido quase universal daqueles que acompanham nossas puérperas.

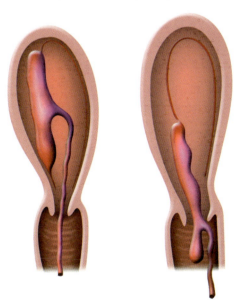

Figura 13.29 Mecanismo da dequitação, de acordo com Baudelocque-Duncan.

A seguir, estão listadas as fases típicas que caracterizam o 4º período.

Miotamponagem. Imediatamente após a expulsão da placenta, o útero se contrai e é palpável em um ponto intermediário entre o púbis e o umbigo. A retração inicial determina a laqueadura viva dos vasos uterinos, constituindo a primeira linha de defesa contra a hemorragia.

Trombotamponagem. Trata-se da formação de trombos nos grandes vasos uteroplacentários, constituindo hematoma intrauterino que recobre, de modo contínuo, a ferida aberta no local placentário. Esses trombos são aderentes, pois os coágulos continuam com os mencionados trombos dos grandes vasos sanguíneos uteroplacentários. É a segunda linha de defesa contra a hemorragia, quando o estágio de contração fixa do útero ainda não foi alcançado. A contração do miométrio e a pressão do trombo determinam o equilíbrio miotrombótico.

Indiferença miouterina. O útero se torna "apático" e, do ponto de vista dinâmico, apresenta fases de contração e de relaxamento, com o perigo de encher-se progressivamente de sangue. Maior a paridade ou mais prolongados os três primeiros estágios do parto, tende a crescer o tempo de indiferença miouterina. O mesmo ocorreria após partos excessivamente rápidos, polidramnia, gravidez múltipla e feto macrossômico, devido à excessiva distensão do útero.

Contração uterina fixa. Normalmente, após 1 hora, o útero adquire maior tônus e assim se mantém.

Estudo clínico

Após a expulsão do feto, a mulher experimenta período de euforia e bem-estar, que é atribuído ao desaparecimento das contrações uterinas, à liberação de ocitocina e endorfinas. Esse período é conhecido como repouso fisiológico do útero. No entanto, a víscera continua a se contrair após a expulsão do concepto, a fim de dar prosseguimento à terceira fase do parto. São contrações de baixa frequência e alta intensidade, embora indolores.

O fundo uterino, que atinge a cicatriz umbilical após a expulsão do feto, baixa durante as contrações, voltando à altura anterior no intervalo entre elas (Figura 13.30). A cada onda contrátil, observa-se a elevação progressiva do útero, traduzindo, gradativamente, o descolamento, a descida e a chegada da placenta ao segmento inferior, que se distende.

Abandonando a cavidade do útero, a placenta cai na vagina, determinando a sensação de "puxo" na parturiente. A saída da placenta ocasionará nova descida do fundo, agora definitiva, pois o órgão está vazio.

A consistência do útero representa elemento digno de atenção, principalmente até sentir-se o que Pinard chamou globo de segurança, útero de consistência lenhosa permanente.

Outros sinais clínicos do secundamento ainda podem ser observados:

- Pinçamento ou ligadura do funículo, próximo à vulva, que dela se distancia com o progresso de migração placentária (*sinal de Ahlfeld*)
- O descolamento completo da placenta, que pode ser apreciado pela transmissão (presente ou ausente) de ligeiros movimentos de percussão do fundo do útero, ao cordão umbilical, constituindo, em sentido inverso, o *sinal do pescador de Fabre*
- A maneira de se comportar o funículo, situado diante da vulva, após compressão da parede abdominal (*sinal de Küstner*), ou esforço voluntário da paciente, que deve ser anotada
- A espoliação sanguínea do secundamento, variável de 300 a 500 mℓ, proporciona outro sinal ao se considerar o momento em que ocorre seu aparecimento: no mecanismo de Baudelocque-Schultze, todas as fases do secundamento sucedem-se sem hemorragia externa, que surge ao se completar a expulsão placentária; no mecanismo de Baudelocque-Duncan, a exteriorização do sangue é contínua, insidiosa, acompanha o descolamento e continua durante a descida da placenta.

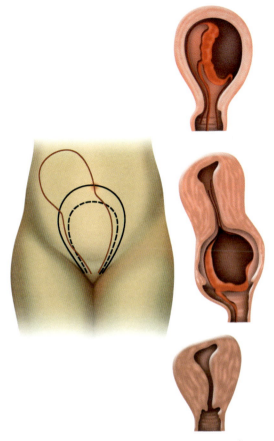

Figura 13.30 Alterações processadas no útero durante o 3º período. *À esquerda, linha preta contínua*: imediatamente após o parto do feto; *linha vermelha*: desceu a placenta e ocupa o segmento inferior; *linha tracejada*: secundamento completado. Observe a correspondência com os esquemas da direita. (Adaptada de Greenhill JP. Obstetrics. 11. ed. Philadelphia: Saunders; 1960.)

Assistência: conduta ativa no secundamento

A duração média do secundamento varia entre 5 e 10 minutos. Não há critérios universalmente aceitos para a duração normal dessa fase. Em geral se define secundamento prolongado quando sua duração exceder 30 minutos. A qualquer momento antes desses limites pode ser necessário intervir se ocorrerem hemorragia ou sinais sugestivos de choque. Ainda assim, pode ser razoável esperar em mulheres que estão bem, com condição clínica estável e sem sangramento. Na maioria dos casos, a placenta nasce espontaneamente, sem requerer manobras adicionais.

A conduta ativa no secundamento é a maneira mais efetiva de prevenir a hemorragia pós-parto. Consiste atualmente na administração de ocitocina (10 UI) após o desprendimento do ombro anterior, conforme recomendado por várias diretrizes (International Federation of Gynecology and Obstetrics [FIGO], American College of Obstetricians and Gynecologists [ACOG], Royal College of Obstetricians and Gynaecologists [RCOG], OMS). Alternativamente, em locais onde não há disponibilidade de ocitocina, poderiam ser consideradas as seguintes opções como segunda linha: metilergonovina 0,2 mg, IM, em mulheres não hipertensas, ou misoprostol 400 a 800 µg via oral ou retal. Em seguida, executam-se a tração controlada do cordão, a extração da placenta e, finalmente, a massagem do útero. Esse conjunto de ações reduz em até dois terços a ocorrência da hemorragia pós-parto.

Não se usam mais como parte da conduta ativa no secundamento nem a massagem uterina nem a ligadura precoce do cordão. A tração controlada de cordão é uma recomendação condicional, se tanto paciente como parteira ou parteiro consideram desejável. Não há de ser feita sem autorização da paciente.

Para a recepção da placenta, com o cuidado de não romper as membranas, geralmente exerce-se movimento de torção das páreas (manobra de Jacob-Dublin) (Figura 13.31).

Certifique-se de que o útero não fique amolecido após a massagem, e se está formado o globo de segurança de Pinard, a indicar boa retração uterina.

Expelida a placenta, deve-se realizar revisão cuidadosa do introito vaginal e, em casos de parto instrumental, de toda a vagina e o colo, procurando-se descobrir rupturas ou lacerações que devem ser imediatamente suturadas, com antissepsia e sob anestesia, se não o foram antes, apenas havido o nascimento do concepto.

Tração controlada do cordão. A administração intramuscular de ocitocina (10 UI) parece ser o ponto-chave do manejo ativo do terceiro período do parto. A tração controlada de cordão, adicionalmente, promove uma redução em torno de 11 mℓ da média de perda sanguínea e de 6 minutos na duração do 3º estágio, além de 7% de redução da perda sanguínea maior que 500 mℓ. Essa etapa poderia, portanto, ser omitida, sobretudo se a mulher deseja um manejo mais natural (fisiológico) de seu parto, uma vez que a maioria das placentas já teria sido delivrada nos primeiros minutos depois do nascimento.

A OMS estabelece que a tração controlada do cordão é recomendada na assistência a partos vaginais em locais com profissionais qualificados se o provedor e a parturiente acham importante uma pequena redução na perda sanguínea e na duração do 3º estágio do parto. O procedimento de tração controlada do cordão é apresentado na Figura 13.32.

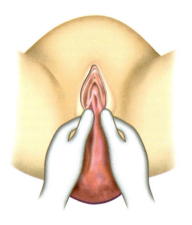 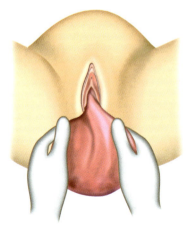

Figura 13.31 Manobra de Jacob-Dublin para a recepção da placenta. Tração leve da placenta para descolar as membranas, seguida de sua torção, o que as engrossa e fortifica. (Adaptada de Kerr JM, Moir JC. Operative obstetrics. 5. ed. London: Baillière; 1949.)

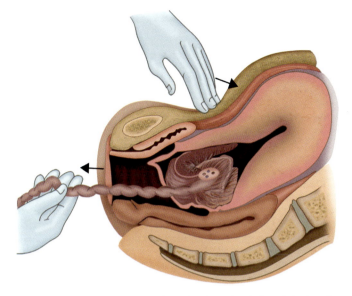

Figura 13.32 Tração controlada do cordão (manobra de Brandt-Andrews).

Exame da placenta e dos anexos ovulares

Não se recomenda a revisão manual da cavidade uterina depois do secundamento, uma vez que esse procedimento acarreta dor, desconforto e não é apoiado por evidências. Para se avaliar a existência de suspeita de retenção de cotilédones ou de membranas, deve-se realizar o exame da placenta (face materna e fetal) e dos anexos ovulares.

Cuidados maternos imediatamente depois do parto

É fundamental lembrar da importância de sempre monitorar o bem-estar da mulher, avaliar sinais vitais (temperatura, pulso e pressão arterial), diurese espontânea, estimular a amamentação e vigiar o sangramento. Esse monitoramento deve continuar durante todo o quarto período.

Massagem uterina não deve ser realizada, mas recomenda-se avaliação do tônus uterino com palpação do *globo de segurança de Pinard*.

O índice de choque (relação entre frequência cardíaca e pressão arterial sistólica = FC/PAS) associa-se à perda sanguínea pós-parto e pode estar alterado antes de se tornar visível o sangramento. O índice de choque normal é menor que 1,0 depois do parto. Em geral, a estimativa visual é pouco acurada e peca para menos ao avaliar perda sanguínea. Contêineres adequados podem permitir a mensuração mais acurada da perda sanguínea.

Antibióticos não são recomendados para o parto vaginal espontâneo não complicado, com ou sem episiotomia. Há uma forte recomendação da OMS contra o uso indiscriminado de antibióticos para tentar conter a resistência microbiana. Nesse contexto, "parto vaginal não complicado" é definido como parto vaginal na ausência de fatores de risco ou sinais clínicos de infecção periparto.

Assistência ao recém-nascido na sala de parto

Em toda a assistência ao parto é fundamental a presença de dois profissionais treinados: um que concentra as atenções na mãe e outro que proporciona o atendimento integral ao recém-nascido (pode ser o médico – preferencialmente pediatra ou neonatologista – ou profissional de enfermagem – enfermeira obstétrica/obstetriz ou enfermeira neonatal). Todavia, o primeiro profissional, que presta assistência ao parto, é quem recepciona o recém-nascido, que avalia se o bebê está saudável, entrega-o à mãe e presta os cuidados iniciais aqui descritos. Com uma equipe transdisciplinar, a avaliação é global e as condutas são tomadas em conjunto, porém não compete a quem assiste o parto no ambiente institucional realizar pesagem, exame neonatal, profilaxia de conjuntivite neonatal, administração de vitamina K e outros procedimentos específicos. Serão abordados os passos do atendimento inicial ao recém-nascido a termo saudável, isto é, que respira espontaneamente ou chora e tem bom tônus.

Evidentemente, todo o equipamento disponível para reanimação neonatal há de estar disponível e o profissional deve ser treinado para isso, conforme recomendação da SBP.

Logo após o nascimento, a primeira atenção se volta para o estabelecimento da respiração. O recém-nascido normal, após breve período de adaptação, respira e pode ou não chorar logo após o parto. Nesse caso, nenhuma intervenção é necessária, dispensadas as aspirações de via respiratória. As recomendações nacionais e internacionais sobre reanimação neonatal têm continuadamente frisado que não se deve realizar aspiração oro e nasofaríngea de recém-nascidos saudáveis que estão respirando.

A única medida recomendada é fornecer calor, colocar o recém-nascido em contato pele a pele com a mãe e cobri-lo com pano seco. O contato pele a pele, além de ser a melhor maneira de fornecer calor ao neonato, tem diversos outros benefícios, como melhor glicemia, maior estabilidade cardiorrespiratória, maior facilidade de estabelecimento de amamentação com 1 e 4 meses e maior duração da amamentação.

Clampeamento do cordão. Faz-se o esmagamento do cordão com duas pinças, mais ou menos a 4 cm de distância do abdome. Antes do pinçamento, deve-se proceder ao exame do funículo, para que se não esmague parte do conteúdo abdominal acaso ali localizado (hérnias, onfalocele). O cordão é seccionado entre as duas pinças e a ligadura se faz com um pequeno anel de borracha (*cord clamp*), que constringe a extremidade distal do coto umbilical (Figura 13.33).

O clampeamento deve ser realizado oportunamente (também chamado de *fisiológico* ou *tardio*), após 3 minutos ou quando o cordão parar de pulsar. Clampeamento oportuno aumenta as reservas de ferro do bebê e reduz o risco de anemia nos 6 primeiros meses de vida, sendo recomendado pela OMS para melhorar a saúde materno-infantil e os desfechos nutricionais. Nos recém-nascidos pré-termo, os benefícios da ligadura tardia do cordão são mais significativos, incluindo melhora na circulação de transição, volume de hemácias, diminuição da necessidade de transfusão sanguínea e menor incidência de enterocolite necrosante e hemorragia intraventricular.

Índice de Apgar. Em 1952, Virginia Apgar, médica anestesista norte-americana, propôs novo método de avaliação clínica do recém-nascido com 1 minuto de vida. O índice de Apgar comporta cinco variáveis (Tabela 13.1): frequência cardíaca, esforço respiratório, tônus muscular, irritabilidade reflexa e cor, cada uma recebendo nota 0, 1 e 2. Atualmente, o índice de Apgar é computado no 1º e no 5º minuto após o nascimento. O índice de Apgar de 5 minutos de 7 a 10 é normal; o ≤ 3 é considerado indicador de asfixia intraparto.

Apesar de os índices de Apgar não serem importantes para definir a necessidade ou não de reanimação, são informações úteis que devem ser registradas no prontuário pelo profissional que recepcionou o recém-nascido.

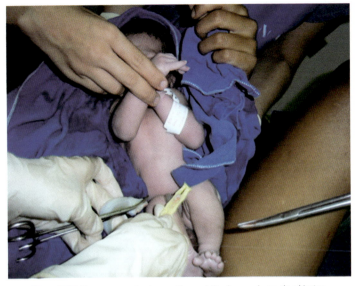

Figura 13.33 Clampeamento do cordão umbilical com *clamp* de plástico.

Tabela 13.1 Contagem do índice de Apgar.

Sinal	Nota		
	0	1	2
Frequência (batimentos por minuto)	Ausente	< 100	> 100
Respiração	Ausente	Fraca, irregular (choro débil)	Forte, regular (choro vigoroso)
Tônus muscular	Flacidez	Flexão pequena das extremidades	Movimentos ativos generalizados
Irritabilidade reflexa	Ausente	Caretas	Choro
Cor	Azul, pálido	Corpo róseo, extremidades azuis	Corpo todo róseo

Adaptada de Apgar V. A proposal for a new method of evaluation of the newborn infant. Curr Res Anesth Analg. 1953;32(4):260-7.

Procedimentos neonatais. Os procedimentos de rotina como exame físico, pesagem e outras medidas antropométricas, profilaxia de oftalmia neonatal e vacinação não são de urgência e devem ser postergados para depois da primeira hora de vida. Nessa primeira e fundamental hora de vida, é imprescindível garantir o contato pele a pele para o bem-estar da díade mãe-bebê, para incentivar o vínculo e promover o encontro da nova família, a fim de que ela se reconheça e aumente a adesão ao aleitamento materno. O estímulo à amamentação deve continuar de acordo com "os 10 passos para o sucesso do aleitamento materno".

Para o sucesso do aleitamento materno, deve-se incentivá-lo na primeira hora de vida e garantir o alojamento conjunto, sem berçários, para que os bebês saudáveis permaneçam em tempo integral com as mães.

Profilaxia da oftalmia gonocócica. A *ophthalmia neonatorum* contraída durante o parto é atualmente ocorrência rara, graças à profilaxia sistemática com colírio. O método de Credé (nitrato de prata) está obsoleto, pois é irritativo para a conjuntiva, pode causar conjuntivite química e não é eficaz para prevenção da oftalmia por clamídia, mais frequente em nossos dias. A SBP recomenda atualmente a utilização da povidona a 2,5% (colírio) ou a pomada de eritromicina a 0,5% e, como alternativa, tetraciclina a 1%.

Identificação. A identificação deve realizada na suíte ou sala de parto, quando mãe e bebê ainda estiverem nela. Será utilizado bracelete nos punhos ou tornozelos, confeccionado com material à prova de água ou de óleos. No bracelete, será escrito, com tinta indelével, o nome completo da mãe, o sexo da criança, a data e a hora de nascimento. É aconselhável que a maternidade, além do sistema de identificação descrito, colete também as impressões plantares da criança e digitais da mãe, na mesma papeleta do registro de parto. No recém-nascido, a impressão plantar é mais fácil de ser coletada que a palmar. A atual legislação torna obrigatória essa obtenção das impressões plantares do recém-nascido.

Fenômenos plásticos no concepto. Sofre a apresentação, com frequência, e para melhor se adaptar ao canal do parto, as mais variadas deformações e moldagens, de acordo com o tipo e as particularidades do polo, os contatos estabelecidos e as impulsões que recebe.

As transformações da estrutura tegumentar surgem nos vários segmentos do feto: cabeça, nádegas, ombros etc.

A infiltração dos tegumentos do polo apresentado, invadido o tecido conjuntivo difuso por serosidade e sangue, chama-se bossa serossanguínea. A pele é rósea ou violácea e limitada por tecido anormal; forma-se pelas diferenças de pressão ocorridas, com dificuldades opostas à circulação de retorno nos tecidos que a compõem.

As bossas são: saliência mole, pastosa, algumas vezes mais consistente, quase dura; quando cefálicas, seus limites não se detêm nas fontanelas ou suturas, invadindo inteiramente a apresentação e configurando, pelo inusitado tamanho, outra cabeça (*caput succedaneum*), a mascarar os pontos de reparo dela, com os inevitáveis erros de diagnóstico decorrentes (Figura 13.34).

Os infiltrados serossanguíneos, independentemente de sua localização, reabsorvem-se, em geral, 48 horas após o parto.

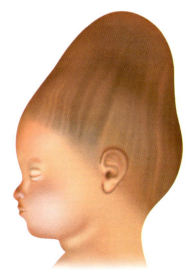

Figura 13.34 Bossa serossanguínea na apresentação cefálica fletida (*caput succedaneum*).

Céfalo-hematoma. Trata-se do acúmulo de sangue entre a superfície dos ossos do crânio e o periósteo, causado pelas rupturas vasculares em consequência de fricções da cabeça do feto contra as proeminências da pelve materna. Geralmente solitários, às vezes múltiplos, os céfalo-hematomas têm consistência mole no centro, endurecida nas bordas, e contornos nítidos; por não excederem os limites do osso craniano em que se encontram, essas características possibilitam diferenciá-los do *caput succedaneum*.

Pontos-chave

- O diagnóstico da fase ativa do trabalho de parto é feito pela ocorrência de contrações uterinas dolorosas, rítmicas (no mínimo 2 em 10 minutos), com duração de 50 a 60 segundos, colo com dilatação de 5 cm e formação da bolsa das águas
- As primíparas já entram em trabalho de parto com o colo apagado; nas multíparas, ele se apaga e se dilata simultaneamente até 5 cm, para, em seguida, completar a dilatação total (10 cm)
- A ruptura da bolsa das águas, quando espontânea, ocorre em 80% das vezes na fase final da dilatação ou no início da expulsão
- Para a expulsão do feto, devem estar presentes e somados dois fatores: sístole involuntária do útero e contração voluntária da prensa abdominal (puxo)
- A assistência durante a dilatação engloba garantir dieta adequada (líquidos claros se paciente sob analgesia, líquidos e dieta leve para pacientes de risco habitual, conforme suas preferências), liberdade de posição e deambulação, garantir métodos de alívio da dor conforme necessidade e preferências da parturiente e ausculta intermitente estruturada dos BCF. Não se deve fazer amniotomia nem ocitocina de rotina. Deve-se restringir o número de toques; a OMS recomenda avaliação a cada 4 horas
- A assistência à expulsão compreende: liberdade de escolha da posição, ausculta dos BCF, não orientar puxos dirigidos, não fazer manobra de Valsalva nem de Kristeller e realizar proteção perineal. Episiotomia não é recomendada
- Embora seja alvo de críticas, o partograma ainda é recomendado na assistência ao parto, não se utilizando as linhas de alerta e ação
- A conduta ativa é recomendada na assistência ao 3º estágio (secundamento) e consiste fundamentalmente na administração de ocitocina 10 UI por via intramuscular. A tração controlada de cordão é condicional, caso se deseje pequena redução da perda sanguínea e da duração do 3º estágio. Não há mais recomendação de massagem uterina e de clampeamento precoce do cordão
- Após o secundamento, deve-se avaliar a placenta, realizar revisão de vulva e períneo e calcular o índice de choque. Revisão manual da cavidade uterina e revisão instrumental do canal de parto não são recomendadas. Esta última deve ser feita em partos instrumentais ou na vigência de hemorragia pós-parto. Deve ser palpado o globo de segurança de Pinard
- A assistência ao recém-nascido comporta: acolhimento, contato pele a pele, amamentação na primeira hora de vida e clampeamento oportuno, fisiológico do cordão umbilical. Procedimentos neonatais de rotina devem ser adiados para depois da primeira hora de vida, privilegiando-se o contato mãe-bebê.

14

Indução do Parto

Marcos Nakamura Pereira
Jorge Rezende Filho

Indicações, 286
Contraindicações, 287
Avaliação pré-indução, 288
Métodos de indução, 288
Falha na indução do parto, 293
Complicações, 293

A *indução do parto* é o estímulo artificial à deflagração do trabalho de parto, em momento anterior a sua ocorrência espontânea, com o intuito de antecipar a expulsão do feto. As duas únicas alternativas existentes para antecipação do parto são a cesariana e a indução do parto, esta quando se objetiva o parto vaginal.

A indução do parto é atualmente um dos procedimentos mais utilizados em gestações de alto risco; a prevalência em torno de 10% é estimada no mundo e no Brasil, atingindo mais de 20% na França e nos EUA.

Indicações

A indução do parto pode ser um procedimento exaustivo, desconfortável e frustrante para algumas mulheres, com eventual maior restrição da mobilidade e necessidade de exames mais frequentes. Logo, só deve ser indicada se for bem estabelecida a relação entre o risco do procedimento e o benefício para a mãe e para o feto da antecipação do parto, assim como a via vaginal for considerada a mais adequada.

Existem inúmeras situações em que a indução do trabalho de parto está indicada, contempladas na Tabela 14.1.

Para a Organização Mundial da Saúde (OMS), a indução do parto só deve ser recomendada quando houver uma indicação clara e seus benefícios claramente superarem os riscos, o que contraindica a indução por motivo não obstétrico (*indução eletiva*). Os riscos potenciais do procedimento que estão associados ao uso das substâncias uterotônicas incluem aumento de partos operatórios e cesarianas, hipertonia, taquissistolia, ruptura uterina, padrões anormais de frequência cardíaca fetal (FCF) durante o trabalho de parto e hemorragia pós-parto.

Contudo, investigações recentes afloraram o debate sobre a indução eletiva após 39 semanas (e antes de 41 semanas). O estudo ARRIVE randomizou mais de 6 mil mulheres nulíparas para indução com 39 semanas ou conduta expectante. Os resultados não conseguiram evidenciar melhor desfecho neonatal com a indução, porém identificaram uma redução significativa de cesarianas (18,6% *versus* 22,2%), além de menor incidência de hipertensão gestacional/pré-eclâmpsia. A Society for Maternal-Fetal Medicine endossou a possibilidade de indução eletiva com

Tabela 14.1 Indicações de indução do parto.

- Corioamnionite
- Crescimento intrauterino restrito
- Diabetes
- Doença hemolítica perinatal
- Doença pulmonar crônica
- Doença renal
- Gestação a termo tardio (≥ 41 semanas) e pós-termo (≥ 42 semanas)
- Gestação gemelar não complicada ≥ 38 semanas
- Hipertensão gestacional
- Óbito fetal
- Oligoidramnia
- Pré-eclâmpsia/eclâmpsia
- Ruptura prematura das membranas
- Síndrome do anticorpo antifosfolipídio

Adaptada de ACOG Practice Bulletin nº 107. Induction of labor. Obstet Gynecol. 2009;114(2):386-97; Leduc D, Biringer A, Lee L, Dy J. Clinical Practice Obstetrics Committee. Induction of labour. J Obstet Gynaecol Can. 2013;35(9):840-57.

39 semanas para nulíparas ao seguir os critérios do ARRIVE, porém a OMS considera que ainda não há evidência suficiente para recomendar essa prática. A Society of Obstetricians and Gynaecologists of Canada (SOGC) não recomenda essa prática rotineiramente, que, quando solicitada, deve levar em conta recursos locais e a taxa de cesárea associada à indução, que, no contexto brasileiro, normalmente é elevada.

Contraindicações

Entre as contraindicações da indução do parto com feto vivo, incluem-se: placenta prévia centro-total, *vasa previa*, prolapso do cordão umbilical, anormalidade da pelve materna, desproporção cefalopélvica, macrossomia fetal com peso > 4.500 g em diabéticas e > 5 kg em não diabéticas, apresentações anômalas, sofrimento fetal crônico se diástole zero ou reversa da artéria umbilical, herpes genital em atividade, carcinoma invasivo, tumorações, malformações e/ou ulcerações na região vulvoperineal e canal de parto, cesárea clássica anterior e miomectomias com invasão da cavidade uterina, história de ruptura uterina, antecedente de cesárea com cicatriz segmentar transversa (apenas para o uso de miso-prostol no 3º trimestre). Evidentemente, algumas dessas condições não são impeditivas da indução do parto quando o feto está morto, notadamente no prolapso de cordão e no herpes genital ativo.

A história de uma ou mais cesariana prévia não é contraindicação à indução do parto, mas é condição que necessita de especial atenção. No 3º trimestre, deve-se evitar o uso do misoprostol, que está associado a maior ocorrência de ruptura uterina. Já a indução com misoprostol no 2º trimestre é aparentemente segura em mulheres com uma cesárea prévia. A indução com ocitocina é permitida em mulheres com cesárea prévia, ainda que a paciente deva ser informada que o risco de ruptura uterina é maior se comparado ao trabalho de parto espontâneo, conquanto esse risco pareça ser maior apenas para as mulheres com cesárea prévia que não tiveram parto vaginal anterior. Os métodos mecânicos, principalmente a sonda Foley, parecem não elevar o risco de ruptura uterina e são os métodos de eleição para indução do parto com colo desfavorável em mulheres com cicatriz uterina prévia.

Avaliação pré-indução

Avaliação cervical e altura da apresentação

Em 1964, Bishop foi quem descreveu pela primeira vez a associação positiva entre cérvice favorável e parto normal, por meio da avaliação de cinco parâmetros, quatro deles relativos ao colo uterino, observados durante o toque vaginal: dilatação, comprimento, consistência e posição do colo uterino, além da altura da apresentação fetal (Tabela 14.2). Proporcionalmente à evolução da maturação do colo uterino, o escore pode variar de 0 a 13, e, quanto maior esse índice, maior a possibilidade de sucesso da indução. Se esse índice for ≥ 9, sabe-se que a probabilidade de parto vaginal após indução com ocitocina é similar à do trabalho de parto espontâneo. Por outro lado, considera-se que, se o índice de Bishop for < 6, o colo é desfavorável à indução do parto com ocitocina, com probabilidade maior de falha. Nesses casos, é recomendada a realização do amadurecimento ou preparo cervical com outros métodos, em especial, prostaglandinas e/ou sonda Foley. Caso as prostaglandinas não estejam disponíveis e a sonda Foley não seja uma opção, a ocitocina intravenosa deve ser utilizada para indução do parto mesmo com colo imaturo, recorrendo-se à associação com amniotomia quando possível.

Idade gestacional

É obrigatório o conhecimento da idade gestacional antes de se iniciar a indução do parto, sobretudo ao se considerar que a idade gestacional muitas vezes baliza a indicação da indução. Idealmente, todas as mulheres deveriam ter um ultrassom de 1º trimestre para confirmação da idade gestacional, o que nem sempre é possível, em decorrência do diagnóstico tardio da gravidez ou da dificuldade no acesso aos serviços de saúde.

O conhecimento da idade gestacional é importante para escolha do método de indução e para o cálculo da dose do uterotônico a ser utilizado, a qual é inversamente proporcional à idade gestacional, provavelmente porque ocorre incremento do número de receptores miometriais à ocitocina com o aumento da idade gestacional. Em decorrência disso, a melhor resposta à ocitocina ocorre nas últimas semanas de gestação.

Métodos de indução

Descolamento das membranas

Embora o descolamento das membranas seja um dos métodos mais antigos para promover a indução do parto, há poucos estudos comparativos com outros métodos de indução. Ele consiste na separação digital, por meio do exame de toque vaginal, das membranas ovulares da porção

Tabela 14.2 Índice de Bishop modificado.

Pontuação	0	1	2	3
Dilatação do colo (cm)	0	1 a 2	3 a 4	> 4
Comprimento do colo (cm)	> 2	1 a 2	0,5 a 1	< 0,5
Altura da apresentação*	−3	−2	−1/0	+1/+2
Consistência do colo	Endurecido	Intermediário	Amolecido	
Posição do colo	Posterior	Intermediário	Anterior	

*Plano de Lee. (Adaptada de Bishop EH. Pelvic scoring for elective induction. Obstet Gynecol. 1964;24:266-8.)

inferior do segmento uterino, por movimentos circulares que, além da ação mecânica direta sobre o colo, também promovem a liberação de prostaglandinas (Figura 14.1). Essa intervenção, realizada em gestações a termo, diminui a incidência de gestações que se prolongam além das 41 semanas e reduz a necessidade de outros métodos para indução, sem aumentar o risco de ruptura prematura de membranas ovulares (RPMO) ou infecção neonatal. A despeito de ser considerado método desconfortável e doloroso pelas mulheres que a ele se submetem e de não trazer benefícios clínicos evidentes, o descolamento das membranas eleva o número de mulheres que entram em trabalho de parto espontâneo nas 48 horas seguintes, por isso está recomendado para redução do número de partos induzidos formalmente.

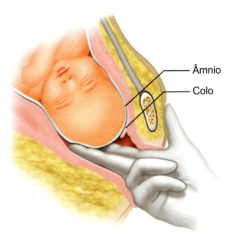

Figura 14.1 Descolamento das membranas.

Amniotomia

A amniotomia foi o primeiro método a ser proposto para a indução do parto no século XVIII, quando sua finalidade era obviar as dificuldades das distocias por vício pélvico. A ruptura artificial das membranas pode ser utilizada como método de indução, especialmente se as condições do colo forem favoráveis. Se utilizada isoladamente, a amniotomia pode estar associada a longo intervalo até o início das contrações e, portanto, deve ser acompanhada de infusão de ocitocina ou administração de misoprostol.

Ocitocina

A melhor via de administração da ocitocina é a intravenosa e requer a necessidade de acesso venoso contínuo até o momento do parto, uma vez que a administração em *bolus* pode causar hipertonia uterina com consequente prejuízo do bem-estar fetal. É importante salientar que o uso da ocitocina deve preferencialmente ocorrer por meio de bomba de infusão, o que evita variações bruscas de administração e facilita o controle da dose infundida. É recomendado que a ocitocina seja sempre armazenada em cadeia fria (2 a 8°C).

O American College of Obstetricians and Gynecologists (ACOG) considera que tanto protocolos de baixa dose como de alta dose são apropriados para indução com ocitocina (Tabela 14.3). Os regimes de alta dose estão associados a tempo de trabalho de parto mais curto e menos casos de corioamnionite e cesárea por distocia, porém incrementam as taxas de taquissistolia associada à alteração da FCF.

Clinicamente, resposta satisfatória à ocitocina é caracterizada pela presença de contrações que duram entre 50 e 70 segundos (boa intensidade), exibem frequência de 3 a 4/10 minutos e mostram bom relaxamento uterino (tônus normal). O ACOG considera adequadas contrações com intensidade > 200 unidades Montevidéu, o que equivale à frequência de 3/10 minutos, com intensidade em torno de 70 mmHg ou 4/10 minutos, com intensidade superior a 50 mmHg.

Não há estabelecida dose máxima de ocitocina. Se as contrações não forem adequadas e se o feto não apresentar sofrimento, infusão de ocitocina maior que 48 mUI/minuto parece não apresentar riscos aparentes. Há possibilidade de intoxicação hídrica com regimes > 40 mUI/minuto, em decorrência do efeito antidiurético da ocitocina. Deve-se, no entanto, ter cautela em mulheres com cicatriz uterina, especialmente em doses > 20 mUI/minuto.

Tabela 14.3 **Indução do parto com ocitocina: regimes de alta dose e baixa dose.**

Regime	Dose inicial (mU/min)	Aumento da dose (mU/min)	Intervalo entre doses (min)
Baixa dose	0,5 a 2,0	1 a 2	15 a 40
Alta dose	6	3 a 6*	15 a 40

*O aumento da dose é reduzido para 3 mU/min na presença de hiperestimulação e reduzido para 1 mU/minuto com hiperestimulação recorrente. (Adaptada de ACOG Practice Bulletin no. 107. Induction of labor. Obstet Gynecol. 2009;114(2):386-97)

Sonda Foley

A indução do parto por meio da introdução de cateteres intracervicais foi difundida por Krause em 1855. Vários tipos de sondas já foram utilizados com essa finalidade, e hoje se emprega a sonda Foley. Há evidências de que a sonda Foley atua não somente por ação mecânica sobre o colo, mas também ao liberar prostaglandinas em decorrência da separação entre cório e decídua. Para se que obtenha sucesso na indução do parto com a utilização da sonda Foley, é necessária a associação com ocitocina. Ou seja, a sonda promove o amadurecimento cervical, enquanto a ocitocina é responsável pelo incremento da contração uterina. Seu uso não é recomendado nos casos de membranas rotas e/ou cervicites.

Modo de usar a sonda Foley (Figura 14.2):

- Com todo cuidado para evitar o contato com a vagina e a ectocérvice, a sonda Foley de número 14 a 18 com um balão de 30 m𝓵 é introduzida através do canal cervical com auxílio de uma pinça de Cheron
- Uma vez ultrapassado o orifício cervical interno, o balão é preenchido com 30 a 80 m𝓵 de água destilada. Deve-se ressaltar que, aparentemente, quanto maior o volume do balão, maior a efetividade do método
- A sonda é fixada com esparadrapo à face interna da coxa, proporcionando, dessa maneira, uma suave tração
- A sonda deve ser vistoriada a cada 6 horas. Quando necessário, a tração é reajustada
- Uma vez ocorrida expulsão da sonda Foley, a ocitocina é iniciada, com exceção dos casos que já apresentem contrações uterinas de trabalho de parto (3 contrações com > 30 segundos em 10 minutos). A infusão da ocitocina pode ser iniciada, mesmo antes da expulsão da sonda, 6 a 12 horas após sua inserção, conforme protocolo local ou preferência da mulher e/ou dos profissionais envolvidos na assistência. O misoprostol também pode ser usado em associação, quando não contraindicado.
- Naqueles casos em que não ocorre a expulsão da sonda após 24 horas, ela pode ser retirada, e outro método de indução pode ser iniciado.

As complicações relacionadas com o método são infrequentes e incluem potencial risco maior de infecção materna e corioamnionite se comparado aos agentes farmacológicos de preparo cervical, o que não foi evidenciado em revisão sistemática, que incluiu mais de 5 mil mulheres. Investigações recentes têm associado o uso do balão ao misoprostol vaginal ou oral, e demonstram redução do tempo de indução em comparação aos métodos isolados.

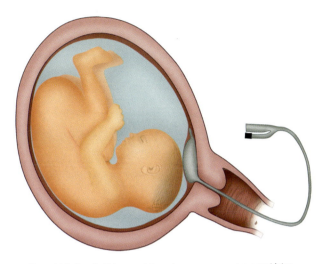

Figura 14.2 Sonda Foley posicionada no espaço extra-amniótico.

Dinoprostona

Para reduzir os inconvenientes das aplicações repetidas da prostaglandina E_2 (dinoprostona) na endocérvice na sua forma em gel, foi desenvolvido pessário de silicone para uso intravaginal contendo 10 mg de dinoprostona, que libera 0,3 mg/hora do medicamento. Esse produto está disponível no Brasil desde 2007. Deve ser utilizado um único pessário inserido no fundo de saco vaginal posterior. Se a maturação cervical se mostrar insuficiente no período de 24 horas, o pessário deve ser removido.

Um intervalo de no mínimo 30 minutos é recomendado para uso sequencial de ocitocina após a remoção do pessário vaginal. Essa apresentação permite a remoção no momento desejado ou nos casos de hiperestimulação uterina. Uma das limitações do uso é a dificuldade de estocagem, pois, por motivo de termolabilidade da dinoprostona, o pessário deve permanecer lacrado na embalagem de alumínio, armazenado entre −10 e −20°C até a aplicação, além do elevado custo.

Misoprostol

O misoprostol é um análogo sintético da prostaglandina E_1, aprovado pela Food and Drug Administration (FDA) americana em 1988, para administração oral na prevenção e no tratamento das úlceras gástricas associadas ao uso de anti-inflamatórios não esteroidais (AINEs). Embora não tenha sido previsto incialmente como parte de suas indicações, o misoprostol ganhou popularidade em Obstetrícia.

Assim como outras prostaglandinas, o misoprostol aumenta a permeabilidade vascular no colo uterino e favorece a passagem de neutrófilos para o estroma tecidual. A infiltração do tecido cervical por neutrófilos e a dissociação do colágeno cervical pela liberação de colagenase pelos neutrófilos facilitam o amolecimento do colo. Além disso, permite o acréscimo do cálcio intracelular e, desse modo, promove a contração uterina.

O misoprostol apresenta importantes vantagens para o uso na clínica obstétrica. Seu custo é bem mais baixo do que qualquer outra prostaglandina, tem tempo de meia-vida alargado, é de fácil administração e não requer refrigeração para estocagem. Estudos comparativos mostraram que o misoprostol é tão eficiente ou mais que as outras prostaglandinas e mais eficaz que a ocitocina na indução do parto com colo imaturo.

Nas baixas doses de misoprostol recomendadas, a possibilidade de alterações de contratilidade uterina e de síndrome de hiperestimulação é baixa, em torno dos 7 e 3%, respectivamente. O misoprostol também apresenta baixa morbimortalidade perinatal, semelhante aos outros métodos de indução.

Misoprostol para indução do parto

Pode ser feito por via vaginal ou via oral. Não deve ser utilizado na presença de cicatriz uterina no 3º trimestre.

O feto deve apresentar boa vitalidade (cardiotocografia e/ou ultrassonografia)

Deve-se aguardar ao menos 4 horas da última dose de misoprostol para administrar a ocitocina.

Uma precaução importante para evitar a hipercontratilidade é a de não administrar misoprostol se a mulher já estiver em trabalho de parto. Nessas circunstâncias, na indicação de aceleração do parto, deve-se recorrer à infusão contínua de ocitocina em bomba infusora.

Modo de usar

Inserir digitalmente o comprimido misoprostol de 25 μg no fundo de saco posterior da vagina. A dose deve ser repetida a cada 6 horas até o diagnóstico do trabalho de parto. Se o índice de Bishop for ≥ 6 durante o uso de misoprostol, poderá haver substituição para o uso da ocitocina no esquema descrito anteriormente.

A International Federation of Gynecology and Obstetrics (FIGO) recomenda para feto vivo a dose de 25 μg via vaginal a cada 6 horas ou 25 μg, VO, a cada 2 horas. Uma opção ao uso do comprimido é a solução titulada oral, na qual se dilui um comprimido de 200 μg em 200 mℓ de água e se obtém, assim, uma solução de 1 μg/mℓ. Os primeiros trabalhos a utilizarem essa solução empregavam doses horárias com aumento da dose em intervalos regulares. Posteriormente, outros autores passaram a usar doses estáticas, ou seja, a mesma dose em todas as administrações, sem incremento da dose ao longo do tempo, que parece produzir o mesmo percentual de partos vaginais em 24 horas, porém com menor ocorrência de líquido meconial e pirexia.

Doses maiores de misoprostol (50 μg, por via vaginal, a cada 6 horas) podem ser utilizadas ocasionalmente, mas é importante saber que elas implicam aumento da incidência de taquissistolia com repercussão fetal. Outra possibilidade de se utilizar dose maior é usar esquema de 25 μg, por via vaginal, a cada 4 horas.

O tempo até a resolução do parto pode variar, com médias entre 17 e 22 horas, ao se levarem em conta as doses e intervalos aqui recomendados. Esse tempo é mais prolongado em uma mulher nulípara ou em grávidas com menor índice de Bishop.

Indução no óbito fetal

A indução do parto com feto morto no 2º e 3º trimestres é situação frequente na prática clínica. Conduta ativa ante a presença de feto morto na gestação quase sempre é adotada em virtude do quadro de ansiedade que acomete as mulheres e do risco de ocorrência de coagulação intravascular disseminada quando houver retenção por mais de 4 semanas.

Na presença de óbito fetal no 2º trimestre, o misoprostol é o fármaco considerado mais adequado. Os esquemas utilizados para indução do feto morto variam bastante na literatura, especialmente no 2º trimestre. A FIGO preconiza a dose de 200 mg, 6/6 horas, entre 13 e 26 semanas; 100 mg, a cada 4 horas, entre 27 e 28 semanas; e o mesmo esquema para feto vivo após 28 semanas (Tabela 14.4). Lembrar que a idade gestacional, se for imprecisa, deve ser calculada por meio da altura de fundo uterino (regra de MacDonald: altura do fundo uterino multiplicada por 8 e dividida por 7).

Tabela 14.4 Doses recomendadas pela FIGO para indução do parto no óbito fetal.

Idade gestacional	Dose recomendada*
13 a 26 semanas	200 µg, VV/VSI/VB, a cada 4 a 6 h
27 a 28 semanas	100 µg, VV/VSI/VB, a cada 4 h
> 28 semanas	25 µg, VV, a cada 6 h ou 25 µg, VO, a cada 2 h

*Evitar via vaginal em caso de hemorragia e/ou sinais de infecção. *VB*, via bucal; *VO*, via oral; *VSI*, via sublingual; *VV*, via vaginal. (Dados de Morris JL, Winikoff B, Dabash R et al. FIGO's updated recommendations for misoprostol used alone in gynecology and obstetrics. Int J Gynaecol Obstet. 2017;138[3]:363-6. Adaptada de ACOG Practice Bulletin no. 107. Induction of labor. Obstet Gynecol. 2009;114[2]:386-97; Leduc D, Biringer A, Lee L, Dy J. Clinical Practice Obstetrics Committee. Induction of labour. J Obstet Gynaecol Can. 2013;35(9):840-57.)

Falha na indução do parto

O ACOG, em consórcio com outras entidades, define falha de indução como o insucesso em gerar contrações regulares (a cada 3 minutos) e modificação cervical após ao menos 24 horas de ocitocina, com membranas rotas, caso possível. Dessa maneira, membranas rotas e administração de ocitocina são pré-requisitos, exceto em raras circunstâncias, para definição de falha de indução. A cesárea por falha de indução, portanto, pode ser evitada ao se permitirem longas durações da fase latente (≥ 24 horas) e ao se requerer que a ocitocina seja administrada por 12 a 18 horas após ruptura de membranas.

Complicações

Os riscos associados à indução incluem falha em iniciar o trabalho de parto, cesariana, parto vaginal operatório, taquissistolia com ou sem alterações da FCF, corioamnionite, prolapso de cordão com a amniotomia, parto pré-termo inadvertido por erro de datação e ruptura uterina. Outras complicações incluem presença de mecônio e hemorragia pós-parto por atonia uterina. Obviamente os riscos dependem da patologia que está indicando a indução e do método escolhido. A taquissistolia certamente é uma das complicações mais frequentes no uso tanto da ocitocina quanto das prostaglandinas. O misoprostol vaginal está associado a maior ocorrência de taquissistolia em comparação com a VO. A indução com sonda Foley é o método que menos cursa com taquissistolia, mas, por outro lado, pode levar à RPMO.

Recomenda-se que uma cardiotocografia deva ser realizada tão logo se iniciem contrações regulares após uso de protaglandinas. Caso o exame tenha resultado normal, pode-se usar a ausculta intermitente se for considerado um caso de baixo risco. Na presença de taquissistolia é obrigatório o monitoramento contínuo. A SOGC recomenda monitoramento eletrônico contínuo para as induções em uso de ocitocina ou que usaram doses repetidas de misoprostol.

Pontos-chave

- A *indução do parto* é o estímulo artificial à deflagração do trabalho de parto, em momento anterior a sua ocorrência espontânea, com o intuito de antecipar a expulsão do feto e é alternativa à cesariana
- Os métodos de indução do parto dividem-se em mecânicos (descolamento de membranas, amniotomia, sonda Foley) e farmacológicos (ocitocina, misoprostol, dinoprostona)
- Os riscos potenciais da indução incluem aumento de partos operatórios e cesarianas, hipertonia, taquissistolia, ruptura uterina, padrões anormais de FCF durante o trabalho de parto e hemorragia pós-parto
- As principais indicações da indução do parto incluem: hipertensão gestacional, pré-eclâmpsia, gestação no termo tardio (≥ 41 semanas) e pós-termo, ruptura prematura de membranas ovulares, diabetes gestacional e pré-gestacional, óbito fetal, crescimento intrauterino restrito, entre outras
- Entre as contraindicações da indução do parto, incluem-se: placenta prévia centro-total, *vasa previa*, desproporção cefalopélvica, apresentações anômalas, carcinoma invasivo, tumorações, malformações e/ou ulcerações na região vulvoperineal e canal de parto, cesárea clássica anterior e miomectomias, história de ruptura uterina
- A história de uma ou mais cesariana prévia não é contraindicação à indução do parto, mas contraindica o uso do misoprostol no 3º trimestre
- Utiliza-se o escore de Bishop para avaliação pré-indução e definição do método a ser utilizado. Quando índice de Bishop ≥ 6, a ocitocina é o método de eleição. Se o índice de Bishop for < 6, recomenda-se amadurecimento cervical com prostaglandinas e/ou sonda Foley
- Caso as prostaglandinas não estejam disponíveis e a sonda Foley não seja uma opção, a ocitocina IV deve ser utilizada para indução do parto mesmo com colo imaturo, recorrendo-se à associação com amniotomia quando possível
- Define-se falha de indução como o insucesso em gerar contrações regulares (a cada 3 minutos) e modificação cervical após ao menos 24 horas de ocitocina, com membranas rotas, caso possível
- Recomenda-se que uma cardiotocografia deva ser realizada tão logo se iniciem contrações regulares após uso de prostaglandinas. Caso o exame tenha resultado normal, pode-se usar a ausculta intermitente se for considerado um caso de baixo risco. Na presença de taquissistolia é obrigatório o monitoramento contínuo.

15

Puerpério

Marcos Nakamura Pereira
Jorge Rezende Filho

Fisiologia do puerpério, 295
Assistência pós-natal, 300

O puerpério, também denominado pós-parto, é o período que sucede o parto e, sob o ponto de vista fisiológico, compreende os processos involutivos e de recuperação do organismo materno após a gestação. Embora o caráter gradual e progressivo assumido por essas manifestações torne o puerpério um período de demarcação temporal imprecisa, é aceitável dividi-lo em: pós-parto imediato, do 1º ao 10º dia; pós-parto tardio, do 10º ao 42º dia; e pós-parto remoto, além do 42º dia. Muitos estudos assumem como pós-parto os 12 meses que sucedem o parto, o que mais recentemente passou a denominar-se quarto trimestre.

Fisiologia do puerpério

Sistema reprodutor

Os complexos fenômenos regenerativos vivenciados pelo sistema reprodutor feminino após o parto desenrolam-se especialmente ao longo do pós-parto imediato e do pós-parto tardio. Enquanto, no pós-parto imediato, prevalece a crise genital, caracterizada por eventos catabólicos e involutivos das estruturas hiperplasiadas e/ou hipertrofiadas pela gravidez, no pós-parto tardio evidenciam-se mais claramente a transição e a recuperação genital, com progressiva influência da lactação.

A Tabela 15.1 traz uma síntese das mudanças observadas no útero, na cérvice e na vagina ao longo desses períodos.

Em relação à involução uterina, ressalte-se a atuação conjunta de diversos mecanismos fisiológicos, que, em última instância, garantem a involução da matriz uterina e evitam quadros de hemorragia pós-parto. Entre eles, assumem maior importância:

- A retração e contração uterinas, as quais acarretam acentuada anemia miometrial e consequente má nutrição e hipoxia celular; estão também associadas a trombose e obliteração de vasos parietais formados ao longo da gestação. Imediatamente após o parto, mais especificamente com a saída da placenta, esses fenômenos de retração e contração são os principais responsáveis pela hemostasia da ferida placentária e por evitar os quadros de hemorragia pós-parto. É o denominado globo de

Tabela 15.1 Síntese dos fenômenos fisiológicos de involução e recuperação do sistema reprodutor feminino após o parto.

	Pós-parto imediato (1° ao 10° dia)	Pós-parto tardio (10° ao 42° dia)
Vagina	Progressiva atrofia do epitélio escamoso de revestimento, independentemente da presença da lactação	Por volta do 15º dia, o processo de descamação alcança seu máximo, seguido pelas primeiras manifestações regenerativas. A partir do 25º dia, o processo regenerativo é distinto conforme a amamentação. Entre as mulheres que não amamentam há uma aceleração dos processos, que culminam com um epitélio eutrófico, enquanto nas mulheres que amamentam observa-se um epitélio vaginal subatrófico
Útero		
Corpo	Logo após o parto, encontra-se pouco acima da cicatriz umbilical. Então, sofre acelerado processo involutivo entre o 3º e o 10º dia, quando então reassume sua localização intrapélvica (Figura 15.1)	Persiste o processo involutivo, embora lentamente, sem que o útero alcance as proporções encontradas entre as nulíparas
Istmo	Também cursa com processo de contração e retração, porém sem a intensidade do corpo uterino	Ao fim do processo involutivo, o istmo uterino é raramente distinguível entre a cérvice e o corpo uterino
Cérvice	A cérvice persiste permeável a um ou dois dedos até o 3º dia pós-parto, e, por volta do 9º ou 10º dia, apenas o orifício externo encontra-se entreaberto (Figura 15.2)	O orifício externo da cérvice, agora mais amplo e dilaniado nas porções laterais, apresenta-se em fenda transversal, caracterizando a paridade da mulher (Figura 15.2). O epitélio cervical também sofre remodelamento, responsável pela regressão de considerável percentual de lesões de alto grau prévias
Endométrio	Dentro de 2 a 3 dias após o parto, a decídua remanescente se divide. A camada superficial torna-se necrótica e é eliminada nos lóquios, enquanto a camada basal adjacente ao miométrio permanece intacta e dá origem ao novo endométrio. Esse novo endométrio se origina da proliferação das glândulas endometriais remanescentes e do estroma do tecido conjuntivo interglandular. É um processo rápido, exceção feita ao leito placentário, e, por volta de 1 semana pós-parto, já se identifica um novo epitélio glandular recobrindo a maior parte da cavidade uterina	O processo de regeneração endometrial evolui e, a partir do 16º dia pós-parto, o endométrio em geral encontra-se plenamente recuperado

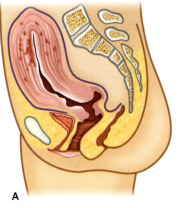 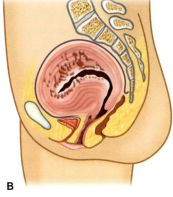

Figura 15.1 Cortes sagitais da recém-parida (A) e da puérpera entre o 8º e o 10º dia (B).

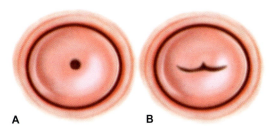

Figura 15.2 Cérvice na nulípara (A) e na puérpera (B).

segurança, o qual permite que as ligaduras vivas de Pinard causem acentuada constrição dos vasos miometriais parietais (Figura 15.3)
- O reflexo uteromamário, o qual permite que esses eventos involutivos uterinos ocorram mais intensamente nas mulheres que amamentam. A estimulação dos mamilos e da árvore galactófora acarreta contrações uterinas, identificadas pelas mulheres como cólicas (tortos), em virtude da liberação de ocitocina na circulação sanguínea. Essas cólicas são mais pronunciadas nas multíparas e melhoram após o 3º dia
- O remodelamento dos vasos pélvicos, aqui representados pela circulação uterina e ovariana, cujos calibres retornam progressivamente ao pré-gravídico e contribuem para um estado de isquemia do tecido miometrial hipertrofiado
- O desaparecimento súbito, em crise, dos hormônios placentários.

O pós-parto remoto (após 42 dias) é caracterizado pelo retorno da ovulação e da menstruação, eventos marcadamente influenciados pela lactação. Entre as mulheres que não amamentam, a menstruação retorna, em média, por volta do 45º dia pós-natal e, ao contrário do que se pensava, é precedida pela ovulação. Nas lactantes, todavia, esses prazos dependem da duração e da frequência do aleitamento (Tabela 15.2).

Lóquios

A involução e a regeneração do leito placentário, de toda a decídua e das demais superfícies genitais ocorrem, inicialmente, por meio da eliminação de grande quantidade de elementos deciduais e células epiteliais descamados, que, associados a eritrócitos e bactérias, compõem, então, o que denominamos lóquios.

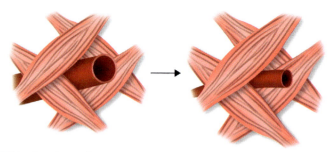

Figura 15.3 Ligaduras "vivas" de Pinard. A retração e contração uterinas determinam a contrição dos vasos miometriais parietais.

Tabela 15.2 Relação entre a duração da amamentação e o período de tempo médio decorrido para o retorno da menstruação e da ovulação após o parto.

Duração da lactação (meses)	Tempo decorrido para o aparecimento da	
	1ª menstruação (meses)	1ª ovulação (meses)
0	1,5	1,3
1	2,1	1,9
2	2,7	2,6
3	3,3	3,2
4	3,9	3,9
5	4,5	4,5
6	5,1	5,2
7	5,7	5,8
8	6,3	6,5
9	6,9	7,1
10	7,5	7,8
11	8,1	8,4
12	8,7	9,1

Ao longo dos 3 ou 4 primeiros dias pós-parto, temos os lóquios sanguíneos (*lochia cruenta, lochia rubra*), em função da considerável presença de sangue. A partir de então, a diminuição do conteúdo sanguíneo leva a lóquios progressivamente serossanguíneos (*lochia fusca*) – de coloração acastanhada – e, posteriormente, serosos (*lochia serosa, lochia flava*).

Por volta do 10º dia, os lóquios apresentam conteúdo líquido reduzido e significativa quantidade de leucócitos, assumem coloração esbranquiçada ou discretamente amarelada (*lochia alba*) e mantêm-se dessa forma por 4 a 8 semanas. Em geral, o volume total dos lóquios ao longo de todo esse período varia entre 200 e 500 mℓ.

Sistema endócrino

No fim da gestação, os níveis de estrogênio e progesterona estão muito elevados, assim como os de prolactina (PRL). Com a saída da placenta, ocorre queda imediata dos esteroides placentários a níveis muito baixos e leve diminuição dos valores de PRL, que permanecem ainda bastante elevados.

As gonadotrofinas e os esteroides sexuais atingem seus menores valores nas primeiras 2 a 3 semanas pós-parto. Já os níveis de gonadotrofina coriônica humana (hCG) retornam ao normal 2 a 4 semanas após o parto.

Na ausência da lactação, nas primeiras semanas pós-parto, tanto o hormônio luteinizante (LH) como o hormônio foliculestimulante (FSH) mantêm-se com valores muito baixos, para logo começarem a se elevar lentamente. No início do puerpério, os níveis de estrogênio mantêm-se baixos, e a progesterona não é detectável.

A recuperação das gonadotrofinas até os níveis prévios da gravidez depende da presença ou não da amamentação. A amamentação pode inibir a fertilidade pela ação direta do estímulo do mamilo sobre o hipotálamo por via neuroendócrina, elevando a PRL e inibindo o FSH e o LH.

Sistema urinário

Algum grau de trauma vesical é comum em partos vaginais, especialmente entre mulheres cujos trabalhos de parto foram mais demorados. Embora comumente não cursem com repercussão clínica, esses traumas (especialmente do nervo pudendo), associados à capacidade aumentada e à relativa insensibilidade da bexiga no período pós-parto, podem atuar conjuntamente e favorecer a sobredistensão, o esvaziamento incompleto e a excessiva quantidade de urina residual.

Os fatores de risco para a disfunção vesical pós-parto parecem incluir a nuliparidade, o parto assistido, o parto com primeiro e segundo estágios prolongados, a cesariana e a anestesia de condução.

No que tange aos ureteres e pelves renais, os quais se encontram dilatados na gestação, comumente retornam ao estado pré-gravídico entre 2 e 8 semanas após o parto.

Sistema sanguíneo

Ao longo do parto e no puerpério imediato, é comum a leucocitose acentuada, a qual pode alcançar $30.000/mm^3$ e caracteriza-se por predomínio de granulócitos, relativa linfopenia e eosinofilia absoluta. Em geral, esses parâmetros normalizam por volta de 5 a 6 dias pós-parto.

Em relação à série vermelha, durante os primeiros dias após o parto, os níveis de hemoglobina (Hb de 10 g/dℓ) costumam flutuar moderadamente. Uma queda acentuada de seus valores costuma estar relacionada a perdas sanguíneas excessivas, e, por volta de 6 semanas pós-parto, a hemoglobina encontra-se em níveis pré-gravídicos.

As alterações induzidas pela gravidez nos fatores de coagulação sanguíneos persistem por períodos variados do puerpério, mantendo, então, o estado de relativa hipercoagulabilidade. Por exemplo, os elevados níveis de fibrinogênio plasmático persistem ao menos na 1ª semana pós-parto, enquanto a velocidade de hemossedimentação pode vir a se regularizar apenas entre a 5ª e a 7ª semana puerperal. O risco de trombose venosa profunda e embolia pulmonar é marcadamente maior nas três primeiras semanas do puerpério e se mantém elevado até 12 semanas.

Sistema cardiovascular

A gestação, normalmente, evolui com acentuado aumento do conteúdo do líquido extracelular, e a diurese pós-parto responde pela reversão fisiológica desse processo. Porém, nas primeiras horas após o parto, é comum nos depararmos com uma diurese escassa, resultante da desidratação relacionada ao trabalho de parto. A partir do 2º dia, inicia-se o processo de eliminação dessa hipervolemia característica da gestação, fenômeno geralmente completo por volta do 6º dia pós-parto.

As alterações na função cardíaca e vascular observadas após o parto acompanham o padrão detectado em relação à redistribuição hídrica. A frequência e o débito cardíacos mantêm-se elevados por 24 a 48 horas após o parto e retornam aos valores pré-gravídicos por volta do 10º dia puerperal. Já a resistência vascular permanece reduzida ao longo das primeiras 48 horas pós-natais e, então, progressivamente retorna aos níveis prévios à gestação.

Pele

As estriações do abdome e das mamas, quando presentes, perdem a cor vermelho-arroxeada e ficam pálidas, transformando-se, em algumas semanas, nas estrias branco-nacaradas. O cloasma gravídico e demais hiperpigmentações da pele, geralmente, regridem no período puerperal, ainda que não se tenha ciência do tempo exato em que isso ocorre.

Peso

A média de perda ponderal decorrente do parto é de 6 kg. No puerpério, ocorre perda adicional de 2 a 7 kg, habitualmente mais pronunciada nos primeiros 10 dias de pós-parto, atribuída a maior diurese, secreção láctea e eliminação loquial.

Assistência pós-natal

Cuidado hospitalar

O período de internação hospitalar após o parto é muito importante para a saúde da mãe e do recém-nascido. Além disso, a mulher precisa receber informação sobre os principais sinais e sintomas que sugerem a presença de complicações, incluindo febre, sangramento vaginal excessivo ou fétido, cefaleia acompanhada de distúrbios visuais e/ou náuseas e vômitos, dor, edema ou hiperemia dos membros inferiores. Este também é o momento ideal para promover o aleitamento materno e dar suporte para que ele ocorra de forma exclusiva pelos 6 meses seguintes.

A Organização Mundial da Saúde (OMS) recomenda que a puérpera e seu bebê devam permanecer internados por ao menos 24 horas. Essa é a mesma recomendação do Ministério da Saúde, estabelecida nas diretrizes para atenção no Alojamento Conjunto.

Medidas gerais

Durante a primeira hora após o parto, a mulher deve ser monitorada com cuidado, especialmente no intuito de se diagnosticarem precocemente eventuais hemorragias, decorrentes ou não de quadros atonia uterina. Assim, a equipe de saúde deve avaliar o tônus uterino e o sangramento vaginal após saída da placenta e novamente dentro da primeira hora pós-parto. Recomenda-se uso de bolsas coletoras sob a paciente no pós-parto normal, para mesurar a perda sanguínea, o que possibilita o reconhecimento precoce da hemorragia e o início do tratamento. Sugere-se que a avaliação da frequência cardíaca materna e da pressão arterial ocorra cerca de 40 minutos após o parto, calculando-se também o índice de choque (frequência cardíaca dividida pela pressão arterial sistólica). A fim de facilitar o cuidado, recorre-se à "regra dos 1": deve-se ter especial atenção às mulheres com índice de choque ≥ 1 ou frequência cardíaca > 100 bpm ou perda de sangue estimada ≥ 1.000 ml).

Na ausência de complicações maternas e neonatais, a interação precoce de mãe e filho (contato pele a pele) deve ser estimulada ainda na sala de parto. Nesse momento, a amamentação também deve ser encorajada.

Em relação à dieta, mulheres que tiveram parto vaginal eutócico não requerem qualquer restrição alimentar. Na amamentação, as demandas calóricas, proteicas e hídricas são aumentadas; do contrário, são equivalentes àquelas do período pré-gestacional. A OMS recomenda suplementação de ferro e ácido fólico por pelo menos 3 meses após o parto.

Deambulação

A mobilização e o caminhar precoce reduzem a incidência de retenção urinária, constipação intestinal e fenômenos tromboembólicos pós-natais. Após o parto normal, mesmo quando utilizado o bloqueio regional, a paciente poderá deambular tão logo se sinta em condições para tal. Contudo, ao menos a primeira deambulação após o parto deve acontecer sob vigilância (não necessariamente profissional da saúde), devido ao risco de síncope.

Cuidados genitais

Em relação ao cuidado da região perineal, a mulher deve ser orientada a fazer a higiene vulvar no sentido anteroposterior, e o uso de gelo no primeiro dia pode reduzir o desconforto local, especialmente se houve lacerações perineais extensas ou eventual episiotomia.

A utilização de antissépticos com anestésicos locais em solução aerossol bem como de anti-inflamatórios (via oral, sublingual ou retal), nos dias subsequentes ao parto, também pode ser interessante nesses casos. Quando a mulher relata dor excessiva na região perineal, vaginal ou retal, cuidadoso exame físico faz-se necessário para excluir a presença de hematoma (geralmente nas primeiras 24 horas) ou processo infeccioso (geralmente após o 3º ao 4º dia).

Temperatura

Exceto para as primeiras 24 horas, quando pode haver certa pirexia, o normal é a ausência de febre, caracterizada aqui pela temperatura abaixo de 38°C.

A chamada febre do leite, concomitantemente à apojadura, no 3º dia, é considerada por alguns um evento fisiológico, embora outros a encarem como resultante da ascensão de germes vaginais à cavidade uterina, comum nessa época.

Avaliação da involução uterina

O útero puerperal tem consistência firme, é indolor e altamente móvel em decorrência da flacidez dos seus elementos de fixação. Ao examiná-lo, é habitual palpar a bexiga. Em razão de suas conexões anatômicas com o útero, a bexiga cheia pode deslocá-lo para cima, falseando o resultado de suas medidas.

Nas primeiras 12 horas pós-parto, a altura do fundo uterino mede aproximadamente 12 cm. Do 2º dia em diante, diminui progressivamente, na média de 1 cm ao dia (Figura 15.4).

A subinvolução uterina, com redução da consistência e da mobilidade do órgão, requer pronta atenção. Quando associada a dor, taquisfigmia e febre, sugere processo infeccioso. Contudo, quando essa subinvolução conjuga-se apenas ao amolecimento da víscera e sangramento, a hemorragia e a retenção de coágulos ou restos ovulares são os comemorativos mais habituais.

Monitoramento da função vesical

Conforme discutido, a ocorrência de retenção urinária e sobredistensão vesical pode acometer até 5% dos partos vaginais. Dentre os potenciais fatores de risco, ressaltam-se: primiparidade, doses elevadas de ocitocina, lacerações perineais, parto instrumental, cateterismo vesical durante o trabalho de parto, trabalho de parto com duração maior que 10 horas e realização de analgesia peridural ou raquidiana. Assim, mulheres com um ou mais desses fatores de risco devem ter seu débito urinário monitorado.

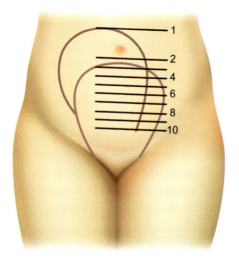

Figura 15.4 Involução uterina no pós-parto imediato. Mostra-se a altura do fundo uterino de acordo com os dias de puerpério.

Algumas mulheres podem apresentar também incontinência urinária e/ou fecal no puerpério. Ainda não está claro se programas de exercício do assoalho pélvico no pós-parto previnem a ocorrência dessas disfunções; porém, mulheres de alto risco, como aquelas que tiveram parto com fórceps ou de bebês macrossômicos, podem beneficiar-se dessa estratégia.

Cuidados com as mamas

Recomenda-se o uso de porta-seios apropriado, o que previne acotovelamentos vasculares responsáveis pela congestão sanguínea e pela galactoestase. Nos primeiros dias, observa-se apenas a saída de colostro e, no 3º dia do pós-parto, é comum ocorrer a apojadura, que pode levar a desconforto considerável às pacientes. É de fundamental importância orientar a pega adequada, a fim de prevenir fissuras mamilares (ver Capítulo 16).

Avaliação dos aspectos psicossociais

Ainda que o *blues* pós-parto (ou *baby blues*) seja uma condição transitória e autolimitada, observada em aproximadamente 80% das mães logo após o parto, uma correta orientação oferecida a elas sobre esses sintomas de labilidade emocional, depressão e ansiedade traz conforto e pode prevenir o desenvolvimento de transtornos psiquiátricos.

Mulheres com histórico de agravos psiquiátricos pessoais ou familiares, de classes socioeconômicas desfavorecidas, sem um companheiro fixo e com pouco suporte social estão mais propensas a desenvolver depressão pós-parto, uma das principais causas de morbidade materna. Ideações suicidas e/ou infanticidas devem ser conduzidas como emergências médicas.

Contracepção imediata

A ocasião do parto é um momento oportuno para discussão do planejamento reprodutivo da mulher. A inserção de métodos contraceptivos de longa duração (LARC, do inglês *long-acting reversible contraception*) em casos de parto normal ou de cesariana é utilizada em muitos países. Os principais métodos usados são os dispositivos intrauterinos (DIU) – hormonais e não hormonais – e os implantes.

Consultas pós-parto

A OMS recomenda que as puérperas sejam contatadas no 3º dia (48 a 72 horas), entre 7 e 14 dias, e com 6 semanas de pós-parto. O contato no 3º dia pode ocorrer ainda no hospital, caso a mulher e o recém-nascido não tenham recebido alta hospitalar. Em relação ao seu retorno aos serviços de saúde para o acompanhamento da evolução após o parto, recomenda-se que essas consultas ocorram entre 7 e 14 dias pós-natais e por volta de 6 semanas puerperais, quando o pós-parto tardio se encerra.

Os principais componentes do cuidado pós-parto que devem ser abordados nas consultas são: humor e bem-estar emocional; cuidados com o recém-nascido e a alimentação; sexualidade, contracepção e intervalo interpartal; sono e cansaço; recuperação física após o nascimento; manejo de doenças crônicas; e promoção da saúde (imunizações e rastreio do câncer de colo uterino).

Primeira consulta: 7 a 14 dias pós-parto

A consulta por profissional da saúde entre 7 e 14 dias puerperais é importante no sentido de assegurar a saúde da mulher e do recém-nascido, uma vez que boa parte das situações de morbidade e mortalidade materna e neonatal acontece na primeira semana após o parto. É o momento oportuno, por exemplo, para reavaliar as mulheres que apresentaram hipertensão durante a gravidez.

Nessa consulta, recomenda-se avaliar o estado de saúde da mulher e do recém-nascido; apoiar a família para a amamentação; orientar sobre os cuidados básicos com o recém-nascido; avaliar a interação da mãe com o recém-nascido; identificar situações de risco ou intercorrências e conduzi-las, bem como recomendar o planejamento familiar.

Segunda consulta: 6 semanas pós-parto

Ações semelhantes àquelas realizadas na primeira consulta pós-parto devem ser adotadas quando a mulher retorna ao serviço de saúde. Então, recomenda-se:

- Investigar as condições gerais de saúde da mulher e do recém-nascido, registrando e conduzindo adequadamente eventuais alterações
- Caracterizar o padrão de amamentação, reafirmando as boas práticas no sentido de garantir o aleitamento materno exclusivo até 6 meses de vida do recém-nascido
- Avaliar o retorno do fluxo menstrual e da atividade sexual
- Oferecer adequada orientação sobre os diferentes métodos anticonceptivos, estimulando a adoção daquele que mais se adapte às características e preferências maternas.

No que concerne a oferecer ampla avaliação do estado de saúde da mulher, cabe mencionar que diversos especialistas da área têm recomendado estratégias de rastreio para os agravos à saúde mental. Uma opção para a primeira abordagem dos sintomas depressivos pós-natais é a Edinburgh Postnatal Depression Scale (EPDS), cuja aplicação é rápida e fácil, mesmo para profissionais da saúde não especializados.

Além disso, a consulta de revisão pós-parto é o cenário ideal para que as complicações eventualmente vivenciadas ao longo do ciclo grávido-puerperal sejam revistas em relação às suas causas, ao risco de recorrência e às medidas preventivas, quando possível.

Anticoncepção

O início da anticoncepção no pós-parto é importante para prevenir a gravidez indesejada e o pequeno intervalo interpartal e suas conhecidas implicações (recém-nascido pequeno para a idade gestacional, parto pré-termo).

Mulheres que não amamentam podem ovular com 25 dias do pós-parto. Por outro lado, o risco de doença tromboembólica venosa (DTV) nos primeiros 42 dias do pós-parto está aumentado de 22 a 84 vezes em relação à não grávidas. O risco é máximo logo após o parto, decresce nos primeiros 21 dias, mas só desaparece após 42 dias do pós-parto.

Assim, as normas referendadas pela OMS em relação ao uso do anticoncepcional combinado são:

- Não usar até 21 dias (OMS3)
- Entre 21 e 42 dias – utilizar (OMS2)
- Após 42 dias – utilizar (OMS1).

Sabe-se que os anticoncepcionais combinados elevam o risco de DTV e, além disso, nas puérperas que amamentam, interferem na lactação. No pós-parto, tanto em lactantes como em não lactantes, a preferência é pelas pílulas de progesterona, que não prejudicam a amamentação. Injeção trimestral de progestógeno é outra opção eficaz e largamente disponível. O DIU de cobre ou de progesterona também tem sido utilizado no pós-parto, exceto na infecção puerperal, quando está formalmente contraindicado.

Relação sexual

Os principais fatores relacionados que afetam a retomada da satisfação sexual no puerpério estão principalmente adstritos a trauma da cicatrização perineal, secura da vagina associada à lactação e efeitos da depressão pós-parto. Eis alguma medidas pertinentes para prevenir ou tratar a disfunção sexual pós-parto: restringir o uso da episiotomia; reparar as lesões perineais com fios sintéticos absorvíveis; encorajar o uso de lubrificantes vaginais, particularmente em lactantes; abordar a depressão própria do período.

Pontos-chave

- Em geral, a involução puerperal completa-se no prazo de 6 semanas, e o período que se sucede ao parto pode ser dividido em: pós-parto imediato (1º ao 10º dia), pós-parto tardio (10º ao 42º dia) e pós-parto remoto (além do 42º dia)
- No pós-parto imediato (1º ao 10º dia) domina a crise genital; prevalecem os fenômenos catabólicos e involutivos das estruturas hipertrofiadas ou hiperplasiadas pela gravidez
- No útero de consistência firme, o elemento primordial da hemostasia é o chamado globo de segurança, que promove as ligaduras vivas, de Pinard, relacionadas com a constrição dos vasos parietais pelo miométrio bem contraído, fenômeno que surge com a saída da placenta
- Nos primeiros 3 ou 4 dias, os lóquios são sanguíneos (*lochia cruenta, lochia rubra*), depois tornam-se serossanguíneos (*lochia fusca*), de coloração acastanhada
- No pós-parto tardio (10º ao 42º dia) o útero já retornou à pelve, e o endométrio acha-se inteiramente epitelizado no 25º dia do pós-parto. Os lóquios são serosos (*lochia flava*)
- O pós-parto remoto (além do 42º dia) trata-se de um período de duração imprecisa, que varia com a ocorrência ou não de lactação. Nas mulheres que não amamentam, a menstruação retorna, em média, com 1,5 mês, e precedida de ovulação. Nas lactantes os prazos dependem da duração do aleitamento
- Durante a primeira hora após o parto, a mulher deve ser monitorada com cuidado, especialmente no intuito de se diagnosticarem precocemente eventuais hemorragias, decorrentes ou não de quadros de atonia uterina. Os exames da puérpera serão diários até a alta hospitalar: temperatura, pulso, pressão, palpação do útero e da bexiga, exame dos lóquios, inspeção do períneo, da vulva e dos membros inferiores
- Os principais componentes do cuidado pós-parto que devem ser abordados nas consultas são: humor e bem-estar emocional; cuidados com o recém-nascido e a alimentação; sexualidade, contracepção e intervalo interpartal; sono e cansaço; recuperação física após o nascimento; manejo de doenças crônicas; e promoção da saúde (imunizações e rastreio do câncer de colo uterino)
- A consulta por profissional da saúde entre 7 e 14 dias puerperais é importante no sentido de assegurar a saúde da mulher e do recém-nascido, uma vez que boa parte das situações de morbidade e mortalidade materna e neonatal acontece na primeira semana após o parto
- Por volta da 6ª semana de pós-parto é oportuno avaliar sintomas depressivos que possam caracterizar depressão pós-parto e deve-se orientar a puérpera sobre métodos anticoncepcionais, conquanto métodos de longa duração já possam ser iniciados no pós-parto imediato.

16

Lactação

Roseli Nomura
Jorge Rezende Filho

Fisiologia da lactação, 305
Ato da amamentação, 309

Inúmeras são as vantagens do aleitamento materno para a mãe, a criança, a família e a sociedade. É de fundamental importância para a saúde do lactente sob o aspecto nutricional, imunológico, gastrintestinal, psicológico, do desenvolvimento e da interação entre mãe e filho (Organização Mundial da Saúde [OMS], 2003). Trata-se do meio mais acessível, eficaz e econômico de prevenção de morbidades a curto, médio e longo prazos; além disso, auxilia na prevenção de mortalidade infantil no mundo todo.

A incidência da amamentação varia desde taxas baixas (25% nos EUA) até quase 100% nas áreas rurais dos países em desenvolvimento. As mulheres do campo, nessas regiões, costumam amamentar por 18 a 24 meses, enquanto as lactantes dos países desenvolvidos o fazem por apenas 2 a 3 meses.

No Brasil, embora a maioria das mães inicie a amamentação (96%), apenas 11% mantêm o aleitamento materno exclusivo de 4 a 6 meses, e destas apenas 41% amamentam até o fim do primeiro ano de vida.

A lactação faz solicitações fisiológicas nutricionais expressivas à mãe. Nessa fase, é importante considerar a possibilidade de diversos medicamentos, nicotina, álcool e outras substâncias a serem eliminados pela secreção láctea, o que pode prejudicar o recém-nascido. Doenças virais também podem ser transmitidas pelo leite materno, como síndrome da imunodeficiência adquirida (AIDS) e infecções causadas pelo vírus linfotrópico de células T humanas tipo 1 (HTLV-1).

Fisiologia da lactação

A fisiologia da lactação sofre complexas influências neuroendocrinológicas. Podem-se distinguir três processos envolvidos:

- Mamogênese: relaciona-se com o desenvolvimento da glândula mamária
- Lactogênese: refere-se ao início da lactação
- Lactopoese: trata-se do mecanismo de manutenção da lactação.

Mamogênese

Na mama adulta estão presentes cerca de 15 a 20 lobos – unidades independentes do ponto de vista funcional –, os quais se subdividem em cerca de 20 a 40 lóbulos, subunidades formadas por 10 a 100 alvéolos, cujas células são responsáveis pela produção láctea. Os alvéolos desembocam em ductos menores, chamados dúctulos, que confluem para ductos maiores, os quais convergem para os ductos principais, responsáveis pela drenagem dos lobos. Esses ductos desembocam na aréola, com dilatação na sua projeção areolar, chamada seio galactóforo, fundamental para o mecanismo de sucção.

Durante a gestação, ocorrem adaptações fisiológicas mamárias locais relacionadas com o alto nível de esteroides sexuais circulantes (estrogênio e progesterona) e outros hormônios, como insulina, GH, tiroxina, cortisol e prolactina, o que favorece o aumento de tecido glandular, proporcionalmente ao de tecido gorduroso e conjuntivo, e da vascularização local. Além disso, ocorre a proliferação de estruturas ductais e a diferenciação de células para a produção láctea. O estrogênio exerce, sobretudo, efeito proliferativo, em especial de estruturas ductais, além do incremento vascular. A progesterona, em ação conjunta, estimula o crescimento e a expansão dos ácinos (Figura 16.1), favorecendo a diferenciação celular das células acinosas. A prolactina transforma essas células acinosas diferenciadas em células maduras, capazes de produzir diferentes componentes do leite, e a elevação dos níveis séricos da prolactina decorre da hiperplasia e hipertrofia das células lactóforas situadas na adeno-hipófise, tendo relação com a diminuição da produção do fator inibidor da prolactina (PIF), de origem hipotalâmica (Figura 16.2).

Lactogênese

A secreção de uma substância amarelada e fluida denominada colostro pode ser observada durante a gestação. Contudo, o início da lactação, isto é, a lactogênese, não ocorre nessa etapa, em função do efeito inibitório exercido pelo estrogênio, progesterona e hormônio lactogênio placentário sobre a secreção de prolactina, considerada o principal hormônio da lactação.

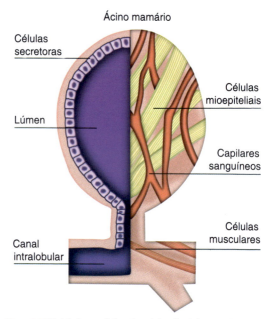

Figura 16.1 Unidade morfofuncional da glândula mamária.

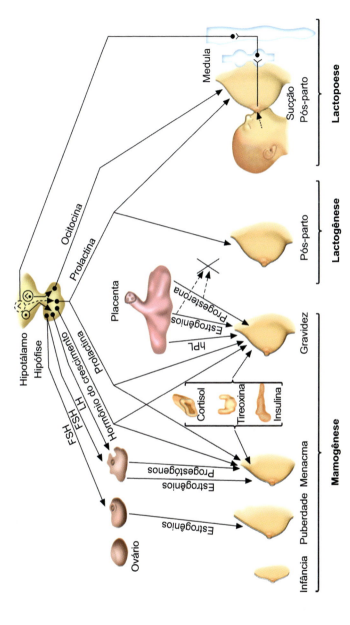

Figura 16.2 Fisiologia da mama. *FSH*, hormônio foliculestimulante; *LH*, hormônio luteinizante; *hPL*, hormônio lactogênio placentário.

Após a expulsão da placenta, ocorre uma queda abrupta das concentrações de estrogênio e progesterona, ambos de origem placentária, bem como a elevação da prolactina sérica, com efeitos nos receptores das células alveolares da mama. Nessas células, a prolactina age estimulando a diferenciação da fase pré-secretória para secretória e induzindo a síntese de RNA para a produção de determinadas proteínas específicas do leite materno, como a alfalactoalbumina e a caseína, além de enzimas catalisadoras. Esse fenômeno ocorre em cerca de 48 a 72 horas após o parto.

A sucção pelo recém-nascido induz picos de prolactina. Desse modo, quanto menor for o intervalo entre as mamadas, maior será a estabilidade nas concentrações séricas da prolactina e na produção de leite. De início, até o terceiro dia após o parto, as modificações mamárias são mais discretas, com secreção de colostro; nesse período, o efeito da prolactina se estabiliza. Mais tarde, há aumento da consistência das mamas, da vascularização e da congestão, fenômeno conhecido como "apojadura" do leite, e a secreção láctea se estabelece.

A composição do leite materno (Tabela 16.1) sofre influência de vários fatores, como intervalos entre mamadas, dieta e peso maternos, idade e as necessidades do lactente. O volume de produção aumenta gradativamente de 500 mℓ/dia, ao fim da primeira semana, até aproximadamente 1 a 2 mℓ/dia. Cerca de 87% da sua composição corresponde a água, isotônico e plasma, e a lactose é responsável por 50% de sua pressão osmótica. O teor calórico varia de 600 a 750 kcal/dia.

Em termos de conteúdo proteico, o leite humano contém mais de 400 tipos diferentes de proteínas. Os aminoácidos essenciais provêm do plasma materno; já os aminoácidos não essenciais, além de terem como fonte o plasma materno, podem ser sintetizados na própria glândula mamária. Alguns aminoácidos são exclusivos do leite materno, como a alfalactoalbumina, a betalactoalbumina e a caseína; esta corresponde a 13% do total de proteínas do leite humano.

Tabela 16.1 Composição do colostro e do leite humano.

	Colostro	Leite humano
Proteínas	6%	1%
Lipídios	2,5%	3,5%
Glicídios	3%	7%

Imunoglobulinas como IgA são encontradas precocemente no colostro e no leite materno, seguidas de IgG e anticorpos específicos para muitos patógenos relacionados, sobretudo contra infecções entéricas e pulmonares.

O leite materno apresenta, ainda, quantidades de interleucina-6 e fator de crescimento epitelial (EGF) em proporções adequadas; estas não são destruídas pelas enzimas gástricas do lactente e podem ser absorvidas, o que contribui para o desenvolvimento e a maturação da mucosa intestinal do lactente.

Muitas vitaminas podem ser encontradas no leite materno, mas em quantidades variáveis. Contudo, há carência de vitamina K e baixas quantidades de vitamina D (cerca de 22 IU/mℓ).

O teor lipídico aumenta gradativamente até o terceiro mês após o parto, e a maior parte da gordura do leite se deposita nos alvéolos posteriores da mama. Desse modo, para que o leite ofertado tenha maior teor de gordura, é necessário que as mamas sejam esvaziadas por completo. Há mais de 200 tipos de ácidos graxos em sua composição, alguns dos quais são essenciais.

Grande variedade de carboidratos complexos está presente no leite materno. A lactose, dissacarídeo composto de uma molécula de galactose e glicose, em grande quantidade, é considerada a principal fonte de energia para o cérebro humano. Além disso, alguns oligossacarídeos, embora não sejam digeridos pelo lactente, contribuem para a nutrição adequada e a formação da microbiota gastrintestinal.

Lactopoese

O mecanismo de manutenção da lactação ocorre por meio do reflexo neuroendócrino da sucção no eixo hipotálamo-hipofisário (Figura 16.3). O ato de sucção inibe, no hipotálamo, por via medular, a secreção da dopamina inibidora da secreção de prolactina pela hipófise, denominado fator inibidor da prolactina (PIF). Assim, a prolactina, mantém a secreção láctea. Logo após o parto, as concentrações séricas da prolactina encontram-se baixas, como acontece durante a gestação; contudo, com a sucção e a inibição do PIF, ocorre elevação das concentrações de prolactina, e a produção láctea é iniciada.

O leite é produzido no intervalo das mamadas e fica armazenado nas glândulas. A sucção também estimula a secreção, pela hipófise posterior, de ocitocina em pulsos. A ocitocina age nas células mioepiteliais e musculares lisas situadas ao redor dos ácinos e dos canais intralobulares, respectivamente, o que promove a contração dos canais e a ejeção do leite produzido nos alvéolos. Esse mecanismo, com esvaziamento continuado dos ácinos, resulta na intensificação da produção do leite.

Ato da amamentação

A amamentação na primeira hora de vida intensifica a formação de laços afetivos entre mãe e filho, promove a colonização da pele do recém-nascido pela microbiota materna e promove o início do ato de amamentar, momento extremamente profícuo para a mãe e o recém-nascido.

São inúmeras as vantagens da amamentação natural para a mãe e para o filho:

- O leite materno é altamente nutritivo e pode suprir todas as necessidades alimentares do recém-nascido durante os 4 a 6 primeiros meses de vida. De 6 a 12 meses, fornece três quartos das proteínas necessárias para a criança e daí em diante permanece como valioso suplemento proteico à dieta infantil. Além desses elementos, o leite materno contém açúcar, gorduras, sais minerais e vitaminas. Com exceção das gorduras e das vitaminas, sua composição é relativamente independente da nutrição materna
- Devido à sua composição e, principalmente, ao seu conteúdo rico em substâncias imunológicas, o leite materno protege o recém-nascido contra infecções bacterianas do sistema digestório e infecções respiratórias

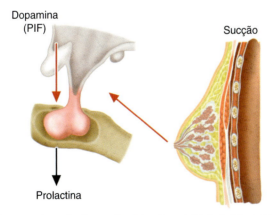

Figura 16.3 Lactopoese. A sucção do mamilo determina a inibição (*setas vermelhas*) da dopamina hipotalâmica, liberando a secreção da prolactina. *PIF*, fator inibidor da prolactina.

- O leite materno não é perecível e está isento de bactérias, eventos triviais na amamentação artificial em áreas tropicais, onde a esterilização e a refrigeração dos alimentos são deficientes ou inexistentes
- O ato de amamentar estimula o crescimento adequado da boca e mandíbula do recém-nascido, o que promove uma adequação anatômica do sistema estomatognático e diminui em mais de 50% cada um dos indicadores de maloclusões dentárias (apinhamento, mordida cruzada posterior, mordida aberta, rotações dentárias, entre outros), que afetariam mais tarde a função dentofacial da criança
- A amamentação cria uma ligação especial entre a mãe e o recém-nascido, o que repercute positivamente na vida da criança em termos de estimulação, fala, sensação de bem-estar e segurança e no seu modo de se relacionar com outras pessoas
- A amamentação diminui o risco de asma e leucemia na infância, bem como de doenças crônicas na vida adulta, como obesidade, dislipidemia, hipertensão e diabetes
- A amamentação natural é econômica e conveniente, desde que a mãe possa alimentar o filho quando queira, sem necessidade de preparo
- Ajuda a reduzir o risco de hemorragia pós-parto, é relativamente efetiva como método anticoncepcional (uma vez que as lactantes, enquanto amenorreicas, tendem a não conceber, em sua grande maioria) e, a longo prazo, reduz o risco de diabetes tipo 2 e câncer de mama, útero e ovários.

Manejo clínico da amamentação

A atuação do profissional de saúde junto às mães de recém-nascidos torna-se importante por favorecer o aleitamento exclusivo, reduzindo a mortalidade neonatal.

Um bom posicionamento para amamentar é obtido quando mãe e recém-nascido estão bem estabelecidos, confortáveis e, consequentemente, relaxados. A mãe pode estar sentada, em pé ou deitada (esta última mais indicada para incentivo à amamentação na primeira meia hora de vida pós-cirurgia materna). A mãe deve apoiar com seu braço todo o eixo axial do recém-nascido (porção cefálica e toda a coluna vertebral). O recém-nascido pode estar deitado ou sentado, desde que sua cabeça e seu corpo estejam alinhados, sem que necessite virar a cabeça para abocanhar a mama e iniciar a sucção. O queixo do recém-nascido deve estar tocando a mama da mãe.

Para que o recém-nascido efetue uma pega correta para o ato da amamentação, a mãe deve iniciar tal prática pela mama mais cheia, levando o lactente à mama e encostando o mamilo em seu lábio inferior. Assim, ele abrirá a boca e abocanhará a papila mamária e grande parte da aréola, estabelecendo a pega eficaz, a fim de conseguir uma sucção nutritiva e evitar a formação de fissuras e lacerações por uma pega incorreta para sucção.

Ao sugar, o recém-nascido comprime a aréola com o seu maxilar, forçando para o exterior o leite acumulado nos canais galactóforos subareolares. Nesse sentido, para verificar se está ocorrendo uma sucção eficaz, o profissional de saúde necessita verificar o seguinte: a boca do lactente deve ter abocanhado toda ou quase toda a aréola, na mama materna; os lábios superior e inferior do recém-nascido devem estar evertidos e cobrir quase toda a porção areolar materna (maior proporção de cobertura para a porção inferior); a língua da criança deve estar pressionando o mamilo e parte da aréola contra o palato duro, estando engajada ao processo de ordenha; as bochechas do recém-nascido devem ter aparência de cheias; e a sucção deve ser lenta, profunda e ritmada, com movimentos de apreensão, deglutição e respiração, no ritmo adequado de 1/1/1.

A duração da mamada varia de um recém-nascido para outro. O ideal é que ele se solte espontaneamente do peito. Porém, ao perceber que está realizando uma sucção ineficiente ou que já é hora de trocar de peito, a mãe deve colocar a ponta do dedo mínimo no canto da boca do bebê para desfazer a pressão e soltar o peito sem provocar estiramentos na pele e possíveis lacerações. O profissional de saúde deve orientá-la a, na próxima mamada, oferecer o último peito dado na mamada anterior, a fim de facilitar o esvaziamento das mamas. As recomendações a seguir devem ser feitas à mulher:

- Cremes e pomadas não devem ser usados. A paciente deve ser orientada a não aplicar nenhum tipo de creme na área areolomamilar durante toda a gestação e no período da amamentação. Seu uso aumenta o risco de traumas mamilares
- A higiene dos mamilos deve ser realizada com o próprio leite. Água ou qualquer outra substância, antes e depois das mamadas, estão contraindicadas porque removem a camada hidrolipídica, formada naturalmente pela secreção das glândulas sudoríparas, sebáceas e tubérculos de Montgomery e pelo leite materno. Essa camada tem como finalidade lubrificar a região areolomamilar. As mamas devem ser lavadas apenas no banho diário
- Está indicada a exposição das mamas ao sol, por 10 a 15 minutos antes das 10 horas ou depois das 16 horas, diariamente.

A mulher que amamenta toda vez que o recém-nascido solicita tem melhor lactação do que aquela que só o atende em horários predeterminados – a sucção eficaz estimula a lactação. Essa atitude é denominada amamentação por livre demanda. O esvaziamento incompleto das mamas determina produção láctea inadequada; o leite acaso elaborado em excesso, acima das necessidades do bebê, deve ser eliminado manualmente realizando-se a ordenha manual, e o profissional de saúde deve habilitar a mãe para essa ação, para que ela realize tal prática, evitando o ingurgitamento mamário.

Quantidade normal de leite produzida. Varia de acordo com a mulher e as necessidades do recém-nascido, mas é estimada pela Organização Mundial da Saúde (OMS) em 850 mℓ (600 kcal) por dia, valor médio satisfatório nos 6 primeiros meses de amamentação. Todavia, pondera-se que a melhor maneira de avaliar a lactação adequada seja pelo crescimento do bebê: ganho de 800 g ± 20% ao mês durante os 6 primeiros meses de vida ou a duplicação do peso do nascimento, à altura do 4º mês. São parâmetros satisfatórios.

Término da lactação. A secreção láctea finda quando cessa a amamentação. A falta de estímulo mamilar impede a liberação de ocitocina e, em consequência, não há ejeção láctea. O ácino túrgido tem diminuída a sua produção de leite, por efeito local do aumento da pressão. Ademais, a ausência de sucção reativa a produção de PIF de modo a impedir a secreção de prolactina. O leite, devido à sua reabsorção no lúmen do ácino mamário, tende a não ser mais produzido.

Inibição da lactação. Algumas das medidas adequadas são elencadas a seguir:

- Manter mamas suspensas por sutiãs ajustados durante 3 a 10 dias
- Usar bolsa de gelo por 10 minutos, 4 vezes/dia
- Não possibilitar a sucção pelo recém-nascido ou a expressão dos mamilos
- Medicação:
  - Cabergolina, dose única de 1 mg para a prevenção ou 0,25 mg, 2 vezes/dia, durante 2 dias para a suspensão ou
  - Bromocriptina, 5 mg/dia durante 14 dias ou
  - Lisurida, 0,2 mg, 3 vezes/dia, durante 14 dias.

Lactação e fertilidade

A lactação condiciona efeito contraceptivo temporário. Assim como a sucção do mamilo inibe a liberação do PIF hipotalâmico, com elevação da prolactina, o hormônio liberador de gonadotrofina (GnRH) está reduzido a níveis não ovulatórios.

As mães que amamentam integralmente podem ficar amenorreicas no pós-parto por 8 a 12 meses, enquanto as não lactantes, por menos de 2 meses. A amamentação de curta duração (poucas semanas) ou a parcial é menos eficiente para prolongar a amenorreia pós-parto.

Cerca de 80% das puérperas ovulam antes da primeira menstruação. Nas que o fazem entre 1 e 2 meses, 65% das menstruações são precedidas de ovulação, e, naquelas que menstruam após 2 meses, a taxa aumenta para 85%. No fim de 6 meses de puerpério, 90% das mulheres já ovulam.

As mulheres que amamentam integralmente, enquanto amenorreicas, não concebem (3 a 10% de falhas). A fim de se evitar a gravidez, aconselha-se que, a despeito de estarem amenorreicas ou não, as lactantes iniciem proteção anticoncepcional até 6 semanas pós-parto.

Os anovulatórios orais combinados podem inibir a produção láctea e devem ser evitados. Têm preferência, nas nutrizes, os métodos físicos (dispositivo intrauterino [DIU], diafragma, preservativo, esponjas), sendo permitidos os progestógenos em microdoses.

Contraindicações para a amamentação

São contraindicações temporárias à amamentação: mães com algumas doenças infecciosas, como varicela, herpes com lesões mamárias, doença de Chagas e tuberculose não tratada, ainda quando tenham de fazer uso de uma medicação imprescindível referente às categorias 2 A e 2 B, consideradas moderadamente seguras para uso durante a lactação e que, por isso, devem ser usadas com cautela. Os agentes farmacológicos cruzam a membrana celular através de microporos, por difusão ou por transporte ativo; e, ainda, vão diretamente ao leite via espaços intercelulares do epitélio alveolar. A maioria das substâncias ingeridas aparece no leite, em concentração que não costuma exceder 1% da dose e independentemente do volume da secreção. Durante esse período de tempo, os recém-nascidos devem ser alimentados com leite artificial por copo, e a produção de leite materno deve ser estimulada.

As contraindicações definitivas da amamentação não são muito frequentes, mas existem. Trata-se de mães com doenças graves, crônicas ou debilitantes, com AIDS, e com o vírus HTLV-1, e aquelas que necessitam fazer uso de medicamentos nocivos aos recém-nascidos (Tabela 16.2), e, ainda, bebês com doenças metabólicas raras como fenilcetonúria e galactosemia.

Na Tabela 16.2 resumem-se alguns medicamentos que contraindicam a amamentação por interferirem no lactente.

Tabela 16.2 Medicamentos que contraindicam a amamentação.

- Amiodarona
- Androgêniosb
- Antitireoidianos (exceto o propiltiouracila)
- Antimetabólitos
- Fenindiona
- Brometos
- Contraceptivos hormonais combinados
- Sais de ouro
- Tetraciclina
- Cloranfenicol
- Primidona
- Preparações radioativas (apenas temporariamente)

Pontos-chave

- A amamentação natural apresenta inúmeras vantagens para a mãe e para o filho: o leite materno é altamente nutritivo, podendo suprir todas as necessidades alimentares do bebê durante os 4 a 6 primeiros meses de vida
- Devido à sua composição e, principalmente, ao seu conteúdo rico em substâncias imunológicas, o leite materno protege o recém-nascido contra infecções bacterianas do sistema digestório, poliomielite, alergias, obesidade e certos distúrbios metabólicos
- O leite materno é isento de bactérias e não se estraga. A amamentação natural é econômica e conveniente psicologicamente desde que a mãe possa alimentar o filho quando queira, sem necessidade de preparo
- Para se evitar a gravidez, aconselha-se que as lactantes iniciem proteção anticoncepcional até 6 semanas pós-parto
- Aspecto relevante a ser considerado é a possibilidade de medicamentos, nicotina, álcool e outras substâncias serem eliminados pela secreção láctea e prejudicarem o recém-nascido

- A fisiologia da lactação está intimamente relacionada com a esfera neuroendócrina e pode ser dividida, fundamentalmente, em três processos: mamogênese (desenvolvimento da glândula mamária), lactogênese (início da lactação) e lactopoese (manutenção da lactação)
- O desenvolvimento da glândula mamária inicia-se na puberdade, se faz durante toda a menacma e especialmente durante a gravidez. A diferenciação completa do tecido funcional da mama requer, além dos esteroides sexuais, a participação de diversos outros hormônios que constituem o complexo lactogênico: prolactina, hormônio do crescimento humano, cortisol, tireoxina e insulina
- A lactogênese, na verdade, é determinada pela ação da prolactina nas mamas, posto que, em virtude da queda acentuada dos estrogênios e da progesterona após o parto, cessa a inibição do receptor mamário. Nos primeiros 2 dias do pós-parto há apenas secreção de colostro (leite com grande concentração de proteína), e a apojadura só costuma ocorrer no 3º dia
- A lactação é mantida (lactopoese) pelo reflexo neuroendócrino da estimulação do mamilo pelo lactente, que, por meio do eixo hipotalâmico-hipofisário, culmina em liberar prolactina e ocitocina. A prolactina mantém a secreção láctea, e a ocitocina age nas células mioepiteliais e musculares ao redor de ácinos e de canais intralobulares e determina a ejeção láctea
- Para impedir a lactação, são indicadas as seguintes medidas: mamas suspensas por sutiãs ajustados, bolsa de gelo e cabergolina. O ideal é não esvaziar manualmente as mamas, pois tal medida pode estimular a secreção láctea.

17

Planejamento Familiar: Contracepção no Puerpério

Joffre Amim Junior
Jorge Rezende Filho

Introdução, 314

Opções de contracepção durante o período pós-parto imediato, 315

Método da amenorreia lactacional, 315

Métodos de barreira, 315

Métodos hormonais e uso do DIU de cobre, 316

Anticoncepção de emergência, 319

Métodos definitivos – esterilização, 320

Introdução

Quando lidamos com planejamento familiar, é de fundamental importância considerar os seguintes aspectos: informação correta e clara; acesso fácil aos insumos; anamnese dirigida para afastar patologias que poderão interferir na escolha do método; e orientação quanto à reversibilidade e à adequação do método a ser adotado pelo casal (prole, idade, nível cultural, entre outros fatores).

O planejamento familiar no pós-parto imediato não é um conceito novo. O Programa Internacional de Pós-Parto, implementado de 1966 a 1973, inicialmente em 21 países, demonstrou a viabilidade de se oferecerem serviços em planejamento familiar no contexto da assistência obstétrica hospitalar. O método contraceptivo deve apresentar características como eficácia, compreendida como a capacidade de proteger contra a gravidez não desejada e não programada; outra característica é a segurança caracterizada pela capacidade de não causar potencial risco à saúde de quem o utiliza.

Além da atenção à contracepção, deve-se considerar o intervalo intergestacional ideal, de 3 a 5 anos, reduzindo assim intercorrências patológicas ligadas à nova concepção sem o organismo materno estar preparado para nova gravidez. Os curtos períodos intergestacionais geram aumento de complicações, tanto maternas quanto fetais; portanto, a contracepção eficaz no puerpério tem enorme importância. O método prescrito deve ser seguro, de modo que não interfira na lactação nem altere o sistema hemostático.

Em mulheres que não amamentam, os níveis de gonadotrofina permanecem baixos durante o início do puerpério e retornam às concentrações normais durante a 3ª e a 5ª semana, quando os níveis de prolactina retornam à linha de base.

Informações e orientações sobre métodos contraceptivos devem ser oferecidas à mulher ou ao casal durante o pré-natal, preferencialmente, no último trimestre da gravidez ou logo após o parto.

Opções de contracepção durante o período pós-parto imediato

Para lactantes, indicam-se as alternativas listadas a seguir:

- Método da amenorreia lactacional (LAM, do inglês *lactational amenorrhea method*)
- Preservativos
- Pílulas somente com progestógenos
- Dispositivo intrauterino (DIU)
- Implantes
- Esterilização feminina
- Esterilização masculina.

Para não lactantes, são indicados os seguintes:

- Preservativos
- Contraceptivos orais combinados
- DIU
- Implantes
- Injetáveis
- Contracepção de emergência
- Esterilização feminina
- Esterilização masculina.

Mediante o conhecimento das diretrizes para a boa orientação da nutriz, devemos incentivá-la em relação ao aleitamento exclusivo até o 6º mês pós-parto no sentido de adotar o método LAM.

Método da amenorreia lactacional

O Consenso de Bellagio, em 1989, resgatou o conceito de que o aleitamento materno exclusivo nos primeiros 6 meses de pós-parto garante o espaçamento das gravidezes. A eficácia do método LAM, em Bellagio, foi confirmada em estudos clínicos. A Organização Mundial da Saúde (OMS) realizou um grande estudo prospectivo, examinando a relação entre alimentação infantil e amenorreia, bem como a taxa de gravidez durante amenorreia na lactação. Foram avaliadas 483 mulheres que ainda estavam amamentando e permaneceram amenorreicas. Os autores evidenciaram taxas de gravidez de 0,8% em 6 meses e 4,4% em 12 meses.

O principal hormônio envolvido na biossíntese do leite é a prolactina, cujas concentrações aumentam a resposta ao estímulo da amamentação. Diante da intensidade e da frequência suficientes, os níveis de prolactina permanecerão elevados. Nota-se que esse estado de hiperprolactinemia faz com que o hormônio foliculoestimulante (FSH) e o hormônio luteinizante (LH) mantenham-se em níveis de limites inferiores da normalidade. Apesar desses níveis de gonadotrofinas, os ovários não desenvolvem folículos e, assim, não produzem estrogênio.

Para ocorrer a eficácia, é fundamental obedecer a três regras básicas: o bebê deve ter até 6 meses; o aleitamento deve ser exclusivo ou quase exclusivo; e a nutriz deve estar em amenorreia. Nas nutrizes amenorreicas, a eficácia é de cerca de 98%; nas nutrizes com menstruação presente, o índice de falha é em torno de 27,2%.

Métodos de barreira

São métodos que não exercem impacto sobre o aleitamento, uma excelente escolha para o casal motivado. Entre os métodos de barreira, os mais conhecidos até hoje são:

Condom masculino. É um método utilizado por aproximadamente 45 milhões de casais em idade reprodutiva em todo o mundo. Previne a gravidez e as infecções sexualmente transmissíveis (IST), inclusive vírus da imunodeficiência humana (HIV)/vírus da imunodeficiência adquirida (AIDS). A possibilidade de falha é em torno de 3 a 7%. O *condom* masculino pode ser de látex ou poliuretano, com lubrificante espermicida ou não. Na anticoncepção pós-parto, deve-se dar preferência ao *condom* lubrificado, pois sabemos que, por questões hormonais, o canal vaginal estará com baixa lubrificação, diferindo do ideal esperado durante o ato sexual.

Condom feminino. Tal qual o masculino, atua como uma barreira física entre o pênis e a vagina, servindo de reservatório ao sêmen e impedindo o risco de IST/AIDS. O *condom* feminino é de poliuretano, com dois anéis flexíveis, um em cada extremidade, assegurando o ancoramento na cérvice uterina, como o diafragma, e externamente se adaptando ao introito vaginal. O índice de falha é de 3 a 12%, ou seja, 3 a 12 gravidezes em 100 mulheres/ano.

Diafragma. É um método vaginal de anticoncepção que consiste em um capuz macio, de borracha ou silicone, côncavo, com borda flexível, que cobre todo o colo uterino. Deve ser usado com geleia ou creme espermicida. É comercializado em tamanhos que variam de 50 a 105 mm. É necessária uma avaliação da medida ideal para cada mulher e exige um aprendizado para sua utilização. Daí, no caso da nutriz, o diafragma é uma boa opção, caso ela já tenha o conhecimento da utilização do método. A taxa de falha no 1º ano de uso varia de 6 a 18 gravidezes por 100 mulheres/ano. O uso do diafragma só deve ser iniciado 6 semanas após o parto, já que sua eficácia depende da correta localização na vagina, que geralmente só é possível após esse período, quando a anatomia genital da mulher retorna a seu estado não gravídico. É mandatória nova avaliação do tamanho do diafragma, 6 meses após o parto, quando poderá ocorrer nova variação de medida. A conservação do diafragma deverá ser rigorosa com o fim de não causar infecções vaginais e para manter sua durabilidade.

Espermicidas. Geleias, supositórios ou tabletes espumantes são empregados como veículos para agentes químicos que inativam os espermatozoides na vagina, antes que possam se deslocar até o trato genital superior. O mecanismo de ação é lesionar as membranas celulares dos espermatozoides. Os agentes usados atualmente são monoxinol-9, octoxinol-9 e menfegol. O índice de falha é de 20% no 1º ano de uso. Sua utilização geralmente é associada a outro método de barreira, a fim de aumentar a eficácia. O uso repetido ou em altas doses de nonoxinol-9 está associado ao aumento de risco de microlesões genitais, que podem propiciar a aquisição de infecção pelo HIV.

Métodos hormonais e uso do DIU de cobre
Métodos hormonais à base de progestógenos

Minipílulas

A eficácia anticonceptiva das pílulas constituídas apenas por progestógenos não se baseia na inibição da ovulação, a qual pode ocorrer em 15 a 40% dos casos, mas sim em outras propriedades: alterações no muco do colo uterino que prejudicam o movimento e a viabilidade do espermatozoide (o muco se torna mais espesso); alteração do movimento da tuba uterina e função do corpo-lúteo (elemento ovariano que existe a partir da ovulação); alteração do endométrio, de maneira que seja evitada a implantação (o endométrio torna-se hipotrófico, ou seja, a camada interna do útero se torna fina).

O uso da minipílula é conveniente em nutrizes, se possível, após 6 semanas do parto. No Brasil, existem três tipos de minipílulas:

- Noretisterona (350 μg/dia) (nome comercial: Micronor®)
- Levonorgestrel (30 μg/dia) (nomes comerciais: Nortrel®, Norestin®)
- Linestrenol (500 μg/dia) (nome comercial: Exluton®).

Em geral, os índices de falha variam entre 1 e 4 por 100 mulheres/ano. Para garantir tal eficácia, a nutriz deve ser orientada para que o horário de tomada não sofra variações além de 3 horas, como ocorre com outras pílulas. A nutriz ainda deve ser informada de que, em uso desse método, poderá permanecer em amenorreia ou ter ciclos irregulares, em razão da ação variável dos progestógenos no endométrio, causando sangramentos vaginais imprevisíveis (p. ex., *spotting*). A nutriz não deve interromper a tomada diária do progestógeno, caso isso ocorra.

Desogestrel 75 mg – progestógeno com perfil diferenciado:

- Eficácia maior – índice de falha ou Pearl (IP) – 0,14
- Independe de amamentação exclusiva
- Independe do número de mamadas
- Independe da amenorreia
- Período de esquecimento: até 12 horas.

Pode ser empregada durante o aleitamento, sem afetar o crescimento e o desenvolvimento do recém-nascido. Não altera o volume do leite produzido nem a concentração de proteínas, lipídios ou lactose. A excreção desse hormônio pelo leite é pequena, correspondendo a menos de 1% da dose materna.

Estudos demonstram que os anticonceptivos hormonais combinados, em razão da ação dos estrógenos, têm efeito deletério no leite materno, tanto na quantidade quanto na qualidade, com baixa do teor proteico, níveis de cálcio, fósforo e teor lipídico, influenciando diretamente o ganho de peso do recém-nascido. Os anticonceptivos hormonais combinados excretam esteroides no leite.

Injetável hormonal à base de progestógeno

Tal qual a anticoncepção hormonal oral, *não recomendamos os injetáveis combinados (com estrógenos) durante o período de 6 meses iniciais de aleitamento*. No Brasil, a anticoncepção injetável à base de progestógeno de ação prolongada é o acetato de medroxiprogesterona na dose de 150 mg a cada 90 dias.

▸ Mecanismo de ação

Ocorre por meio da inibição da ovulação (suprime o pico de LH) e pela alteração do muco cervical, tornando-o espesso e provocando uma barreira à ascensão dos espermatozoides. O endométrio (camada interna do útero) sofre uma ação local, tornando-se fino e atrófico. Com a continuidade do uso, há tendência à amenorreia, principalmente após 12 meses de uso. Não existe interferência na amamentação e no desenvolvimento do recém-nascido, apesar de haver passagem de uma pequena quantidade de hormônio para o leite.

Embora seja reversível, a recuperação da fertilidade é mais lenta do que com os outros métodos, principalmente após 12 meses de uso. O índice de falha é de 0,2 a 0,5% por 100 mulheres/ano.

É de fundamental importância a orientação da usuária de progestógeno injetável de ação prolongada que, após 12 meses, deverá receber suplementação de cálcio, uma vez que existe uma discreta perda de massa óssea, com o uso contínuo prolongado. Isso ocorre em função do bloqueio do desenvolvimento folicular ovariano, com ausência de níveis mínimos de estrogênio, o qual tem primordial participação na remodelação óssea.

Endoceptivo (DIU de progesterona)

O dispositivo intrauterino liberador de progesterona na dose de 20 µg de levonorgestrel (LNG)/dia, ao longo de 5 anos (nome comercial: Mirena®), encontra-se em uso no Brasil há mais de duas décadas. Um novo sistema intrauterino (SIU) contendo 19,5 mg de LNG, indicado para contracepção, também, por até 5 anos (nome comercial: Kyleena®), foi recentemente aprovado no Brasil.

Ambos consistem em um dispositivo plástico em forma de T que apresenta um reservatório do hormônio ao redor da haste vertical. A inibição da ovulação não é considerada importante para a alta eficácia contraceptiva do DIU LNG.

As principais diferenças entre Kyleena® e Mirena® podem ser analisadas na Tabela 17.1.

Tabela 17.1 Diferenças entre os endoceptivos Kyleena® e Mirena®.

Indicação	Kyleena®	Mirena®
	Contracepção por até 5 anos	Contracepção por até 5 anos Tratamento de SUA idiopático Proteção endometrial durante a terapia de reposição de estrogênio
Índice de Pearl (eficácia)	0,29	0,20
Quantidade total de LNG	19,5 mg	52 mg
Taxa média de liberação de LNG (1º ano)	12 μg/24 h	20 μg/24 h
Tamanho da estrutura em T	28 mm × 30 mm	32 mm × 32 mm

LNG, levonorgestrel; *SUA*, sangramento uterino anormal.

Os ciclos ovulatórios ocorrem em 45 a 85% das usuárias. Sua eficácia se dá em função de sua ação no muco cervical, tornando-o viscoso, e pela ação direta no endométrio, o qual não se sensibiliza diante do estrogênio circulante. É notado o efeito antiproliferativo, pois inibe a ação mitótica do estrogênio no endométrio.

As taxas de gravidezes em vários estudos com mais de 3 anos de uso variam de 0 a 0,3 por 100 mulheres/ano. O padrão de sangramento menstrual é de amenorreia, podendo ocorrer 15% de taxas de oligomenorreia.

Os estudos comprovam que não há efeitos deletérios desse endoceptivo em relação à amamentação. Sobre o retorno à fertilidade, sabe-se que, após a remoção do endoceptivo, prontamente será restabelecido.

Implantes hormonais

Existe no Brasil um tipo de implante contraceptivo chamado Implanon®, que consiste em um bastão flexível de vinil acetato de etileno com 40 mm de comprimento por 2 mm de largura, contendo 68 mg de etanorgestrel (metabólito ativo do desogestrel). O bastão é inserido com um trocater na região subdérmica da face interna do braço e terá ação por 3 anos. Os estudos demonstram alta eficácia, com índice de falha igual a zero. Sua principal ação é a inibição da ovulação.

A ovulação começa a ocorrer 2 anos e meio após inserção em 5% das usuárias, mas temos assegurada a eficácia contraceptiva pela ação no muco cervical e no endométrio. Como o endoceptivo com levonorgestrel, o implante de etanorgestrel pode ser inserido 6 semanas após o parto, sem qualquer interferência na qualidade e na quantidade de leite materno.

Dispositivos intrauterinos de cobre

DIU é um método seguro e efetivo que apresenta taxa de continuação mais elevada que contraceptivos hormonais orais, *condoms*, diafragmas, espermicidas e métodos naturais. O Ministério da Saúde preconiza o uso do DIU TCu 380A, na saúde pública, mas também encontramos o Multiload-Cu 375. O arcabouço é de plástico, e sua haste central apresenta cobre na área de 380 mm^2 em relação ao primeiro tipo; e 375 mm^2, ao segundo tipo.

Mecanismo de ação

O conceito mais aceito se relaciona à ação de corpo estranho na cavidade uterina, o que afeta a capacidade de migração do espermatozoide e/ou implantação ovular. Estudos sobre o risco de aumento de cobre no metabolismo materno e sua influência no leite demonstram que não há risco de alteração da qualidade.

O período para a inserção do DIU no pós-parto deverá ser 4 semanas após o parto normal e após 8 a 12 semanas após o parto cesáreo. Segundo a OMS, a validade desses dois tipos de DIU é de 10 anos, podendo-se estender o uso até 12 anos.

Inserção pós-parto

A inserção pós-placentária de DIU é uma opção segura, oportuna e eficaz para a contracepção pós-parto. Ou seja, refere-se à inserção dentro de 10 minutos após a dequitação, seja por parto vaginal, seja por parto cesáreo. Comparada a outros métodos contraceptivos, a inserção precoce do DIU pós-parto tem várias vantagens: fornece contracepção imediata sem interferir na amamentação, pode evitar o desconforto relacionado com a inserção e a certeza de que a paciente não está gestante. A taxa de expulsão é mais elevada (cerca de 12% no primeiro ano pós-parto) após a inserção no pós-parto, em comparação com a inserção 6 semanas mais tarde (cerca de 6 a 8%).

De acordo com os critérios de elegibilidade de contraceptivos da OMS, a inserção de DIU de cobre pós-parto é categoria 1 até 48 horas após o parto. O índice de falha da anticoncepcional hormonal combinado oral (AHCO) é 10 vezes maior em comparação ao DIU de cobre em seu uso real. Apesar da alta eficiência do método, a prevalência do DIU no Brasil é de apenas 2 contra 30% de AHCO.

A inserção no pós-parto imediato pode ser realizada em mulheres de qualquer idade (inclusive adolescentes) que desejem utilizar DIU de cobre como método anticoncepcional. É fundamental orientar a gestante durante o pré-natal, e, uma vez feita a escolha, a mulher deverá assinar o consentimento informado.

Pacientes devem ser excluídas se apresentarem febre (temperatura superior a 37,8°C) durante o trabalho de parto; hipotonia ou atonia uterina pós-dequitação; ruptura das membranas ovulares durante mais de 24 horas antes do parto; e retenção placentária exigindo sua remoção manual ou cirúrgica.

Contraindicações absolutas ao uso do DIU são listadas a seguir:

- Infecção pós-parto
- Doença inflamatória pélvica atual
- Cervicite purulenta
- Sangramento vaginal sem diagnóstico etiológico
- Tuberculose pélvica
- Câncer genital
- Alterações anatômicas do útero
- Suspeita de gravidez
- Doença trofoblástica benigna (mola hidatiforme).

As complicações mais frequentes são as seguintes:

- Perfuração uterina: frequência de 1,22 a cada cem inserções
- Cólicas menstruais, que tendem a melhorar após o 3º mês
- Expulsão: varia de 1 a 7%
- Gravidez ectópica: incidência é de 1,5 por mil mulheres/ano
- Taxa de falha do método: varia entre 0,3 e 0,8%.

A remoção do DIU poderá ser realizada a qualquer momento, mas é dever do médico removê-lo nos casos de gravidez (mediante consentimento informado), infecção pélvica, expulsão parcial, sangramento excessivo comprometendo o estado geral, perfuração uterina ou, ainda, término de validade.

Anticoncepção de emergência

Mulheres que estão amamentando podem usar anticoncepção de emergência sem restrições, recomendada para aquelas que tiverem relação desprotegida ou falha de método. Seu uso deve ser feito preferencialmente após a mamada. Não há indicação se ocorrer antes de 21 dias pós-parto.

Entre as possibilidades de anticoncepção de emergência, utilizamos o comprimido de levonorgestrel, que inicialmente foi empregado em um regime de duas doses (dois comprimidos de 0,75 mg tomados com intervalo de 12 horas) e, atualmente, é em regime de dose única (comprimido de 1,5 mg tomado uma única vez).

Métodos definitivos – esterilização

Por serem definitivos, tanto a vasectomia como a ligadura tubária devem ser resultantes de decisão consciente e amadurecida do casal. Devem ser respeitadas as orientações da Lei nº 9.263, de 1996, que trata de planejamento familiar e se refere à esterilização voluntária.

As condições do recém-nascido devem ser levadas, sempre, em consideração. A esterilização cirúrgica no parto/puerpério deve ocorrer em caso de risco à vida materna ou por cesarianas sucessivas. Com a nova Lei nº 14.443, de 2022, diminuiu de 25 para 21 anos a idade mínima de homens e mulheres com capacidade civil plena para submeter-se a procedimento voluntário de esterilização, bem como dispensa do aval do cônjuge para o procedimento de laqueadura e vasectomia. No entanto, esse limite mínimo de idade não é exigido de quem já tenha ao menos dois filhos vivos. Além disso, não será exigido o consentimento expresso de ambos os cônjuges para que ocorra a esterilização. A Lei mantém o prazo mínimo de 60 dias entre a manifestação da vontade e o ato cirúrgico. Nesse tempo, a pessoa poderá ter acesso ao serviço de regulação da fecundidade, com o acompanhamento de uma equipe multiprofissional, para possibilitar ao paciente uma eventual desistência do procedimento. Por outro lado, é permitido à mulher a esterilização cirúrgica durante o período de parto.

É válido lembrar que os contraceptivos reversíveis de longa duração (LARC) – o DIU de cobre, o DIU hormonal e o implante contraceptivo – são os mais considerados, se não houver contraindicações. Muitas diretrizes clínicas recomendam o início dos contraceptivos imediatamente após o parto, especialmente dos LARC.

Pontos-chave

- Importância do planejamento familiar no puerpério: explicação sobre a relevância do planejamento familiar para a saúde materna, espaçamento adequado das gestações e autonomia reprodutiva
- Discussão sobre métodos contraceptivos: apresentação dos diferentes métodos contraceptivos disponíveis, incluindo métodos de barreira, hormonais, intrauterinos, permanentes e naturais, com seus respectivos benefícios, eficácia e efeitos colaterais
- Orientações para a escolha do método contraceptivo: diretrizes para auxiliar as mulheres na escolha do método contraceptivo mais adequado para o puerpério, considerando fatores como idade, saúde, preferências pessoais e histórico reprodutivo
- Início da contracepção no puerpério: recomendações sobre o momento adequado para iniciar o uso de contraceptivos no puerpério, levando em consideração o tipo de parto, amamentação e o retorno da fertilidade
- Contracepção durante a amamentação: informações sobre os métodos contraceptivos seguros durante a amamentação, incluindo aqueles que não interferem na produção e qualidade do leite materno
- Contracepção de emergência: explicação sobre a contracepção de emergência, sua eficácia, quando e como utilizar, além de esclarecer eventuais dúvidas e mitos associados a esse método
- Planejamento familiar para mulheres com condições médicas específicas: discussão sobre a contracepção adequada para mulheres com condições médicas específicas, como doenças crônicas, trombofilias, diabetes, entre outras
- Abordagem multidisciplinar: enfatizar a importância da abordagem multidisciplinar para o planejamento familiar no puerpério, incluindo a participação de profissionais de saúde como obstetras, enfermeiras obstétricas, médicos de família, entre outros
- Educação e aconselhamento: orientações sobre a importância da educação e aconselhamento adequados para garantir a compreensão dos métodos contraceptivos, o uso correto e a adesão ao plano contraceptivo escolhido
- Acompanhamento e revisão: recomendações para o acompanhamento regular das mulheres no puerpério em relação à contracepção, revisando a eficácia do método escolhido, detectando eventuais problemas ou necessidades de mudança de método.

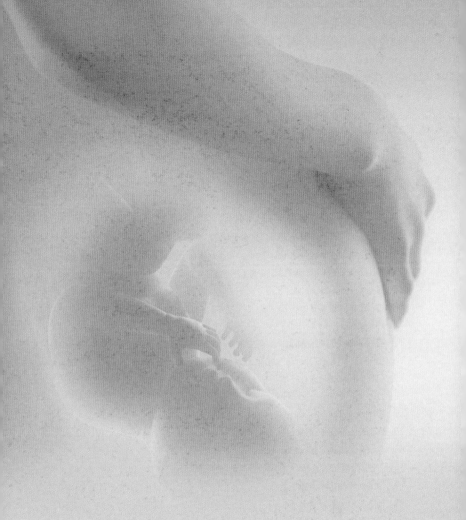

PARTE 3
Ciclo Gestatório Patológico

18 Hiperêmese Gravídica, 323

19 Abortamento, 329

20 Gravidez Ectópica, 348

21 Doença Trofoblástica Gestacional, 364

22 Toxemia Gravídica: Pré-Eclâmpsia e Eclâmpsia, 381

23 Parto Pré-Termo, 405

24 Ruptura Prematura das Membranas, 423

25 Crescimento Intrauterino Restrito, 432

26 Polidramnia e Oligoidramnia, 443

27 Gravidez Gemelar, 452

28 Placenta Prévia e Acretismo, 479

29 Descolamento Prematuro da Placenta, 490

30 Coagulação Intravascular Disseminada e Embolia por Líquido Amniótico, 502

31 Doença Hemolítica Perinatal, 514

32 Gravidez Prolongada, 533

33 Óbito Fetal, 541

34 Obesidade, 547

35 Diabetes Melito, 552

36 Doenças Tireoidianas na Gestação, 568

37 Cardiopatias, 581

38 Lúpus Eritematoso Sistêmico e Trombofilias, 593

39 Doença Tromboembólica Venosa, 607

40 Anemia, 616

41 Doenças Neurológicas, 620

42 Transtornos Mentais, 632

43 Pneumopatias, 640

44 Infecção Urinária, 647

45 Doenças Infecciosas, 652

46 Câncer Genital e Indicações de Cirurgia Não Obstétrica, 699

47 Sepse em Obstetrícia, 714

48 Choque e Reanimação Cardiopulmonar, 724

49 Apresentação Pélvica, 747

50 Distocias do Cordão Umbilical, 761

51 Parto Distócico (Discinesias, Distocias, Desproporção Cefalopélvica), 769

52 Distocias do Trajeto, Desproporção Cefalopélvica e Distocia de Ombros, 790

53 Sofrimento Fetal Agudo, 804

54 Hemorragia Pós-Parto, 820

55 Infecção Puerperal, 836

56 Patologia da Lactação, 849

18 Hiperêmese Gravídica

Roseli Nomura
Jorge Rezende Filho

Etiologia e fatores de risco, 323

Quadro clínico, 323

Diagnóstico diferencial, 324

Repercussões na gravidez, 324

Diagnóstico laboratorial e
ultrassonográfico, 325

Tratamento, 326

A êmese gravídica, vômitos simples do início da gestação, e a hiperêmese gravídica, vômitos incoercíveis da gravidez, diferem apenas na intensidade e na repercussão clínica. A hiperêmese configura a forma grave (Figura 18.1).

A hiperêmese gravídica é caracterizada quando ocorre perda de peso superior a 5% do peso corporal pré-gestacional. Além disso, anormalidades como desidratação e desnutrição (cetonúria) costumam estar presentes. A hiperêmese é a segunda causa mais frequente de internação hospitalar, após o parto pré-termo.

Náuseas e vômitos da gravidez afetam 50 a 80% das grávidas, e podem ser considerados parte da fisiologia normal. Em 60% dos casos, cessam ao fim do 1º trimestre; em 90% dos casos, com 20 semanas. A recorrência de náuseas e vômitos na gravidez em gestações subsequentes varia de 15 a 81%. Do ponto de vista epidemiológico, a hiperêmese gravídica é cada vez mais rara, e ocorre em 0,3 a 3% das gestações.

Etiologia e fatores de risco

A etiologia das náuseas e vômitos da gravidez é imprecisa. Especulam-se como candidatos prováveis os hormônios placentários – gonadotrofina coriônica humana (hCG) e estrogênios. O pico dos sintomas de náuseas e vômitos está associado ao da hCG. Além disso, hCG e estrogênios têm seus níveis elevados nas gestações gemelar e molar, reconhecidamente relacionadas com o excesso de náuseas e vômitos.

Entre os fatores de risco, podem ser citadas a ocorrência de hiperêmese gravídica em gestação anterior e a história familiar. Um componente genético foi sugerido com base em estudos que mostram risco aumentado de hiperêmese entre parentes (irmãs, filhas e netas) de mulheres previamente afetadas.

Quadro clínico

As náuseas e vômitos se iniciam por volta de 5 a 6 semanas de gestação, com pico em aproximadamente 9 semanas e redução, em geral, por volta de 16 a 20 semanas. No entanto, os sintomas podem continuar até o 3º trimestre em 15 a 20% das mulheres, e até o parto em 5%.

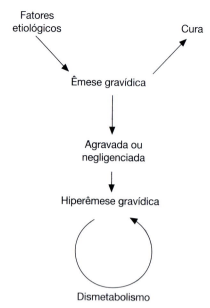

Figura 18.1 História natural de náuseas e vômitos da gravidez.

Na forma leve de náuseas e vômitos da gravidez, é comum a gestante manter os sinais vitais, exame físico e exames laboratoriais normais; e a gravidez tem seu curso normal.

Na hiperêmese, em que os vômitos são persistentes, há perda de peso superior a 5% do peso corporal pré-gestacional, podendo haver cetonúria. O quadro clínico decorre, inicialmente, de perdas hidreletrolíticas e posteriormente da desnutrição. A deficiência de carboidratos acelera o metabolismo dos lipídios, que resulta na cetonúria. Quando a desnutrição é avançada, a deficiência de tiamina (vitamina B_1) conduz ao quadro neurológico da síndrome de Wernicke-Korsakoff.

A hiperêmese gravídica pode ser classificada em duas formas clínicas, de acordo com a intensidade:

- *Forma média*: êmese por 2 a 4 semanas, com perda ponderal discreta, de 5% do peso pré-gestacional, e frequência cardíaca abaixo de 100 bpm
- *Forma grave*: êmese com perda ponderal acentuada, de 6 a 8%, pulso rápido, acima de 100 bpm e cetonúria pontual; pode apresentar hipotensão ortostática, anormalidades laboratoriais (nos eletrólitos, tireoide e fígado), sinais de hipovolemia e salivação excessiva.

Diagnóstico diferencial

Quando a gestante apresenta náuseas e vômitos após 9 semanas, outras condições, em sua maioria intercorrentes na gravidez, devem ser investigadas (Tabela 18.1).

Repercussões na gravidez

Mulheres com hiperêmese gravídica podem apresentar níveis elevados de T_4 livre no soro e aumento do hormônio tireoestimulante (TSH), decorrentes do estímulo do receptor de TSH pelos altos níveis de hCG. Trata-se de hipertireoidismo fisiológico, conhecido como

Tabela 18.1 Diagnóstico diferencial de náuseas e vômitos da gravidez.

Doenças gastrintestinais	Gastrenterite
	Hepatite
	Obstrução intestinal
	Úlcera péptica
	Pancreatite
	Colecistite
	Apendicite
Doenças do sistema geniturinário	Pielonefrite
	Cálculo renal
	Uremia
	Torção do ovário
	Degeneração miomatosa
Doenças metabólicas	Cetoacidose diabética
	Porfiria
	Doença de Addison
	Hipertireoidismo
Doenças neurológicas	Lesões vestibulares
	Enxaqueca
	Tumores do SNC
Outras	Intoxicação/Intolerância medicamentosa
	Psiquiátricas
Condições relacionadas com a gravidez	Esteatose hepática aguda da gravidez
	Pré-eclâmpsia

SNC, sistema nervoso central.

hipertireoidismo gestacional transitório, que também pode estar associado à gravidez gemelar ou molar, raramente é sintomático e não está associado a efeitos adversos. É recomendada a conduta expectante que normaliza os níveis elevados de T_4 livre com a queda da hCG após o 1º trimestre.

Foram relatadas morbidades significativas, como encefalopatia de Wernicke (ataxia causada pela deficiência de vitamina B_1), síndrome de Korsakoff (perda da memória e desorientação temporoespacial), ruptura esplênica, ruptura esofágica, pneumotórax e necrose tubular aguda. Embora rara, a morte por hiperêmese gravídica tem sido associada à síndrome de Wernicke-Korsakoff. A morbidade associada à hiperêmese gravídica pode resultar na decisão de interromper a gravidez.

As repercussões fetais são menores para o resultado da gravidez. Não foi demonstrada associação significativa entre hiperêmese gravídica e anomalias congênitas. Em revisão sistemática e metanálise, foi encontrada maior incidência de recém-nascidos de baixo peso, pequenos para a idade gestacional e prematuros na hiperêmese gravídica. No entanto, na maioria das vezes, a gestação evolui com bom prognóstico materno e fetal.

Diagnóstico laboratorial e ultrassonográfico

A maioria das pacientes com náuseas e vômitos não necessita de avaliação laboratorial. Em casos de hiperêmese gravídica, podem ser requisitados exames laboratoriais para verificar a gravidade da doença e estabelecer o diagnóstico diferencial.

Nos casos de hiperêmese gravídica, a ultrassonografia é útil para identificar gestação gemelar ou molar.

Tratamento

Mudanças alimentares (refeições fracionadas e ricas em proteínas) podem reduzir a intensidade de náuseas e vômitos comuns na gravidez. Mulheres com náuseas devem evitar o estômago vazio, o que pode agravar os sintomas. Alimentos que contenham gengibre podem reduzir as náuseas. A pressão ou a massagem no ponto de acupressão P6, encontrado à distância de três dedos da prega proximal do punho, entre os tendões palmar longo e flexor radial do carpo, podem aliviar as náuseas.

O tratamento de náuseas e vômitos na gravidez está hierarquizado na Figura 18.2 e as medicações estão apresentadas na Tabela 18.2. O tratamento de primeira linha inclui a associação piridoxina (vitamina B_6) e doxilamina (anti-histamínico H1). Como agente único, a dose recomendada de piridoxina é de 10 a 25 mg, via oral (VO), de 8/8 horas; a dose máxima de tratamento sugerida para mulheres grávidas é de 200 mg/dia.

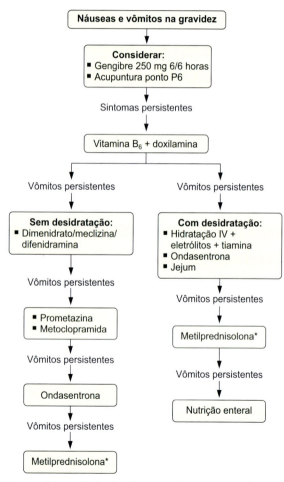

Figura 18.2 Tratamento hierarquizado de náuseas e vômitos na gravidez. *Casos refratários geralmente são tratados como um curso curto de glicocorticoides, mas pode ser iniciada a clorpromazina em pacientes selecionados. *IV*, via intravenosa.

Tabela 18.2 Tratamento farmacológico das náuseas e dos vômitos na gravidez.

Medicação	Dose oral	Comentário
Gengibre	125 a 250 mg, VO, 6/6 horas	–
Vitamina B$_6$ (piridoxina) + doxilamina	Piridoxina 10 a 25 mg, 8/8 horas + doxilamina 25 mg ao deitar e 12,5 mg pela manhã e à noite, se necessário	Medicação de primeira linha
Doxilamina (anti-histamínico)	12,5 a 25 mg, VO, 8/8 horas	–
Prometazina (fenotiazínico)	25 mg, VO ou IM, 4/4 ou 8/8 horas	–
Metoclopramida	10 mg, VO ou IM, 6/6 ou 8/8 horas	–
Meclizina	25 mg, VO, 6/6 horas	Medicação de segunda linha
Difenidramina	25 a 50 mg, VO, 4/4 ou 6/6 horas	–
Dimenidrato	25 a 50 mg, VO, 4/4 ou 6/6 horas	–
Ondansetrona	4 a 8 mg, VO ou IV, 6/6 horas	–
Metilprednisolona	16 mg, VO ou IV, 8/8 horas, por 3 dias; reduzir durante 2 semanas	–

IM, via intramuscular; *IV*, via intravenosa; *VO*, via oral.

A avaliação laboratorial é indicada quando é necessário avaliar o estado metabólico da mulher, identificar ou excluir outros diagnósticos e orientar a terapia de reposição. A análise básica inicial inclui eletrólitos séricos e cetonas na urina, e pode ser solicitado um painel metabólico mais abrangente: ureia, creatinina, hemograma completo, testes da função hepática, função tireoidiana, amilase, fósforo, magnésio e cálcio. O aumento do hematócrito pode indicar hemoconcentração e depleção de volume plasmático. O aumento de enzimas hepáticas ocorre em cerca de 50% dos casos, com valores levemente elevados, em geral inferiores a 300 UI/ℓ. Pode haver hiperbilirrubinemia, mas raramente excede 4 mg/dℓ. A amilase e a lipase aumentam em cerca de 10 a 15% das pacientes. A depleção de magnésio pode causar hipocalcemia, que produz resistência ao hormônio da paratireoide (PTH). O exame ultrassonográfico do fígado é indicado se houver suspeita de doença hepática, e imagens adicionais são necessárias em caso de suspeita de apendicite.

]Anti-histamínicos, considerados agentes de segunda linha, incluem: dimenidrinato, meclizina e difenidramina. Esses medicamentos têm menos efeitos colaterais maternos, ou melhor perfil de segurança fetal. O uso dos anti-histamínicos reduziu significativamente os sintomas sem aumentar o risco de malformações ou resultados adversos fetais.

Os antagonistas dos receptores da dopamina que podem ser utilizados incluem: benzamidas (metoclopramida), fenotiazinas (prometazina) e butirofenonas (droperidol). Podem ocorrer efeitos colaterais maternos com o uso da metoclopramida, tais como distúrbios do movimento induzidos por medicamentos.

A hospitalização é indicada na hiperêmese gravídica. O quadro clínico demonstra a gravidade da situação; os exames laboratoriais, em geral, não são obrigatórios, mas são úteis para avaliação metabólica. A alimentação oral deve ser suspensa.

A ondansetrona é um antagonista seletivo no receptor de 5-hidroxitriptamina-3 da serotonina. Todos os estudos comparativos entre antieméticos mostram superioridade de ação da ondansetrona sobre os demais grupos farmacológicos, tanto nos casos mais leves como nos mais graves. Entretanto, seu uso em mulheres grávidas é controverso e deve ser ponderado em relação aos riscos e benefícios. As gestantes precisam ser aconselhadas a respeito do possível pequeno risco associado de anomalias cardiovasculares (especialmente defeitos do septo ventricular) e fenda palatina. O tratamento com a ondansetrona para as náuseas e vômitos da gravidez deve ser reservado para as mulheres cujos sintomas não foram adequadamente resolvidos com outros métodos.

A administração de corticosteroide na hiperêmese gravídica deve ser cautelosa e respeitar o 1º trimestre da gravidez. O esquema usual é a metilprednisolona, na dose de 16 mg, VO ou IV, de 8/8 horas, por 3 dias. Para aquelas que respondem ao tratamento, a dose deve ser reduzida progressivamente, no prazo de 2 semanas. As que não responderem dentro de 3 dias provavelmente não o farão, e o tratamento deve ser interrompido.

Quando houver sinais clínicos de desidratação, ou quando a paciente não tolerar a ingestão de líquidos, a hidratação intravenosa deve ser realizada. A correção da cetose e da deficiência de vitaminas deve ser fortemente considerada. A hidratação intravenosa é feita com solução fisiológica ou lactato de Ringer, com aporte de glicose e de vitaminas, especialmente tiamina (vitamina B_1 – 100 mg/ℓ de solução). A reposição de potássio raramente é necessária.

A nutrição enteral por sonda é indicada para fornecer suporte nutricional à mulher com hiperêmese gravídica que não responde à terapia médica e não consegue manter seu peso. A alimentação parenteral total é intervenção com risco significativo de 25% de infecção no cateter de administração e pode levar a sepse e eventos tromboembólicos.

As terapias adjuvantes com antiácidos, bloqueadores H_2 e inibidores da bomba de prótons podem ser utilizadas. Os antiácidos que contêm alumínio, magnésio ou cálcio não só são seguros para mulheres grávidas como também são preferíveis aos que contêm bismuto ou bicarbonato, que podem ter efeitos adversos como alcalose metabólica materna ou fetal e sobrecarga de líquidos. Os antagonistas do receptor H_2, ranitidina e cimetidina, têm bom perfil de segurança materno e fetal.

A retomada da alimentação oral deve ser gradual, após cessados os vômitos, por no mínimo 48 horas.

Atualmente, o abortamento terapêutico tem indicação apenas nos casos não responsivos ao tratamento clínico adequado em que não haja outro meio de preservar a vida da paciente.

Pontos-chave

- Entre a êmese gravídica, vômitos simples do início da gravidez, e a hiperêmese gravídica, vômitos incoercíveis, existe apenas diferença de intensidade, assim como a repercussão clínica de seus efeitos
- Do ponto de vista epidemiológico, a hiperêmese gravídica é cada vez mais rara e ocorre em 0,3 a 3% das gestações
- Mudanças alimentares (refeições fracionadas e ricas em proteínas) podem reduzir a intensidade de náuseas e vômitos comuns na gravidez
- O uso do gengibre pode ser uma opção efetiva não farmacológica para tratar náuseas e vômitos da gravidez
- O tratamento de náuseas e vômitos com piridoxina (vitamina B_6) e doxilamina (anti-histamínico H_1) é seguro e deve ser considerado como de primeira linha
- No tratamento de segunda linha podem ser utilizados: meclozina, fenotiazínicos, metoclopramida e ondansetrona
- A metilprednisolona pode ser eficaz em casos refratários de hiperêmese gravídica
- A hidratação intravenosa é indicada para pacientes que não toleram a alimentação oral, cuidando-se do aporte de glicose e de vitaminas, especialmente a tiamina (vitamina B_1)
- A nutrição enteral por sonda é indicada para fornecer suporte nutricional quando não houver resposta à terapia médica, com perda de peso materno
- A retomada da alimentação oral deve ser gradual, após cessados os vômitos, por, no mínimo, 48 horas.

19

Abortamento

Antonio Braga
Jorge Rezende Filho

Epidemiologia, 329
Etiologia e fatores de risco, 329
Tipos clínicos, 330

O abortamento é a expulsão de feto pesando menos de 500 g ou com menos de 20 semanas de gestação (Organização Mundial da Saúde [OMS], 1976; Fédération Internationale de Gynécologie et d'Obstétrique [FIGO], 1976), podendo ser espontâneo ou provocado. Reserva-se o termo aborto para o conteúdo ovular a ser eliminado.

No entanto, este capítulo tratará apenas do abortamento espontâneo. Os aspectos médico-legais do abortamento provocado serão tratados no Capítulo 64, e os procedimentos para consumá-lo, no Capítulo 55.

Epidemiologia

Cerca de 75% dos ovos fertilizados são abortados, e em mais da metade deles isso ocorre antes da primeira falha menstrual. Em gestações diagnosticadas clinicamente, 10% terminam espontaneamente até 12 semanas, representando 80% de todos os abortamentos (American College of Obstetricians and Gynecologists [ACOG], 2015).

Etiologia e fatores de risco

A incidência de alterações cromossômicas em abortamentos esporádicos de 1º trimestre é de 50%. Analisando abortos com cariótipo anormal, a síndrome de Turner (45,X0) é a alteração mais frequente, com incidência de 19% (Tabela 19.1). Abortos trissômicos são vistos para todos os autossomos, exceto para os cromossomos 1, 5, 11, 12, 17 e 19. Trissomia 16, triploidia e tetraploidia são as anormalidades autossômicas mais comuns. Aproximadamente 80% das trissomias 21 terminam em abortamento.

Os mais comuns fatores de risco identificados em mulheres com abortamento precoce são a idade materna avançada e a história de perda anterior (ACOG, 2015). A frequência de abortamentos precoces clinicamente reconhecidos em mulheres com idades entre 20 e 30 anos é de 9 a 17%, aumentado rapidamente para 20% na idade de 35 anos, 40% com 40 anos e 80% com 45 anos.

Qualquer doença materna grave, traumatismo ou intoxicação, além de inúmeras infecções, podem levar ao abortamento.

Tabela 19.1 Frequência de anormalidades cromossômicas em abortamento com cariótipo anormal.

Tipo	Frequência aproximada (%)
Aneuploidia	
Trissomia autossômica	52
Monossomia autossômica	< 1
45,X0	19
Triploidia	16
Tetraploidia	6
Outras	7

Tipos clínicos

Constituem tipos clínicos de abortamento (Tabelas 19.2 e 19.3):

- Ameaça de abortamento
- Abortamento inevitável
- Abortamento completo
- Abortamento incompleto
- Abortamento infectado
- Abortamento retido
- Abortamento habitual
- Insuficiência cervical.

Ameaça de abortamento

Quadro clínico

Consiste, fundamentalmente, em hemorragia, que traduz anomalia decidual e/ou descolamento do ovo, e dor, sinal de contração uterina.

Hemorragia. É o elemento mais comum e costuma ser o primeiro a revelar distúrbios na evolução da gravidez (Figura 19.1). De modo geral, o fluxo sanguíneo na fase de ameaça é menor do que na interrupção inevitável. Os sangramentos precoces, de longa duração, escuros e do tipo "borra de café" são considerados mais sérios. Aproximadamente 30% das gestações apresentam sangramento no 1º trimestre, e metade delas resulta em aborto.

Dores. Precedem, acompanham e geralmente sucedem a hemorragia. São provocadas por metrossístoles fugazes e intermitentes. Contrações regulares, como as do trabalho de parto, espelham processo irreversível. Deve ser lembrado que o abortamento, muitas vezes, é precedido pela morte do embrião, e as perdas sanguíneas e as cólicas, antes de constituírem ameaça, anunciam interrupção inevitável.

Exame físico. Confirma, exceto nas primeiras semanas, o útero aumentado, cujo volume é proporcional à data da amenorreia. O toque não é esclarecedor, pois não existem modificações cervicais. O exame especular pode afastar causas ginecológicas da hemorragia.

Diagnóstico sonográfico de gravidez inviável

São considerados sinais diagnósticos de gravidez inviável: comprimento cabeça-nádega (CCN) ≥ 7 mm e ausência de batimento cardiofetal (BCF), diâmetro médio do saco gestacional (SG) ≥ 25 mm e embrião ausente (Society of Radiologists in Ultrasound [SRU], 2013).

330

Tabela 19.2 Definições das formas de abortamento.

- Ameaça de abortamento: gravidez complicada por sangramento antes de 22 semanas
- Abortamento inevitável: o colo está dilatado, mas o produto da concepção não foi eliminado
- Abortamento completo: todo o produto da concepção foi eliminado sem a necessidade de intervenção médica ou cirúrgica
- Abortamento incompleto: alguma parte do produto da concepção foi eliminada, mas não a sua totalidade; podem estar retidos feto, placenta ou membranas
- Abortamento infectado: abortamento (geralmente incompleto) complicado por infecção intrauterina
- Abortamento retido: gravidez na qual já existe a morte fetal (em geral por semanas) sem a sua expulsão
- Abortamento habitual: dois ou mais abortamentos consecutivos

Tabela 19.3 Achados ultrassonográficos no abortamento.

Quadro clínico	Achados ultrassonográficos
Risco de abortamento	Fluxo interviloso ao Doppler colorido antes de 10 semanas
Hematoma subcoriônico	Área anecoica entre a membrana coriônica e o útero
Ameaça de abortamento	Qualquer
Abortamento completo	Eco endometrial central (espessura < 8 a 10 mm)
Abortamento incompleto	Qualquer espessura endometrial; tecido heterogêneo distorcendo o eco médio endometrial
Abortamento infectado	Abscesso pélvico
Ovo anembrionado	SG > 20 mm sem embrião
Abortamento retido	CCN > 5 mm sem atividade cardíaca

CCN, comprimento cabeça-nádega; *SG*, saco gestacional.

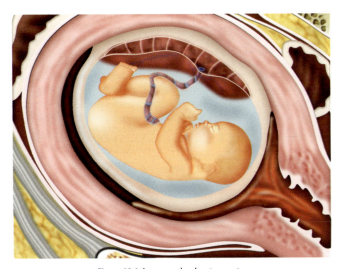

Figura 19.1 Ameaça de abortamento.

A ausência de embrião com BCF, 2 semanas ou mais após uma ultrassonografia mostrando SG sem vesícula vitelina (VV) ou 11 dias ou mais após uma imagem sonográfica de SG com VV, constitui também achado diagnóstico de abortamento precoce (ACOG, 2015).

A bradicardia fetal (< 100/minuto) e o hematoma subcoriônico constituem outros sinais sugestivos de abortamento precoce, mas não devem ser utilizados para estabelecer um diagnóstico definitivo (ACOG, 2015) (Figura 19.2). Esses achados devem ser avaliados novamente em 7 a 10 dias.

Tratamento

Algumas recomendações que devem ser seguidas no período da ameaça de abortamento são:

- Repouso relativo, não tendo fundamento a obrigatoriedade de acamar-se
- O coito deve ser proibido enquanto perdurar a ameaça
- Tranquilizar a gestante, sem, contudo, exibir demasiado otimismo (metade aborta); consumada a interrupção, mostrar não haver, em geral, tendência a repetição
- Administrar antiespasmódicos e analgésicos nas pacientes com cólicas
- A progesterona vaginal não está recomendada no abortamento esporádico.

Abortamento inevitável

Quadro clínico

Nas amenorreias de curta duração em que o ovo é pequeno, o processo pode ser confundido com menstruação, diferenciando-se dela pela maior quantidade de sangue pela presença de embrião e decídua ao exame do material eliminado.

Esse mecanismo é raro após 8 semanas. O cório frondoso bem desenvolvido fixa o ovo à decídua.

A partir de 8 semanas, o processo de abortamento adquire, progressivamente, as características do trabalho de parto.

O diagnóstico não oferece dificuldades. O episódio é, quase sempre, precedido por período de ameaça de abortamento; excepcionalmente, pode manifestar-se pela primeira vez no estágio de iminente expulsão.

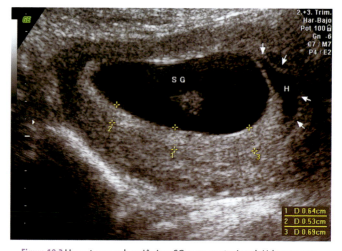

Figura 19.2 Hematoma subcoriônico. *SG*, saco gestacional; *H*, hematoma.

As hemorragias tendem a ser mais abundantes que as da fase de ameaça, e o sangue apresenta cor viva.

O volume do útero corresponde à data da amenorreia, exceto quando a morte do ovo é antiga. O colo mostra-se permeável, notando-se as membranas herniadas pelo orifício externo na cavidade uterina.

O quadro clínico inconfundível dispensa exames complementares.

Tratamento

A conduta depende da idade da gravidez.

▸ Abortamento precoce (até 12 semanas)

Seguimos as recomendações do ACOG (2015), que divide as opções do tratamento em: expectante, médico ou cirúrgico.

Tratamento expectante. O tratamento expectante está reservado ao 1º trimestre da gestação. Com o tempo adequado (até 8 semanas), o tratamento expectante é exitoso em conseguir a expulsão completa em aproximadamente 80% das mulheres. As pacientes habitualmente se queixam de sangramento moderado/grave e cólicas. Critério comumente utilizado para atestar a expulsão completa é a ausência de SG e a espessura do endométrio < 30 mm. A intervenção cirúrgica não é necessária em mulheres assintomáticas com o endométrio espessado após o tratamento do abortamento precoce. Assim, o exame sonográfico sob qualquer proposta diagnóstica que não seja documentar a ausência do SG não é recomendado.

Tratamento medicamentoso. Para pacientes que querem encurtar o tempo da expulsão, mas preferem evitar o esvaziamento cirúrgico, o tratamento com o misoprostol um análogo da prostaglandina E1, está indicado. O tratamento inicial utiliza 800 µg de misoprostol vaginal, podendo ser repetida a dose, se necessário (Tabela 19.4). A paciente deve ser aconselhada de que o sangramento é mais intenso que o menstrual, potencialmente acompanhado de cólicas, e que a cirurgia poderá estar indicada se a expulsão não for completa.

Tabela 19.4 Protocolo de uso do misoprostol no abortamento precoce.

- A dose recomendada inicial de misoprostol é de 800 µg vaginal. Uma dose de repetição pode ser administrada, se necessário, não antes de 3 h da primeira, e em geral dentro de 1 semana

- Medicações para dor devem ser prescritas à paciente

- Mulheres Rh-negativo não sensibilizadas devem receber a imunoglobulina Rh dentro de 72 h da primeira dose do misoprostol

- O seguimento para documentar a completa expulsão do ovo deve ser realizado pelo exame de ultrassom dentro de 7 a 14 dias

- Se o misoprostol falhar, a paciente poderá optar pelo tratamento expectante ou pelo cirúrgico

Fonte: ACOG, 2015.

Tratamento cirúrgico. Mulheres que se apresentam com hemorragia, instabilidade hemodinâmica ou infecção devem ser tratadas urgentemente pelo esvaziamento uterino (ACOG, 2015). O esvaziamento cirúrgico também tem preferência em outras situações, incluindo a presença de complicações médicas, tais como anemia grave, desordens da coagulação e doença cardiovascular.

Até 12 semanas são procedimentos de escolha a dilatação seguida de aspiração a vácuo ou de curetagem (ver Capítulo 55). A aspiração é superior à curetagem (ACOG, 2015). A utilização de rotina de curetagem após a aspiração não traz nenhuma vantagem e está contraindicada.

Eficácia e complicações

A eficácia do esvaziamento uterino cirúrgico no abortamento precoce é de 99%. O tratamento médico de gestações anembrionadas é inferior (81%) àquele após a morte fetal (88%) ou após o abortamento precoce incompleto ou inevitável (93%) (ACOG, 2015).

A formação de sinéquias intrauterinas clinicamente importantes é rara após o esvaziamento cirúrgico. A hemorragia e a infecção podem ocorrer em todos os tipos de tratamento.

Nessas condições, está indicado o antibiótico profilático: doxiciclina, 200 mg por via oral (VO), 1 hora antes do procedimento cirúrgico (ACOG, 2015), ou, alternativamente, cefalosporina de primeira geração (cefalotina ou cefazolina 2 g por via intravenosa [IV]). O benefício da profilaxia antibiótica para o tratamento médico do abortamento precoce é desconhecido.

Aconselhamento

As medidas recomendadas pelo ACOG (2015) são:

- Abstenção sexual por 1 a 2 semanas após a expulsão completa do ovo no abortamento precoce, a fim de evitar infecção, embora não haja comprovação de sua eficácia
- Anticoncepção hormonal e dispositivo intrauterino (DIU), mesmo após o tratamento cirúrgico, podem ser utilizados imediatamente após o abortamento precoce, desde que não haja suspeita de abortamento séptico
- Mulheres Rh-negativo não sensibilizadas deverão receber a imunoglobulina Rh (300 µg) imediatamente após o tratamento cirúrgico do abortamento precoce e dentro de 72 horas do tratamento expectante ou do médico.

Investigação

Não há nenhuma investigação laboratorial ou ultrassonográfica proposta até que ocorra o segundo abortamento precoce (ACOG, 2015).

▸ Abortamento tardio (após 12 semanas)

O ovo está muito desenvolvido, e a cavidade uterina, volumosa. Por serem suas paredes finas e moles, o esvaziamento instrumental torna-se perigoso. A expulsão é acelerada pela administração de ocitocina em grandes doses: perfusão venosa de solução de 10 unidades em 500 mℓ de lactato de Ringer ou misoprostol, por via vaginal, 400 µg a cada 4 horas. Eliminado o ovo, e se a expulsão não foi completa, o remanescente é extraído com pinça adequada.

Abortamento completo

É frequente até 8 semanas de gestação. Considera-se abortamento completo quando, após a expulsão do ovo (Figura 19.3), cessam as cólicas e o sangramento reduz-se a perdas muito discretas. Só a evolução do caso confirma o diagnóstico.

Ultrassonografia. "Útero vazio" é indicação certa de abortamento completo. Ecos intrauterinos centrais e escassos ou moderados podem representar coágulos sanguíneos, decídua, glândulas endometriais e placenta. As mesmas considerações que fizemos para o abortamento inevitável são aqui pertinentes.

334

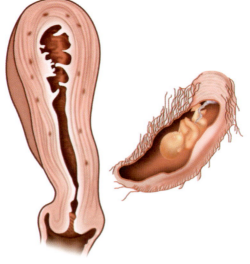

Figura 19.3 Abortamento completo.

Abortamento incompleto

Quadro clínico

Está relacionado com a eliminação parcial do ovo, que causa hemorragia persistente e é terreno propício à infecção.

O abortamento incompleto é comum após 8 semanas de gestação, quando as vilosidades coriônicas ficam aderidas ao útero. Nos abortamentos tardios, a paciente consegue distinguir páreas e o concepto e, geralmente, informa a eliminação apenas do feto (Figura 19.4).

O sangramento não cessa, é intermitente, pode ser intenso e ocorre porque os restos ovulares impedem a contração uterina adequada. As cólicas persistem.

O útero, amolecido, tem volume aumentado, mas o escoamento do líquido amniótico e, comumente, do feto reduz suas dimensões, que não são as previstas pela idade da gravidez. O colo está entreaberto.

Ultrassonografia. Massa focal ecogênica caracteriza o diagnóstico de restos ovulares (Figura 19.5).

Tratamento

O melhor tratamento para o abortamento incompleto é o esvaziamento cirúrgico, e, nesse particular, a aspiração a vácuo. O tratamento expectante não é o mais indicado.

Abortamento infectado

Quadro clínico

O abortamento infectado sucede, quase sempre, à interrupção provocada em más condições técnicas, mas esta não é sua única origem. Espontâneo ou intencional, há sempre antecedentes que a anamnese esclarece: abortamento incompleto, manipulação instrumental cavitária, introdução de sondas, laminárias, soluções diversas.

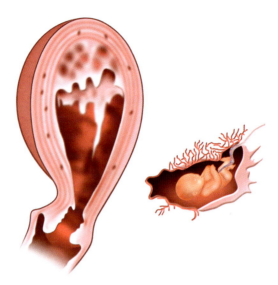

Figura 19.4 Abortamento incompleto. (*id., ibid.*)

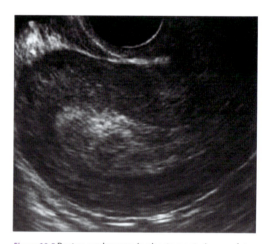

Figura 19.5 Restos ovulares após abortamento incompleto.

Os microrganismos causadores são os existentes na flora normal do sistema genital e dos intestinos: cocos anaeróbios (peptococos, peptostreptococos), *E. coli*, bacteroides, *Clostridium perfringens*.

A classificação clínica mais utilizada é feita em três formas: I, II e III.

I | Endo(mio)metrite. É o tipo mais comum. A infecção é limitada ao conteúdo da cavidade uterina, à decídua e, provavelmente, ao miométrio. A sintomatologia é semelhante à do abortamento completo ou incompleto. A elevação térmica é pequena (pouco acima de 38°C), e o estado geral é bom; as dores são discretas. Não há sinais de irritação peritoneal, e tanto a palpação do abdome como o toque vaginal são tolerados. Hemorragia escassa é a regra.

II | Pelveperitonite. Em função da virulência do microrganismo e, sobretudo, do terreno, a infecção progride, agora localizada no miométrio, nos paramétrios e anexos, comprometendo o peritônio pélvico.

Todavia, a hemorragia não é sinal relevante. O sangue escorre mesclado a líquido sanioso, cujo odor é fecaloide, com presença de anaeróbios. Se um abortamento incompleto suceder à infecção, como é usual, eliminam-se fragmentos do ovo. A temperatura está em torno de 39°C, e o estado geral está afetado, com taquicardia, desidratação, paresia intestinal, anemia. As dores são constantes e espontâneas. A defesa abdominal está limitada ao hipogástrio e não se estende ao andar superior do abdome.

O exame pélvico é praticamente impossível, tal a dor despertada. Feito muito delicadamente, nota-se útero amolecido, mobilidade reduzida e paramétrios empastados. O colo costuma estar entreaberto.

III | Peritonite. Trata-se da forma extremamente grave da infecção generalizada. As condições da genitália repetem as da forma anterior. Há peritonite, septicemia e choque séptico, decorrentes, em geral, do acometimento por gram-negativos (*E. coli*), mas também de bacteroides e *Clostridium*. A infecção por *Clostridium* piora o prognóstico.

Temperatura elevada, mas, nem sempre, pulso rápido, filiforme, hipotensão arterial, abdome distendido, desidratação acentuada, oligúria e icterícia são sinais gerais.

Em outras pacientes, há endocardite, miocardite e subsequente falência do órgão. Tromboflebite pélvica e embolia pulmonar podem ser encontradas. São comuns abscessos no fundo de saco posterior, entre as alças e o epíploo, retroperitoneais, sub-hepáticos e subdiafragmáticos.

Tratamento

São concomitantes ao esvaziamento uterino:

- Anti-infecciosos de largo espectro:
  - Prescrever inicialmente: clindamicina, 800 a 900 mg por via intravenosa (IV) de 8/8 horas + gentamicina, 240 mg/dia em 100 mℓ de solução de NaCl a 0,9% em infusão venosa por 30 minutos. Se não resolver em cerca de 24 a 48 horas, deve-se associar ampicilina, 1 a 2 g IV de 6/6 horas
  - Após 48 a 72 horas afebril: escalonar o tratamento venoso para amoxicilina, 500 mg por via oral (VO) de 8/8 horas, durante 7 a 10 dias
- Ocitócicos: ocitocina, derivados ergóticos
- Sangue, solutos glicosados ou salinos, lactato de Ringer, em função de anemia, desidratação, condições circulatórias, depleção de eletrólitos
- Nos casos graves com choque séptico, deve-se seguir o tratamento descrito no Capítulo 24
- Na peritonite, os abscessos devem ser drenados pelo fundo de saco posterior ou pela via alta, dependendo da localização. O diagnóstico ultrassonográfico dos abscessos resolve controvérsias sobre sua sede e extensão
- Na infecção causada por *Clostridium*, está indicada, por vezes, a histerectomia total com anexectomia bilateral, sendo inoperante o esvaziamento.

Abortamento retido

Quadro clínico

No abortamento retido, o útero retém o ovo morto por dias ou semanas (Figura 19.6). Após a morte fetal, pode ou não haver sangramento vaginal. O útero mantém-se estacionário e pode até diminuir. A ultrassonografia não exibe BCF após o embrião ter atingido ≥ 7 mm ou se o SG for ≥ 25 mm e o embrião estiver ausente (SRU, 2013).

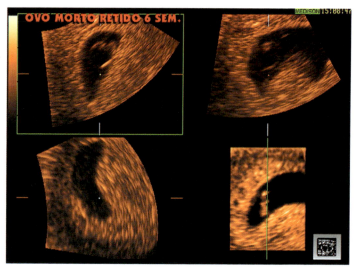

Figura 19.6 Ovo morto retido. Ultrassonografia de 6 semanas – multiplanar e superfície. Batimento cardiofetal ausente.

Nas retenções prolongadas do ovo morto (mais de 4 semanas), os distúrbios da hemocoagulação constituem a complicação mais temida.

Chama-se ovo anembrionado o tipo de abortamento retido no qual a ultrassonografia não identifica o embrião, estando o SG ≥ 25 mm (SRU, 2013; American College of Radiology [ACR], 2013) (Figura 19.7).

O diagnóstico definitivo de abortamento retido deve ser sempre confirmado por duas ultrassonografias espaçadas de 7 a 10 dias.

Tratamento

A despeito da conduta expectante e médica (misoprostol) para o abortamento retido no 1º trimestre, a intervenção cirúrgica ainda representa 90% dos desfechos no Reino Unido (ver Capítulo 55).

Abortamento habitual

O abortamento habitual ou recorrente é definido como a perda de duas ou mais gestações (American Society for Reproductive Medicine [ASRM], 2013). Esse conceito é considerado inovador, haja vista que a maioria dos autores continua definindo abortamento habitual como a perda de três ou mais gestações consecutivas. Porém, a própria OMS já recomenda o início da pesquisa da causa de abortamento após duas perdas e nos casos de abortamento primário em mulheres com mais de 35 anos.

Etiologia

▶ Fatores epidemiológicos

O abortamento habitual, definido como duas ou mais interrupções, afeta cerca de 2 a 5% dos casais tentando conceber; para três ou mais interrupções, a incidência é de 0,8 a 1,2% (ASRM, 2012).

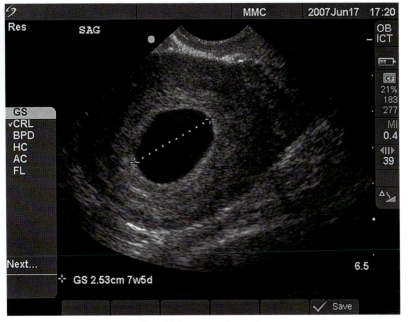

Figura 19.7 Ovo anembrionado.

A idade materna e o número de abortamentos anteriores são dois fatores de risco independentes para uma nova interrupção. A idade materna avançada está associada a declínio tanto no número como na qualidade dos oócitos remanescentes. A idade paterna também tem sido reconhecida como fator de risco.

▶ Alterações cromossômicas

Em aproximadamente 2 a 4% dos casais com dois ou mais abortamentos recorrentes, pelo menos um dos parceiros, especialmente a mulher, é portador de anomalia estrutural balanceada, na maioria das vezes, uma translocação. Muito embora os portadores de translocações balanceadas sejam fenotipicamente normais, a perda fetal ocorre porque a segregação durante a meiose resulta em gametas com duplicação ou falta de segmentos nos cromossomos (Figura 19.8). Além da incidência maior de abortamento, essas gestações carreiam risco de crianças malformadas.

A cada gestação, o risco de abortamento é de 20 a 30%, às vezes de 50%. Isso significa que cerca de dois terços dos casais com translocação balanceada e abortamento recorrente têm recém-nascidos normais na gestação seguinte.

▶ Síndrome antifosfolipídio

A síndrome antifosfolipídio (SAF) talvez seja a causa mais importante de abortamento habitual. A SAF refere-se à associação entre anticorpos antifosfolipídio e trombose vascular ou prognóstico adverso na gravidez (ver Capítulo 34).

Dos abortamentos habituais, 3 a 15% sao causados por SAF. Mulheres com abortamento recorrente por SAF, sem tratamento, têm chance de apenas 10% de feto vivo.

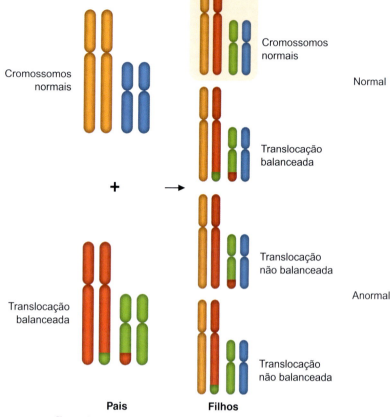

Figura 19.8 Risco reprodutivo em pais com translocação balanceada.

▶ Doenças endócrinas

Estão relacionadas: deficiência luteínica, hipotireoidismo (doenças autoimunes – Hashimoto) e síndrome do ovário policístico (SOP).

A tireoidite de Hashimoto é 10 vezes mais frequente em mulheres do que em homens e está associada aos anticorpos antitireoperoxidase (anti-TPO) e antitireoglobulina (anti-Tg).

A SOP é uma síndrome metabólica que envolve ovário policístico, disfunção ovariana, androgenismo e resistência à insulina, incidindo em 5 a 7% das mulheres em idade de conceber. Já o ovário policístico (OP) é uma entidade discreta, vista em 15 a 25% das mulheres com ciclos regulares ovulatórios, representando uma forma leve de hiperandrogenismo ovariano, também associada a maior resistência à insulina.

Segundo algumas instituições de referência, todas essas doenças teriam associação alusiva com o abortamento habitual (ACOG, 2001; ASRM, 2008; Royal College of Obstetricians and Gynaecologists [RCOG], 2011; Sociedade de Endocrinologia dos Estados Unidos, 2013). Todavia, a Sociedade Brasileira de Endocrinologia e Metabolismo (2012) refere que mulheres com anti-TPO positivo e hipotireoidismo (hormônio tireoestimulante [TSH] > 2,5 mUI/ℓ) têm indicação de levotiroxina para tratar o abortamento habitual (outros referem que o nível de TSH deva ser > 3 mUI/ℓ no 2º e no 3º trimestre).

▶ **Fatores anatômicos**

Malformações uterinas. Têm incidência de 10 a 15% no abortamento habitual (Figura 19.9). As malformações uterinas deformam a cavidade uterina e prejudicam o desempenho reprodutivo, acentuando a incidência de abortamentos, parto pré-termo, crescimento intrauterino restrito (CIR), ruptura uterina e apresentações anômalas. A insuficiência cervical está frequentemente associada aos defeitos congênitos uterinos, o que explica por que o útero arqueado, a malformação mais leve, também ocasiona mau prognóstico obstétrico. O útero septado é o de pior prognóstico em virtude da má vascularização do septo (Figura 19.10).

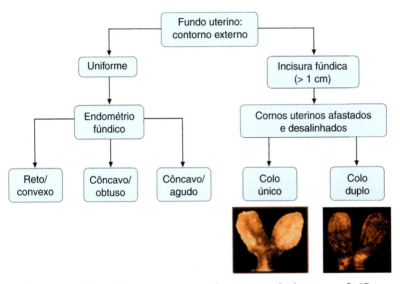

Figura 19.9 Classificação das principais anomalias uterinas pela ultrassonografia 3D.

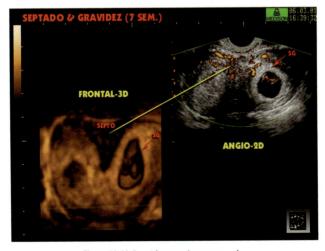

Figura 19.10 Gravidez em útero septado.

Os úteros didelfo, bicorno e septado estão associados a taxas de parto pré-termo 2 a 3 vezes mais elevadas do que na população geral.

Insuficiência cervical. Determina, tipicamente, abortamentos de 2º trimestre. Dada sua importância no abortamento habitual, a insuficiência cervical será analisada separadamente, mais adiante.

Miomas. Os miomas que distorcem a cavidade intrauterina podem determinar abortamento habitual de 2º trimestre.

Exames diagnósticos

Podem ser assim enumerados (ACOG, 2001; RCOG, 2011):

* Cariótipo do casal
* Avaliação citogenética no material de abortamento
* Ultrassonografia transvaginal 3D
* Dosagem dos anticorpos lúpus anticoagulante, anticardiolipina imunoglobulina (Ig) G e IgM e anticorpo anti-β2-glicoproteína 1 IgG e IgM
* Dosagem de TSH, anti-TPO e antitireoglobulina
* Dosagem de testosterona livre/total.

Não se consegue reconhecer a causa de mais de 50% dos casos de abortamento habitual.

Tratamento

As principais medidas terapêuticas são:

* Fertilização *in vitro* (FIV) com diagnóstico pré-implantação (DPI) nas alterações cromossômicas do casal
* Na insuficiência luteínica, deve-se administrar progesterona vaginal, 200 mg/dia, 2 a 3 dias após a ovulação, até a transferência luteoplacentária entre 7 e 9 semanas. Ainda que controverso, o ACOG (2015) também recomenda a administração de progesterona vaginal nos casos de abortamento habitual
* Administração de levotiroxina no hipotireoidismo (Hashimoto), desde que o TSH esteja > 2,5 mUI/mℓ
* Redução de peso e metformina na SOP. Uma vez confirmada a gravidez, a metformina pode ser retirada na SOP (American Diabetes Association [ADA], 2017)
* Administração de heparina e ácido acetilsalicílico (AAS) infantil na SAF (70% de tratamento bem-sucedido)
* Resecção histeroscópica no útero septado e no mioma intracavitário.

O casal com abortamento habitual de causa inexplicável deve ser confortado, comunicando-lhe a chance de êxito de 70% em uma próxima gravidez (ASRM, 2012). Antes de uma nova concepção, recomendam-se: mudança no estilo de vida com exercícios moderados e perda de peso, suplementação de ácido fólico, cessação do tabagismo, moderação no consumo de cafeína e de álcool.

Insuficiência cervical

O termo insuficiência cervical é utilizado para descrever a incapacidade do colo uterino em reter o produto da concepção no 2º trimestre da gravidez, na ausência de sinais e sintomas de contrações e/ou parto (ACOG, 2014).

A insuficiência cervical tem incidência de 1:1.000 partos e representa 8% dos casos de abortamento habitual (Society of Obstetricians and Gynaecologists of Canada [SOGC], 2013).

Quadro clínico e diagnóstico

Exibindo quadro clínico característico, a insuficiência cervical é uma das principais causas de abortamento habitual tardio ou de parto pré-termo extremo. A "dilatação cervical é sem dor" e o feto nasce vivo e morfologicamente normal.

A insuficiência cervical costuma ser precedida por história de traumatismo cervical causado por conização, laceração cervical no parto ou dilatação exagerada do colo em casos de interrupção provocada da gravidez e defeitos müllerianos.

As características da história de insuficiência cervical são:

- História de um ou mais abortamentos no 2º trimestre
- História de perdas fetais cada vez mais precoces
- História de dilatação cervical indolor até 4 a 6 cm
- História de lesão cervical causada por:
  - Conização do colo
  - Lacerações cervicais intraparto ou dilatação traumática para abortamento provocado.

Secreção mucoide vaginal e dilatação de 4 a 6 cm sem desconforto apreciável ou percepção de contrações reforçam o diagnóstico. A dilatação cervical com herniação das membranas visualizadas ao exame especular configura o quadro de insuficiência cervical aguda (Figura 19.11).

As perdas gestacionais ocorrem tipicamente no 2º ou no início do 3º trimestre, com cada interrupção ocorrendo mais cedo do que a anterior.

Não há nenhum teste diagnóstico pré-concepcional recomendado para confirmar insuficiência cervical. O achado sonográfico de colo curto no 2º trimestre, embora esteja associado a risco aumentado de parto pré-termo, não é suficiente para diagnosticar a insuficiência cervical, quando está ausente a história clínica (ACOG, 2014).

Tratamento

O tratamento é cirúrgico, por meio da cerclagem do colo uterino, realizada na gravidez. Há duas técnicas de cerclagem vaginal, Shirodkar e McDonald, e uma de cerclagem transabdominal.

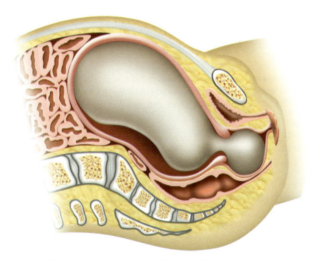

Figura 19.11 Insuficiência cervical aguda com dilatação do colo e herniação das membranas.

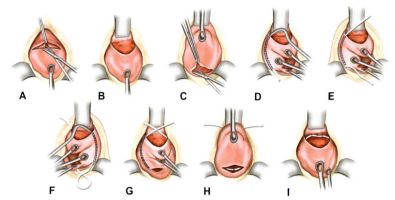

Figura 19.12 Operação de Shirodkar para o tratamento da insuficiência cervical durante a gravidez. **A.** Incisão anterior da mucosa vaginal na altura do orifício interno da cérvice. **B.** Bexiga descolada. **C.** Pequena incisão posterior da mucosa vaginal. **D.** A agulha de Deschamps, ou de modelo semelhante, é introduzida sob a mucosa, da porção anterior para a posterior; pela extremidade fenestrada é amarrada à fita cardíaca. **E.** A retirada da agulha traz a fita cardíaca, que contorna a metade da região cervical. **F.** Repete-se a manobra do outro lado, fixada a agulha à outra extremidade da tira. **G.** Retirada a agulha, toda a região cervical é circundada pela fáscia. **H.** Um ou dois pontos fixam a tira, ancorando-a na porção posterior. **I.** O mesmo, anteriormente. A figura não mostra o último tempo, a síntese da mucosa.

Apesar de não haver comprovação da superioridade de uma técnica sobre a outra (ACOG, 2014), a técnica de Shirodkar (Figura 19.12) está praticamente em desuso, e a de McDonald, mais simples, é o procedimento de escolha. A técnica de McDonald consiste em uma sutura em bolsa no nível da junção cervicovaginal com fio Ethibond 5 (Figura 19.13).

A cerclagem deve ser limitada a gestações no 2º trimestre (até 24 semanas), antes da viabilidade fetal (ACOG, 2014).

Cerclagem história-indicada. A história de uma ou mais perdas gestacionais com quadro clínico de insuficiência cervical compõe o grupo de mulheres que se beneficiarão da cerclagem história-indicada (ACOG, 2014) (Figura 19.14). A cirurgia deve ser realizada entre 12 e 14 semanas de gravidez, após a ultrassonografia revelar feto vivo e sem anomalias (SOGC, 2013).

Cerclagem ultrassonografia-indicada. Após uma perda fetal, com o quadro clínico de insuficiência cervical, está indicado o exame transvaginal do colo uterino a partir de 16 a 24 semanas da gravidez. O colo < 25 mm indica a cerclagem ultrassonografia-indicada, também denominada terapêutica (SOGC, 2013; ACOG, 2014) (ver Figura 19.14).

Cerclagem de emergência. Está indicada, até 24 semanas da gestação, em pacientes com dilatação cervical < 4 cm e herniação das membranas, sem contração e/ou parto, afastada a infecção intramniótica (cerclagem exame-indicada) (SOGC, 2013; ACOG, 2014) (ver Figura 19.14).

Cerclagem transabdominal. Tem como principal indicação a falência da cerclagem transvaginal, mas também quando a cirurgia extensa do colo tenha deixado pouco tecido cervical para realização do procedimento baixo (ACOG, 2004) (ver Figuras 19.14 e 19.15).

A cerclagem transabdominal exige duas laparotomias; uma para a inserção, com 11 semanas, e outra para a operação cesariana. Tem-se proposto a cerclagem transabdominal por laparoscopia na gravidez como também fora dela.

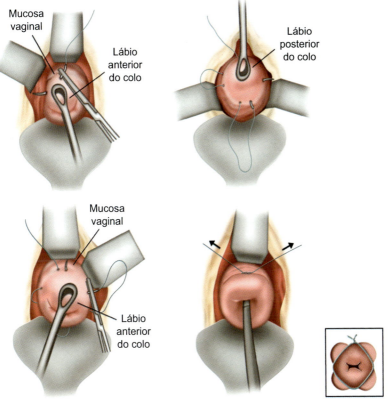

Figura 19.13 Técnica de McDonald para a cura cirúrgica da insuficiência cervical durante a gravidez. Sutura em bolsa, à altura da junção cervicovaginal, com fio Ethibond 5.

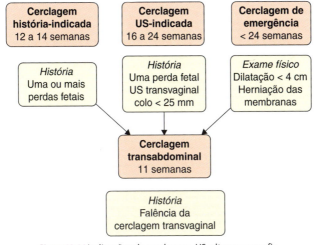

Figura 19.14 Indicações da cerclagem. *US*, ultrassonografia.

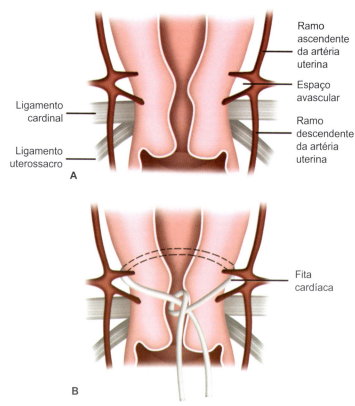

Figura 19.15 Cerclagem transabdominal (esquemática). A. Anatomia da região. B. Fita cardíaca pela zona avasculada, mostrando-se esboçado o nó de aproximação.

▸ Contraindicações para a cerclagem

Na ausência de parto pré-termo anterior, colo curto identificado no 2º trimestre não é diagnóstico de insuficiência istmocervical e a cerclagem não está indicada nesse cenário. A progesterona vaginal é recomendada como opção para reduzir o risco de parto pré-termo em mulheres assintomáticas com gravidez única, sem história de parto pré-termo e colo ≤ 20 mm identificado entre 16 e 24 semanas (ACOG, 2014). Nesses casos, discute-se o uso do pessário cervical de Arabin.

Na gravidez gemelar, a cerclagem pode aumentar o risco de parto pré-termo e, mesmo que a ultrassonografia identifique colo < 25 mm, deve ser evitada (ACOG, 2014).

Têm-se como contraindicações absolutas para sua realização o sangramento e a presença de contrações uterinas.

▸ Complicações

No geral, o risco de complicações com a cerclagem é pequeno. São relacionados: ruptura das membranas, corioamnionite, laceração cervical e deslocamento da sutura (ACOG, 2014).

Comparada com a cerclagem transvaginal, a transabdominal apresenta maior risco de hemorragia que pode ameaçar a vida da paciente, além de outras complicações inerentes à cirurgia abdominal.

▶ Remoção da cerclagem

A cerclagem deve ser removida com 36 a 37 semanas de gravidez (ACOG, 2014). A sutura de McDonald pode ser desfeita no consultório. Para mulheres com indicação de cesárea com 39 semanas ou mais, a cerclagem deve ser removida no momento do parto (ACOG, 2014).

Em mulheres com cerclagem e ruptura prematura das membranas pré-termo (RPMP), há indefinição quanto à retirada ou à permanência da sutura (ACOG, 2014). A permanência da sutura não é recomendação para que se prolongue o antibiótico profilático por mais de 7 dias, tempo usual recomendado na conduta conservadora da RPMP.

Por outro lado, a cerclagem deve ser retirada em mulheres com trabalho de parto pré-termo.

Após a cerclagem transabdominal, a sutura só pode ser removida por ocasião da cesárea; todavia, ela pode permanecer no local, visando a uma nova gravidez.

Pontos-chave

- Em gestações diagnosticadas clinicamente, 10% terminam espontaneamente até 12 semanas, representando 80% de todos os abortamentos
- As cromossomopatias são responsáveis por 60% dos abortamentos esporádicos do 1º trimestre; a anormalidade mais comum é a síndrome de Turner (45,X0), com incidência de 19%
- Metade das mulheres com ameaça de abortamento aborta
- O diagnóstico definitivo de gravidez inviável será realizado quando o CCN for ≥ 7 mm e não houver BCF, ou o SG for ≥ 25 mm e não estiver presente embrião
- O abortamento habitual tem sido definido recentemente como a perda de duas ou mais gestações
- Entre as causas do abortamento habitual, estão: alterações cromossômicas, SAF, doenças endócrinas, anomalias uterinas, insuficiência cervical
- Em mais de 50% das vezes não se consegue identificar a causa do abortamento habitual, e, mesmo assim, a probabilidade de uma nova gravidez normal é da ordem de 70%
- O tratamento da SAF com heparina e AAS é bem-sucedido em 70% dos casos
- O cariótipo anormal do embrião no material de abortamento habitual é indicativo de que essas mulheres abortam por acaso
- O tratamento da insuficiência cervical é feito com a cerclagem do colo uterino.

20

Gravidez Ectópica

Roseli Nomura
Jorge Rezende Filho

Etiologia, 348
Patologia, 348
Quadro clínico, 352
Diagnóstico, 353
Tratamento, 358
Prognóstico, 363

A gravidez ectópica acontece quando a implantação e o desenvolvimento do blastocisto ocorrem fora da sede normal, ou seja, da grande cavidade corporal do útero.

A incidência da gravidez ectópica é de 1,5 a 2% das gestações, e responde por 6 a 13% das mortes relacionadas com o período gestacional. Após a ocorrência do primeiro quadro de gravidez ectópica, a recorrência é de cerca de 15%; já nas mulheres com dois ou mais episódios prévios de gestação ectópica, a taxa é de, pelo menos, 25%.

A localização mais frequente é a tubária (90 a 95% dos casos). No entanto, a gestação ectópica pode ocorrer também na porção intersticial da tuba, na cérvice, na cicatriz da cesárea, no ovário e na cavidade abdominal.

Etiologia

Os principais fatores de risco para a gravidez ectópica estão apresentados na Tabela 20.1.

Em pacientes usuárias de dispositivo intrauterino (DIU), a proporção de gravidez ectópica/intrauterina é de 1:10, muito mais elevada do que na população geral. Mulheres subférteis têm risco aumentado para gravidez ectópica pela alteração na integridade ou na função tubária. A fertilização *in vitro* (FIV) também eleva o risco, mesmo em mulheres sem lesão tubária. A gravidez heterotópica tem sido estimada em 1 em 4.000 gravidezes. No entanto, nas pacientes submetidas à FIV, sua incidência é de 1:100.

Patologia

Do ponto de vista anatomopatológico, a gravidez ectópica pode ser primitiva ou secundária. É primitiva quando a nidificação ocorre e prossegue em zona única do sistema genital, e secundária quando, após implantar-se em um lugar, o ovo desprende-se do sistema genital e continua o desenvolvimento em outro local. As principais formas anatomopatológicas são descritas seguir.

Gravidez tubária

Representa 90 a 95% das gestações ectópicas. Pode alocar-se em qualquer posição da tuba uterina e assim dar origem às gestações tubárias ampular, ístmica, fimbrial (Figura 20.1) e intersticial. A ampola é o local mais frequente (70%) (Figura 20.2), depois o istmo (12%). A gravidez intersticial representa apenas 2 a 3% das gestações tubárias.

Tabela 20.1 Fatores de risco para gravidez ectópica.

Maternos	Hormonais	Embrionários
Gravidez ectópica prévia	Pílula de progesterona	Anomalias estruturais
Doença inflamatória pélvica	Anticoncepção de emergência	Alterações cromossômicas
Cirurgia tubária		
DIU		
Infertilidade		
Endometriose		
Tabagismo		

DIU, dispositivo intrauterino.

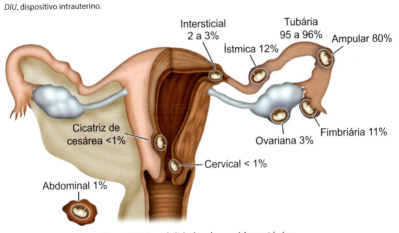

Figura 20.1 Possibilidades da gravidez ectópica.

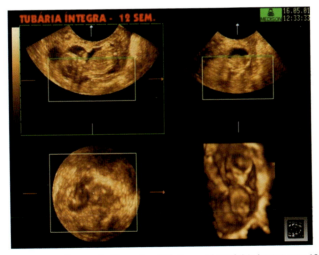

Figura 20.2 Ultrassonografia em três dimensões (3D) de gravidez tubária íntegra com 12 semanas.

Abortamento ou ruptura tubária. O abortamento tubário depende, em parte, do local de implantação; é comum na gravidez tubária ampular, enquanto a ruptura é comum na gravidez ístmica (Figura 20.3).

Gravidez intraligamentar. Quando a ruptura ocorre na posição da tuba uterina não coberta pelo peritônio, o saco gestacional (SG) pode se desenvolver entre os folhetos do ligamento largo, constituindo gravidez intraligamentar (ver Figura 20.3).

Gravidez intersticial. A implantação dentro do segmento tubário que penetra a parede uterina resulta em gravidez intersticial. A ruptura ocorre em 20 a 50% dos casos com sangramento massivo, e a mortalidade é 2 a 5 vezes maior do que nas outras localizações tubárias.

Gravidez abdominal

Constitui cerca de 1,5% das gravidezes ectópicas. Representa risco de morte materna 7,7 vezes superior ao da gravidez tubária e 90 vezes mais elevado do que o da gestação intrauterina. O blastocisto pode implantar-se em qualquer ponto do abdome e nos diferentes órgãos revestidos pelo peritônio visceral. Dessa maneira, na gestação abdominal, ocorre gestação livre na cavidade peritoneal.

Essa gestação pode ser classificada em primária ou secundária. A gravidez abdominal primária é rara; a maioria é secundária à ruptura ou ao abortamento tubário. Poucas delas sobrevivem na cavidade abdominal e avançam além do 2º trimestre de gestação. As dificuldades diagnósticas e terapêuticas são notáveis, qualquer que seja o local de implantação da gravidez abdominal avançada. Diante da suspeita clínica de gravidez abdominal (a mãe refere sentir o feto superficialmente no abdome), a ultrassonografia torna-se obrigatória, mas nem sempre será capaz de confirmar o diagnóstico com precisão. A ressonância magnética (RM) pode confirmar o diagnóstico.

A pré-eclâmpsia ocorre em cerca de um terço das gestações abdominais, e a sobrevida perinatal é a exceção, com 80 a 90% de mortalidade.

A retenção prolongada, com conservação de certa quantidade de líquido amniótico, é conhecida como cisto fetal. Com o tempo, o feto macera-se pela reabsorção progressiva de líquido amniótico, desseca-se por desidratação (mumificação) e pode sofrer saponificação,

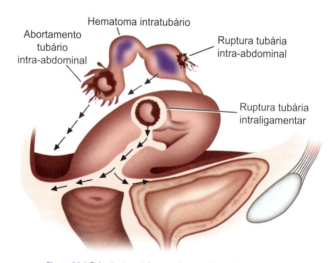

Figura 20.3 Principais acidentes da gravidez tubária.

isto é, transformação de músculos e partes moles em massa constituída por ácidos graxos, sabões (lipocere ou adipocere). A reabsorção total das partes moles (esqueletização) e a deposição calcária no feto (litopédio) e nas membranas (litoquélifo) são as etapas finais do processo.

Gravidez ovariana

Representa 3% das gestações ectópicas, sendo sua forma primitiva muito rara. A gravidez ovariana pode ser resultante de:

- Ruptura com reabsorção ovular; evolução mais frequente
- Ruptura evoluindo para um tipo secundário, abdominal.

Gravidez cervical

A gestação ectópica cervical é definida pela implantação e desenvolvimento do concepto no canal cervical. Entre todas as gestações ectópicas, a cervical é a mais rara, representando cerca de 0,4% dos casos. Sua incidência oscila entre 1:16.000 e 1:18.000 gestações (Figuras 20.4 e 20.5).

Acompanhada de elevada morbimortalidade, pode acarretar hemorragia intensa, pela rica vascularização do colo do útero e pouca quantidade de fibras musculares.

O diagnóstico precoce é realizado com a ultrassonografia e contribui para o sucesso das terapias conservadoras. Os achados ultrassonográficos incluem: cavidade uterina vazia; eco endometrial espessado em razão da reação decidual; útero em formato de ampulheta; canal cervical aumentado; SG no interior do canal exibindo ou não batimentos cardíacos; tecido placentário circundando o SG; orifício interno do colo fechado.

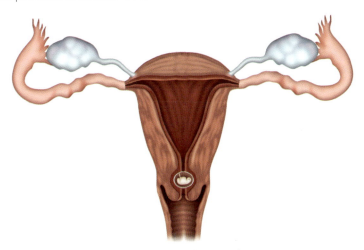

Figura 20.4 Gravidez cervical.

Gravidez em cicatriz de cesárea

A gravidez na cicatriz de cesárea é a forma rara de gravidez ectópica. A incidência estimada é de 1 em 1.800 até 1 em cada 2.216 gestações, com taxa de 6,1% de todas as gestações ectópicas em mulheres com história de cesariana prévia. A base da fisiopatologia é a invasão

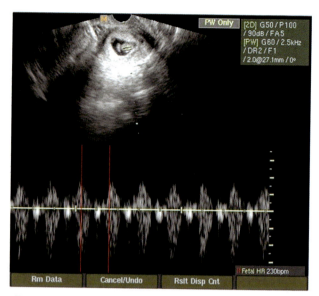

Figura 20.5 Gravidez cervical de 9 semanas com batimento cardiofetal.

do blastocisto no miométrio por meio de uma comunicação mínima entre a cicatriz de cesárea anterior e a cavidade endometrial. A gravidez ectópica em cicatriz de cesárea tende a ter um comportamento mais agressivo, em virtude do risco de ruptura uterina e sangramento no 1º e 2º trimestres da gravidez.

Os critérios à ultrassonografia transvaginal para caracterizar a gravidez em cicatriz de cesárea são:

- Cavidade uterina e canal cervical vazios
- Visualização do SG embebido na cicatriz de cesárea
- Presença de embrião e/ou vesícula vitelina, com ou sem batimentos.

Existem dois tipos de gravidez ectópica na cicatriz de cesárea: endógeno e exógeno. No tipo endógeno, a implantação do SG ocorre na cicatriz da cesárea, com o desenvolvimento da gravidez para dentro da cavidade uterina. O tipo exógeno ocorre com implante mais profundo do SG na cicatriz cesariana, o que, com a progressão da gravidez, pode levar a ruptura e hemorragia no 1º trimestre de gravidez.

Quadro clínico

No quadro clínico, é preciso dar ênfase, pela frequência e gravidade, à gravidez tubária complicada (aborto ou ruptura). A dor, sintoma principal, é sincopal e lancinante na ruptura tubária (30% dos casos) e em caráter de cólicas no aborto. Na ruptura, ocorre intensa hemorragia intraperitoneal, e a paciente refere dor violenta, em punhalada, na fossa ilíaca ou no hipogástrio. O hemoperitônio que se estabelece acentua e generaliza a dor a todo o abdome, com ocorrência de náuseas e vômitos. O sangue intra-abdominal acumula-se no fundo de saco posterior (hematocele de Douglas), e causa sensação de peso no reto e na bexiga e dor à defecação e à micção. Ao se deitar, o sangue intra-abdominal pode ascender ao diafragma, irritar o nervo frênico e determinar dor escapular, sinal expressivo e constante, geralmente no lado direito.

No exame físico geral, destacam-se: palidez cutaneomucosa sem perda sanguínea visível; sudorese; extremidades frias; taquicardia (pulso fino e rápido); e hipotensão arterial. No exame físico especial, podem-se evidenciar reação peritoneal, descompressão brusca dolorosa (Blumberg positivo) e diminuição de ruídos hidroaéreos intestinais. No exame dos genitais internos, há intensa dor – grito de Douglas (sinal de Proust). O útero apresenta-se ligeiramente aumentado e amolecido e, nos anexos, tumoração palpável só é detectada em metade dos casos.

Para evitar que a paciente evolua para quadro grave de abdome agudo hemorrágico em decorrência da ruptura tubária, é preciso atentar-se para a realização do diagnóstico precoce, ou seja, de gestação tubária íntegra. Nessas situações, a história clínica é pouco esclarecedora e pode, às vezes, cursar com a tríade clássica de dor abdominal, atraso menstrual e sangramento genital. A maioria das pacientes apresenta-se com manifestações inespecíficas que podem mimetizar quadro de abortamento. Esses sinais e sintomas incluem hemorragia de 1º trimestre (de sangue escuro, que raramente excede o fluxo menstrual normal), dor abdominal ou pélvica, que pode ser leve a moderada. Em um terço das pacientes com gravidez ectópica, não existe referência à amenorreia. O atraso menstrual é encoberto por sangramento vaginal, que pode ocorrer pela descamação da decídua. O exame clínico muitas vezes não é elucidativo.

Diagnóstico

O diagnóstico precoce da gravidez ectópica é importante para reduzir o risco de ruptura tubária, além de melhorar o sucesso das condutas conservadoras. Na paciente de risco para gravidez ectópica, hemodinamicamente estável, a patologia deve, em geral, ser diagnosticada de maneira não invasiva pela ultrassonografia, isto é, sem a necessidade da laparoscopia e antes de ocorrer a ruptura tubária. O diagnóstico precisa ser complementado pela realização de exames subsidiários como a evolução dos títulos da gonadotrofina coriônica humana (β-hCG), a ultrassonografia transvaginal (USTV) e, excepcionalmente, a curetagem (CTG) uterina, realizada com o objetivo de verificar a presença da reação de Arias-Stella ou descartar o diagnóstico mediante a presença de restos ovulares.

A ultrassonografia no diagnóstico da gravidez ectópica deve ser realizada, de preferência, via transvaginal. Por meio da USTV, é possível visibilizar o SG intrauterino com 5 semanas de atraso menstrual. Posteriormente, devem ser avaliados os ovários, a fim de identificar, sempre quando possível, o corpo-lúteo.

A gravidez tubária pode apresentar diversos aspectos à ultrassonografia (Tabela 20.2):

- Massa complexa: 60% (Figura 20.6)
- Anel tubário: 20% (Figuras 20.7 e 20.8)
- Anel tubário com embrião, com ou sem batimentos cardiofetais: 13%.

Tabela 20.2 Diagnóstico da gravidez ectópica à ultrassonografia.

Achado à ultrassonografia	Probabilidade de gravidez ectópica
SG intrauterino	Praticamente nenhuma (0%)
Ausência de SG intrauterino	
Exame normal/cisto simples anexial	Baixa (5%)
Massa complexa anexial/líquido livre	Alta (> 90%)
Anel tubário	Alta (> 95%)
Embrião vivo extrauterino (BCF)	Certa (100%)

BCF, batimento cardiofetal; *SG*, saco gestacional.

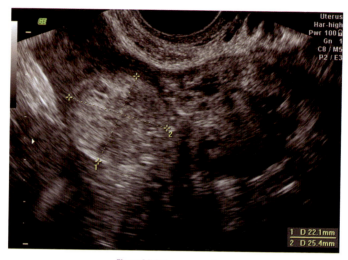

Figura 20.6 Massa complexa.

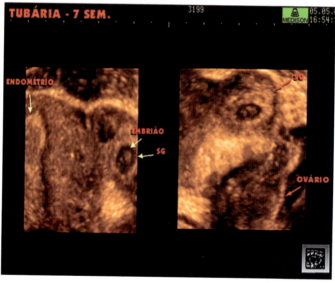

Figura 20.7 Gravidez tubária (7 semanas) – ultrassonografia em três dimensões (3D). SG, saco gestacional.

A identificação pela ultrassonografia transvaginal de SG intrauterino praticamente afasta a gravidez ectópica, exceto em pacientes com ovulação induzida e reprodução assistida, nas quais há risco de gravidez heterotópica (ovos dizigóticos, um intra e outro extrauterino) (Figura 20.9). Esse fenômeno, muito raro na população geral (1:30.000 gestações), é comum na reprodução assistida (1:100-500 gestações).

O pseudossaco gestacional é encontrado em cerca de 10% das pacientes com gravidez ectópica e representa uma reação decidual exuberante circundando líquido de localização central no endométrio; o Doppler colorido é negativo nesses casos.

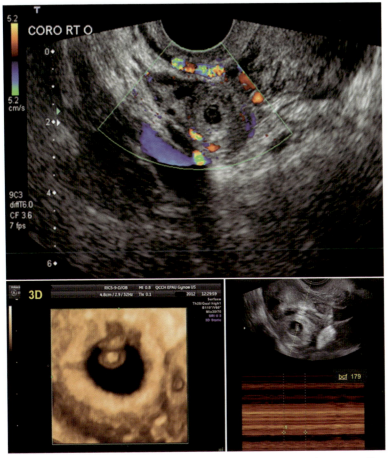

Figura 20.8 Anel tubário (saco gestacional com Doppler colorido), embrião (ultrassonografia em três dimensões) com batimento cardiofetal.

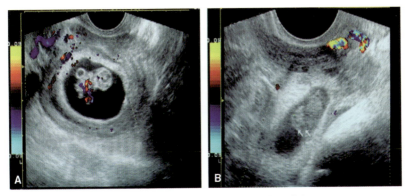

Figura 20.9 Gravidez heterotópica. A. Tópica, ovo vivo. B. Ectópica, ovo morto.

O achado de líquido livre na pelve é relevante apenas quando intenso e associado à instabilidade hemodinâmica da paciente.

O Doppler colorido da massa anexial mostra fluxo moderado/acentuado. O corpo-lúteo gravídico que também exibe fluxo colorido é ipsilateral em 75% das vezes.

Gravidez de localização desconhecida

Em 8 a 30% das mulheres com suspeita de gravidez ectópica, o exame ultrassonográfico transvaginal inicial não exibe gravidez nem no útero nem na tuba, configurando gravidez de localização desconhecida (GLD). A gestação intrauterina pode não ser localizada em virtude de o SG ser muito incipiente, ter colapsado ou a gravidez tubária, muito precoce, sem hemorragia, não ser facilmente visualizada à ultrassonografia.

Nessas situações, devem-se associar, na investigação, os valores quantitativos da β-hCG, cujo valor discriminatório é 2.000 a 3.500 mUI/mℓ – isto é, com valores superiores a esse, a gestação intrauterina deveria ser confirmada à USTV. A ausência de imagem de gestação tópica com valores da β-hCG acima da zona discriminatória é indicativa de gestação anormal, exceto nos casos de gravidez múltipla. Em razão do risco de se interromper uma gestação viável, alguns protocolos aumentam o valor discriminatório da β-hCG para 3.500 mUI/mℓ. Em caso de útero vazio com β-hCG de 2.000 a 3.500 mUI/mℓ, a chance de gravidez ectópica é 19 vezes maior do que a de gravidez viável intrauterina, cuja probabilidade é de apenas 2%. Se o valor da β-hCG for > 3.000 mUI/mℓ, esses números são, respectivamente, de 70 vezes e 0,5%.

Se os valores iniciais da β-hCG forem inferiores aos da zona discriminatória, e a USTV não visualizar gravidez tópica ou ectópica, é necessária a dosagem seriada da β-hCG. Os valores da β-hCG tendem a aumentar a cada 48 horas na gravidez tópica viável; o ritmo de evolução é o aumento de 49% se a β-hCG for inferior a 1.500 mUI/mℓ, aumento de 40% se a β-hCG estiver entre 1.500 e 3.000 mUI/mℓ e aumento de 33% se a β-hCG for superior a 3.000 mUI/mℓ.

A identificação de embrião extrauterino vivo sela o diagnóstico de gravidez tubária (Figura 20.10). Valores de β-hCG em uma gravidez normal crescem no mínimo 55% a cada 48 horas. Desvio desse número, especialmente antes de 7 semanas da gestação, é indicativo de gravidez não viável, tópica ou ectópica (Figura 20.11). Enquanto o caso não for esclarecido, são indicadas dosagens da β-hCG/ultrassonografia a cada 48 horas.

Diagnóstico cirúrgico

Laparoscopia. A visualização direta das tubas uterinas e da pelve pela laparoscopia oferece o diagnóstico adequado da suspeita de gravidez ectópica, inconclusiva à ultrassonografia (Figura 20.12).

Laparotomia. A cirurgia abdominal aberta é preferida quando a mulher está hemodinamicamente instável ou a laparoscopia não está prontamente disponível.

Diagnóstico de gravidez abdominal

Como a gravidez tubária pode ser um antecedente comum da gravidez abdominal, deve-se tentar identificar história sugestiva em retrospecto. O diagnóstico de gravidez abdominal é difícil. A paciente queixa-se de dor abdominal, náuseas e vômitos; a palpação revela apresentação transversa, oligoidrâmnio, colo deslocado. O diagnóstico é confirmado por exame de imagem. A ultrassonografia revela útero vazio, separado do feto, e placenta ectópica intra-abdominal. A RM é decisiva para confirmar o diagnóstico e identificar a implantação placentária sobre grandes vasos, intestinos ou outras vísceras (Figura 20.13). Embora a placenta possa inserir-se em qualquer lugar do abdome, ela geralmente está confinada às estruturas pélvicas.

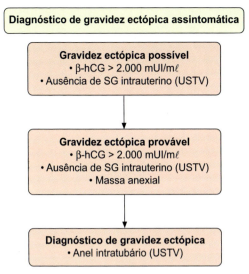

Figura 20.10 Diagnóstico de gravidez ectópica assintomática. *β-hCG*, gonadotrofina coriônica humana; *SG*, saco gestacional; *USTV*, ultrassonografia transvaginal.

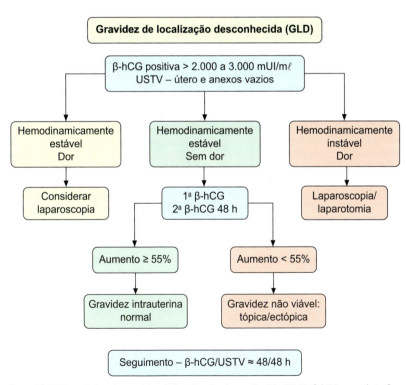

Figura 20.11 Diagnóstico de gravidez de localização desconhecida (GLD). *β-hCG*, gonadotrofina coriônica humana; *USTV*, ultrassonografia transvaginal.

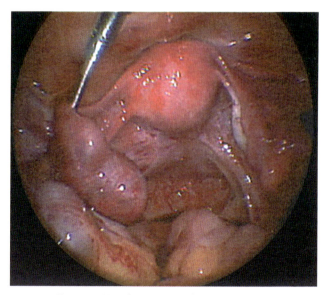

Figura 20.12 Visão laparoscópica da gravidez tubária.

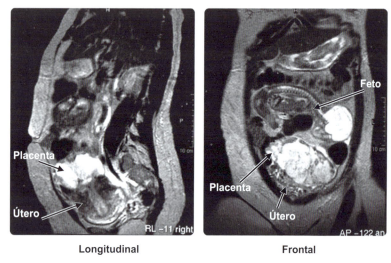

Longitudinal   Frontal

Figura 20.13 Ressonância magnética (RM) de gravidez abdominal.

Tratamento

Gravidez tubária

O tratamento da gravidez tubária pode ser cirúrgico (salpingectomia ou salpingostomia via laparotômica ou laparoscópica) ou clínico (conduta expectante e tratamento medicamentoso com metotrexato [MTX] sistêmico ou local guiado por USTV).

Tratamento cirúrgico

A cirurgia é a conduta padrão no tratamento da gravidez ectópica.

Laparotomia. Reservada aos casos agudos (um terço dos casos), como pacientes hemodinamicamente instáveis e com hemoperitônio. Além do tratamento do choque, a cirurgia tubária radical por meio da salpingectomia (com conservação da porção intersticial da trompa) é indicada (Figura 20.14).

Laparoscopia. A laparoscopia é o padrão-ouro na maioria dos casos, por inúmeras vantagens – entre elas, menor tempo de internação, recuperação mais rápida e menores custos. O tratamento cirúrgico da trompa pode ser radical (salpingectomia) ou conservador (salpingostomia).

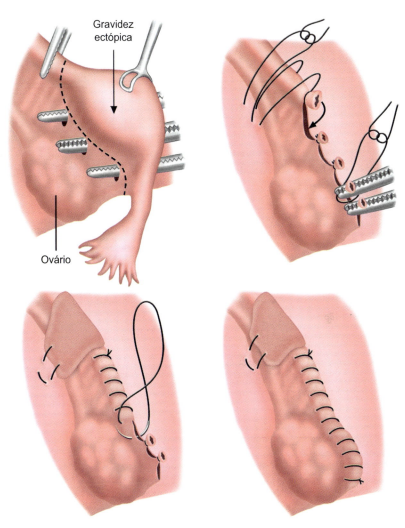

Figura 20.14 Salpingectomia na gravidez tubária.

Salpingectomia. A salpingectomia está indicada nos seguintes casos: pacientes com prole constituída; lesão tubária irreparável; sangramento incontrolável; tentativas de salpingostomia com sangramento persistente; recidiva de gravidez ectópica na mesma tuba; e títulos da β-hCG muito elevados, já que estudos demonstraram que valores superiores a 5.000 mUI/mℓ estão associados à invasão do trofoblasto na serosa da tuba, o que compromete sua preservação. A salpingectomia é a melhor indicação para mulheres nas quais a trompa contralateral é normal, pois determina menos complicações que a salpingostomia, e a fertilidade futura é a mesma em ambos os procedimentos cirúrgicos.

Salpingostomia. A salpingostomia linear consiste na enucleação da ectopia com conservação da trompa, que é deixada aberta para que a cicatrização ocorra por segunda intenção (Figura 20.15). Está indicada nos casos em que se pretende preservar a fertilidade. Teoricamente, a salpingostomia, em comparação com a salpingectomia, procura manter a integridade da tuba e, destarte, a capacidade reprodutiva. Um dos riscos da cirurgia conservadora é a persistência de tecido trofoblástico (3 a 20%), por isso é importante, no pós-operatório, acompanhar a evolução dos títulos da β-hCG – quando em declínio, requerem apenas acompanhamento, mas, quando em ascensão, indica-se tratamento com dose única de MTX (50 mg/m^2, por via intramuscular).

Tratamento medicamentoso

Protocolos para o tratamento medicamentoso da gravidez ectópica com MTX foram estabelecidos no fim da década de 1980. Os principais critérios para sua indicação são: estabilidade hemodinâmica; diâmetro da massa anexial; ≤ 3,5 cm; ausência de dor abdominal; desejo de gravidez futura; e termo de consentimento assinado. As contraindicações são: gravidez intrauterina; imunodeficiência; anemia, leucopenia (leucócitos < 2.000 células/mm^3) ou trombocitopenia (plaquetas < 100.000); sensibilidade prévia ao MTX, na vigência de doença pulmonar; disfunção importante hepática e renal; amamentação; imagem de gravidez ectópica com embrião apresentando batimentos cardíacos; β-hCG inicial > 5.000 mUI/mℓ; declínio dos títulos da β-hCG no intervalo de 24/48 horas antes do tratamento; recusa em receber transfusão sanguínea; e impossibilidade de dar continuidade ao acompanhamento.

Existem dois esquemas consagrados para ministração do MTX: o de dose única e o de múltiplas doses. No primeiro, o MTX é ministrado na dose de 50 mg/m^2 via intramuscular. O acompanhamento é feito por dosagens da β-hCG, realizadas no 4º e no 7º dia após o emprego do medicamento. As pacientes com redução dos títulos da β-hCG acima de 15%, apurada entre o 4º e o 7º dia, apresentam bom prognóstico e devem ser acompanhadas com dosagens semanais da β-hCG até os níveis pré-gravídicos serem atingidos (Tabela 20.3). Se a redução for menor que 15%, no 7º dia após o emprego do MTX é ministrada nova dose, conforme a mesma sistematização predita. Caso não ocorra queda dos títulos, pode ser administrada até uma terceira dose de MTX.

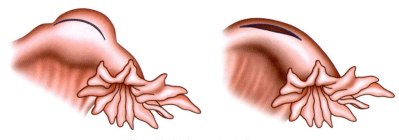

Figura 20.15 Salpingostomia linear.

Tabela 20.3 Tratamento da gravidez ectópica com metotrexato (MTX) em dose única.

Protocolo de tratamento

- Dose única de MTX 50 mg/m², IM (dia 1)
- Mensuração da β-hCG nos dias 4 e 7 pós-tratamento
- Verificação da queda da β-hCG ≥ 15% entre os dias 4 e 7
- Mensuração semanal da β-hCG até atingir o nível não gravídico (< 5 mUI/mℓ)
- Se a queda da β-hCG for < 15%, deve-se administrar a 2ª dose de MTX (50 mg/m², IM) e realizar a β-hCG nos dias 4 e 7 após a repetição do MTX. Isso pode ser repetido, se necessário
- Se durante o seguimento semanal com a β-hCG o nível se elevar ou estacionar, deve-se considerar a repetição do MTX

β-hCG, gonadotrofina coriônica humana; *IM*, via intramuscular.

O protocolo de múltiplas doses consiste na aplicação IM de MTX na dose de 1 mg/kg (nos dias 1, 3, 5 e 7) alternada com leucovorina (ácido folínico) na dose de 0,1 mg/kg (nos dias 2, 4, 6 e 8). O acompanhamento é feito com dosagem de β-hCG no dia da aplicação inicial do MTX, sempre realizada antes de uma nova aplicação deste; caso os títulos caiam mais do que 15% nesse intervalo, não é necessária uma nova dose – nesse protocolo, não se deve dar mais do que quatro doses de MTX. O insucesso do tratamento é caracterizado por queda inferior a 15% dos títulos da β-hCG após a última dose. Aproximadamente 50% das pacientes não necessitarão do tratamento completo de quatro doses do MTX.

O acompanhamento nos dois protocolos (de dose única e de múltiplas doses), quando os títulos estão em declínio, é feito com a dosagem semanal da β-hCG até os títulos ficarem negativos. Em geral, isso acontece em 4 semanas; no entanto, casos com títulos iniciais da β-hCG elevados podem necessitar de 6 a 8 semanas para os níveis regredirem.

A USTV seriada após o tratamento com MTX é desnecessária, pois as alterações detectáveis no exame são incapazes de demonstrar ou predizer a falha do tratamento – exceto quando existe suspeita de ruptura tubária recente.

Os parâmetros orientadores de falha do tratamento mais comuns são: embrião vivo; β-hCG inicial > 5.000 mUI/mℓ; massa anexial com diâmetro maior do que 4 cm; presença de líquido livre na cavidade peritoneal; e aumento acima de 50% dos títulos da β-hCG em 48 horas antes do MTX.

Tratamento expectante

Esse tratamento está reservado a um grupo seleto de pacientes (10 a 15%), com quadro clínico estável, β-hCG declinante e com nível inicial de menos de 1.000 a 1.500 mUI/mℓ. Muitos desses casos correspondem à GLD.

A Figura 20.16 procura sumarizar o diagnóstico e o tratamento da gravidez tubária.

Gravidez cervical

Quadro clínico instável. Se o quadro clínico for instável, hemorrágico, é válido colocar sonda Foley de 30 mℓ insuflando para 100 mℓ, enquanto se aguarda a histerectomia, único tratamento possível (Figura 20.17).

Quadro clínico estável. Para esse quadro, existem duas possibilidades:

- MTX sistêmico 1 mg/kg, IM, caso não haja BCF
- MTX intraovular, na mesma dose, quando houver BCF.

Há quem proponha tratar a gravidez cervical com aspiração-curetagem seguida de tamponamento com sonda Foley. O acompanhamento deve ser feito com a dosagem da β-hCG no 4º e no 7º dia, depois semanalmente até a negativação, seguindo as mesmas orientações do tratamento com MTX na gravidez tubária.

361

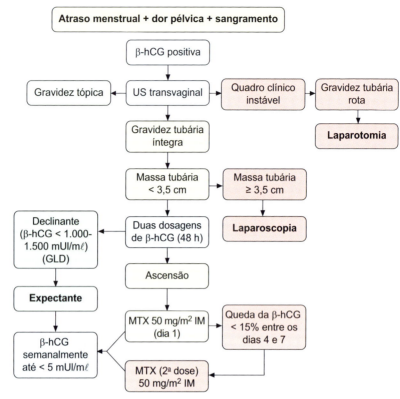

Figura 20.16 Diagnóstico e tratamento da gravidez tubária. *β-hCG*, gonadotrofina coriônica humana; *GLD*, gravidez de localização desconhecida; *IM*, via intramuscular; *MTX*, metotrexato; *US*, ultrassonografia.

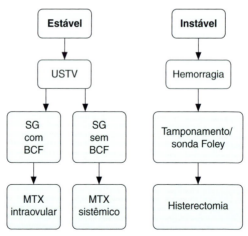

Figura 20.17 Tratamento da gravidez cervical. *BCF*, batimento cardiofetal; *MTX*, metotrexato; *SG*, saco gestacional; *USTV*, ultrassonografia transvaginal.

Gravidez em cicatriz de cesárea

As opções terapêuticas são similares à da gravidez cervical. Para as pacientes que preferem o tratamento expectante, vale salientar a elevada incidência de histerectomia-cesárea por placenta acreta na gravidez em cicatriz de cesárea implantada no nicho e com espessura miometrial < 2 mm.

Gravidez abdominal

Como a sobrevida fetal é a exceção, muitos desaconselham a conduta expectante hospitalar para aguardar a viabilidade do feto. Além disso, o risco de hemorragia que ameace a vida da paciente é elevado.

O ideal é o diagnóstico antenatal da gravidez abdominal, com localização precisa da placenta pela RM e cuidados pré-operatórios de valia, como inserção de cateteres ureterais, preparação do intestino, reserva de sangue para transfusão e equipe multiprofissional.

Em contrapartida, se o diagnóstico tiver sido feito por ocasião da cesárea, muitos aconselham que o concepto seja extraído, que o abdome com a placenta deixada no lugar seja fechado (se não houver hemorragia) e que a paciente seja transferida para centro terciário.

O que fazer com a placenta? Desinseri-la? Abandoná-la sem executar qualquer tentativa de dequitação? Se retirá-la assegura morbidade pós-operatória baixa, as manobras extrativas fazem elevar a mortalidade materna. Com a experiência, evidencia-se que, se o sangramento puder ser dominado, deve-se optar pela dequitação completa.

A placenta retida no abdome é fonte de supuração, especialmente se o MTX tiver sido administrado no pós-operatório, procedimento contraindicado, pois predispõe ao acúmulo de material necrosado e à infecção.

Prognóstico

A fertilidade subsequente é idêntica ao se compararem os tratamentos médico e cirúrgico conservador, ou cirúrgico conservador e cirúrgico radical. Na gravidez abdominal, a mortalidade perinatal varia de 85 a 95%, e a materna gira em torno de 3%. Há malformação em cerca de um terço a um quarto dos fetos cuja viabilidade é possível.

Pontos-chave

- A gravidez tubária representa mais de 95% das gravidezes ectópicas, e as ístmicas/ampulares constituem 90% das tubárias
- A evolução da gravidez tubária pode ser: abortamento tubário, ruptura tubária, resolução espontânea (um terço dos casos), evolução para forma secundária (abdominal)
- A gravidez abdominal constitui cerca de 1% das gravidezes ectópicas e pode evoluir para morte ovular com reabsorção precoce, evolução avançada com morte fetal (retenção) ou feto vivo alcançando o termo (50% de malformações)
- A gravidez em cicatriz de cesárea pode ser classificada em implantada na cicatriz e no nicho, com prognóstico muito melhor do que a primeira
- O quadro clínico mais comum da gravidez tubária é o subagudo (70%), e o diagnóstico costuma ser feito por USTV e dosagem da β-hCG
- A forma aguda (30%) corresponde à ruptura tubária no istmo da tuba uterina ou na sua porção intersticial, com intensa hemorragia intraperitoneal
- Até 30% dos casos de gravidez ectópica são de localização desconhecida, a serem resolvidos pelo limite discriminatório da β-hCG (2.000 a 3.000 mUI/mℓ)
- Na forma aguda da gravidez tubária, o tratamento é cirúrgico, conservando-se a porção intersticial da tuba uterina e o ovário
- Se o quadro clínico estiver estável e o nível de β-hCG for < 5.000 mUI/mℓ, o tratamento médico com MTX será o procedimento de eleição: 50 mg/m^2, IM
- O tratamento da gravidez abdominal é a laparotomia. Se possível, o mais indicado é retirar a placenta.

21

Doença Trofoblástica Gestacional

Antonio Braga
Jorge Rezende Filho

Conceituação, 364

Mola hidatiforme, 368

Neoplasia trofoblástica
gestacional, 373

A doença trofoblástica gestacional (DTG) é um evento patológico relacionado com fertilização aberrante, representado por formas clínicas distintas, geralmente evolutivas, sistematizadas em:

- Mola hidatiforme
- Mola invasora
- Coriocarcinoma.

Essas formas clínicas são blastomas originários do tecido de revestimento das vilosidades coriais (cito e sinciciotrofoblasto) caracterizados por aspectos degenerativos (hidropisia do estroma) e proliferativos (hiperplasia/anaplasia).

O tumor trofoblástico do sítio placentário (PSTT, *placental site trophoblastic tumor*) e o tumor trofoblástico epitelioide (ETT, *epithelioid trophoblastic tumor*) é uma forma rara da doença, originária do trofoblasto intermediário.

As formas malignas (mola invasora, coriocarcinoma, PSTT e ETT) são denominadas neoplasia trofoblástica gestacional (NTG).

Duas formas histopatológicas foram recentemente atribuídas à DTG: nódulo do sítio placentário (NSP) e nódulo do sítio placentário atípico (NSPA). Enquanto o NSP é sistematicamente benigno e, por isso, não demanda seguimento adicional, o NSPA, ainda que inicialmente benigno, tem chance de 10 a 15% de progredir para PSTT/ETT, sendo necessário o seguimento rigoroso dos casos até a normalização do marcador biológico e tumoral da DTG – a gonadotrofina coriônica humana (hCG).

Conceituação

DTG é o termo abrangente para nomear os tumores do trofoblasto viloso placentário, englobando as várias formas de mola hidatiforme, mola invasora, coriocarcinoma, PSTT, ETT, NSP e NSPA.

A Organização Mundial da Saúde (OMS) e o American College of Obstetricians and Gynecologists (ACOG) também utilizam essa terminologia. O ACOG ainda refere como sinônimos NTG e tumor trofoblástico gestacional

(TTG). O ACOG divide o estudo da DTG em dois grandes tópicos: mola hidatiforme e DTG maligna (mola invasora, coriocarcinoma, PSTT e ETT).

Nos EUA, a mola hidatiforme é observada em 1:1.500 gestações. Aproximadamente 20% das pacientes com mola hidatiforme após o esvaziamento desenvolvem NTG, requerendo a administração de quimioterapia. A maioria das pacientes com NTG pós-molar apresenta a forma não metastática ou mola invasora, mas o coriocarcinoma pode ocorrer nesse cenário. O coriocarcinoma incide em 1:20.000 a 1:40.000 gestações: 50% após gravidez a termo, 25% de mola hidatiforme, 25% de abortamento e até de gravidez ectópica. O PSTT e o ETT constituem as formas mais raras de DTG, podendo desenvolver-se após qualquer tipo de gravidez (Figura 21.1).

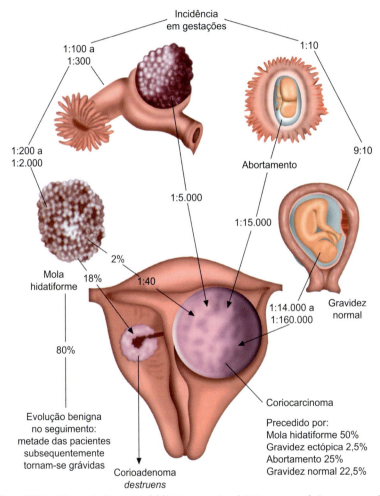

Figura 21.1 Incidência de doença trofoblástica gestacional. Note que a mola invasora provém, exclusivamente, de mola hidatiforme, enquanto o coriocarcinoma pode originar-se, além da mola, de gestação normal, abortamento simples e de gravidez ectópica. Quanto mais anormal for a gestação, maior a probabilidade de coriocarcinoma. (Adaptada de Herting AT, Gore HM. Tumors of the female sex organ. Part 2. Tumors of the vulva, vagina and uterus, fasc 33. In: Atlas of tumor pathology. Washington: Armed Forces Institute of Pathology; 1960.)

A neoplasia trofoblástica é um tumor funcionante produtor de hCG.

Atualmente, na dependência da utilização rotineira dos testes de grande sensibilidade de hCG e do emprego eficaz da quimioterapia, pode-se dizer que, de todos os cânceres humanos, a neoplasia trofoblástica é a que apresenta maior taxa de cura.

Mola completa

Macroscopia. Feto, cordão e membranas sempre ausentes. As vilosidades de 1º trimestre medem entre 1 e 88 mm de diâmetro, e as de 2º trimestre, entre 1,5 e 20 mm, sem registro de vilosidades normais (Figura 21.2).

Histopatologia. O trofoblasto – sincício e citotrofoblasto – mostra acentuada e sistemática hiperplasia com anaplasia celular. Observam-se, em certos exemplos, vilosidades atróficas e hiperplasia trofoblástica discreta. Excepcionalmente notam-se capilares e, nesses raros casos, os vasos assemelham-se aos existentes nas vilosidades primordiais de ovos muito jovens. Quando há vasos, nunca se visualizam neles hemácias fetais nucleadas; se o estroma da vilosidade estiver preservado, assemelha-se a mesênquima imaturo.

Citogenética. O cariótipo mais comum é 46,XX. A mola completa origina-se de um equívoco da fertilização. Por alguma razão desconhecida, o oócito perde sua carga genética haploide, "esvazia-se", sendo fecundado por espermatozoide aparentemente normal, cromossomicamente 23,X.

Em seguida, ocorre a duplicação dos cromossomos paternos sem a concomitante divisão celular, proporcionando zigoto com o número normal, diploide, 46,XX de cromossomos (Figura 21.3). O genoma originado é homozigoto, sendo sua constituição cromossômica sexual obrigatoriamente 46,XX, pois a fertilização por espermatozoide contendo Y resultaria em célula YY, não vital. As poucas molas completas de composição masculina XY, cerca de 5 a 10%, são produtos da fertilização de "óvulo vazio" por 2 espermatozoides contendo cromossomos X e Y, respectivamente (ver Figura 21.3).

Mola parcial

As molas hidatiformes parciais apresentam degeneração limitada da placenta, que exibe vilosidades anormais e distendidas, hidrópicas. Existe feto, cuja presença é caracterizada pelos ruídos cardíacos e certificada pela ultrassonografia. O cariótipo é triploide, com o par adicional de cromossomos de origem paterna.

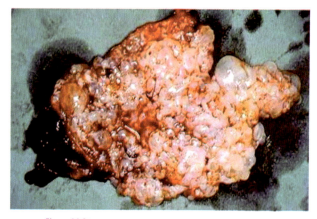

Figura 21.2 Macroscopia de mola hidatiforme completa.

Macroscopia. Feto, cordão e membrana amniótica frequentemente presentes. Na maioria das vezes os vilos dilatados não medem mais de 5 mm de diâmetro; porém, em alguns exemplos, quando a gravidez se desenvolve até a sua metade, alcançam cerca de 20 mm. Registram-se vilosidades normais (Figura 21.4).

Histopatologia. As vilosidades hidrópicas exibem hiperplasia moderada, sem anaplasia celular. São, sistematicamente, evidenciadas vilosidades normais nas quais, quando preservadas, se verificam vasos. Também não costumam faltar fragmentos de membranas.

Citogenética. Predominam casos com anomalia cromossômica, incluindo trissomias, triploidias e tetraploidias (Figura 21.5).

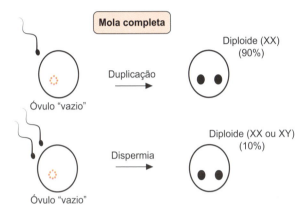

Figura 21.3 Citogenética da mola hidatiforme completa. Pode-se visualizar o fenômeno da partenogênese, característica desta forma clínica da doença trofoblástica gestacional.

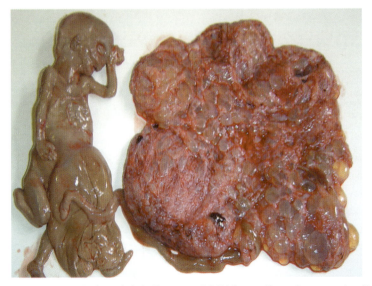

Figura 21.4 Macroscopia de mola hidatiforme parcial. Há feto malformado, anexos (cordão e membrana), placenta com área normal, entremeada por vesículas, em geral, de menor diâmetro do que as da mola hidatiforme completa.

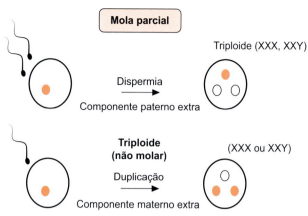

Figura 21.5 Citogenética da mola hidatiforme parcial. É possível observar o componente paterno extra na formação desta entidade clínica.

Mola hidatiforme

Classificação das síndromes da mola hidatiforme

As molas hidatiformes, completa e parcial, constituem 2 doenças distintas, com características citogenéticas, histológicas e clínicas próprias (Tabela 21.1), embora o tratamento seja similar.

O volume e a proliferação trofoblástica da mola completa no geral excedem os da mola parcial, o que se reflete nas características clínicas. Os títulos iniciais de hCG tendem a ser mais elevados em pacientes com mola completa. O aumento uterino além do esperado

Tabela 21.1 Características das molas hidatiformes parcial e completa.

Características	Mola parcial	Mola completa
Cariótipo	Mais comum 69,XXX ou 69,XXY	Mais comum 46,XX ou 46,XY
Patologia		
Feto	Frequente	Ausente
Âmnio, hemácias	Em geral	Ausentes
Vilosidades fetais hidrópicas	Variáveis, focais	Difusas
Proliferação trofoblástica	Focal, leve a moderada	Difusa, leve a acentuada
Clínica		
Diagnóstico	Aborto retido	Gestação molar
Tamanho uterino	Pequeno para a idade gestacional	50% grande para a idade gestacional
Cistos tecaluteínicos	Raros	15 a 25%
Complicações médicas	Raras	< 25%
Sequelas malignas pós-molares	< 5%	20%

Fonte: ACOG, 2004.

para a idade da gravidez ocorre em até 50% dos casos de mola completa. Complicações médicas da gravidez molar, incluindo pré-eclâmpsia, hipertireoidismo, anemia e hiperêmese gravídica, são mais frequentes nos casos de mola completa. Aproximadamente 15 a 25% das pacientes com mola completa apresentam cistos tecaluteínicos, com aumento ovariano > 6 cm. Sequelas malignas ocorrem em menos de 5% das pacientes com mola parcial, mas em cerca de 20% naquelas com mola completa.

Diagnóstico

O diagnóstico de mola hidatiforme pode ser feito no 1º trimestre da gravidez. O sinal mais comum é o sangramento, muitas vezes acompanhado da expulsão das vesículas molares ("eis a assinatura da mola"). Outros sinais e sintomas incluem aumento do útero maior que o esperado para a idade da gravidez, ausência de batimentos cardiofetais (BCF), cistos tecaluteínicos (Figura 21.6), hiperêmese gravídica e nível anormalmente elevado de hCG. Embora seja incomum, a pré-eclâmpsia na 1ª metade da gestação é sugestiva de mola hidatiforme.

Ultrassonografia. Superou todos os métodos não invasivos para o diagnóstico da mola. Apesar de uma grande proporção de molas ser diagnosticada como aborto retido a partir de um exame rotineiro de 1º trimestre de ultrassonografia, muitas pacientes com mola completa exibem imagens típicas (Figura 21.7): útero cheio de material ecogênico, contendo múltiplas vesículas anecoicas de diferentes tamanhos, sem fluxo intrauterino; não há feto nem BCF. Na mola parcial, observa-se placenta grande de aspecto normal com lesões intraplacentárias anecoicas difusas (Figura 21.8).

Com grande frequência o diagnóstico de mola completa ou parcial vem sendo realizado em material de curetagem indicada para abortamento incompleto.

Mola e feto coexistente. A coexistência do feto com degeneração molar é relativamente rara, ocorrendo em 1:22.000 a 100.000 gestações. O achado é mais frequente na mola parcial e pode ocorrer na gestação gemelar (Figura 21.9). Na maioria dessas gestações gemelares molares, o diagnóstico é feito por ultrassonografia, que mostra massa cística, complexa, distinta da unidade fetoplacentária.

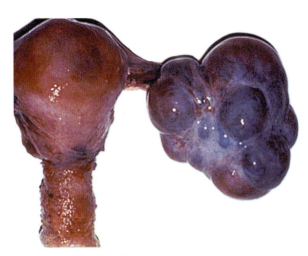

Figura 21.6 Cistos tecaluteínicos gigantes.

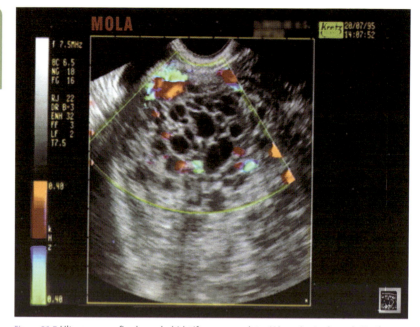

Figura 21.7 Ultrassonografia de mola hidatiforme completa. Há ausência de embrião/feto ou anexos, identificando-se apenas vesículas anecoicas avasculares ao Doppler.

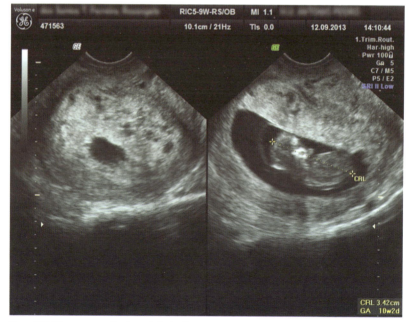

Figura 21.8 Ultrassonografia de mola hidatiforme parcial. Note a presença de embrião e placenta com áreas sonolucentes, correspondendo às vesículas.

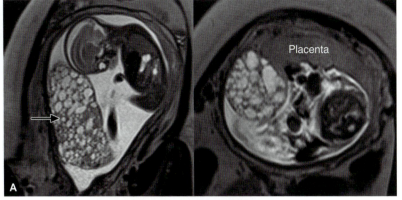

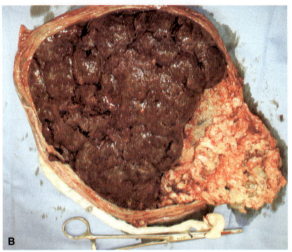

Figura 21.9 A. Gravidez gemelar e mola completa à ressonância magnética. B. Placenta do feto normal e imagem da mola.

Tratamento

Para pacientes nas quais há suspeita de gestação molar, antes do esvaziamento, os seguintes exames são recomendados:

- Hemograma completo
- Grupo sanguíneo e fator Rh
- Teste rápido para sífilis e vírus da imunodeficiência humana (HIV), conforme recomendação do Ministério da Saúde (MS) para qualquer interrupção da gravidez
- Determinação do nível de hCG
- Radiografia de tórax.

Aspiração a vácuo. É o método de eleição para o esvaziamento molar. Em úteros grandes (14 a 16 semanas ou mais) deve-se ter cuidado redobrado. O procedimento inclui a dilatação cervical e costuma ser realizado sob anestesia geral. Ocitocina intravenosa deve ser infundida após a dilatação do colo pré-esvaziamento e mantida por muitas horas no pós-operatório. Pacientes Rh-negativo devem ser tratadas com a imunoglobulina anti-D após o esvaziamento, muito embora hemácias fetais não estejam presentes na mola completa.

Complicações médicas. As complicações médicas da mola hidatiforme são observadas em aproximadamente 25% das pacientes com útero maior do que 14 a 16 semanas e são menos frequentes em grávidas com úteros menores. As complicações médicas mais encontradas incluem anemia, infecção, hipertireoidismo, pré-eclâmpsia, coagulopatia e problemas pulmonares. Fala-se em síndrome de embolização trofoblástica após o esvaziamento molar, mas a etiologia da angústia respiratória é multifária: insuficiência cardíaca e sobrecarga congestiva de débito alto por anemia, hipertireoidismo, pré-eclâmpsia e sobrecarga iatrogênica por fluidos. O hipertireoidismo e a pré-eclâmpsia melhoram rapidamente após o esvaziamento e podem não necessitar de tratamento específico. Os cistos tecaluteínicos estão associados à hiperestimulação dos ovários por hCG em níveis exagerados. Podem demorar vários meses para regredir após o esvaziamento molar e não devem ser removidos. A cirurgia está reservada para acidentes de ruptura e de torção, que são raros.

Histerectomia. A histerectomia com conservação dos anexos pode ser uma alternativa para a aspiração a vácuo em mulheres que não querem mais ter filhos. A histerectomia reduz o risco de NTG pós-molar quando comparada ao esvaziamento por aspiração. Todavia, ainda há risco de NTG pós-molar em torno de 3 a 5%, e essas pacientes não estão isentas de monitoramento com hCG após a histerectomia.

Seguimento pós-molar

Depois do esvaziamento molar, é indispensável monitorar cuidadosamente todas as pacientes para diagnosticar e tratar de imediato possíveis sequelas malignas (Tabela 21.2). A maioria dos episódios de malignização ocorre dentro de 6 meses do esvaziamento.

Após o esvaziamento da mola hidatiforme, o diagnóstico de NTG pós-molar inclui estabilização ou aumento dos níveis de hCG, caracterização histológica de mola invasora ou coriocarcinoma no material de curetagem. A imagem sonográfica de mola invasora não é indicação para recuretagem porque não induz à remissão da doença ou influencia o tratamento e pode resultar em hemorragia e perfuração uterina. Em casos selecionados, uma nova aspiração uterina pode ser realizada se houver imagem sugestiva de restos molares na cavidade endometrial. A hipótese de uma nova gravidez deve ser afastada por meio de ultrassonografia e hCG, especialmente após longo seguimento em pacientes não cooperativas.

hCG. Deve-se determinar quantitativamente os níveis de hCG no soro materno após o esvaziamento molar, com teste comercial que apresenta sensibilidade de 5 mUI/mℓ. Após 3 dosagens consecutivas normais, dosa-se o hormônio mensalmente até completar 6 meses, quando as pacientes são liberadas para engravidar. Enquanto os níveis de hCG estiverem

---

Tabela 21.2 Protocolo de seguimento pós-molar.

1. Devem-se obter dosagens semanais de β-hCG após o esvaziamento da mola

2. Quando o nível de β-hCG for negativo por 3 semanas consecutivas, deve-se dosá-lo mensalmente por 6 meses

3. Deve-se evitar a gravidez com anticoncepcionais orais durante o seguimento

4. Deve-se descontinuar o seguimento após 6 meses consecutivos de negativação de β-hCG. A gravidez pode ser permitida neste momento

5. Deve-se utilizar a quimioterapia se o nível de β-hCG estacionar por 3 semanas consecutivas, aumentar ou aparecerem metástases

β-hCG, gonadotrofina coriônica humana.

decrescentes após o esvaziamento molar, não há necessidade de quimioterapia. Todavia, se os níveis de hCG se estabilizarem ou se elevarem por 3 semanas, a avaliação imediata e o tratamento de NTG pós-molar se impõe.

Ultrassonografia. Com a persistência de lesão molar uterina após o esvaziamento, o que sugere malignização, a ultrassonografia transvaginal pode mostrar tecido ecogênico na cavidade uterina, que se estende ao miométrio com fluxo exuberante ao mapeamento colorido, de baixa resistência (índice de resistência [RI] < 0,40 a 0,50). Na ultrassonografia pélvica são mostrados também os cistos tecaluteínicos.

Anticoncepção. Durante o monitoramento por hCG costumam-se utilizar anticoncepcionais orais. Embora as gestações após mola hidatiforme sejam normais, sua ocorrência dificulta o seguimento pós-molar, pois prejudica a análise do marcador tumoral – hCG. Anticoncepcionais orais não aumentam a incidência de NTG pós-molar nem afetam o padrão de regressão de hCG. Após remissão documentada por 6 a 12 meses, a depender da necessidade ou não de quimioterapia, respectivamente, a anticoncepção pode ser descontinuada (ver Tabela 21.2).

Neoplasia trofoblástica gestacional

Classificação histológica

A apresentação clínica da NTG é mais importante do ponto de vista do tratamento e do prognóstico do que o diagnóstico preciso histológico.

A NTG pode ser dividida em: mola invasora, coriocarcinoma, PSTT e ETT.

Mola invasora

Outrora também denominada corioadenoma *destruens*, é uma doença confinada ao útero, caracterizada por vilosidades coriônicas hidrópicas com proliferação trofoblástica que invadem diretamente o miométrio (Figura 21.10). Raramente alcançam locais extrauterinos. A mola invasora é sempre sequela da mola hidatiforme. Pacientes com mola invasora podem apresentar resolução espontânea em 40% das vezes. O diagnóstico da mola invasora habitualmente é clínico (NTG não metastática), e não histológico. A ultrassonografia fornece subsídios de valor ao mapear pelo Doppler colorido a invasão do miométrio pelo trofoblasto (Figura 21.11). A dilatação e curetagem (D&C) diagnóstica deve ser evitada pela possibilidade de perfuração uterina.

Coriocarcinoma

A constituição celular do coriocarcinoma é dimórfica, com sincício e citotrofoblasto, mas não forma estrutura vilosa (Figura 21.12). O coriocarcinoma é muito invasivo e metastático. Procede de qualquer tipo de gravidez: 50% de gestação normal, 25% de mola hidatiforme, 25% de abortamento e até de gravidez ectópica.

Morfologia. Os coriocarcinomas localizam-se em qualquer parte do útero e têm superfície vermelho-escura (devido a hemorragias frequentes, repetidas, e à destruição de vasos). As dimensões variam de exíguas a volumosas massas, que deformam o órgão, e podem ser únicas ou múltiplas, irrompendo ou não para o peritônio (ver Figura 21.12). Algumas vezes mantêm relação com a cavidade do órgão; em outras oportunidades isso não ocorre, e é impossível o diagnóstico por curetagem.

A consistência é diminuída (necrose em graus variados), e os tumores podem desagregar-se à realização do estudo anatomopatológico.

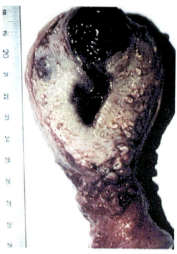

Figura 21.10 Mola invasora. Note a natureza invasiva desta entidade na intimidade miometrial.

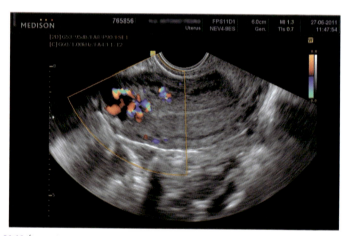

Figura 21.11 Útero de aspecto heterogêneo, apresentando exuberante vascularização no miométrio, de baixa resistência, característica de mola invasora.

O exame microscópico não costuma revelar vilosidades, e o trofoblasto é acentuadamente anaplásico. Entremeiam-se coágulos e áreas de necrose com zonas de trofoblasto acentuadamente atípico e, de regra, em disposição plexiforme; a mesma configuração é observada nos locais de metástase, nos quais é comum a proliferação no interior de vasos sanguíneos, via transitada pelo tecido corial.

As lesões uterinas costumam ficar volumosas e maiores que as metastáticas; excepcionalmente, invertem-se os termos e não é possível assegurar a existência da lesão primitiva.

Diagnóstico. O coriocarcinoma apresenta sintomas muito variados e discordantes. Poucos elementos têm valor para o seu reconhecimento, o que se torna ainda mais difícil quando o blastoma não é precedido por mola hidatiforme. Surgem perdas de sangue *per vaginam*, hemoptises, hematúria, sinais de acidente vascular cerebral, ou de hemorragia interna abdominal.

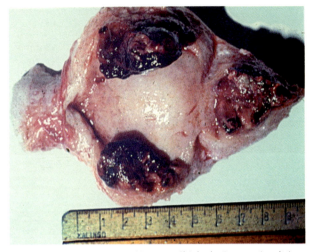

Figura 21.12 Coriocarcinoma. Note as múltiplas lesões no miométrio.

O quadro clínico é diverso, variando de acordo com a localização do tumor. O coriocarcinoma intracavitário pouco difere da mola em sua sintomatologia: hemorragia, aumento de volume e amolecimento do útero, dor, anemia, anorexia, vômitos, subicterícia. As curetagens repetidas não fazem cessar as metrorragias. Nas localizações cervicais, raras, o colo apresenta-se ulcerado ou poliposo, e a biopsia pode levar ao diagnóstico.

A titulação elevada de hCG, decorridos 100 dias de gestação, aparentemente normal, tem significado patológico, embora haja casos com a concentração hormonal apenas suficiente para produzir reação imunológica positiva de gravidez, que já apresentam metástases.

Tumor trofoblástico do sítio placentário e tumor trofoblástico epitelioide

O PSTT e o ETT são formas bastante raras de DTG que se originam do trofoblasto intermediário, podem ocorrer após gravidez normal, abortamento, gravidez ectópica ou mola hidatiforme. As células do trofoblasto intermediário invadem o miométrio e produzem hCG (níveis baixos) e lactogênio placentário humano (hPL). O quadro clínico mais comum é o de amenorreia, seguida de sangramento vaginal e aumento do volume uterino. Macroscopicamente, o PSTT e o ETT formam massa branco-amarelada que invade o miométrio, podendo projetar-se para a cavidade uterina, assumindo aspecto polipoide. O número de células de sinciciotrofoblasto está diminuído nesses tumores, o que se reflete nos baixos níveis de hCG encontrados. Em geral, o PSTT e o ETT não são sensíveis à quimioterapia como as outras formas de NTG, sendo importante sua distinção histológica. Os casos de PSTT exibem forte imunoexpressão de hPL (Figura 21.13). A cirurgia assume papel crítico nesses casos; felizmente, na maioria das pacientes a doença está confinada ao útero e é curada pela histerectomia.

Diagnóstico clínico

A NTG pós-molar é diagnosticada habitualmente pelos níveis de hCG que permanecem estabilizados ou ascendentes. Pacientes com NTG após gestações não molares apresentam quadro clínico de difícil diagnóstico. Sangramento anormal por mais de 6 semanas após uma gravidez deve ser avaliado por dosagem de hCG e ultrassonografia para excluir nova gestação ou NTG. Metástases originárias do coriocarcinoma estão relatadas em qualquer

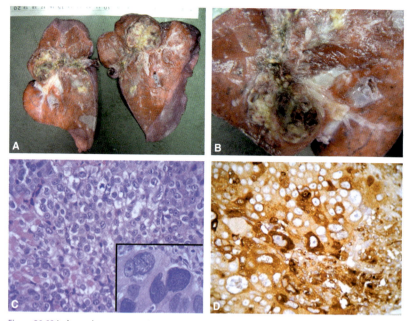

Figura 21.13 Lobo pulmonar com áreas necro-hemorrágicas (A e B), que, à histopatologia, exibe proliferação do trofoblasto intermediário (C), e que, pela imuno-histoquímica, provou tratar-se de tumor trofoblástico do sítio placentário ao detectar-se o lactogênio placentário humano – hPL (D). (Cortesia da Profª Drª Izildinha Maestá, da Faculdade de Medicina de Botucatu, Universidade Estadual Paulista.)

lugar do organismo, embora as mais comuns sejam as de vagina, pulmão, fígado e cérebro; todavia, a biopsia nesses locais raramente está indicada e é causa de sangramento copioso. Metástases no sistema nervoso central podem produzir sintomas neurológicos, hemorragias intracranianas ou lesões expansivas. O coriocarcinoma deve ser considerado em qualquer mulher em idade reprodutiva com doença metastática cuja localização primária seja desconhecida. Nessas circunstâncias, dosagem de hCG e exclusão da gravidez são necessárias para o diagnóstico de NTG metastática.

Estadiamento

A classificação da Fédération Internationale de Gynécologie et d'Obstétrique (FIGO) para a NTG foi estabelecida em 2000, combinando o estadiamento anatômico com o sistema de contagem de fator de risco da OMS (1983) modificado. Espera-se que a combinação do sistema de estadiamento/escore forneça descrição mais precisa da extensão da doença e dos fatores de risco presentes na DTG.

Estadiamento anatômico (FIGO, 2000). O PSTT deve ser classificado como entidade separada de outras NTG. O estadiamento anatômico (I, II, III e IV) refere-se apenas à NTG (Tabela 21.3). As pacientes que requerem quimioterapia ou cirurgia em virtude da persistência de hCG após o esvaziamento da mola e aquelas que apresentam metástases têm neoplasia trofoblástica.

Escore de risco (FIGO, 2000). Os escores prognósticos dos fatores de risco de cada categoria são 0, 1, 2 e 4 (Tabela 21.4). É a NTG dividida em 2 grupos: baixo risco (0 a 6) e alto risco (≥ 7).

Tabela 21.3 Estadiamento anatômico da neoplasia trofoblástica gestacional.

Estádio	Características
I	Tumor confinado ao útero
II	Tumor estende-se a outras estruturas genitais: vagina, ovário, ligamento largo e tuba uterina (por metástase ou extensão direta)
III	Metástase para pulmão, com ou sem envolvimento do sistema genital
IV	Outras metástases a distância (cérebro, fígado), com ou sem envolvimento pulmonar

Fonte: FIGO, 2000.

Tabela 21.4 Sistema de contagem revisado da Fédération Internationale de Gynécologie et d'Obstétrique (FIGO).

Variáveis	Fatores de risco			
	0	1	2	4
Idade (anos)	< 39	> 39	–	–
Gestação antecedente	Mola	Aborto	Gestação a termo	–
Intervalo da gravidez antecedente (meses)	< 4	4 a 6	7 a 12	> 12
Nível de hCG pré-tratamento (mUI/mℓ)	< 1.000	1.000 a 10.000	> 10.000 a 100.000	> 100.000
Tamanho do maior tumor incluindo o útero (cm)	–	3 a 4	5	–
Local das metástases	Pulmão, vagina	Baço, rim	Gastrintestinal	Cérebro, fígado
Número de metástases	0	1 a 4	4 a 8	> 8
Falha na quimioterapia	–	–	Agente único	≥ 2 agentes

Índice total: 0 a 6 = baixo risco; ≥ 7 = alto risco.

Estadiamento: escore (FIGO, 2000). É expresso por numeral em romano para o estadiamento e numeral em arábico para o escore de risco, separados por dois-pontos. Por exemplo, II:7.

Diagnóstico das metástases. Os pré-requisitos são apresentados a seguir:

- Para metástases do pulmão, a radiografia do tórax é adequada, e a tomografia computadorizada (TC) é aceitável. Para contar o número de metástases para definir o escore de risco, deve ser utilizada a radiografia
- Para o diagnóstico das metástases abdominais, a TC deve ser preferida; muitos utilizam ultrassonografia para diagnosticar as metástases no fígado
- Para o diagnóstico das metástases cerebrais, a ressonância magnética (RM) é o procedimento superior.

Tratamento

Neoplasia trofoblástica gestacional de baixo risco

As pacientes de baixo risco são tratadas por agente único. Em virtude de sua eficácia e segurança, o tratamento com metotrexato (MTX) e o resgate com o ácido folínico (FC) é o esquema mais utilizado (Tabela 21.5). A histerectomia é complementar à quimioterapia para pacientes mais idosas, que tenham completado a sua família e se situem no estádio I.

Em pacientes de baixo risco resistentes ao MTX, a medicação de 2ª linha é a actinomicina-D (0,5 mg/dia intravenosa, repetida por 5 vezes a cada 2 semanas) ou o esquema etoposídeo/metotrexato/actinomicina-D-ciclofosfamida-Oncovin® (EMA-CO) (hCG > 100 mUI/mℓ).

Prognóstico. A taxa de recidiva é < 5% em pacientes tratadas com êxito na NTG de baixo risco.

Neoplasia trofoblástica gestacional de alto risco

O esquema EMA-CO está mais bem pormenorizado na Tabela 21.6. Os ciclos são alternados idealmente a cada 7 dias, ou postergando-se para além disso nos casos de mielossupressão.

Tabela 21.5 Esquema de metotrexato para o tratamento da neoplasia trofoblástica gestacional de baixo risco.

Dia 1	MTX 50 mg IM às 12 h
Dia 2	Ácido folínico 15 mg VO às 12 h
Dia 3	MTX 50 mg IM às 12 h
Dia 4	Ácido folínico 15 mg VO às 12 h
Dia 5	MTX 50 mg IM às 12 h
Dia 6	Ácido folínico 15 mg VO às 12 h
Dia 7	MTX 50 mg IM às 12 h
Dia 8	Ácido folínico 15 mg VO às 12 h

Os ciclos são repetidos após intervalo de 6 dias até a normalização dos níveis de hCG. *MTX*, metotrexato; *IM*, intramuscular; *VO*, via oral.

Tabela 21.6 Esquema EMA-CO para tratamento da neoplasia trofoblástica gestacional de alto risco.

Semana 1	
Dia 1	Etoposídeo 100 mg/m² em 30 min
	Metotrexato 100 mg/m² IV em *bolus*; 200 mg/m² IV em 12 h
	Actinomicina-D 0,5 mg IV em *bolus*
Dia 2	Etoposídeo 100 mg/m² em 30 min
	Actinomicina-D 0,5 mg IV em *bolus*
	Ácido folínico, 15 mg VO ou IM a cada 12 h, por 4 doses, iniciando-se 24 h após o começo do metotrexato
Semana 2	
Dia 1	Ciclofosfamida 600 mg/m² IV em 30 min
	Oncovin® (vincristina) 1,0 mg/m² em *bolus* (máximo de 2,0 mg)
Semana 3	
Dia 1	Iniciar novo ciclo

IV, via intravenosa; *VO*, via oral; *IM*, via intramuscular. Repete-se o esquema até a negativação dos níveis de hCG.

Para se avaliar a resposta ao tratamento quimioterápico, a melhor orientação é a dosagem da hCG. A resposta ideal é a queda da hCG sérica de 10 vezes a cada ciclo completo. Os ciclos devem ser administrados até a normalização de hCG, sendo ainda recomendado o emprego de 2 a 3 ciclos adicionais, de acordo com o risco da paciente (quimioterapia de consolidação). Devem ser consideradas resistentes ao regime descrito as pacientes que apresentarem níveis estáveis de hCG após a realização de 3 ciclos, assim como as que exibirem elevação durante a administração de 1 ciclo. Nesses casos, muda-se o esquema para outro mais agressivo: etoposídeo/cisplatina-etoposídeo/metotrexato/actinomicina-D (EP-EMA).

Os ciclos são repetidos após intervalo de 7 dias até a normalização dos níveis de hCG.

PSTT e ETT. A doença localizada no útero deve ser tratada por histerectomia. Em PSTT ou ETT metastáticos está indicada poliquimioterapia feita com esquema EP-EMA, embora os resultados sejam incertos. A sobrevida das pacientes depende muito do intervalo entre o tratamento e a gestação de origem.

O esquema de tratamento da DTG encontra-se sumarizado na Figura 21.14.

Prognóstico. A despeito de testes sensíveis de hCG e da quimioterapia combinada, até 13% das pacientes com doença de alto risco desenvolvem recidiva após alcançarem a remissão. As taxas de sobrevida relatadas pelos Centros de Doença Trofoblástica podem atingir 84% na doença de alto risco.

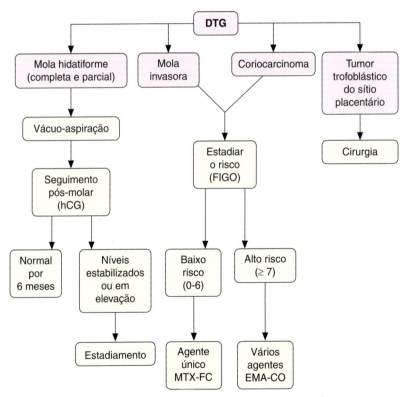

Figura 21.14 Fluxograma do tratamento da doença trofoblástica gestacional (DTG). *hCG*, gonadotrofina coriônica humana; *FIGO*, Fédération Internationale de Gynécologie et d'Obstétrique; *MTX-FC*, metotrexato-ácido folínico; *EMA-CO*, etoposídeo/metotrexato/actinomicina-D-ciclofosfamida-Oncovin®.

A quimioterapia combinada determina risco aumentado de tumores secundários: leucemia mieloide, colo, mama. A maioria das gestações subsequentes é normal. Tanto o esquema de agente único como de agentes múltiplos antecipa a menopausa.

Remissão

Após a remissão da NTG, avaliada pelos níveis de hCG, essas pacientes devem repetir os exames a cada 2 semanas durante os 3 primeiros meses e depois 1 vez por mês até completar 1 ano de hCG normal. A taxa de recidiva após 1 ano de remissão é < 1%, mas recorrências tardias podem ser observadas raramente.

Aconselhamento

As pacientes são aconselhadas a usar anticoncepcionais hormonais durante o 1º ano de remissão.

Pacientes com mola completa ou parcial têm chance 10 vezes maior de nova mola em gravidez subsequente. Parece não haver risco aumentado de malformações congênitas ou de outras complicações relacionadas com a gravidez. Esquemas que incorporam etoposídeo e cisplatina podem elevar o risco de leucemia nas sobreviventes.

Pontos-chave

- A doença trofoblástica gestacional (DTG) pode ser de 4 tipos: mola hidatiforme, mola invasora (corio-adenoma *destruens*), coriocarcinoma e tumor trofoblástico do sítio placentário (PSTT)
- A mola completa é sempre diploide e tem maior probabilidade de transformar-se em coriocarcinoma (2,5%). A mola parcial é triploide (componente paterno extra) e raramente evolui para as formas malignas
- As molas determinam hemorragia indolor na 1ª metade da gestação
- O diagnóstico de mola hidatiforme é feito por ultrassonografia e dosagem de β-hCG (> 100.000 mUI/mℓ)
- A mola invasora sempre provém da mola hidatiforme, mas o coriocarcinoma só em 50% dos casos; nos 50% restantes, sucedem abortamento molar (25%), gravidez normal (22,5%) e gravidez ectópica (2,5%)
- O tratamento da mola hidatiforme é feito com aspiração a vácuo
- O seguimento pós-molar pode ser descontinuado após 6 meses consecutivos de negativação de β-hCG (< 5 mUI/mℓ)
- O diagnóstico da neoplasia trofoblástica gestacional (NTG) persistente é feito no seguimento pós-molar: exame clínico, principalmente hormonal (β-hCG) e ultrassonográfico
- No seguimento pós-molar, sempre que os níveis de β-hCG estacionarem por 3 semanas consecutivas, aumentarem ou aparecerem metástases é realizado o tratamento quimioterápico com metotrexato (MTX)
- O tratamento com a quimioterapia combinada (EMA-CO) é feito quando a quimioterapia simples falhar e nas formas de neoplasia trofoblástica gestacional (NTG) persistente de alto risco.

22

Toxemia Gravídica: Pré-Eclâmpsia e Eclâmpsia

Classificação e diagnóstico da hipertensão na gravidez, 382

Etiopatogenia, 384

Fisiopatologia, 390

Predição, 392

Prevenção, 394

Tratamento, 396

Marcos Nakamura Pereira
Jorge Rezende Filho

A toxemia gravídica é uma doença multissistêmica que costuma ocorrer na segunda metade da gestação, caracterizada classicamente por hipertensão e proteinúria. Em suas formas graves, instala-se a convulsão, e a doença, antes chamada pré-eclâmpsia, passa a ser denominada eclâmpsia.

A pré-eclâmpsia (PE) é um processo dinâmico, habitualmente progressivo, que pode levar a uma forma da doença denominada síndrome HELLP, ao edema agudo de pulmão e à eclâmpsia. Para o tratamento adequado da doença, é mandatória a reavaliação frequente, para detectar sinais graves de comprometimento. Além disso, sabe-se que a PE pode piorar ou se apresentar pela primeira vez no pós-parto, tornando-se cenário maior para efeitos adversos maternos.

A incidência de PE no mundo é de 2 a 3%; porém, nos EUA, sua incidência aumentou em 25% nas duas últimas décadas e atingiu valores de 5 a 10%, em face do aumento de hipertensão, diabetes, obesidade, gravidez gemelar e idade materna avançada. Na Maternidade Escola da Universidade Federal do Rio de Janeiro (UFRJ), no período de 2011 a 2012, a PE incidiu em quase 7% das grávidas.

Estima-se, por ano, que aproximadamente 70 mil mulheres percam a vida, e que ocorram cerca de 500 mil óbitos fetais ou neonatais em decorrência de complicações causadas por desordens hipertensivas na gestação. Na América Latina e no Caribe, os distúrbios hipertensivos (PE e hipertensão crônica) destacam-se como a principal causa de mortalidade materna (cerca de 26%); nos países desenvolvidos, é a segunda mais importante (cerca de 16%).

A morte materna normalmente está associada à eclâmpsia e à síndrome HELLP. A hemorragia cerebral é a principal causa de morte, geralmente seguida do edema de pulmão e das causas hepáticas.

A morbidade materna está representada por descolamento prematuro da placenta (DPP), coagulação intravascular disseminada (CID), insuficiência renal aguda, edema agudo do pulmão, pneumonia aspirativa e parada cardiorrespiratória.

A mortalidade perinatal está aumentada em 5 vezes no global: PE precoce-grave (< 34 semanas), 5 a 15%; síndrome HELLP, 35%; eclâmpsia, 30 a 35%.

Atualmente, também há evidências claras de que a PE está associada à doença cardiovascular (DCV) mais tarde na vida. Esse aumento do risco varia de 2 vezes para todos os casos e de 8 a 9 vezes para mulheres com PE que deram à luz antes de 34 semanas. Mulheres normotensas que desenvolveram PE na gravidez têm chance de 17% de serem hipertensas no prazo de 5 anos.

Classificação e diagnóstico da hipertensão na gravidez

Neste capítulo, é adotada a classificação do American College of Obstetricians and Gynecologists (ACOG), por sua simplicidade.

A hipertensão na gravidez é classificada em apenas quatro categorias: (1) PE/eclâmpsia; (2) hipertensão crônica (de qualquer causa); (3) hipertensão crônica com PE sobreposta; e (4) hipertensão gestacional.

Todas as principais recomendações para hipertensão na gestação utilizam a definição de pressão arterial sistólica (PAS) ≥ 140 mmHg ou pressão arterial diastólica (PAD) ≥ 90 mmHg. A pressão arterial (PA) deve ser aferida com a mulher sentada (pés apoiados no chão), com braço no nível do coração e utilizando manguito de tamanho apropriado à circunferência do braço (braçadeira maior quando circunferência ≥ 33 cm).

A proteinúria deve ser aferida em todas as mulheres com hipertensão arterial na gestação. O diagnóstico é realizado se exame de urina de 24 horas revelar proteinúria ≥ 300 mg ou com relação proteína/creatinina $\geq 0,3$ em amostra urinária. O diagnóstico de fita da proteinúria deve ser desencorajado, a menos que não se disponha de métodos quantitativos; o ponto de corte é 2+. A proteinúria maciça (> 5 g/24 horas) foi eliminada do critério de gravidade de PE.

Não há obrigatoriedade na presença de proteinúria para o diagnóstico de PE. Em sua ausência, a PE é diagnosticada como hipertensão associada à trombocitopenia (contagem de plaquetas < 100 mil/mm³), alteração na função hepática (elevação das enzimas transaminases de 2 vezes a concentração normal), desenvolvimento de insuficiência renal (creatinina no soro > 1,1 mg/dℓ ou sua duplicação, inexistente outra doença renal), edema de pulmão e distúrbios cerebrais ou visuais (Tabela 22.1). A presença de qualquer um desses critérios ou de hipertensão grave (PAS ≥ 160 mmHg ou PAD ≥ 110 mmHg) caracteriza, para o ACOG, a PE com sinais de gravidade.

A hipertensão gestacional é a elevação da pressão sanguínea após 20 semanas de gestação, na ausência de proteinúria ou das alterações sistêmicas já descritas. Um quarto das mulheres com hipertensão gestacional desenvolve PE, e essa proporção pode ser maior quanto mais precoce for o início do quadro.

Pré-eclâmpsia sobreposta

A hipertensão crônica é aquela que antecede a gravidez, e a PE sobreposta é a hipertensão crônica associada à PE. Se a mulher não apresenta proteinúria prévia, o surgimento desta, em caso de elevação da PA, é suficiente para o diagnóstico de PE sobreposta. Para mulheres com proteinúria prévia, o diagnóstico deve ser baseado nos demais critérios definidores da PE (ver Tabela 22.1). A simples elevação da PA não deve ser utilizada para o diagnóstico. O uso do fator de crescimento placentário (PIGF) para exclusão da PE sobreposta em gestantes com hipertensão crônica com mais de 20 semanas que apresentem essa suspeita parece ser uma ferramenta promissora.

Tabela 22.1 Critérios diagnósticos de pré-eclâmpsia.

Pressão sanguínea	• Sistólica ≥ 140 mmHg ou diastólica ≥ 90 mmHg, em duas ocasiões espaçadas de no mínimo 4 horas, após 20 semanas da gravidez, em mulher com pressão arterial prévia normal • Sistólica ≥ 160 mmHg ou diastólica ≥ 110 mmHg, confirmada em intervalo curto (minutos) para iniciar a terapia anti-hipertensiva imediata
e	
Proteinúria	• ≥ 300 mg/24 horas ou • Relação proteína/creatinina ≥ 0,3 (ambas em mg/dℓ) ou • Fita = 2+ (utilizada apenas se ausentes os métodos quantitativos)
ou	
Na **ausência de proteinúria**, qualquer um dos seguintes:	
Trombocitopenia	Contagem de plaquetas < 100 mil/mm³
Insuficiência renal	Creatinina no soro > 1,1 mg/dℓ ou sua duplicação, na ausência de outras doenças renais
Comprometimento da função hepática	Elevação das transaminases de duas vezes a concentração
Edema de pulmão	
Cefaleia de início recente não responsiva a medicações e sem diagnóstico alternativo ou distúrbios visuais	

Síndrome HELLP

Trata-se de uma forma grave de PE, caracterizada por hemólise (*H – hemolysis*), elevação das enzimas hepáticas (*EL – elevated liver*) e baixa de plaquetas (*LP – low platelets*).

A síndrome HELLP costuma desenvolver-se de maneira repentina durante a gravidez e em cerca de 10 a 20% dos casos de PE.

Quadro clínico. O quadro clínico típico é o da grávida na segunda metade da gestação com dor epigástrica ou no quadrante superior direito, particularmente se associada a náuseas e vômitos. Hipertensão e proteinúria podem não estar presentes.

Diagnóstico. O diagnóstico da síndrome HELLP é mais fácil em grávidas com o quadro clínico de PE com critérios de gravidade que apresentem a tríade laboratorial de anormalidades sugerindo lesão eritrocitária, dano hepático e trombocitopenia.

O nível adotado para caracterizar a trombocitopenia geralmente é < 100 mil/mm³.

A lesão/disfunção hepática é avaliada pelo aumento no soro das transaminases hepáticas (2 vezes a concentração normal), habitualmente aspartato aminotransferase (AST – TGO) ou alanina aminotransferase (ALT – TGP) ≥ 70 UI/ℓ. A mais grave complicação hepática é o hematoma subcapsular do fígado, especialmente quando ocorre sua ruptura. O diagnóstico pode ser confirmado por ultrassonografia (USG) ou tomografia computadorizada (TC).

Por fim, a lesão eritrocitária evidenciada pela hemólise é o terceiro critério laboratorial da síndrome HELLP. O valor da desidrogenase láctica (LDH) ≥ 600 UI/ℓ, a elevação da bilirrubina sérica (> 1,2 mg/dℓ) e o esfregaço sanguíneo periférico exibindo hemácias fragmentadas com formas bizarras (esquizócitos) caracterizam o quadro laboratorial de hemólise.

O distúrbio de coagulação é incomum na síndrome HELLP, mas é frequente na esteatose hepática aguda, seu principal diagnóstico diferencial.

Prognóstico. A mortalidade e a morbidade maternas estão elevadas em 10 vezes. A prematuridade e a mortalidade perinatal também estão majoradas. Pelo menos 20% das mulheres com síndrome HELLP exibirão alguma forma de toxemia em gravidez futura.

Eclâmpsia

A eclâmpsia é a ocorrência, em mulher com PE, de convulsões que não podem ser atribuídas a quaisquer outras causas, durante a gravidez ou puerpério. A eclâmpsia pode ser definida como convulsões tônico-clônicas, focais ou multifocais, na ausência de outras causas como epilepsia, isquemia cerebral, hemorragia intracraniana ou uso de drogas ilícitas.

A eclâmpsia é hoje evento relativamente raro em países desenvolvidos, porém, em países em desenvolvimento, a incidência ainda é elevada – de 0,5 a 1,5% das gestações. No Brasil, a prevalência da eclâmpsia é de 0,5 a 1%.

A eclâmpsia frequentemente (78 a 83%) é precedida por sinais premonitórios de irritação cerebral. Os sintomas mais comuns são: cefaleia (66%), distúrbios visuais (27%) e dor no quadrante superior direito ou dor epigástrica (25%). No entanto, a eclâmpsia pode ocorrer mesmo na ausência de sinais de alarme. A hipertensão pode estar ausente em até 25% dos casos.

Os principais diagnósticos diferenciais incluem os acidentes vasculares encefálicos, epilepsia, distúrbios metabólicos (p. ex., hipoglicemia e hiponatremia), trombofilias, vasculite e púrpura trombocitopênica trombótica.

Até 59 a 70% das convulsões são pré-parto; já 20 a 30%, durante o parto; e 20 a 30%, no pós-parto. Quase a totalidade (91%) das mulheres apresenta convulsões após a 28ª semana. Os raros casos que ocorrem antes de 20 semanas normalmente estão associados com a doença trofoblástica gestacional. No pós-parto, após 48 horas, a crise convulsiva caracteriza a eclâmpsia pós-parto tardia.

Etiopatogenia

Doença em três estágios

É proposto um mecanismo imune da PE em três estágios (Figura 22.1). A princípio haveria um estágio 0, pré-concepcional, no qual se acentua a importância do sêmen paterno. A exposição pré-concepcional ao sêmen/líquido seminal apresenta antígenos paternos ao complexo principal de histocompatibilidade (MHC), induzindo a acumulação de células T regulatórias e tornando a mãe tolerante aos aloantígenos fetopaternos. A incapacidade dessa imunorregulação aumentaria o risco de PE. Tal teoria explicaria por que a PE é mais comum na primeira gravidez e por que gestações subsequentes com o mesmo parceiro oferecem proteção à doença.

O estágio 1 é o da desregulação imunológica, resposta parcial da tolerância materna ao trofoblasto. O estágio 2 caracteriza a placentação defeituosa, na qual tomariam parte, além do trofoblasto extravilositário, as células *natural killer* (NK) e os macrófagos. A placentação defeituosa conduz ao estresse oxidativo e à liberação aumentada na circulação materna de diversos fatores. Finalmente, o estágio 3 é o da reação inflamatória materna sistêmica exaltada e o da disfunção endotelial, que conduzem ao diagnóstico clínico da PE – hipertensão e proteinúria.

Placentação

Anatomia da circulação uteroplacentária

As artérias do endométrio e do terço superficial do miométrio, que formam o suprimento final de sangue à placenta, são as artérias espiraladas (Figura 22.2). As paredes das artérias espiraladas têm constituição normal, com tecido elástico e muscular similar ao de outras artérias médias/pequenas do restante do corpo, além de serem vasoativas. Para conduzir o aumento do fluxo sanguíneo uterino 10 vezes maior que ocorre na gravidez, essas artérias

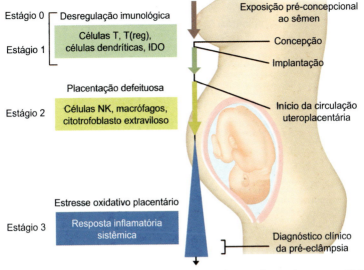

Figura 22.1 Teoria imunológica da pré-eclâmpsia. A pré-eclâmpsia desenvolve-se em estágios, e apenas o último revela a doença clínica, causada por resposta inflamatória sistêmica materna, não específica, secundária ao estresse oxidativo placentário. A adaptação materna aos aloantígenos fetopaternos é comum nos estágios iniciais. Após a concepção, células T regulatórias que interagem com a indoleamina 2,3-dioxigenase (IDO), junto ao reconhecimento pelas células *natural killer* (NK) deciduais do antígeno leucocitário humano (HLA-C, do inglês *human leukocyte antigen*) fetal situado no trofoblasto extravilositário, podem, pela imunorregulação, facilitar a placentação. A falência parcial desse mecanismo (desregulação imunológica) é capaz de determinar placentação defeituosa e perfusão uteroplacentária insuficiente. (Adaptada de Redman CW, Sargent IL. Immunology of pre-eclampsia. Am J Reprod Immunol. 2010;63:534-43.)

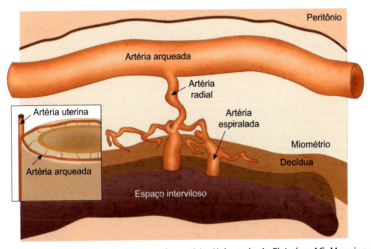

Figura 22.2 Anatomia da circulação uteroplacentária. (Adaptada de Fleischer AC, Manning FA, Jeanty P et al. Ultrassonografia em obstetrícia e ginecologia: princípios e prática. 5. ed. Rio de Janeiro: Revinter; 2000.)

são transformadas em vasos não complacentes, de baixa resistência. É o que se chama de alterações vasculares fisiológicas ou remodelação vascular, fenômeno resultante da interação do trofoblasto extravilositário com os vasos maternos, processo fundamental para o desenvolvimento adequado da gestação.

Esse processo de remodelação vascular fisiológica das artérias espiraladas durante a gestação envolve segmentos da decídua e do miométrio. A placentação profunda defeituosa, descrita primeiramente na PE, foi caracterizada por remodelação ausente ou incompleta do segmento miometrial das artérias espiraladas.

Nos últimos anos, a placentação profunda defeituosa passou a ser associada a inúmeras doenças obstétricas, como PE, crescimento intrauterino restrito (CIR), parto pré-termo, ruptura prematura das membranas pré-termo, DPP e abortamento tardio, que compõem o escopo das grandes síndromes obstétricas.

Remodelação fisiológica das artérias espiraladas

Identificadas as alterações fisiológicas das artérias espiraladas no leito placentário, atribui-se ao trofoblasto a ação destruidora na musculatura vascular e na membrana elástica do vaso. Embora o músculo liso vascular torne-se desorganizado antes da chegada do trofoblasto endovascular, essa desorganização é estimulada pelo trofoblasto intersticial. Outro aspecto relevante a se considerar é a invasão endovascular no segmento miometrial, considerada a segunda onda de migração trofoblástica, que ocorre 4 semanas após a primeira.

As cinco fases da remodelação vascular das artérias espiraladas podem ser resumidas da seguinte maneira (Figura 22.3):

- Fase 1: início da remodelação vascular, com vacuolização do endotélio e tumescência das células musculares lisas
- Fase 2: invasão do trofoblasto intersticial no estroma e no tecido perivascular, induzindo à desorganização na camada vascular e à fragilidade na lâmina elástica das artérias espiraladas
- Fase 3: ondas de migração do trofoblasto endovascular, que invadem o lúmen das artérias espiraladas
- Fase 4: modificações fisiológicas caracterizadas pela incorporação das células trofoblásticas na parede vascular, com substância fibrinoide, substituindo a camada muscular e a lâmina elástica
- Fase 5: regeneração vascular com reendotelização e espessamento subintimal, determinado pela presença das células miointimais (miofibroblastos) α-actina-imunopositivas.

Em resumo, a primeira onda de migração trofoblástica, iniciada com 6 semanas, completa-se por volta de 10 semanas da gravidez, e a segunda onda não se inicia antes de 14 a 15 semanas, de maneira que o trofoblasto endovascular ativo é visto na vasculatura espiralada até 22 semanas.

Placentação defeituosa

Na PE, pouquíssimas artérias espiraladas exibem transformação completa no seu segmento miometrial, ou seja, está ausente a 2ª onda de migração trofoblástica (Figura 22.4). Além disso, especialmente na PE com CIR, muitas artérias espiraladas miometriais não transformadas exibem lesões obstrutivas de aterose aguda, levando a maior estreitamento do lúmen do vaso e a risco aumentado de trombose, com consequente infarto de áreas placentárias.

Disfunção endotelial

O terceiro estágio na etiopatogênese da PE envolve resposta materna com ativação global do sistema inflamatório e disfunção da célula endotelial. A disfunção endotelial sistêmica é a causa de outras condições que caracterizam a PE, como hipertensão e proteinúria. Especificamente, o vasospasmo determina a hipertensão, o aumento da permeabilidade

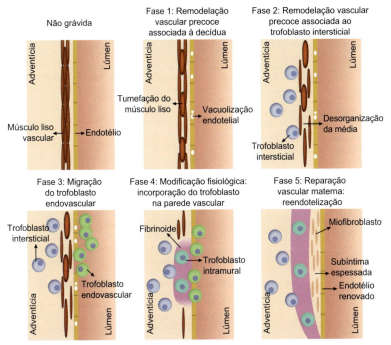

Figura 22.3 Diversos estágios da remodelação da artéria uterina a partir do estado não gravídico. O estágio inicial na remodelação vascular (fase 1) consiste na vacuolização endotelial e na tumescência de algumas células musculares. A invasão do estroma e do tecido perivascular pelo trofoblasto intersticial está associada à posterior desorganização das células musculares lisas vasculares (fase 2). Apenas o trofoblasto endovascular aparece (fase 3). O trofoblasto torna-se embebido dentro da parede vascular pela substância fibrinoide, que substitui o músculo liso vascular original (fase 4). Finalmente, ocorre a reendotelização, que é acompanhada pelo "acolchoamento" subintimal, determinado pelo aparecimento das células miointimais (miofibroblastos) α-actina-imunopositivas (fase 5). (Adaptada de Pijnenborg R, Vercruysse L, Hanssens M. Uterine spiral arteries in human pregnancy: facts and controversies. Placenta. 2006;27:939-58. e de Staff AC, Dechend R, Pijnenborg R. Learning from the placenta: acute atherosis and vascular remodeling in preeclampsia-novel aspects for atherosclerosis and future cardiovascular health. Hypertension. 2010;56:1026-34.)

capilar glomerular causa a proteinúria, os distúrbios na expressão endotelial de fatores da coagulação resultam em coagulopatias, e a vasoconstrição e a isquemia da lesão endotelial podem conduzir à disfunção hepática. A biopsia renal das pacientes toxêmicas revela o edema difuso da célula endotelial glomerular, conhecido como endoteliose capilar glomerular, expressão da disfunção endotelial glomerular considerada por muitos a lesão patognomônica da toxemia.

Fatores antiangiogênicos placentários, como o fms-*like* tirosinoquinase-1 solúvel (sFlt-1), estão superexpressados na toxemia. O sFlt-1 é uma variante do Flt-1, que é receptor do fator de crescimento do endotélio vascular (VEGF) e do PlGF.

O sFlt-1, por meio de seu domínio ligante, interage com o VEGF e o PlGF na corrente sanguínea, impedindo a ligação desses fatores angiogênicos com seus receptores de membrana do endotélio (Figura 22.5). Assim, o sFlt-1 age como antagonista dos fatores de crescimento, e sua concentração encontra-se elevada 5 a 6 semanas antes da toxemia.

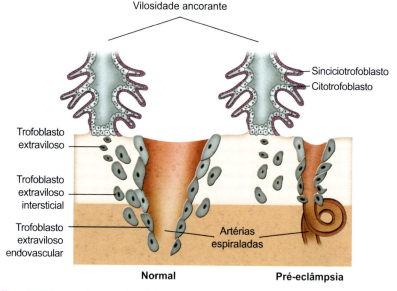

Figura 22.4 Placentação normal e defeituosa na pré-eclâmpsia, com ausência da 2ª onda de migração trofoblástica.

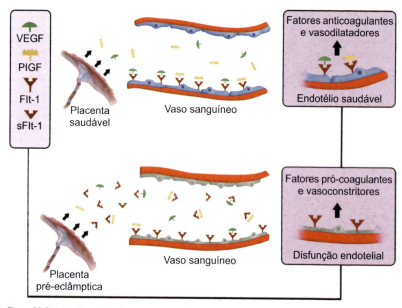

Figura 22.5 Pré-eclâmpsia e fatores angiogênicos. O Flt-1 solúvel (sFlt-1), fator antiangiogênico secretado pela placenta pré-eclâmptica em grande quantidade, causa disfunção endotelial por antagonizar o fator de crescimento do endotélio vascular (VEGF) e o fator do crescimento placentário (PlGF). (Adaptada de Karumanchi SA, Maynard SE, Stillman IE et al. Preeclampsia: a renal perspective. Kidney Int. 2005;67:2101-13.)

O VEGF é bem conhecido por suas propriedades pró-angiogênicas e vasodilatadoras, estando a última associada à produção aumentada de óxido nítrico (NO) e de prostaciclina (PGI$_2$), moléculas de sinalização diminuídas na PE. O VEGF mantém a saúde da célula endotelial glomerular, e sua diminuição explicaria a endoteliose capilar glomerular. Por isso, neutralizando VEGF e PlGF, o sFlt-1 em excesso pode contribuir para a patogênese da síndrome materna da PE.

A endoglina solúvel (sEng) seria outro fator que poderia agir em conjunto com o sFlt-1, amplificando a disfunção endotelial ao inibir, além do VEGF, o fator de crescimento transformador β (TGF-β).

Por fim, é no terceiro estágio que aparecem as manifestações clínicas da síndrome da PE, que possibilitam seu diagnóstico: hipertensão e proteinúria. Esse estágio representa a resposta sistêmica materna à placentação defeituosa gerada pela falha na invasão trofoblástica, mediada pela desregulação imunológica (Figura 22.6).

Redefinição da pré-eclâmpsia

Por redefinição, a PE poderia ser placentária (precoce) ou materna (tardia) (Figura 22.7). Não haveria PE sem disfunção endotelial, mas, na forma materna, estaria ausente a placentação defeituosa. Por outro lado, a placentação defeituosa poderia determinar PE placentária ou CIR/DPP, respectivamente, com ou sem disfunção endotelial. O PlGF, biomarcador produzido pelo sinciciotrofoblasto, estaria diminuído na PE placentária (e no CIR/DPP), ou seja, na placentação defeituosa, e normal na PE materna.

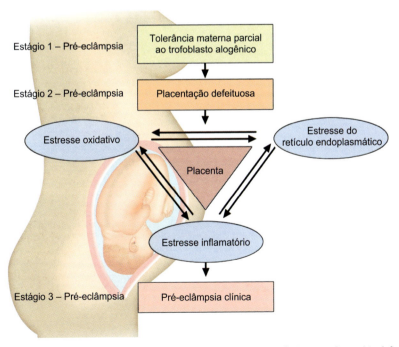

Figura 22.6 As três fases da pré-eclâmpsia. As fases 1 e 2 levam a perfusão uteroplacentária deficiente e estresse oxidativo. O estresse oxidativo e a resposta inflamatória associada (fase 3) levam às manifestações clínicas da pré-eclâmpsia. (Adaptada de Redman CW, Sargent IL – *op. cit.*)

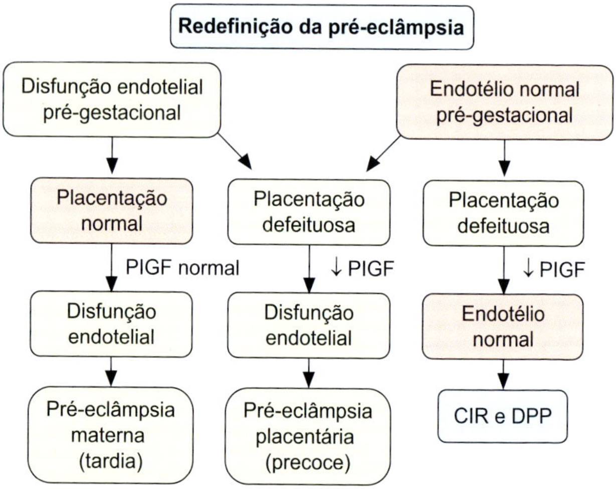

Redefinição da pré-eclâmpsia

Disfunção endotelial pré-gestacional → Placentação normal / Placentação defeituosa

Endotélio normal pré-gestacional → Placentação defeituosa

- Placentação normal — PIGF normal → Disfunção endotelial → Pré-eclâmpsia materna (tardia)
- Placentação defeituosa — ↓ PIGF → Disfunção endotelial → Pré-eclâmpsia placentária (precoce)
- Placentação defeituosa — ↓ PIGF → Endotélio normal → CIR e DPP

Figura 22.7 Redefinição da pré-eclâmpsia – placentária e materna. *CIR*, crescimento intrauterino restrito; *DPP*, descolamento prematuro da placenta; *PIGF*, fator de crescimento placentário. (Adaptada de Staff AC, Benton SJ, Dadelszen P et al. Redefining preeclampsia using placenta-derived biomarkers. Hypertension. 2013;61:932-42.)

Fisiopatologia

Alterações renais

Na gravidez normal, a taxa de filtração glomerular (TFG) renal aumenta cerca de 40 a 60% no primeiro trimestre, resultando em queda nos níveis de ureia, creatinina e ácido úrico sanguíneos. Na PE, a TFG diminui entre 30 e 40% em relação aos valores não gravídicos.

A endoteliose capilar glomerular é a lesão mais característica da toxemia. A patogênese da proteinúria envolve essencialmente a endoteliose capilar glomerular.

A insuficiência renal do tipo necrose tubular aguda é rara e, quando ocorre, geralmente está associada ao DPP ou à síndrome HELLP. A oligúria (< 500 mℓ/24 hora) é secundária à hemoconcentração e à diminuição do fluxo sanguíneo renal.

Alterações vasculares

A principal alteração vascular é a disfunção endotelial, que condiciona o vasospasmo, provavelmente, em decorrência da menor biodisponibilidade de NO e de PGI_2, outra substância vasodilatadora. Além dessa redução, há acréscimo de TxA_2, fator vasoconstritor.

O vasospasmo é o responsável pela hipertensão e leva à lesão vascular generalizada, que, com a hipoxia dos tecidos, conduz à necrose hemorrágica de diversos órgãos.

Alterações cardíacas

A atividade contrátil do miocárdio raramente está alterada.

Nas pacientes com PE com critérios de gravidade, a hipertensão pode se exacerbar e há risco de edema do pulmão, especialmente quando se faz administração vigorosa de líquidos intravenosos.

Alterações hepáticas

Particularmente na síndrome HELLP, há necrose hemorrágica periporta, com depósitos de material fibrinoide nos sinusoides hepáticos e aumento das enzimas hepáticas. Raramente ocorre hemorragia intra-hepática, com hematoma subcapsular, responsável pela dor no quadrante superior do abdome, e que em geral não se rompe.

Alterações cerebrais

Apesar de o aparecimento da convulsão ser relacionado com a gravidade do processo tóxêmico, muitas mulheres têm predisposição à eclâmpsia.

Até pouco tempo, considerava-se a convulsão da eclâmpsia como decorrente de vasospasmo cerebral e isquemia. Atualmente, sabe-se que a causa primária da lesão cerebral é a pressão de perfusão elevada (encefalopatia hipertensiva). Esse aumento da perfusão cerebral conduz à quebra da barreira hematoencefálica e propicia a passagem de líquidos, íons e proteínas plasmáticas no parênquima cerebral. O aumento da pressão hidrostática e a redução da resistência vascular cerebral ainda podem levar ao dano de microvasos e resultar em aumento da permeabilidade da barreira hematoencefálica, microssangramentos, edema cerebral focal, neuroinflamação e dano neuronal.

A hemorragia cerebral é a causa mais importante de morte materna na toxemia. A necropsia dos casos fatais revela, ao se analisar o cérebro, edema, necrose hemorrágica e hemorragia difusa, além de trombos plaquetários intravasculares.

O edema subcortical, mais bem visualizado por ressonância magnética (RM), acomete tipicamente a matéria branca dos lobos parietal e occipital, e tem sido referido como leucoencefalopatia posterior reversível (PRES), caracterizada por sinais e sintomas neurológicos, como cefaleia, perda de acuidade visual, desordem de consciência, confusão, convulsões e défice neurológico focal. Embora os distúrbios visuais sejam comuns na PE com sinais de gravidade, a amaurose é rara. O descolamento da retina costuma ser unilateral e dificilmente causa perda total da visão. Tanto a amaurose como o descolamento da retina regridem espontaneamente dentro de 1 semana de pós-parto.

Alterações sanguíneas

O desenvolvimento de trombocitopenia, sobretudo quando < 50 mil/mm^3, é sugestivo de síndrome HELLP, podendo acarretar hemorragia cerebral e hepática, assim como sangramento excessivo no parto, especialmente quando cesariano. Especula-se que a causa da trombocitopenia seja a deposição acentuada de plaquetas nos locais de lesão endotelial.

A hemólise microangiopática, marca registrada da síndrome, revela-se no esfregaço do sangue periférico. Ao atravessarem vasos com a íntima lesionada por depósitos de fibrina, as hemácias mostram alterações em sua forma, sendo então conhecidas como esquizócitos.

Na PE, a hemoconcentração é pontual; mulheres com PE não apresentam hipervolemia fisiológica da gravidez, mas contração do espaço intravascular. O hematócrito, por isso, é habitualmente elevado pela hemoconcentração, mas pode ser baixo, se houver hemólise na síndrome HELLP.

Alterações hidreletrolíticas

A gestante com PE retém sódio e água em quantidades superiores às da grávida normal, mas a concentração sanguínea de eletrólitos não está alterada.

Na gestação normal, é observado edema gravitacional na região perimaleolar, especialmente no fim do dia, estando relacionado com o aumento da pressão venosa dos membros inferiores. O edema cessa durante a noite, quando a gestante, ao se posicionar em decúbito lateral esquerdo, faz desaparecer a compressão da veia cava inferior pelo útero grávido.

O edema generalizado é o habitualmente associado ao processo toxêmico. Precede-o o aumento insólito de peso e é mais comum nos dedos das mãos e na face. Embora típico nas pacientes com PE, é visto em grávidas normais também. Por esse motivo, o edema não é mais visto como critério para a caracterização da PE.

Alterações uteroplacentárias

A circulação uteroplacentária está reduzida na toxemia de 40 a 60%, o que explica a incidência expressiva de grandes infartos placentários (> 3 cm), pequeno crescimento da placenta e seu descolamento prematuro, determinantes do sofrimento fetal crônico e da elevada mortalidade perinatal.

Além da ausência da segunda onda de migração placentária, a placenta na PE exibe alterações vasculares com intrigantes similaridades às da doença aterosclerótica. No endotélio vascular das artérias espiraladas que não sofreram alterações fisiológicas, há lesões típicas conhecidas como aterose aguda, com necrose fibrinoide, disrupção do endotélio, agregação plaquetária e acúmulo de macrófagos cheios de lipídios.

O DPP incide em 1:20 casos de PE (gestose hemorrágica) e em apenas 1:130 casos nas gestantes normotensas. Quanto mais intenso o processo toxêmico, maior é a possibilidade de acidente hemorrágico grave, conhecido como apoplexia uteroplacentária (ver Capítulo 29).

Na PE, a atividade uterina está aumentada e é responsável pela maior incidência de parto pré-termo.

A sensibilidade do útero à ocitocina também se mostra elevada. Durante o parto, é comum a hipersistolia.

Alterações fetais

Em decorrência da redução do fluxo sanguíneo uteroplacentário ou do infarto, o feto pode apresentar CIR e sinais de sofrimento.

A associação toxemia/CIR constitui o chamado modelo toxêmico, caracterizado por constrição das arteríolas do sistema viloso terminal, com repercussões evidentes no Doppler da artéria umbilical (diástole zero/reversa) (ver Capítulo 25).

A Figura 22.8 resume os principais aspectos fisiopatogênicos encontrados na toxemia gravídica.

Predição

A predição da PE pode ser realizada identificando-se fatores de risco ou modelos que juntam informações clínicas, ultrassonográficas e laboratoriais. Hoje, a predição da PE está calcada na seleção de mulheres com risco elevado de PE para início precoce do ácido acetilsalicílico.

A abordagem calcada na identificação de fatores de risco é simples e pode ser facilmente utilizada de maneira universal. Baseia-se da identificação de fatores de alto risco e de moderado risco para PE, a partir dos quais recomenda-se a profilaxia com ácido acetilsalicílico em baixa dose (100 mg/dia, à noite), com início antes de 16 semanas, preferencialmente (Tabela 22.2). Contudo, a taxa de detecção (sensibilidade) dessa estratégia é baixa, tanto para PE pré-termo (aproximadamente 40%), quanto para a PE no termo (35%).

Já os modelos de múltiplas variáveis, aplicados entre 11 e 13 semanas e 6 dias, apresentam taxas de detecção (cerca de 75%) para PE pré-termo, chegando a atingir 90% de detecção para a PE precoce (< 34 semanas). A taxa de detecção para a PE no termo, entretanto, continua sendo modesta (40%). O modelo mais empregado e com melhor taxa de detecção

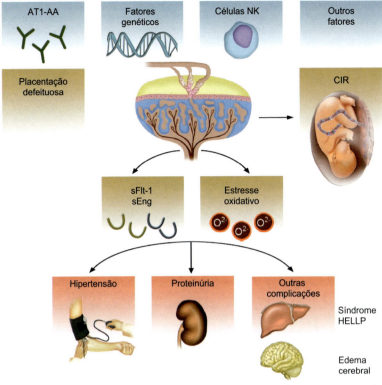

Figura 22.8 Sumário da patogênese da pré-eclâmpsia. Fatores imunológicos e outros podem causar placentação defeituosa, que, por sua vez, libera fatores antiangiogênicos (como sFlt1 e sEng) e outros mediadores inflamatórios que induzem hipertensão, proteinúria e outras complicações. *CIR*, crescimento intrauterino restrito; *NK*, *natural killer*. (Adaptada de Karumanchi SA, Maynard SE, Stillman IE et al. – *op. cit.*)

Tabela 22.2 Fatores de risco clínicos para pré-eclâmpsia.

Risco alto (recomendar uso de ácido acetilsalicílico com ≥ 1 fator)	• História prévia de pré-eclâmpsia, especialmente acompanhada de desfecho adverso • Gravidez multifetal • Hipertensão crônica • Doença autoimune (i. e., lúpus eritematoso sistêmico, síndrome do anticorpo antifosfolipídio) • Doença renal • Diabetes (tipo 1 e tipo 2)
Risco moderado (recomendar uso do ácido acetilsalicílico com ≥ 2 fatores)	• Nuliparidade • História familiar de pré-eclâmpsia (mãe, irmãs) • Características sociodemográficas (etnia negra, baixo nível socioeconômico) • Fatores da história pessoal (baixo peso ao nascer ou pequena para idade gestacional, desfecho adverso na gravidez anterior, interval gestacional > 10 anos) • Obesidade (IMC ≥ 30 kg/m^2) • Idade materna ≥ 35 anos

conjuga características maternas (idade, índice de massa corporal, raça, fumante ou não, se mãe teve PE ou não) e obstétricas (gestação única ou gemelar; forma de concepção espontânea, induzida ou por fertilização; nulípara ou multípara) e história clínica (hipertensão crônica, diabetes tipo 1 ou 2, lúpus eritematoso sistêmico, síndrome antifosfolipídio), além da PA média, do PlGF sérico e do índice de pulsatilidade das artérias uterinas (Figura 22.9). Quando o cálculo do risco de PE pré-termo for ≥ 1/100, recomenda-se a profilaxia com ácido acetilsalicílico 150 mg/dia, à noite.

Esse modelo ainda tem acesso limitado e custos elevados. Pode-se simplificá-lo realizando o PlGF e a avaliação das artérias uterinas, apenas para as mulheres que apresentaram rastreio positivo com base nos fatores de risco maternos.

Prevenção

Três medidas têm se mostrado consistentes na prevenção da PE: ácido acetilsalicílico em baixa dose para grupo de risco, cálcio para população com dieta pobre em cálcio e exercício (Figura 22.10).

O ácido acetilsalicílico deve ser preferencialmente iniciado antes de 16 semanas na dose de 100 mg à noite, com base nos fatores de risco, medida recomendada pela Organização Mundial da Saúde (OMS). Caso disponível o rastreio combinado com múltiplas variáveis, o ácido acetilsalicílico deve ser iniciado na dose de 150 mg à noite, quando risco ≥ 1/100, conduta recomendada pela International Federation of Gynecology and Obstetrics (FIGO). Os estudos que utilizaram a primeira estratégia mostraram redução de 18% na incidência da PE, além de redução das taxas de morbidade materna grave, parto pré-termo, CIR e morte fetal e neonatal. Na segunda estratégia, o ácido acetilsalicílico reduziu em 60% a ocorrência de PE pré-termo, mas não houve redução da PE no termo.

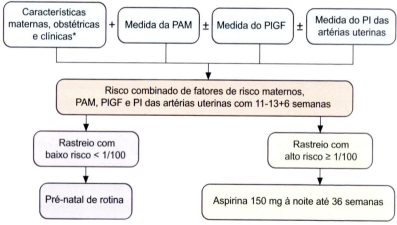

Figura 22.9 Predição da pré-eclâmpsia pré-termo com múltiplas variáveis. *Idade; índice de massa corporal; raça; fumante ou não; mãe teve pré-eclâmpsia ou não; gestação única ou gemelar; forma de concepção espontânea, induzida ou por fertilização; nulípara ou multípara; hipertensão crônica; diabetes tipo 1 ou 2; lúpus eritematoso sistêmico; síndrome antifosfolipídio. *PAM*, pressão arterial média; *PI*, índice de pulsatilidade; *PlGF*, fator de crescimento placentário. (Adaptada de Poon LC, Shennan A, Hyett JA et al. The International Federation of Gynecology and Obstetrics [FIGO] initiative on pre-eclampsia: A pragmatic guide for first-trimester screening and prevention. Int J Gynaecol Obstet. 2019;145 Suppl 1[Suppl 1]:1-33.)

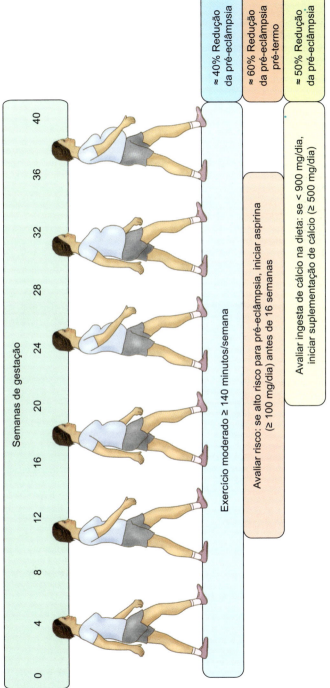

Figura 22.10 Prevenção da pré-eclâmpsia. (Adaptada de Magee LA, Nicolaides KH, von Dadelszen P. Preeclampsia. N Engl J Med. 2022;386(19):1817-32.)

A OMS também recomenda para a prevenção da PE a suplementação com cálcio durante a gestação (1,5 a 2,0 g/dia), em áreas de baixa ingesta desse elemento (< 900 mg/dia). A população brasileira, em geral, está enquadrada nesse perfil, o que justifica sua utilização em nosso meio. Individualmente, avaliação da ingesta diária de cálcio pode ser realizada para decisão quanto à suplementação. O cálcio reduz em cerca de 50% a incidência de PE e essa redução de risco é maior em mulheres com alto risco, próxima de 80%.

A prática de exercício físico (140 minutos por semana de exercício de moderada intensidade) também é capaz de reduzir em torno de 40% a incidência de PE.

Tratamento

Não se utiliza mais distinção entre PE leve e grave, de maneira que não se justificam mais condutas distintas para a PE. Mesmo para hipertensão gestacional, há poucas diferenças no tratamento. Em linhas gerais, o manejo da hipertensão gestacional e da PE calca-se nos pilares: monitoramento dos sinais de gravidade e do bem-estar fetal, tratamento anti-hipertensivo, prevenção da eclâmpsia e decisão do momento do parto.

Quando há confirmação ou forte suspeita do diagnóstico de PE, recomenda-se internação hospitalar para melhor avaliação materna e fetal. Para mulheres com hipertensão gestacional e hipertensão grave, também é recomendada internação hospitalar. Acompanhamento ambulatorial pode ser realizado para mulheres com hipertensão gestacional sem hipertensão grave, desde que seja possível realizar o monitoramento proposto.

Há duas possibilidades de acompanhamento ambulatorial, a depender da distância entre domicílio e hospital, do controle pressórico, da possibilidade de vigilância do bem-estar materno e fetal: programa de *day care* hospitalar (avaliação materna e fetal, incluindo exames, em um mesmo dia) e de cuidado domiciliar. Para este último, é fundamental que a paciente apresente aparelho calibrado para mensuração da PA.

Monitoramento materno e fetal

Após o diagnóstico de hipertensão gestacional ou de PE, o seguimento deve incluir medidas seriadas da PA e testes laboratoriais para identificação de envolvimento de órgãos-alvo. A frequência desses testes depende da presença de sinais de gravidade, bem como do diagnóstico inicial (PE ou hipertensão gestacional).

Na avaliação inicial, devem-se obter hemograma completo, creatinina sérica, desidrogenase láctica (LDH), AST e ALT. Bilirrubina total e haptoglobina (padrão-ouro para anemia microangiopática) podem também ser solicitadas para melhor avaliação da hemólise. A quantificação da proteinúria só se faz necessária para os casos de hipertensão gestacional ou na piora clínica de casos de PE cujo diagnóstico foi firmado por meio de outro critério diagnóstico. Assim, uma vez que já tenha sido verificada presença de proteinúria por meio de teste quantitativo, não há necessidade de repetição. A avaliação fetal inicial deve incluir USG com estimativa de peso fetal, volume de líquido amniótico e cardiotocografia, quando for pertinente.

Nas mulheres com hipertensão gestacional sem sinais de gravidade, quando há progressão para PE com sinais de gravidade, essa progressão leva, em geral, 1 a 3 semanas após o diagnóstico; já nas mulheres com PE sem sinais de gravidade, o agravamento pode ocorrer em dias. Nesse sentido, a distinção entre essas formas de hipertensão é relevante, a fim de determinar a periodicidade das avaliações subsequentes.

A Tabela 22.3 sumariza o monitoramento preconizado na hipertensão gestacional e na PE.

Tratamento anti-hipertensivo

Independentemente do tipo de hipertensão na gravidez, a hipertensão grave (PAS ≥ 160 ou PAD ≥ 110 mmHg) requer tratamento urgente, se confirmada como persistente (após

Tabela 22.3 Frequência de avaliação de pressão arterial (PA) e exames complementares maternos e fetais na hipertensão gestacional e na pré-eclâmpsia.

	Hipertensão gestacional		Pré-eclâmpsia	
	PA = 140/90 a 159/109 mmHg	PA ≥ 160/110 mmHg	PA = 140/90 a 159/109 mmHg	PA ≥ 160/110 mmHg
Pressão arterial	Uma a 2 vezes/semana	A cada 15 a 30 minutos até PA < 160/110 mmHg	Ao menos a cada 48 horas e mais frequentemente se internada	A cada 15 a 30 minutos até PA < 160/110 mmHg, depois 4 vezes/dia enquanto estiver internada, a depender das circunstâncias clínicas
Rotina laboratorial (hemograma, função hepática e renal)	No diagnóstico e depois 1 vez/semana	No diagnóstico e depois 1 vez/semana	2 vezes/semana	3 vezes/semana
Proteinúria (fita urinária)	1 a 2 vezes/semana	Diária enquanto internada	Só repetir se novos sinais e sintomas tornarem incerto o diagnóstico	Só repetir se novos sinais e sintomas tornarem incerto o diagnóstico
Avaliação fetal	USG no diagnóstico e, se normal, a cada 2 a 4 semanas, se indicada clinicamente CTG apenas se indicado clinicamente	USG no diagnóstico e, se normal, a cada 2 semanas, se hipertensão grave persistir CTG no diagnóstico e depois apenas se indicado clinicamente	USG no diagnóstico e, se normal, a cada 2 semanas CTG no diagnóstico e depois apenas se indicado clinicamente	USG no diagnóstico e, se normal, a cada 2 semanas CTG no diagnóstico e depois apenas se indicado clinicamente

CTG, cardiotocografia; *USG*, ultrassonografia.

15 minutos). Os anti-hipertensivos mais utilizados para esse tratamento no mundo incluem nifedipino oral de ação rápida, hidralazina intravenosa e labetalol intravenoso – o último não disponível no Brasil. A Tabela 22.4 ilustra uma abordagem para tratamento da hipertensão grave, mas outras em que se utiliza a dose máxima de droga primeiro antes de iniciar outra também são possíveis.

Tanto o nifedipino de ação rápida quanto a hidralazina têm picos de ação similares, cerca de 30 minutos após administração. A dose máxima sugerida é variável, mas, no tratamento agudo, sugerem-se 20 mg de hidralazina e 30 a 40 mg de nifedipino; porém, as doses máximas diárias são bem superiores a essas: 120 mg de nifedipino e 45 mg de hidralazina. Consideram-se casos refratários aqueles em que não se conseguiu reduzir os níveis pressóricos com duas drogas em até 360 minutos. Nesses casos, está indicada internação em unidade intensiva, e pode-se administrar nitroprussiato de sódio.

O objetivo inicial do tratamento na crise hipertensiva é reduzir a PA entre 15 e 25% e atingir PAS entre 140 e 150 mmHg e PAD entre 90 e 100 mmHg. Quedas abruptas da PA devem ser evitadas, pelos riscos de complicações maternas (infarto, isquemia cerebral) e de redução da perfusão uteroplacentária.

Tabela 22.4 Tratamento da hipertensão grave.

Hipertensão grave (PAS ≥ 160 mmHg ou PAD ≥ 110 mmHg) confirmada após 15 min de repouso com paciente sentada e manguito apropriado
- *Administrar 10 mg de nifedipino de ação rápida VO*
- Aferir PA a cada 15 min
- Realizar CTG

Se hipertensão grave persistir após 45 min
- *Administrar 10 mg de nifedipino de ação rápida VO (2ª dose)*
- Aferir PA a cada 15 min

Se hipertensão grave persistir após 45 min (90 min após 1ª dose)
- Iniciar tratamento venoso com *hidralazina 5 mg IV* (diluir 20 mg em 20 mℓ de água para injeção e fazer 5 mℓ da solução em *bolus*)
- Avaliar transferência para centro de maior complexidade
- Aferir PA a cada 10 min
- Realizar CTG

Se hipertensão grave persistir após 20 min
- *Hidralazina 5 mg IV (2ª dose)*

Se hipertensão grave persistir após 20 min da 1ª dose
- *Hidralazina 5 mg IV (3ª dose)*

Se hipertensão grave persistir após 3 doses de hidralazina
- *Avaliar início de dripping de hidralazina a 5 mg/h (diluir 80 mg de hidralazina em 500 mℓ de soro fisiológico 0,9% e começar infusão da solução a 30 mℓ/h)*
- *Aumentar a infusão em 10 mℓ/h a cada 30 min até o máximo de 90 mℓ/h (15 mg/h)*

CTG, cardiotocografia; IV, via intravenosa; PA, pressão arterial; PAD, pressão arterial diastólica; PAS, pressão arterial sistólica; VO, via oral. (Adaptada de Brown MA, Magee LA, Kenny LC et al. Hypertensive disorders of pregnancy: ISSHP Classification, Diagnosis, and Management Recommendations for International Practice. Hypertension. 2018;72:24-43.)

Uma vez atingido o objetivo da redução da PA, anti-hipertensivos orais de manutenção devem ser iniciados ou sua dose deve ser otimizada. Assim, independentemente do tipo de hipertensão na gravidez, deve-se iniciar tratamento anti-hipertensivo caso a PA apresente níveis persistentes ≥ 140/90 mmHg e sempre que estiver ≥ 150/100 mmHg, com objetivo de manter PAD de 85 mmHg (e PAS de 135 mmHg).

Como o labetalol, principal medicamento utilizado em países desenvolvidos, não está disponível no Brasil, a opção de primeira linha seria o nifedipino – idealmente o de ação prolongada. A metildopa também pode ser utilizada. Outros fármacos, como a hidralazina e outros betabloqueadores, são alternativas como terceira escolha (Tabela 22.5).

Em caso de edema agudo de pulmão, sugere-se o tratamento com furosemida intravenosa, sulfato de morfina intravenoso e ventilação assistida.

Tabela 22.5 Fármacos utilizados para tratamento da hipertensão na gravidez.

Classe	Fármaco	Posologia
Bloqueador de canal de cálcio	Nifedipino *retard*	20 a 120 mg/dia 1 a 3 vezes/dia
Simpaticolíticos de ação central	Metildopa	750 a 2 mil mg/dia 2 a 4 vezes/dia
Vasodilatadores periféricos	Hidralazina	50 a 150 mg/dia
Betabloqueadores	Metoprolol	100 a 200 mg/dia 1 a 2 vezes/dia

Adaptada de Peraçoli JC, Borges VTM, Ramos JGL et al. Pre-eclampsia/Eclampsia. Rev Bras Ginecol Obstet. 2019;41(5):e1-2.

Prevenção da eclâmpsia

Há clara evidência de que o sulfato de magnésio previne a eclâmpsia e é superior a outros fármacos (diazepam, fenitoína, nimodipino). Em comparação ao placebo ou nenhum anti-convulsivante, o sulfato de magnésio previne 58% dos casos de eclâmpsia em grávidas ou puérperas com menos de 24 horas pós-parto com PE, com potencial em evitar também mortes maternas decorrentes da doença.

Recomenda-se o uso do sulfato de magnésio para casos de PE com hipertensão grave ou para as que tenham hipertensão com sinais e sintomas neurológicos. O ACOG também recomenda o sulfato de magnésio para as mulheres com hipertensão gestacional com hipertensão grave, o que pode ser recomendado no Brasil também, onde a hipertensão é a principal causa de morte materna e muitas instituições têm recursos limitados para avaliação clínica e laboratorial em tempo oportuno.

O sulfato de magnésio pode ser exclusivamente administrado por via intravenosa (esquema de Zuspan) ou com dose de ataque intravenosa e manutenção intramuscular (esquema de Pritchard), que pode ser interessante quando houver necessidade de trans-ferência hospitalar (Tabela 22.6).

O sulfato de magnésio, se administrado intraparto, deve ser mantido por 24 horas após o nascimento. Quando se propõe conduta expectante, o sulfato de magnésio pode ser mantido por 24 horas ou de acordo com a avaliação clínica. A indicação de uso do sulfato de magné-sio e tampouco sua reutilização não significam necessidade de interrupção da gestação. Pelo contrário, o sulfato de magnésio contribui para a estabilização clínica e a conduta expectante.

A toxicidade pelo sulfato de magnésio é rara. O efeito colateral mais comum é o rubor. Na maioria dos casos, a mensuração dos níveis séricos de magnésio é dispensável, e devem ser monitorados os sinais clínicos de intoxicação pelo magnésio e a diurese:

- Reflexo tendinoso presente (embora hipoativo)
- Respiração ≥ 16 movimentos/minuto
- Diurese > 25 mℓ/hora.

Como o magnésio tem quase exclusivamente excreção urinária, o monitoramento da diurese deve ser realizado, a fim de antecipar uma possível intoxicação. Caso haja alteração de algum desses parâmetros clínicos, a infusão do sulfato de magnésio deve ser reduzida ou interrompida, e uma dosagem do magnésio sérico e uma da creatinina podem auxiliar o manejo. Se a diurese estiver < 25 mℓ/hora, deve-se interromper a infusão.

Em caso de depressão respiratória, deve-se administrar 1 g de gliconato de cálcio por via intravenosa (10 mℓ de solução a 10%), lentamente, em cerca de 3 minutos, antagonizando os efeitos deletérios do magnésio.

Tabela 22.6 Esquemas recomendados para administração de sulfato de magnésio.

Esquema de sulfato de magnésio	Dose inicial	Dose de manutenção
Esquema de Zuspan (intravenoso)	**4 g** Diluir 8 mℓ de MgSO₄ 50% em 12 mℓ de água destilada e fazer em 15 a 20 min IV (caso só disponível MgSO₄ 10%, fazer 40 mℓ (4 g) em 15 a 20 min)	**1 g/h** Diluir 20 mℓ de MgSO₄ 50% (10 g) em 480 mℓ de soro fisiológico 0,9% e fazer em bomba infusora a 50 mℓ/h (caso só disponível MgSO₄ 10%, diluir 50 mℓ (5 g) em 450 mℓ de soro fisiológico 0,9% e fazer em bomba infusora a 100 mℓ/h)
Esquema de Pritchard (intravenoso e intramuscular)	**4 g IV** + **10 g IM** (5 g em cada nádega, ou seja, 10 mℓ de MgSO₄ 50%)	**5 g IM a cada 4 h**

Adaptada de Peraçoli JC, Borges VTM, Ramos JGL et al. – *op. cit.*

Momento da interrupção e via de parto

Uma vez que a gestação esteja a termo, a conduta para a PE é o parto, visto que previne episódios de hipertensão grave e síndrome HELLP.

Os casos de hipertensão gestacional podem ser postergados até 39+6 semanas, desde que a PA possa ser controlada, o monitoramento fetal estiver tranquilizador e PE tenha sido descartada.

Quando a hipertensão surge no pré-termo, é consenso de que, nos casos de hipertensão gestacional e PE sem sinais de gravidade, a gestação deva prosseguir até o termo para benefício fetal. A interrupção antes do termo resulta em três vezes mais casos de síndrome de angústia respiratória do recém-nascido (5,7% *versus* 1,7%), se realizada entre 34 e 36 semanas. Visando a um melhor resultado perinatal, a conduta expectante justifica-se, desde que haja controle de sinais e sintomas de deterioração materna, que deve seguir as recomendações da Tabela 22.3.

Nos casos de PE ou hipertensão gestacional com sinais de gravidade no pré-termo, há consenso quanto ao manejo antes de 34 semanas, em face da menor morbidade perinatal (hemorragia intraventricular, membrana hialina, necessidade de ventilação) com a conduta expectante, sem prejuízo significativo quanto à morbidade materna.

A conduta expectante no pré-termo antes de 34 semanas deve ser baseada em critério de seleção rigoroso e conduzida em centros com cuidado materno e neonatal adequados. Desse modo, a gestante deve ser transferida para centro terciário com unidade neonatal, ao passo que são administrados corticosteroides para amadurecimento pulmonar fetal, sendo iniciada a terapia anti-hipertensiva e administrado o sulfato de magnésio, caso indicado. Como a conduta expectante tem por objetivo único o benefício neonatal à custa de risco materno, ela não deve ser conduzida em casos em que a sobrevida fetal não seja prevista, como nos casos de pré-viabilidade (< 23 a 24 semanas) e de anomalia fetal com prognóstico letal ou reservado. Para conduta expectante, também se deve manter PA controlada, não deve haver disfunção orgânica materna e o sofrimento fetal deve estar ausente. O controle clínico e laboratorial deve ser estrito, e as recomendações da Tabela 22.3 em regime hospitalar devem ser seguidas para a maioria dos casos.

Quanto ao pré-termo tardio (34 a 36 semanas), há controvérsia. A conduta expectante entre 34 e 37 semanas pode ser conduzida nas mulheres com PE e hipertensão grave, desde que seja possível estabilizar a PA. Deve-se considerar, no entanto, a possibilidade de cada instituição em manter controle rígido materno e fetal, condição indispensável para considerar a conduta expectante, especialmente nessa faixa de idade gestacional. Na impossibilidade de manter adequado controle, a interrupção após 34 semanas se justifica pelo benefício materno. Nesse caso, deve-se considerar o uso de corticoide nas mulheres com indicação de interrupção entre 34 e 36 semanas que não o receberam previamente e não forem diabéticas.

A interrupção da gestação estará sempre indicada, independentemente da idade gestacional, se:

- Incapacidade de controlar a PA a despeito do uso de ≥ 3 classes de anti-hipertensivos com doses apropriadas
- Oximetria de pulso < 90% ou edema pulmonar
- Deterioração progressiva da função hepática, creatinina, hemólise ou da contagem de plaquetas
- Sinais neurológicos contínuos, como cefaleia intratável grave, escotomas visuais de repetição ou eclâmpsia
- Descolamento prematuro de placenta
- Doppler de artéria umbilical com diástole reversa, cardiotocografia não tranquilizadora ou óbito fetal.

A Figura 22.11 sumariza a conduta na PE.

400

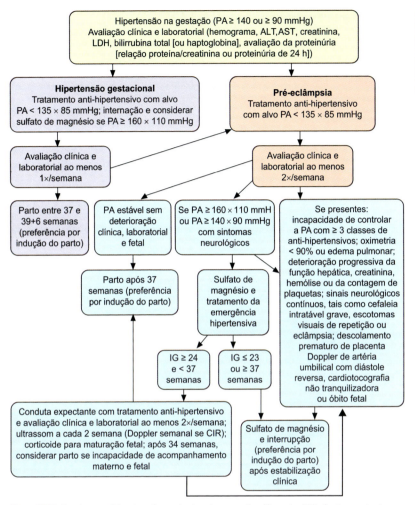

Figura 22.11 Conduta na hipertensão gestacional e na pré-eclâmpsia. *ALT,* alanina aminotransferase; *AST,* aspartato aminotransferase; *CIR,* crescimento intrauterino restrito; *LDH,* desidrogenase láctica; *PA,* pressão arterial.

Para mulheres com qualquer tipo de hipertensão na gestação, o parto vaginal deve ser considerado, a não ser que haja outra indicação obstétrica para cesariana. Dessa maneira, para a maioria dos casos a indução do parto é preferível, caso o parto esteja indicado. No entanto, é importante considerar que a falha de indução é elevada em idades gestacionais precoces, especialmente antes de 32 semanas. Após 34 semanas, considera-se a indução do parto para a maioria dos casos.

No parto, a analgesia de parto pode ser realizada; muitos recomendam a colocação precoce de cateter de peridural, a fim de facilitar o controle da dor. A ocorrência de hematoma peridural é rara, quando a contagem de plaquetas é > 70 mil/mm^3, e, dessa maneira, pode ser praticada com esses níveis de plaquetas.

Durante o trabalho de parto e parto, devem ser mantidos os anti-hipertensivos já utilizados. A ergometrina está contraindicada no pós-parto.

Tratamento da síndrome HELLP

Há seis passos fundamentais na condução dos casos de síndrome HELLP:

1. *Identificação*: realizar os exames laboratoriais necessários e considerar os diagnósticos diferenciais.
2. *Estabilização*: obter acesso venoso; administrar sulfato de magnésio e anti-hipertensivos; manter controle de diurese, frequência respiratória e reflexos profundos; transfundir em caso de anemia, trombocitopenia grave (< 20 mil/mm³) ou coagulopatia; discutir caso com anestesista; solicitar exame de imagem hepática se necessário.
3. *Avaliação fetal*: realizar USG, Doppler de artéria umbilical e cardiotocografia.
4. *Transporte/latência*: transferir a paciente para centro terciário, em caso de estabilidade do quadro materno e fetal; aguardar 24 a 48 horas, dependendo da condição da mãe e do feto, caso seja necessário.
5. *Parto*: cesariana, em caso de CIR com alteração do Doppler de artéria umbilical (zero/reverso); considerar parto vaginal se houver condição de indução do parto e feto com boa vitalidade, especialmente após 32 semanas.
6. *Manutenção/resolução*: avaliação laboratorial a cada 6 a 24 horas, dependendo da gravidade do quadro, para avaliar manutenção ou resolução do quadro; suspender sulfato de magnésio 24 horas após o parto se estiver havendo melhora; manter uso de anti-hipertensivos.

Não há, na síndrome HELLP, indicação de interrupção imediata. Deve-se, antes, estabilizar o quadro toxêmico e realizar transfusão caso haja indicação. Exames laboratoriais devem ser realizados a cada 12 horas, e teste de coagulação deve ser incluído à rotina laboratorial da PE na síndrome HELLP. A transfusão de plaquetas (1 unidade/10 kg de peso da paciente) deve ser sempre realizada antes do parto, caso os níveis de plaquetas sejam < 20 mil/mm³. Para níveis de plaquetas entre 20 mil e 49 mil/mm³, a transfusão de plaquetas é sempre recomendada antes da cesariana. Quando houver anemia grave ou coagulopatia, a transfusão de concentrados de hemácias e/ou plasma fresco também está indicada.

A decisão acerca da via de parto depende das condições do colo uterino, da idade gestacional e da vitalidade fetal. De modo geral, as gestantes com mais de 32 semanas são candidatas ao parto vaginal. A anestesia peridural deve ser evitada quando há plaquetopenia < 70 mil/mm³. Na cesariana, a anestesia geral é a regra quando plaquetas < 50 mil/mm³.

Raramente pode haver presença de hematoma subcapsular hepático, que eventualmente se rompe. A mortalidade materna é elevada nessa situação, podendo chegar a 22%. O hematoma subcapsular pode ser diagnosticado por meio de USG ou TC, e sua sintomatologia envolve dor epigástrica ou no hipocôndrio direito. Na maioria dos casos, a conduta conservadora é possível, com vigilância de sinais clínicos e laboratoriais que evidenciem sangramento. Transfusão, controle rígido da coagulopatia e monitoramento do tamanho do hematoma são itens importantes do manejo. Na ruptura hepática, geralmente ocorre dor abdominal de início súbito, seguido de anemia e hipotensão. Impõe-se a laparotomia associada à transfusão maciça.

Tratamento da eclâmpsia

Além de administração do sulfato de magnésio para prevenir convulsões recorrentes e de anti-hipertensivos para combater a hipertensão aguda, o tratamento da eclâmpsia tem particularidades. Durante ou logo após o acidente convulsivo, devem-se evitar a lesão materna e a aspiração, assegurar ou estabelecer vias respiratórias livres e suprir a oxigenação. Para minimizar os riscos da aspiração, a paciente deve ser posta em decúbito lateral, e secreções orais devem ser aspiradas. Durante o episódio convulsivo, poderá ocorrer hipoventilação ou acidose respiratória. Embora o episódio inicial de convulsão dure apenas alguns minutos, é importante manter a oxigenação pela administração suplementar de oxigênio sob máscara, 8 a 10 ℓ/minuto. Após a cessação da convulsão, a paciente retorna a respirar, e a oxigenação raramente é problema.

Todavia, hipoxemia e acidose materna podem desenvolver-se em mulheres com convulsões repetidas, pneumonia aspirativa, edema pulmonar ou combinação desses fatores.

No tratamento das convulsões da eclâmpsia, o sulfato de magnésio também é a medicação de escolha. Na avaliação com o diazepam, o sulfato de magnésio apresentou redução de 57% na recorrência das convulsões e de 41% na morte materna.

A dose inicial de sulfato de magnésio é a mesma utilizada para prevenção da eclâmpsia, ou seja, 4 g em dose de ataque e dose de manutenção de 1 g/hora. Alguns autores sugerem fazer 2 g/hora como dose de manutenção, pois essa dose promoveria maior probabilidade de atingir a concentração terapêutica de magnésio, com exceção das mulheres com creatinina aumentada ou oligúria. Cerca de 10% das mulheres com eclâmpsia têm recorrência das convulsões; nessas mulheres um novo *bolus* de sulfato de magnésio deve ser administrado – 2 g por via intravenosa em 3 a 5 minutos. Nos casos de convulsões refratárias ao sulfato de magnésio (convulsões 20 minutos após a dose em *bolus* ou duas ou mais recorrências), está indicado amobarbital sódico – 250 mg por via intravenosa por 3 a 5 minutos, tiopental ou fenitoína (1.250 mg IV na dose de 50 mg/minuto). Intubação endotraqueal e ventilação assistida em unidade intensiva são apropriadas nessas circunstâncias. Nos casos de refratariedade ao sulfato de magnésio, deve-se solicitar exame de imagem cerebral.

Cesariana de emergência não deve ser realizada em mulheres com eclâmpsia. A prioridade deve ser a estabilização do quadro materno, com cessação das convulsões e recuperação da hipoxemia. A bradicardia fetal é frequente durante as convulsões e por alguns minutos após a ocorrência destas e não deve indicar intervenção imediata, já que geralmente há recuperação da frequência cardíaca fetal e da variabilidade, com a estabilização do quadro clínico materno após cerca de 10 minutos. Uma vez que a mãe esteja estável e orientada, a indução do parto pode ser iniciada, caso as condições fetais sejam favoráveis. No entanto, sugere-se não ultrapassar 24 horas de indução. Antes de interromper a gravidez, é fundamental estabilizar o quadro clínico por 4 a 6 horas com sulfato de magnésio – tempo necessário para avaliação laboratorial e fetal.

As medidas pertinentes na eclâmpsia podem ser vistas na Figura 22.12.

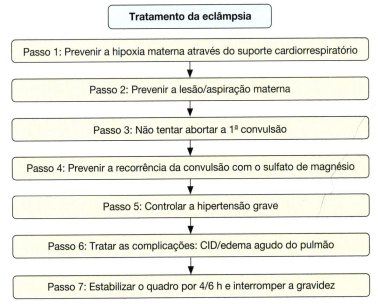

Figura 22.12 Tratamento da eclâmpsia. *CID*, coagulação intravascular disseminada.

Pós-parto

A PE pode desenvolver-se durante o parto ou no pós-parto, ou o quadro clínico se exacerbar; portanto, o cuidado deve ser o mesmo dispensado às gestantes. Assim, caso a mulher apresente hipertensão ou agravamento do quadro hipertensivo no pós-parto, ela precisa ser investigada para pré-eclâmpsia e sinais de gravidade. Recomenda-se que a puérpera seja mantida internada por, ao menos, 3 dias, para monitoramento da PA, a qual deve ser aferida a cada 4 a 6 horas.

Os sinais e sintomas neurológicos devem ser monitorados, pois a eclâmpsia pode ocorrer no puerpério. A maioria das mulheres que apresenta eclâmpsia ou acidente vascular encefálico no pós-parto já tinha sintomas por horas ou dias antes do evento. Sugere-se reavaliação da PA entre o terceiro e o sétimo dia após o parto, uma vez que a pressão pode se elevar, consequente à redistribuição do volume extravascular. Um plano de monitoramento da PA e tratamento deve ser discutido antes da alta.

Os anti-hipertensivos devem ser mantidos ou iniciados após o parto. O alvo terapêutico deve ser o mesmo recomendado para gestantes (PA < 135/85 mmHg). O arsenal terapêutico pode ser ampliado no pós-parto, e pode-se lançar mão dos inibidores da enzima conversora de angiotensina (captopril e enalapril), além dos fármacos já recomendados na gestação (nifedipino, metildopa, hidralazina e metoprolol), além de manter-se restrição aos diuréticos.

O tratamento com sulfato de magnésio deve ser mantido, no mínimo, por 24 horas após o nascimento e/ou após a última convulsão. Caso a paciente tenha dificuldade de controle da PA e/ou sinais de iminência de eclâmpsia, o sulfato de magnésio deve ser usado em razão da persistência no risco de convulsão, especialmente nos primeiros 5 dias.

Além de consulta após 7 dias, recomenda-se que todas as mulheres sejam reavaliadas com 3 meses pós-parto, quando a PA e os exames laboratoriais devem ter se normalizado. Caso contrário, há necessidade de investigação para causas secundárias de hipertensão ou doença renal.

Pontos-chave

- No Brasil, a toxemia gravídica incide em quase 7% das grávidas, principalmente primíparas, sendo a maior causa de mortalidade materna
- Na etiopatogenia da pré-eclâmpsia sobressaem a placentação defeituosa e a disfunção endotelial, que explicam os casos precoces da doença, porém não os tardios
- A hipertensão na gravidez é classificada em quatro categorias: (1) pré-eclâmpsia/eclâmpsia; (2) hipertensão crônica (de qualquer causa); (3) hipertensão crônica com pré-eclâmpsia sobreposta; e (4) hipertensão gestacional
- A predição da pré-eclâmpsia pode ser realizada pela presença de fatores de risco e pelo rastreio combinado com múltiplas variáveis entre 11 e 13+6 semanas, por meio de características maternas, obstétricas e clínicas, pressão arterial média, fator de crescimento placentário e índice de pulsatilidade das artérias uterinas
- Há três medidas que previnem pré-eclâmpsia: exercício físico moderado; suplementação de cálcio (em geral, 1,5 a 2 g/dia) em mulheres com baixa ingesta (< 900 mg/dia); e ácido acetilsalicílico na dose 100 mg à noite, quando indicado somente por fatores de risco, ou 150 mg à noite, quando indicado por rastreio combinado alterado (risco ≥ 1/100), iniciado antes de 16 semanas
- Os pilares do manejo da hipertensão gestacional e da pré-eclâmpsia são: monitoramento dos sinais de gravidade e do bem-estar fetal; tratamento anti-hipertensivo; prevenção da eclâmpsia e decisão do momento do parto
- Tratamento anti-hipertensivo está indicado para todas as formas de hipertensão na gravidez, com objetivo de manter PA ≤ 135 × 85 mmHg
- A hipertensão gestacional pode ser acompanhada em consultas semanais, com avaliação clínica e laboratorial e da vitalidade fetal (*day care*), recomendando-se o parto entre 37 e 39+6 semanas
- Na pré-eclâmpsia, está recomendada avaliação clínica e laboratorial ao menos 2 vezes/semana e parto após 37 semanas. Conduta expectante visando ao benefício fetal pode ser realizada até o termo, desde que haja estabilidade dos quadros materno e fetal
- O sulfato de magnésio está recomendado para casos de pré-eclâmpsia e hipertensão gestacional com hipertensão grave ou para as que tenham hipertensão com sinais e sintomas neurológicos para prevenir a eclâmpsia e também para seu tratamento.

23

Parto Pré-Termo

Flávia Cunha dos Santos
Jorge Rezende Filho

Determinismo, 407
Etiologia, 407
Prognóstico, 412
Predição, 412
Ameaça de parto pré-termo, 415
Prevenção e tratamento, 415
Assistência imediata ao
recém-nascido pré-termo, 420

> *Não fazer nada não é mais uma opção.*
> Campbell, 2011

De acordo com a Organização Mundial da Saúde (OMS), parto pré-termo é aquele ocorrido antes de 37 semanas de gestação (259 dias). Recém-nascido de baixo peso é aquele com peso inferior a 2.500 g.

A incidência de prematuridade varia de acordo com as características de determinada população. A ocorrência de parto pré-termo, na Europa, varia entre 5 e 8%, e, nos EUA, corresponde a 10,8% dos nascidos vivos em 2018.

Em 2010, ocorreram 14,9 milhões de partos pré-termo no mundo, o que corresponde a 11,9% dos nascidos vivos; nos EUA, a incidência foi de 12% dos nascidos vivos e vem aumentando nas duas últimas décadas. No Brasil, a incidência foi de 9,2%, e na América Latina/Caribe, a taxa foi de 8,6% dos nascidos vivos. O Brasil é o décimo país com o maior número de partos pré-termo.

Em 2017, as informações do Ministério da Saúde sobre os nascimentos prematuros na população brasileira relatam incidência de prematuridade de 10,9% (317.862 prematuros para 2.923.535 nascidos vivos), sem variação significativa desde 2012 (Tabela 23.1).

Dos partos pré-termo, 10% ocorrem entre mulheres com história de parto pré-termo, e quase 20% entre mulheres com gravidez gemelar. Em 25% dos casos, os partos pré-termo são indicados para preservar a saúde materna ou fetal. Desse modo, quase 50% dos partos prematuros ocorrem de forma espontânea entre mulheres com gravidez única e sem história de parto pré-termo.

O parto pré-termo é um problema de saúde pública e representa a principal causa de morbidade e de mortalidade neonatal precoce e tardia, em face do risco aumentado de complicações respiratórias, gastrintestinais e no neurodesenvolvimento, como síndrome da angústia respiratória (SAR), doença pulmonar crônica, enterocolite necrosante, hemorragia intraventricular e paralisia cerebral. A prematuridade superou os defeitos congênitos como a principal causa de mortalidade neonatal. O prognóstico tardio dos recém-nascidos de baixo peso é comprometido pelo risco elevado de doença cardiovascular (infarto do miocárdio, acidente vascular cerebral e hipertensão arterial), diabetes melito do tipo 2 e, possivelmente, câncer.

Tabela 23.1 Prevalência de partos pré-termo na população brasileira entre 2012 e 2017.

2017	2.923.535	317.862 (**10,8**)
2016	2.857.800	316.245 (**11,1**)
2015	3.017.668	325.365 (**10,8**)
2014	2.979.259	331.486 (**11,1**)
2013	2.904.027	331.871 (**11,4**)
2012	2.905.789	343.128 (**11,8**)

Informações sobre os nascimentos prematuros na população brasileira publicadas pelo Ministério da Saúde (*Fonte*: Ministério da Saúde. Sistema de Informações sobre Nascidos Vivos [SINASC] [Internet]. Brasília [DF]: DataSUS; 1991. Disponível em: http://tabnet.datasus.gov.br/cgi/tabcgi.exe?sinasc/cnv/nvuf.def.).

Para a mãe, o parto pré-termo aumenta o risco de nova interrupção em gravidez subsequente.

Em 2005, o Eunice Kennedy Shriver National Institute of Child Health and Human Development (NICHD), do National Institutes of Health (NIH), estabeleceu um consenso definindo o pré-termo tardio (PTT) como aquele nascido entre 34^{+0} e 36^{+6} semanas. Mais tarde, foi criada a expressão termo precoce (TP) para se referir àquele nascido entre 37^{+0} e 38^{+6} semanas.

Recém-nascidos PTT ou TP (Figura 23.1) constituem um grupo especial, com morbidade e mortalidade neonatais mais altas. O recém-nascido pré-termo (< 37 semanas) pode ser categorizado em quatro subgrupos, descritos a seguir.

- Pré-termo extremo: < 28 semanas (5%)
- Muito pré-termo: 28 a 30^{+6} semanas (15%)
- Pré-termo precoce: 31 a 33^{+6} semanas (20%)
- Pré-termo tardio: 34 a 36^{+6} semanas (60%).

Em 2014, o NICHD, a Society for Maternal-Fetal Medicine (SMFM), a American Academy of Pediatrics (AAP) e o American College of Obstetricians and Gynecologists (ACOG), em consenso, definiram o conceito de parto periviável como aquele ocorrido entre 20^{+0} e 25^{+6} semanas de gestação e estabeleceram recomendações para intervenções de acordo com a idade da gravidez. Outros dados clínicos e a preferência familiar estão resumidos na Tabela 23.2.

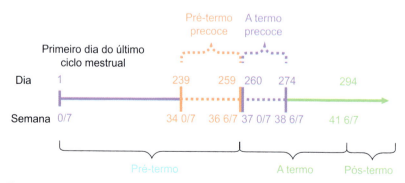

Figura 23.1 Definições do parto pré-termo tardio (PTT), a termo precoce (TP) e a termo. (Adaptada de Engle WA. Morbidity and mortality in late preterm and early term newborns: a continuum. Clin Perinatol. 2011; 38:493-516.)

Tabela 23.2 Recomendação geral a respeito de intervenção obstétrica para ameaça ou parto periviável de acordo com a idade da gestação.

	20⁺⁰ a 21⁺⁶	22⁺⁰ a 22⁺⁶	23⁺⁰ a 23⁺⁶	24⁺⁰ a 24⁺⁶	25⁺⁰ a 25⁺⁶
Avaliação neonatal para reanimação	NR	C	C	R	R
Corticoide antenatal	NR	NR	C	R	R
Tocólise para corticoide	NR	NR	C	R	R
Mag para neuroproteção	NR	NR	C	R	R
Antibiótico para prolongar latência da RPMP	C	C	C	R	R
PAI para GBS	NR	NR	C	R	R
Cesárea por indicação fetal*	NR	NR	C	C	R

*Por exemplo, padrão de frequência cardíaca fetal anormal, apresentação anômala. *C*, considerar; *GBS*, estreptococo do grupo B; *Mag*, sulfato de magnésio; *NR*, não recomendado; *PAI*, profilaxia antibiótica intraparto; *R*, recomendado; *RPMP*, ruptura prematura das membranas pré-termo. (*Fonte*: ACOG, 2017.)

As categorias para baixo peso ao nascimento são:

- Baixo peso (< 2.500 g)
- Muito baixo peso (< 1.500 g)
- Baixo peso extremo (< 1.000 g).

Cerca de 2/3 dos recém-nascidos de baixo peso são pré-termo. Os recém-nascidos a termo de baixo peso são chamados de pequenos para a idade gestacional (PIG), porque nascem com o peso abaixo do 10º porcentil. Os recém-nascidos pré-termo também podem ser PIG e têm o prognóstico particularmente agravado se tiverem sofrido crescimento intrauterino restrito (CIR).

Determinismo

O determinismo do parto pré-termo é o mesmo da parturição a termo, exceto pela idade da gravidez na qual ocorre. Assim, os componentes uterinos incluem exacerbação da contratilidade uterina, amadurecimento do colo do útero (apagamento e dilatação) e ativação membrana/decidual. O determinismo do parto pré-termo também está relacionado com colonização bacteriana coriodecidual com liberação de endo- e exotoxinas que iniciam o processo (Figura 23.2).

Etiologia

Etiologicamente, os partos pré-termo podem ser inicialmente classificados em dois grupos: um constituído pelo parto pré-termo espontâneo, associado (25%) ou não à ruptura prematura das membranas pré-termo (RPMP) (45%); e o outro, representado pelo parto pré-termo indicado (30%), decorrente da interrupção provocada da gravidez ditada por complicações maternas ou fetais (Figura 23.3).

O aumento da incidência de parto pré-termo deve-se muito ao parto pré-termo indicado. As causas mais comuns associadas ao parto pré-termo indicado são distúrbios hipertensivos, hemorragia e sofrimento fetal (CIR). Outro importante fator contribuinte é a gravidez múltipla, resultante de técnicas de reprodução assistida.

A RPMP é definida como a amniorrexe espontânea ocorrida antes de 37 semanas, precedendo no mínimo em 1 hora o início das contrações (ver Capítulo 24).

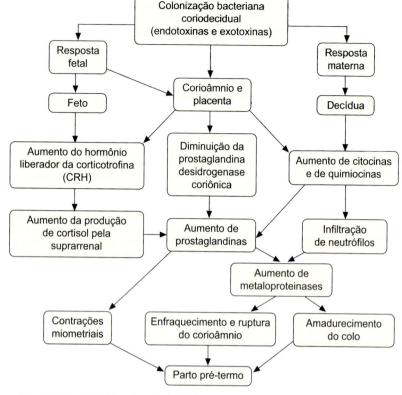

Figura 23.2 Vias hipotéticas da colonização bacteriana coriodecidual do parto pré-termo.

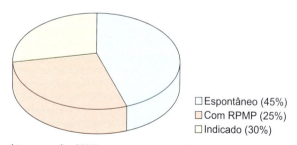

Figura 23.3 Etiologia do pré-termo tardio. *RPMP*, ruptura prematura das membranas pré-termo.

Fatores de risco

O principal fator de risco para o PTT é a história prévia de parto pré-termo (10%). Outros fatores arrolados são: demográficos (baixo nível socioeconômico e educacional, etnia, idade materna < 18 ou > 35 anos), hábitos de vida (tabagismo, uso de drogas ilícitas, estresse, abuso físico), assistência pré-natal deficiente, baixo peso pré-gravídico e ganho de peso inadequado na gestação.

Complicações da gravidez

O parto pré-termo espontâneo com < 34 semanas pode ser classificado em nove fenótipos: infecção/inflamação, hemorragia decidual, estresse materno, insuficiência cervical, sobredistensão uterina, insuficiência placentária, RPMP, doenças maternas (diabetes pré-gestacional, hipertensão crônica, lúpus eritematoso sistêmico, insuficiência renal crônica), familiar – parente de 1º grau (Figura 23.4).

Os processos patológicos implicados no parto pré-termo são descritos a seguir.

Infecções vaginais. Em mulheres com parto prematuro espontâneo sem ruptura precoce de membranas ovulares, as bactérias isoladas com maior frequência são as da flora vaginal (*Ureaplasma urealyticum*, *Mycoplasma hominis*, *Gardnerella vaginalis*, *Peptoestreptococci* sp. e *Bacteroides* sp.). *Chlamydia trachomatis*, *Trichomonas* sp., *E. coli* e o estreptococo do grupo B são menos frequentes. Não há consenso quanto ao fato de infecções vaginais serem desencadeantes do trabalho de parto prematuro.

Vaginose bacteriana. Os estudos iniciais demonstravam associação entre vaginose bacteriana e parto prematuro, sobretudo se detectada no início da gestação. Entretanto, estudos randomizados não comprovaram a diminuição da taxa de partos prematuros em mulheres submetidas ao tratamento de vaginose bacterina e tricomoníase. Pacientes assintomáticas não devem ser tratadas.

Infecções não genitais. Diversas infecções maternas não genitais, como pielonefrite, pneumonia, apendicite e doença periodontal, podem estar associadas ao parto pré-termo. A bacteriúria assintomática deve ser tratada, uma vez que é o principal fator de risco para o desenvolvimento de infecções sintomáticas no trato urinário, incluindo a pielonefrite aguda.

Infecção intrauterina. A corioamnionite é responsável por cerca de 25% de todos os partos pré-termo. Na verdade, o exame da placenta tem mostrado corioamnionite aguda no

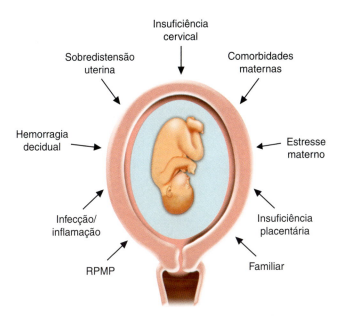

Figura 23.4 Os nove fenótipos do parto pré-termo espontâneo. *RPMP*, ruptura prematura das membranas pré-termo.

parto pré-termo de menos de 28 semanas e corioamnionite crônica (subclínica) no parto pré-termo tardio. A cavidade amniótica normalmente é estéril. Na infecção intrauterina ou corioamnionite são encontrados microrganismos no líquido amniótico (LA). A via de infecção mais comum é a ascendente (Figura 23.5), e os microrganismos mais encontrados na corioamnionite são *Mycoplasma hominis*, *Ureaplasma urealyticum* e *Fusobacterium* sp. Esses microrganismos são tipicamente de baixa virulência, o que pode explicar a cronicidade da infecção intrauterina e a ausência frequente de sinais clínicos de infecção no parto pré-termo.

Citocinas pró-inflamatórias. A inflamação e seus mediadores, quimiocinas tais como a interleucina (IL)-8, citocinas pró-inflamatórias (IL-1, IL-6 e fator de necrose tumoral alfa [TNF-α]) e outros (fator ativador de plaquetas [PAF], prostaglandinas [PG]) estão implicados no parto pré-termo infeccioso (Figura 23.6). Por outro lado, a IL-10 tem papel importante na manutenção da gravidez, pois bloqueia a resposta inflamatória.

Sobredistensão uterina. Ocorre em casos de malformações uterinas, polidrâmnio e gravidez gemelar, concorrendo para a exacerbação da contratilidade uterina, do amadurecimento do colo e da ruptura das membranas.

Gravidez gemelar. Como já referido, o mecanismo do parto pré-termo é a sobredistensão uterina, muito embora o parto pré-termo indicado também seja um fator importante. Apesar de representar apenas 3% das gestações, a gravidez gemelar é responsável por 13 a 20% de todos os partos pré-termo. Aproximadamente 60% dos gêmeos nascem pré-termo. Segundo o ACOG, o parto pré-termo tem um aumento de 6 vezes na gravidez gemelar e no pré-termo com menos de 32 semanas o acréscimo é de 13 vezes.

Sangramento vaginal. O sangramento vaginal, especialmente o decorrente de placenta prévia ou descolamento prematuro da placenta, está associado a risco muito alto de parto pré-termo.

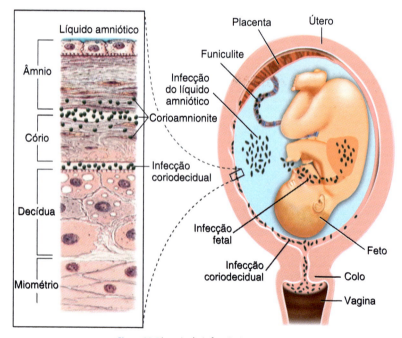

Figura 23.5 Locais de infecção intrauterina.

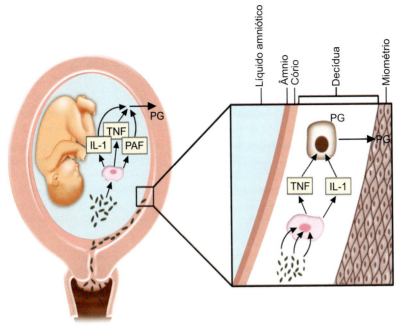

Figura 23.6 Mecanismo envolvido no parto pré-termo em casos de infecção intrauterina. *IL-1*, interleucina-1; *PAF*, fator ativador de plaquetas; *PG*, prostaglandina; *TNF*, fator de necrose tumoral.

Isquemia uteroplacentária. As características mais comuns na placenta de pacientes com parto pré-termo (< 28 semanas), mas sem alterações inflamatórias, são as lesões vasculares, que incluem remodelação defeituosa das arteríolas espiraladas, aterose aguda e trombose dessas artérias (vasculopatia decidual), diminuição da quantidade e trombose das arteríolas nas vilosidades coriônicas. Essas alterações vasculares também são típicas da pré-eclâmpsia e do CIR e representam o substrato anatomopatológico das grandes síndromes obstétricas (ver Capítulo 22).

Doenças e cirurgias maternas. Doença da tireoide, asma, diabetes melito e hipertensão arterial crônica estão associadas a taxas aumentadas de partos pré-termo, muitos dos quais indicados por motivos maternos. Por outro lado, cirurgias maternas abdominais no 2º e no 3º trimestre podem estimular as contrações uterinas, culminando no parto pré-termo.

Doenças cervicais. A insuficiência cervical, causada por cirurgia, trauma ou fraqueza congênita do colo do útero determinante de abortamento tardio, tem sido implicada também como causa de parto pré-termo. A doença cervical pode resultar de alteração congênita (hipoplasia, exposição ao dietilestilbestrol *in utero*, útero septado), assim como de lesão traumática da estrutura cervical (conização, dilatações cervicais repetidas ou rudes para interrupção da gravidez).

Distúrbios hormonais. A progesterona é o hormônio central para a manutenção da gravidez. Especificamente, a progesterona promove a quiescência uterina (bloqueio miometrial progesterônico), sub-regula a formação de junções comunicantes, inibe o amadurecimento do colo e diminui a produção de quimiocinas pelas membranas ovulares (corioâmnio), o que é importante para a não ativação membrana/decidual. Acredita-se que a deficiência da fase lútea seja causa de infertilidade e de abortamento habitual.

Prognóstico

A sobrevida dos recém-nascidos pré-termo, que nascem após 32 semanas de gravidez, é similar à de recém-nascidos a termo (Tabela 23.3). Todavia, esses prematuros também não estão isentos de complicações, como será visto adiante. A maioria dos problemas graves está associada àqueles que nascem antes de 32 semanas (1 a 2% do total de partos), principalmente àqueles nascidos antes de 28 semanas (0,4% do total de partos).

O atendimento moderno perinatal (corticoide, surfactante, centros terciários) foi importante para melhorar o prognóstico do prematuro. Todavia, o prognóstico permanece desalentador para aqueles pré-viáveis nascidos entre 23 e 25 semanas.

Pré-termo pré-viável. A taxa de sobrevida é de 0,7; 31,2; e 59,1%, respectivamente, para os recém-nascidos de 23, 24 e 25 semanas (ver Tabela 23.3). No levantamento tardio, foram expressivas as incapacidades mental, motora, sensorial (auditiva, visual) e cognitiva.

Pré-termo tardio e termo precoce. A despeito de documentada a maturidade pulmonar, quando comparados àqueles nascidos com 39 semanas ou mais, os PTT e TP apresentam morbidade neonatal mais elevada. Por isso, o ACOG recomenda que a gestação não seja eletivamente interrompida antes de 39 semanas.

Em relação aos recém-nascidos PTT, sua morbidade está elevada quando comparada à dos recém-nascidos a termo, por sua imaturidade fisiológica e resposta compensatória limitada ao ambiente extrauterino, vale dizer, hipotermia, dificuldades alimentar e respiratória, apneia, hiperbilirrubinemia. Além da morbidade aumentada, também há elevação da mortalidade e de sequelas tardias.

Trinta e quatro semanas da gestação é a época ótima da maturidade fetal e a meta para o parto pré-termo indicado, visando à segurança e à saúde da mãe e do feto, mesmo que ainda não haja urgência para a interrupção da gravidez.

Predição

Os testes preditivos (ou de rastreamento), além de serem capazes de identificar uma população com maior risco de apresentar ou desenvolver uma enfermidade, devem ter baixos índices de falsos-positivos e negativos, ser simples, de baixo custo e reprodutíveis. Entre os vários métodos para rastreamento do parto prematuro, os mais estudados e que demonstraram maiores efetividade e reprodutibilidade são: (a) monitoramento das contrações uterinas; (b) avaliação do comprimento do colo uterino no segundo trimestre de gestação; e (c) pesquisas de marcadores bioquímicos específicos.

Monitoramento das contrações uterinas. A atividade uterina está presente durante toda a gestação. Entretanto, é preocupante se for exacerbada, ou seja, se houver

Tabela 23.3 Sobrevida e sobrevida sem morbidade neonatal grave em infantes pré-termo (França, 2011).

Semanas	Sobrevida (%)	Sobrevida sem morbidade neonatal grave (%)
23	0,7	0
24	31,2	11,6
25	59,1	30
26	75,3	47,6
27 a 31	93,6	81,3
32 a 34	98,9	96,8

Fonte: Estudo EPIPAGE-2, 2015.

412

quatro ou mais contrações por hora em idade gestacional menor ou igual a 30 semanas, ou seis ou mais contrações por hora em idade gestacional acima de 30 semanas. O monitoramento das contrações uterinas por intermédio de um tocodinamômetro externo é um dos métodos que possibilitam o rastreamento do parto prematuro. As gestantes predispostas ao trabalho de parto pré-termo (TPP) apresentam aumento da frequência das contrações uterinas nos dias ou semanas que antecedem o trabalho de parto. Esse método apresenta elevado valor preditivo negativo e pode tranquilizar o obstetra e a gestante, evitando tratamentos e internações desnecessárias, embora apresente elevado número de falsos-positivos. Portanto, frente ao resultado positivo, é fundamental relacioná-lo a outros indicadores de parto prematuro. Assim, o monitoramento das contrações uterinas é mais eficaz em pacientes sintomáticas, podendo ser uma importante ferramenta para descartar a hipótese do verdadeiro trabalho de parto prematuro, evitando medidas e/ou internação desnecessárias.

Avaliação do comprimento do colo. À medida que o parto se aproxima, o colo encurta-se, amolece, centraliza e dilata-se. A ultrassonografia (US) transvaginal é um marcador muito útil de parto pré-termo em duas circunstâncias: gestantes assintomáticas e sintomáticas com ameaça de parto pré-termo (Figuras 23.7 a 23.10). Segundo o ACOG, a US transvaginal ou abdominal universal do colo uterino em um único exame feito entre 20 e 24 semanas tem se mostrado eficaz para identificar mulheres sob risco de parto prematuro.

Nos casos com história prévia de parto prematuro, o exame deve ser seriado e iniciar a partir de 16 semanas. A US transvaginal, além de ter precisão, é reprodutível e não é afetada por biotipo materno, posição do colo e sombra do feto.

Marcadores bioquímicos. Pelo fato de diversos mecanismos fisiopatológicos estarem envolvidos, existem vários marcadores bioquímicos que podem ser utilizados. Porém, os mais empregados são a fibronectina fetal (fFN) e a proteína-1 fosforilada, ligada ao fator de crescimento insulina-símile (phIGFBP-1).

A fFN é uma glicoproteína de alto peso molecular, produzida pelo trofoblasto, cuja função é assegurar a aderência das membranas fetais à decídua. Após a 22ª semana, quando há fusão completa do âmnio com o cório, a fFN não deve estar presente na secreção vaginal,

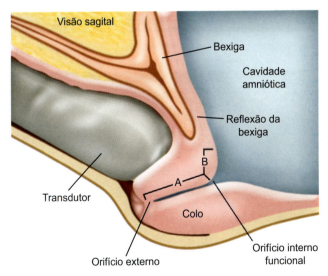

Figura 23.7 Medida do comprimento do colo do útero pela ultrassonografia transvaginal.

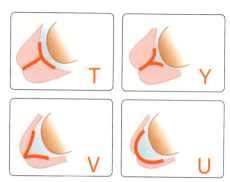

Figura 23.8 História natural da deformação cervical. O colo deforma-se em um padrão *TYVU*: o colo fechado corresponde ao *T*; o encurtamento progressivo, ao *Y* e ao *V*; e o estágio final, ao *U*. (Adaptada de Zilianti M, Azuaga A, Calderon F et al. Monitoring the effacement of the uterine cervix by transperineal sonography: a new perspective. J Ultrasound Med. 1995; 14:719-24.)

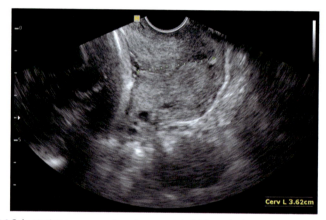

Figura 23.9 Colo uterino com comprimento normal de 36,2 mm à ultrassonografia transvaginal.

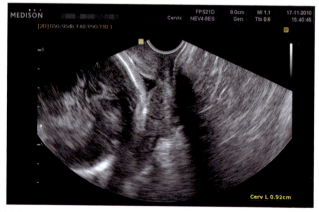

Figura 23.10 Colo uterino extremamente curto, com 9,2 mm, à ultrassonografia transvaginal. (*id., ibid.*)

reaparecendo somente após a 36ª semana, quando o processo bioquímico da parturição inicia. Na população de risco para parto pré-termo, a fFN apresenta bons resultados de predição. Todavia, esse teste preditivo apresenta maior precisão em gestantes sintomáticas; além disso, auxilia na diferenciação entre falso e verdadeiro trabalho de parto prematuro.

A phIGFBP-1 é uma proteína produzida pela decídua humana, cuja função ainda não está totalmente esclarecida. Sua presença no conteúdo vaginal associa-se a maior chance de parto pré-termo. Infelizmente, ambos os marcadores bioquímicos não são encontrados facilmente no Brasil, o que dificulta sua utilização na prevenção do parto prematuro.

Ameaça de parto pré-termo

Esse quadro clínico engloba o que se rotulam casos sintomáticos e caracteriza-se por contrações uterinas rítmicas e dolorosas com frequência de 3/30 minutos, persistindo no mínimo por 1 hora, estando a paciente em repouso.

Vale destacar que cerca de 60% dessas gestantes sintomáticas caracterizam apenas o quadro de ameaça de parto pré-termo, pois o parto ocorre no termo, não havendo, por conseguinte, indicação de internação, uso de corticoide e tocolítico.

A US transvaginal pode ser útil nesses casos. Quando a paciente apresenta o colo < 15 mm, o parto ocorre em 1 semana. O colo > 25 mm assegura parto a termo, e aquelas com valores entre 15 e 25 mm merecem vigilância atenta por US seriada.

Prevenção e tratamento

Cerclagem e progesterona vaginal

O uso da progesterona vaginal a 200 mg/dia é recomendado em pacientes sem história prévia de parto pré-termo e gestação única com colos menores que 25 mm avaliados em US entre 20 a 24 semanas (Figura 23.11). Não existem dados suficientes para a realização de cerclagem nesse grupo de pacientes, e poderia haver algum benefício em colos menores que 10 mm. A indicação de cerclagem com base no exame físico pode ser considerada.

Em pacientes com história de parto pré-termo e gestação única, o ACOG também recomenda o uso de progesterona vaginal (200 mg/dia) a partir de 16 semanas. Entre 16 e 24 semanas, deve-se realizar US transvaginal seriada a cada 1 a 4 semanas; se o colo estiver ≤ 25 mm, a cerclagem cervical estaria indicada, bem como a continuação do uso da progesterona ou progesterona vaginal, caso a paciente ainda não esteja em uso da medicação (Figura 23.12). A cerclagem com indicação baseada no exame físico também pode ser considerada.

Na gestação gemelar, não há recomendação (ou os dados são insuficientes) para o uso de progesterona, a realização de cerclagem e o uso de pessário. Dessa maneira, o rastreio pelo comprimento do colo na gestação gemelar apresenta dados conflitantes, e não há recomendação favorável ou não à realização de cerclagem indicada por colo muito curto (≤ 15 mm) no rastreio ultrassonográfico do segundo trimestre. A cerclagem indicada no exame físico com colo dilatado pode ser considerada, apesar dos dados limitados. Após 24 semanas, caso haja ameaça de interrupção, aconselha-se cuidadoso monitoramento dos sinais de parto pré-termo e uso de corticoide antenatal e sulfato de magnésio neuroprotetor.

A restrição de atividades físicas e o uso do pessário de Arabin não são recomendados para reduzir o risco do parto pré-termo.

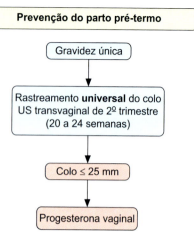

Figura 23.11 Prevenção do parto pré-termo por ultrassonografia (US) transvaginal universal do colo uterino. (Adaptada de SMFM, AIUM e ACOG, 2012.)

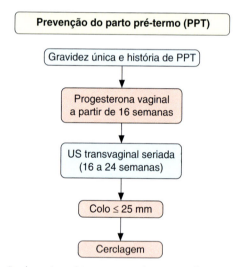

Figura 23.12 Prevenção do parto pré-termo em pacientes com história de parto pré-termo. *US*, ultrassonografia. (Adaptada de ACOG, 2012.)

Tocolíticos

Os tocolíticos atualmente empregados podem ser divididos em (Figura 23.13 e Tabela 23.4):

- β_2-agonistas
- Bloqueadores de canal de cálcio
- Sulfato de magnésio ($MgSO_4$)
- Inibidores da ciclo-oxigenase (COX)
- Antagonistas do receptor de ocitocina
- Doadores de óxido nítrico.

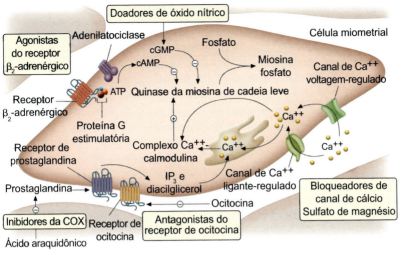

Figura 23.13 Locais de ação dos tocolíticos mais comumente usados. *ATP*, trifosfato de adenosina; *COX*, ciclo-oxigenase; *IP₃*, inositoltrifosfato; *cAMP*; monofosfato de adenosina cíclico; *cGMP*, monofosfato de guanosina cíclico.

O uso de tocolítico visa prolongar a gestação por 48 horas enquanto se aguardam os efeitos benéficos do corticoide e a transferência da paciente para um centro de atendimento terciário. Os efeitos benéficos do tocolítico administrado com esse objetivo são observados mesmo em mulheres com dilatação cervical avançada (4 cm a menos de 8 cm).

O nifedipino é o fármaco de primeira escolha para inibir o parto pré-termo, por apresentar as seguintes vantagens: via oral de administração, poucos efeitos colaterais e eficácia em reduzir as complicações neonatais.

Dos β₂-agonistas, o salbutamol é o mais empregado no Brasil. A indometacina também pode ser usada, mas antes de 32 semanas e por, no máximo, 48 horas.

O nifedipino e a atosibana têm efetividade comparável em prolongar a gravidez por 7 dias, mas a atosibana é quase 10 vezes mais cara que o nifedipino.

Tabela 23.4 Principais classes de tocolíticos usados e suas respectivas doses.

Tocolítico	Dose
Salbutamol	Deve-se iniciar com 5 mg/min IV, dobrando-se a dose a cada 20 min até o máximo de 40 mg/min
Terbutalina	Deve-se iniciar com 5 a 10 mg/min IV até o máximo de 80 mg/min
Ritodrina	Deve-se iniciar com 50 mg/min IV até o máximo de 350 mg/min
Nifedipino	Deve-se iniciar com 10 mg VO, podendo-se repetir a dose a cada 15 min na 1ª hora até o máximo de 40 mg. Devem-se administrar ao menos 20 mg de nifedipino VO a cada 8 h após a dose inicial, sendo a dose máxima 160 mg/dia
Indometacina	Deve-se iniciar com 50 mg de indometacina de liberação lenta VO, seguindo-se 25 a 50 mg a cada 6 h

IV, via intravenosa; *VO*, via oral.

De acordo com o ACOG, as contraindicações da tocólise são:

- Morte fetal
- Anomalia fetal
- Sofrimento fetal
- Pré-eclâmpsia grave/eclâmpsia
- Sangramento materno e instabilidade hemodinâmica
- Corioamnionite
- Ruptura prematura das membranas pré-termo (RPMP)
- Contraindicações maternas à tocólise (agente-específicas).

Sulfato de magnésio na neuroproteção fetal

O sulfato de magnésio usado para a neuroproteção fetal está indicado na gestação entre 23 e 31^{+6} semanas quando o parto for iminente, ou a gravidez deve ser interrompida nas 24 horas seguintes (Figura 23.14). No parto pré-termo com indicação clínica, o sulfato de magnésio deve ser iniciado 4 horas antes da interrupção.

A Revisão Cochrane, avaliando o uso do sulfato de magnésio para a neuroproteção fetal, encontrou redução de 30% de paralisia cerebral.

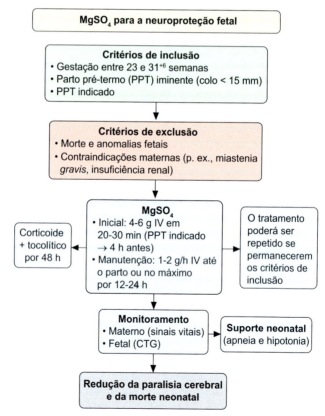

Figura 23.14 Sulfato de magnésio para a neuroproteção fetal. *CTG*, cardiotocografia; *IV*, via intravenosa. (Adaptada de SOGC, 2011.)

Assistência ao parto

Pacientes em trabalho de parto pré-termo têm maior probabilidade de ter fetos em apresentação pélvica do que aquelas a termo. Os recém-nascidos pré-termo, especialmente com menos de 32 semanas, estão mais sujeitos a lesões traumáticas e asfíxicas no parto pélvico. Faz parte da boa prática indicar a cesariana para todos os casos de parto pré-termo em apresentação pélvica. Por outro lado, os recém-nascidos pré-termo em apresentação cefálica devem ser submetidos à cesariana pelas mesmas indicações daqueles a termo. Na verdade, no pré-termo entre 24 e 34 semanas em apresentação cefálica, a cesariana aumenta o risco de SAR e de baixo índice de Apgar, quando comparada ao parto vaginal.

Muitas instituições com apropriada unidade de terapia intensiva (UTI) neonatal oferecem a cesariana para os fetos pré-viáveis na gestação de 24 semanas e a recomendam fortemente na de 26 semanas. Porém, o prognóstico dos pré-viáveis, como já mencionado, é tão desalentador que essa rotina parece ser discutível.

Os recém-nascidos pré-termo, especialmente aqueles extremamente pré-termo, são muito vulneráveis à lesão neurológica e à hemorragia intracraniana. A escolha da anestesia não tem particularidades.

A profilaxia antibiótica intraparto contra estreptococo do grupo B (GBS) é obrigatória, a menos que a cultura vaginorretal tenha sido negativa nas últimas 5 semanas: penicilina G cristalina, 5 milhões de unidades em *bolus*, seguida de 2,5 milhões de unidades IV, a cada 4 horas (Figura 23.15).

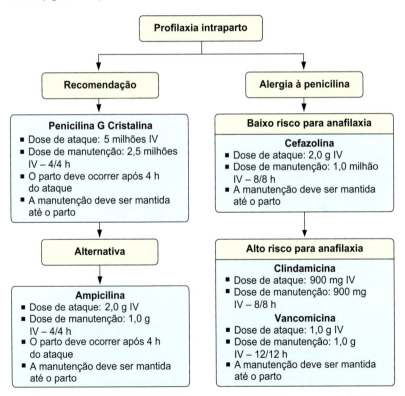

Figura 23.15 Profilaxia antibiótica intraparto (PAI) contra estreptococo do grupo B (GBS). *IV*, via intravenosa. (Adaptada de CDC, 2010.)

Assistência imediata ao recém-nascido pré-termo

É fundamental a presença de pediatra experiente na sala de parto à ocasião do nascimento. Exige-se delicadeza na manipulação do pré-termo e suavidade nas manobras de reanimação em face da fragilidade desses recém-nascidos, que devem ser cuidados em unidades terciárias.

Ligadura do cordão. Imediatamente após o parto, infantes pré-termo, assim como os de termo, que estão respirando e chorando, podem esperar a ligadura tardia do cordão. A revisão sistemática do International Liaison Committee on Resuscitation (ILCOR) confirmou que a ligadura tardia do cordão está associada a menores incidência de hemorragia intraventricular, de qualquer grau, maior pressão e volume sanguíneos e menos transfusões ao nascimento e enterocolite necrosante.

Índice de Apgar. Na população de recém-nascido pré-termo, em face de sua imaturidade fisiológica, o índice de Apgar não tem importância clínica.

Aquecimento. Não deve ser ligado o ar-condicionado quando do nascimento do pré-termo, que será imediatamente aquecido e colocado em incubadora à temperatura de 30°C.

Reanimação. É indicada para conceptos deprimidos.

Síndrome da angústia respiratória

A SAR é a principal causa de morte no recém-nascido pré-termo e deve-se à deficiência de surfactante (lecitina) nos alvéolos pulmonares. Se não tratada, cerca de 25 a 30% dos recém-nascidos com SAR antes de 28 semanas morrem nos 28 dias seguintes ao parto e outros 25% desenvolvem doença crônica do pulmão, como displasia broncopulmonar.

Deficiência de surfactante pulmonar está envolvida na fisiopatogenia da SAR, mas outros fatores, como a imaturidade do parênquima pulmonar, também são importantes.

Etiopatogenia

No Capítulo 2, afirmou-se que o complexo surfactante é constituído principalmente por lecitina e fostatidilglicerol, indispensáveis para reduzir a tensão superficial na expiração, estabilizando os alvéolos pulmonares e impedindo o colapso deles (Figura 23.16).

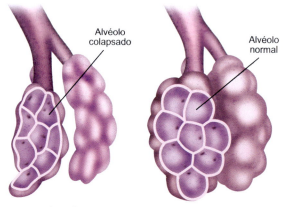

Figura 23.16 Ação do surfactante na redução da tensão superficial na expiração.

De 22 a 24 até 35 semanas de gestação, a reação de metilação é a principal via na formação de lecitina (α-palmítica/β-mirística). A elaboração da lecitina pela via CDF-colina (α-palmítica/β-palmítica), embora presente desde 18 semanas, só se torna expressiva após 36 semanas. A lecitina α-palmítica/β-palmítica é muito mais estável e efetiva como agente surfactante. Em pré-termos, a lecitina α-palmítica/β-mirística pode estar presente em quantidades suficientes para manter a estabilidade alveolar até a via CDF-colina ser ativada. Porém, a lecitina produzida pela reação de metilação é facilmente inibida por fatores como hipoxia, acidose, hipercapnia, hipotermia – que determinam exaustão do sistema surfactante – e possivelmente também pela operação cesariana. Em pré-termos, como não existe a via CDF-colina, a associação desses fatores leva rapidamente à SAR.

Por fim, o fosfatidilglicerol funciona como potencializador da lecitina e aparece em concentrações apreciáveis na gestação de 37 semanas, com sua produção aumentada até o termo.

Quadro clínico

A SAR revela-se logo após o nascimento, nos primeiros 30 minutos (cerca de 80% dos casos nas primeiras 6 horas), progride por 1 a 2 dias e termina no óbito (10 a 40%) ou na recuperação, embora nem sempre completa.

O recém-nascido não consegue manter adequadas a oxigenação e a eliminação de gás carbônico (CO_2). A respiração torna-se laboriosa, taquipneica (> 60/minuto), com retração intercostal ou external, batimentos das asas do nariz e gemido expiratório, seguidos por acidoses metabólica e respiratória. O recém-nascido apresenta-se cianótico ao ar ambiente, com estertores pulmonares pela má aeração.

O laboratório exibe pressão parcial de oxigênio (P_{O_2}) < 65 mmHg (ar ambiente), pressão parcial de gás carbônico (P_{CO_2}) > 50 mmHg e pH < 7,30. A radiografia é indispensável para o diagnóstico, revelando padrão difuso reticulogranular nos pulmões. O óbito tende a ocorrer antes de 72 horas. A necropsia revela atelectasia, ingurgitamento capilar e, frequentemente, depósito de fibrina nos alvéolos (membrana hialina). Se sobreviver, a recuperação ocorre em 48 horas.

A taquipneia transitória ocorre quando, em quadro clínico com as mesmas características da SAR, a recuperação completa se dá em 24 horas, estando envolvidos, muito provavelmente, outros fatores, como depuração demorada do líquido pulmonar, aspiração etc.

Corticoide antenatal

O uso do corticoide está consagrado em Obstetrícia. Foram trabalhos pioneiros os de Liggins (em 1969) em ovelhas, logo transpostos para a espécie humana (1972).

O corticoide estimula a síntese e a liberação de material surfactante no alvéolo pulmonar. A betametasona e a dexametasona atravessam a barreira placentária e, por via intramuscular, são os corticoides preferidos para a corticoterapia antenatal.

O corticoide é capaz não só de reduzir a incidência de SAR como também de outras complicações no bebê, tais como hemorragia intraventricular, leucomalacia periventricular, retinopatia da prematuridade, enterocolite necrosante, persistência do canal arterial e, o que é mais importante, a taxa de mortalidade neonatal.

A administração do corticoide está associada à redução de 50% na incidência de SAR, e sua eficácia fica mais evidente quando o parto ocorre após 24 horas e dentro de 7 dias de sua utilização.

São recomendações do ACOG:

- Um único curso de corticoide é recomendado para mulheres grávidas entre 24 0/7 e 33 6/7 semanas, com risco de parto pré-termo em 7 dias, incluindo aquelas com ruptura das membranas e gravidez gemelar
- Isso pode ser considerado também para a gravidez a partir de 23 0/7 semanas (período periviável), desde que a decisão familiar seja pela reanimação neonatal, independentemente da ruptura das membranas ou do número de fetos

- Os corticoides recomendados são a betametasona, 2 doses de 12 mg IM, com intervalo de 24 horas, ou a dexametasona, 4 doses de 6 mg IM, a intervalos de 12 horas (duração total 48 horas)
- Um único curso de corticoide é recomendado para mulheres grávidas entre 34 0/7 e 36 6/7 semanas de gestação, com risco de parto pré-termo dentro de 7 dias, que não receberam curso prévio de corticoide. O tocolítico não é recomendado no parto PTT
- Cursos repetidos (mais de dois) de corticoide não são recomendados
- Um curso de corticoide antenatal pode ser repetido em mulheres com menos de 34 0/7 semanas, com risco iminente de parto pré-termo dentro de 7 dias e cujo curso anterior tenha sido administrado há mais de 14 dias.

Trabalho recente mostrou que corticoide antenatal na gestação de 34 semanas ou mais reduziu significativamente o risco de morbidade respiratória neonatal: quase 30% para a SAR e 50% para a taquipneia transitória. Os corticoides usados são a betametasona ou a dexametasona, nas doses já recomendadas. O tocolítico não está indicado na gestação ≥ 34 semanas. Conclusão: um único curso de corticoide pode ser considerado para grávidas com risco iminente de parto PTT (34^0 a 36^6 semanas). Por fim, seu uso é contraindicado na presença de infecções maternas e ovulares, diabetes melito descompensado e úlcera péptica.

Pontos-chave

- Considera-se parto pré-termo aquele ocorrido antes de 37 semanas de gestação (259 dias)
- O parto pré-termo é um problema de saúde pública por sua elevada incidência e por se constituir na maior causa de morbimortalidade neonatal precoce e tardia
- O parto pré-termo também pode ser categorizado em: pré-termo extremo (< 28 semanas), muito pré-termo (28 a 30^{+6} semanas), pré-termo precoce (31 a 33^{+6} semanas) e pré-termo tardio (34 a 36^{+6} semanas)
- O parto pré-termo pode ser espontâneo, com ou sem ruptura das membranas pré-termo, e indicado por problemas maternos ou fetais
- O fator de risco mais importante de parto pré-termo é a história de parto pré-termo
- Ultrassonografia universal com medida do colo do útero entre 20 e 24 semanas e progesterona vaginal para a prevenção do parto pré-termo, quando indicada, nas gestações únicas
- Os métodos de rastreamento do parto prematuro mais efetivos e reprodutíveis são: monitoramento das contrações uterinas, avaliação do comprimento do colo uterino no 2° trimestre e pesquisas de marcadores bioquímicos específicos
- O uso de agente tocolítico é reservado para prolongar a gestação por 48 horas enquanto se aguardam os efeitos do corticoide usado para amadurecer o pulmão fetal
- Corticoide antenatal deve ser administrado quando a mulher estiver em risco de parto pré-termo dentro de 7 dias
- Sulfato de magnésio deve ser usado para neuroproteção fetal na gestação entre 23 e 31^{+6} semanas, quando o parto for iminente ou indicado nas próximas 24 horas.

24

Ruptura Prematura das Membranas

Antonio Braga
Jorge Rezende Filho

Etiologia, 423
História natural, 424
Diagnóstico, 425
Tratamento, 426

A ruptura prematura das membranas (RPM) é a amniorrexe espontânea que ocorre antes do início do parto, presente em cerca de 10% das gestações, ocorrendo em 8% das gestantes no termo e em 3% naquelas com menos de 37 semanas (caracterizando a ruptura prematura das membranas pré-termo [RPMP]), responsável por aproximadamente 25% dos partos pré-termo (American College of Obstetricians and Gynecologists [ACOG], 2013). A RPM é caracterizada, em geral, por breve período de latência, tempo transcorrido entre a ruptura e o início do parto.

A morbidade materna está associada à corioamnionite e ao descolamento prematuro da placenta (DPP). A morbimortalidade perinatal é consequência de infecção (sepse neonatal), sofrimento fetal (compressão do cordão umbilical pela oligoidramnia), DPP e prematuridade – síndrome da angústia respiratória (SAR), enterocolite necrosante e hemorragia intraventricular.

Etiologia

Três grandes grupos de fatores etiológicos são associados à ocorrência de RPMP. O primeiro, relacionado com o aumento da pressão intra-amniótica, inclui situações como polidramnia, gravidez gemelar, aumento da contratilidade uterina, excesso de movimentação fetal, mioma, malformação mülleriana e macrossomia fetal. Outra possibilidade está ligada ao processo inflamatório ou infeccioso, e envolve vaginose bacteriana, cervicite e, principalmente, corioamnionite, presente em 30 a 50% dos casos de RPMP no pré-termo, com ativação de diversos mecanismos, como citocinas pró-inflamatórias (TNF-α, IL-1, IL-6) e metaloproteinases da matriz, e produção de prostaglandinas (PGE$_2$, PGF$_{2\alpha}$) pelas membranas fetais. Como resultado, haveria aumento da contratilidade e decomposição do colágeno e da matriz extracelular. Outra via etiológica está relacionada diretamente com a fraqueza intrínseca ou induzida das membranas, e tem como exemplos a síndrome de Ehlers-Danlos (alteração no colágeno por doença genética), a deficiência de α-1-antitripsina, o tabagismo, o colo curto ou a incompetência cervical. Adicionalmente, ainda se apresentam possibilidades como sangramento na primeira metade da gravidez, baixo nível socioeconômico, desnutrição ou obesidade, além de uso abusivo de substâncias como o *crack* e a cocaína.

Na maioria dos casos não se identifica o fator etiológico da RPM. O fator de risco mais importante é a história de ruptura em gravidez anterior, com taxa de recorrência de aproximadamente 15 a 30%.

História natural

Ruptura prematura das membranas a termo. A RPM a termo ocorre em 8% das gestações e é geralmente seguida pelo início imediato do parto, 50% dentro de 5 horas e 95% após 28 horas). A principal consequência da RPM a termo é a infecção intrauterina, que aumenta com a duração entre o tempo de ruptura e o início do parto (> 18 horas).

Ruptura prematura das membranas pré-termo (< 37 semanas). A RPMP ocorre em 3% das gestações e, no mínimo, em 50% dos casos a gestante entra em trabalho de parto no prazo de 1 semana; quanto menor é a idade gestacional, maior é o tempo de latência. Com o tratamento expectante, 3 a 13% das gestantes podem parar de perder líquido, restaurando o volume do líquido amniótico (LA) à normalidade, caracterizando um prognóstico favorável. A infecção intrauterina (corioamnionite, infecção do líquido amniótico e das membranas antes ou após o parto) ocorre em 1 a 5% dos casos no termo e em 25% no pré-termo; o DPP incide em 2 a 5% das RPM. A corioamnionite é infecção ascendente pela microbiota normal da vagina – *Escherichia coli*, estreptococo do grupo B (GBS), ureaplasma, micoplasma. Constituem fatores de risco para a corioamnionite: RPM, parto pré-termo e amniorrexe > 18 horas. Embora seja evidente o risco de infecção fetal pela corioamnionite, a complicação mais importante para o feto é a prematuridade – SAR, enterocolite necrosante, hemorragia intraventricular e paralisia cerebral. Após a RPMP, a infecção e os acidentes do cordão umbilical são responsáveis por 1 a 2% das mortes antenatais.

Ruptura prematura das membranas pré-viável (< 24 semanas). A RPM pré-viável (< 24 semanas) incide em menos de 1% das gestações. Cerca de 40 a 50% das grávidas com RPM pré-viável dão à luz na primeira semana após a ruptura, e 70 a 80%, dentro de 2 a 5 semanas.

Com o tratamento expectante, a taxa de sobrevida fetal com a ruptura após 22 semanas é de aproximadamente 55%, e antes de 22 semanas, de apenas 15%.

A incidência de hipoplasia pulmonar após a RPMP de menos de 24 semanas é de 10 a 20%. A hipoplasia pulmonar está associada a alta mortalidade, mas é raramente letal quando a ruptura ocorre com 23 a 24 semanas de gestação, provavelmente porque o crescimento alveolar adequado para suportar o desenvolvimento pós-natal já ocorreu. Rupturas em idades gestacionais precoces e com pouco volume residual de LA são determinantes primários de hipoplasia pulmonar.

A oligoidramnia acentuada e precoce é responsável ainda pela síndrome de Potter: fácies de Potter (implantação baixa das orelhas e prega nos epicantos), contratura dos membros e hipoplasia pulmonar.

As complicações maternas significantes são: infecção intramniótica, endometrite, DPP e retenção placentária. A sepse tem sido observada em aproximadamente 1% dos casos, por vezes levando ao óbito materno. Na RPMP com menos de 24 semanas, observaram-se menor sobrevida e maior retardo no neurodesenvolvimento em casos com oligoidramnia persistente (maior bolsão < 2 cm).

Corioamnionite. Por não conseguir separar, muitas vezes, o quadro inflamatório do infeccioso, nem sempre sobreponíveis, alguns autores têm preferido substituir os termos "inflamação ou infecção intrauterina" por *triplo I*, uma vez que o uso de "corioamnionite" transmitia a ideia de uma etiologia infecciosa definitiva, quando esse nem sempre é o caso. Sob a nova proposta, o triplo I seria diagnosticado quando a febre estivesse presente com um ou mais dos seguintes sinais: taquicardia fetal (> 160 bpm por mais de 10 minutos), leucocitose materna (> 15.000 mm³), saída de líquido purulento pelo orifício externo do colo e resultados de exames bioquímico ou microbiológico do líquido amniótico consistentes com invasão microbiana da cavidade amniótica. Para ser confirmado, o triplo I deveria ser acompanhado por achados laboratoriais objetivos de infecção no líquido amniótico (p. ex., exame positivo para bactérias no Gram, baixa glicemia ou alta contagem de leucócitos, ou cultura positiva no líquido amniótico), ou então evidência histopatológica de infecção ou inflamação ou ambos na placenta, membranas fetais ou vasos do cordão umbilical (funisite), obviamente obtida em momento posterior.

Na RPMP com menos de 24 semanas, observaram-se menor sobrevida e maior retardo no neurodesenvolvimento em casos com oligoidramnia persistente (maior bolsão < 2 cm).

Vazamento de líquido após amniocentese. O vazamento de LA após amniocentese, em geral realizada para estudo genético no diagnóstico pré-natal, ocorre em 1% dos casos, e o de perda fetal, em menos de 0,5%. Na maioria das vezes, há resselagem das membranas, com normalização do volume do LA em 70% dos casos dentro de 1 mês da amniocentese.

Diagnóstico

História e exame clínico. Em aproximadamente 90% dos casos, o diagnóstico da RPM é feito pela história da paciente, que revela deflúvio abundante de líquido pela vagina. O exame com espéculo estéril confirma o diagnóstico ao visualizar líquido escorrendo pelo orifício cervical. O toque vaginal aumenta o risco de infecção e nada acrescenta ao diagnóstico; deve ser evitado, a menos que a paciente esteja em pleno trabalho de parto.

Testes laboratoriais. Recomendam-se dois testes simples, de leitura imediata, no líquido vaginal coletado de preferência no fundo de saco posterior: papel de nitrazina (para a determinação do pH) e cristalização. Enquanto o pH da secreção vaginal é ácido e varia entre 4,5 e 6,0, o do LA é alcalino e se situa entre 7,1 e 7,3. Na ruptura, o papel de nitrazina assume a coloração azul (pH > 6,5). Informação adicional pode ser obtida pela coleta de líquido vaginal, secado por 10 minutos em lâmina e observado ao microscópio; arborização (cristalização) define a amniorrexe.

Recentemente incorporado à prática obstétrica, o AmniSure® é um teste rápido, imuno-cromatográfico, que detecta a proteína microglobulina-alfa-1 placentária (PAMG-1) no meio vaginal. O exame é simples e sua interpretação pode ser vista na Figura 24.1.

Tem desempenho semelhante o teste Actim™ PROM, que detecta a proteína de ligação ao fator de crescimento semelhante à insulina 1 (IGFBP-1). Vale ressaltar que o teste não é afetado pela presença de infecções vaginais, urina, sêmen, ou pequena quantidade de sangue.

Ultrassonografia. A ultrassonografia é utilíssima para confirmar a oligoidramnia (maior bolsão de líquido amniótico < 2 cm), mas não é diagnóstica da ruptura – cerca de 50% das amniorrexes ocorrem sem oligoidramnia. Do mesmo modo, o diagnóstico pela ultrassonografia (e pela ressonância magnética) de hipoplasia pulmonar nas RPMP de menos de 24 semanas não tem sido efetivo. Afastadas as malformações urinárias fetais (ultrassonografia morfológica) e a insuficiência placentária (Doppler umbilical), a hipótese de RPM é muito sugestiva para explicar a oligoidramnia.

Dificuldades no diagnóstico. Na fissura alta das membranas, o escoamento é habitualmente escasso e persistente. A integridade do polo inferior do ovo possibilitará, no parto, a formação da bolsa das águas e o falso diagnóstico de não ter havido amniorrexe (Figura 24.2).

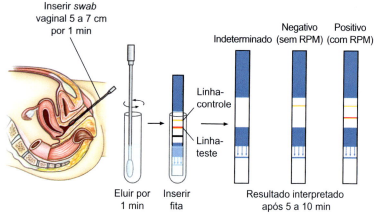

Figura 24.1 Interpretação do teste AmniSure®. *RPM*, ruptura prematura das membranas.

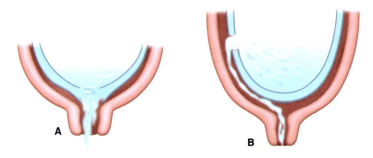

Figura 24.2 A. Ruptura das membranas. **B.** Fissura alta das membranas.

Tratamento

Medidas gerais

O tratamento da RPM está fundamentalmente calcado na idade da gravidez na qual ocorreu o acidente e na existência de complicações, tais como infecção, DPP, sofrimento fetal, assim como no início do parto.

Em qualquer idade gestacional, a evidência de trabalho de parto, corioamnionite, DPP ou de comprometimento da viabilidade fetal é indicação para a pronta interrupção da gravidez.

Hospitalização. O tratamento ambulatorial não é recomendado em pacientes com RPMP e feto viável, tornando obrigatória a hospitalização.

Monitoramento eletrônico. Pacientes com RPMP devem ser submetidas ao monitoramento eletrônico para avaliar o bem-estar fetal, especialmente a desaceleração umbilical, indicativa de compressão de cordão.

Cultura de estreptococo do grupo B. A coleta de material da vagina e do reto para a cultura de GBS será indicada se o tratamento for expectante. Recomendações para a profilaxia antibiótica intraparto do GBS na vigência da RPMP podem ser vistas na Figura 24.3. O uso do antibiótico profilático na conduta expectante não exclui a profilaxia antibiótica intraparto para GBS, porventura indicada.

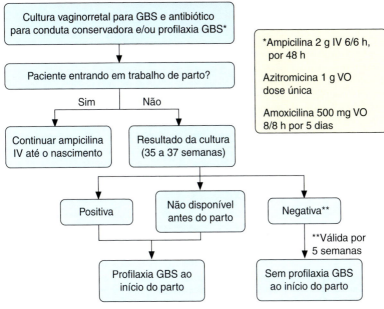

Figura 24.3 Profilaxia para estreptococo do grupo B (GBS) em pacientes com ruptura prematura de membranas pré-termo. *IV*, via intravenosa; *VO*, via oral.

No termo (≥ 37 semanas), se o intervalo entre a amniorrexe e o parto é prolongado (≥ 18 horas), está também aumentado o risco de sepse neonatal precoce por GBS e indicada a profilaxia antibiótica intraparto.

Monitoramento da infecção. Na paciente com RPMP, a temperatura ≥ 38°C pode indicar corioamnionite (Figura 24.4), embora a dor à palpação uterina e a taquicardia materna e fetal possam ser indicadores melhores, em face da possibilidade da corioamnionite subclínica. A contagem de leucócitos não é específica e a oligoidramnia (maior bolsão < 2 cm) revela antes a probabilidade de morbidade neonatal por SAR do que o risco de infecção materna e fetal.

O ACOG considera infecção intra-amniótica a presença de febre ≥ 39°C (temperatura oral) ou entre 38 e 38,9°C associada a um sinal clínico – leucocitose, drenagem de material purulento pela cérvice ou taquicardia fetal.

Corioamnionite

Uma vez diagnosticada a corioamnionite, a conduta, qualquer que seja a idade gestacional, é induzir o parto e administrar antibióticos. O regime habitual é ampicilina, 2 g, por via intravenosa (IV), a cada 6 horas, mais gentamicina, 1,5 mg/kg IV a cada 8 horas. Clindamicina, 900 mg IV de 8/8 horas, ou metronidazol, 500 mg IV de 8/8 horas, podem ser adicionados para cobertura anaeróbica se for realizada cesárea. A administração da terapia antibiótica na corioamnionite deve continuar até que a paciente esteja afebril e assintomática por 24 a 48 horas após o parto.

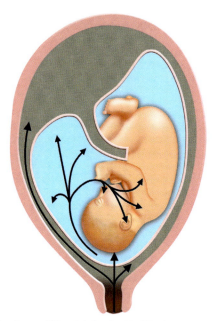

Figura 24.4 Vias da infecção amniótica. A infecção é habitualmente ascendente (*setas*). Nesse caso, há prévia deciduíte e, ocasionalmente, placentite (na borda inferior do órgão). O líquido infectado acarreta amnionite no âmnio membranoso, no placentário e no funicular. Os germes contidos no líquido amniótico também infectam o tegumento e os orifícios naturais, provocando otites e conjuntivites. Ao alcançarem as vias respiratórias e os pulmões, assim como o tubo digestivo, surgem broncopneumonias, esofagites etc. (*setas*).

Se a febre persistir após 24 horas de iniciados os antibióticos, adicionar um terceiro agente (i. e., metronidazol ou clindamicina), caso não tenha sido administrado.

Se a paciente continuar febril, apesar do tratamento antibiótico, devem ser procuradas outras fontes de infecção: tromboflebite pélvica, infecção de parede, retenção de restos ovulares e infecção do sistema urinário.

Cerclagem. A RPM complica cerca de uma em cada quatro gestações com cerclagem e metade após a cerclagem de emergência. Não há recomendação estabelecida sobre a permanência ou a retirada da cerclagem. Se a opção for pela permanência da cerclagem, não há indicação para que se prolongue o tratamento antibiótico profilático por mais de 7 dias.

Herpes simples. O risco da prematuridade deve ser avaliado contra o risco da infecção neonatal. A paciente com herpes simples na gravidez deve ser tratada com aciclovir. Se a doença estiver ativa no momento do parto, a cesárea estará indicada.

RPM a termo

O monitoramento eletrônico deverá ser prontamente utilizado para avaliar a vitabilidade fetal.

A RPM a termo é indicação para a indução do parto com ocitocina/misoprostol, nas doses habituais, para reduzir a morbidade infecciosa materna, sem elevar os riscos de cesárea ou de operatória transpélvica (Figura 24.5).

A profilaxia intraparto GBS será indicada se a cultura previamente realizada for positiva ou se houver indicadores de risco.

Revisão de metanálise relatou que, em mulheres com RPM no termo ou próximas do termo, com tempo de latência > 12 horas, a antibioticoterapia profilática determinou redução de cerca de 50% na incidência de corioamnionite e de 90% na de endometrite. Isso pode ser relevante, particularmente em nulíparas com o colo imaturo, nas quais se espera um longo trabalho de parto após a indução.

RPMP com ≥ 34 semanas

À semelhança do que ocorre para a RPM a termo, o melhor tratamento para a RPMP com 34 semanas ou mais é o parto imediato (ver Figura 24.5).

RPMP entre 24 e 33 semanas

Entre 24 e 33 semanas, na ausência de complicações, o melhor tratamento é o expectante com a paciente hospitalizada (ver Figura 24.5). A paciente deve manter o repouso relativo no leito (evitar atividade física) e pélvico (proibido o coito e o toque vaginal) e, concomitantemente, a gestante deve ser observada para a evidência de infecção, DPP, compressão do cordão umbilical, sofrimento fetal e início do parto. A avaliação fetal é feita pelo monitoramento eletrônico de seus batimentos cardíacos e pelo volume do líquido amniótico (vLA). A frequência desses testes pode ser diária ou 2 vezes/semana, dependendo do resultado. É razoável considerar a indução do parto quando a gravidez chegar a 34 semanas.

Antibiótico profilático. A administração de antibiótico profilático após a RPMP visa à postergação do parto e à redução da morbidade neonatal. Recomendamos a administração venosa de ampicilina 2 g a cada 6 horas por 48 horas, associada à azitromicina 1 g, por via oral (VO), dose única, seguida por amoxicilina 500 mg VO 8/8 horas por mais 5 dias, como preconiza a Figura 24.3, já referida.

Corticoide. Um único curso de corticoide é recomendado para gestantes com RPMP entre 24 e 33 semanas com risco de parto iminente. Conquanto a administração de cursos múltiplos de corticoide não esteja associada a benefício perinatal, parece ser benfazejo a realização de um único ciclo de resgate após 10 a 14 dias do término do curso inicial de corticoide, quando há risco elevado de parto nos 7 dias seguintes e a idade gestacional ainda for inferior a 34 semanas.

Tocólise. Não há indicação de tocólise terapêutica no tratamento expectante da RPMP.

Neuroproteção fetal. Mulheres com RPMP antes de 32 semanas e risco de parto iminente são candidatas ao tratamento com sulfato de magnésio para a neuroproteção fetal (ver Capítulo 28).

RPMP pré-viável (< 24 semanas)

As pacientes com RPMP antes da viabilidade fetal devem ser aconselhadas em relação aos riscos e benefícios do tratamento expectante *versus* o parto imediato. Pode-se tentar o tratamento expectante ambulatorial com monitoramento da infecção, DPP e parto, e ultrassonografia seriada para avaliar a oligoidramnia, na esperança da resselagem das membranas e restauração do volume amniótico, o que só parece ocorrer em 8% dos casos. Se houver oligoidramnia persistente, a interrupção da gravidez pode ser oferecida à paciente (ver Figura 24.5).

Há um novo paradigma na RPMP antes de 24 semanas: a exposição ao corticoide antenatal e a conduta pulmonar agressiva pós-natal foram capazes de assegurar uma sobrevida neonatal de 90% em casos de RPMP prolongadas (> 1 semana), muito embora ainda fosse comum a morbidade nos pulmões.

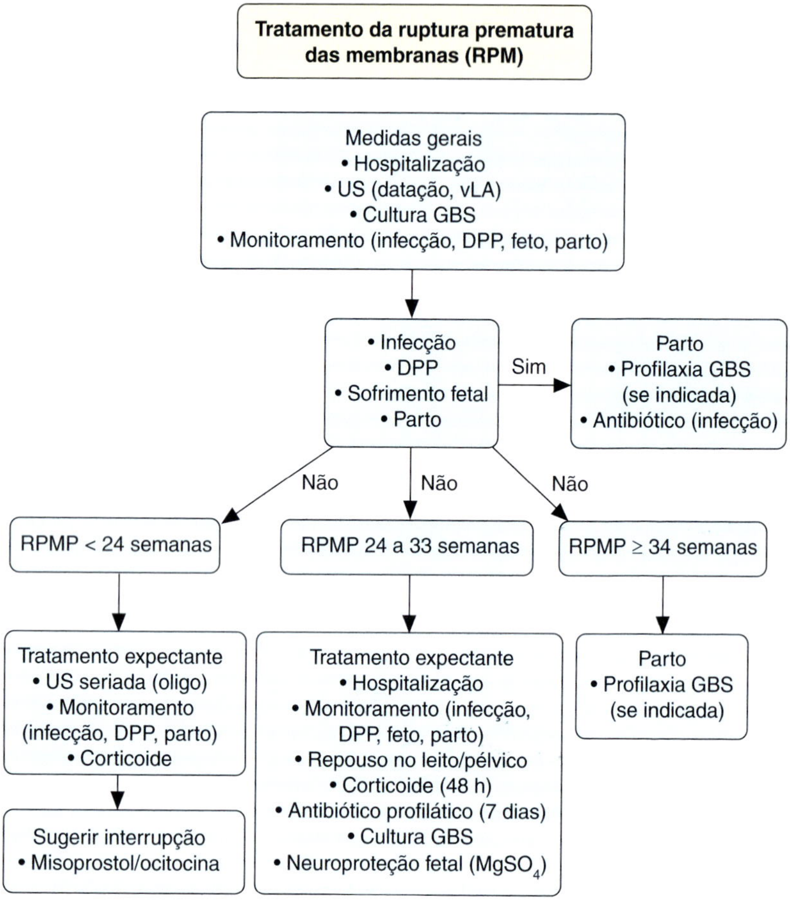

Tratamento da ruptura prematura das membranas (RPM)

Medidas gerais
- Hospitalização
- US (datação, vLA)
- Cultura GBS
- Monitoramento (infecção, DPP, feto, parto)

- Infecção
- DPP
- Sofrimento fetal
- Parto

Sim → Parto
- Profilaxia GBS (se indicada)
- Antibiótico (infecção)

Não / Não / Não

RPMP < 24 semanas

RPMP 24 a 33 semanas

RPMP ≥ 34 semanas

Tratamento expectante
- US seriada (oligo)
- Monitoramento (infecção, DPP, parto)
- Corticoide

Tratamento expectante
- Hospitalização
- Monitoramento (infecção, DPP, feto, parto)
- Repouso no leito/pélvico
- Corticoide (48 h)
- Antibiótico profilático (7 dias)
- Cultura GBS
- Neuroproteção fetal ($MgSO_4$)

Parto
- Profilaxia GBS (se indicada)

Sugerir interrupção
- Misoprostol/ocitocina

Figura 24.5 Tratamento da ruptura prematura das membranas (RPM). *DPP*, descolamento prematuro da placenta; *GBS*, estreptococo do grupo B; *oligo*, oligoidramnia; *RPMP*, ruptura prematura das membranas pré-termo; *US*, ultrassonografia; *vLA*, volume do líquido amniótico. (Adaptada de ACOG, 2013.)

Vazamento de líquido amniótico após amniocentese

O tratamento expectante ambulatorial é o recomendado, com vigilância atenta para a infecção e a interrupção da gravidez. Estão indicados exames periódicos de ultrassonografia para avaliar a normalização do volume do LA.

Conduta na próxima gravidez

Para reduzir o risco de recorrência, a suplementação com progesterona vaginal, com início entre 16 e 24 semanas, deve ser oferecida a mulheres com história de RPM. Mulheres com história de ruptura e colo curto (< 25 mm) antes de 24 semanas são candidatas à cerclagem cervical.

Pontos-chave

- A ruptura prematura das membranas (RPM) é a amniorrexe espontânea que ocorre antes do parto; antes de 37 semanas configura a ruptura prematura das membranas pré-termo (RPMP), sendo responsável por cerca de 30% dos partos pré-termo
- Habitualmente, em 90% das vezes, o diagnóstico é clínico, muito embora possa ser feito hoje com apuro por *swab* vaginal (AmniSure®). O toque vaginal está formalmente contraindicado
- O diagnóstico diferencial da oligoidramnia de 2º trimestre será realizado entre RPMP, malformação renal fetal e insuficiência placentária grave
- A RPM está associada a infecção da mãe (corioamnionite) e do feto, compressão do cordão umbilical e descolamento prematuro da placenta (DPP)
- A RPM é tipicamente caracterizada por breve período de latência (entre a ruptura e o início do parto): quanto maior a idade gestacional, menor o período de latência
- O óbito neonatal está mais associado à hipoplasia pulmonar (ruptura com menos de 24 semanas) e à prematuridade (ruptura com menos de 34 semanas) do que à infecção
- O tratamento da RPM depende fundamentalmente de idade gestacional, existência de corioamnionite, DPP, comprometimento fetal e início do parto
- Na vigência de complicações ou de ruptura com 34 semanas ou mais, o tratamento é a indução do parto; entre 24 e 33 semanas, o tratamento é expectante; e com menos de 24 semanas é apropriado o aconselhamento com possível interrupção da gravidez
- Eis as medidas pertinentes no tratamento expectante (24 a 33 semanas): antibiótico profilático, corticoide, repouso relativo e pélvico, neuroproteção fetal com sulfato de magnésio, monitoramento de parto, infecção, sangramento, vitabilidade fetal e GBS
- Em geral, no tratamento expectante com feto viável, aconselha-se a hospitalização; a segurança do tratamento ambulatorial ainda não foi estabelecida.

25

Crescimento Intrauterino Restrito

Flávia Cunha dos Santos
Marcos Nakamura Pereira
Jorge Rezende Filho

Definição, 432

Etiologia, 432

Identificação de fetos pequenos, 433

Diferenciação entre crescimento intrauterino restrito e feto pequeno para a idade gestacional, 434

Diferenciação entre crescimento intrauterino restrito de início precoce e tardio, 435

Diagnóstico, 436

Conduta, 437

O crescimento intrauterino restrito (CIR) é uma importante entidade mórbida em Obstetrícia, haja vista que a mortalidade perinatal em fetos incluídos nessa categoria é 10 vezes maior do que em conceptos normais. Os fetos que sobrevivem estão propensos a maior morbidade neonatal imediata – hipoxia, síndrome de aspiração de mecônio, hipoglicemia –, assim como a complicações tardias, como atraso no neurodesenvolvimento, paralisia cerebral e, muito provavelmente, diabetes tipo 2 e hipertensão na vida adulta (programação fetal).

Definição

A definição de CIR constitui-se um desafio. Nessa patologia gestacional, o feto não atinge seu potencial de crescimento biológico, como consequência da função placentária insuficiente, a qual pode ser em decorrência de múltiplas causas. A melhor maneira de identificação do CIR ainda está por ser determinada, e o diagnóstico dos fetos pequenos para a idade gestacional (PIG) continua a ser a melhor ferramenta para a prática clínica. Para isso, são usados o peso fetal estimado e a medida da circunferência abdominal fetal, com ponto de corte mais utilizado o valor abaixo do 10º percentil para determinada idade gestacional, com base em uma tabela de intervalos de referência populacional. Por outro lado, fetos com medidas acima do 10º percentil podem não atingir seu potencial de crescimento e permanecer sem diagnóstico, apesar de estarem em risco aumentado de pior resultado perinatal. E, ainda, há um percentual significativo de fetos com medidas abaixo do 10º percentil sem qualquer evidência de insuficiência placentária, os quais apresentam resultado perinatal normal, e reconhecidos como constitucionalmente pequenos.

Etiologia

São várias as causas do CIR, as quais podem ser classificadas em fetais, maternas, ambientais e placentárias. Tais causas podem ser divididas em dois grupos: restrição não mediada e restrição mediada pela placenta (Tabela 25.1).

Tabela 25.1 Causas de crescimento intrauterino restrito.

Restrição não mediada pela placenta	Anomalias estruturais e cromossômicas/ genéticas
	Infecções congênitas (sífilis, rubéola, citomegalovírus, toxoplasmose, herpes, zika, malária etc.)
	Erros inatos do metabolismo
Restrição mediada pela placenta	Pré-eclâmpsia, hipertensão crônica
	Diabetes pré-gestacional
	Doença vascular materna, trombofilia, doença autoimune
	Hipoxemia secundária a distúrbios cardíacos, respiratórios e hematológicos

Outros fatores de risco associados a neonatos com baixo peso são: idade materna ≥ 35 anos, raça negra ou etnia indiana/asiática, nuliparidade, índice de massa corporal < 20 ou > 25 kg/m^2, ingestão de bebidas alcoólicas, uso de drogas ilícitas, tabagismo e reprodução assistida.

Identificação de fetos pequenos

A correta datação da gestação é primordial para a identificação dos fetos PIG é causa comum de interpretação equivocada no diagnóstico. A data da última menstruação (DUM) continua a ser um excelente método de identificação, desde que mantenha uma correspondência com a ultrassonografia (US) de 1º trimestre por meio da medida do comprimento cabeça-nádegas (CCN), que apresenta uma variabilidade de 5 a 7 dias (Tabela 25.2). Na prática, quando há discordância de até 5 dias entre a DUM e a idade indicada pelo CCN, elegemos a DUM como base de cálculo. Se a diferença for maior ou igual a 6 dias, utilizaremos a idade pelo CCN (para idade gestacional abaixo de 8^{+6} semanas). Quando a paciente chega pela primeira vez no fim do 2º trimestre em diante e não há informações adequadas de DUM e US, a datação deve ser feita por meio de biometria média da cabeça e fêmur, e preferencialmente reavaliada em 2 semanas para verificação da curva do crescimento.

O rastreamento precoce para detectar a probabilidade de um feto desenvolver uma restrição de crescimento deve incluir história clínica e obstétrica, Doppler das artérias uterinas e parâmetros séricos maternos. O Doppler das artérias uterinas é o melhor preditor de deterioração fetal e tem taxa para detecção de CIR mais assertiva, se realizado no 2º trimestre, em vez do 1º trimestre. Entretanto, esse método tem melhor aplicabilidade para fetos que necessitam de parto antes de 34 semanas, e 60% deles são identificados pela instalação concomitante de pré-eclâmpsia materna. Em tempo, a restrição de crescimento no fim da gestação frequentemente não é percebida, por conta da baixa sensibilidade dos métodos de rastreamento. Estudos populacionais mostram que a identificação pré-natal de fetos PIG sucede em uma diminuição de resultados perinatais adversos e natimortos. Além disso, de acordo com estudos de auditorias, a maioria dos casos de natimortos evitáveis está relacionada com a falha na detecção pré-natal de fetos PIG. Portanto, ressalta-se a importância da realização de biometria fetal com aferição de percentis de medidas e do Doppler das artérias uterinas no 2º trimestre, além de avaliação com US no 3º trimestre, entre 32 e 36 semanas. A medida clínica do fundo do útero detecta apenas 16% dos fetos PIG em população de baixo risco, ainda que continue sendo dado clínico valioso para suspeição do CIR.

O diagnóstico de um feto PIG é realizado quando o *peso fetal estimado ou a circunferência abdominal estiverem abaixo do 10º percentil* em intervalos de referência populacional (Figura 25.1). A fórmula de Hadlock é o método mais amplamente aceito para estimar o peso fetal, ao usar uma medida ultrassonográfica composta da circunferência cefálica, circunferência abdominal e fêmur do feto. Tal sistema permite comparações entre diferentes trabalhos e traz excelente correlação com a maioria das curvas locais.

433

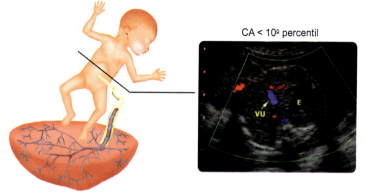

Figura 25.1 Diagnóstico do feto pequeno para a idade gestacional pela medida da circunferência abdominal (CA) à ultrassonografia. E, estômago; VU, veia umbilical.

Tabela 25.2 Guia para datação da gestação pela ultrassonografia.

≤ 8 semanas e 6 dias	CCN	Mais de 5 dias
9 semanas até 13+6 semanas	CCN	Mais de 7 dias
14 semanas até 15+6 semanas	DBP, CC, CA, F	Mais de 7 dias

CA, circunferência abdominal; CC, circunferência cefálica; CCN, comprimento cabeça-nádegas; DBP, diâmetro biparietal; F, fêmur.

Diferenciação entre crescimento intrauterino restrito e feto pequeno para a idade gestacional

Em uma proporção substancial de casos, a pequena dimensão fetal é causada por insuficiência placentária. No entanto, em outro subconjunto importante de fetos pequenos não há evidências de envolvimento da placenta. As evidências clínicas sugerem que os fetos pequenos com insuficiência placentária estão associados a piores resultados perinatais, enquanto o grupo não placentário tem resultados perinatais praticamente normais. Por convenção arbitrária, os casos de insuficiência placentária são geralmente definidos como CIR (verdadeiros), enquanto os casos "não placentários" restantes são referidos como PIG (ou constitucionalmente pequenos). Não sabemos se o grupo não placentário também sofre restrição de crescimento ou um modo mais brando de insuficiência placentária, mesmo que os resultados perinatais sejam normais. Do ponto de vista puramente obstétrico, no CIR, a função da placenta é prejudicada a ponto de causar hipoxia e acidose nas condições basais (em formas precoces/graves) ou sob o estresse das contrações uterinas (em formas tardias/leves), enquanto nos PIGs não ocorrem tais complicações.

Pode ser usado um algoritmo para diferenciar CIR de PIG que integra a estimativa do peso fetal, o Doppler da artéria umbilical, da artéria cerebral média e da artéria uterina. O CIR é definido quando um feto com peso estimado abaixo do 10º percentil é combinado com uma relação cerebroplacentária (RCP) abaixo do 5º percentil, índice de pulsatilidade (IP) médio das artérias uterinas acima do 95º percentil ou peso fetal estimado (PFE) abaixo do 3º percentil, como será visto adiante, na seção Diagnóstico. Esses critérios incluem todos os outros (ou seja, a artéria umbilical anormal resulta em uma RCP anormal). O algoritmo é mais útil nos casos de CIR do 3º trimestre da gestação, embora, em casos de início antes de 32 semanas, o uso da artéria umbilical possa ser suficiente para o diagnóstico.

Diferenciação entre crescimento intrauterino restrito de início precoce e tardio

O CIR apresenta-se sob dois padrões clínicos, conforme a idade gestacional de aparecimento. Uma idade gestacional de 32 semanas no diagnóstico, ou 34 semanas no parto, é o ponto de corte entre o CIR de início precoce e tardio. No CIR de início precoce, a história natural da deterioração fetal progride da anormalidade no Doppler da artéria umbilical e ducto venoso (Figura 25.2) até a anormalidade dos parâmetros do perfil biofísico fetal, e necessita de um parto prematuro. Além disso, há alta associação com pré-eclâmpsia e mortalidade perinatal. Por outro lado, o CIR de início tardio está associado à insuficiência

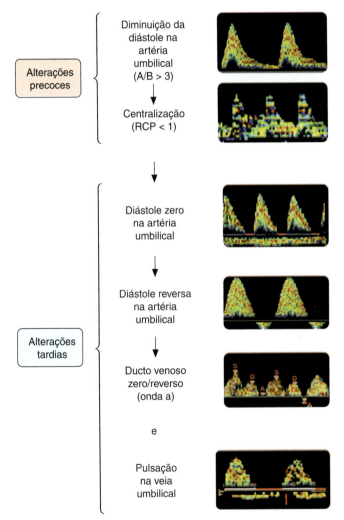

Figura 25.2 Alterações do Doppler no crescimento intrauterino restrito placentário. *A/B*, sístole/diástole; *RCP*, relação cérebro/placenta.

placentária leve, com Doppler da artéria umbilical normal, ou minimamente elevado, mas uma RCP anormal e nenhuma adaptação cardiovascular óbvia, além da circulação cerebral. A associação com pré-eclâmpsia é mínima. Todavia, casos individuais podem apresentar enorme sobreposição de características. A Tabela 25.3 mostra as principais diferenciações entre as formas clínicas de CIR, precoce e tardio.

Tabela 25.3 Resumo das principais diferenças entre as formas de crescimento intrauterino restrito (CIR) precoce e tardio.

CIR precoce	CIR tardio
Desafio: conduta	Desafio: diagnóstico
Prevalência: 1%	Prevalência 3 a 5%
Insuficiência placentária grave: Doppler de artéria umbilical anormal, alta associação com pré-eclâmpsia	Insuficiência placentária leve: Doppler de artéria umbilical normal, baixa associação com pré-eclâmpsia
Hipoxia grave. Adaptação cardiovascular sistêmica	Hipoxia leve. Adaptação cardiovascular central
Altas morbidade e mortalidade	Mortalidade mais baixa (causa comum de natimorto)

Diagnóstico

Pode ser utilizado um consenso de especialistas, realizado por meio do método Delphi que contribui para a definição de critérios para CIR precoce e tardio (Tabela 25.4). Tanto no CIR precoce quanto no tardio, o peso fetal estimado ou a circunferência abdominal abaixo do percentil 3 selam o diagnóstico. Quando o peso estimado ou a circunferência abdominal estão abaixo do percentil 10, mas acima do percentil 3, são necessários critérios adicionais para o diagnóstico de CIR.

Em casos graves de restrição e de início antes de 24 semanas, especialmente na presença de malformações ou marcadores de cromossomopatias, ou que tenham dissociação entre crescimento, volume de líquido amniótico e Doppler, deve-se suspeitar de causa genética. Desse modo, é essencial discutir com os pais a possibilidade de teste invasivo para essas situações. Os casos graves e de início precoce, com sinais ultrassonográficos de infecções, sorologias maternas para sífilis, citomegalovírus, toxoplasmose, rubéola, herpes simples etc., devem ser averiguados.

Tabela 25.4 Definições baseadas em consenso para crescimento intrauterino restrito (CIR) precoce e tardio, na ausência de anomalias congênitas.

CIR precoce	CIR tardio
IG < 32 semanas	IG ≥ 32 semanas
PFE/CA < P3 ou AU-diástole zero	PFE/CA < P3
Ou	Ou pelo menos dois de três dos seguintes
1. PFE/CA < P10 combinado com	1. PFE/CA < P10
2. IP-AUt > P95 e/ou	2. PFE/CA cruzando > 2 quartis no percentil de crescimento
3. IP-AU > P95	3. RCP < P5 ou IP-AU > P95

Os percentis não são de tabelas *customizadas*. *AU*, artéria umbilical; *AUt*, artéria uterina; *CA*, circunferência abdominal; *IG*, idade gestacional; *IP*, índice de pulsatilidade; *P*, percentil; *PFE*, peso fetal estimado; *RCP*, relação cerebroplacentária. (Adaptada de Gordijn SJ, Beune IM, Thilaganathan B et al. Consensus definition of fetal growth restriction: a Delphi procedure. Ultrasound Obstet Gynecol. 2016;48(3):333-9.)

No futuro, biomarcadores no sangue materno (fatores angiogênicos e antiangiogênicos) poderão ser usados como critério diagnóstico para CIR em algoritmos compostos. Os fatores antiangiogênicos e angiogênicos comumente avaliados no CIR são sFlt-1 (*solube fms-like tyrosine kinase-1*) e PlGF (*placental growth factor*), respectivamente. Entre fetos com peso abaixo do 10º percentil, a dosagem desses biomarcadores prevê resultados adversos, com desempenho semelhante ao Doppler.

Conduta

O fator prognóstico mais importante na restrição de crescimento é a idade gestacional no parto. O principal desafio na condução dessas gestações é o parto oportuno, em que o risco de morte fetal deve ser ponderado contra o risco de mortalidade e morbidade neonatal. Assim, o parto não é indicado até que o risco de natimortalidade ultrapasse aquele provocado pela prematuridade. Nos casos de CIR precoce, a insuficiência placentária é comumente diagnosticada pela artéria umbilical alterada. Em casos extremos, essa insuficiência manifesta-se como velocidade diastólica final ausente ou reversa antes de 34 semanas, e, como consequência da hipoxemia e da desnutrição fetal, ocorrem alterações no ducto venoso e na cardiotocografia computadorizada. Diferentemente do CIR precoce, o CIR tardio não está associado à progressão de alterações hemodinâmicas e, excepcionalmente, os fetos apresentam alterações no Doppler da artéria umbilical ou do ducto venoso. No entanto, a deterioração fetal e a morte podem ocorrer rapidamente. Isso pode ser explicado pela menor tolerância à hipoxia no termo em comparação ao feto prematuro e à presença mais comum de contrações uterinas nessa época. Portanto, a estratégia na conduta do CIR tardio baseia-se, essencialmente, no estabelecimento da distinção entre CIR e PIG.

Protocolo baseado em estágios para conduta no crescimento intrauterino restrito

Embora não existam evidências sólidas que apoiem recomendações sobre o momento do parto, um protocolo que integre as melhores evidências disponíveis pode ajudar a reduzir a variação de condutas da prática clínica. Uma estratégia é agrupar os índices que estão associados a riscos fetais em estágios semelhantes, os quais indicam intervalos de seguimento e monitoramento e o momento do parto de maneira padronizada.

Peso fetal. A biometria fetal deve ser realizada a cada 2 semanas no acompanhamento de fetos com restrição de crescimento. Todos os fetos com peso ou circunferência abdominal abaixo do 10º percentil são considerados pequenos. Se porventura o peso fetal encontrar-se abaixo do 3º percentil, é considerado critério isolado e mais que suficiente de CIR, independentemente do Doppler normal, em decorrência da alta probabilidade de se tratar de desvio patológico do crescimento.

Doppler da artéria umbilical. Considerado alterado quando o IP estiver acima do 95º percentil, diástole zero ou reversa (Figura 25.3).

Doppler da artéria cerebral média. Considerado alterado quando o IP estiver menor que o 5º percentil (Figura 25.4).

Relação cerebroplacentária. IP da artéria cerebral média/IP da artéria umbilical. Considerada alterada quando o valor estiver menor que o 5º percentil.

Doppler da artéria uterina. É composto da média do IP das artérias uterinas direita e esquerda. Considerada alterada quando o valor do IP médio estiver acima do 95º percentil (Figura 25.5).

PARÂMETROS QUE IDENTIFICAM FETOS PEQUENOS COM PIOR RESULTADO

Doppler da artéria umbilical (IP > P95)

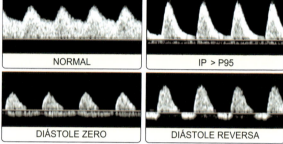

Figura 25.3 Padrões da artéria umbilical. *IP*, índice de pulsatilidade.

PARÂMETROS QUE IDENTIFICAM FETOS PEQUENOS COM PIOR RESULTADO

Doppler da artéria cerebral média (IP > P95)

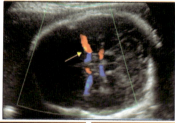

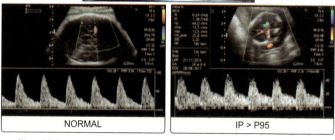

Figura 25.4 Doppler da artéria cerebral média. *IP*, índice de pulsatilidade.

Doppler do ducto venoso. Considerado alterado quando o IP estiver acima do 95º percentil, > 1,0 ou com onda A zero ou reversa (Figura 25.6).

Biometria fetal. A biometria fetal deve ser realizada a cada 2 semanas para acompanhamento de fetos com restrição de crescimento.

Cardiotocografia fetal computadorizada. É sensível o suficiente para detectar acidose fetal, com valor semelhante à onda A reversa no ducto venoso, por meio da variação a curto prazo (STV, do inglês *short-term variation*) da frequência cardíaca fetal.

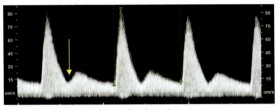

Figura 25.5 Doppler da artéria uterina.

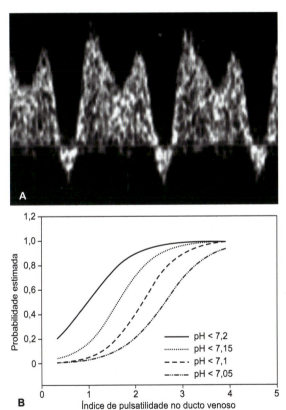

Figura 25.6 A. Doppler do ducto venoso com onda A reversa (*seta amarela*). B. Correlação do índice de pulsatilidade (IP) do ducto venoso com probabilidade estimada do pH fetal. (Adaptada de Francisco RP, Miyadahira S, Zugaib M. Predicting pH at birth in absent or reversed end-diastolic velocity in the umbilical ar teries. Obstet Gynecol. 2006;107(5):1042-8.)

Os valores alterados variam de acordo com a idade gestacional. Entre 26 e 28 semanas, é considerada alterada quando o STV > 2,5 ms. Entre 28 e 32 semanas, STV > 3,0 ms, e em idades gestacionais acima de 32 semanas, STV > 4,0 ms.

Os estágios de CIR e recomendações estão resumidos na Tabela 25.5.

Nos casos de estágio 4 e com idade gestacional < 26 semanas, deve-se aconselhar os pais, com acompanhamento de equipe multiprofissional quanto ao prognóstico reservado (a sobrevida é menor que 50%) (Figura 25.7).

O conhecimento acerca do diagnóstico e manejo do CIR evoluiu muito nos últimos 40 anos, e é foco de inúmeros estudos na busca dos melhores desfechos perinatais. Casos extremos constituem um desafio na prática clínica e devem ter discussão individualizada, não só com equipe multiprofissional, mas também com participação dos pais na tomada de decisão após apresentadas as possibilidades.

Tabela 25.5 Classificação por estágios e manejo do crescimento intrauterino restrito.

Estágio	Correlação fisiopatológica	Critério (um ou mais)	Monitoramento*	IG/via de parto
I	Baixo peso acentuado ou insuficiência placentária leve	PFE < P3	Semanal	37 semanas
		RCP < P5		Indução do parto ou cesárea
		IP-AU > P95		
		IP-ACM < P5		
		IP-AUT > P95		
II	Insuficiência placentária grave	AU com diástole zero	Bissemanal	34 semanas
				Cesárea
III	Baixa suspeita de acidose fetal	AU com diástole reversa	1 a 2 dias	30 semanas
		IP-DV > 1,0		Cesárea
IV	Alta suspeita de acidose fetal	IP-DV > 1,5 DV com onda A zero ou reversa	12 h	26 semanas**
		Desacelerações da FCF		Cesárea

Todos os sinais ao Doppler devem ser confirmados pelo menos 2 vezes, preferencialmente com intervalo de 12 horas. *Intervalo recomendado na ausência de pré-eclâmpsia. Caso haja pré-eclâmpsia associada, é necessário monitoramento fetal estrito, independentemente do estágio. **Idade gestacional mais baixa recomendada, de acordo com os números da literatura atual, que relatam pelo menos 50% de sobrevivência. O limite pode ser ajustado conforme os desejos dos pais ou as estatísticas locais de sobrevivência intacta. *ACM*, artéria cerebral média; *AU*, artéria umbilical; *AUT*, artéria uterina; *DV*, ducto venoso; *FCF*, frequência cardíaca fetal; *IG*, idade gestacional; *IP*, índice de pulsatilidade; *P*, percentil; *PFE*, peso fetal estimado; *RCP*, relação cerebroplacentária. (Adaptada de Bilardo CM, Hecher K, Visser GHA et al.; TRUFFLE Group. Severe fetal growth restriction at 26-32 weeks: key messages from the TRUFFLE study. Ultrasound Obstet Gynecol. 2017;50(3):285-90; Lees CC, Marlow N, van Wassenaer-Leemhuis A et al.; TRUFFLE study group. 2 year neurodevelopmental and intermediate perinatal outcomes in infants with very preterm fetal growth restriction (TRUFFLE): a randomised trial. Lancet. 2015;385(9983):2162-72. Erratum in: Lancet. 2015;385(9983):2152; Figueras F, Gratacós E. Update on the diagnosis and classification of fetal growth restriction and proposal of a stage-based management protocol. Fetal Diagn Ther. 2014;36(2):86-98; Francisco RP, Miyadahira S, Zugaib M. Predicting pH at birth in absent or reversed end-diastolic velocity in the umbilical ar teries. Obstet Gynecol. 2006;107(5):1042-8.)

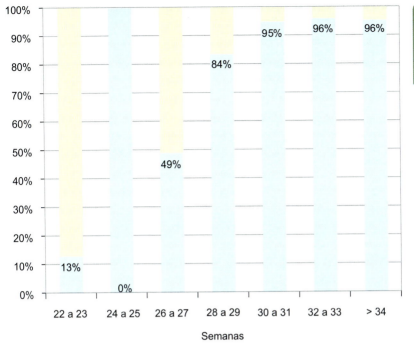

☐ Morte perinatal %   ☐ Sobrevivência %

Figura 25.7 Sobrevida a curto prazo no parto. (Adaptada de Dall'Asta A, Brunelli V, Prefumo F, Frusca T, Lees CC. Early onset fetal growth restriction. Matern Health Neonatol Perinatol. 2017;3:2.)

Prognóstico

Fetal. A mortalidade perinatal é 10 vezes maior do que a observada em fetos com o peso adequado, especialmente nos PIG abaixo do 3º percentil. Cerca de 25% de todos os natimortos são PIG.

Neonatal. As complicações do recém-nascido PIG incluem policitemia, hiperbilirrubinemia, hipoglicemia, hipotermia, episódios de apneia, baixo índice de Apgar, pH da artéria umbilical do cordão < 7,0, intubação endotraqueal, convulsões, sepse e morte neonatal.

O CIR placentário precoce está caracterizado por grave insuficiência da placenta e associação a pré-eclâmpsia em aproximadamente 50 a 70% dos casos (placentação defeituosa); o tardio, em menos de 10% dos casos. Mulheres normotensas que apresentam CIR placentário, especialmente o do tipo precoce, exibem doença vascular subclínica, caracterizada por disfunção cardíaca e endotelial, em tudo semelhante à da pré-eclâmpsia. Estaria, portanto, emergindo o CIR placentário como um fator de risco na gravidez a sinalar doença cardiovascular futura na mulher.

Por fim, há hipótese consistente (programação fetal) de que fetos submetidos a insultos *in utero* (p. ex., CIR) possam manifestar doença na vida adulta. Há registros de associação entre baixo peso ao nascer e doença cardiovascular e diabetes tipo 2 na vida adulta.

Pontos-chave

- São várias as causas do crescimento intrauterino restrito (CIR), as quais podem ser classificadas em fetais, maternas, ambientais e placentárias. Tais causas podem ser divididas em dois grupos: restrição não mediada e restrição mediada pela placenta
- A mortalidade perinatal é 10 vezes maior do que a observada em fetos normais, e cerca de 25% dos natimortos são PIG
- A maioria dos fetos com CIR (50 a 70%) é constitucional, sem nenhuma anormalidade, nem qualquer indicação de intervenção na gravidez
- O diagnóstico de um feto PIG é realizado quando o *peso fetal estimado ou a circunferência abdominal estiverem abaixo do 10º percentil* em intervalos de referência populacional
- O CIR placentário, especificamente o modelo toxêmico, está associado à placentação defeituosa
- Em uma proporção substancial de casos, a pequena dimensão fetal é causada por insuficiência placentária. No entanto, em outro subconjunto importante de fetos pequenos não há evidências de envolvimento da placenta
- O CIR apresenta-se sob dois padrões clínicos, conforme a idade gestacional de aparecimento. Uma idade gestacional de 32 semanas no diagnóstico, ou 34 semanas no parto, é o ponto de corte entre o CIR de início precoce e tardio
- No futuro, biomarcadores no sangue materno (fatores angiogênicos e antiangiogênicos) poderão ser usados como critério diagnóstico para CIR em algoritmos compostos
- O Doppler umbilical é o método de eleição para avaliar o bem-estar fetal no CIR placentário
- Recém-nascidos PIG apresentam elevada morbimortalidade neonatal e doença na vida adulta (cardiovascular e diabetes do tipo 2).

26

Polidramnia e Oligoidramnia

Flávia Cunha dos Santos
Jorge Rezende Filho

Polidramnia, 443
Oligoidramnia, 448

O líquido amniótico (LA) é um componente importante do ambiente intrauterino para adequado desenvolvimento fetal. Entre suas principais, funções destacam-se: (1) crescimento fetal; (2) desenvolvimento normal dos sistemas respiratório, gastrintestinal e musculoesquelético; (3) barreira contra infecções; (4) impedimento de aderência entre o embrião/feto e o âmnio; (5) proteção contra traumatismos sofridos pela mãe; (6) termorregulação; (7) permitir movimentação fetal; e (8) prevenção da compressão do cordão umbilical.

A realização de ultrassonografia é a forma mais utilizada para estudo do LA; o maior bolsão vertical (MBV) e o índice de líquido amniótico (ILA) são as técnicas mais comuns para interpretação do exame. O MBV é realizado ao se obter a máxima coluna vertical de LA, livre de partes fetais e de cordão. São considerados normais as medidas de 2 a 8 cm antes de 20 semanas e de 2 a 10 cm a partir de 21 semanas. Essa técnica tem a vantagem de ser simples e reprodutível, e provavelmente é a melhor para avaliação do LA em gestações múltiplas.

Polidramnia

Clinicamente, polidramnia é o acentuado excesso de líquido amniótico, reconhecido ao exame físico – útero grande para a idade gestacional – e, eventualmente, confirmado por generosa aspiração de fluido à amniocentese transabdominal, ou pelo escoamento desmedido no momento do parto.

Atualmente, e com maior precisão, define-se a polidramnia quando, à ultrassonografia, há bolsão de líquido amniótico com diâmetro vertical > 8 cm. Sua incidência é estimada em 0,2 a 2% das gestações (Figura 26.1).

Etiopatogenia

A polidramnia é decorrente de um desequilíbrio na produção (principal mecanismo é a produção renal fetal) e na absorção (principal mecanismo é a deglutição fetal). Na maioria dos casos, cerca de 60%, as polidramnias são de natureza idiopática, e em cerca de 40% é possível identificar uma causa materna, fetal ou placentária.

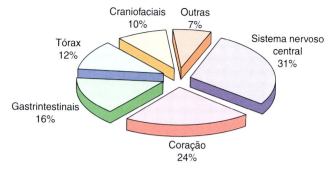

Figura 26.1 Polidramnia: líquido amniótico abundante entre as partes fetais, feto com movimentos amplos e irrestritos. Maior bolsão vertical (MBV) com mais de 8 cm.

Malformações congênitas e anomalias estruturais representam 30% das causas de polidramnia, especialmente as do sistema nervoso central (anencefalia, defeitos do tubo neural [DTN]) e as atresias altas do tubo digestivo (esôfago e duodeno).

Quando se associa a malformações congênitas, a polidramnia tem início precoce e evolução rápida, e as mais frequentes são obstrução alta do tubo digestivo e anomalias do sistema nervoso central.

Por sua vez, os fetos macrossômicos, mesmo na ausência de diabetes materna, apresentam frequentemente um ILA no limite superior da normalidade sem a identificação de malformações associadas.

Há grande incidência de polidramnia nos casos de hidropisia fetal não imune, diabetes melito, doença hemolítica perinatal (DHPN), gemelidade (monocoriônica) e patologia placentária (corioangioma, placenta circunvalada). As infecções fetais associadas à polidramnia incluem: parvovírus B19, citomegalovírus (CMV), toxoplasmose e sífilis.

O estudo genético é obrigatório (cariótipo) em quase todos os casos de polidramnia, geralmente por meio da cordocentese, pela idade avançada da gravidez. Na Tabela 26.1, estão listadas as condições maternas e fetais associadas à polidramnia.

Quadro clínico e diagnóstico

A polidramnia pode ser aguda (em poucos dias) ou crônica (semanas). A forma aguda, apesar de rara (5%), ocorre com mais frequência no 2º trimestre, antes de 24 semanas de gestação, e constitui quadro grave. A forma crônica é diagnosticada com maior frequência no 3º trimestre da gestação. A expansão do útero é gradativa, mas pode alcançar volume considerável e a evolução fetal é mais favorável.

O sofrimento materno pode ser intenso devido à pressão do útero, muito desenvolvido, sobre o diafragma, com dispneia acentuada, alentecendo a circulação venosa de retorno dos membros inferiores, provocando edema, varizes e hemorroidas, e comprimindo o sistema digestório; além disso, há dores difusas, abdominais e lombares.

O aumento do útero ocorre em ritmo variável, rápido ou lento, com surtos e períodos de estabilização ou mesmo de decréscimo; há remissões definitivas, espontâneas.

O exame revela o grande volume uterino, em desproporção com a idade gestacional; há edema nas porções baixas do ventre, como em todo o crescimento desmesurado do útero, e a pele do abdome distendida, lisa e brilhante, apresenta extensas estrias.

À palpação, nota-se a consistência cística e, muitas vezes, não se percebe o feto, nem mesmo a sensação de "rechaço". A comprovação clínica de hipertonia se dá por palpação, mais acentuada nas polidramnias volumosas. O feto, quando reconhecido, é extremamente móvel, com apresentação indefinida.

Tabela 26.1 Condições maternas e fetais associadas à polidramnia.

Fetais	Anomalias gastrintestinais: onfalocele, gastrosquise, atresia (esôfago, duodeno, íleo, jejuno)
	Anomalias do sistema nervoso central: anencefalia, defeitos do tubo neural, holoprosencefalia
	Cardiopatias congênitas: arritmias, coarctação de aorta
	Alterações torácicas: malformação adenomatóidea cística, sequestro broncopulmonar, hérnia diafragmática congênita, quilotórax
	Alterações renais: tubulopatias renais
	Alterações esqueléticas: acondroplasia, displasia tanatofórica, osteogênese imperfeita
	Alterações orofaciais: fissura palatina
	Alterações neuromusculares: distrofia neurotônica, artrogripose
	Alterações cromossômicas: trissomia 18, trissomia 21, síndrome de Turner
	Alterações metabólicas: doença de Gaucher, gangliosidose
	Infecções: parvovírus, citomegalovírus, *Toxoplasma*, sífilis
	Tumores fetais: teratoma sacrococcígeo, tumores intracranianos, teratomas cervicais, higroma cístico
	Hidropisia fetal não imune
Maternas	Diabetes tipo 1 mal controlado, que parece ser responsável por aproximadamente 25% das polidramnias de causa conhecida
	Isoimunização Rh
Placentárias	Tumores como o corangioma placentário e a placenta circunvalada
	Gestação gemelar monocoriônica com síndrome de transfusão feto-fetal

As principais complicações associadas à polidramnia são diretamente proporcionais à magnitude do aumento: dificuldade respiratória materna, ruptura prematura de membranas ovulares, trabalho de parto prematuro, descolamento prematuro da placenta após ruptura das membranas, prolapso do cordão e hemorragias após dequitação. O parto prolongado é frequente, consequência da hipertonia e da hipossistolia. A normalização do volume amniótico, pela aspiração transabdominal e pela amniotomia, corrige a discinesia.

Há relatos de choque, atribuídos à descompressão súbita após amniorrexe ou à rápida aspiração subsecutiva à paracentese. Alguns casos de descolamento prematuro de placenta normalmente inserida estariam relacionados com o mesmo motivo.

Com relação à atividade uterina, são distintos dois tipos de polidramnia: Os de baixa contratilidade e o de alta contratilidade.

Na polidramnia de baixa contratilidade, espera-se a atividade uterina para a idade gestacional. A hipertonia é pequena ou não ocorre, e a palpação do abdome revela a consistência normal do útero. A diminuição do volume amniótico por aspiração transabdominal de fluido normaliza o tônus e não aumenta a atividade. A resposta à perfusão de ocitocina é fisiológica.

Na polidramnia de alta contratilidade, a atividade uterina mais elevada corresponde à idade da gravidez. Há hipertonia e hipossistolia. À palpação abdominal, nota-se o útero duro e tenso. A contratilidade elevada é responsável pela antecipação do parto. A redução do volume amniótico, por amniocentese transabdominal, faz descer o tônus e eleva a intensidade das contrações, acelerando a transformação da contratilidade de tipo pré-parto em tipo parto; iniciado o trabalho, ele é acelerado. Esses casos não respondem à perfusão de ocitocina.

Conduta clínica

Na presença da polidramnia, sugere-se a seguinte conduta (Figura 26.2):

- Ultrassonografia obstétrica: anatomia detalhada para avaliação de malformações, avaliação de peso fetal estimado e seu percentil, Doppler de artéria cerebral média com avaliação de pico de velocidade sistólica (predição de anemia fetal). Medida do colo uterino em casos graves com grande distensão uterina
- Ecocardiograma fetal
- Investigação de diabetes gestacional com realização de teste de tolerância oral à glicose
- Pesquisa de anticorpos irregulares para afastar a isoimunização
- Sorologias para toxoplasmose, sífilis, rubéola, citomegalovírus (CMV) e parvovírus B19
- Pesquisa de anemias hereditárias (alfatalassemia).

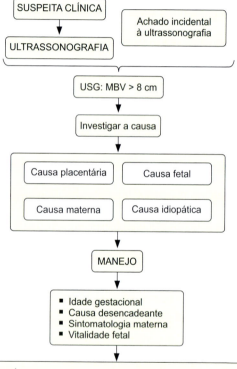

Figura 26.2 Fluxograma para condução da polidramnia.

Tratamento

O tratamento (ver Figura 26.2) pode ser etiológico (voltado diretamente para a causa do distúrbio de LA) ou sintomático.

Amniodrenagem. É uma linha de tratamento sintomático com dois objetivos: diminuir a sintomatologia materna e reduzir o risco de parto prematuro. Deve ser realizada até 35 semanas de gestação. A taxa de complicação está em torno de 3,1%; são mais comuns a ruptura prematura de membranas ovulares (RPMO), o sofrimento fetal agudo e o descolamento prematuro de placenta (DPP). Está indicada, na polidramnia grave com comprimento cervical < 15 mm, pela medida ultrassonográfica transvaginal, desconforto materno importante (dispneia e contrações dolorosas). Na presença de atividade uterina, é recomendado o uso de tocólise pré-procedimento e corticoterapia. Embora a amniodrenagem seja eficaz na redução dos sintomas, a polidramnia pode refazer-se em poucos dias.

Tratamento medicamentoso. Pode ser realizado com inibidores das prostaglandinas como a indometacina, cuja passagem transplacentária para o feto é rápida. Esses inibidores diminuem a filtração glomerular fetal, com consequente redução da produção de urina fetal, e favorecem a reabsorção pulmonar e a passagem do líquido através das membranas; promovem, dessa maneira, uma diminuição na quantidade de líquido amniótico. O uso desses inibidores não está indicado após 32 semanas em razão de seus importantes efeitos colaterais fetais, como fechamento precoce do *ductus* arterioso, enterocolite necrosante e insuficiência renal fetal. O uso desses inibidores deve sempre ser considerado um método de segunda linha, quando, apesar das amniodrenagens, a polidramnia se mantém sintomática. Deve-se realizar controle ecocardiográfico fetal a cada 24 a 48 horas e antes de iniciar o tratamento, para detectar precocemente uma possível restrição do *ductus* arterioso.

Parto

A etiologia do distúrbio do LA compõe um fator importante para definição do momento do parto (ver Figura 26.2). No caso de polidramnia idiopática, a interrupção pode ser indicada a partir de 37 semanas em função da sintomatologia materna.

A melhor via de parto seguirá as indicações obstétricas, ao se levarem em conta as condições disponíveis ao nascimento em cada serviço. A apresentação cefálica deverá ser verificada várias vezes durante o trabalho de parto, pois a alteração da apresentação pode modificar-se ao longo do processo nesses casos. A ruptura prematura de membranas pode levar a uma descompressão uterina aguda, com o risco de ocorrência de prolapso de cordão ou descolamento de placenta.

Não há contraindicação formal para preparo do colo com prostaglandina e para indução de parto com ocitocina. Entretanto, esses procedimentos devem ser feitos com cautela, pois aumentam o risco de complicações como embolia amniótica e hemorragia pós-parto.

Vale lembrar que a polidramnia é fator de risco para hemorragia puerperal, associada à hipotonia uterina.

Prognóstico

O prognóstico materno é bom, apenas agravado por algumas complicações da gravidez e do parto. O mesmo não ocorre com o feto devido às malformações, à prematuridade e às lesões anóxicas e traumáticas. A incidência de resultados perinatais adversos é maior nos casos de polidramnia grave e persistente. Nas formas agudas, como o episódio é característico do segundo trimestre, é comum a perda do feto nesse período.

Oligoidramnia

A diminuição significativa do volume de líquido amniótico sempre trará consequências ominosas ao feto. A oligoidramnia é responsável pela complicação de 0,5 a 5,5% de todas as gestações. A quantidade adequada do líquido amniótico é indispensável para o desenvolvimento do pulmão fetal, possibilita o livre movimento do concepto e ainda atua como barreira contra a infecção.

Embora o diagnóstico de oligoidramnia seja suspeitado clinicamente, na maioria das vezes (útero pequeno para a idade gestacional) sua confirmação é feita à ultrassonografia, que mostra o maior bolsão de líquido amniótico < 2 cm no seu diâmetro vertical. Outros critérios são: ausência óbvia de líquido amniótico; pequena interface líquido/feto; aconchegamento exagerado das pequenas partes fetais.

Ao tornar-se extremamente escasso (300 a 400 mℓ), o líquido amniótico fica espesso, viscoso e turvo. Nos casos mais acentuados, fala-se em anidrâmnio (Figura 26.3).

Condições fetais graves estão associadas à oligoidramnia: doença renal, crescimento intrauterino restrito (CIUR), amniorrexe prematura e pós-maturidade. No 2º trimestre, 50% dos casos de oligoidramnia são por amniorrexe prematura; 15%, por malformações fetais; 5%, por anormalidades da gravidez gemelar; 7%, por descolamento prematuro da placenta; 18%, por CIUR; e 5%, de causa idiopática.

Na Tabela 26.2 estão listadas as condições maternas e fetais associadas à oligoidramnia. Na gravidez gemelar, a oligoidramnia está associada à síndrome de transfusão feto-fetal (STFF), na placentação monocoriônica, ou ao CIUR de um dos gêmeos, na variedade dicoriônica.

O âmnio nodoso é outra condição patológica associada à oligoidramnia.

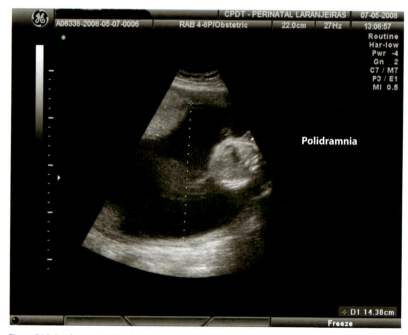

Figura 26.3 Anidramnia: não visualização de líquido amniótico entre as partes fetais, o cordão umbilical e a placenta.

Tabela 26.2 Condições maternas e fetais associadas à oligoidramnia.

Maternas	Insuficiência uteroplacentária: pré-eclâmpsia, hipertensão arterial crônica, trombofilia, tabagismo
	Medicações: anti-inflamatórios, inibidores da enzima conversora da angiotensina
Fetais	Restrição de crescimento
	Pós-datismo
	Infecção por citomegalovírus
	Óbito fetal
Fetais associadas a malformações	Obstrução do trato urinário (VUP, obstrução uretral bilateral)
	Patologias renais (agenesia renal bilateral, displasia tubular congênita, rins policísticos bilaterais)
	Defeitos do tubo neural
	Aneuploidias
Placentárias e membranas	Síndrome da transfusão feto-fetal em gêmeos
	Insuficiência placentária
	Ruptura prematura de membranas ovulares
Idiopática	

VUP, válvula de uretra posterior.

Avaliação e conduta clínica

Na presença de oligoidramnia, sugere-se a seguinte conduta (Figura 26.4):

- Descartar CIUR: ultrassonografia obstétrica com avaliação do percentil de peso fetal e realização de dopplervelocimetria
- Malformação fetal: estudo detalhado da anatomia fetal (especialmente sistema urinário e tubo neural)
- Infecção pelo CMV: busca de achados associados à infecção fetal por CMV como microcefalia, ventriculomegalia e focos parenquimatosos hiperecogênicos, além de realização de sorologia para CMV (imunoglobulina [Ig]G e IgM)
- Amniocentese: oferecer o procedimento para realização de estudo de cariótipo fetal nos casos de restrição de crescimento não associados à insuficiência placentária ou para realização de reação em cadeia da polimerase (PCR) do LA para diagnóstico de infecção fetal por CMV
- RPMO: descartar mediante exame clínico cuidadoso
- Fármacos: descartar uso de medicações pela mãe que possam estar associados à oligoidramnia.

Tratamento

O tratamento (ver Figura 26.4) dependerá da causa e da idade gestacional no momento do diagnóstico. Confirmar ou descartar RPMO e CIUR; caso confirmado, é necessário seguir o protocolo de cada condição. Em caso de associação com uso de fármacos, interromper o uso e/ou substituir. Caso seja confirmado o diagnóstico de malformações, deve-se informar o prognóstico de forma direcionada e individualizada.

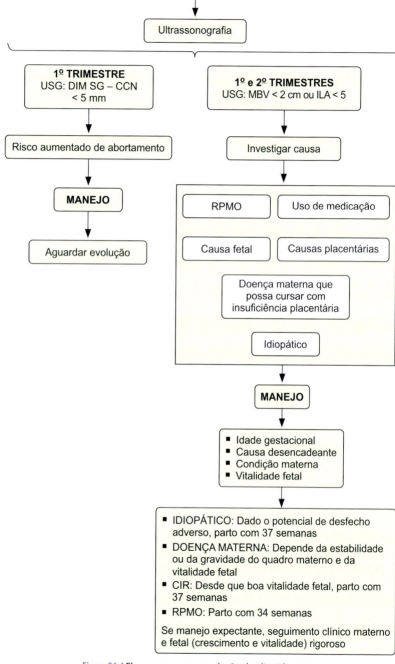

Figura 26.4 Fluxograma para condução da oligoidramnia.

Nos casos idiopáticos, informar à paciente que os resultados perinatais tendem a ser favoráveis. O manejo anteparto inclui avaliação pela ultrassonografia obstétrica, cardiotocografia e dopplervelocimetria semanais, até 37 semanas, e a cada 72 horas após 37 semanas, além da estimativa de peso fetal a cada 2 semanas.

Parto

A etiologia do distúrbio do LA compõe um fator importante para definição do momento do parto (ver Figura 26.4). No caso de oligoidramnia idiopática, pode-se considerar interrupção a partir de 37 semanas ou conduta expectante até 40 semanas (com adequado monitoramento do bem-estar fetal).

Não há contraindicações para uso de prostaglandinas para indução do parto, porém deve ser realizado com monitoramento fetal contínuo.

Prognóstico

Independentemente da causa da oligoidramnia, as possíveis complicações fetais incluem: morte do feto, hipoplasia pulmonar (HP) (antes de 24 semanas), diversas anormalidades esqueléticas e faciais (síndrome de Potter). A HP é uma complicação grave dos casos de oligoidramnia acentuada e adramnia persistente. Quanto mais precoce a instalação do quadro, maior o risco de HP.

Pontos-chave

- A ultrassonografia é fundamental para o diagnóstico da polidramnia e da oligoidramnia, por meio da mensuração do diâmetro vertical do bolsão de líquido amniótico, respectivamente, > 8 cm e < 2 cm
- A incidência de malformações fetais na polidramnia é de cerca de 60%. Outras causas de polidramnia são as infecções congênitas e as aneuploidias
- Entre as causas maternas da polidramnia, sobressaem diabetes, DHPN e gemelidade
- A forma aguda da polidramnia não é comum (5%), ocorrendo com mais frequência no 2º trimestre, antes de 24 semanas de gestação, e constituindo quadro grave
- Com relação à atividade uterina, a oligoidramnia pode ser de alta ou de baixa contratilidade; se alta, há hipertonia e hipossistolia, e a amniodrenagem pode desencadear o trabalho de parto e o útero não responder à ocitocina
- Na polidramnia, a normalização do volume de líquido amniótico pode ser obtida com a amniodrenagem ou com a administração de indometacina
- A oligoidramnia acentuada e precoce, de 2º trimestre, é de péssimo prognóstico fetal, associando-se à hipoplasia pulmonar
- A oligoidramnia está associada a amniorrexe prematura, anomalias renais do feto ou insuficiência placentária/CIR
- No caso de oligoidramnia idiopática, pode-se considerar interrupção a partir de 37 semanas ou conduta expectante até 40 semanas (com adequado monitoramento do bem-estar fetal)
- A HP é uma complicação grave dos casos de oligoidramnia acentuada e adramnia persistente. Quanto mais precoce a instalação do quadro, maior o risco de HP.

27

Gravidez Gemelar

Joffre Amim Junior
Jorge Rezende Filho

Incidência e etiologia, 452

Rastreamento ecográfico, 453

Determinação da idade
gestacional, 453

Classificação das gestações
gemelares, 453

Identificação de cada feto, 457

Riscos e resultados gerais das
gestações gemelares, 458

Gestações dicoriônicas, 459

Gestações monocoriônicas, 459

Gestação múltipla: trigêmeos
e gêmeos de ordem
superior, 470

Cuidados pré-natais em
gestações múltiplas de grande
ordem, 471

Manejo e orientações na
gestação gemelar, 472

Ruptura prematura de
membranas, 474

Seguimento ultrassonográfico da
gestação gemelar, 475

Parto, 475

A gravidez gemelar é definida pela presença simultânea de dois ou mais fetos, dentro do útero ou fora dele. Pode ser classificada em dupla, tripla e múltipla de elevada ordem: quádrupla, quíntupla, sêxtupla etc. Cada produto da gravidez gemelar é considerado um gêmeo.

Há risco de natimortalidade aumentado em 5 vezes e de mortalidade neonatal em 7 vezes, principalmente quando associada a complicações da prematuridade. Comparadas às mulheres com gravidez única, aquelas com gravidez gemelar têm risco 6 vezes maior de parto pré-termo e 13 vezes maior de o parto ocorrer antes de 32 semanas. Além disso, o risco de paralisia cerebral é maior nos nascidos antes de 32 semanas do que naqueles de mesma idade gestacional, mas provenientes de gestação única.

A morbidade e a mortalidade materna também são elevadas na gravidez gemelar, assim como hiperêmese, diabetes melito gestacional (DMG), hipertensão, anemia, hemorragia, parto cesáreo e depressão pós-parto. A pré-eclâmpsia na gravidez gemelar apresenta risco relativo 2,6 vezes maior do que na gravidez única, e a doença costuma ocorrer mais cedo.

A probabilidade de gestação gemelar aumenta com a idade materna. Assim, eleva-se, aproximadamente, de 16:1.000 nascidos vivos em mulheres jovens de 20 anos para 70:1.000 nascidos vivos em mulheres de 40 anos. Os maiores responsáveis, todavia, pela gravidez gemelar são a reprodução assistida, a hiperestimulação ovariana nos ciclos induzidos com gonadotrofinas e a fertilização *in vitro* (FIV). Em 2010, nos EUA, 26% das gestações após FIV foram gemelares e 1,3% foram multifetais de elevada ordem.

Incidência e etiologia

Os gêmeos dizigóticos (DZ) originam-se a partir de dois óvulos na ovulação. A tendência para liberar mais de um óvulo espontaneamente pode ser familiar ou racial e aumenta com a idade. Nas técnicas de fertilização assistida, dois ou mais embriões fertilizados em laboratório podem ser colocados no útero.

Os gêmeos DZ têm incidência média de 1:80 gestações, embora seja variável de acordo com os países. A incidência mais elevada é registrada na Nigéria, com 45:1.000 nascimentos, e a mais baixa, na população da Ásia, com 6:1.000 nascimentos. Nos EUA, é intermediária, de 12:1.000 nascimentos.

Ao contrário dos DZ, os gêmeos monozigóticos (MZ), ou idênticos, têm taxa mais ou menos constante de 1:250 nascimentos e não são influenciados por raça, família ou idade. Evidências recentes sugerem aumento discreto dos MZ após FIV.

Rastreamento ecográfico

Rastreamento e diagnóstico

Suspeita-se de gravidez gemelar quando o tamanho uterino está muito aumentado em discordância com a idade da gestação. O diagnóstico clínico da gemelaridade está superado em face da precocidade e da certeza da ultrassonografia (US).

A US identifica os ecos fetais, assim como os batimentos cardíacos fetais (BCF).

É trivial a associação de ovo anembrionado coexistindo com gestação normal (gêmeo evanescente). Apesar da maior frequência de sangramento no primeiro trimestre, o prognóstico é bom. Em vista disso, embora a incidência clínica de gravidez gemelar no momento do parto seja de 1:90, a frequência real, obtida pela US no início da gravidez, parece ser de 1:60.

Aproximadamente 14% das gestações gemelares são reduzidas espontaneamente à gestação única até o fim do primeiro trimestre. É estimado que apenas 50% das gestações gemelares diagnosticadas no primeiro trimestre terminem em parto gemelar.

Determinação da idade gestacional

O comprimento cabeça-nádega (CCN) no primeiro trimestre e o diâmetro biparietal (DBP) no segundo trimestre indicam a idade da gravidez com erro de ± 7 dias. No segundo trimestre, ainda podem ser utilizados: circunferência cefálica, circunferência abdominal e comprimento do fêmur.

Quando a gravidez resultar de FIV, ela deve ser datada pelo dia da transferência do embrião.

A recomendação é utilizar a primeira US para datação da gestação.

Quando houver discordância de tamanho entre os gêmeos, o melhor, para efeito de datação, é considerar o maior deles, para evitar que se omita possível diagnóstico de crescimento intrauterino restrito (CIR) precoce.

Classificação das gestações gemelares

A classificação da gravidez gemelar baseia-se nos seguintes aspectos:

- Quantidade de fetos: dupla, tripla, quádrupla etc.
- Quantidade de ovos fertilizados: zigosidade
- Quantidade de placentas: corionicidade
- Quantidade de cavidades amnióticas: amnionicidade.

Zigosidade

Em relação à quantidade de ovos fertilizados, os gêmeos podem ser MZ ou DZ (Figura 27.1). Nos MZ, ou gêmeos verdadeiros, uniovulares ou univitelinos, cerca de um terço dos gemelares, resultam da fertilização de um óvulo por um único espermatozoide. Os MZ podem corresponder a qualquer tipo de placentação – monocoriônica (MC) ou dicoriônica (DC). Eles têm o mesmo genótipo: o sexo é obrigatoriamente igual, como também são os grupos sanguíneos, as características físicas e as tendências patológicas.

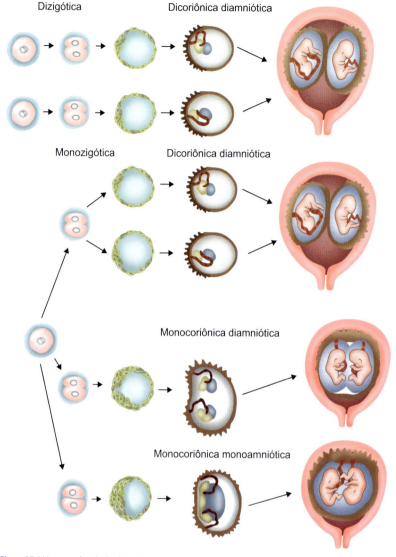

Figura 27.1 Na gemelaridade dizigótica, a placentação é sempre dicoriônica diamniótica, embora as placentas possam estar fusionadas. Na gemelaridade monozigótica, pode haver qualquer tipo de placentação, a depender da época da divisão do zigoto. Entre o primeiro e o terceiro dias, a gemelaridade é dicoriônica diamniótica; entre o terceiro e o oitavo dias, monocoriônica diamniótica; entre o oitavo e o 13º dias, monocoriônica monoamniótica; e entre o 13º e o 15º dias, a gemelaridade é imperfeita.

Os gêmeos DZ, ao contrário, são o resultado de dois ovos fertilizados por dois espermatozoides e representam dois terços dos gemelares. São também denominados fraternos, biovulares ou bivitelinos. A placentação é, obrigatoriamente, DC, embora a placenta possa estar fusionada.

Corionicidade/amnionicidade (placentação)

No que se refere ao tipo de placentação (corionicidade), os gêmeos DZ são sempre DC – duas placentas, embora possam estar fusionadas, como uma só massa.

A placentação nos MZ pode ser de qualquer tipo e depende da época, em relação à fertilização, na qual ocorre a divisão do zigoto.

Quando a divisão ocorrer muito precocemente, durante os 3 primeiros dias após a fertilização, pela divisão da mórula, formam-se dois blastocistos, e os gêmeos serão dicoriônicos diamnióticos (DCDA) – cerca de 30% dos MZ.

Quando a divisão ocorre entre o terceiro e o oitavo dias após a fertilização, por divisão do embrioblasto, antes da formação do âmnio, o resultado será a placentação monocoriônica diamniótica (MCDA) (70% dos MZ). Se suceder entre o oitavo e o 13º dias após a fertilização, por divisão completa do disco embrionário, depois da formação do âmnio, a placentação é MC monoamniótica (MCMA), o que ocorre em 1% dos MZ.

Quando a divisão ocorrer após o 13º dia da fertilização, a separação do disco embrionário será incompleta e resultará em gemelaridade imperfeita (rara); a placentação será obrigatoriamente MCMA.

Determinação da corioamnionicidade

A fase ideal para se determinar a corioamnionicidade é o primeiro trimestre da gravidez.

Antes de 10 semanas da gravidez, há inúmeros sinais ultrassonográficos que tornam possível a determinação da corioamnionicidade. Todo esforço deve ser feito para diagnosticar a corioamnionicidade na gravidez gemelar antes de 14 semanas.

Número de sacos gestacionais (SG). Cada SG forma a própria placenta. Assim, a presença de dois SG implica uma gravidez DC, enquanto SG único, com visualização de dois BCF identificados, atesta gemelaridade MC (Figura 27.2).

Número de cavidades amnióticas. Quando os gêmeos diamnióticos (DA) são identificados antes de 10 semanas, âmnios separados e distintos podem ser vistos pela US transvaginal. Antes de 10 semanas, os dois âmnios ainda não se expandiram o suficiente para entrarem em contato e criarem a membrana (ou septo) intergemelar. Os dois âmnios são extremamente finos e delicados, mas podem ser identificados como estruturas separadas na US transvaginal.

Número de vesículas vitelinas (VV). O número de VV é útil para o diagnóstico da amnionicidade. Quando duas VVs são vistas, a gravidez é DA, enquanto uma única VV, na maioria dos casos, indica gêmeos MA. Uma única VV com dois embriões obriga a um seguimento ultrassonográfico para determinar definitivamente a amnionicidade.

Depois de 10 semanas, esses sinais ultrassonográficos já não estão mais presentes; os SG já não são mais distintamente separáveis, e a membrana intergemelar está formada. Nesse estágio, novos sinais ultrassonográficos para determinar amnionicidade/corionicidade são procurados: (1) genitália fetal; (2) número de placentas; (3) sinal lambda ou *twin peak*; e (4) características do septo intergemelar.

Discordância sexual. Não é rotineiramente utilizada na US de 10 a 14 semanas. A discordância entre os sexos identifica a dicorionicidade; mas a concordância não a afasta.

Número de placentas. Duas placentas separadas, distintas, sugerem dicorionicidade, mas uma única massa placentária pode ser indicativa de duas placentas fusionadas.

Sinal do lambda (*twin peak*). Esse sinal representa uma projeção do tecido coriônico placentário que se estende entre o septo intergemelar, junto à inserção na placenta, e caracteriza a gemelaridade DC. É denominado sinal lambda pela semelhança com essa letra grega. A monocorionicidade pode ser determinada por sua ausência (mas também

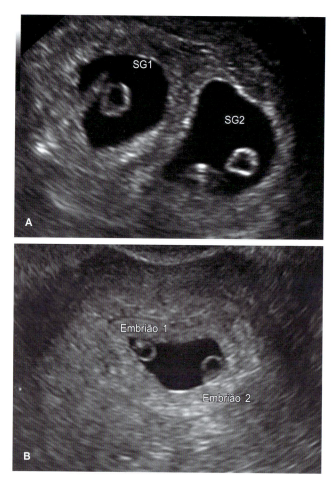

Figura 27.2 A. Gestação gemelar dicoriônica com 6 semanas de idade gestacional, na qual é possível ver claramente dois sacos gestacionais (SGs). **B.** Gestação monocoriônica/diamniótica, mas observe que ainda não é possível visualizar as membranas âmnióticas.

pela presença do sinal T) (Figura 27.3). O sinal lambda ausente após 16 a 20 semanas não exclui a dicorionicidade, daí a importância da sua caracterização no primeiro trimestre da gravidez.

Características do septo intergemelar. O septo intergemelar da variedade DC é formado por quatro membranas, dois âmnios e dois córios, por certo mais ecogênico que o septo MCDA, constituído apenas por dois âmnios. A espessura do septo intergemelar > 2 mm identifica a dicorionicidade, com valor preditivo positivo de 95%, enquanto a espessura ≤ 2 mm tem valor preditivo positivo de 90% para a monocorionicidade.

Se não for detectado o septo intergemelar, há de se excluir a possibilidade de gravidez gemelar monoamniótica (MCMA), que é rara. Nessa eventualidade, o sinal mais definitivo de monoamnionicidade é o entrelaçamento dos cordões, mais bem identificado ao Doppler colorido. O uso da US transvaginal pode ajudar a visualizar septo muito fino despercebido na via abdominal.

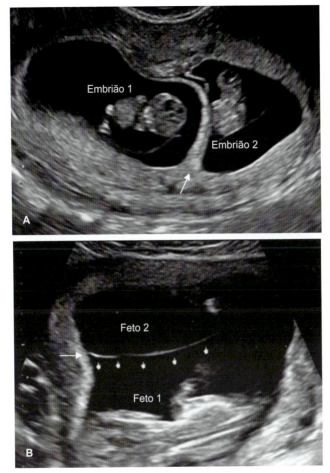

Figura 27.3 A. Sinal lambda (*seta*). B. Sinal T (*seta*).

Identificação de cada feto

É importante usar uma estratégia consistente para identificar e rotular cada gêmeo nos exames do segundo e do terceiro trimestres. Isso é relativamente fácil de fazer quando os gêmeos têm sexos diferentes. Em gêmeos do mesmo sexo, cada um pode ser identificado com base em sua orientação em relação ao outro: lateral esquerdo ou direito para gêmeos posicionados um ao lado do outro e superior ou inferior para gêmeos posicionados verticalmente. O gêmeo que está mais insinuado na pelve materna, quando ambos estão em orientação lateral, pode parecer mudar com o tempo, mas o gêmeo inferior, quando orientados verticalmente, decerto, continuará como o gêmeo que se insinua durante toda a gravidez.

A documentação dos locais de implantação placentária (anterior, posterior, lateral) e dos locais e tipos de inserção do cordão (p. ex., marginal *versus* central; normal *versus* velamentoso) também é útil.

No parto, pode acontecer de o feto mais insinuado não ser aquele denominado na ecografia, principalmente quando é por cesariana. Quando isso ocorre, chamamos de *perinatal switch*.

Riscos e resultados gerais das gestações gemelares

Vanishing twin (gêmeo desaparecido)

A redução espontânea precoce da gravidez gemelar para a gravidez única, quando há o "desaparecimento" de um dos gêmeos, é comum e ocorre em 15 a 36% das gestações gemelares por FIV.

Óbitos fetal e neonatal

O risco de morte fetal é influenciado pela corioamnionicidade, pois, quando ambos os fetos estão vivos às 12 semanas de gestação, estudo relatou que a chance de ter pelo menos um feto vivo era de 98,2% para gêmeos dicoriônicos, 92,3% para gêmeos MCDAs e 66,7% para gêmeos MCs monoamnióticos. A chance de ter dois nascidos vivos foi de 96, 86,2 e 66,7%, respectivamente.

A mortalidade infantil em gêmeos é significativamente maior do que nas gestações únicas.

Parto prematuro

A prematuridade espontânea é o principal fator de risco para o aumento da morbidade e da mortalidade entre gêmeos. Mais da metade dos casos de trabalho de parto prematuro em gêmeos resultará em nascimentos prematuros.

O elevado risco de adversidades encontradas em gestações gemelares é largamente atribuído ao fato de que os índices de prematuridade entre gêmeos são 5 a 6 vezes maiores que nas gestações únicas.

Cerca de 15% das gestantes de gêmeos apresentam um colo com comprimento ≤ 25 mm. Segundo revisão sistemática da literatura em 2010, o colo curto (≤ 25 mm) associou-se ao parto prematuro e prematuro extremo entre gemelares, e a avaliação sistemática do seu comprimento tem se tornado o método de escolha para rastrear as gestações ≤ 24 semanas que apresentam maiores riscos para prematuridade e são assintomáticas, tanto entre gestações únicas quanto entre gestações múltiplas.

Pré-eclâmpsia

Hipertensão gestacional e pré-eclâmpsia são mais comuns em mulheres com gravidez gemelar. Em uma análise secundária de dados prospectivos de mulheres com gestações gemelares (n = 684) e gestações únicas (n = 2.946), recrutadas em ensaios multicêntricos para o uso profilático de ácido acetilsalicílico em baixa dose para prevenção de pré-eclâmpsia, as taxas de hipertensão gestacional e pré-eclâmpsia foram 2 vezes maiores em gêmeos, quando comparadas com gestações únicas. A pré-eclâmpsia grave precoce e a síndrome HELLP (hemólise, enzimas hepáticas elevadas e baixa contagem de plaquetas) ocorreram com maior frequência em gestações múltiplas.

Tanto a zigosidade quanto a corionicidade não parecem afetar o risco de pré-eclâmpsia em gestações gemelares. O diagnóstico, o tratamento e a evolução da pré-eclâmpsia/hipertensão gestacional geralmente não são afetados pela gestação múltipla, exceto em algumas circunstâncias. Vários estudos relataram que a concentração materna de ácido úrico aumenta com o número de fetos nas gestações normotensas e pré-eclâmpticas, com valores típicos de 5,2 e 6,4 mg/dλ, respectivamente. Além disso, relatos de casos descreveram a resolução de pré-eclâmpsia grave precoce após a morte de um gêmeo.

Diabetes melito gestacional

Não está claro que se o DMG é mais comum em gestações gemelares. Triagem, diagnóstico e tratamento são semelhantes aos de uma gravidez única.

Gestações dicoriônicas

Restrição do crescimento fetal seletiva

Em 2019, um consenso entre *experts* que usaram a metodologia Delphi definiu os seguintes parâmetros como critérios de restrição de crescimento intrauterino em gestações DCs:

- Critério maior:
  - Peso fetal estimado de um dos fetos < percentil 3
- Critérios menores:
  - Peso fetal estimado de um dos fetos < percentil 10
  - Discordância de peso entre os fetos ≥ 25%
  - Índice de pulsabilidade (IP) da artéria umbilical do feto menor > percentil 95.

A presença de dois dos três critérios menores, independentemente de quais sejam, caracteriza restrição seletiva do crescimento.

O manejo das gestações gemelares com um feto restrito é sempre um dilema, pois há sempre a dúvida entre realizar o parto prematuramente em benefício do gêmeo menor ou conduzir a gestação por mais tempo para evitar a prematuridade no maior. Em gestações DCs, a condução segue como se fosse uma gestação única.

Gestações monocoriônicas

Algumas complicações são exclusivas de gestações MCs, como síndrome da transfusão feto-fetal (STFF), sequência TRAP (*twin reversed arterial perfusion*), gestações monoamnióticas e gemelaridade imperfeita.

Síndrome da transfusão feto-fetal

Em quase todas as gestações gemelares MCs, a placenta contém anastomoses vasculares que conectam as duas circulações fetais; podem ser do tipo arterioarteriais, venovenosas e arteriovenosas. A STFF afeta 10 a 15% das gestações gemelares MCs/diamnióticas e decorre de um desequilíbrio na troca sanguínea entre os gêmeos (doador *versus* receptor) por meio dessas anastomoses placentárias arteriovenosas. Pode ocorrer em duas formas clínicas: a sequência oligo/polidramnia e a sequência anemia-policitemia.

Sequência oligo/polidramnia

O diagnóstico da sequência oligo/polidramnia requer a presença de desequilíbrio significativo do líquido amniótico. O gêmeo doador tem maior bolsão < 2 cm (oligoidramnia) e o gêmeo receptor tem o maior bolsão > 8 cm (polidramnia) se ≤ 20 semanas e ≥ 10 cm após 20 semanas de idade gestacional. A discordância de tamanho é um achado comum, mas não é essencial para o diagnóstico (Figura 27.4).

A sequência oligo/polidramnia tem apresentação clínica variável e é classificada em estágios que variam do I ao V, em que o estágio V é o óbito de um ou de ambos os fetos (Tabela 27.1). Embora este sistema de classificação não indique a evolução cronológica dos estágios da transfusão feto-fetal, ele permanece como o sistema de classificação de escolha.

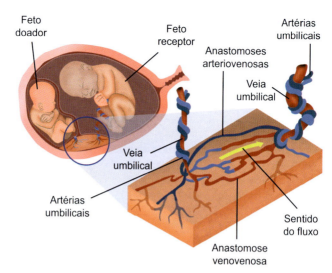

Figura 27.4 Síndrome da transfusão feto-fetal (STFF). Nota-se a presença de anastomoses arteriovenosas, nas quais o sangue flui do feto doador para o receptor. A sequência oligo/polidramnia é a forma mais comum da STFF. (Ilustração cedida pelos doutores Fábio Batistuta e Marianna Pedroso.)

Tabela 27.1 Classificação de Quintero para sequência oligo/polidramnia (síndrome da transfusão feto-fetal [STFF]).

Estágios de STFF (SOP) com base em achados sonográficos e de Doppler

Estágio	Polioligoidramnia*	Bexiga vazia no doador	Alterações de Doppler**	Hidropisia	Óbito fetal
I	+	−	−	−	−
II	+	+	−	−	−
III	+	+	+	−	−
IV	+	+	+	+	−
V	+	+	+	+	+

*Polidramnia: maior bolsão acima de 8 cm. Oligoidramnia: maior bolsão abaixo de 2 cm. **Artéria umbilical com diástole zero ou reversa, ducto venoso com onda A reversa ou veia umbilical com fluxo pulsátil. *SOP*, sequência oligo/polidramnia.

Os estágios II, III e IV são considerados graves e, se a conduta expectante for adotada, ocorre óbito de, pelo menos, um dos gêmeos em 95% dos casos. O dano neurológico pode ocorrer em 50 a 100% dos sobreviventes, condição atribuída à hipoxia aguda cerebral decorrente da morte do par MC. O dano neurológico pode ser também agravado pela prematuridade.

As opções terapêuticas para sequência oligo/polidramnia são a amniodrenagem seriada e a ablação dos vasos placentários com *laser*. A amniodrenagem seriada foi, por muito tempo, o tratamento de escolha para a sequência oligo/polidramnia e ainda é utilizada em centros em que a ablação vascular com *laser* não está disponível. Proporciona a diminuição da polidramnia e permite o prolongamento da gravidez, mas não elimina a causa da doença.

A ablação a *laser* dos vasos placentários é a principal opção terapêutica em casos de sequência oligo/polidramnia grave (a partir do estágio II) que se desenvolve até a 26ª semana de gravidez. A técnica utilizada é denominada técnica de Solomon ou "dicorionização" da placenta, na qual é feita uma linha de coagulação com *laser* na placa corial, que liga os pontos inicialmente cauterizados de forma seletiva (Figura 27.5). Esse método reduz a ocorrência da sequência da anemia-policitemia pós-*laser* e está associada a menores taxas de recorrência de STFF.

Em 2021, houve resultados preliminares do *Randomized Controlled Trial Comparing a Conservative Management and Laser Surgery – TTTS1*, que comparavam a conduta expectante e a ablação a *laser* para o tratamento da sequência oligo/polidramnia em gestações no estágio I (forma leve). Os resultados demonstraram maior taxa de ruptura prematura das membranas em idades gestacionais inferiores a 32 semanas nos casos submetidos ao tratamento cirúrgico. Não houve diferença estatística em relação ao óbito fetal, dano cerebral e idade gestacional do parto. Até o momento, conclui-se que a conduta expectante seja a primeira linha de tratamento para gestações que evoluem com sequência oligo/polidramnia estágio I, mas ainda é necessário aguardar os resultados finais do estudo.

Sequência anemia-policitemia

A sequência anemia-policitemia é uma variante da STFF na qual um feto é anêmico e o outro policitêmico, mas sem discordância do volume de líquido amniótico (Figura 27.6). O diagnóstico pré-natal é realizado quando o pico da velocidade sistólica (PVS) da artéria cerebral média (ACM) no feto anêmico é > 1,5 MoM e no outro < 0,8 MoM. Esse distúrbio é causado por anastomoses placentárias de pequeno calibre que permitem um fluxo pequeno, de baixa velocidade, contínuo e unidirecional do feto doador para o receptor (Figura 27.7).

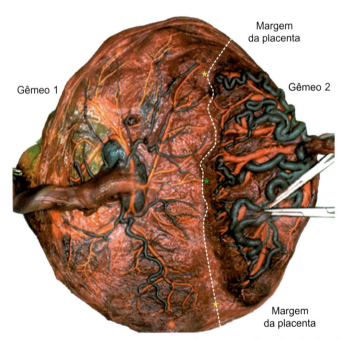

Figura 27.5 Placenta de gestação complicada por síndrome da transfusão feto-fetal e submetida à ablação vascular com *laser* com 17 semanas. Os traços brancos mostram o equador vascular.

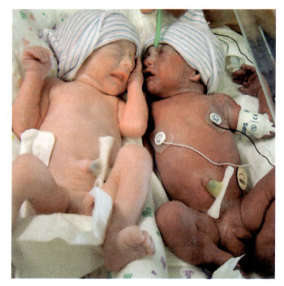

Figura 27.6 Gêmeos com a sequência anemia/policitemia, na qual um está anêmico (*esquerda*) e o outro policitêmico (*direita*).

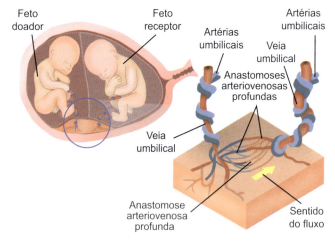

Figura 27.7 A sequência anemia/policitemia é uma forma mais rara de síndrome da transfusão feto-fetal, na qual se nota a presença de anastomoses arteriovenosas de fino calibre que permitem o fluxo constante e de baixa velocidade do feto doador para o receptor. (Adaptada da ilustração cedida pelos doutores Fábio Batistuta e Marianna Pedroso.)

A sequência anemia-policitemia acontece espontaneamente em 5% das gestações MCs e é mais comum aparecer após ablação a *laser* dos vasos placentários nos casos de sequência oligo/polidramnia, em decorrência dessas anastomoses de pequeno calibre permanecerem na profundidade da massa placentária.

O tratamento pode ser a transfusão intraútero de elementos figurados do sangue ou a ablação de vasos placentários por *laser*.

Sequência TRAP

A sequência TRAP é uma condição rara das gestações MCs. Acomete aproximadamente 1/35 mil gestações e 1/100 gestações MCs. Resulta da presença de anastomoses placentárias arterioarteriais, que ocasionam a formação de um feto anômalo, chamado gêmeo acárdico (Figura 27.8). O gêmeo acárdico não se desenvolve adequadamente, assemelha-se morfologicamente à massa tumoral e é perfundido de forma retrógrada com sangue desoxigenado pelo feto sadio denominado "feto bomba" (Figura 27.9). A sobrecarga circulatória que o feto acárdico impõe ao feto bomba pode levar ao óbito em 50 a 75% dos casos.

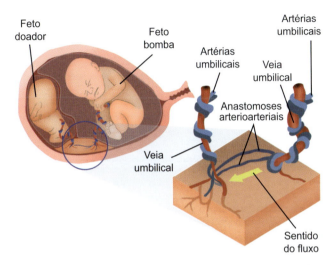

Figura 27.8 Sequência TRAP é uma complicação exclusiva de gestações monocoriônicas, em que se observa um feto acárdico que é nutrido pelo feto bomba por meio de anastomoses arterioarteriais. (Ilustração cedida pelos doutores Fábio Batistuta e Marianna Pedroso.)

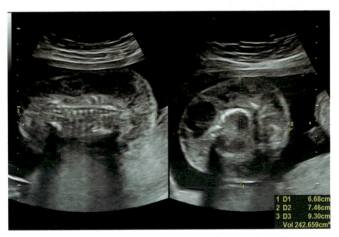

Figura 27.9 Feto acárdico. Nota-se massa disforme e edemaciada.

Fatores de pior prognóstico para a sobrevida do feto bomba incluem polidramnia, hidropisia, anormalidades hemodinâmicas evidenciadas ao estudo Doppler e feto acárdico com peso superior a 50% do peso do feto bomba. Na presença de, pelo menos, um desses fatores prognósticos, a intervenção uterina está indicada.

Esforços terapêuticos foram iniciados com o foco no tratamento das complicações, como falência cardíaca congestiva do feto bomba, com uso de digoxina, associada a amniodrenagem para redução do polidramnia. Em 2006, o resultado da interrupção do fluxo entre os fetos foi avaliado. Foram incluídos 74 casos complicados pela sequência TRAP, e os autores identificaram os seguintes fatores de risco para óbito do feto bomba: circunferência abdominal do gêmeo acárdico igual ou maior ao feto bomba, polidramnia, Doppler alterado, hidropisia no feto bomba e gestação monoamniótica. A taxa de sobrevivência perinatal para o feto bomba (presença de pelo menos um fator de risco) diante da conduta expectante foi de 43% em comparação a 80 a 90% dos fetos submetidos à oclusão do cordão umbilical.

Desde então, os esforços terapêuticos para tratamento da sequência TRAP têm como objetivo interromper a ligação entre os gêmeos. Várias técnicas têm sido utilizadas, como oclusão do cordão por embolização, ligadura do cordão, fotocoagulação a *laser* e diatermia monopolar e bipolar. A modalidade terapêutica a ser instituída depende da disponibilidade técnica e da experiência do cirurgião.

Atualmente, o questionamento em relação ao tratamento se baseia no momento em que deve ser instituído: se apenas em fetos com fatores de risco identificáveis ou se a terapia deve ser instituída precocemente em todas as gestações que cursam com a sequência TRAP. Além disso, se a terapia for instituída a todas as gestações, qual deve ser a idade gestacional apropriada?

Na tentativa de se obter essas respostas, está sendo realizado um estudo internacional multicêntrico, denominado *Trapist Trial*, a fim de avaliar qual a idade gestacional adequada para a realização do tratamento da sequência TRAP com laserterapia. As pacientes serão randomizadas para serem incluídas no estudo com 13 ou 18 semanas de gestação. Os resultados desse estudo contribuirão para definir o momento adequado para o tratamento a *laser* da sequência TRAP.

Restrição do crescimento intrauterino seletiva

A restrição do crescimento intrauterino seletiva (RCIs) ocorre em 10 a 15% das gestações gemelares MCs. O diagnóstico baseia-se na presença de um feto com peso abaixo do percentil 3 ou na presença de pelo menos dois dos seguintes critérios: peso fetal abaixo do percentil 10, circunferência abdominal abaixo do percentil 10, discordância de peso entre os fetos ≥ 25% e Doppler da artéria umbilical com IP acima do percentil 95 no feto menor. Resulta da divisão desigual da massa placentária, de modo que o feto menor é nutrido por menor área da placenta compartilhada (Figura 27.10). É importante ressaltar que a discordância do volume de líquido amniótico entre as cavidades não representa critério diagnóstico, pois a RCIs parece ser uma patologia distinta da sequência de transfusão feto-fetal, apesar de haver, com frequência, sobreposição das doenças.

O acompanhamento desses fetos representa um grande desafio, uma vez que estão conectados mediante as anastomoses placentárias e há o risco de transfusão feto-fetal aguda em casos de morte ou hipotensão profunda em um deles causar morte ou lesão neurológica no feto sobrevivente.

A classificação vigente baseia-se no estudo Doppler das artérias umbilicais do feto restrito. Na RCIs tipo I, o fluxo diastólico está presente na artéria umbilical; no tipo II o fluxo diastólico é ausente ou reverso; e no tipo III, observa-se um fluxo intermitente (Figura 27.11). Os três grupos estão associados a padrões de anastomoses placentárias, o que resulta em resultados clínicos distintos. A RCIs tipo I está relacionada com 97% de sobrevida, a RCIs tipo II com 50% e a RCIs tipo III com 80%.

464

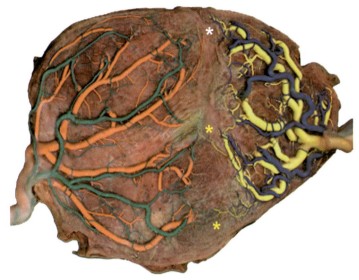

Figura 27.10 Placenta de gestação gemelar complicada por restrição do crescimento intrauterino seletiva. A divisão mostra 66% da massa placentária para o feto maior e 34% para o feto restrito.

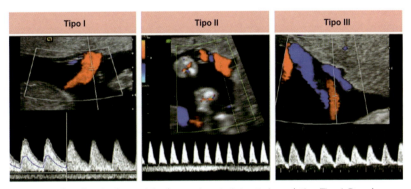

Figura 27.11 Classificação da restrição do crescimento intrauterino seletiva. Tipo I: Doppler com diástole positiva; tipo II: Doppler com diástole zero/reversa; tipo III: Doppler com padrão cíclico de diástole zero e reversa.

A conduta expectante das gestações com RCIs tipo I parece ser a mais adequada, visto que os resultados perinatais são mais favoráveis. Nos tipos II e III, por apresentarem altas taxas de morbimortalidade, a terapia fetal está indicada. Uma opção é realizar a ablação fetoscópica das anastomoses vasculares com *laser*, semelhante ao procedimento feito nas gestações complicadas por transfusão feto-fetal, que leva a dicorionização da placenta e separação funcional completa dos fetos. Essa técnica visa proteger o feto com crescimento adequado de possíveis lesões neurológicas ou morte resultantes da morte espontânea no útero do gêmeo restrito.

O acompanhamento das gestações complicadas com RCIs é bastante complexo. Apesar de apresentar etiologia distinta da STFF, as duas doenças estão frequentemente associadas, e o resultado do tratamento cirúrgico depende do estágio da forma clínica de cada uma. Estudos multicêntricos vêm sendo realizados com o objetivo de se definirem o acompanhamento fetal e os critérios para indicação do tratamento cirúrgico intrauterino. São necessários ainda melhor conhecimento dessas doenças e avaliação crítica das classificações clínicas vigentes.

Óbito de um feto

O risco de óbito de um feto nas gestações MCs é maior que em gestações únicas e DCs. A morte de um dos fetos do par MC pode causar morbidades e óbito no outro feto em decorrência das anastomoses que eles compartilham. Hipotensão aguda, anemia e isquemia podem ocorrer em virtude de exsanguinotransfusão pela baixa pressão vascular do gêmeo que veio a óbito, que resulta em mortalidade ou morbidades no outro gemelar.

Prejuízo no desenvolvimento neuropsicomotor pode ocorrer em até 29% dos casos no gêmeo sobrevivente, e a chance de algum exame de imagem do sistema nervoso central (SNC) estar alterado ao longo da gravidez é de 20%. Quando o óbito ocorre após as 28 semanas de gestação, os riscos citados são maiores.

O manejo ideal das gestações em que há decesso de um dos fetos é ainda incerto. Nas gestações MCs, como as alterações hemodinâmicas são adjacentes ao óbito, o parto imediato para proteger o gêmeo sobrevivente parece não ter esse efeito desejado. Ressonância magnética ou US devem ser utilizadas para acessar possíveis lesões no SNC e podem ajudar a estabelecer um prognóstico quando alteradas.

Nas gestantes Rh-negativas, o uso de imunoglobulina anti-D é preconizado.

Gestações monoamnióticas

Entre os tipos de gemelaridade, a MC monoamniótica é a mais rara e a que apresenta os maiores índices de complicações, inclusive de morte fetal intraútero. Representa cerca de 1% de todas as gestações gemelares e 5% das gestações MCs. Há predominância do sexo feminino entre esse tipo de gestação. As complicações são as mesmas observadas nos outros tipos de gemelaridade, mas com incidência muito maior.

Caracteriza-se por apresentar placenta única, um único córion e uma bolsa amniótica dentro da qual cada feto está ligado à placenta por seu cordão umbilical, cujas inserções placentárias são próximas, distando não mais que 6 cm um do outro, habitualmente situados no centro da placenta e raramente localizados perifericamente ou de maneira velamentosa.

As anastomoses vasculares estão sempre presentes e tendem a ser com vasos de grosso calibre, que possibilitam alto fluxo sanguíneo entre os gêmeos. A análise histológica evidencia apenas um âmnio contínuo, fato que a diferencia de uma gestação DC-monoamniótica consequente a uma ruptura iatrogênica ou espontânea da membrana com seu córion, que separam ambos os gêmeos nesse tipo de gemelaridade. Outra característica da monoamniótica é que os fetos são do mesmo sexo, salvo raríssimas exceções de dispermia monovular.

A gemelaridade imperfeita, ou gêmeos acolados, é um subtipo de gemelaridade monoamniótica. Decorre de uma divisão tardia do zigoto, após o 13º dia da fertilização, diferentemente da formação dos gêmeos MCs monoamnióticos, que decorrem da divisão zigótica pós-fecundação entre o 8º e o 12º dia.

Técnicas de reprodução assistida, sobretudo as que manipulam a zona pelúcida, como a injeção de espermatozoide intracitoplasmática (ICSI), aumentam a frequência de gêmeos monoamnióticos.

O diagnóstico pré-natal é evolutivo, ou seja, as características observadas à US variam de acordo com o estágio evolutivo da gestação, com a combinação da não visualização da membrana que separa os gêmeos, a presença de um único disco placentário e a determinação inequívoca do mesmo sexo em ambos os fetos. O entrelaçamento de cordões, observado sobretudo com o auxílio do Doppler ainda no primeiro trimestre, é patognomônico dessa condição.

O número de VVs antes da oitava semana de gestação não é um fator confiável para se determinar o número de cavidades amnióticas, apesar de a visualização de apenas uma VV e de dois polos embrionários próximos ser fortemente sugestiva de monoamniótica.

Do ponto de vista materno, os desdobramentos da gestação monoamniótica são semelhantes aos das gestações DCs e MCs diamnióticas.

Do ponto de vista fetal e neonatal, as gestações monoamnióticas estão sujeitas a complicações comuns a qualquer tipo de gemelaridade, mais as complicações típicas das gestações MCs (STFF, TAPS, TRAPS) e as que são exclusivas de quando se tem uma única cavidade amniótica.

Entrelaçamento de cordão

O entrelaçamento de cordão é comum a praticamente todas as gestações, podendo levar à interrupção intermitente do fluxo sanguíneo umbilical que, em tese, pode aumentar o risco de dano neurológico e até de morte fetal. No entanto, uma revisão sistemática não demonstrou diferenças significativas nas taxas de mortalidade entre fetos com entrelaçamento comparadas às dos gêmeos sem entrelaçamento de cordão (Figura 27.12).

A mortalidade entre gêmeos monoamnióticos acomete cerca de 20% de todas as gestações com cavidade amniótica única, principalmente como consequência do entrelaçamento dos cordões, mas também porque somam-se a esse fato a possibilidade de haver todas as complicações típicas das gestações monoamnióticas (STFF, TRAP e RCIs), anomalias congênitas e parto prematuro.

AS anomalias congênitas são mais frequentes que em gestações simples e diamnióticas. Anomalias maiores podem ser observadas entre 7 e 28% das gestações monoamnióticas. Dentre as anomalias observadas, as cardiopatias são as mais comuns. A alta incidência pode estar associada à clivagem tardia dos gêmeos e/ou aos desbalanceamentos circulatórios por meio das anastomoses vasculares placentárias. O risco de síndrome cromossômica em cada feto é praticamente o mesmo ou menor que nas gestações simples para mães de mesma idade. É possível que apenas um dos gêmeos do par monoamniótico seja afetado por uma anomalia genética, provavelmente desencadeada por mecanismos epigenéticos após a clivagem do embrião.

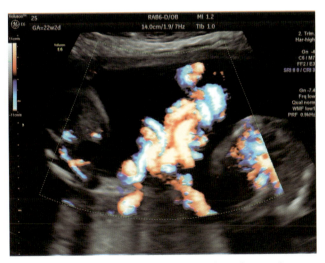

Figura 27.12 Entrelaçamento de cordão, condição patognomônica de gestação monoamniótica. Melhor diagnosticada com o uso do Doppler.

O rastreamento de aneuploidias em gêmeos monoamnióticos é bastante complexo e deverá ser realizado por profissional capacitado a realizar o aconselhamento genético. Métodos padrões para rastreamento para trissomia do cromossomo 21, como o *Cell Free DNA* (pesquisa do DNA livre na circulação materna) e o rastreio ultrassonográfico com múltiplos parâmetros, podem ser utilizados. No caso da medida da translucência nucal (TN), utiliza-se a média das medidas de ambos os fetos.

Recomenda-se o rastreamento ultrassonográfico de complicações específicas das gestações MCs a partir da 16ª semana de gestação, quinzenalmente, até o fim da gestação, apesar de a incidência da STFF ser menor entre as gestações monoamnióticas que entre as MCs diamnióticas (2 a 6% *versus* 9 a 15%).

Em razão do risco de morte súbita, principalmente entre fetos com entrelaçamento dos cordões, propõe-se empiricamente que eles sejam monitorados intensivamente. Não há consenso de quais seriam as melhores forma e frequência de avaliação fetal até o parto (Figura 27.13).

A interrupção da gestação por cesariana eletiva deverá ser proposta entre a 32ª e 34ª semana, por conta da alta incidência de mortalidade fetal súbita.

Gemelaridade imperfeita

A gemelaridade imperfeita, ou gêmeos acolados, é um tipo de gemelaridade monoamniótica extremamente rara, mais frequente entre crianças do sexo feminino, que ocorre na proporção de 1,5 caso a cada 100 mil nascimentos.

É classificada de acordo com a parte do corpo dos fetos que está acoplada. Podem ser cefalópagos (unidos centralmente pela face até o umbigo), toracópagos (unidos pelo tórax até o umbigo), isquiópagos (unidos por pelve e abdome inferior), parápagos (modo mais frequente, unidos lateralmente por pelve e abdome), craniópagos (unidos dorsalmente pelo crânio, e apresentam duas faces), raquiópagos (unidos dorsalmente pela coluna vertebral) e pigópagos (unidos por sacro e períneo).

O diagnóstico é suspeitado em US de primeiro trimestre de gestação monoamniótica com fetos intimamente próximos um do outro, em que é possível ver a fusão de órgãos, a depender do local de acoplamento, e que não mudam a posição durante longo período de observação em vários exames consecutivos.

O estudo morfológico detalhado, realizado na segunda metade da gestação, poderá acrescentar informações definitivas de acordo com a localização e a extensão do acoplamento (Figura 27.14).

A definição exata de quais estruturas estão sendo compartilhadas e da extensão do acoplamento, bem como se há anomalias congênitas associadas, é imprescindível para classificar o subtipo, definir o prognóstico para a tomada de decisão pré e pós-natal, definir o modo de nascimento e planejar a estratégia cirúrgica para separação dos fetos, quando possível. Para tal, devem-se utilizar diversos recursos disponíveis, como o Doppler colorido, a ecocardiografia fetal, a US em três dimensões, a ressonância magnética e o auxílio da prototipagem por impressão tridimensional.

Não há, na literatura, um guia de condutas baseado em evidências claras para o manejo da gestação de gêmeos acolados. As principais recomendações baseiam-se em relatos de casos, pequenas séries e opinião de especialistas. Visam à diminuição da incidência de morte fetal intrauterina e das complicações relacionadas com polidramnia e o trabalho de parto prematuro. Recomenda-se a interrupção da gestação até 35 semanas, precedida de corticoterapia, por meio de cesariana com incisão que pode variar com o tipo de malformação, a posição dos fetos, o tamanho e a idade gestacional. O tipo de incisão abdominal e uterina no momento da cesariana deverá ter o tamanho suficiente para que se possa evitar tocotraumatismo. Apesar de relatos de partos vaginais bem-sucedidos, essa via deve ser preterida pelo alto risco de distocia, ruptura uterina, traumatismo materno, traumatismo fetal e morte fetal.

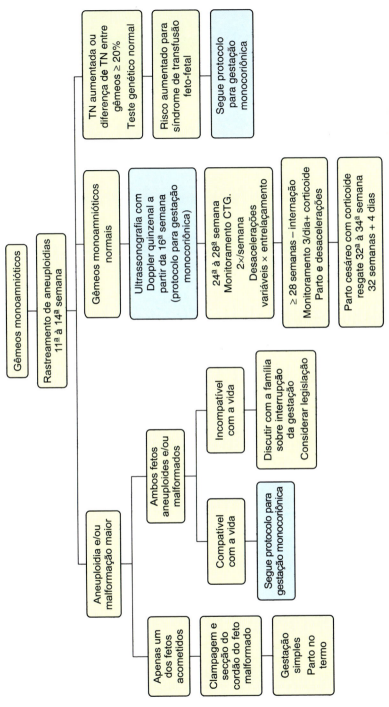

Figura 27.13 Sugestão de fluxograma de acompanhamento de gestações monocoriônicas/monoamnióticas. *CTG*, cardiotocográfico; *TN*, translucência nucal.

CAPÍTULO 27 Gravidez Gemelar

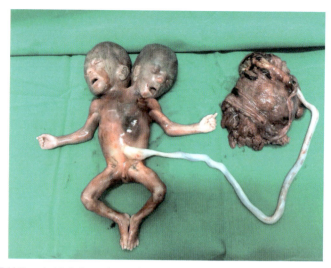

Figura 27.14 Gemelaridade imperfeita. Gêmeos acolados lado a lado com uma pelve comum. (Caso do Hospital Universitário Antonio Pedro, Universidade Federal Fluminense.)

Gestação múltipla: trigêmeos e gêmeos de ordem superior

As gestações múltiplas, com três ou mais fetos, estão associadas a maiores riscos para a mãe e para os fetos, quando comparadas com gestações de feto único ou de gêmeos.

Para a mãe, representam a exposição a condições fisiológicas extremas, com grande aumento no volume sanguíneo, sobrecarga cardíaca e estresse não só físico, mas também psicológico. O aumento exacerbado do volume uterino leva a um grande risco de ruptura do órgão, descolamento de placenta e hemorragia perinatal. A gestação de múltiplos fetos também está associada ao aumento das taxas de pré-eclâmpsia e suas complicações.

Os riscos neonatais estão, primariamente, relacionados com o parto prematuro espontâneo e o iatrogênico. As idades gestacionais médias de nascimento para gestações de feto único, gêmeos e trigêmeos são, respectivamente, 39, 35 e 32 semanas. Estão relacionadas ao aumento de 5 vezes no risco de morte fetal intrauterina e de 7 vezes no risco de morte neonatal.

Estão significativamente associadas com forte impacto psicossocial e aumento dos custos assistenciais pré e pós-natais, sobretudo pela prematuridade, que isoladamente aumenta, em média, 10 vezes os custos para os pacientes internados e ambulatoriais.

Em regiões onde as técnicas de reprodução assistida são largamente aplicadas, sobretudo a FIV e a hiperestimulação ovariana com gonadotrofinas, os índices de gestações triplas ou com mais fetos são muito maiores que os das gestações múltiplas de ocorrência natural (Figura 27.15). Em 1977, as gestações de múltiplos fetos correspondiam à taxa de 32,3:100 mil nascidos contra 101,6:100 mil nascidos, em 2017. A taxa máxima de múltiplos fetos de 193,5:100 mil nascidos foi alcançada em 1998, e, após essa data, houve queda de 48% com a introdução de critérios mais rigorosos nos tratamentos de reprodução assistida, como redução no número de embriões transferidos, seleção criteriosa dos melhores embriões, critério na determinação do número de embriões transferidos de acordo com a idade materna e a realização da redução seletiva deles. Outro importante fator para o aumento da incidência de gestações gemelares múltiplas naturais está relacionado à idade materna avançada na concepção.

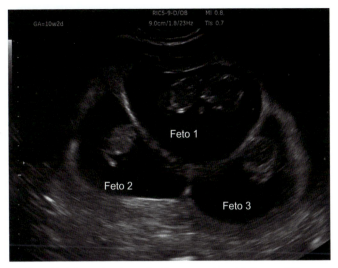

Figura 27.15 Gestação trigemelar. Notam-se três cavidades amnióticas.

Cuidados pré-natais em gestações múltiplas de grande ordem

As gestações de trigêmeos ou múltiplos fetos deverão ser acompanhadas intensivamente, intercalando-se as consultas pré-natais e os exames ultrassonográficos para se avaliarem o estado clínico materno e, sobretudo, o crescimento e o bem-estar de cada feto, principalmente após a 20ª semana de gestação. A incidência de complicações perinatais é diretamente proporcional ao número de fetos, como pode ser observado na Tabela 27.2.

Tabela 27.2 Comparação do desfecho neonatal das gestações únicas, gemelares e de múltiplas ordens.

Características	Única	Gêmeos	Trigêmeos	Quadrigêmeos
Peso médio ao nascimento	3.290 g	2.336 g	1.660 g	1.291 g
Idade gestacional médiano parto	38,7 semanas	35,3 semanas	31,9 semanas	29,5 semanas
Percentual abaixo de 32 semanas	1,6	11,4	36,8	64,5
Percentual abaixo de 37 semanas	10,4	58,8	94,4	98,3
Taxa de paralisia cerebral/mil nascidos vivos	1,6	7	28	–
Taxa de mortalidade infantil/mil nascidos vivos	5,4	23,6	52,5	96,3

Manejo e orientações na gestação gemelar
Ganho de peso durante a gestação

Em geral, as organizações que trabalham com o manejo de gravidez gemelar recomendam o seguinte ganho de peso até o termo:

- Índice de massa corporal (IMC) < 18,5 kg/m^2 (abaixo do peso ideal): não há recomendações, em razão da insuficiência de dados
- IMC 18,5 a 24,9 kg/m^2: ganho de peso entre 16,8 e 24,5 kg
- IMC 25 a 29,9 kg/m^2: ganho de peso entre 14,1 e 22,7 kg
- IMC > 30 kg/m^2 (obesidade): ganho de peso entre 11,4 e 19,1 kg.

Esses limiares representam os ganhos de peso entre os percentis 25 e 75 em mulheres que deram à luz gêmeos que pesaram, pelo menos, 2.500 g. Em estudos de coorte, mulheres com IMC pré-gestacional normal, que cumpriram essas diretrizes, tiveram menos partos prematuros e recém-nascidos com maiores pesos ao nascer, em comparação com aquelas que não atingiram o ganho de peso mínimo sugerido pelas diretrizes. Porém, ao excederem a orientação, aumentaram os riscos maternos de hipertensão gestacional/pré-eclâmpsia, eclâmpsia e parto cesáreo. O baixo ganho de peso gestacional após 20 semanas parece ter um impacto maior do que o baixo ganho de peso no primeiro trimestre. Para obter um ganho de peso gestacional adequado, a mulher com peso normal precisa aumentar sua ingestão alimentar em, aproximadamente, 300 kcal/dia acima daquela de uma gravidez única ou 600 kcal/dia acima da mulher não grávida. Após 20 semanas de gestação, o ganho de peso deve ser de aproximadamente 790 g/semana para mulheres com baixo peso e aproximadamente 680 g/semana para mulheres com peso normal. Em mulheres obesas ou com sobrepeso, o ganho de peso semanal deve ser menor que 680 g.

Atividade física

No início da gravidez, as mulheres com gestações múltiplas sem complicações geralmente podem seguir as mesmas recomendações de exercício/atividade física que as mulheres com gestações únicas. O clínico deve avaliar fatores de risco individuais para parto prematuro e aconselhar a paciente conforme a situação. À medida que a gravidez avança, as mudanças físicas costumam limitar a duração e o tipo de exercício realizado. As recomendações devem ser individualizadas e podem depender de fatores como estado geral de saúde, regime de exercícios proposto e fatores osteomusculares.

Rastreamento de cromossomopatias

O rastreamento de cromossomopatias no primeiro trimestre (11 a 13 semanas e 6 dias) pode ser realizado com o uso de teste combinado de marcadores como TN, osso nasal, ducto venoso, tricúspide e idade materna. O risco de cromossomopatias nas gestações MCs é calculado por gestação, baseado no risco médio de ambos os fetos, uma vez que compartilham o mesmo cariótipo. Nas gestações DCs, o risco é calculado por feto, pois 90% dessas gestações são dizigóticas; portanto, os fetos têm cariótipo diferente.

O diagnóstico pré-natal de doenças genéticas é mais complexo em gestações gemelares. Os testes invasivos para análise genética devem ser realizados por profissionais habilitados em medicina fetal. A biopsia de vilo corial é preferida para esse tipo de pesquisa em gestações DCs. Em gestações MCs, é preferível a realização de amniocentese após a 16ª semana. Se ambos os fetos forem concordantes em crescimento e anatomia, é aceitável colher a amostra de líquido de apenas um dos SC. Caso contrário, ambas cavidades amnióticas devem ser puncionadas em decorrência da possibilidade de anomalias cromossômicas discordantes raras nas gestações MCs. Em caso de interrupção seletiva, em situações permitidas por lei, deve ser realizada após 16 semanas, com oclusão de cordão umbilical com taxas de sobrevivência de mais de 80% do gêmeo saudável.

É importante lembrar que a discordância de mais de 20% na medida da TN em gestações MCs aumenta a chance de desenvolvimento de STFF e/ou restrição seletiva do crescimento em aproximadamente 30%.

Manejo de gravidez discordante para anomalia fetal

De 1 a 2% das gestações gemelares terão uma anomalia que afeta apenas um feto, que leva à decisão desafiadora entre tratamento expectante e interrupção seletiva do gêmeo afetado, quando permitido por lei. Mesmo em gemelaridade monozigótica, é encontrada concordância para uma anomalia estrutural em menos de 20% dos casos. Essas gestações devem ser encaminhadas a um centro de medicina fetal para condução. Em gêmeos MCs, aneuploidias discordantes são muito raras (embora não impossíveis). Nessas situações, é essencial uma avaliação ultrassonográfica especializada em um centro terciário, com testes genéticos ou cromossômicos fetais invasivos, se indicado, além de uma discussão do provável prognóstico para o gêmeo afetado e o gêmeo normal. Para condições letais e com alto risco de morte intrauterina, o manejo conservador é preferido em gêmeos dicoriônicos, enquanto na gravidez MC isso justificaria uma intervenção para proteger o gêmeo saudável contra os efeitos adversos da morte espontânea do outro.

Rastreamento de parto prematuro

O rastreamento de parto prematuro é realizado com uma anamnese detalhada da história clínica e obstétrica da gestante, para identificar fatores de risco para prematuridade. Além disso, é realizada a medida do comprimento cervical no momento da ecografia morfológica de segundo trimestre (geralmente entre 20 e 24 semanas). O colo uterino é considerado curto quando ≤ 25 mm, e a literatura atual suporta o uso de progesterona nestes casos.

Intervenções potenciais diante de risco aumentado de parto prematuro

Todos os métodos citados foram avaliados como potenciais para reduzir o risco de parto prematuro em gestações gemelares assintomáticas. No entanto, em algumas situações clínicas vale o uso de alguns deles, como o uso de progesterona em gestantes com fatores de risco para prematuridade bem estabelecidos.

▶ **Progesterona**

Não é recomendado o uso rotineiro de progesterona para reduzir o risco de parto prematuro ou morte em gestações gemelares na ausência de um parto prematuro espontâneo prévio.

Em mulheres com histórico de gravidez única e parto pré-termo, o uso profilático da progesterona reduz a taxa de parto prematuro recorrente. No entanto, não se sabe se o caproato de hidroxiprogesterona é benéfico em mulheres com gravidez gemelar e parto prematuro espontâneo único.

Repouso no leito

A hospitalização ou o repouso domiciliar não demonstraram aumento na idade gestacional no parto. O repouso no leito pode ser prejudicial: um estudo de coorte de base populacional de mulheres grávidas relatou que a hospitalização pré-parto não relacionada ao parto estava associada a um risco aumentado de tromboembolismo venoso durante a hospitalização e nos 28 dias após a alta.

Cerclagem

Cerclagem profilática (com base na história materna ou na gestação gemelar *per se*). Dada a baixa qualidade das evidências disponíveis, uma abordagem razoável é individualizar essa decisão com base na história da paciente e executar uma cerclagem se ela tiver histórico clássico de insuficiência cervical em uma gravidez anterior única (perda de gravidez no segundo trimestre associada sem sintomas ou com sintomas leves).

Quanto à realização de cerclagem em mulheres com colo curto, metanálise de 2019 avaliou o benefício do procedimento indicado por US. Nas gestações gemelares com comprimento cervical ≤ 15 mm, a realização de cerclagem foi associada ao prolongamento da gravidez (diferença média de 3,89 semanas de gestação, intervalo de confiança de 95% [IC95%] 2,19 a 5,59) e redução no parto prematuro < 37 semanas de gestação (risco relativo [RR] 0,86; IC 95% 0,74 a 0,99), < 34 semanas (RR 0,57; IC 95% 0,43 a 0,75) e < 32 semanas (RR 0,61; IC 95% 0,41 a 0,90) em comparação com a não realização de cerclagem. Nenhum benefício foi observado em mulheres com comprimento cervical de 16 a 24 mm, e nenhuma melhora no resultado neonatal foi demonstrada.

Tocólise

A tocólise terapêutica tem sido recomendada em mulheres com trabalho de parto prematuro agudo, para permitir o curso de corticosteroides. As mulheres com gestações gemelares parecem estar em maior risco de edema pulmonar após a administração de agentes beta-adrenérgicos. Portanto, esses medicamentos devem ser utilizados criteriosamente. Bloqueadores dos canais de cálcio ou indometacina são preferidos.

Pessário

A literatura tem se mostrado bastante controversa quanto à adoção de medidas preventivas contra o parto prematuro que envolvam o pessário. Segundo um estudo multicêntrico, controlado e randomizado, de 2016 (PECEP-Twins), que arrolou 154 gestações gemelares com colo ≤ 25 mm, o uso do pessário cervical associou-se a uma redução significativa do índice de partos prematuros espontâneos. Em outro subgrupo com 1.180 gemelares, dentre as quais 590 submeteram-se ao uso do pessário profilático, não houve diferença significativa no índice de partos ≤ 34 semanas, nos índices de morte perinatal, achados neonatais adversos ou terapia neonatal. A análise complementar de um subgrupo de 214 gestantes com o colo ≤ 25 mm demonstrou não haver benefício com a inserção do pessário cervical.

Em relação ao uso profilático do pessário cervical para prevenção do parto prematuro em gestações gemelares com colo ≤ 25 mm, os familiares devem estar cientes dos resultados controversos na literatura.

Corticoterapia

Utiliza-se o esquema posológico padrão de corticosteroides pré-natais para gestações únicas e múltiplas que estejam sob um risco aumentado de parto prematuro dentro de 7 dias.

A administração profilática de rotina em todas as gestações gemelares deve ser evitada e pode ter efeitos adversos.

Sulfato de magnésio

O sulfato de magnésio parece reduzir a gravidade e o risco de paralisia cerebral em fetos, se administrado antes do nascimento prematuro < 32 semanas de gestação, independentemente do número de fetos.

Ruptura prematura de membranas

A ruptura prematura de membranas pré-termo geralmente ocorre no SC do feto que está mais próximo ao canal cervical (feto apresentador), mas pode ocorrer no SC mais distante, especialmente após procedimentos uterinos invasivos (p. ex., amniocentese). Alguns estudos compararam o resultado perinatal após ruptura de membranas entre gestações gemelares e únicas e perceberam que o período médio de latência entre a ruptura e o parto foi estatisticamente menor nas gestações gemelares. A frequência de corioamnionite é maior no feto apresentador, especialmente nas gestações DCs.

Seguimento ultrassonográfico da gestação gemelar

As Figuras 27.16 e 27.17 apresentam a proposta de seguimento ultrassonográfico das gestações DCs e MCs, respectivamente.

Parto

Via de parto

A via de parto em gemelares será definida primariamente de acordo com a amnionicidade e a apresentação dos fetos. A via preferencial para gestações diamnióticas, cujo primeiro gemelar encontre-se em apresentação cefálica no começo do trabalho de parto, é a vaginal – desde que o médico assistente tenha *expertise*, caso necessário, na realização de manobras obstétricas como assistência ao parto pélvico, versão externa, versão interna e parto instrumental (Figura 27.18).

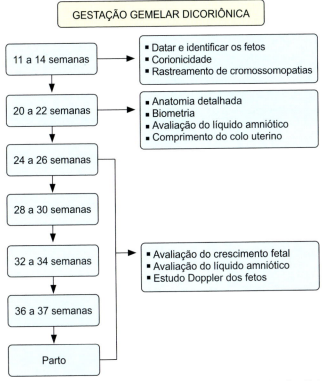

Figura 27.16 Proposta de seguimento ultrassonográfico das gestações dicoriônicas.

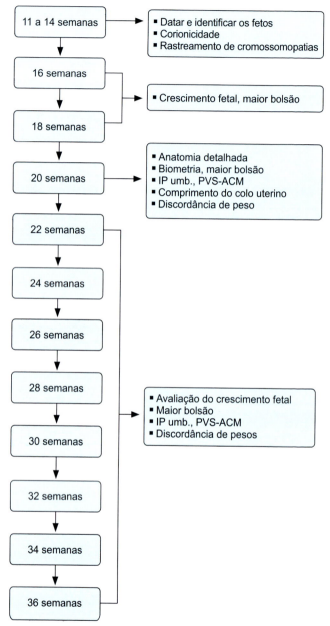

Figura 27.17 Proposta de seguimento ultrassonográfico das gestações monocoriônicas. *IP*, índice de pulsatilidade; *PVS-ACM*, pico de velocidade sistólica da artéria cerebral média.

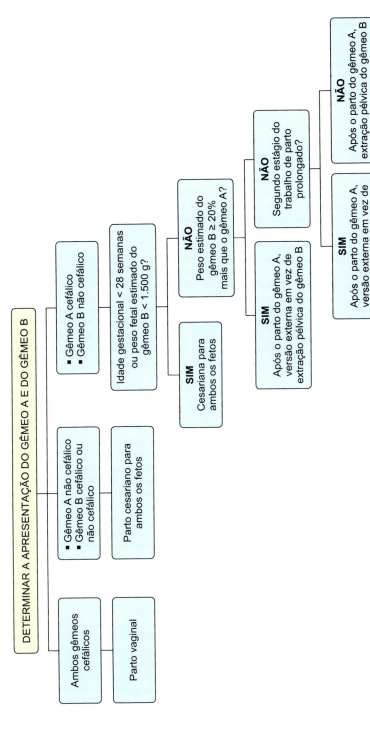

Figura 27.18 Determinação da via de parto para gestações dicoriônicas.

A cesariana deverá ser a primeira escolha para todas as gestações monoamnióticas e para as gestações diamnióticas cujo primeiro feto encontre-se em uma apresentação não cefálica no início do trabalho de parto.

A idade gestacional em que é recomendado o parto tem sido alvo de discussão. Em gestações DCs, o parto deverá ser feito com 38 semanas. Nas gestações MCs diamnióticas sem complicações, o parto deverá ser feito entre 36 e 37 semanas. Já nas MCs diamnióticas complicadas por STFF ou restrição de crescimento, o parto deverá ser adiantado a partir de 34 semanas. Nas gestações gemelares MCs monoamnióticas, por conta da alta mortalidade, o parto deverá ser realizado a partir de 32 semanas (Tabela 27.3).

Tabela 27.3 Recomendação da idade gestacional para o parto das gestações gemelares.

Corionicidade/amnionicidade	Idade gestacional recomendada para o parto em gestações sem complicações
Dicoriônica	38 semanas
Monocoriônica/diamniótica	34 a 37 semanas e 6/7 dias
Monocoriônica/monoamniótica	32 a 34 semanas
	32 semanas e 4 dias

Pontos-chave

- Na gestação gemelar há risco de natimortalidade aumentado em 5 vezes e de mortalidade neonatal em 7 vezes, principalmente quando associada a complicações da prematuridade. A morbidade e a mortalidade materna também estão elevadas na gravidez gemelar
- É de fundamental importância a definição da corionicidade e da amnionicidade, idealmente por ultrassonografia até a 14ª semana
- Na gestação dicoriônica, pode ocorrer restrição de crescimento fetal seletiva. A conduta, nesses casos, pode ser um dilema, haja vista a possibilidade de expor um feto saudável à prematuridade
- A gestação monocoriônica tem complicações que são exclusivas desse tipo de gemelidade, como síndrome de transfusão feto-fetal, sequência TRAP e gêmeos acolados; também pode haver complicações como a restrição de crescimento fetal seletiva
- A síndrome de transfusão feto-fetal pode ocorrer em duas formas clínicas: a sequência oligo/polidramnia e a sequência anemia-policitemia
- A sequência TRAP é uma condição rara das gestações monocoriônicas e resulta da presença de anastomoses placentárias arterioarteriais, que ocasionam a formação de um feto anômalo, chamado gêmeo acárdico
- A restrição do crescimento intrauterino seletiva ocorre em 10 a 15% das gestações gemelares monocoriônicas e o acompanhamento desses fetos representa grande desafio, uma vez que estão conectados mediante as anastomoses placentárias, e há risco de transfusão feto-fetal aguda em casos de morte ou hipotensão profunda em um deles causar morte ou lesão neurológica no feto sobrevivente
- O risco de óbito de um feto nas gestações monocoriônicas é maior que em gestações únicas e dicoriônicas
- Entre os tipos de gemelaridade, a monocoriônica monoamniótica é a mais rara e a que apresenta os maiores índices de complicações, inclusive de morte fetal intraútero
- A cesariana deverá ser a primeira escolha para todas as gestações monoamnióticas e as diamnióticas cujo primeiro feto encontre-se em uma apresentação não cefálica no início do trabalho de parto.

28

Placenta Prévia e Acretismo

Roseli Nomura
Jorge Rezende Filho

Introdução, 479

Classificação, 479

Fatores de risco, 479

Quadro clínico e diagnóstico, 479

Placenta acreta e vasa prévia, 484

Introdução

Placenta prévia é aquela que se insere, total ou parcialmente, no segmento inferior do útero, e localiza-se próximo ou sobre o orifício interno do colo uterino, a partir da 20ª semana de gestação. A prevalência geral de placenta prévia é de 5,2 por 1.000 gestações (IC 95%: 4,5 a 5,9) e tem aumentado com a maior realização de operações cesarianas.

Classificação

A placenta prévia pode ser classificada em quatro tipos: total, parcial, marginal e baixa (Figura 28.1):

- Total: placenta recobre totalmente o orifício interno (OI)
- Parcial: placenta recobre parcialmente o OI
- Marginal: margem da placenta alcança o OI sem recobri-lo
- Baixa: placenta situada no segmento inferior, mas sem alcançar o OI do colo.

Fatores de risco

A cesárea anterior constitui o fator de risco mais importante para a placenta prévia, o qual aumenta progressivamente com o número de procedimentos. Constituem outros fatores de risco: qualquer cicatriz uterina, placenta prévia em gestação anterior, gestação múltipla, multiparidade, idade materna acima dos 35 anos, tabagismo, uso de cocaína, fertilização *in vitro*, curetagens e cirurgias uterinas anteriores, bem como abortos eletivos e espontâneos.

Quadro clínico e diagnóstico

O quadro clínico típico da placenta prévia cursa com sangramento genital vermelho-vivo, rutilante e indolor, desvinculada de quaisquer esforços ou traumatismos,

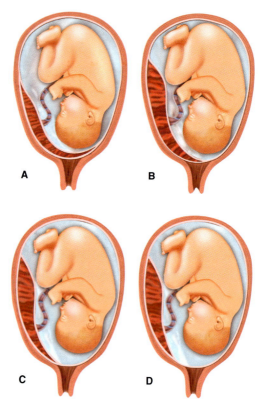

Figura 28.1 Tipos de placenta prévia: total (A), parcial (B), marginal (C) e baixa (D).

com tônus uterino normal. Ocorre em mais de 90% dos casos e costuma despontar no 3º trimestre, com início e cessar súbitos, sendo recorrente e, em geral, progressivo. Habitualmente, as perdas sucedem-se em hemorragias cada vez mais importantes e menos espaçadas, espoliação maciça pela intensidade ou que, somadas às crises, exsanguinam lentamente a gestante.

No exame físico é comum a estática fetal alterada: situações oblíquas e transversas (15%), apresentação pélvica (15%) e cefálica alta, por motivo da interposição da placenta entre a cabeça e o andar superior da bacia.

No exame pélvico, a exploração digital do canal cervical está proscrita, pois há risco de agravamento no quadro hemorrágico. O exame especular revela sangramento variável proveniente do orifício do colo uterino ou acumulado na vagina.

Ultrassonografia

O diagnóstico da placenta prévia deve ser realizado por ultrassonografia transabdominal de 20 a 24 semanas, mas a confirmação é feita pela ultrassonografia transvaginal, muito mais precisa que a transabdominal e segura, pois não causa sangramento (Figura 28.2).

Estima-se que cerca de 90% das placentas prévias diagnosticadas à ultrassonografia de 2º trimestre resolvam-se no exame de 36 semanas, pela expansão do segmento inferior no 2º e no 3º trimestres, fenômeno conhecido como migração placentária.

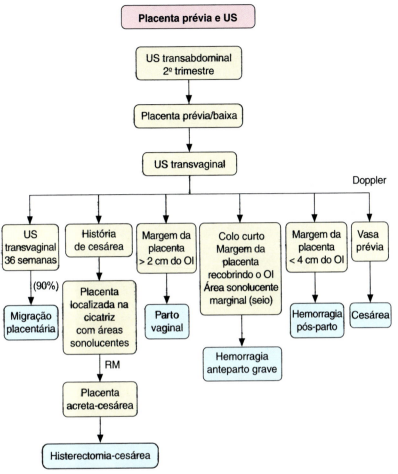

Figura 28.2 **História natural da placenta prévia diagnosticada à ultrassonografia transabdominal.** *OI*, orifício interno; *RM*, ressonância magnética.

O achado de área sonolucente na margem placentária que recobre o OI do colo (seio marginal) eleva em 10 vezes o risco de hemorragia grave anteparto (Figura 28.3). O colo com comprimento < 3 cm à ultrassonografia de 3º trimestre indica possibilidade elevada de cesárea de emergência antes de 34 semanas por sangramento importante anteparto.

Pacientes cuja distância entre a borda da placenta e o OI é ≥ 2 cm podem ser candidatas ao parto vaginal. Aquelas com distância < 4 cm (placenta baixa) apresentarão sangramento intenso no pós-parto.

Diagnóstico diferencial

Deve ser realizado, especialmente, com as outras causas de hemorragia da segunda metade da gestação: descolamento prematuro da placenta e ruptura uterina (Tabela 28.1).

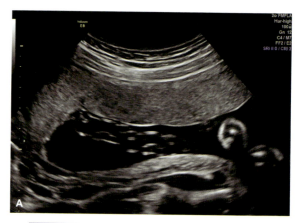

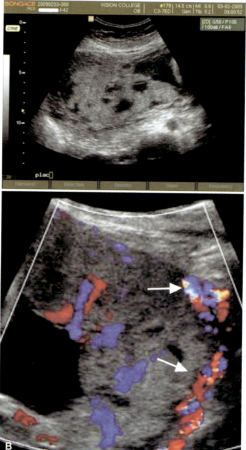

Figura 28.3 A. Placenta normal anterior. B. Acretismo. Lacunas vasculares e hipervascularização da interface serosa-parede vesical (*setas*) ao Doppler colorido.

Tabela 28.1 Diagnóstico diferencial entre a placenta prévia e o descolamento prematuro da placenta normalmente inserida.

Placenta prévia	Descolamento prematuro da placenta
Instalação insidiosa, gravidade progressiva	Começo tempestuoso; instalação frequentemente súbita
Hemorragia indolor, exceto durante as contrações uterinas do trabalho de parto	Dor forte no local placentário, em geral de consistência menor que a do resto do útero
Hemorragia externa, sangue vermelho-rutilante	Hemorragia inicialmente interna, depois exteriorizada, sangue escuro
Primeira hemorragia geralmente moderada	Primeira hemorragia habitualmente grave
Hemorragia de repetição	Hemorragia única, em geral
Hemorragia de surgimento inesperado, sem causa aparente	Hemorragia comumente vinculada à hipertensão arterial ou ao traumatismo
Sinais de anemia proporcionais às perdas sanguíneas externas	Sinais de anemia grave sem relação com as perdas sanguíneas externas
Útero mole, tônus normal	Útero hipertônico, lenhoso, exceto e ocasionalmente no local placentário
Contorno uterino conservado durante o trabalho de parto	Útero engrandecido, contorno modificado na dependência do grau da hemorragia oculta, retroplacentária
Apresentação frequentemente não insinuada; situações anômalas comuns	Altura da apresentação e situações anômalas não têm significado no quadro clínico
Batimentos cardiofetais presentes e cardiotocografia, em geral, normal	Batimentos cardiofetais presentes ou ausentes e cardiotocografia, em geral, anormal
A ultrassonografia abona o diagnóstico	A ultrassonografia mostra coágulo retroplacentário (apenas em 25% dos casos)

Acompanhamento e conduta

Gestantes assintomáticas, com o diagnóstico ultrassonográfico de placenta prévia, devem ser acompanhadas com exames seriados. A condução das pacientes que apresentam sangramento deve levar em conta o volume da perda sanguínea.

No pré-natal de pacientes assintomáticas, ou com sangramentos discretos, os níveis hematimétricos devem ser monitorados regularmente, e a suplementação de ferro, prescrita. Recomendação de repouso e abstinência sexual pode ser útil, mesmo sem haver estudos que avaliem especificamente a eficácia de tais medidas.

Nas pacientes com hemorragia mais significativa, a hospitalização é recomendada para assegurar o prolongamento da gestação até a viabilidade fetal. Nas pacientes estáveis, após 48 horas sem sangramento, o acompanhamento pode ser ambulatorial, desde que algumas normas sejam cumpridas. A paciente deve permanecer próxima ao hospital de referência, com acesso a meio de transporte que a permita chegar rapidamente em caso de hemorragia. Alguns autores recomendam que pacientes com placenta prévia total, ou que tenham apresentado sangramento importante, sejam hospitalizadas a partir de 32 a 34 semanas, para diminuir o risco de hemorragia aguda não assistida.

A avaliação do bem-estar fetal é obrigatória, pois a anemia materna pode favorecer o comprometimento fetal. A avaliação laboratorial inclui tipagem sanguínea, hemograma completo e coagulograma. Pode haver a necessidade de transfusão sanguínea, principalmente quando a hemoglobina materna for inferior a 8 g/dℓ.

Nos casos em que a placenta recobre totalmente o orifício interno do colo, a opção é pela cesariana eletiva. Nas pacientes estáveis, a cesariana pode ser agendada para 36 a 37 semanas. Cuidados especiais devem ser tomados nas placentas de implantação anterior, principalmente em pacientes com cesárea prévia, pelo risco de acretismo na cicatriz da histerotomia.

Em pacientes que demandem hospitalização e transfusão em decorrência de sangramento, a cesariana pode ser realizada de modo precoce, mas, se possível, após 34 semanas de gestação. Nas gestações abaixo de 34 semanas, a corticoterapia para acelerar a maturidade pulmonar fetal é indicada. Não há evidência que justifique o uso da tocólise em casos de placenta prévia.

É importante alertar que, para as gestantes com tipagem Rh negativo, deve ser realizada a profilaxia com imunoglobulina anti-D nas situações em que estiver indicada.

Nos casos de placenta prévia marginal, acredita-se que o parto vaginal possa ser seguro sempre que a borda da placenta estiver a mais de 2 cm de distância do orifício interno do colo, na avaliação pela ultrassonografia transvaginal com 36 semanas de gestação. Para distâncias inferiores a essas, a cesariana é indicada.

Placenta acreta e vasa prévia

Duas condições estão intimamente associadas a placenta prévia: placenta acreta e vasa prévia, que elevam sobremaneira a morbiletalidade materna e fetal (a acreta, a da mãe; e a vasa prévia, a do feto).

Uma das complicações mais graves da placenta prévia é o acretismo placentário. A International Federation of Gynecology and Obstetrics (FIGO) tem utilizado o termo *espectro da placenta acreta* (EPA) para descrever essas condições patológicas, em que a inserção placentária ultrapassa a decídua basal e se insere nas camadas mais profundas.

O EPA pode ser classificado segundo a profundidade da invasão placentária (mais utilizada) ou segundo a superfície placentária patologicamente aderida à parede uterina (Tabela 28.2).

O aumento dos casos de acretismo placentário é um fenômeno mundial. Sua incidência vem se ampliando com o aumento das taxas de cesariana. Autores descrevem uma ampliação da taxa de 1:4.027 gestações, na década de 1970, para 1:533 gestações no período de 1982 a 2002.

O acretismo placentário torna-se um problema especialmente importante durante o parto, quando a placenta não se separa completamente da parede uterina, ocasionando um quadro de hemorragia maciça que pode determinar alta morbimortalidade.

Tabela 28.2 Classificação do espectro da placenta acreta.

Segundo o grau de invasão placentária		Segundo a superfície placentária aderida	
Grau 1 **Acreta**	Aderida de forma mais superficial ao miométrio (diretamente), mas sem invadi-lo	**Focal**	Comprometimento de apenas alguns cotilédones
Grau 2 **Increta**	Invade o miométrio sem ultrapassar a serosa	**Parcial**	Comprometimento ≤ 50% da superfície placentária
Grau 3 **Percreta**	Invasão ultrapassa a serosa e pode atingir estruturas extrauterinas	**Total**	Comprometimento > 50% da superfície placentária

O EPA é considerado a principal causa de histerectomia e de hemotransfusões emergenciais em obstetrícia. Cerca de 60% das pacientes com acretismo placentário experimentarão um quadro de morbidade materna grave e mais de 50% delas necessitarão de transfusão maciça.

Além dessas intercorrências, outras complicações incluem: lesões de órgãos adjacentes (bexiga, ureteres, alças intestinais), coagulopatia, infecções, fístulas, necroses teciduais e lesões vasculares de complexidade variável.

No que se refere à mortalidade materna relacionada com o acretismo, estudos encontraram taxas de mortalidade relacionadas com o EPA em torno de 7%.

O fator de risco mais importante para o acretismo é a placenta prévia em mulheres submetidas a cesárea (placenta prévia-cesárea), e o risco aumenta com o número de procedimentos. A placenta prévia-acreta-cesárea ocorre pela deficiência de decídua basal na zona da cicatriz uterina. A elevação do número de cesáreas aumenta a taxa de placenta prévia e também a de acreta. Quanto maior o número de cesáreas anteriores, maior o risco de placenta acreta (Tabela 28.3).

Tanto a ultrassonografia quanto a ressonância magnética (RM) são altamente sensíveis e específicas para diagnosticar ou excluir a placenta acreta. A ultrassonografia é o procedimento de escolha pela praticidade e pelo baixo custo, com sensibilidade de 77 a 87% e especificidade de 96 a 98%.

A maioria dos diagnósticos de acretismo placentário ocorre na ultrassonografia de 2º e 3º trimestres, mediante pesquisa minuciosa da presença dos principais sinais indiretos de acretismo placentário em pacientes de risco (Tabela 28.4). A Dopplervelocimetria associada à ultrassonografia pode ser ferramenta útil para facilitar a identificação da circulação uteroplacentária.

Tabela 28.3 Incidência de acretismo em casos com placenta prévia de acordo com o número de cesáreas anteriores.

Nº de cesáreas anteriores	Risco de acretismo com placenta prévia (%)
0	3
1	11
2	40
≥ 3	> 60

Tabela 28.4 Sinais ultrassonográficos de acretismo placentário.

Primeiro trimestre	• Saco gestacional localizado no segmento inferior • Múltiplos espaços vasculares irregulares no leito placentário • Implantação do saco gestacional na cicatriz da cesárea anterior (ectópica em cicatriz de cesárea)
Segundo trimestre	• Múltiplas lacunas vasculares na placenta
Terceiro trimestre	• Perda do "espaço claro" retroplacentário • "Lagos placentários" múltiplos de aspecto irregular (aspecto de "queijo suíço") • Adelgaçamento do miométrio retroplacentário (< 1 mm) • Irregularidades na interface entre útero e bexiga • Vascularização aumentada na interface entre serosa uterina e bexiga • Aumento da vascularização subplacentária • Fluxo turbulento ao Doppler nos "lagos placentários" • Protrusão de tecido placentário para dentro da bexiga

A RM é especialmente útil para caracterizar o tipo de acretismo (acreta, increta, percreta), assim como a invasão de estruturas vizinhas (bexiga e paramétrios), tendo sido utilizada para: complementar a ultrassonografia quando os achados são duvidosos; quando há suspeita de acretismo em uma placenta de implantação posterior; em pacientes obesas; e quando há suspeita de invasão parametrial. Sua sensibilidade geral é de 80 a 85%, com especificidade de 65 a 100% no diagnóstico.

Na condição conhecida como vasa prévia, os vasos umbilicais cursam através das membranas sobre o OI do colo e à frente da apresentação fetal, desprotegidos da estrutura placentária e do cordão umbilical. Existem duas variantes de vasa prévia: a tipo 1, resultante da inserção velamentosa do cordão (Figura 28.4), e a tipo 2, decorrente de vasos caminhando entre os lobos de uma placenta sucenturiada/bilobada (Figura 28.5).

A incidência de vasa prévia é de 1:2.500 gestações. Em dois terços dos casos, a vasa prévia está associada à placenta baixa, e, em cerca de 30% das vezes, a vasa prévia relaciona-se com placenta sucenturiada/bilobada. Os fatores de risco para vasa prévia são fertilização *in vitro*, placenta sucenturiada/bilobada e placenta prévia no 2º trimestre.

Pouco mais de 35% dos casos de vasa prévia sangram no 3º trimestre da gravidez, e cerca de 28% exigem cesárea de emergência.

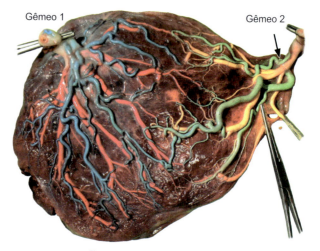

Figura 28.4 Inserção velamentosa.

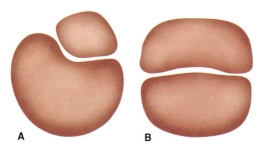

Figura 28.5 Placenta sucenturiada (A) e bilobada (B).

O quadro clínico de vasa prévia no parto, após a ruptura das membranas, é o de exsanguinação fetal; a hemorragia de apenas 100 ml é suficiente para determinar choque e morte do feto. O traçado sinusoidal da frequência cardíaca fetal (FCF) pode ser o evento terminal, a indicar o óbito iminente do feto.

É possível identificar o local de inserção do cordão umbilical na placenta em quase 100% dos exames sonográficos entre 20 e 24 semanas. O diagnóstico antenatal de vasa prévia, pelo Doppler colorido transvaginal no 3º trimestre (Figura 28.6), assegura a sobrevida de quase 100% dos fetos, enquanto o diagnóstico no parto, de apenas 56%.

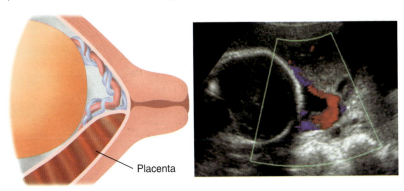

Figura 28.6 Vasa prévia ao Doppler colorido.

Tratamento da placenta prévia e acreta

Pacientes com cesárea anterior constituem classe especial, pois apresentam dois problemas a serem excluídos: placenta prévia e placenta acreta. Se a placenta é prévia e anterior, a implantação na cicatriz uterina constitui a placenta prévia-cesárea, com elevado risco de ser também placenta prévia-acreta-cesárea.

Pacientes que sangram (sintomáticas) devem ter conduta individualizada e não há regras sobre como conduzi-las. O prosseguimento da gravidez depende, principalmente, da estabilidade hemodinâmica materna.

O tratamento da placenta acreta pela cesárea-histerectomia (Figura 28.7) deve ser realizado em centros terciários e por equipe multiprofissional. Deve-se operar tendo à mão 10 unidades de concentrado de hemácias e 10 unidades de plasma fresco congelado, usados na proporção 1:1. Vale lembrar que 90% dessas pacientes serão transfundidas e 40% necessitarão de mais de 10 unidades.

Nos casos de EPA, o momento da interrupção da gestação recomendado atualmente deve ser preferencialmente entre 34 semanas e 0 dia e 35 semanas e 6 dias. A via de parto, nos casos eletivos, é abdominal. Não se recomenda a realização do parto após 36 semanas e 0 dia, uma vez que metade das pacientes acima dessa idade gestacional é abordada na urgência por ocorrência de sangramento. É importante individualizar as situações e basear-se nas condições maternas, fetais e de acesso a centros de referência.

Durante a cesariana, devem-se considerar incisões mais amplas no intuito de facilitar o acesso, como a laparotomia mediana infraumbilical. Tem-se proposto a realização de nova avaliação ultrassonográfica no pré-operatório imediato, com o objetivo de mapear o local exato de implantação placentária e de permitir a abertura uterina longe do sítio de implantação placentária. Retirar o feto, clampear o cordão umbilical próximo à placenta e não tentar retirar a placenta, pelo risco de hemorragia maciça. Realizar histerorrafia em plano único e iniciar procedimento de extirpação uterina. Durante a histerectomia, é altamente recomendável que se identifiquem os ureteres bilateralmente, em função das altas taxas de lesão. Deve-se avaliar a disponibilidade e indicação de controles vasculares por meio de procedimentos hemodinâmicos (balões vasculares e embolização). Deve-se sempre destacar a necessidade técnica anestésica adequada, a possibilidade de transfusão maciça para correção da acidose e coagulopatia, o uso racional dos cristaloides para evitar a coagulopatia dilucional e o combate à hipotermia.

Algumas opções de tratamento conservador têm sido sugeridas, como estratégia terapêutica de exceção, que tem o objetivo de evitar a histerectomia e suas complicações, além de tentar preservar a fertilidade de pacientes que desejam gestações futuras. Existem diferentes estratégias, e as mais utilizadas são a conduta expectante e a abordagem cirúrgica conservadora. Ambas apresentam indicações específicas e complicações importantes.

O tratamento conservador também poderá ser proposto nos casos em que é necessária a transferência ou abordagem em segundo tempo, quando o diagnóstico de acretismo placentário é realizado no intraparto. Nesse caso, a paciente precisa estar estável e sem sangramento ativo.

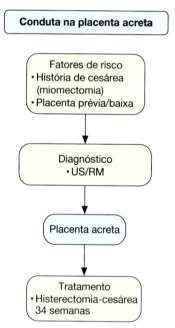

Figura 28.7 Conduta na placenta acreta. *RM*, ressonância magnética; *US*, ultrassonografia.

Tratamento da vasa prévia

Para a vasa prévia diagnosticada na gravidez, a SMFM (2015) indica corticoide entre 28 e 32 semanas, hospitalização com 30 a 34 semanas e interrupção da gravidez entre 34 e 37 semanas (Figura 28.8).

Em geral, a vasa prévia apresenta-se no parto, com sangramento vaginal após a ruptura das membranas e anormalidades na FCF, tais como bradicardia, desaceleração tardia e traçado sinusoide. Caso seja diagnosticada a vasa prévia no parto, pelo quadro clínico já descrito, indica-se a cesárea de emergência.

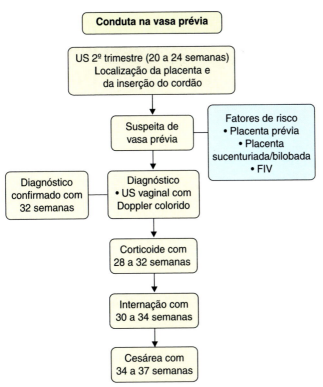

Figura 28.8 Conduta na vasa prévia. *FIV*, fertilização *in vitro*; *US*, ultrassonografia. (De acordo com as recomendações da SMFM).

Pontos-chave

- A placenta prévia é classificada em total, parcial, marginal e baixa
- Hemorragia indolor no 3º trimestre é o sinal mais importante da placenta prévia
- O diagnóstico diferencial é feito, principalmente, com o descolamento prematuro da placenta
- Na ultrassonografia abdominal morfológica de 2º trimestre, é obrigatória a localização da placenta e do cordão; quando houver suspeita de placenta prévia, deve-se realizar a ultrassonografia transvaginal
- Placenta acreta e vasa prévia são importantes complicações da placenta prévia.
- O tratamento da placenta prévia pode ser expectante até 36 a 37 semanas, se o estado hemodinâmico da paciente assim o permitir
- Na placenta prévia, a cesárea é o procedimento de eleição para a interrupção da gravidez
- Se a borda inferior da placenta estiver a mais de 2 cm do orifício interno do colo (placenta baixa), poderá ser realizado o parto vaginal
- O tratamento de eleição para a placenta acreta é a histerectomia-cesárea com 34 semanas de gestação.

29

Descolamento Prematuro da Placenta

Roseli Nomura
Jorge Rezende Filho

Etiologia, 490
Fisiopatologia, 491
Fatores de risco, 495
Quadro clínico, 495
Diagnóstico, 496
Conduta, 498
Prognóstico, 500
Descolamento de placenta crônico, 500
Aconselhamento pós-concepcional, 500

O descolamento prematuro da placenta (DPP) é definido como a separação da placenta normalmente implantada no corpo do útero, antes da expulsão fetal e após a 20ª semana de gestação. Desse modo, não se trata do descolamento pós-parto, como na dequitação normal, nem se confunde com a placenta prévia, cuja inserção ocorre na região do segmento inferior. Incide em, aproximadamente, 1 para cada 100 a 120 gestações, e dois terços dos casos são considerados graves, com grande aumento da morbidade materna, fetal e neonatal.

O DPP é causa importante de sangramento vaginal na segunda metade da gravidez, especialmente entre 24 e 26 semanas. A mortalidade materna é de 0,4/1.000 casos, e a perinatal é de 12% (um terço de todas as mortes perinatais). A mortalidade perinatal é consequência da asfixia intrauterina e da prematuridade, e 15 a 20% dos recém-nascidos podem apresentar sequelas neurológicas.

Etiologia

A etiologia do DPP permanece obscura. Entretanto, acredita-se que a maioria dos casos está relacionada com a alteração placentária crônica. No início da gestação, anormalidades na formação das artérias espiraladas levam à necrose decidual, inflamação da placenta e, possivelmente, infartos, que, ao fim, promovem ruptura vascular e sangramento.

Em pequena parte dos casos, parece haver relação com eventos mecânicos repentinos (trauma) ou descompressão uterina rápida, como após o parto do primeiro gemelar ou na ruptura de membranas na polidramnia. O trauma materno grave está associado ao aumento de 6 vezes no risco de DPP, e mesmo pequenos traumas podem resultar em descolamento placentário. O DPP tem sido associado ao uso de cocaína, que é conhecida por apresentar efeitos hipertensivos e vasoconstritivos.

Fisiopatologia

Alterações uteroplacentárias

Não importa a etiologia do DPP, o sangue chega à zona de clivagem deciduoplacentária e inicia a separação; vasos maternos se abrem e o espaço retroplacentário é invadido. O útero, que reage com hipertonia, aumenta a tensão no local da coleção sanguínea, provocando o descolamento de novas áreas. Raramente o sangramento se origina nos vasos fetais placentários.

Parte do sangue coagula, fica aprisionada atrás da placenta e é eliminada somente após o parto, constituindo o hematoma retroplacentário. Outra parte descola as membranas e flui para o exterior, configurando a hemorragia externa, que ocorre em 80% dos casos; nos 20% restantes, o sangue fica totalmente retido, determinando a hemorragia oculta (Figura 29.1).

Ocasionalmente, o sangue pode alcançar a cavidade amniótica, por soluções de continuidade das membranas, e causar o hemoâmnio (Figura 29.2). Quando as membranas permanecem íntegras e se encontram totalmente descoladas pelo sangue, o peso do hematoma retroplacentário e o da própria placenta podem determinar a rotação intrauterina do ovo, constituindo a eventualidade rara do prolapso da placenta.

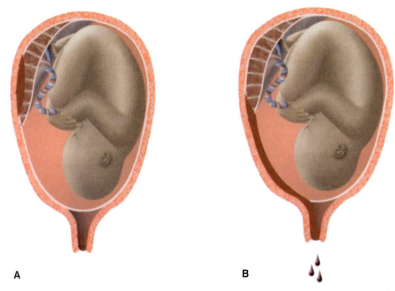

Figura 29.1 Tipos de descolamento prematuro da placenta (DPP). **A.** Com hemorragia oculta. **B.** Com hemorragia externa.

A separação aguda da placenta corta o suprimento fetal de oxigênio e de nutrientes, e o feto geralmente morre quando o descolamento é maior que 50%.

Em 10 a 20% dos casos de DPP, a hemorragia oculta é intensa; as hemácias e o soro, provenientes do coágulo retroplacentário, são impulsionados pelo miométrio, no qual dissociam o sistema de miofibrilas. Trata-se do quadro da apoplexia uteroplacentária ou útero de Couvelaire (Figura 29.3). O útero, as tubas uterinas, os ovários e os ligamentos largos, à conta das efusões sanguíneas ou equimoses que se assestam sob a serosa, mostram coloração azulada marmórea característica. A atonia uterina que se observa no pós-parto é, em grande parte, proveniente dessa desorganização da estrutura miometrial.

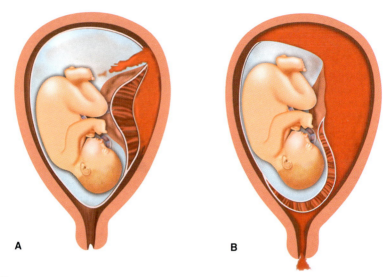

Figura 29.2 Modalidades anatomoclínicas do descolamento prematuro da placenta. **A.** Havendo solução de continuidade nas membranas, o sangue materno pode derramar-se na cavidade amniótica, configurando o hemoâmnio. **B.** O hematoma retroplacentário descolou as membranas, acarretando o prolapso da placenta.

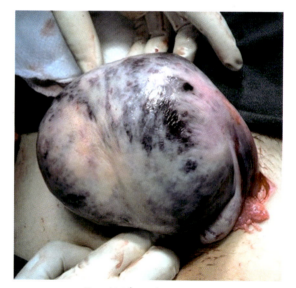

Figura 29.3 Útero de Couvelaire.

Em casos de DPP recente, o exame da placenta delivrada revela coágulo aderido à sua face materna (Figura 29.4); nos casos antigos, no local do descolamento, há depósitos de fibrina, infartos e depressão característica, conhecida como cratera.

A incidência de placenta circunvalada é elevada (Figura 29.5).

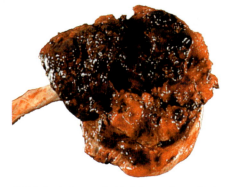

Figura 29.4 Coágulo fresco aderido à face materna da placenta.

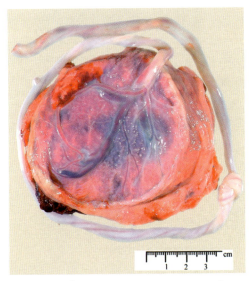

Figura 29.5 Placenta circunvalada. É possível ver a borda do órgão, recoberta por lâmina de decídua, e as membranas inserindo-se longe da borda; assim, cria-se uma porção de placenta periférica à placa corial (porção extraplaca corial).

Alterações renais

O DPP é a causa mais comum de necrose cortical aguda na gravidez. Graus incompletos da afecção, a necrose tubular aguda, provocam oligúria temporária, com eventual recuperação; manifestações graves, responsáveis pela anúria completa, são raras.

Síndrome de Sheehan

A síndrome de Sheehan, ou necrose hipofisária pós-parto, é outra complicação importante do DPP, principalmente nos casos com grande sangramento, choque e coagulação intravascular disseminada (CID) (Figura 29.6). Além dos fatores de risco para a necrose hipofisária,

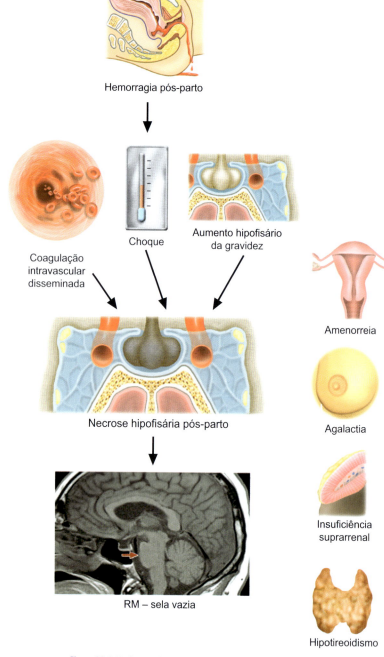

Figura 29.6 Síndrome de Sheehan. *RM*, ressonância magnética.

a adeno-hipófise sofre hipertrofia na gravidez, devido ao aumento das células lactóforas, produtoras de prolactina (PRL), pelo estímulo estrogênico, o que demanda maior afluxo sanguíneo. No pós-parto, a mulher tem agalactia, amenorreia e, com o tempo, insuficiência da suprarrenal e hipotireoidismo. A ressonância magnética (RM) mostra imagem característica de "sela vazia".

Alterações da hemocoagulação

A cascata da coagulação é ativada pela liberação de tromboplastina (fator tecidual) na circulação materna, proveniente do hematoma, com o consumo dos fatores da coagulação determinando a CID.

A CID está presente em 10% dos casos de DPP, especialmente nos graves, suficientes para determinar o óbito fetal.

Por sua importância e seu caráter sindrômico, os distúrbios da hemocoagulação constituem tema relevante em Obstetrícia, que será estudado no Capítulo 30.

Fatores de risco

A ocorrência de DPP em gestação anterior é um dos principais fatores de risco. Pela quantificação da recorrência, observa-se aumento do risco de DPP de 10 a 15 vezes na gestação subsequente. Em pacientes com antecedente de duas gestações com descolamento, a possibilidade de recorrência eleva-se para mais de 20%.

O uso de cocaína e o fumo são fatores importantes. O tabagismo está associado a risco 2,5 vezes maior de descolamento grave, de modo que aumenta 40% a cada maço fumado por dia. Cerca de 10% das mulheres que usam cocaína no terceiro trimestre podem apresentar DPP.

As mulheres hipertensas apresentam probabilidade 5 vezes maior de descolamento grave, em comparação com as normotensas. A combinação de tabagismo e hipertensão tem efeito sinérgico para DPP.

Entre outros fatores de risco menores, podem ser citados: ruptura prematura das membranas, gravidez múltipla, polidramnia, idade materna avançada, multiparidade, placenta circunvalada, infecção intrauterina (corioamnionite) e trombofilias.

Quadro clínico

O diagnóstico de DPP é essencialmente clínico, mas achados como exames de imagem, de laboratório e anatomopatológico da placenta no pós-parto podem ser usados para sustentar o diagnóstico clínico.

O quadro clássico é caracterizado pelo sangramento vaginal, dor abdominal (frequentemente acompanhada de contrações) e sensibilidade uterina. Geralmente, as contrações são de alta frequência e baixa amplitude, mas, do mesmo modo, é possível encontrar o padrão de contração típico de trabalho de parto. A dor lombar também pode estar presente, principalmente nos casos de placenta posterior.

Em 10 a 20% dos casos de DPP, as pacientes apresentam apenas dor abdominal acompanhada de contrações uterinas e nenhum ou pouco sangramento vaginal. Quando o sangue coagulado fica retido atrás da placenta, é formado o hematoma retroplacentário. Se isso acontece, é chamado sangramento oculto, onde todo ou a maior parte do sangue fica retida entre as membranas fetais e decídua. O sangue também pode descolar as membranas e fluir para o exterior, configurando quadro de hemorragia externa, que ocorre em 80% dos casos de DPP. Se o sangue alcançar a cavidade amniótica, causa o hemoâmnio. Quando as membranas permanecem íntegras e se encontram totalmente descoladas pelo sangue, o peso do hematoma retroplacentário e da própria placenta pode determinar um prolapso da placenta, que é bastante raro.

Nos casos de descolamento grande, com intensa hemorragia oculta, as hemácias e o soro, provenientes do coágulo retroplacentário, são impulsionados pelo miométrio e dissociam o sistema de miofibrilas. Trata-se do quadro da apoplexia uteroplacentária ou útero de Couvelaire (ver Figura 29.3). O útero de Couvelaire apresenta-se frequentemente em atonia e propenso à hemorragia pós-parto. Por vezes, é necessária a histerectomia para evitar a evolução para a CID.

Em casos de DPP recente, o exame da placenta delivrada revela o coágulo aderido à sua face materna (ver Figura 29.4); nos casos antigos, no local do descolamento, há depósitos de fibrina, infartos e depressão característica, conhecida como cratera.

O DPP pode ser classificado em três graus, ao se considerarem os achados clínicos e laboratoriais:

- Grau I: assintomático ou com sangramento genital discreto, sem hipertonia uterina significativa e com vitalidade fetal preservada. Sem repercussões hemodinâmicas e coagulopatia materna. O diagnóstico é realizado após o nascimento, pela presença do coágulo retroplacentário
- Grau II: sangramento genital moderado com hipertonia uterina. Repercussões na hemodinâmica materna, com aumento de frequência cardíaca, hipotensão postural e queda do nível de fibrinogênio. Feto vivo, mas com vitalidade prejudicada
- Grau III: caracteriza-se pelo óbito fetal e por alterações mais acentuadas, com hipotensão arterial materna e hipertonia uterina. Divide-se em: IIIA, com coagulopatia instalada, e IIIB, sem coagulopatia instalada.

Diagnóstico

O diagnóstico pode ser clínico ou obtido por meio da ultrassonografia ou da RM.

Clínico

O diagnóstico do DPP é eminentemente clínico: sangramento e dor abdominal, por vezes história de trauma ou ruptura prematura das membranas (RPM).

A sintomatologia é inconfundível e, em geral, torna o diagnóstico incontroverso; no entanto, há de ser afastada a placenta prévia, cuja diferença com o DPP é vista na Tabela 29.1.

Ultrassonografia

O coágulo é identificado apenas à ultrassonografia em 25 a 60% dos casos. A imagem sonográfica no DPP depende da extensão e da localização do coágulo, assim como da duração do acidente (Figura 29.7). A localização mais frequente do hematoma é a subcoriônica. Na fase aguda, o hematoma costuma ser hiper/isoecoico comparado com a placenta; nesses casos, a ultrassonografia pode mostrar apenas placenta heterogênea e espessada (> 5 cm). Posteriormente, dentro de 1 semana, o hematoma torna-se hipoecoico e, após 2 semanas, sonolucente (Figura 29.8).

Na fase aguda, o hematoma costuma ser isoecoico (ver Figura 29.8), ao ser comparado com a ecogenicidade da placenta, o que dificulta seu diagnóstico. Também nessa fase, ele pode se apresentar com aspecto hiperecogênico, evoluir em 1 semana para aspecto hipoecoico e, após 2 semanas, para aspecto sonolucente.

Tabela 29.1 Diagnóstico diferencial entre a placenta prévia e o descolamento prematuro da placenta (DPP) normalmente inserida.

Placenta prévia	Descolamento prematuro da placenta
Instalação insidiosa, gravidade progressiva	Começo tempestuoso. Instalação frequentemente súbita
Hemorragia indolor, exceto durante as contrações uterinas do trabalho de parto	Dor forte no local placentário, geralmente de consistência menor que a do resto do útero
Hemorragia externa, sangue vermelho-rutilante	Hemorragia inicialmente interna, depois exteriorizada; sangue escuro
Primeira hemorragia geralmente moderada	Primeira hemorragia geralmente grave
Hemorragia de repetição	Hemorragia única, na maioria das vezes
Hemorragia de surgimento inesperado, sem causa aparente	Hemorragia comumente vinculada a toxemia ou traumatismo
Sinais de anemia, decorrentes de perdas sanguíneas externas	Os sinais de anemia grave não mantêm relação com as perdas sanguíneas externas
A hemorragia cessa após a amniotomia e aumenta com as metrossístoles	A hemorragia continua após a amniotomia, detendo-se, não raro, durante as metrossístoles
Útero mole, tônus normal	Útero hipertônico, lenhoso, exceto e ocasionalmente no local placentário
Contorno uterino conservado durante o trabalho	Útero engrandecido, contorno modificado de acordo com o grau da hemorragia oculta, retroplacentária
Apresentação frequentemente não insinuada. Situações anômalas comuns	No quadro clínico, a altura da apresentação e as situações anômalas não têm significado
Batimentos cardiofetais presentes e cardiotocografia, em geral, normal	Batimentos cardiofetais presentes ou ausentes e cardiotocografia geralmente anormal
A ultrassonografia abona o diagnóstico	A ultrassonografia mostra coágulo retroplacentário (apenas em 25% dos casos)
Exame de urina normal	Exame de urina: proteinúria

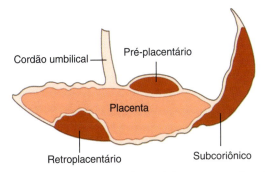

Figura 29.7 Esquema mostrando os principais locais do hematoma no descolamento prematuro da placenta. (Adaptada de Oyelese Y, Ananth CV. Placental abruption. Obstet Gynecol. 2006;108:1005.)

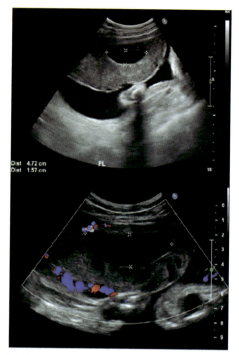

Figura 29.8 Hematoma retroplacentário anecoico à ultrassonografia.

Ressonância magnética

A RM pode diagnosticar casos de DPP que não foram vistos no exame de ultrassonografia, com sensibilidade alta relatada de 95 a 100%, e alta especificidade de 100%. A intensidade do sinal do hematoma pode ser correlacionada com o prognóstico clínico do DPP.

As imagens magnéticas podem ser classificadas em quatro tipos: hiperaguda, aguda, subaguda precoce e subaguda tardia. As imagens hiperaguda/aguda estão associadas aos quadros de DPP instável (graus 2 e 3); e as imagens subagudas precoce/tardia, ao DPP retroplacentário estável grau 1. Entretanto, deve ser ponderada a relação custo-benefício para sua realização (Figura 29.9).

Alterações na cardiotocografia

Vários padrões patológicos podem ser observados: desacelerações tardias ou variáveis recorrentes, redução na variabilidade, bradicardia e padrão sinusoidal. As alterações de contratilidade também podem ser detectadas, como a taquissistolia, acompanhada ou não de períodos de relaxamento.

Conduta

As gestantes devem ser monitoradas, com avaliação do estado hemodinâmico materno e a vitalidade fetal. A avaliação laboratorial materna deve incluir: tipagem sanguínea, hemograma completo e coagulograma.

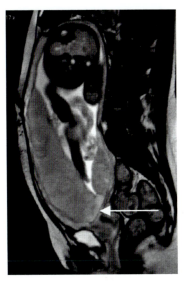

Figura 29.9 Sinal hiperintenso, sugerindo um hematoma hiperagudo à ressonância magnética. (Adaptada de Masselli G, Brunelli R, Di Tola M et al. MR imaging in the evaluation of placental abruption: correlation with sonographic findings. Radiology. 2011;259:222-30.)

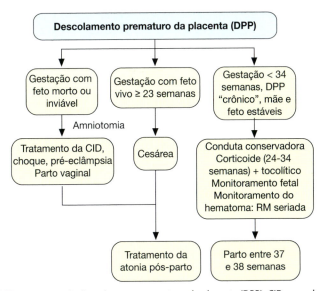

Figura 29.10 Tratamento do descolamento prematuro da placenta (DPP). *CID*, coagulação intravascular disseminada; *RM*, ressonância magnética.

A qualquer sinal de hipotensão ou instabilidade hemodinâmica, devem ser instituídos dois acessos venosos calibrosos com infusão de 1.000 mℓ de solução cristaloide, com velocidade de infusão de 500 mℓ nos primeiros 10 minutos, e manutenção com 250 mℓ/hora, para se manter débito urinário > 30 mℓ/hora (Figura 29.10).

Conduta obstétrica

A conduta obstétrica deve ser individualizada e depende da extensão e classificação do DPP, do comprometimento materno e fetal e da idade gestacional (ver Figura 29.10).

Em casos de feto viável (≥ 23 semanas), quando o parto vaginal não for eminente, deve-se indicar a interrupção imediata via alta. Se houver dúvida quanto à vitalidade e sem possibilidade de confirmação pela ultrassonografia, deve-se proceder à interrupção.

Nas situações com o feto vivo, em gestação inviável, devem ser avaliadas as condições materna e fetal. Se estiverem preservadas, é possível adotar conduta expectante até 4 a 6 horas. Nesses casos, são primordiais: vigilância rigorosa dos parâmetros maternos, amniotomia imediata, sedação com meperidina e condução com ocitocina, se necessário. A amniotomia promove a descompressão do coágulo retroplacentário, reduz a hemorragia materna e impede a passagem de tromboplastina para a corrente sanguínea materna.

Se o quadro apresentar evolução desfavorável, tanto do ponto de vista materno como fetal, devem-se realizar as correções dos distúrbios maternos e interromper a gestação pela via mais adequada.

Em casos de DPP grave com morte fetal ou feto inviável, o parto vaginal é o indicado. Em geral, após a amniotomia, o útero se contrai vigorosamente, e o parto progride de maneira muito rápida. Há risco iminente de coagulopatia e de choque hipovolêmico, que, caso ocorram, devem ser tratados. Muitos casos de DPP estão associados a pré-eclâmpsia grave, que também deve ser medicada. Após o parto, a paciente deve ser meticulosamente monitorada pela grande incidência da atonia pós-parto. Embora o útero de Couvelaire, por si só, não seja indicação de histerectomia (subtotal), a atonia uterina intratável pode indicá-la. Antes, a massagem uterina, o uso de ocitócicos (ocitocina, misoprostol) e a chamada prova da sutura são procedimentos válidos; então, inicia-se a síntese do miométrio e aguarda-se o resultado.

Trauma na gravidez. No caso de mulheres que sofreram trauma na gravidez, como acidente grave de carro, em até 40% das vezes está associado o DPP. O American College of Obstetricians and Gynecologists (ACOG) recomenda que todas as mulheres envolvidas em trauma devem ter seu feto monitorado por pelo menos 4 horas. O traçado anormal é indicação de DPP e de interrupção da gravidez.

Prognóstico

Fetal. O DPP é responsável por 10% da natimortalidade. A mortalidade perinatal é de 119 por 1.000 nascimentos, especialmente pelo parto pré-termo, que incide em 10%. Cerca de 34% dos que sobrevivem desenvolvem leucomalacia periventricular ou hemorragia intraventricular.

Materno. Cerca de 20% das mortes maternas, por hemorragia, são decorrentes do DPP. Agravam o prognóstico antecedentes toxêmicos, CID, choque e insuficiência renal aguda.

Descolamento de placenta crônico

Pequenos descolamentos podem ocorrer sem repercussão aguda importante. Nesses casos, as manifestações clínicas ocorrem lentamente ao longo da gestação: sangramento leve intermitente, oligoidramnia e restrição de crescimento fetal, associados à redistribuição do fluxo sanguíneo cerebral, e são descritos como descolamento de placenta crônico.

Aconselhamento pós-concepcional

Mulheres com DPP apresentam risco 10 vezes maior de repetir o acidente na gestação seguinte. Aquelas que fumam ou fazem uso de cocaína devem ser aconselhadas a parar; é necessário controlar a hipertensão.

500

Pontos-chave

- O DPP é a principal causa de CID na gravidez
- A mortalidade materna no DPP é de 1 a 3%, e a perinatal é de 12% (um terço de todas as mortes perinatais)
- Em 80% dos casos de DPP, a hemorragia é externa; nos 20% restantes, é oculta
- O diagnóstico do DPP é essencialmente clínico, e o diferencial será feito essencialmente com a placenta prévia
- Nos casos de DPP com hemorragia oculta, pode haver o quadro da apoplexia uteroplacentária (útero de Couvelaire)
- Em apenas 25 a 50% dos casos, a ultrassonografia revela hematoma retroplacentário
- Quando a área da placenta descolada for > 50%, a morte fetal é provável
- No DPP com o feto morto, indica-se a interrupção da gravidez, realizando-se a amniotomia
- No DPP com o feto vivo, a interrupção da gravidez será feita pela operação cesariana
- Em gestações de menos de 34 semanas, com mãe e feto em boas condições (DPP "crônico"), pode ser adotada a conduta conservadora.

30

Coagulação intravascular
disseminada, 502

Embolia por líquido
amniótico, 512

Coagulação Intravascular Disseminada e Embolia por Líquido Amniótico

Roseli Nomura
Jorge Rezende Filho

Coagulação intravascular disseminada

Coagulação intravascular disseminada (CID) é a aceleração do processo de coagulação, decorrente da ruptura do delicado balanço entre coagulação e fibrinólise, que caracteriza a hemostasia. Também chamada coagulopatia de consumo e síndrome de desfibrinação, ocorre pela ativação sistêmica da coagulação que resulta na geração e deposição de fibrina e formação de trombos microvasculares indiscriminadamente, consequente ativação da plasmina com fibrinólise, consumo de plaquetas e fatores de coagulação, levando à hemorragia e, finalmente, à disfunção de múltiplos órgãos.

A prevalência da CID na gestação é baixa, em torno de 0,03 a 0,35% nos estudos populacionais ou 12,5/10.000 nascimentos hospitalares (0,13%). Entretanto, determinadas complicações da gestação elevam muito essa prevalência. Coagulopatia é descrita em 22 a 83% dos casos de embolia por líquido amniótico e em 21% das mulheres com síndrome HELLP, a maioria com descolamento prematuro de placenta. A CID, associada à gestação, ocorre em 1 a 5% de todos os casos de CID em países de alta renda, e essa proporção é maior em países de baixa renda.

Fisiologia da coagulação

A hemostasia representa equilíbrio dinâmico entre o mecanismo de coagulação e o de fibrinólise, podendo ser definida como processo no qual o sangue é mantido em estado fluido dentro dos vasos. Por outro lado, uma vez acometidos esses vasos, o processo hemorrágico é prontamente interrompido. Trata-se de um mecanismo complexo, do qual participam a parede vascular, as plaquetas e as proteínas plasmáticas.

A hemostasia pode ser dividida em duas fases: primária e secundária.

A hemostasia primária é representada pela vasoconstrição temporária e pela formação de trombo plaquetário no local do vaso lesado, que constituem as primeiras modificações para deter perdas hemorrágicas após traumatismo vascular. A hemostasia secundária compreende o sistema de coagulação responsável pela formação do trombo de fibrina, proteína insolúvel que estabiliza e reforça o trombo plaquetário e o sistema regulador da coagulação (antitrombina III, proteína C, sistema fibrinolítico), que, por sua vez, impede a extensão da trombose além do local lesado.

Cascata da coagulação

A formação do coágulo de fibrina como produto final do sistema de coagulação é uma sequência complexa de reações enzimáticas, em cascata (Figura 30.1).

Podem ser descritos dois estágios fundamentais na formação do trombo de fibrina: a gênese da trombina e a polimerização dos monômeros de fibrina. A formação de trombina ocorre predominantemente na superfície fosfolipídica das plaquetas; a gênese de fibrina e a sua polimerização ocorrem no plasma.

A trombina pode ser gerada por dois mecanismos básicos: intrínseco e extrínseco. Na via intrínseca, todos os componentes necessários estão presentes no plasma normal; na extrínseca, elemento estranho ao plasma, o fator tecidual (tromboplastina) é necessário para iniciar o processo.

A via intrínseca inicia-se pela superfície de contato carregada negativamente, que ativa o fator XI (XIa). O fator XII e a pré-calicreína são relevantes provavelmente apenas na coagulação *in vitro*. O sistema extrínseco começa quando o fator tecidual (FT) é ativado na superfície das células lesadas e liga-se ao fator VII e o ativa (VIIa); o complexo TF:VIIa ativa o fator IX, que, com o cofator VIIIa, ativa o fator X (Xa).

As plaquetas aceleram o processo de coagulação, promovendo o fosfolipídio de membrana (PF$_3$).

O complexo Xa:Va age na protrombina (fator II) para gerar a trombina. Esta, então, converte o fibrinogênio (fator I) em monômeros de fibrina, com liberação dos fibrinopeptídios A e B. Os monômeros de fibrina combinam-se para formar o coágulo constituído de fibrina. O fator XIII estabiliza o coágulo formando ligações cruzadas no polímero.

A trombina desempenha alguns papéis fundamentais na coagulação:

- Converte o fibrinogênio em fibrina
- Amplifica a coagulação
- Ativa o fator XI, que aumenta a produção do fator IXa
- Cliva o fator VIII da sua molécula carreadora, o fator de von Willebrand, para ativá-lo e aumentar a produção do fator Xa
- Ativa o fator XIIIa, que estabiliza o coágulo de fibrina
- Potencializa a agregação das plaquetas
- Liga-se à trombomodulina na superfície da célula endotelial para formar um complexo que ativa a proteína C envolvida na regulação da coagulação.

Sistemas reguladores da coagulação

Complexo proteína C/proteína S. A proteína C é ativada pelo complexo de trombomodulina-trombina na superfície das células endoteliais lesionadas. O complexo proteína C/proteína S ativado inativa os fatores VIIIa e Va, cofatores, respectivamente, dos fatores IXa e Xa (Figura 30.2).

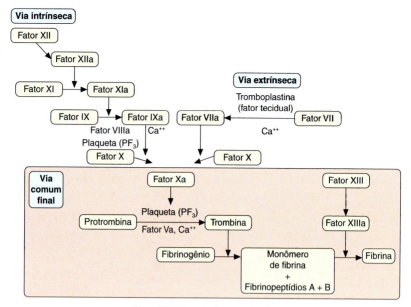

Figura 30.1 Cascata de coagulação.

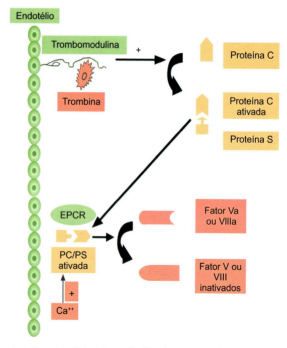

Figura 30.2 Papel antitrombogênico do endotélio via secreção de trombomodulina. As proteínas C/S são produzidas no fígado. *EPCR*, receptor da proteína C endotelial; *PC*, proteína C; *PS*, proteína S.

Ambas as proteínas são produzidas pelos hepatócitos e são vitamina K-dependentes. A proteína S é um cofator necessário para que a proteína C inative os fatores Va e VIIIa.

Antitrombina III. O mais notável sistema anticoagulante endógeno envolve a antitrombina III (AT III), glicoproteína sintetizada pelo fígado e pelas células endoteliais, cujo principal papel fisiológico é ligar-se à trombina, gerando um complexo estável. A AT III é exaltada 5.000 a 40.000 vezes pela heparina.

Sistema fibrinolítico. É responsável pela dissolução ordenada dos trombos hemostáticos. Consiste no plasminogênio – proenzima inativa convertida na enzima ativa, plasmina – e em outras proteínas reguladoras (Figura 30.3). O principal ativador fisiológico do plasminogênio é o ativador do plasminogênio tecidual (tPA). A regulação inibidora da atividade fibrinolítica ocorre no nível da atividade do plasminogênio tecidual pelo inibidor do ativador do plasminogênio-1 (PAI-1).

A plasmina só é produzida em presença da fibrina e converte a fibrina insolúvel em produtos de degradação da fibrina (PDF). O processo de quebra da fibrina leva posteriormente à produção dos fragmentos D e E.

Como o mecanismo de ativação do sistema fibrinolítico depende da fibrina como cofator e limita-se ao local da formação do coágulo, não ocorre fibrinólise sistêmica.

Hemostasia na gravidez

A gravidez normal é acompanhada por alterações dramáticas nos sistemas de coagulação e no fibrinolítico, nos quais se comprovam aumento em alguns dos fatores pró-coagulantes (particularmente o fibrinogênio) e supressão na fibrinólise. Essas alterações, associadas ao acréscimo no volume sanguíneo, ajudam a combater os malefícios da hemorragia decorrente da separação da placenta, mas são secundárias ao processo da contratura miometrial que interrompe o sangramento na ferida placentária. Por outro lado, a gravidez torna-se vulnerável ao estado de coagulação intravascular e ao tromboembolismo.

Etiopatogenia

Nas coagulopatias, há registros de ocorrência constante de depleção do fibrinogênio plasmático, proteína de alto peso molecular cuja síntese se realiza no fígado. A fibrinogenemia da gestante normal varia, no termo, entre 375 e 600 mg/dℓ. Em torno de 100 a 150 mg/dℓ situa-se o nível crítico, abaixo do qual a coagulação torna-se defeituosa. A falta de fibrinogênio circulante é apenas um dos aspectos da síndrome que compromete quase todos os fatores da coagulação.

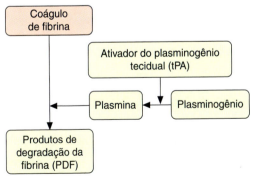

Figura 30.3 Sistema fibrinolítico (simplificado).

A CID é um processo secundário a estímulo geral do sistema de coagulação, ativado pela liberação de substâncias pró-coagulantes no sangue (Figuras 30.4 a 30.7). A liberação de FT ocorre em casos de DPP, ELA, ovo morto retido ou sepse. A lesão endotelial, por outro lado, pode concorrer na CID ou na pré-eclâmpsia e também na septicemia, aqui pela liberação de endotoxinas bacterianas. Há amplo espectro de gravidade na CID, desde estágio compensatório sem manifestação clínica até a eclosão de hemorragia massiva com concentrações muito baixas de fibrinogênio, níveis patologicamente elevados de PDF e graus variáveis de trombocitopenia.

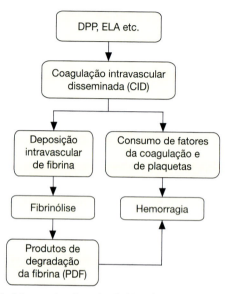

Figura 30.4 Coagulação intravascular disseminada (CID): fatores obstétricos desencadeantes e possíveis consequências. Os produtos de degradação da fibrina (PDF) desempenham intensa atividade anticoagulante, assim como depressora do coração e do miométrio. *DPP*, descolamento prematuro da placenta; *ELA*, embolia por líquido amniótico.

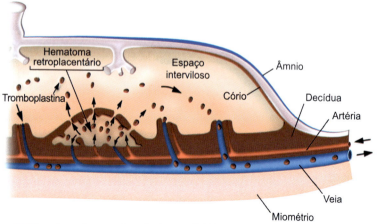

Figura 30.5 Descolamento prematuro da placenta (DPP). Esquema explicativo da penetração do fator tecidual (tromboplastina) na circulação materna.

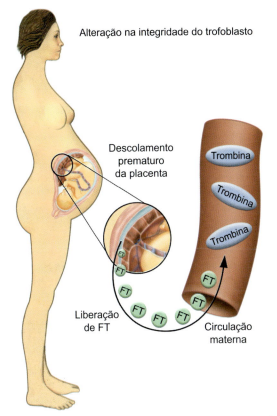

Figura 30.6 Disrupção do trofoblasto no descolamento prematuro da placenta (DPP), com liberação sistêmica de fator tecidual (FT) e de trombina, determinantes da coagulação intravascular disseminada (CID).

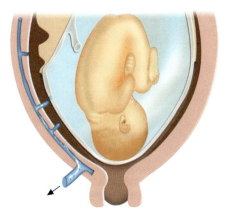

Figura 30.7 Embolia por líquido amniótico (ELA). Indica-se a passagem do líquido amniótico para a circulação sistêmica materna.

A fibrinólise é secundária à CID, e os PDF resultantes do processo impedem a formação dos coágulos de fibrina, causando um círculo vicioso que agrava o sangramento incoercível.

Os PDF também interferem na contratilidade miometrial e, possivelmente, na função cardíaca, comprometendo tanto a hemorragia como o débito cardíaco.

A seguir, são apresentadas particularidades de alguns distúrbios obstétricos determinantes de CID.

Descolamento prematuro de placenta. A CID é mais grave nas mulheres com grande sangramento retroplacentário retido do que naquelas com hemorragia profusa visível. Qualquer fator que provoque a disrupção do trofoblasto pode levar à liberação de grande quantidade de FT, que ativa a cascata da coagulação, forma trombina na circulação e acaba desenvolvendo a CID (ver Figura 30.6).

A incidência de DPP varia, mas é aproximadamente de 0,5% a 1:200 partos. O DPP foi causa direta de 1,1% da mortalidade materna nos EUA, no período de 2006 a 2010.

Quanto mais o tecido placentário estiver envolvido, maior será a probabilidade de CID. Cerca de um terço das mulheres com DPP grave o suficiente para causar o óbito fetal apresentam nível de fibrinogênio inferior a 150 mg/dℓ. Outro fator importante para determinar a CID é o DPP com hemorragia oculta.

Pré-eclâmpsia grave, eclâmpsia e síndrome HELLP. Apresentações clínicas diferentes da mesma doença de base podem levar à CID, possivelmente pelo dano endotelial. A síndrome HELLP é agravada em 7% dos casos por CID.

Esteatose hepática aguda da gravidez (EHAG). É uma doença rara com incidência de 1:10.000 partos e uma das causas mais graves de coagulopatia obstétrica, com mortalidade materna por insuficiência hepática em 10 a 15% dos casos. Ela é caracterizada por progressivo comprometimento da função hepática. O mecanismo pelo qual a CID se desenvolve é uma combinação de produção reduzida de fibrinogênio pelo fígado, assim como de outras proteínas da coagulação.

Embolia por líquido amniótico (ELA). Pacientes com manifestações clínicas iniciais que não incluem a parada cardíaca costumam desenvolver uma coagulopatia (CID) que pode ser a principal causa de morte, cuja natureza ainda não é completamente conhecida, mas parece envolver liberação de tecido fetal, tromboplastina placentária ou ambas, na circulação materna (Figura 30.8).

Sepse. A sepse esteve relacionada com 4,2% das mortes maternas nos EUA de 2006 a 2010. A etiologia mais frequente na gravidez é a urossepse decorrente de pielonefrite, causada por *Escherichia coli* ou *Klebsiella* sp. O *Clostridium perfringens* é outro agente etiológico importante de choque séptico.

Hemorragia puerperal. Nessa situação, a real causa da CID é controversa: coagulopatia dilucional *versus* trauma tecidual e retenção de restos ovulares. A hipoperfusão tecidual pode ativar a proteína C e resultar em fibrinólise precoce, enquanto o parto e a dequitação placentária podem liberar FT na circulação materna e, por consequência, ativar a coagulação. Mulheres com hemorragia por atonia uterina, grandes lacerações ou algum grau de acretismo placentário devem ser consideradas de alto risco para CID, qualquer que seja o mecanismo subjacente.

Feto morto. Quando retido por longo tempo, é raro ocorrer CID atualmente, pois o diagnóstico e o manejo da morte intrauterina são realizados precocemente. Em 85 a 95% dos casos de morte fetal, a gravidez é interrompida espontaneamente, 3 a 4 semanas do decesso, sem qualquer anomalia grave na hemostasia. Embora a depleção de fibrinogênio ocorra inicialmente após o óbito do feto, ela é gradual, discreta e os distúrbios na coagulação só se evidenciam clinicamente 5 semanas após a morte e em apenas um terço dos casos. A autólise da placenta, às vezes em estado de liquefação, demanda tempo.

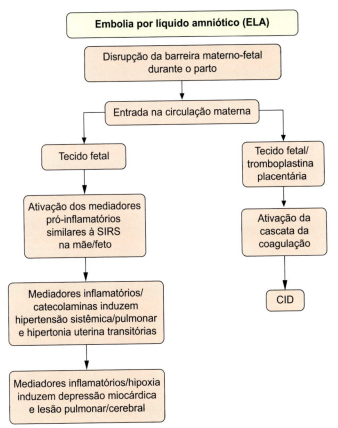

Figura 30.8 Mecanismo proposto para a embolia por líquido amniótico (ELA). *CID*, coagulação intravascular disseminada; *SIRS*, síndrome de resposta inflamatória sistêmica.

O mecanismo proposto para o entendimento da CID no ovo morto retido é a liberação de FT dos tecidos ovulares, ativando o sistema extrínseco da coagulação. Na maioria das vezes, a fibrinólise é um fenômeno secundário, decorrente do processo de CID.

A síndrome de ovo morto retido tornou-se um fenômeno raro, graças ao diagnóstico precoce do decesso fetal pela ultrassonografia e às facilidades da indução de parto em qualquer idade gestacional.

Quadro clínico

Mulheres com CID podem apresentar sangramento uterino abundante e/ou gotejamento difuso de sangue pela pele (local de punção venosa) ou mucosa (sonda vesical). Sinais de choque (hipotensão, taquicardia, má perfusão, alteração de sensório) ou de disfunção orgânica aguda (renal, pulmonar ou neurológica) podem estar presentes. Ausência de hemorragia externamente visível não exclui CID, sangramento volumoso retroplacentário ou retroperitoneal, e grandes hematomas vaginais podem não ser visíveis inicialmente.

A hemorragia é de tipo peculiar, porque não se formam os habituais coágulos, mantendo-se o sangue liquefeito. A incoagulabilidade só pode ser observada no ato cirúrgico, sobretudo no decurso da cesárea, pelo sangramento abundante, em lençol, dos pequenos vasos e dos pontos de penetração da agulha de sutura. Em pouco tempo, instala-se o estado de choque hemorrágico, com suas características sintomatológicas.

Achados laboratoriais

Não há teste laboratorial específico para CID, e os resultados precisam ser interpretados no contexto dos valores de referência para a gestação (Tabela 30.1). É indispensável a repetição dos testes para que se evidenciem as alterações dinâmicas próprias da evolução clínica da CID obstétrica.

Tabela 30.1 Valores de referência dos testes de coagulação na gestação.

Valores de referência			
Teste	1º trimestre	2º trimestre	3º trimestre
Tempo de protrombina (s)	9,7 a 13,5	9,5 a 13,4	9,6 a 12,9
INR	0,86 a 1,08	0,83 a 1,02	0,80 a 1,09
TTPa (s)	23,0 a 38,9	22,9 a 38,1	22,6 a 35,0
Plaquetas ($\times 109/\ell$)	174 a 391	155 a 409	146 a 429
Fibrinogênio (mg/dℓ)	244 a 510	291 a 538	301 a 696
D-dímeros (μg/mℓ)	0,05 a 0,95	0,32 a 1,29	0,13 a 1,7

INR, índice internacional normalizado; *TTPa*, tempo de tromboplastina parcial ativada.

Trombocitopenia. A queda progressiva das plaquetas pode ser um dos sinais iniciais de CID, mesmo que a contagem absoluta ainda esteja dentro do intervalo de referência. A trombocitopenia na gestação, mais frequentemente, está associada a outras condições que não a CID.

Alargamento do tempo de tromboplastina parcial ativada (TTPa) e tempo de protrombina (TP). Testes *in vitro* que medem o tempo de formação de fibrina, TP (INR) pela via extrínseca e TPP pela via intrínseca; ambos encontram-se prolongados na CID, mas inicialmente podem estar dentro dos valores de referência.

Hipofibrinogenemia. Pode ser um achado tardio na CID. Níveis de fibrinogênio > 300 mg/dℓ são habituais no 3º trimestre (elevado em relação à não gestante). Queda em relação aos valores basais é preocupante, mesmo que ainda dentro do intervalo de referência. Estudo em mulheres com atonia uterina persistente mostrou que níveis de fibrinogênio < 200 mg/dℓ têm valor preditivo positivo de 100% para progressão à hemorragia maciça, enquanto níveis > 400 mg/dℓ têm valor preditivo negativo de 79%. Níveis < 100 mg/dℓ são acompanhados de prolongamento de TP e TTPa.

D-dímeros. O aumento ocorre na CID, mas, como fisiologicamente os valores são maiores na gestação e aumentam progressivamente até o termo da gestação, um teste positivo ou valores absolutos elevados de D-dímeros são difíceis de interpretar na gestação.

Leucocitose/leucopenia. Alterações ou contagem dentro dos valores de referência podem ser encontradas em quadros de CID.

Considerando as peculiaridades da gestação, foram propostas modificações do escore da International Society on Thrombosis and Haemostasis (ISTH) (Tabela 30.2) para diagnóstico de CID na gestação.

O emprego de tecnologia *point of care*, como a tromboelastografia (TEG) e tromboelastometria rotacional (ROTEM) em Obstetrícia, está incipiente e deve considerar as adaptações específicas da gestação; os resultados preliminares são encorajadores.

Tabela 30.2 Escore da ISTH modificado pelo comitê científico para padronização da CID obstétrica.

Parâmetro	Pontuação
Plaquetas/mℓ	> 100.000 = 0 < 100.00 = 1 < 50.000 = 2
Tempo de protrombina ou INR	< 25% de aumento = 0 25 a 50% aumento = 1 > 50% aumento = 2
Fibrinogênio (mg/ℓ)	> 200 = 0 < 200 = 1
Total	≥ 3 compatível com CID

CID, coagulação intravascular disseminada; INR, índice internacional normalizado; ISTH, International Society on Thrombosis and Haemostasis.

Manejo da coagulação intravascular disseminada obstétrica

A mulher com hemorragia aguda não precisa de escore para avaliação, mas da rápida infusão de hemoderivados, de acordo com os protocolos institucionais para manejo da hemorragia obstétrica. Podem ser administrados concentrado de hemácias, plasma fresco congelado e plaquetas, na proporção 1:1:1; se o fibrinogênio for < 100 mg/dℓ; crioprecipitado e ácido tranexâmico (Figura 30.9), este último na dose de 1 a 2 g por via intravenosa, estando indicada dose adicional se o sangramento persistir.

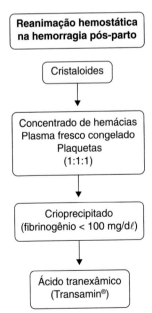

Figura 30.9 Tratamento da coagulação intravascular disseminada (CID).

Os princípios básicos se constituem em tratamento da causa primária da CID, medição da perda sanguínea tão precisa quanto possível, suporte com hemoderivados e medidas de reanimação (aquecimento, oxigenação), com supervisão clínica e laboratorial intensivas, além de busca precoce de auxílio por especialistas relevantes.

Protocolos institucionais para manejo da hemorragia pós-parto com treinamento conjunto das equipes envolvidas (obstetras, anestesiologistas, enfermagem, banco de sangue e laboratório) para definição de tarefas e passos (quem, o que, quando) facilitam o rápido reconhecimento dos estágios iniciais da hemorragia e seu tratamento, de acordo com o estágio, reduzindo o risco de evolução para CID.

Embolia por líquido amniótico

A ELA tem incidência aproximada de 1:40.000 ou 2 a 3:100.000 partos. Muitos trabalhos assumem um simples mecanismo mecânico de lesão, em que o líquido amniótico, de alguma maneira, passa para a circulação materna, resultando em obstrução da circulação arterial pulmonar à medida que *debris* celulares no líquido amniótico são filtrados para os capilares pulmonares. Essa obstrução leva a hipoxia, insuficiência cardíaca direita e morte.

A origem da sequência de alterações hemodinâmicas ainda não é totalmente conhecida, mas parece envolver uma complexa reação fisiopatológica, resultando na ativação anormal de mediadores pró-inflamatórios similares aos da síndrome de resposta inflamatória sistêmica (SIRS), que segue a entrada quase universal de antígenos fetais durante o processo da parturição (ver Figura 30.8). O período transitório inicial é de hipertensão pulmonar e sistêmica; depois, depressão profunda da função ventricular esquerda. Essa depressão cardíaca pode envolver hipoxia miocárdica.

No quadro clínico, é marcante a tríade de hipoxia, hipotensão e coagulopatia. Em sua manifestação mais clássica, a mulher em trabalho de parto ou logo após o parto vaginal ou cesáreo desenvolve dispneia aguda, comumente seguida de parada cardíaca e distúrbios da coagulação. Mulheres que sobrevivem ao colapso hemodinâmico inicial e à coagulopatia exibem lesões pulmonares e síndrome da angústia respiratória aguda (SARA).

Se o feto estiver *in utero* ao início da ELA, as manifestações de frequência cardíaca fetal incluem desacelerações tardias ou, mais comumente, desacelerações prolongadas. Assim como em qualquer forma de insulto hemodinâmico massivo, a mãe inicialmente deriva sangue oxigenado das redes vasculares periférica e esplâncnica para a sua própria circulação central a fim de manter a perfusão de cérebro e coração, a expensas do fluxo sanguíneo uterino.

O diagnóstico da ELA é essencialmente clínico (Tabela 30.3). A detecção de células escamosas ou outros *debris* de origem presumidamente fetal na circulação arterial pulmonar materna não é mais considerada para o diagnóstico da ELA.

Quanto ao prognóstico, séries restritas a pacientes com sinais e sintomas clássicos de ELA sugerem que a taxa de mortalidade pode exceder 60%; a sobrevida é pior em casos complicados por parada cardíaca.

Tabela 30.3 Critérios diagnósticos de embolia por líquido amniótico (ELA).

1. Parada cardiorrespiratória de início súbito, ou hipotensão (pressão sistólica < 90 mmHg) e comprometimento respiratório (dispneia, cianose ou saturação de oxigênio capilar periférico [Spo_2] < 90%)

2. Documentação de CID declarada de acordo com a ISTH (ver Tabela 30.2)

3. Início clínico durante o parto ou dentro de 30 minutos da expulsão da placenta

4. Ausência de febre (≥ 38°C) no parto

CID, coagulação intravascular disseminada; *ISTH*, International Society on Thrombosis and Haemostasis.

Pontos-chave

- Em obstetrícia, a CID pode apresentar-se de duas maneiras distintas: aguda (descolamento prematuro da placenta, embolia por líquido amniótico, retenção de ovo morto, corioamnionite) e crônica (pré-eclâmpsia)
- Há consumo de fibrinogênio e de inúmeros fatores de coagulação, assim como das plaquetas. A fibrinólise é consequência da coagulação exaltada
- O quadro clínico é dominado por hemorragia vaginal contínua, intensa ou moderada, durante ou após o parto. Concomitantemente, podem aparecer gengivorragias, epistaxes, equimoses, hematomas ou sangramento nos locais da punção. A hemorragia é do tipo peculiar porque não é acompanhada dos habituais coágulos
- Os resultados precisam ser interpretados no contexto dos valores de referência para a gestação; o escore da ISTH modificado é usado para diagnóstico de CID na gestação
- O tratamento da CID depende, fundamentalmente, da resolução do problema obstétrico
- O tratamento dos distúrbios da coagulação é feito, fundamentalmente, com a reanimação hemostática: concentrado de hemácias, plasma fresco congelado e plaquetas (1:1:1). Se o fibrinogênio for < 100 mg/dℓ, deve-se administrar crioprecipitado. Tem-se administrado atualmente o ácido tranexâmico
- O quadro clínico da ELA é marcado pela tríade de hipoxia, hipotensão e coagulopatia
- Se o feto estiver *in utero* ao início da ELA, as manifestações de frequência cardíaca fetal incluem desacelerações tardias ou, mais comumente, desacelerações prolongadas
- A taxa de mortalidade na ELA pode exceder 60%; a sobrevida é pior em casos complicados por parada cardíaca.

31

Doença Hemolítica Perinatal

Flávia Cunha dos Santos
Jorge Rezende Filho

Incidência, 515
Etiopatogenia, 516
Rastreio, 520
Acompanhamento
na gravidez, 520
Provas imunoematológicas
no recém-nascido, 528
Prevenção, 528
Tratamento, 529
Prognóstico, 531
Doença hemolítica
perinatal não D, 531

*O teste pré-natal não invasivo e o Doppler seriado
da artéria cerebral média hoje substituíram a
amniocentese para identificar o feto de risco.*
Moise, 2008

A doença hemolítica perinatal (DHPN) é uma afecção generalizada acompanhada de anemia, destruição das hemácias e aparecimento de suas formas jovens ou imaturas (eritroblastos) na circulação periférica, com atividade persistente e anômala de focos extramedulares de hematopoese.

A DHPN decorre, originariamente, de incompatibilidade sanguínea materno-fetal. Os anticorpos da gestante, específicos para antígeno localizado nas hemácias do feto, intervêm como elementos desencadeantes. Em 98% dos casos de DHPN, a incompatibilidade entre a mãe e o feto é atribuída aos sistemas Rh e ABO. Nos 2% restantes, está em jogo um grupo variado e incomum de anticorpos denominados irregulares.

A incompatibilidade pelo sistema ABO é responsável pela maioria dos casos de DHPN; na primeira gestação, ocorre em 40 a 50% dos casos (Tabela 31.1), todavia, como são de pequena gravidade clínica, esses casos tendem a passar despercebidos.

À discordância de Rh atribui-se um contingente expressivo de conceptos seriamente afetados. Na gravidez, a incompatibilidade pelo sistema Rh poucas vezes acomete o primeiro filho (5%), exceto se houver referência à hemotransfusão sem conhecimento prévio do fator Rh (ver Tabela 31.1).

O histórico de um ou dois filhos normais, seguidos de recém-nascidos com icterícia grave e persistente manifesta nas primeiras horas de vida, anemia e morte nos casos de maior agravo clínico, sugere aloimunização Rh. Em outros casos, há natimortos e hidrópicos que se repetem, encerrando gravidezes de curso normal. Em mulheres com história clínica de um natimorto por incompatibilidade de Rh, a probabilidade de que o mesmo evento se repita é de 75%, aumentando para 90% quando o histórico é de dois natimortos.

A DHPN determinada por anticorpos irregulares traz consequências variáveis para o feto, dependendo do fator sanguíneo envolvido.

Somente três anticorpos determinam a DHPN grave: anti-D, anti-c e anti-Kell.

Tabela 31.1 Comparação entre a incompatibilidade Rh e a ABO.

	Rh	ABO
Grupo sanguíneo		
Mãe	Negativo	O
Feto	Positivo	A, B ou AB
Aspectos clínicos		
Ocorrência no 1º filho	5%	40 a 50%
Gravidade progressiva em gestações subsequentes	Usualmente	Não
Natimorto/hidrópico	Frequente	Raro
Anemia grave	Frequente	Rara
Anemia tardia	Frequente	Rara
Icterícia (grau)	+++	+
Hepatoesplenomegalia	+++	+
Exames de laboratório		
Teste de Coombs direto (bebê)	+	+ ou –
Anticorpos maternos	Sempre presentes	Não detectáveis
Esferocitose	Ausente	Presente
Tratamento		
Antenatal	Sim	Não
Transfusão complementar	Sim	Rara
Tipo de sangue	Rh-negativo; grupo-específico (se possível)	Rh igual ao do bebê; somente grupo O
Profilaxia	Sim	Não

Incidência

Apesar da prevenção com a imunoglobulina Rh, a DHPN continua sendo um grave problema global e constitui a maior causa de anemia fetal.

A incidência da DHPN adquiriu novo perfil após a universalização de sua prevenção pelo uso da imunoglobulina anti-D.

A incidência da doença esteve em declínio com o passar dos anos, sobretudo após a descoberta e a disseminação, desde 1968, do uso da imunoglobulina anti-Rh em gestantes Rh-negativo. Antes de essa medicação ser introduzida, a incidência de conceptos afetados podia chegar a 10% dessas gestações; no entanto, hoje a taxa é de 5 a cada 1.000 nascidos vivos, segundo dados americanos. Outro fator relevante que exerce influência na incidência da DHPN é a etnia. Veja-se, a seguir, a variação étnica na prevalência de indivíduos fenotipicamente Rh-negativo.

- Bascos: 30 a 35%
- Caucasianos: 15%
- Africanos: 4 a 6%
- Indígenas americanos: 5%
- Japoneses: 0,5%
- Chineses: 0,3%.

Etiopatogenia

Estão relacionados com a ocorrência de doença hemolítica os seguintes fatores:
- Incompatibilidade sanguínea materno-fetal
- Aloimunização materna
- Passagem de anticorpos da gestante para o organismo do feto
- Ação desses anticorpos maternos no concepto.

Incompatibilidade sanguínea materno-fetal

A DHPN é decorrente de incompatibilidade sanguínea materno-fetal. Nesse caso, o concepto apresenta fator hemático de herança paterna, ausente no organismo da gestante e capaz de imunizá-la, produzindo anticorpos específicos ao referido fator (Figura 31.1).

Sistema Rh. Em 1946, Fisher e Race propuseram o conceito de que três genes seriam responsáveis pela codificação dos três maiores antígenos do sistema Rh (D, C/c e E/e). Quase 50 anos mais tarde, o *locus* Rh foi identificado no braço pequeno do cromossomo 1, mas somente dois genes foram identificados – D e CE (Figura 31.2).

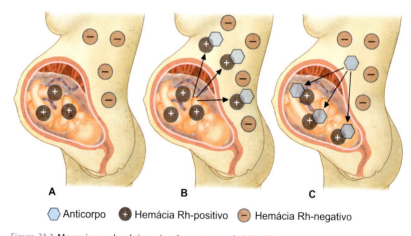

Figura 31.1 Mecanismo da aloimunização materna. **A.** Mãe Rh-negativo e feto Rh-positivo. **B.** Passagem da hemácia fetal Rh-positivo e produção de anticorpos pela mãe. **C.** Passagem do anticorpo para o feto e reação com a hemácia fetal.

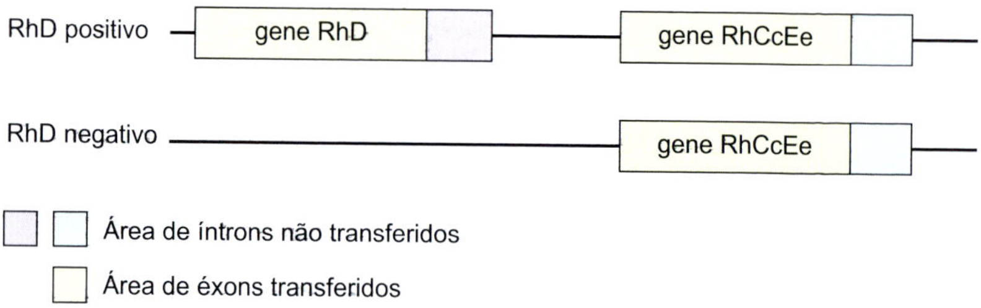

Figura 31.2 *Loci* dos genes *rhesus* (Rh) – cromossomo 1p34-36.

A estrutura do gene Rh está localizada no cromossomo 1p34-36. Antígenos do sistema Rh estão codificados por apenas dois genes: RhD e RhCE. A principal característica molecular do indivíduo Rh-negativo é o fato de o gene D ter sido deletado; não existe o antígeno D. Considerando os três pares em conjunto, aceita-se que os seus três *loci* estejam próximos e talvez absolutamente ligados, transmitindo-se sempre reunidos.

Para fins práticos, os indivíduos D são considerados Rh-positivo, e os desprovidos de D, Rh-negativo.

Aproximadamente 60% dos indivíduos Rh-positivo são heterozigotos para o *locus* D. Nesse caso, durante a concepção deles com mulheres Rh-negativo, apenas 50% dos fetos serão Rh-positivo e, assim, passíveis de serem atingidos pelo anticorpo materno (Figura 31.3). Por outro lado, os outros 50% de fetos Rh-negativo não serão afetados. Para parceiros Rh-positivo homozigotos, todos os fetos serão Rh-positivo.

O antígeno D das hemácias Rh-positivo apresenta uma variante denominada D-fraco (antigo D^u de Stratton). Alguns portadores desse antígeno D-fraco são capazes de produzir o anticorpo anti-D, embora a aloimunização raramente ocorra.

Outros sistemas. Outros sistemas de grupos sanguíneos são capazes de aloimunização. Entre os de maior antigenicidade, destacam-se Kell, Duff e Kidd.

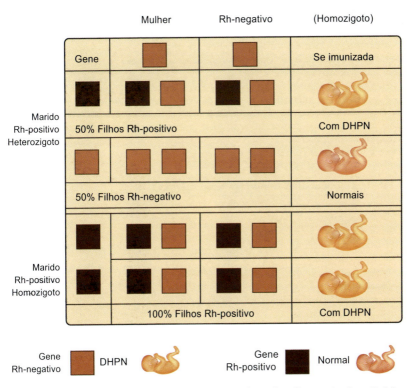

Figura 31.3 Representação esquemática do cruzamento de mulher Rh-negativo (constituição sempre homozigótica) com indivíduo Rh-positivo (heterozigoto, *em cima*, e homozigoto, *embaixo*). No primeiro caso, a progênie é de indivíduos Rh-positivo e Rh-negativo em proporções iguais; no segundo, a descendência é, obrigatoriamente, Rh-positivo. DHPN, doença hemolítica perinatal.

Aloimunização materna

A aloimunização Rh materna se desenvolve como uma resposta do sistema imune, resultando no aparecimento de anticorpos anti-D na circulação sanguínea de gestantes Rh-negativo em resposta aos antígenos D dos fetos Rh+.

Alguns eventos podem causar aloimunização materna:

- Sangramento feto-materno transplacentário durante a gestação (Tabela 31.2)
- Transfusão inadvertida de sangue Rh-positivo
- Uso de agulhas contaminadas com sangue Rh-positivo.

O sangramento feto-materno transplacentário é responsável, na prática, pela maioria dos casos de aloimunização Rh. Pequenas quantidades (0,1 mℓ) de hemácias fetais adquirem acesso à circulação sanguínea materna em quase todas as gestações e já são capazes de sensibilizar a gestante. A frequência e o volume do sangramento feto-materno espontâneo aumentam com a evolução da gestação e chegam a seu máximo durante o parto.

A quantificação de hemácias fetais no sangue materno pode ser obtida por meio de dois métodos diferentes: o teste de Kleihauer-Betke e a citometria de fluxo, ambos testes quantitativos de avaliação da hemoglobina fetal. No teste de Kleihauer, um reagente ácido é adicionado ao material, e a quantificação das hemácias é feita manualmente por um técnico de laboratório. Já na citometria de fluxo, mais utilizada nos dias atuais, a quantificação é feita de forma automatizada, resultando em mais objetividade e precisão. Por meio do teste de Kleihauer, em pesquisas iniciais, dosou-se o volume de células fetais no sangue materno, e encontrou-se 0,1 mℓ em 3%, 12% e 46% das gestantes nos três trimestres sucessivos, respectivamente. Essa quantidade de sangue fetal na circulação materna é suficiente para que a aloimunização se desenvolva.

De início, os antígenos fetais são fagocitados pelos macrófagos maternos, processados e levados aos linfócitos, constituindo o que se chama de memória linfocitária, com consequente formação de anticorpos do tipo IgM. Estes têm elevado peso molecular e não atravessam a barreira placentária. A esse processo dá-se o nome de resposta imune primária, que é limitada, de baixa intensidade e curta duração, e, portanto, não é capaz de desencadear a doença (Figura 31.4). Por esse motivo, entre outros, postula-se que nas primeiras gestações

Tabela 31.2 Causas de hemorragia feto-materna.

Aborto induzido

Aborto espontâneo

Gestação ectópica

Gestação molar

Biopsia de vilo corial

Cordocentese

Amniocentese

Procedimentos fetais percutâneos (p. ex., fetoscopia)

Versão cefálica externa

Descolamento prematuro de placenta

Placenta prévia

Trauma abdominal

Acretismo placentário

Extração manual da placenta

Curetagem pós-parto

Óbito fetal (p. ex., um dos gemelares)

Hemorragia puerperal

Idiopática

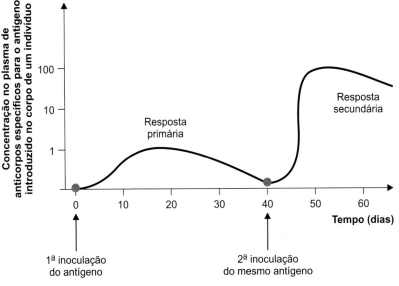

Figura 31.4 Resposta imune primária e secundária.

pode haver apenas sensibilização, de modo que a doença raramente se desenvolve. Nas gestações seguintes, haverá nova passagem de hemácias Rh-positivo para a circulação sanguínea materna, e, em virtude da memória linfocitária, há um reconhecimento antigênico, com consequente produção de anticorpos IgG (memória imunológica definitiva), que têm baixo peso molecular e podem atravessar a barreira placentária quando se ligam ao receptor Fc da membrana plasmática do trofoblasto, sendo transportados por endocitose receptor-mediada (Figura 31.5). Esse processo pode acontecer mesmo em casos de hemorragias pequenas, e a presença de imunoglobulinas dessa classe pode ser detectada por intermédio do teste de Coombs indireto. Estima-se que cerca de metade das mulheres se sensibiliza na primeira gravidez e um terço delas, na segunda gestação. Em 20% dos casos, a sensibilização ocorre após 28 semanas da gestação e, em 80% dos casos, no pós-parto.

Ação dos anticorpos maternos no organismo fetal

Os anticorpos maternos que passam para o feto, em virtude da reação específica antígeno-anticorpo, produzem hemólise de suas hemácias e, depois, a das hemácias do recém-nascido. Segundo a subclasse de IgG e a intensidade do fenômeno, condicionam os diferentes quadros clínicos da doença.

Esses anticorpos maternos, quando ingressam no organismo do feto, combinam-se com suas hemácias; os macrófagos do sistema reticuloendotelial esplênico reconhecem a porção Fc do anticorpo na hemácia e a fagocitam, o que gera bilirrubina. É a hemólise *lato sensu*.

Sabe-se que as formas clínicas da DHPN (ictérica, anêmica e hidrópica) decorrem da intensidade do processo de destruição e formação das hemácias e consoante à predominância de IgG_1 ou de IgG_3. A IgG_1 migra mais cedo, tem teor elevado, e a regeneração (formação de novas hemácias – eritroblastose) leva ao empobrecimento proteico do feto, o que causa edema, ascite e hidropisia. Se prevalecer a IgG_3, cuja passagem é tardia, os níveis, menores, só ascenderão após 28 semanas. Em geral, o feto nasce anêmico; a icterícia só irrompe depois do parto; se não tratada, progride e pode chegar ao *kernicterus*.

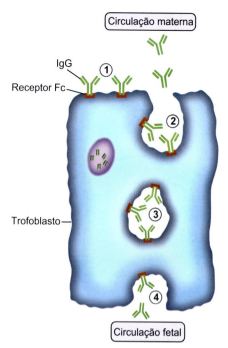

Figura 31.5 Passagem de anticorpos maternos IgG através do trofoblasto por meio de endocitose receptor-mediada. No esquema ilustrado, visualizam-se as seguintes etapas: *1*, ligação de IgG ao receptor Fc; *2*, formação do vacúolo endocitário; *3*, transporte através do trofoblasto; *4*, exocitose no lado fetal do trofoblasto. *IgG*, imunoglobulina G.

Rastreio

A identificação do tipo sanguíneo e do fator Rh deve ser solicitada na primeira consulta de pré-natal. Para mulheres Rh-negativo, deve ser feita uma pesquisa de aloimunização com teste de Coombs indireto. Em uma gestação não complicada e com teste a princípio negativo, um novo teste poderá ser feito com 28 semanas e durante o parto. O teste de Coombs indireto é o teste padrão ouro no diagnóstico de aloimunização. Caso seja positivo, o feto está sob risco de desenvolver a DHPN.

Se o pai for Rh-negativo, o feto não correrá risco de complicações, uma vez que também será Rh-negativo. É importante registrar as informações referentes à tipagem sanguínea paterna. Caso o pai seja Rh-positivo, homozigoto, todos os filhos serão Rh-positivo e, portanto, estarão sob risco. Cerca de 60% dos Rh-positivos são heterozigotos e, desse modo, 50% dos filhos serão Rh-negativo. Nesses casos, a mãe não necessitará de cuidados adicionais, e o feto não correrá risco de DHPN. Quando o pai é heterozigoto, pode-se determinar o Rh fetal por meio da análise de DNA fetal livre no sangue materno ou pela avaliação de amniócitos colhidos por amniocentese. Fetos Rh-negativo não necessitam de seguimento diferenciado (Figura 31.6).

Acompanhamento na gravidez

Protocolo de acompanhamento. O protocolo de acompanhamento do feto na DHPN baseia-se na história materna e no resultado dos exames (Figura 31.7). Como

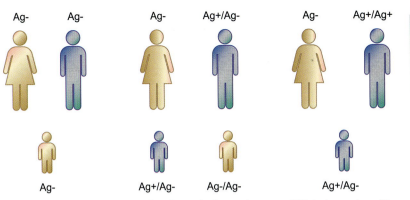

Figura 31.6 Incompatibilidade Rh. O feto do pai Rh+ heterozigoto tem 50% de chance de ser Rh+ e estar, portanto, sob risco de desenvolver DHPN. Na impossibilidade de saber a zigoticidade paterna e/ou Rh fetal, seguimento materno deve considerar feto Rh+.

regra, a primeira gravidez sensibilizada envolve risco mínimo fetal/neonatal; as gestações subsequentes são associadas à piora do grau de anemia fetal.

A anamnese deve ser minuciosa, e é fundamental avaliar a história das gestações anteriores, o desfecho de cada uma delas e os possíveis eventos hemoterápicos.

A assistência é processada em quatro fases:

- Evidenciação da incompatibilidade sanguínea entre o casal
- Determinação do Rh fetal
- Determinação da possível aloimunização materna; se presente, deve-se monitorar seu comportamento durante a gestação atual
- Avaliação das condições do concepto por ultrassonografia, Doppler e cordocentese.

Nas situações em que não for possível a avaliação da zigoticidade paterna e/ou a tipagem sanguínea fetal, todos os fetos cujas mães são Rh-negativo deverão ser considerados de risco para o desenvolvimento de DHPN e passar por acompanhamento.

Incompatibilidade sanguínea do casal. No sistema Rh, a discordância principal – gestante Rh-negativo e parceiro Rh-positivo – responde por mais de 90% das histórias clínicas de DHPN, embora a aloimunização materna esteja presente em apenas 1:20 casos. É significativa a proteção determinada pela incompatibilidade ABO. Quando o pai biológico for Rh-positivo homozigoto, todos os filhos serão Rh-positivo; se for heterozigoto, apenas 50%.

Aloimunização materna (teste de Coombs). Os anticorpos anti-Rh são identificados por meio de um exame imuno-hematológico no período pré-natal (teste de Coombs indireto). Considera-se o título do teste de Coombs anormal quando associado a risco elevado de determinar hidropisia fetal. Esse valor varia de acordo com a experiência da instituição, mas, em geral, situa-se entre 1:16 e 1:32.

Na primeira consulta da gestante Rh-negativo (e cujo parceiro seja Rh-positivo), deve-se fazer uma pesquisa de anticorpos anti-Rh. O resultado negativo obriga à repetição do teste quando se chega à 28ª semana. Se os teores dos anticorpos aumentam em cada determinação, é provável que o feto seja Rh-positivo e sofra de DHPN. Se o título é ≤ 1:8 até o término da gravidez, praticamente se descarta a possibilidade de natimorto ou neomorto. Nessas condições, o teste de Coombs deve ser repetido todos os meses. Vale ressaltar que gestantes que receberam imunoglobulina anti-Rh na 28ª semana podem apresentar teste de Coombs indireto positivo até o parto, mas com titulações baixas (até 1:4). Acima disso, sugere-se a presença de aloanticorpo anti-Rh.

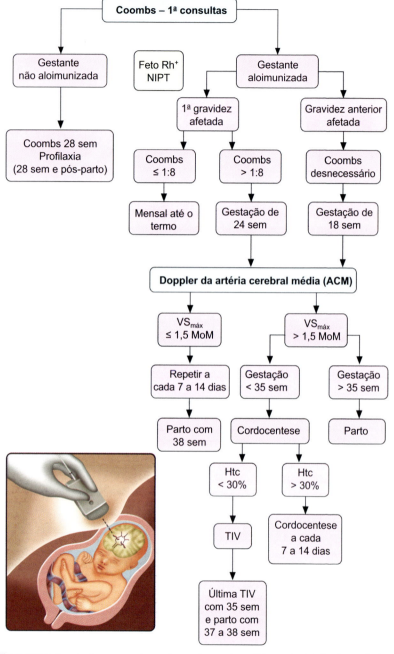

Figura 31.7 Protocolo de acompanhamento na doença hemolítica perinatal. *Htc*, hematócrito; *MoM*, múltiplo de mediana; *NIPT*, teste pré-natal não invasivo; *VS$_{máx}$*, velocidade sistólica máxima; *TIV*, transfusão intravascular.

Primeira gestação afetada. Estando a gestante sensibilizada, o teste de Coombs deve ser repetido todos os meses. Alcançado o título > 1:8, inicia-se, a partir da 18ª semana, ao Doppler da ACM, que deve ser repetido a cada 1 a 2 semanas. Se o valor da ACM for > 1,5 MoM em qualquer período entre 24 e 35 semanas, indicam-se cordocentese, determinação do hematócrito fetal e transfusão intravascular (TIV), se necessário. Valores da ACM ≤ 1,5 MoM possibilitam o prolongamento da gravidez até 38 semanas e sua interrupção ao alcançar esse prazo. Valores > 1,5 MoM após 35 semanas indicam o momento do parto. Um estudo recente confirma o valor da ACM > 1,5 MoM após várias transfusões para indicar a necessidade da próxima TIV, assim como a queda do hematócrito de 1%/dia ou da hemoglobina (Hb) de 0,3 g/dℓ/dia. O objetivo é manter a Hb entre 7 e 10 g/dℓ.

Gestação anterior com feto/bebê afetado. Nessa eventualidade, o teste de Coombs materno é desnecessário, pois não é mais preditivo do grau de anemia fetal. A maioria dos centros especializados indica o Doppler seriado da ACM após 18 semanas e sua repetição a cada 1 a 2 semanas.

Determinação do Rh fetal. Técnicas recentes de PCR-DNA podem determinar o grupo sanguíneo do concepto, já a partir de 9 semanas da gestação, por meio do DNA fetal livre no sangue materno – teste pré-natal não invasivo (NIPT). Se o feto for Rh-negativo, o protocolo de acompanhamento estará encerrado.

Ultrassonografia

A ultrassonografia é extremamente importante para o seguimento fetal na DHPN. Além de possibilitar o monitoramento de procedimentos invasivos, a ultrassonografia pode orientar a identificação dos fetos mais gravemente atingidos por anemia hemolítica, o que possibilita assentar o grau de seu comprometimento.

Sinais sonográficos de hidropisia representam grave anemia do concepto, com hematócrito inferior a 20% e hemoglobinometria com menos de 7 g/dℓ (Figuras 31.8 e 31.9).

Doppler. Trata-se de um método não invasivo atualmente consagrado na avaliação do grau de anemia fetal. Mari (1995, 2000) foi o primeiro a propor a avaliação da anemia fetal na DHPN pelo Doppler da ACM. A avaliação dopplerfluxométrica da artéria cerebral média

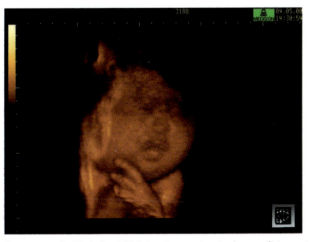

Figura 31.8 Ultrassonografia 3D de feto hidrópico. A reconstrução de superfície mostra intenso edema facial (fácies de Buda). (Cortesia da Clínica de Ultrassonografia Botafogo, RJ.)

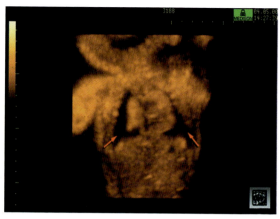

Figura 31.9 Ultrassonografia 3D de tórax fetal, em que se observa derrame pleural bilateral e edema subcutâneo. (Cortesia da Clínica de Ultrassonografia Botafogo, RJ.)

pode ser iniciada entre 16 e 18 semanas de gestação e deve ser repetida no intervalo de 1 a 2 semanas. Valores da velocidade sistólica máxima ($VS_{máx}$) acima de 1,5 múltiplo da mediana (MoM) são indicativos de anemia fetal.

Técnica. De início, localiza-se a asa anterior do osso esfenoide na base do crânio fetal. O Doppler colorido é utilizado para localizar a ACM (Figuras 31.10 a 31.12), e o ângulo da insonação é mantido próximo a zero. Em geral, a ACM proximal é insonada logo após sua saída do polígono de Willis, uma vez que, em seu segmento distal, os resultados podem ser falseados. Vale lembrar que o feto deve ser examinado em período de repouso.

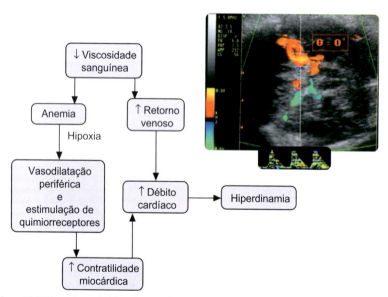

Figura 31.10 Mecanismo da hiperdinamia fetal. O Doppler da artéria cerebral média (ACM) fetal avalia a velocidade do fluxo sanguíneo.

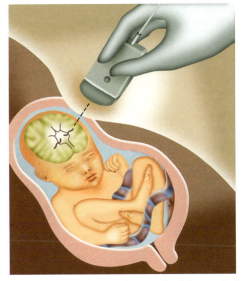

Figura 31.11 Doppler da artéria cerebral média (ACM) fetal. (Adaptada de Moise, 2008.)

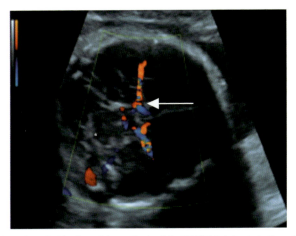

Figura 31.12 Doppler colorido da artéria cerebral média (ACM) fetal. A *seta* indica o local correto da janela do Doppler pulsátil. (*id., ibid.*)

Uma vez que a $VS_{máx}$ varia de acordo com a evolução da gravidez, os dados são apresentados em curvas padronizadas (Figura 31.13). Após a 35ª semana, há elevada taxa de resultados falsos-positivos. Por isso, na gestação tardia, somente os valores normais podem ser considerados e repetidos; um valor elevado é indicativo de interrupção da gravidez ou de amniocentese.

A fluxometria da ACM do concepto mostra síndrome hipercinética, privativa da anemia fetal, e há relação entre a $VS_{máx}$ e o grau de anemia fetal. A $VS_{máx}$ > 1,5 MoM sugere, respectivamente, anemia grave/moderada e hemoglobina (Hb) de 7 g/dℓ e 7 a 12 g/dℓ, o que indica a oportunidade para possível TIV, poupando grande número de cordocenteses.

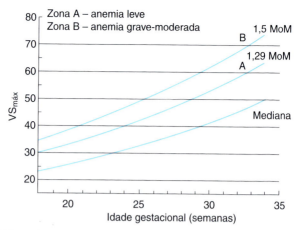

Figura 31.13 Valores da artéria cerebral média de acordo com a idade gestacional. $VS_{máx}$, velocidade sistólica máxima; *MoM*, múltiplos da mediana. (Adaptada de Moise KJ Jr. Management of rhesus alloimmunization in pregnancy. Obstet Gynecol. 2002; 100:600-11.)

Cordocentese. A cordocentese possibilita acesso direto à circulação sanguínea fetal, sobretudo para detectar o grau de anemia. Como o procedimento está relacionado a 1 a 2% de taxa de óbito fetal, somente é indicado quando a $VS_{máx}$ mostra resultado > 1,5 MoM. Nesse contexto, o sangue fetal com hematócrito < 30% (Hb < 10 g/dℓ) é indicativo de TIV.

Dosagem espectrofotométrica da bilirrubina. Com a difusão do Doppler seriado da ACM, a dosagem espectrofotométrica da bilirrubina para diagnosticar a anemia fetal foi relegada a segundo plano, assumindo valor quase histórico.

Diagnóstico pós-parto no recém-nascido

O exame do recém-nascido tem características peculiares ao tipo de incompatibilidade e à forma clínica da enfermidade.

Incompatibilidade Rh. Verifica-se que 10 a 15% de todos os casos são hidrópicos; outros 10 a 15% estão constituídos de formas leves, sem sintomatologia; finalmente, 70 a 80%, formas icteroanêmicas, têm gravidade variável e exigem tratamento.

Hidropisia fetal. Os recém-nascidos com essa condição apresentam-se muito deformados pela infiltração edematosa que lhes invade o corpo inteiro. O abdome de batráquio, condicionado pela ascite, caracteriza-se por fígado e baço enormes (Figura 31.14). Em geral natimortos, a sobrevivência desses bebês era exceção. As transfusões intrauterinas têm impedido a morte de muitos bebês hidrópicos.

A hidropisia fetal geralmente ocorre quando a hemoglobina fetal é < 7 g/dℓ ou o hematócrito é < 20%.

Icterícia grave. Pode-se observar icterícia, instalada precocemente, nas primeiras horas de vida. O aumento de volume do fígado e do baço é pontual.

O diagnóstico diferencial deve ser feito com outras icterícias do recém-nascido, como a chamada fisiológica ou benigna, que tem início tardio (2º ou 3º dia), acomete 50% dos recém-nascidos e cede espontaneamente, com rara persistência além de 2 semanas.

A sonolência brutal seria patognomônica do *kernicterus*, a icterícia nuclear, quando estão associados à DHPN distúrbios nervosos centrais, decorrentes da impregnação dos núcleos da base pela bilirrubina não conjugada. Os sinais aparecem muitas horas depois do surgimento

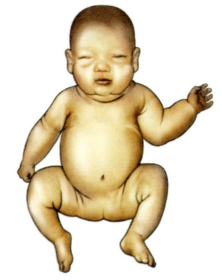

Figura 31.14 Feto hidrópico na doença hemolítica perinatal.

da icterícia. No período de estado, há hipertonia generalizada (opistótono), com predileção pela musculatura da face (riso sardônico). A icterícia nuclear é de prognóstico sombrio, em função das sequelas neurológicas, muito prejudiciais, que eclodem ao fim do primeiro ano.

Anemia grave. É a modalidade de DHPN menos expressiva clinicamente; há hepatoesplenomegalia, extrema palidez e anemia, com descoramento intenso das mucosas visíveis. O exame de sangue é fundamental. A icterícia, em geral presente, mascara a identificação dos sinais clínicos.

Incompatibilidade ABO. Embora seja a mais frequente causa de DHPN, a anemia resultante costuma ser leve. Cerca de 20% de todos os bebês apresentam incompatibilidade ABO, mas apenas 5% são clinicamente afetados:

- A doença ABO costuma ser vista no primeiro filho (40 a 50% dos casos), porque muitas mulheres do grupo O apresentam isoaglutininas anti-A que antedatam a gravidez. Esses anticorpos imunes são atribuídos à exposição a bactérias que exibem antígenos similares
- Grande parte dos anticorpos anti-A e anti-B são IgM que não atravessam a placenta e, por isso, não têm acesso às hemácias fetais. Além disso, as hemácias fetais têm menos locais antigênicos A e B do que as células adultas e são, assim, menos imunogênicas. Não há necessidade de monitoramento da gravidez nem justificativa para o parto antecipado
- A doença ABO é invariavelmente muito mais leve do que a aloimunização D e raramente determina anemia significante. Os bebês afetados tipicamente apresentam anemia/icterícia neonatal que pode ser tratada com fototerapia (5% dos casos)
- A aloimunização ABO pode comprometer gestações futuras, mas raramente é progressiva como a Rh.

Os critérios para o diagnóstico de hemólise neonatal por incompatibilidade ABO são:

- Mãe do grupo O e feto A, B ou AB
- Icterícia que se desenvolve nas primeiras 24 horas
- Vários graus de anemia, com reticulocitose e esferocitose
- Teste de Coombs direto positivo, mas nem sempre
- Exclusão de outras causas de hemólise no bebê.

Provas imunoematológicas no recém-nascido

São indispensáveis: a determinação do grupo sanguíneo e do fator Rh e o teste de Coombs direto.

Teste de Coombs direto. Avalia a sensibilização das hemácias do recém-nascido pelos anticorpos maternos. Deve ser feito, sistematicamente, no sangue do cordão umbilical dos bebês nascidos de mulher Rh-negativo, com ou sem aloimunização, e mesmo se ausente história sugestiva de DHPN.

As reações negativas não afastam definitivamente a doença; nos tipos clínicos ocasionados pelo sistema ABO, elas costumam ser negativas. Se houver incompatibilidade ABO, é comum a ocorrência de esferocitose (ver Tabela 31.1).

Subsídio anatomopatológico. Os focos de hematopoese extramedular (eritroblastos), encontrados em muitos órgãos (fígado, baço, placenta), são da maior relevância. Hepatoesplenomegalia está sempre presente.

No *icterus gravis*, os núcleos da base do cérebro podem tornar-se amarelo-esverdeados, o que constitui a icterícia nuclear ou *kernicterus** (Figura 31.15). A pigmentação ictérica parece poupar o córtex e nunca é observada em natimortos nem em bebês falecidos nas primeiras 24 horas de vida; depende do nível de bilirrubina não conjugada plasmática, além do aumento da permeabilidade da barreira hematencefálica. Se a bilirrubina exceder 30 mg/dℓ, cerca de 50% dos casos apresentarão o *kernicterus*.

Prevenção

A imunoprofilaxia anti-D diminuiu de modo considerável a incidência da DHPN, de modo que a mortalidade perinatal pela aloimunização demonstrou diminuição de 100 vezes. Todavia, mesmo em países desenvolvidos (Reino Unido, Canadá), a aloimunização materna ainda persiste em 0,4:1.000 nascimentos, ou aproximadamente 1 a 2% das mulheres D-negativo, na maioria das vezes por falhas na profilaxia.

Imunoglobulina anti-D. A imunoglobulina anti-D é um produto sanguíneo com títulos elevados de anticorpos que neutralizam o antígeno RhD das hemácias fetais e, portanto, é

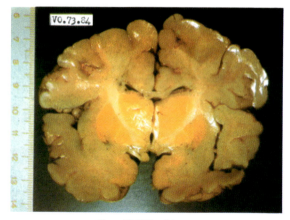

Figura 31.15 *Kernicterus*.

---

*Kern, núcleo, e *icterus*, icterícia (do grego *ikteros*, pelo latim *icteritia*) constituem a palavra *kernicterus*, criada por Schmorl.

efetiva na prevenção da aloimunização RhD. A via de administração usual é a intramuscular (IM); a primeira dose é de 300 µg na gestação com 28 semanas, e a segunda, até 72 horas do pós-parto.

Teste pré-natal não invasivo (NIPT). Mulheres Rh-negativo não sensibilizadas, com parceiros Rh-positivo heterozigotos, devem obrigatoriamente fazer o NIPT a partir de 9 semanas, pois apenas 50% dos fetos serão Rh-positivo e somente nesses casos estará indicada a prevenção, assim como o acompanhamento pré-natal (Figura 31.16).

Tratamento

Transfusão intravascular (TIV). Com o advento da cordocentese guiada pela ultrassonografia, a TIV tornou-se universal. Entre os casos de TIV, 85% foram pela aloimunização D, 10% pela K1 e 3,5% pela c.

As hemácias para TIV são do grupo O, Rh-negativo, citomegalovírus-negativo e coletadas nas últimas 72 horas. O local ótimo de punção da veia umbilical é próximo da sua inserção

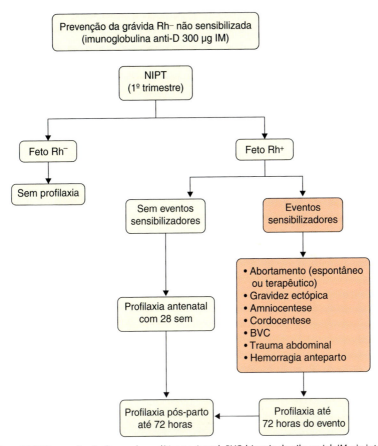

Figura 31.16 Prevenção da doença hemolítica perinatal. *BVC*, biopsia de vilo corial; *IM*, via intramuscular; *NIPT*, teste pré-natal não invasivo.

na placenta; na impossibilidade, vale a punção em alça livre (Figura 31.17). Muitos recorrem a um agente curarizante para paralisar a movimentação fetal. Ao início da TIV, determina-se o hematócrito fetal e, como já mencionado, o valor < 30% (Hb < 10 g/dℓ) é indicação para o tratamento. A quantidade de sangue a ser transfundido depende desse hematócrito inicial, do peso estimado fetal e do hematócrito do doador. Se o sangue do doador tem hematócrito aproximado de 75%, o peso estimado fetal pela ultrassonografia pode ser multiplicado por 0,02 para determinar o volume de sangue a ser transfundido para atingir aumento de 10% no hematócrito. Procura-se atingir hematócrito final de 40 a 50%, e declínio de cerca de 1% por dia do hematócrito pode ser antecipado após a TIV.

Trabalhos recentes têm indicado a punção na veia umbilical intra-hepática na placenta posterior, com eventual complementação intraperitoneal; contraindicam a punção em alça de cordão pelo aumento de complicações.

No concepto extremamente anemiado, em especial no hidrópico, o hematócrito não deve ser acrescido mais de 4 vezes para não sobrecarregar o sistema cardiovascular fetal pelo aumento agudo da viscosidade sanguínea. A TIV deve ser repetida após 48 horas para normalizar o hematócrito. Após atingido o hematócrito de 40 a 50%, nova TIV deve ser programada para depois de 14 dias.

A última TIV deve ser realizada com 35 semanas de gestação, e o parto deve ser antecipado para 37 a 38 semanas, prática que possibilita o amadurecimento do pulmão e do fígado fetal, virtualmente eliminando a necessidade de exsanguinotransfusão neonatal.

Transfusão neonatal. A supressão da eritropoese não é incomum após diversas TIV. Esses fetos nascem com possível ausência de reticulócitos, com suas hemácias quase inteiramente constituídas de células do doador. Como as exsanguinotransfusões raramente são necessárias, os anticorpos maternos passivamente adquiridos ficam na circulação neonatal por semanas. Como consequência, durante o período de 1 a 3 meses o recém-nascido pode necessitar de várias transfusões complementares. O hematócrito e a contagem de reticulócitos neonatais devem ser realizados semanalmente, e o hematócrito < 30% no bebê sintomático ou < 20% no assintomático é indicação de transfusão.

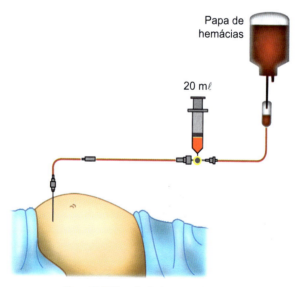

Figura 31.17 Transfusão intravascular (TIV).

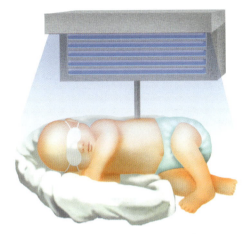

Figura 31.18 Fototerapia no recém-nascido ictérico com doença hemolítica perinatal.

Fototerapia. A molécula da bilirrubina, fotossensível, quando exposta a lúmen (radiação de 420 a 460 mÅ), transforma-se na atóxica biliverdina; esse achado possibilitou o emprego da superiluminação como recurso para o tratamento das hiperbilirrubinemias do recém-nascido (Figura 31.18).

Em virtude da ação exclusiva sobre a bilirrubina, a fototerapia é menos usada no tratamento da DHPN, com caráter apenas coadjuvante. Na incompatibilidade ABO, a fototerapia reduz a necessidade de transfusão complementar.

Prognóstico

As séries mais encorpadas relatam sobrevida de quase 90%; no hidrópico, a sobrevida é pior, menor que 80%, e de somente 55% na hidropisia grave. O prognóstico tardio pode estar onerado pela ocorrência de paralisia cerebral ou de comprometimento no neurodesenvolvimento, mas 90% dos bebês apresentam-se normais.

Doença hemolítica perinatal não D

Mais de 50 diferentes antígenos hemáticos têm sido associados à DHPN. Todavia, somente três anticorpos estão relacionados com doença grave: anti-D, anti-c e anti-Kell (K1). Assim, um centro de referência na Holanda registrou, em casos envolvendo TIV, que 85% foram pela aloimunização D, 10% pelo anti-K1 e 3,5% pelo anti-c.

Kell. Foram identificados 24 antígenos hemáticos do sistema Kell e o mais importante é o K_1, encontrado em 9% dos caucasianos e em 2% dos descendentes da população africana.

Um novo mecanismo de depressão da medula óssea fetal é proposto como possível fator contribuinte da anemia do concepto em casos de aloimunização Kell. Diversos autores têm advertido que a DHPN grave pode ocorrer com títulos de anticorpos maternos menores do que na doença Rh, de modo que o teste de Coombs ≤ 1:8 já é suspeito de anemia fetal. Da mesma maneira, o uso da curva de Liley, que expressa apenas o grau de hemólise fetal, também não é verossímil. Propõe-se monitoramento fetal intensivo com o Doppler da ACM em mulheres com o título anti-Kell ≥ 1:2, a partir da idade gestacional de 16 a 17 semanas.

Pontos-chave

- A doença hemolítica perinatal (DHPN) é uma afecção generalizada, acompanhada de anemia, destruição das hemácias e presença de suas formas jovens (eritroblastos) na circulação periférica, com atividade persistente e anômala de focos extramedulares de hematopoese
- A DHPN decorre, originariamente, da incompatibilidade sanguínea materno-fetal; anticorpos da gestante, específicos para antígeno localizado na hemácia do feto, intervêm como elementos desencadeantes
- Em 98% dos casos, a DHPN é atribuída aos sistemas Rh e ABO, nos 2% restantes está em jogo um grupo variado e incomum de anticorpos denominados irregulares
- A incompatibilidade pelo sistema Rh raramente atinge o 1º filho (5%), a não ser que haja histórico de hemotransfusão primária discordante
- Em parceiros Rh-positivo heterozigotos, é indispensável a determinação do Rh fetal por meio do teste pré-natal não invasivo (NIPT)
- A prevenção da DHPN é feita com 300 μg intramuscular de imunoglobulina anti-D, na gestação com 28 semanas e até 72 horas do pós-parto
- Grávidas com teste de Coombs $\leq$ 1:8 devem submeter-se à repetição mensal do exame até o parto
- Grávidas com teste de Coombs > 1:8 devem ser avaliadas a partir de 18 a 20 semanas por meio de Doppler da artéria cerebral média (e também por ultrassonografia)
- O teste pré-natal não invasivo e o Doppler seriado da artéria cerebral média substituíram a amniocentese para identificar o feto de risco
- Grávidas com velocidade sistólica máxima ($VS_{máx}$) da artéria cerebral média normal (< 1,5 MoM) poderão ter a cordocentese seguramente adiada.

32

Gravidez Prolongada

Melania Amorim
Jorge Rezende Filho

Resumo das diretrizes, 533

Definições, 533

Incidência, 533

Etiologia, 534

Avaliação da idade da gravidez pela ultrassonografia, 534

Riscos fetais, 534

Riscos maternos, 536

Síndrome de aspiração de mecônio, 539

Resumo das diretrizes sobre gravidez prolongada, 539

Resumo das diretrizes

A Organização Mundial da Saúde (OMS) define como gestação prolongada (ou pós-termo) aquela que excede 42 semanas. É frequente na prática clínica, no entanto, encontrar a utilização do termo para definir gestações que ultrapassam 40 ou 41 semanas, o que está em desacordo com a literatura mundial sobre o tema. Outros termos frequentemente utilizados para indicar gestações prolongadas são: gestação pós-data, pós-madura ou serotínea. Independentemente da terminologia, a atenção peculiar para essas gestações, na atualidade, diz respeito à antecipação de riscos perinatais associados a idades gestacionais mais avançadas, em particular após 42 semanas.

Definições

- Pós-data: gestação que continua além da data provável do parto (40 semanas) – o termo deve ser evitado, por ser impreciso e não existir valor na data prevista para o parto, conforme o American College of Obstetricians and Gynecologists (ACOG)
- Pós-termo: gestação a partir de 42 semanas
- OMS: gestação pós-termo além de 40 semanas e prolongada se *ultrapassar* 42 semanas.

Incidência

A incidência de gravidez prolongada nos EUA é de 5,5%. Entretanto, quando se tem como rotina datar a gravidez pela ultrassonografia (USG) de primeiro trimestre, essa incidência se reduz para 1,5%. A incidência também varia de acordo com práticas obstétricas locais, como oferecer indução do parto e recomendar cesáreas fora do trabalho de parto a termo. No Brasil, dados da pesquisa "Nascer no Brasil" estimam que a proporção de gestações que ultrapassem 42 semanas seja em torno de 2,5%.

Etiologia

A causa mais comum é o erro no cálculo da idade da gravidez avaliada pela última menstruação informada. A adoção rotineira da USG obstétrica precoce (primeiro trimestre) melhora a precisão da datação da gravidez e reduz em 41% o risco de induções do parto por supostas gestações pós-termo.

Quando a gravidez prolongada é verdadeira, a etiologia tende a ser desconhecida. Os fatores de risco mais frequentemente identificados são a primiparidade e a gravidez prolongada em gestação anterior. Raramente a gravidez prolongada pode estar associada à deficiência de sulfatase placentária (doença genética ligada ao X, caracterizada por baixos níveis de estriol circulante), insuficiência ou hipoplasia da suprarrenal fetal, e anencefalia (sem polidrâmnio). Fala-se também da associação com o sexo masculino do feto, assim como da predisposição genética materna (20 a 30%) e, possivelmente, índice de massa corporal (IMC) materno e consumo de suplementos minerais e vitamínicos.

Avaliação da idade da gravidez pela ultrassonografia

A datação precisa da gestação é importante para minimizar o falso diagnóstico de gravidez prolongada.

Maior precisão é encontrada na mensuração do comprimento cabeça-nádega (CCN), realizada no primeiro trimestre da gestação. Nessa época, o erro na estimativa da idade da gravidez pelo CCN é ± 5 dias. No segundo trimestre, a idade da gravidez é estimada pela medida do diâmetro biparietal, da circunferência cefálica, do comprimento do fêmur e da circunferência abdominal, com precisão ± 7 a 10 dias.

Quando realizada no primeiro trimestre, se a idade da gravidez fornecida pela última menstruação diferir da estimada pela USG e suas variações, vale o cálculo realizado pela USG. Atenção deve ser dada para a necessidade de utilizar sempre em exames subsequentes o cálculo de idade gestacional a partir da datação de primeiro trimestre, evitando que cada exame forneça nova idade gestacional e nova data provável do parto.

Riscos fetais

Verifica-se aumento da mortalidade perinatal quando se adota conduta expectante a partir de 41 semanas, embora o risco absoluto seja de pequena monta (três em cada mil gestações).

Há um nadir da mortalidade perinatal com 40 semanas de gestação e taxa 8 vezes maior de natimortalidade com 43 semanas quando comparada à gravidez de termo.

Outras possíveis condições cuja frequência aumenta nas gestações pós-termo são macrossomia, insuficiência placentária, restrição de crescimento fetal, compressão do cordão umbilical e eliminação de mecônio. A frequência de macrossomia é de 10%, podendo aumentar o risco de distocia de ombro e tocotraumatismos maternos e fetais. Insuficiência placentária ocorre em 10 a 20% das gestações prolongadas (Figura 32.1).

Os recém-nascidos pós-termo que apresentam características de crescimento intrauterino restrito, a atestar o longo processo de insuficiência placentária, são ditos pós-maturos. Nesse caso, pode acontecer alteração dos testes de avaliação da vitabilidade fetal ante e intraparto.

O mecônio raramente é eliminado no líquido amniótico antes de 32 semanas de gestação; no termo, sua frequência é de 10 a 15%. Com 42 semanas, essas taxas ascendem para 25 a 30%, e o mecônio associado a oligoidrâmnio forma o mecônio espesso. Embora o mecônio possa ser fisiológico depois de 40 semanas, atentar para a possibilidade de ser decorrente da insuficiência placentária e da alteração da vitabilidade fetal, podendo levar à síndrome de aspiração meconial (SAM).

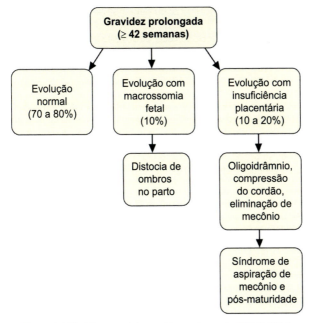

Figura 32.1 História natural da gravidez prolongada (ACOG, 2014).

Um resumo dos principais desfechos perinatais documentados em ensaios clínicos randomizados (ECR) e revisões sistemáticas com metanálise é apresentado na Tabela 32.1.

Tabela 32.1 Desfechos perinatais relatados em ensaios clínicos randomizados e revisões sistemáticas.

Estudo/desfecho	Desenho	Indução	Expectante	Significância estatística
Middleton et al.[1]	RS com metanálise			
Óbito perinatal		0,5/1.000	3/1.000	Sim
Óbito fetal		0,2/1.000	1,7/1.000	Sim
Apgar 5º minuto < 7		12/1.000	17/1.000	Sim
Keulen et al.[2]	ECR			
Desfecho composto		17/1.000	31/1.000	Sim
Óbito neonatal		0/1.000	0/1.000	Não
Óbito fetal		1/1.000	2/1.000	Não
Apgar 5º minuto < 7		12/1.000	26/1.000	Sim
Rydahl et al.[3]	RS com metanálise			
Óbito perinatal		0,4/1.000	2,4/1.000	Não
Apgar 5º minuto < 7		10/1.000	11/1.000	Não
pH < 7,10		84/1.000	44/1.000	Sim

ECR, ensaio clínico randomizado; *RS*, revisão sistemática. [1]Middleton P, Shepherd E, Morris J, Crowther CA, Gomersall JC. Induction of labour at or beyond 37 weeks' gestation. Cochrane Database Syst Rev. 2020;7(7): CD004945. [2]Keulen JK, Bruinsma A, Kortekaas JC, et al. Induction of labour at 41 weeks versus expectant management until 42 weeks (INDEX): multicentre, randomised non-inferiority trial. BMJ. 2019;364:l344. [3]Rydahl E, Eriksen L, Juhl M. Effects of induction of labor prior to postterm in low-risk pregnancies: a systematic review. JBI Database System Rev Implement Rep. 2019;17(2):170-208. (Tabela criada por Maíra Libertad Soligo Takemoto e Mariane de Oliveira Menezes.)

Riscos maternos

A gravidez prolongada também pode estar associada a maior risco materno, incluindo distocia no parto e aumento nas lesões perineais e na incidência de cesárea – todos decorrentes da macrossomia fetal.

Recomendações para conduta na gravidez a partir de 41 semanas

Diversas são as diretrizes clínicas e os protocolos que definem condutas a serem adotadas na gestação além de 41 semanas, tanto do ponto de vista de sua prevenção, quanto do monitoramento da vitalidade fetal, do momento da indução do parto e dos métodos de preparo de colo e indução. Para orientar as discussões sobre o manejo adequado dessas gestações e partos, serão utilizadas as recomendações do ACOG, do Collège National des Gynécologues et Obstétriciens Français (CNGOF), do National Institute for Health and Care Excelence (NICE) do Reino Unido, da Society of Obstetricians and Gynaecologists of Canada (SOGC) e da OMS. Na Tabela 32.2 estão resumidas as principais recomendações dessas diretrizes para gestações prolongadas.

Prevenção de gestações pós-termo

A recomendação de datação adequada da idade gestacional, com utilização da USG de primeiro trimestre, é unânime entre as diretrizes que tratam do tema. A realização de USG precoce reduz em 41% o risco de induções por gravidez pós-termo. Idealmente, a USG deveria ser realizada entre 11^{+0} e 13^{+6} semanas e utilizar o CCN para essa estimativa (que, nessa idade gestacional, espera-se que esteja entre 45 e 84 mm).

Monitoramento da vitabilidade fetal

O monitoramento da vitalidade fetal deve ser iniciado a partir de 41 semanas. Não há evidências científicas sólidas respaldando estratégias específicas de monitoramento, sendo adotados, em geral, os protocolos de monitoramento utilizados nos ensaios clínicos que avaliaram a conduta nas gestações a partir de 41 semanas.

O único teste de consenso é a USG para avaliação do líquido amniótico, preconizando-se a medida maior bolsão vertical (MB). Índice de Líquido Amniótico (ILA) não deve ser utilizado, pois aumenta a frequência dos diagnósticos de oligoidrâmnio e as induções do parto e de cesáreas, sem melhora do prognóstico neonatal.

Cardiotocografia (CTG) deve ser realizada, pois é recomendada por todas as diretrizes, mesmo na ausência de evidências científicas corroborando sua efetividade.

Recomenda-se periodicidade de 2 vezes/semana, tanto para a medida do maior bolsão como para a CTG.

A contagem de movimentos fetais, amnioscopia, USG com dopplervelocimetria e perfil biofísico fetal (PBF) não são intervenções recomendadas, em razão da falta de evidências que indiquem seu benefício.

Indução do parto

As diretrizes do ACOG e do CNGOF são mais liberais e recomendam que a indução do parto seja feita de 41^{+0} até no máximo 42^{+6} semanas. A OMS indica indução com 41^{+0}

Tabela 32.2 Recomendações para o manejo de gestações após as 41 semanas.

Intervenção	ACOG	CNGOF	NICE	SOGC	OMS
Prevenção da gestação prolongada					
Ultrassonografia precoce para datação	X	X	X	X	X
Avaliação da vitalidade fetal na gestação prolongada					
Momento do aumento do monitoramento fetal	41^{+0} semanas	41^{+0} semanas	42^{+0} semanas	41^{+0} semanas	–
Contagem de movimentos fetais	Não recomenda	Não recomenda	Não recomenda	Não recomenda	–
Amnioscopia	Não recomenda	Não recomenda	Não recomenda	Não recomenda	–
Cardiotocografia	Não recomenda	Não recomenda	X	X	–
Ultrassonografia para avaliação do volume de LA	X	X	X	X	–
Dopplervelocimetria	Não recomenda	Não recomenda	Não recomenda	Não recomenda	–
Perfil biofísico fetal	Não recomenda	Não recomenda	Não recomenda	Não recomenda	–
Indução do parto na gestação prolongada					
Momento da indução do parto	Entre 41^{+0} e 42^{+6} semanas	Entre 41^{+0} e 42^{+6} semanas	Entre 41^{+0} e 42^{+0} semanas	Entre 41^{+0} e 42^{+0} semanas	41^{+0} semanas
Descolamento de membranas	X	X	X	X	X
Balão intracervical	–	X	X	–	X
Amniotomia isolada		Não recomenda	Não recomenda	–	Não recomenda
Prostaglandina E2 vaginal	–	X	X	–	–
Misoprostol vaginal	–	–	Não recomenda	–	X
Misoprostol oral	–	X	X	–	X
Ocitocina		X	X	–	X

ACOG, American College of Obstetricians and Gynecologists; *CNGOF*, Collège National des Gynécologues et Obstétriciens Français; *LA*, líquido amniótico; *NICE*, National Institute for Health and Care Excelence; *OMS*, Organização Mundial da Saúde; *SOGC*, Society of Obstetricians and Gynaecologists of Canada. (Tabela criada por Maíra Libertad Soligo Takemoto e Mariane de Oliveira Menezes.)

semanas, se houver certeza da idade gestacional, e o NICE e a SOGC recomendam que a indução deva ser realizada em algum momento entre 41^{+0} e 42^{+0} (ver Tabela 43.2).

A conduta alternativa, que pode ser tomada se houver desejo da gestante, consiste na expectação, com monitoramento da vitalibidade fetal, aguardando desencadeamento espontâneo do trabalho de parto, até a 42ª semana de gravidez. Deve-se discutir com a gestante que a indução do parto a partir de 41 semanas pode reduzir o risco de cesárea, admissão em UTI neonatal, óbito fetal e neonatal, mas também pode impactar negativamente na experiência de nascimento para aquelas que desejam um parto natural, sem intervenções. Essa conduta pode ser tomada baseada no fato de o risco absoluto de morte perinatal ser baixo quando há manejo expectante: três em cada mil gestações que ultrapassam 41 semanas, *versus* 0,4 por mil para os casos submetidos à indução do parto. Também se deve considerar que um número relativamente alto de induções é necessário (400) para prevenir a morte perinatal.

A partir de 42 semanas e até 42^{+6} semanas está recomendada a indução formal do trabalho de parto. Não há evidências corroborando qualquer conduta a partir de 43 semanas, pois são raras as gestações que atingem ou ultrapassam essa idade gestacional.

A conduta expectante não é indicada em gestações de alto risco (síndromes hipertensivas e diabetes), pois pode sobrelevar a mortalidade perinatal e neonatal e aumentar os riscos maternos. A interrupção há de ser feita nesses casos, conforme o recomendado para manejo específico de cada condição.

Descolamento de membranas. Todas as diretrizes mencionam o descolamento de membranas como intervenção eficaz para reduzir o número de induções farmacológicas por gestação prolongada, devendo ser empregado como primeira escolha quando se decide por intervir para evitar uma gestação pós-termo ou induzir o parto. O procedimento consiste na separação das membranas aderidas à cérvice e ao segmento inferior do útero, durante um exame de toque vaginal, pela inserção de um dedo através do orifício interno do colo, em um movimento de 360°, se possível. O procedimento tem como objetivo o estímulo à produção de prostaglandinas endógenas e como efeitos indesejáveis associados sangramento vaginal de pequena monta e desconforto materno, sem outras complicações clinicamente relevantes.

Métodos formais de preparo cervical e indução. São métodos citados para esse fim: balão intracervical, prostaglandina E2 vaginal, prostaglandina E1 (misoprostol) oral ou vaginal e ocitocina (a última apenas nas condições em que o colo estiver favorável, com escore de Bishop de pelo menos 6). Para mais detalhes sobre indução do parto, ver o Capítulo 14.

A gestação pós-termo não é *per se* indicação de cesariana, porém um requisito para a indução do parto é a presença de vitalidade fetal favorável, de forma que a alteração das provas de vitalidade fetal leva à indicação de operação cesariana. Durante a indução, deve-se manter vigilância do bem-estar fetal, conforme recomendado por todos os protocolos.

Em caso de sofrimento fetal, observado pela cardiotocografia, a interrupção da gravidez se fará pela operação cesariana.

A gravidez prolongada apresenta maior risco de anormalidades da frequência cardíaca fetal (FCF) no parto e eliminação de mecônio. A maior parte das diretrizes recomendam que o monitoramento fetal contínuo intraparto deve ser o método de avaliação de vitalibidade de escolha nesses casos.

Aspectos emocionais e culturais. Profissionais pré-natalistas e da assistência ao parto devem fornecer informação de qualidade e apoiar as gestantes que ultrapassam 41 semanas. Estudos qualitativos indicam que gestantes se sentem em uma espécie de "limbo" ao ultrapassarem as 41 semanas, um vazio caracterizado pela ambiguidade e pelo crescimento de sentimentos negativos, falta de controle sobre o processo, sensação de não ser vista ou reconhecida como sujeito, carência de informações concretas sobre opções e riscos e perda da confiança na própria habilidade de parir.

Síndrome de aspiração de mecônio

A insuficiência respiratória do recém-nascido na síndrome de aspiração de mecônio (SAM) decorre de pneumonite química, obstrução das vias respiratórias, disfunção do sistema surfactante e hipertensão pulmonar. A SAM é sempre consequência da *hipoxia intrauterina*, que aumenta a peristalse, relaxa o esfíncter anal e provoca *gasping* respiratório no feto.

O ACOG não mais indica a aspiração intraparto de rotina em recém-nascidos com líquido amniótico tinto de mecônio há muito tempo. Se o mecônio estiver presente e o recém-nascido deprimido, o neonatologista deve intubar a traqueia e aspirar o mecônio abaixo da glote. Ao contrário, se o recém-nascido for vigoroso e apresentar esforços respiratórios fortes, bom tônus muscular e FCF > 100, a aspiração da traqueia não deve ser realizada, pois não é necessária e aumenta os riscos. A iatrogenia pela lesão das cordas vocais é muito mais provável de ocorrer na tentativa de intubar um bebê vigoroso.

Resumo das diretrizes sobre gravidez prolongada

- Prevenção de induções por pós-maturidade: ultrassonografia na primeira metade da gravidez com datação adequada
- Diretrizes consideram a redução da mortalidade perinatal com a indução a partir de 41 ou 42 semanas que deve ser oferecida à gestante
- Primeiro passo: descolamento de membranas, se possível (reduz necessidade de indução formal)
- Métodos disponíveis variáveis: sonda Foley, ocitocina, prostaglandinas e misoprostol
- Contemplam a possibilidade de recusa da gestante
- Se conduta expectante, monitoramento do bem-estar fetal:
  - USG com medida do maior bolsão (acima de 2 cm) – ILA não é adequado
  - CTG
  - Evidências fracas/ausentes para CTG e USG, mas ECR sobre manejo utilizaram monitoramento após 41 semanas, então as diretrizes os recomendam – risco de falsos-positivos
  - Dopplervelocimetria não tem serventia
  - Periodicidade: em geral, 2 vezes/semana.

  Contraindicações à conduta expectante:

- Diabetes
- Síndromes hipertensivas
- Restrição do crescimento fetal
- Trombofilias
- Cardiopatias
- Outras comorbidades

Alerta

Conduta expectante é prerrogativa da gravidez de baixo risco.

Pontos-chave

- Considera-se gravidez prolongada aquela que atinge ou ultrapassa 42 semanas (294 dias), contadas a partir do primeiro dia da última menstruação
- Cerca de 5,5% das gestações são prolongadas, embora um número expressivo delas se deva a erro de data. Com ultrassonografia de primeiro trimestre, essa taxa deve se reduzir para 1,5%
- Toda gestação deve ter sua data confirmada pela ultrassonografia de primeiro trimestre, idealmente entre 11 e 13 semanas
- Cerca de 10% das gestações prolongadas cursam com macrossomia fetal e possível distocia no parto
- Outros 10 a 20% evoluem com insuficiência placentária e apresentam risco de oligoidrâmnio, compressão do cordão umbilical e síndrome de aspiração de mecônio
- A partir de 41 semanas da gravidez, as diretrizes indicam a indução do parto, porém, se há desejo materno, pode-se adotar conduta expectante, com indução na 42 e no máximo 42^{+0}
- A avaliação da vitalidade fetal na gravidez prolongada é feita pela cardiotocografia e pela medida do líquido amniótico pelo maior bolsão. Outros métodos, incluindo dopplervelocimetria, não têm serventia nessa situação
- Estando alterada a vitalidade fetal, a interrupção da gravidez deve ser feita pela operação cesariana.
- Na presença de mecônio, a intubação só está indicada no recém-nascido deprimido.

33

Óbito Fetal

Roseli Nomura
Jorge Rezende Filho

Incidência, 541

Fatores de risco, 541

Potenciais causas de morte fetal, 543

Conduta, 544

O óbito fetal é definido pela Organização Mundial da Saúde (OMS), conforme a Classificação Estatística Internacional de Doenças e Problemas Relacionados à Saúde – 10ª Revisão (CID-10), como a morte de um produto da concepção, antes da expulsão ou da extração completa do corpo da mãe, independentemente da duração da gravidez. É um dos prognósticos adversos mais comuns nos EUA, que complica 1 a cada 160 partos.

Incidência

No Brasil, no período de 2000 a 2016, a taxa de óbitos fetais foi de 5,3 por 1.000 nascimentos. Em série temporal que analisou a taxa de mortalidade fetal entre 1996 e 2015 no país, verificou-se quadro estacionário a partir do ano 2000, no país e em todas as regiões.

A natimortalidade também pode ser dividida, de acordo com a idade gestacional, em precoce (até 28 semanas) e tardia (maior que 28 semanas), e de acordo com o momento em que ocorre em relação ao parto, em anteparto ou intraparto. Todavia, a maneira mais comum de classificar a natimortalidade está relacionada com a causa de sua ocorrência: fetal, materna ou placentária.

Entre 24 e 27 semanas, as causas principais de natimortalidade são as infecções, o descolamento prematuro da placenta (DPP) (14%) e as malformações fetais (14%). Existem alguns agentes infecciosos claramente associados à natimortalidade, tais como parvovírus B19, citomegalovírus (CMV) e toxoplasma. Após 28 semanas, as causas mais frequentes dos natimortos são as de origem desconhecida, que incluem o crescimento intrauterino restrito (CIR) idiopático, o qual representa cerca de 25 a 60% de todas as mortes fetais.

Segundo a literatura mundial, cerca de 30% dos casos de natimortos ocorreram durante o parto, a termo ou pré-termo.

Fatores de risco

Uma parcela significativa dos óbitos fetais permanece sem causa desconhecida, mesmo após rigorosa avaliação.

Etnia. Nos EUA, a etnia afro-americana apresenta maiores taxas de natimortalidade, mesmo quando esses dados são controlados para a assistência pré-natal adequada. Essas mulheres apresentam elevada incidência de diabetes melito, hipertensão arterial, DPP, ruptura prematura das membranas, além de fatores sociodemográficos.

Obesidade. Definida como índice de massa corporal $\geq$ 30 kg/m^2, a obesidade é fator de risco independente de óbito fetal, mesmo após o controle de fatores como tabagismo, diabetes gestacional e pré-eclâmpsia.

Doenças maternas. Muitas doenças maternas estão associadas a aumento do risco de natimortos (Tabela 33.1). A hipertensão arterial e o diabetes melito pré-gestacional são os fatores complicadores mais comuns associados à natimortalidade.

Gemelaridade. A natimortalidade na gravidez gemelar é 2,5 vezes maior do que na gravidez única. O risco é maior nos gêmeos monocoriônicos quando comparados aos dicoriônicos, e aumenta com o avanço da idade gestacional. A taxa de natimortos para gestações triplas e múltiplos de ordem superior é relatada em 30,5 por 1.000 nascimentos. Outras complicações específicas também aumentam o risco: síndrome de transfusão feto-fetal, aneuploidias, anomalias congênitas e restrição de crescimento fetal.

Idade materna. Os extremos de idade materna, menor que 15 anos e maior que 35 anos, estão associados à elevada natimortalidade. A idade materna maior ou igual a 35 anos está associada a aumento de risco de morte fetal em nulíparas e multíparas. As anomalias congênitas e cromossômicas letais respondem por uma proporção significativa de mortes perinatais nesse grupo de gestantes.

História obstétrica. Mulheres com antecedente de natimorto apresentam maior risco de recorrência, quando em comparação com as mulheres sem esse histórico, mesmo após o ajuste para fatores de confusão. Mulheres com resultados adversos em gravidez anterior, como parto prematuro, restrição de crescimento fetal ou pré-eclâmpsia, apresentam maior risco de natimortalidade em gestações subsequentes.

Uso de substâncias. O uso de substâncias, ilícitas e lícitas, exerce influência sobre a natimortalidade. O uso materno de cocaína, metanfetamina, outras drogas ilícitas e tabaco contribui significativamente para a ocorrência do DPP e a morte fetal.

Gestações no termo tardio e pós-termo. A indução do parto deve ser oferecida a mulheres com gestações acima de 41 semanas, pois as evidências revelam diminuição da mortalidade perinatal.

Tabela 33.1 Taxa estimada de morte fetal de acordo com as condições maternas ou fetais.

Condição	Taxa estimada de morte fetal*
Todas as gestações	6,4/1.000
Diabetes	
• Controlado com dieta (A1)	6 a 10/1.000
• Controlado com uso de insulina	6 a 35/1.000
Hipertensão arterial sistêmica	6 a 25/1.000
Pré-eclâmpsia	
• Leve	9 a 51/1.000
• Grave	12 a 29/1.000
Restrição de crescimento fetal	10 a 47/1.000
Gestação múltipla	
• Gemelar	12/1.000
• Trigemelar	34/1.000

(continua)

Tabela 33.1 Taxa estimada de morte fetal de acordo com as condições maternas ou fetais (*Continuação*).

Condição	Taxa estimada de morte fetal*
Oligodramnia	14/1.000
Termo tardio (> 41 semanas)	14 a 40/1.000
Natimorto anterior	9 a 20/1.000
Diminuição de movimentos fetais	13/1.000
Lúpus eritematoso sistêmico	40 a 150/1.000
Doença renal	15 a 200/1.000
Colestase da gravidez	12 a 30/1.000
Idade materna	
• < 20 anos	7 a 13/1.000
• 35 a 39 anos	11 a 14/1.000
• ≥ 40 anos	11 a 21/1.000
Raça negra	12 a 14/1.000
Reprodução assistida	12/1.000
Obesidade pré-gestacional Índice de massa corporal ≥ 30 kg/m²	13 a 18/1.000
Tabagismo > 10 cigarros/dia	10 a 15/1.000

*Taxa por 1.000 nascimentos.

Potenciais causas de morte fetal

O estudo das causas de morte fetal tem sido dificultado pela falta de protocolos de investigação e pela diminuição das necropsias realizadas. A inspeção do feto, seu exame anatomopatológico e o cariótipo, a análise da placenta, a história clínica e os exames complementares da mãe são indispensáveis para o diagnóstico exato do óbito fetal. Ainda assim, uma proporção significativa de natimortos permanece inexplicável.

Restrição de crescimento fetal. Essa intercorrência obstétrica está associada a um aumento significativo do risco de morte fetal, especialmente quando o crescimento fetal está abaixo do percentil 2,5. São importantes causas de restrição de crescimento fetal: aneuploidias e infecções fetais, tabagismo, hipertensão arterial, doenças autoimunes (especialmente o lúpus eritematoso sistêmico), obesidade e diabetes melito.

Descolamento prematuro da placenta. É identificado como causa de morte fetal em 5 a 10% dos casos. Quando ocorre em idades gestacionais menores que 37 semanas (pré-termo) ou com o acometimento de maior área de superfície da placenta, é mais provável o decesso fetal. Os principais fatores que contribuem para sua ocorrência são: hipertensão arterial, tabagismo, uso de cocaína ou outras drogas ilícitas e traumas.

Anomalias congênitas e cromossômicas fetais. As anomalias congênitas são causas significativas de natimortalidade: 15 a 20% de todos os natimortos manifestam malformação maior, de 6 a 13% apresentam anomalias cromossômicas e 20% exibem características dismórficas ou anormalidades esqueléticas. Se um cariótipo anormal for encontrado em associação com o óbito fetal, as anormalidades mais comuns são trissomia 21 (31%), monossomia X (22%), trissomia 18 (22%) e trissomia 13 (8%).

Infecções. Os agentes infecciosos podem resultar em natimortos ao provocar infecção fetal direta, disfunção placentária, doença materna grave ou desencadear o parto prematuro espontâneo. Os agentes infecciosos mais associados à natimortalidade são o parvovírus B19, o treponema (sífilis), o citomegalovírus e a listéria; nos países subdesenvolvidos, o agente causador da malária também é responsável pelo óbito fetal.

Diabetes. O diabetes materno aumenta o risco de natimorto, principalmente próximo ao termo. A hiperglicemia materna é fator importante como causa da natimortalidade em diabéticas, mas obesidade e vasculopatia maternas, idade materna avançada, anomalias congênitas, cardiomiopatia fetal e restrição de crescimento fetal também podem desempenhar papel relevante. O mecanismo fisiopatológico envolve: (1) o aumento do consumo de oxigênio fetal pela hiperglicemia e hiperinsulinemia fetais, o que pode induzir hipoxemia e acidose se as necessidades de oxigênio não forem supridas; e (2) vasculopatia materna como causa de redução da perfusão uteroplacentária e restrição de crescimento fetal.

Anormalidades e acidentes do cordão. Embora as circulares cervicais sejam eventos muito comuns nas gestações e estejam presentes em até 30% dos partos, a constrição vascular suficientemente grave para levar à morte do feto raramente ocorre. A despeito disso, muitos natimortos são atribuídos a acidentes do cordão umbilical. Para que a morte fetal seja decorrente de acidente do cordão, é necessário identificar obstrução ou comprometimento na circulação umbilical e excluir outras causas. Outras complicações de cordão umbilical incluem: nó, torção, enovelamento (gêmeos monoamnióticos) e prolapso. Ruptura de vasa prévia é outra rara complicação de cordão umbilical que pode ser causa de óbito fetal.

Parto obstruído. O parto obstruído e prolongado e suas complicações decorrentes, como asfixia fetal, infecção e tocotraumatismos, são causas de óbito fetal.

Causa desconhecida. Por vezes, a morte fetal não pode ser atribuída a uma etiologia identificável por não haver informações suficientes. A morte fetal inexplicável foi a categoria principal da causa de morte na análise de sistemas de classificação, com estimativas combinadas de 31,2; 43,7 e 41,0%, para países de alta, média e baixa renda, respectivamente. Os natimortos que ocorrem próximo ao termo têm maior probabilidade de serem inexplicáveis do que os que se dão na gestação mais precoce.

Conduta

A necessidade de investigação da natimortalidade deve ser discutida com a família, particularmente a importância da necropsia. Se a família não permitir a realização desta, outros procedimentos menos invasivos estão indicados, como a documentação fotográfica e as amostras de tecido (sangue ou pele). A identificação sindrômica pode ser importante para analisar os riscos na gravidez subsequente.

Após a morte fetal, a conduta apropriada inclui a obtenção completa da história obstétrica e familiar e dos diversos estudos laboratoriais. Os testes mais importantes são a necropsia fetal, o exame da placenta, do cordão e das membranas, bem como a avaliação do cariótipo, especialmente por *microarray*. O tecido mais viável para ser analisado após o parto é, em geral, a placenta ou o segmento do cordão mais próximo a ela, seguido da cartilagem fetal obtida da junção costocondral ou da patela. Testes laboratoriais também podem ser realizados após a morte fetal.

Se a gestante for Rh negativo, deve ser administrada imunoglobulina anti-D o mais precocemente após o diagnóstico.

Manejo do parto

O método e o momento para a realização do parto após a morte fetal dependem do período da gravidez no qual ocorre o óbito, da presença de cicatriz uterina e do desejo materno. A maioria das mulheres prefere a interrupção imediata da gravidez, logo após a morte fetal, pela elevada ansiedade materna. A espera não é crítica na maioria dos casos, pois são raros os distúrbios de coagulação e infecções advindos da ocorrência do óbito. As contraindicações para a conduta expectante são: ruptura das membranas ovulares, infecção ovular, DPP, placenta prévia ou qualquer outro quadro hemorrágico grave, aloimunização Rh, coagulopatias instaladas e distúrbios psíquicos maternos.

Nos casos de conduta ativa, devem ser colhidos alguns exames: hemograma completo, coagulograma e, se desconhecida, tipagem sanguínea. Quando o óbito fetal ocorre no segundo trimestre, a dilatação e o esvaziamento por curetagem uterina podem ser oferecidos apenas por equipes de saúde experientes, pela dificuldade e complicações associadas. Deve ser instituída inibição do aleitamento e a puérpera será referenciada à consulta de puerpério a ser realizada em 4 a 6 semanas após o parto.

Antes de 28 semanas

Antes de 28 semanas de gestação, o misoprostol vaginal parece ser o método mais eficiente de indução, independentemente do escore de Bishop cervical. A infusão de doses elevadas de ocitocina é relatada como conduta aceitável. Com base em evidências limitadas, antes das 28 semanas, as doses típicas para o misoprostol são de 400 a 600 µg por via vaginal a cada 3 a 6 horas. A indução do parto no segundo trimestre muito frequentemente exige a curetagem para remoção da placenta ou restos placentários após o parto.

Para as mulheres com cesárea prévia, o manejo da indução do parto é dificultado pelo risco de ruptura uterina. Pesquisas são necessárias para avaliar a eficácia e a segurança, a via ideal de administração e a dose, especialmente em mulheres com cesárea prévia entre 24 e 28 semanas, nas quais podem ser preferidas doses mais baixas de misoprostol (200 µg por dose).

Depois de 28 semanas

Depois de 28 semanas de gestação, a indução do parto deve ser conduzida de acordo com os protocolos obstétricos habituais.

Para as mulheres com cesárea prévia, a indução do parto deve seguir os protocolos obstétricos padrão em vez de administração de misoprostol. O amadurecimento cervical com balão transcervical não foi associado a aumento no risco de ruptura uterina, e é considerado método para pacientes com cicatriz uterina. Em geral, o parto cesáreo por morte fetal deve ser reservado para circunstâncias incomuns, apenas quando houver indicação materna para o procedimento (risco de ruptura uterina, doença materna que contraindique parto vaginal, placenta prévia centro-total, entre outras).

Existem dados limitados para orientar a prática clínica nos casos com cesariana clássica anterior ou várias cesarianas anteriores, e o parto deve ser individualizado com base nas circunstâncias individuais e na preferência da paciente.

Manejo do luto

Os componentes do cuidado com o manejo do luto após um natimorto incluem: boa comunicação; tomada de decisão compartilhada; reconhecimento da maternidade e paternidade; reconhecimento da tristeza do parceiro e família; reconhecimento de que o luto é individual; consciência do sepultamento, cremações e funerais; suporte emocional; treinamento dos profissionais de saúde com os cuidados de luto; e profissionais de saúde com acesso ao autocuidado. Sentimentos de culpa ou raiva nos pais que sofreram um parto prematuro são comuns e podem ser ampliados quando o feto morto era malformado ou com defeito genético.

Pontos-chave

- Óbito fetal é a morte de um produto da concepção, antes da expulsão ou da extração completa do corpo da mãe, independentemente da duração da gravidez
- Cerca de 30% dos casos de natimortos ocorreram durante o parto, a termo ou pré-termo
- Uma parcela significativa dos óbitos fetais permanece sem causa desconhecida, mesmo após rigorosa avaliação
- A investigação da natimortalidade deve ser discutida com a família, particularmente a importância da necropsia
- O método e o momento para a realização do parto após a morte fetal dependem do período da gravidez no qual ocorre o óbito, da presença de cicatriz uterina e do desejo materno
- Antes de 28 semanas de gestação, o misoprostol vaginal é o método mais indicado para a indução, independentemente do escore de Bishop cervical
- Depois de 28 semanas de gestação, a indução do parto deve ser conduzida de acordo com os protocolos obstétricos habituais
- Para as mulheres com cesárea prévia, a indução do parto deve seguir os protocolos obstétricos padrão em vez de administração de misoprostol
- O parto cesáreo por morte fetal deve ser reservado para circunstâncias incomuns, apenas quando houver indicação materna para o procedimento
- Os componentes do cuidado com o manejo do luto após um natimorto devem ser observados.

34

Obesidade

Joffre Amim Junior
Jorge Rezende Filho

Complicações, 547

Considerações clínicas, 548

Parto, 549

Anestesia, 549

Operação cesariana, 549

Pós-parto, 549

Recomendações do American College of Obstetricians and Gynecologists de 2015, 549

Gestação em mulheres submetidas à cirurgia bariátrica e metabólica, 550

A obesidade na gestação é um importante desafio no cuidado obstétrico, e sua prevalência vem aumentando dramaticamente na maioria dos países desenvolvidos. De acordo com critério definido pela Organização Mundial da Saúde (OMS), a obesidade é definida como índice de massa corporal (IMC) de 30 kg/m^2 ou mais, enquanto sobrepeso é definido como IMC de 25 a 29,9 kg/m^2. Pode ser subclassificada em classe I (IMC de 30 a 34,9 kg/m^2), classe II (IMC de 35 a 39,9 kg/m^2) e classe III (IMC ≥ 40 kg/m^2). Recentemente foi incluída a categoria da superobesidade (IMC ≥ 50 kg/m^2).

Seu impacto adverso na gestação começa antes da concepção, uma vez que sabidamente está associada à redução da fertilidade resultante de oligo-ovulação ou anovulação. O aconselhamento pré-concepcional é altamente recomendado para mulheres obesas, visando informá-las do risco da doença em determinar complicações maternas e fetais, assim como encorajá-las a adotar programas de redução de peso.

Na primeira consulta pré-natal, o IMC é calculado e revisto periodicamente em consultas subsequentes. Às obesas devem ser oferecidos orientação nutricional com especialista e, se possível, um programa individualizado de exercícios.

Complicações
Perda gestacional

Em mulheres obesas, há risco aumentado de abortamento espontâneo (*odds ratio [OR]* 1,2) e de repetição (*OR* 3,5) (American College of Obstetricians and Gynecologists [ACOG], 2015). Também existe risco elevado de gestações complicadas por defeitos do tubo neural (DTN), hidrocefalia e anomalia cardiovascular, orofacial e de redução de membros. O risco de DTN entre as grávidas obesas é o dobro daquele de mulheres de peso normal, mesmo corrigido para diabetes. Embora se recomende que a dose de ácido fólico nesse caso seja maior que 400 mg/dia, isso não foi estudado em obesas sem diabetes.

Complicações anteparto

Há risco aumentado de doença cardíaca, doença hepática gordurosa não alcoólica, diabetes melito gestacional (DMG) e pré-eclâmpsia. A mulher grávida que foi submetida à cirurgia bariátrica deve ser avaliada para deficiências nutricionais e necessidade de suplementação vitamínica. A incidência da natimortalidade está aumentada em 40%.

Complicações intraparto, pós-parto e tardias

A obesidade está associada a parto pré-termo espontâneo ou indicado, cesárea, indução do parto não exitosa, endometrite, ruptura e deiscência da ferida operatória e doença tromboembólica venosa (DTV). Há relatos de que aproximadamente 46% têm aumento de peso na gravidez acima das metas estabelecidas pelo Institute of Medicine (IOM). O ganho de peso excessivo na gravidez é fator de risco para a retenção ponderal no pós-parto.

Complicações fetais e morbidade na infância

Fetos de grávidas obesas têm risco aumentado de macrossomia (com possível lesão no parto) e, paradoxalmente, de crescimento intrauterino restrito (CIR). A morbidade a longo prazo dos filhos de mulheres obesas inclui risco elevado de síndrome metabólica e de obesidade na infância, transtornos do espectro autista, défice de atenção/hiperatividade e atraso no neurodesenvolvimento.

Considerações clínicas

Ganho de peso na gravidez para mulheres com sobrepeso e obesas

A recomendação do controle do ganho de peso visa otimizar o prognóstico das mulheres grávidas e de seus filhos. As diretrizes do IOM recomendam, para mulheres com sobrepeso (IMC de 25 a 29,9), ganho de peso total na gravidez de 6,8 a 11,3 kg e, para grávidas obesas (≥ 30), ganho total de 5,0 a 9,1 kg. Na visita pré-natal inicial, deve ser calculado o IMC com o peso e a altura pré-gestacionais; se desconhecidos, utilizar os da primeira consulta pré-natal.

Assistência pré-natal

Diagnóstico das anomalias congênitas

A mulher obesa tem risco aumentado de anomalias congênitas. O diagnóstico sonográfico dessas anomalias está significativamente reduzido em, no mínimo, 20%, pelo aumento do IMC materno, a despeito da ultrassonografia morfológica nível II (*targeted*) de 20 a 24 semanas (ACOG, 2015). A ressonância magnética (RM), por certo, contorna esse problema, mas por ser exame custoso e de difícil acesso, não é utilizada de rotina.

Entre os marcadores ultrassonográficos de aneuploidias, apenas as detecções da translucência nucal aumentada, do intestino hiperecogênico e do foco cardíaco ecogênico não são prejudicadas pelo IMC materno.

Distúrbios metabólicos

Mulheres obesas estão sob risco aumentado de síndrome metabólica. A elevação da resistência à insulina durante a gravidez pode determinar que a disfunção cardiometabólica preexistente, mas ainda subclínica, emerja como pré-eclâmpsia, DMG e apneia obstrutiva do sono.

Em metanálise, Torloni et al. (2009) encontraram que o risco de DMG é 3,76 vezes maior em obesas do que não obesas (OR 3,31 a 4,28); o risco de pré-eclâmpsia dobra a cada aumento de 5 a 7 kg/m^2 no IMC. Todas as pacientes grávidas devem ser rastreadas para o DMG, e aquelas com suspeita de apneia obstrutiva do sono (roncos, sonolência diurna, apneias presenciadas e hipoxia inexplicada) devem ser encaminhadas para o especialista.

Parto

Numerosas investigações relatam aumento no risco de parto cesáreo entre as grávidas com sobrepeso e obesas. Mulheres obesas têm risco aumentado de gravidez prolongada e maior taxa de indução do parto. O aumento do IMC materno, particularmente em nulíparas, tem sido associado a um período de dilatação prolongado; por outro lado, o período expulsivo não é mais duradouro.

Anestesia

As anestesias de condução são as recomendadas, embora cercadas de dificuldades, por vezes intransponíveis, decorrentes do excessivo tecido adiposo. Do mesmo passo, o uso de anestesia geral pode ser problemático em face das dificuldades na intubação endotraqueal.

Operação cesariana

A profilaxia com antibióticos de largo espectro é recomendada, de 30 a 60 minutos antes da incisão na pele, para todos os partos cesáreos. A dose do antibiótico profilático deve ser aumentada: 2 g de cefazolina para mulheres com peso acima de 80 kg e 3 g para aquelas com peso maior que 120 kg.

Complicações operatórias ou pós-operatórias incluem perda excessiva de sangue, tempo de cirurgia maior que 2 horas, infecção de parede com deiscência da cicatriz, endometrite e apneia obstrutiva do sono

Especial atenção deve ser dada ao local da incisão abdominal, para evitar o panículo adiposo excessivo, embora o sítio ideal ainda não tenha sido determinado (ACOG, 2013b).

Pós-parto

A obesidade é fator de risco para DTV na população geral (ACOG, 2015). No início da gravidez, também está associada a risco aumentado de DTV (*OR* 5,3). Em virtude do maior risco de DTV em mulheres obesas, são recomendados aparelhos de compressão pneumática antes da cesariana e continuados no pós-parto, além da deambulação precoce.

Para a prevenção em grupos de muito elevado risco, a tromboprofilaxia farmacológica deve ser considerada, assim como os aparelhos de compressão pneumática (ACOG, 2015).

Obesidade, imobilização, pré-eclâmpsia, CIR e cesárea de emergência estão entre as condições aventadas para aumentar o risco de DTV.

A tromboprofilaxia da DTV é iniciada 12 horas após o parto cesáreo, utilizando uma dose baseada no peso (0,5 mg/kg de enoxaparina a cada 12 horas) ou estratificada pelo IMC (IMC de 40 a 59,9 recebendo 40 mg de enoxaparina a cada 12 horas; e IMC ≥ 60 recebendo 60 mg de enoxaparina a cada 12 horas) (ACOG, 2015).

O risco de infecção no local da ferida operatória no parto cesáreo é de 18,4%; na grávida obesa, esse risco está aumentado (*OR* 1,43) (ACOG, 2015). O tratamento da infecção na ferida operatória após a cesárea inclui antibióticos, exploração e desbridamento. Se a infecção parece ser superficial, sem secreção purulenta, o tratamento conservador apenas com antibióticos pode ser considerado; todavia, a infecção operatória profunda pode requerer a exploração e o desbridamento da ferida. O resultado é uma ferida aberta que fechará por segunda intenção.

Recomendações do American College of Obstetricians and Gynecologists de 2015

- Utilizar o IMC calculado na primeira consulta pré-natal para orientar a dieta e o exercício, segundo as recomendações do IOM para o ganho de peso na gravidez

- Não usar drenos subcutâneos, pois aumentam o risco de complicações da ferida operatória após a cesárea
- Incentivar mudança no estilo de vida envolvendo dieta e exercício, para ajudar na perda de peso no pós-parto
- Mulheres obesas, mesmo aquelas com pequena redução de peso antes da concepção, podem ter o prognóstico da gravidez melhorado
- Permitir um primeiro período do parto mais longo, antes de realizar a cesariana por parada de progressão, deve ser considerado em mulheres obesas
- A tromboprofilaxia mecânica é recomendada antes e depois do parto cesáreo
- A tromboprofilaxia farmacológica após a cesárea com dose ajustada pelo peso é mais efetiva do que estratégias de dose estratificadas pelo IMC na obesidade grau III
- Perda de peso no intervalo entre as gestações em mulheres obesas pode diminuir o risco de recém-nascido grande para a idade gestacional (GIG) em uma gravidez subsequente
- Mulheres obesas devem ser aconselhadas sobre as limitações da ultrassonografia em identificar anomalias fetais
- Considerar consulta com anestesista para grávidas obesas com apneia obstrutiva do sono, pelo risco aumentado de hipoxia, hipercapnia e morte súbita.

Mesmo considerando que a taxa de natimortos é maior em grávidas obesas, não há evidências de que a avaliação anteparto melhore o prognóstico, por isso nenhuma recomendação pode ser dada.

Gestação em mulheres submetidas à cirurgia bariátrica e metabólica

A cirurgia bariátrica e metabólica (CBM) tem sido realizada com frequência cada vez maior na população feminina em idade fértil. Estima-se que aproximadamente 80% das CBM sejam realizadas em mulheres, das quais grande parte se encontra em idade fértil. Um grande estudo prospectivo não randomizado realizado na Suécia, avaliando o impacto da obesidade na mortalidade, mostrou que as mulheres superam os homens na procura pela CBM em 3:1, e aproximadamente 70% dessas mulheres estão em idade fértil.

Estudos demonstram ainda importante efeito da CBM na fertilidade das pacientes, com regularização dos ciclos menstruais e aumento da fertilidade na maioria dos casos. Essa melhora na fertilidade está relacionada à magnitude da perda de peso e ao IMC alcançado até a concepção. Em pacientes submetidas à reprodução assistida, a realização de CBM se associou a menor necessidade de gonadotrofina e maior número de folículos, oócitos e oócitos fertilizados, com consequente aumento das taxas de gestação.

Contracepção

A obesidade muitas vezes se associa à infertilidade em função da síndrome metabólica. No entanto, a fertilidade aumenta rapidamente no pós-operatório com a perda rápida de peso. Por essa razão, é fundamental um aconselhamento contraceptivo adequado, evitando gestações não planejadas ou muito próximas da cirurgia. Idealmente, esse aconselhamento deve ser realizado antes da cirurgia, pois isso aumenta a adesão no pós-operatório.

A utilização de anticoncepcionais orais em pacientes submetidas à cirurgia bariátrica pode ser um método menos confiável em função das alterações de absorção que essas pacientes apresentam. Além disso, muitas dessas pacientes ainda se mantêm classificadas como obesas, devendo ser levado em consideração o incremento do risco de trombose nesse grupo.

Estudos mais recentes consideram os contraceptivos reversíveis de longa duração (LARC, *long acting reversible contraception*) a melhor opção para mulheres submetidas à cirurgia bariátrica, destacando-se o dispositivo intrauterino (DIU) e os implantes. Devem ser ainda considerados os anticoncepcionais injetáveis e os métodos de barreira não hormonais como alternativas aceitáveis.

Riscos maternos e fetais

Diante de quadro de dor abdominal em gestante que foi submetida à cirurgia bariátrica, deve-se sempre considerar a possibilidade de complicações relacionadas à cirurgia, como hérnias internas (mais frequentes quando a técnica utilizada foi o *bypass* gástrico), obstrução intestinal e colelitíase. Hiperêmese também pode ocorrer nessas pacientes. No caso de a técnica cirúrgica ter sido a banda gástrica ajustável, podem ocorrer problemas com o posicionamento da banda.

Frequentemente, observam-se carências nutricionais nessas gestantes, em decorrência de redução da capacidade gástrica, intolerâncias alimentares e alteração da absorção intestinal de nutrientes. Adiante, será apresentada uma possibilidade de reposição de nutrientes e outros elementos.

Do ponto de vista clínico, gestantes submetidas à cirurgia bariátrica apresentam menor risco de desenvolver DMG, desordens hipertensivas e macrossomia, quando comparadas a mulheres obesas sem história de cirurgia bariátrica.

Com relação ao feto, é importante monitorar a adequação do crescimento ao longo da gravidez. Estudos mostram maior ocorrência de fetos pequenos para a idade gestacional na população de mulheres submetidas a essa cirurgia. A frequência de malformações congênitas, parto prematuro e cesáreas não parece ser diferente nesse contexto.

Acompanhamento específico da gravidez

O monitoramento fetal inicial nas pacientes submetidas à cirurgia bariátrica é semelhante ao das gestantes em geral. A partir da viabilidade fetal, recomenda-se monitorar mensalmente o crescimento intrauterino.

Outro aspecto que merece especial atenção é a saúde mental da gestante pós-cirurgia bariátrica. Recomenda-se rastrear abuso de substâncias, ansiedade, depressão e outras desordens psíquicas, oferecendo acompanhamento, se necessário.

Amamentação

A amamentação está recomendada em mulheres submetidas à cirurgia bariátrica. Seu *status* nutricional, porém, deve ser monitorado durante esse período, utilizando-se as suplementações de acordo com as necessidades.

Pontos-chave

- Prevalência da obesidade na gestação: apresentação de dados epidemiológicos sobre a prevalência da obesidade em mulheres grávidas
- Riscos e complicações associadas à obesidade na gestação: discussão sobre os potenciais riscos e complicações para a mãe e o feto associados à obesidade durante a gravidez
- Avaliação nutricional: descrição dos métodos de avaliação do estado nutricional em mulheres obesas grávidas e a importância de uma alimentação equilibrada
- Ganho de peso gestacional adequado: diretrizes e recomendações específicas para o controle do ganho de peso durante a gestação em mulheres obesas
- Monitoramento da saúde materna e fetal: explicação sobre a importância de um acompanhamento médico mais frequente para monitorar a saúde materna e fetal durante a gravidez em mulheres obesas
- Abordagem multidisciplinar: discussão sobre a importância de uma equipe multiprofissional composta de obstetras, nutricionistas, psicólogos e outros profissionais de saúde para o cuidado adequado de mulheres obesas durante a gestação
- Intervenções no estilo de vida: descrição de estratégias e orientações para promover mudanças no estilo de vida, como alimentação saudável e atividade física adequada, para mulheres obesas durante a gravidez
- Aconselhamento pré-gestacional: orientações sobre a importância do aconselhamento pré-gestacional para mulheres que desejam engravidar após a cirurgia bariátrica
- Gestação após cirurgia bariátrica: discussão sobre os desafios e cuidados específicos para mulheres que engravidaram após a cirurgia bariátrica, incluindo a necessidade de suplementação de vitaminas e minerais
- Manejo do parto e pós-parto: orientações sobre o manejo do parto em mulheres obesas e os cuidados no pós-parto, incluindo a prevenção de complicações relacionadas à obesidade.

35

Diabetes Melito

Flávia Cunha dos Santos
Jorge Rezende Filho

Classificação do diabetes, 552

Alterações metabólicas na gravidez normal, 554

Classificação do diabetes na gravidez segundo White, 554

Diabetes melito gestacional, 555

Diabetes tipo 1 e tipo 2, 560

Infante de mãe diabética, 566

Recomendações da ADA (2017), 566

O diabetes melito (DM) constitui um grupo de doenças metabólicas caracterizadas por hiperglicemia resultante de defeitos na secreção e/ou na ação da insulina. Trata-se de um distúrbio do metabolismo dos carboidratos que, na forma crônica, cursa com complicações vasculares, incluindo retinopatia, nefropatia, neuropatia e doença cardiovascular. Na gravidez, é importante distinguir o DM pré-gestacional (tipo 1 ou tipo 2) do diabetes melito gestacional (DMG).

A International Diabetes Federation (IDF) considera o DM um importante problema de saúde, que atinge níveis alarmantes. Em 2019, estima-se que 463 milhões de pessoas adultas (20 a 79 anos) tinham DM, com projeção de alcançar 578 e 700 milhões, respectivamente, nos anos de 2030 e 2045, ou seja, um aumento de 55% até 2045. Hoje, 32 milhões desses indivíduos vivem nas Américas Central e do Sul, e cerca de 11,4 milhões deles no Brasil. Em 2019, dos 129,5 milhões de nascidos vivos de mulheres de 20 a 49 anos em todo o mundo, 20,4 milhões (15,8%) foram afetados pela hiperglicemia materna (1:6 gestações), com 83,6% diagnosticados como DMG, 8,5% como DM na gestação e 7,9% como DM prévio à gestação.

Classificação do diabetes

Diabetes tipo 1 e tipo 2

A maioria dos casos de diabetes corresponde a duas grandes categorias – diabetes tipo 1 e diabetes tipo 2 (Tabela 35.1). No diabetes tipo 1, a causa é a absoluta deficiência de secreção de insulina, decorrente de processo patológico autoimune ocorrido nas ilhotas pancreáticas. Na outra categoria, muito mais frequente, o diabetes tipo 2, a causa é a combinação da resistência aumentada à ação da insulina com a inadequada resposta compensatória na secreção de insulina.

Tabela 35.1 Classificação etiológica do diabetes melito.

I	Diabetes tipo 1 – destruição da célula β, que costuma levar à deficiência absoluta de insulina
II	Diabetes tipo 2 – deficiência progressiva na secreção de insulina em um ambiente de resistência a ela
III	Diabetes melito gestacional (DMG) – diagnosticado no 2º e 3º trimestres da gravidez, afastado o diabetes declarado
IV	Outros tipos específicos – síndromes diabéticas monogênicas, como diabetes neonatal e diabetes da maturidade com início na juventude (MODY), pâncreas exócrino (fibrose cística), induzido por medicamentos ou químico (HIV/AIDS, transplante)

Fonte: American Diabetes Association (ADA), 2017.

Diabetes melito gestacional

O DMG é uma condição na qual a intolerância aos carboidratos desenvolve-se na gravidez. O DMG passível de controle sem medicação é denominado classe A_1; o DMG que requer medicação para atingir a euglicemia é denominado classe A_2.

Tem sido referido que de 6 a 9% das gestações são complicadas pelo diabetes e que aproximadamente 90% dos casos representam mulheres com DMG. A prevalência do DMG varia na proporção direta da prevalência do diabetes tipo 2 em dada população ou grupo racial/étnico. Caucasianas geralmente apresentam as taxas mais baixas de DMG. Com a grande prevalência de obesidade e estilo de vida sedentário, a prevalência do DMG em mulheres em idade reprodutiva está aumentando globalmente. A prevalência de DMG varia em todo o mundo e está relacionada com:

- Falta de consenso e uniformidade no protocolo de rastreamento nos critérios diagnósticos
- Dificuldade em diferenciar o DM não diagnosticado do DMG
- Mudança nos critérios dos diagnósticos ao longo dos anos.

Outros tipos de diabetes

Outros tipos pouco comuns do diabetes podem ser vistos na Tabela 35.1 e não serão tratados aqui.

Pré-diabetes

Indivíduos situados em grupo intermediário, embora ainda não apresentando critérios para classificá-los como diabéticos, podem apresentar níveis glicêmicos elevados para serem considerados normais – pré-diabéticos.

No diabetes tipo 2, pode haver grau de hiperglicemia suficiente para causar alterações funcionais e patológicas em vários tecidos-alvo, mas sem sintomas clínicos, por longos períodos de tempo antes de a doença ser diagnosticada. Durante esse período assintomático, é possível demonstrar anormalidade do metabolismo dos carboidratos pela medida da glicemia de jejum ou após teste oral de tolerância à glicose de 75 g de 2 horas (TOTG-75), caracterizando, respectivamente, a glicemia de jejum alterada e a tolerância à glicose alterada, ambos estados de pré-diabetes, indicando alto risco para o desenvolvimento da doença (Tabela 35.2).

Tabela 35.2 Caracterização do pré-diabetes.

Glicemia de jejum alterada: 100 a 125 mg/dℓ ou
Tolerância à glicose alterada (TOTG-75): 140 a 199 mg/dℓ ou
HbA_{1c}: 5,7 a 6,4%

TOTG, teste oral de tolerância à glicose; *HbA*[1c], hemoglobina glicada. (*Fonte*: American Diabetes Association (ADA), 2017).

Alterações metabólicas na gravidez normal

Durante a gravidez normal ocorrem grandes modificações na produção de energia e no acúmulo de gordura. O depósito de gordura ocorre especialmente nos dois terços iniciais da gestação, enquanto no seu terço final há aumento do gasto metabólico.

As modificações no metabolismo materno são necessárias para alcançar as demandas do rápido crescimento e desenvolvimento do feto. Essas alterações incluem hipoglicemia de jejum, catabolismo exagerado dos lipídios com formação de corpos cetônicos e progressiva resistência à insulina, todas comandadas pelos hormônios placentários.

O desenvolvimento da resistência à insulina a partir do 2º trimestre da gestação é uma adaptação fisiológica que visa transferir o metabolismo de energia materna da oxidação dos carboidratos para o de lipídios, preservando a glicose a ser fornecida ao feto em acelerado crescimento. Cerca de 80% do gasto energético fetal é feito pelo metabolismo da glicose.

Na gravidez, em resposta ao aumento da resistência periférica à insulina (diminuição da sensibilidade), a grávida, a partir do 2º trimestre, eleva gradativamente a secreção de insulina de 200 a 250% para compensar a redução de ~50% na sensibilidade. Os hormônios placentários contrainsulínicos – especialmente o lactogênio placentário humano (hPL), mas também o hormônio do crescimento placentário humano (hPGH) – contribuem para a o aumento da resistência à insulina visto na gravidez.

Na mulher com DMG, não é a resistência à insulina que está elevada, quando comparada à da gravidez normal, e sim o mau funcionamento das células β pancreáticas, que secretam insulina insuficiente para vencer esse aumento fisiológico da resistência (Figura 35.1).

Classificação do diabetes na gravidez segundo White

É clássica a separação do diabetes na gravidez em classes (A-T) de acordo com a classificação de Priscilla White (1949), tornando possível estabelecer o prognóstico materno e fetal, e instituir as medidas terapêuticas pertinentes (Tabela 35.3).

Tabela 35.3 Classificação do diabetes na gravidez.

Classe	Início (idade em anos)		Duração (anos)		Complicação vascular	Insulina
A	Qualquer		A mesma da gravidez		Ausente	Não
B	≥ 20		< 10		Ausente	Sim
C	10 a 19	ou	10 a 19		Ausente	Sim
D	< 10	ou	≥ 20	ou	Retinopatia benigna ou hipertensão	Sim
F	Indiferente		Indiferente		Nefropatia	Sim
R	Indiferente		Indiferente		Retinopatia proliferativa	Sim
H	Indiferente		Indiferente		Doença cardíaca isquêmica	Sim
T	Indiferente		Indiferente		Transplante renal	Sim

A American Diabetes Association (ADA) (2017) subdivide a classe A em A_1 e A_2; a primeira não necessita de insulina, a segunda, sim.

Na gravidez, cerca de 90% das diabéticas são classe A, e as 10% restantes, classes B-T.

Classe A. Corresponde ao DMG. A intolerância à glicose só é anormal durante a gestação, retornando à normalidade ao fim da gravidez. Aproximadamente de 15 a 30% das diabéticas classe A necessitam de insulina ao longo da gestação, passando, por conseguinte, para a classe A_2.

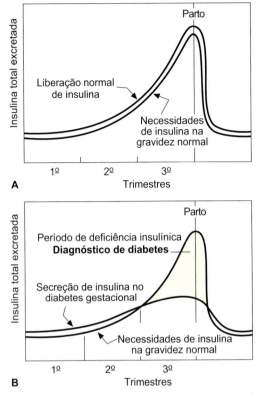

Figura 35.1 Esquema ilustrando a relação entre a secreção e as necessidades de insulina. **A.** Na gestação normal. **B.** No diabetes melito gestacional. (Adaptada de Fuchs F, Klopper A. Endocrinology of pregnancy. New York: Harper & Row; 1971.)

Classes B e C. Pacientes com diabetes pré-gestacional relativamente recente e sem complicação vascular. Na classe B, a doença tem início com 20 anos ou mais e dura menos de 10 anos. Na classe C, o diabetes tem início entre 10 e 19 anos de idade ou tem duração entre 10 e 19 anos.

Classes D-T. Diabéticas com complicação vascular. Na classe D, a doença tem duração de 20 anos ou mais, ou início antes dos 10 anos, ou se apresenta com retinopatia benigna ou hipertensão. A classe F apresenta nefropatia com proteinúria e redução da depuração da creatinina. A classe R mostra retinopatia maligna (proliferativa); a H, doença cardíaca isquêmica; e, na T, a paciente sofreu transplante renal.

Diabetes melito gestacional

Patogênese

A resistência à insulina na gravidez normal está presente já a partir do 2º trimestre e aumenta progressivamente até o fim da gestação. Essa resistência à insulina atende às necessidades metabólicas do feto (maior disponibilidade de glicose) e é, como já mencionado, consequência da ação dos hormônios placentários contrainsulínicos.

O defeito metabólico nas mulheres com DMG é sua incapacidade de secretar insulina em níveis necessários para atender à demanda, cujo ápice ocorre no 3º trimestre (ver Figura 35.1). Isso leva ao aumento da concentração da glicose pós-prandial, capaz de determinar efeitos adversos no feto (macrossomia e hipoglicemia neonatal), pelo excessivo transporte transplacentário de glicose.

Diagnóstico

Mudanças importantes nos critérios diagnósticos de DMG ocorreram a partir do estudo *Hyperglycemia and Adverse Pregnancy Outcomes* (HAPO – 2008). Nele, foram avaliadas mais de 23 mil mulheres submetidas ao TOTG-75, entre 24 e 32 semanas de gestação. Os resultados dos níveis plasmáticos de glicose no jejum de 1 e 2 horas pós-sobrecarga foram diretamente relacionados com peso ao nascer acima do percentil 90, necessidade de primeira cesárea, episódios de hipoglicemia neonatal e níveis elevados de peptídio C no cordão umbilical. A partir dos resultados, um grupo de especialistas da International Association of Diabetes in Pregnancy Study Group (IADPSG) propôs um novo protocolo diagnóstico e, pela primeira vez, considerou o risco de 1,75 vez para a ocorrência de desfechos adversos. Foram definidos os limites de 92, 180 e 153 mg/dℓ, respectivamente, para jejum, 1 e 2 horas pós-sobrecarga de 75 g de glicose, e apenas um valor, igual ou superior a esses pontos de corte, confirmaria o diagnóstico de DMG. Em janeiro de 2011, a American Diabetes Association (ADA) passou a recomendar esses novos limites e critérios. Entretanto, admite o potencial aumento na incidência de DMG e o risco de medicalização de gestações antes consideradas normais ou não diabéticas. Além disso, destaca que tais mudanças, associadas aos índices epidêmicos de obesidade e DM2, podem otimizar os resultados maternos e perinatais dessas gestações.

Em 2013, a Organização Mundial da Saúde (OMS), ao buscar consenso, reavaliou os dados do estudo HAPO e de mais dois estudos da literatura e referendou os pontos de corte para o diagnóstico de DMG propostos pelo IADPSG. Todavia, destaca três pontos:

- A hiperglicemia detectada pela primeira vez a qualquer momento durante a gravidez deve ser diferenciada em DM na gravidez (*overt diabetes*) e DMG
- O DM na gravidez deve ser diagnosticado pelos critérios da OMS de 2006, definidos por um ou mais dos seguintes critérios: glicose plasmática em jejum ≥ 7,0 mmol/ℓ (126 mg/dℓ) e/ou glicose plasmática de 2 horas, após 75 g de glicose VO, ≥ 11,1 mmol/ℓ (200 mg/dℓ) e/ou glicose plasmática aleatória ≥ 11,1 mmol/ℓ (200 mg/dℓ) na presença de sintomas de diabetes, sem valor estabelecido para a glicose plasmática de 1 hora pós-sobrecarga
- O DMG deve ser diagnosticado a qualquer momento da gravidez, na presença de um ou mais dos seguintes critérios: glicose plasmática em jejum entre 5,1 e 6,9 mmol/ℓ (92 a 125 mg/dℓ) e/ou 1 hora após 75 g de glicose oral ≥ 10,0 mmol/ℓ (180 mg/dℓ) e/ ou 2 horas após 75 g de glicose oral entre 8,5 e 11,0 mmol/ℓ (153-199 mg/dℓ).

Embora ainda não exista consenso entre as sociedades médicas internacionais, a Sociedade Brasileira de Diabetes (SBD) e a Federação Brasileira das Associações de Ginecologia e Obstetrícia (Febrasgo), com a Organização Pan-Americana de Saúde (OPAS) e com o Ministério da Saúde do Brasil definiram uma proposta conjunta de padronização do rastreamento e diagnóstico do DMG no país. Os critérios brasileiros foram adaptados dos critérios aceitos em 2013 pela OMS, considerando-se a realidade do Brasil.

Desse modo, o protocolo de rastreio de DMG define que a glicemia de jejum seja mensurada na 1ª consulta pré-natal. Esse exame serviria para identificar os casos normais (< 92 mg/dℓ), os de DMG (92 a 125 mg/dℓ) e os de diabetes pré-gestacional (≥ 126 mg/dℓ) (Figura 35.2). O diabetes pré-gestacional pode, ainda, ser diagnosticado pela HbA_{1c} ≥ 6,5% ou pela glicemia ao acaso ≥ 200 mg/dℓ (esta última confirmada pela glicemia de jejum ou pela HbA_{1c}).

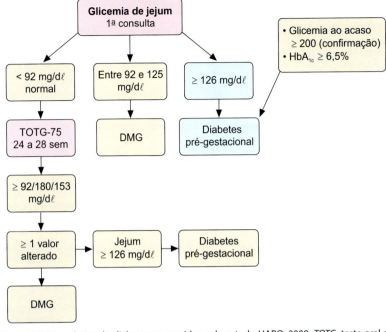

Figura 35.2 Diagnóstico do diabetes na gravidez pelo estudo HAPO, 2008. *TOTG*, teste oral de tolerância à glicose; *DMG*, diabetes melito gestacional; *HbA₁c*, hemoglobina glicada. (Adaptada de IADPSG, 2010.)

Os casos normais na glicemia de jejum (< 92 mg/dℓ) devem ser submetidos ao TOTG-75 entre 24 e 28 semanas de gravidez. O TOTG-75 pretende ser diagnóstico e exige dieta livre 3 dias antes. Os valores já anormais são jejum ≥ 92 mg/dℓ, 1 hora ≥ 180 mg/dℓ e 2 horas ≥ 153 mg/dℓ. Basta um valor alterado para o teste ser considerado positivo. Se o valor de jejum for ≥ 126 mg/dℓ, o diabetes é considerado pré-gestacional.

No *Estudo Brasileiro de Diabetes Gestacional*, identificou-se prevalência estimada de casos de DMG de aproximadamente 18% na população brasileira, considerando-se os critérios propostos pelo IADPSG (2010) e aceitos pela OMS (2013). Além disso, verificou-se que 86% dos casos que teriam diagnóstico de DMG pelo TOTG com 75 g poderiam ser identificados apenas pela avaliação da glicemia de jejum do teste, pois apresentavam valor maior ou igual a 92 mg/dℓ levando à proposição de duas estratégias de diagnóstico de DMG para a nossa população, na dependência da viabilidade financeira e da disponibilidade técnica de cada região para a realização do TOTG. Tal consideração é importante para alcançar a maior cobertura possível e, assim, diminuir a iniquidade no acesso.

O diabetes pré-gestacional deve ser identificado na 1ª consulta pré-natal, pois compromete significativamente a mãe e o feto, diferentemente do DMG.

Complicações para a mãe e para o feto

Pacientes com DMG têm risco aumentado de pré-eclâmpsia e parto cesáreo e suas consequentes morbidades. O bebê da mãe com DMG apresenta maior risco de macrossomia, distocia de ombros, tocotraumatismo, hipoglicemia e hiperbilirrubinemia neonatais (Figura 35.3).

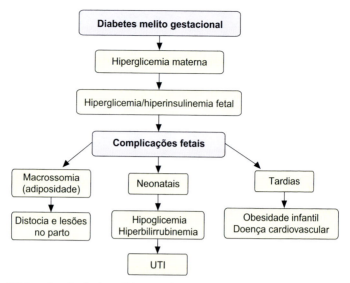

Figura 35.3 Complicações fetais no diabetes melito gestacional. *UTI*, unidade de terapia intensiva.

Predição

Mais de 10% das grávidas no 1º trimestre têm HbA$_{1c}$ entre 5,7 e 6,4% (pré-diabetes) com chance de desenvolverem DMG de 1 em 3 casos. Por outro lado, grávidas com HbA$_{1c}$ < 5,7% no 1º trimestre têm o seu risco reduzido para 1/10.

Do mesmo modo, grávidas de alto risco (Tabela 35.4) para diabetes com valor da HbA$_{1c}$ ≥ 6% no 1º trimestre têm elevado valor preditivo (100%) para DMG, enquanto aquelas com valor < 4,5% não desenvolvem DMG.

Tratamento

O ganho de peso indicado ao longo da gestação baseia-se, idealmente, na avaliação do IMC pré-gestacional ou no IMC obtido no início do pré-natal. Cerca de 70 a 85% das mulheres são tratadas apenas com a mudança de estilo de vida: dieta (três refeições e três lanches,

Tabela 35.4 Categorias de alto risco para diabetes.

- IMC > 25 kg/m^2 e um ou mais dos seguintes fatores de risco:
- HbA$_{1c}$ ≥ 5,7%, tolerância à glicose alterada ou glicose de jejum alterada em teste anterior
- Parentes de 1º grau com diabetes
- Etnia/raça (não caucasiana)
- Mulher com história de diabetes melito gestacional
- História de doença cardiovascular
- Hipertensão (≥ 140/90 mmHg ou em tratamento)
- HDL-colesterol < 35 mg/dℓ e/ou triglicerídio > 250 mg/dℓ
- Mulher com síndrome do ovário policístico
- Inatividade física
- Outras condições clínicas associadas à resistência a insulina (obesidade grave, acantose *nigricans*)

HbA$_{1c}$, hemoglobina glicada; *IMC*, índice de massa corporal. (*Fonte*: American Diabetes Association [ADA], 2017).

com alimentos de baixo índice glicêmico) e exercícios. Uma vez que o ciclo das hemácias na gravidez está alterado, diminuindo o nível da HbA_{1c}, o objetivo é atingir $HbA_{1c} < 6\%$. O exercício aeróbico de moderada intensidade deve ser de, no mínimo, 150 minutos por semana, dividido em 30 minutos em 5 dias na semana.

Iniciado o tratamento nutricional, a grávida deve monitorar a sua glicemia e mantê-la em níveis normais – jejum ≤ 95 mg/dℓ, e ou de 1 hora ≤ 140 mg/dℓ, ou o de 2 horas ≤ 120 mg/dℓ. Todavia, de 15 a 30% das mulheres com DMG necessitam de insulina, indicada quando os níveis glicêmicos ideais não forem atingidos.

Se usada insulina, a dose inicial total recomendada é de 0,7 a 1,0 U/kg/dia, administrada em doses divididas.*

A ADA recomenda como medicação de 1ª linha a insulina; a metformina e a glibenclamida podem ser usadas, mas a segurança não foi avaliada a longo prazo. O American College of Obstetricians and Gynecologists (ACOG)também refere que a insulina é o tratamento de 1ª linha, e a metformina, o de 2ª linha. O tratamento do DMG é capaz de reduzir a incidência de pré-eclâmpsia e distocia de ombros no parto pela macrossomia fetal.

Conduta obstétrica

A avaliação fetal pode ser benéfica em mulheres com DMG A_2 com controle glicêmico deficiente e em uso de insulina ou agentes orais. Os testes de avaliação fetal costumam ser iniciados com 32 semanas da gestação. Como resultado da hiperglicemia fetal, desenvolve-se polidramnia, motivo pelo qual deve ser incorporada a mensuração seriada do volume do líquido amniótico (vLA).

Nesse cenário, parece uma boa opção o perfil biofísico fetal (PBF) simplificado – cardiotocografia (CTG) e medida do vLA 1 vez/semana. A macrossomia fetal também deve ser rastreada pela ultrassonografia (4/4 semanas), pois tem sua incidência aumentada no DMG.

Mulheres com DMG A_1 não necessitam de avaliação fetal anteparto, pois, com estado glicêmico bem controlado, não há natimortalidade antes de 40 semanas da gestação.

Nas mulheres com o DMG A_1, o ACOG recomenda não antecipar o parto antes de 39 semanas e assumir conduta expectante até 40 6/7 semanas; naquelas com o DMG A_2 sem comorbidades, deve-se realizar o parto entre 39 0/7 e 39 6/7 semanas. A cesárea está indicada em fetos macrossômicos com peso ≥ 4.500 g.

Aconselhamento

Aconselhamento pré-concepcional

O DMG pode ser reduzido em mais de 80% com as seguintes medidas pré-concepcionais: assegurar IMC < 25 kg/m², seguir dieta saudável, realizar exercício moderado/intenso (≥ 150 min/semana) e evitar completamente o tabagismo.

Aconselhamento pós-concepcional

A taxa de recorrência global (primíparas e multíparas) do DMG em próxima gravidez será de 48%. O ACOG recomenda que toda mulher com DMG seja rastreada com 4 a 12 semanas de pós-parto pelo TOTG-75 (jejum e 2 horas) e conduzida apropriadamente (Figura 35.4). Embora a intolerância aos carboidratos frequentemente se resolva após o parto, até 1/3 das mulheres afetadas apresentará diabetes ou intolerância à glicose (pré-diabetes) no rastreamento pós-parto.

---

*Para mais considerações sobre o uso da insulina e da metformina no DMG, consultar: American College of Obstetricians and Gynecologists. ACOG Practice Bulletin Nº 180: Gestational Diabetes Mellitus. Obstet Gynecol. 2017; 130:e17-37.

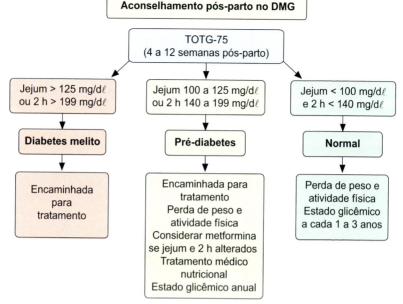

Figura 35.4 Conduta no aconselhamento pós-parto do diabetes melito gestacional (DMG). *TOTG*, teste oral de tolerância à glicose. (Adaptada de ACOG, 2017.)

Mulheres com DMG apresentam risco elevado para desenvolverem diabetes (especialmente do tipo 2) ao longo da vida. Estima-se que 70% das mulheres com DMG apresentem diabetes após 22 a 28 anos decorridos da gravidez.

Contudo, em mulheres com história de DMG, a aderência a um estilo de vida saudável e o uso de metformina seriam capazes de reduzir a progressão ao diabetes tipo 2 de, respectivamente, 35 e 40%, no acompanhamento de 10 anos.

Diabetes tipo 1 e tipo 2

Incidência

Nos EUA, 9,3% da população é diabética: 5 a 10% do tipo 1 e 90 a 95% do tipo 2.

Diagnóstico

Os critérios para o diagnóstico do diabetes podem ser vistos na Tabela 35.5.

Tabela 35.5 Critérios para o diagnóstico do diabetes.

Glicose de jejum ≥ 126 mg/dℓ* ou
Glicose de 2 h ≥ 200 mg/dℓ (TOTG-75 – OMS)* ou
HbA_{1c} ≥ 6,5%* ou
Glicose ao acaso ≥ 200 mg/dℓ (paciente com sintomas clássicos de hiperglicemia)

*Na ausência de sinais inequívocos de hiperglicemia, deve-se repetir o teste. *TOTG*, teste oral de tolerância à glicose; *OMS*, Organização Mundial da Saúde. (*Fonte*: American Diabetes Association [ADA], 2017.)

Influência do diabetes sobre a gestação

Malformação fetal

As malformações fetais constituem as causas mais importantes de mortalidade perinatal em gestações complicadas por diabetes melito. As anomalias congênitas têm incidência de 10%, cerca de 3 vezes maior do que na população geral. O fator etiológico responsável é o mau controle glicêmico no período crítico da organogênese – sistema nervoso central (SNC) –, que corresponde às primeiras 6 a 8 semanas da gravidez. A incidência de malformações está fortemente associada aos níveis da HbA_{1c} no 1º trimestre da gestação, que devem ser < 6,5%.

As malformações mais comuns incluem defeitos cardíacos complexos, anomalias do SNC, tais como anencefalia e espinha bífida, craniofaciais e esqueléticas, incluindo regressão caudal/agenesia do sacro (aumento de 600 vezes), urogenitais e gastrintestinais.

Macrossomia fetal

A difusão facilitada de glicose através da placenta determina hiperglicemia/hiperinsulinemia fetal com consequências importantes para o feto e o recém-nascido (Figura 35.5). A insulina determina o crescimento fetal excessivo, especialmente do tecido adiposo. O feto da mulher com diabetes mal controlado tem risco elevado de macrossomia (> 4.000 g), com concentração desproporcional de tecido adiposo nos ombros e no tórax, dobrando o risco de distocia no parto. Também é frequente a ocorrência de polidramnia, pois o feto macrossômico é poliúrico.

Maturidade fetal

Este é um tema escasso e controverso na literatura atual. Haveria aumento na incidência da síndrome da angústia respiratória (SAR) apenas no diabetes mal controlado. No diabetes bem controlado, após 36 semanas da gestação, não ocorreria a imaturidade pulmonar fetal.

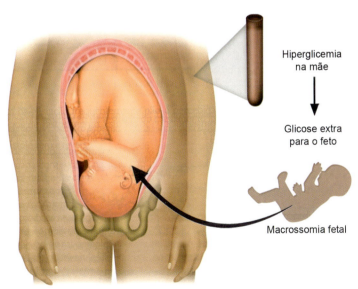

Figura 35.5 Mecanismo da macrossomia fetal no diabetes.

Abortamento e parto pré-termo

O abortamento tem taxas 2 vezes maiores com o mau controle glicêmico.

A incidência de parto pré-termo (espontâneo e indicado) está aumentada em até 5 vezes no diabetes, especialmente nos casos que cursam com polidramnia. O uso de glicocorticoides para a maturação pulmonar do feto pode ocasionar hiperglicemia nas gestantes com diabetes. Desse modo, durante o uso de corticoides, os betamiméticos devem ser evitados. Durante o uso de corticoide, a dose de insulina deve ser aumentada.

Pré-eclâmpsia

A pré-eclâmpsia é observada em 30 a 50% dos casos de diabetes com proteinúria, e em mais de 50% daqueles com insuficiência renal.

Morte fetal

A taxa de mortalidade perinatal no diabetes é quase o dobro da vigente na população não diabética (Tabela 35.6).

A morte fetal continua a ser uma preocupação obstétrica, mesmo na grávida bem controlada. Os extremos de crescimento fetal podem ocorrer nos dois cenários oferecidos pelo diabetes materno: macrossomia e crescimento intrauterino restrito (CIR). A morte fetal é observada com mais frequência nas últimas semanas da gravidez, especialmente em pacientes com controle glicêmico deficiente, polidramnia e macrossomia fetal. Secundariamente à hiperglicemia materna e ao hiperinsulinismo fetal, ocorre um desequilíbrio na função placentária, com aporte deficiente de oxigênio e aumento na demanda de oxigênio pelo feto. Já em diabéticas com doença vascular resultando em CIR, a morte fetal por insuficiência placentária pode ocorrer tão cedo quanto o fim do 2º trimestre.

Influência da gestação sobre o diabetes

A gravidez está associada à exacerbação de muitas complicações relacionadas com o diabetes: nefropatia, retinopatia, doença coronária, hipertensão crônica, cetoacidose e cetose de jejum.

Dificuldades no acompanhamento do diabetes

1º trimestre. Diante da transferência de glicose para o feto, a hipoglicemia materna pode ser sintomática e, em geral, obriga a diminuição na dose de insulina. As náuseas e os vômitos do 1º trimestre, que perturbam a ingesta de alimentos, também podem contribuir para nova redução da posologia.

2º e 3º trimestres. A secreção crescente dos hormônios contrainsulínicos placentários (hPL, hPGH) explica as anormalidades exibidas no TOTG e obriga a elevação progressiva da dose de insulina. Por motivo da glicosúria renal gravídica, a excreção de glicose pela urina não é sinal de descontrole do diabetes.

Pós-parto. Nos primeiros 7 a 10 dias do puerpério, eliminados os fatores contrainsulares, há redução na dose de insulina para valores similares aos do 1º trimestre. Ao fim desse período inicial, as necessidades de insulina retornam aos valores pré-gestacionais.

Tabela 35.6 Mortalidade perinatal no diabetes (por 1.000 nascidos vivos).

Grupo	Diabetes melito gestacional	Diabetes	Normal
Mortalidade fetal	4,7	10,4	5,7
Mortalidade neonatal	3,3	12,2	4,7
Mortalidade perinatal	8,0	22,6	10,4

Cetoacidose diabética e cetose de jejum. A cetoacidose diabética ocorre principalmente no diabetes mal controlado. A cetose é uma emergência grave que acomete 1 a 3% de todas as grávidas diabéticas, especialmente as do tipo 1. Embora a mortalidade materna seja rara, a fetal pode ocorrer em 10 a 35% dos casos. O diagnóstico da cetoacidose diabética pode ser feito por hiperventilação, hálito cetônico, desidratação, coma, glicosúria (4+), cetonúria e hiperglicemia. É preciso distinguir a cetose de jejum prolongado (com hipoglicemia) da cetoacidose diabética.

Em função do rígido controle glicêmico hoje proposto, as crises de hipoglicemia constituem um problema da maior importância. Até 70% das mulheres relatam episódios de hipoglicemia na gravidez, sendo um terço deles grave, com convulsões e perda da consciência, necessitando de tratamento com glicose intravenosa. Segundo a ADA, o valor da glicemia $\leq$ 70 mg/dℓ serve de alerta para a crise hipoglicêmica, e o nível < 54 mg/dℓ a denuncia.

Um método prático para diferenciar a cetoacidose do coma hipoglicêmico é a administração de duas ampolas de 50 mℓ de glicose intravenosa a 50% rapidamente, o que resolve o coma hipoglicêmico e não afeta a cetoacidose diabética. O tratamento de escolha da hipoglicemia em pacientes conscientes é feito com glicose oral (10 a 20 g). Se após 15 minutos a glicemia ainda estiver baixa, a mesma dose de glicose deve ser repetida. Após a normalização da crise hipoglicêmica, deve-se consumir uma refeição ou um lanche. As mulheres com DMG ou as do tipo 2 que mudaram para a terapia insulínica devem ser especialmente alertadas. Se necessário (crises ou ausências repetidas), devem-se elevar as metas do controle glicêmico.

Nefropatia

A nefropatia diabética (síndrome de Kimmelstiel-Wilson) tem incidência estimada em 50% em pacientes com mais de 20 anos de duração da nefropatia. As gestações complicadas por doença renal diabética apresentam risco elevado de morbidade materna e fetal, incluindo hipertensão, pré-eclâmpsia, CIR e parto pré-termo indicado.

A ADA revisou o tópico sobre nefropatia diabética e removeu os termos microalbuminúria e macroalbuminúria, substituídos, respectivamente, por proteinúria de 30 a 299 mg/24 horas e proteinúria $\geq$ 300 mg/24 horas. O nível normal de proteína na urina é o correto é < 300 mg/24 horas.

A nefropatia diabética é a principal causa de doença renal terminal, responsável por aproximadamente 50% dos casos nos países desenvolvidos.

Embora a proteinúria piore na gravidez, o dano renal não é permanente, exceto em um pequeno grupo de mulheres com doença avançada e creatinina > 1,5 mg/dℓ, no qual a gravidez pode acelerar a progressão da nefropatia para o estágio terminal.

Retinopatia diabética

A retinopatia diabética é a principal causa de cegueira entre os 24 e os 64 anos. Ela pode ser classificada em: (1) retinopatia diabética não proliferativa (RDNP), caracterizada por microaneurisma, hemorragia e exsudato; e (2) retinopatia diabética proliferativa (RDP), com acentuada neovascularização (Figura 35.6). Cerca de 10 a 20% das mulheres diabéticas desenvolvem *RDNP* na gravidez e 60% delas evoluem para a RDP.

A fotocoagulação a *laser* está indicada nos casos de RDP ou edema macular para reduzir o risco de perda da visão. No entanto, deve-se esclarecer que a gravidez não afeta a visão a longo prazo. Mulheres com diabetes pré-gestacional devem realizar exame de retina na 1ª consulta pré-natal e no 2º/3º trimestre.

Hipertensão crônica

A hipertensão crônica ($\geq$ 130/80 mmHg) é observada em 70% das grávidas com diabetes. No diabetes tipo 1, ela está associada à nefropatia, e no tipo 2, à síndrome metabólica.

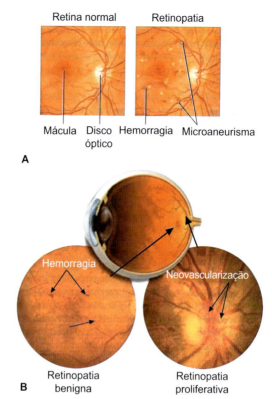

Figura 35.6 A. Retinopatia diabética não proliferativa (RDNP). B. Retinopatia diabética não proliferativa (RDNP) e retinopatia diabética proliferativa (RDP).

A hipertensão, especialmente a associada à nefropatia, aumenta o risco de pré-eclâmpsia, CIR e natimortalidade.

Doença coronária

Mulheres diabéticas, especialmente com nefropatia e hipertensão, apresentam risco elevado de infarto do miocárdio e morte. A doença coronária é contraindicação para a gravidez.

Tratamento

Dieta

Para mulheres com o peso normal, a dieta usual é de 30 a 35 kcal/kg, com aumento para 40 kcal/kg para aquelas com menos de 90% do peso ideal e redução para 24 kcal/kg para outras com mais de 120% do peso ideal. A composição calórica inclui de 40 a 50% de carboidratos complexos com alto teor de fibra, 20% de proteínas e de 30 a 40% de gorduras insaturadas. Os edulcorantes (aspartame, sacarina, acessulfame-K e sucralose) devem ser usados em substituição ao açúcar, sem ultrapassar a quantidade máxima de 6 sachês ou 15 gotas/dia. Os estudos de segurança são escassos na população de gestantes, mas podem ser utilizados com moderação, conforme os limites diários recomendados pela OMS e aceitos pela Agência Nacional de Vigilância Sanitária (Anvisa).

Insulina

Em mulheres com diabetes pré-gestacional, a insulina é o cerne do tratamento. Mulheres com diabetes tipo 2 controladas por hipoglicemiantes orais devem passar para a insulina.

As necessidades de insulina são crescentes durante a gravidez. No 1º trimestre é de 0,8 U/kg/dia; no 2º trimestre, 1,0 U/kg/dia; e no 3º trimestre, 1,2 U/kg/dia. Os níveis glicêmicos monitorados devem permanecer normalizados, incluindo o de jejum ≤ 95 mg/dℓ, e o de 1 hora ≤ 140 mg/dℓ, ou o de 2 horas ≤ 120 mg/dℓ. Durante a noite, a glicemia não deve baixar de 60 mg/dℓ. Por melhor que seja o controle da glicemia, a hipoglicemia é uma complicação comum, especialmente a noturna. Foge ao escopo deste livro mais considerações sobre o uso da insulina, de responsabilidade do diabetólogo.

Tratamento da hipertensão

São contraindicados os inibidores da enzima conversora da angiotensina (IECA) e os bloqueadores do receptor da angiotensina. Os hipotensores de escolha são a metildopa e o nifedipino; os betabloqueadores devem ser evitados pelos seus efeitos no metabolismo da glicose. O objetivo do tratamento é manter a pressão arterial entre 110 e 129/65 a 79 mmHg.

Rastreamento das malformações fetais

O rastreamento das malformações fetais é o principal objetivo do acompanhamento pré-natal, já tendo sido mencionada anteriormente a importância da HbA_{1c} no período periconcepcional para mostrar o risco das malformações fetais.

Translucência nucal > 3 mm, Doppler do ducto venoso anormal e, principalmente, HbA_{1c} > 8,5% podem sugerir malformações, em particular, cardíacas.

A ultrassonografia morfológica do 2º trimestre, obrigatória em toda gravidez, é dirigida para detectar os defeitos do tubo neural, agenesia sacral e defeitos renais. A ecocardiografia fetal deve ser realizada para diagnosticar defeitos cardíacos complexos.

Monitoramento do crescimento fetal

Vale lembrar que mulheres diabéticas têm maior risco de gerar fetos macrossômicos (> 4.500 g), responsáveis pela distocia de ombros no parto, com possível lesão do plexo braquial e parto operatório.

No entanto, pouco é mencionado que o diabetes com complicação vascular, em vez de determinar macrossomia, é responsável por fetos com CIR, que também apresentam maior risco de morbiletalidade perinatal.

A ultrassonografia seriada, a cada 4 semanas, a partir de 28 semanas, para avaliar a circunferência abdominal e o vLA, rastreia, respectivamente, a macrossomia fetal e o polidrâmnia.

Avaliação da vitabilidade fetal

A avaliação do bem-estar fetal pode ser feita por CTG e PBF simplificado, a partir de 32 semanas da gestação.

No CIR, deve-se optar pelo Doppler da artéria umbilical, a partir de 26 semanas.

Parto

A prevenção da morte fetal e da macrossomia é um motivo para induzir o parto na diabética. De acordo com o National Institute for Health and Care Excellence (NICE), 2015, a indução do parto, ou a cesárea, se indicada, devem ser oferecidas com 37^{+0} a 38^{+6} semanas; outra opção seria esperar o parto espontâneo até 40^{+6} semanas. Em caso de complicações maternas ou fetais, deve-se considerar a interrupção antes de 37^{+0} semanas.

A cesárea deve ser considerada se o peso fetal estimado pela ultrassonografia for > 4.500 g.

Durante o parto, a glicemia deve ser controlada (< 110 mg/dℓ) por infusão intravenosa de insulina regular, evitando-se a hipoglicemia neonatal. Nas pacientes submetidas à cesariana, a insulina de ação rápida deve ser usada para tratar valores de glicose > 140 a 150 mg/dℓ, até ser estabelecido o padrão alimentar regular.

Infante de mãe diabética

O infante de mãe diabética (IMD) está sujeito a inúmeras complicações ao nascimento, como macrossomia e CIR, policitemia e hiperviscosidade, hipoglicemia, hipocalcemia, hiper-bilirrubinemia, cardiomiopatia e cardiomegalia, SAR e taquipneia transitória, malformações, mortalidade e morbidade. Quando realizados os cuidados intensivos materno, fetal e neonatal do diabetes, as taxas de morbidade e mortalidade de IMD podem ser reduzidas em até 30 vezes.

Hipoglicemia. Aproximadamente de 25 a 40% dos IMD desenvolvem hipoglicemia durante o período neonatal imediato. O nível de glicemia materna durante o parto é altamente preditivo de hipoglicemia neonatal e, por isso, deve ser controlado. Acostumado a conviver com altas taxas de glicose, consequentemente, hiperinsulinismo, após o nascimento, se for interrompido subitamente o aporte de glicose materna pela placenta, e ainda presente o hiperinsulinismo, o IMD é candidato à hipoglicemia que pode levar à convulsão, com sequela neurológica.

Recomendações da ADA (2017)

A propósito do controle do diabetes na gravidez, a ADA sumariza as principais recomendações, descritas a seguir.

Diabetes pré-gestacional

- Tendo início na puberdade, o aconselhamento deve ser incorporado na rotina dos cuidados do diabetes para todas as mulheres com potencial de gravidez
- O planejamento familiar deve ser discutido, e a contracepção efetiva deve ser prescrita e usada até a mulher estar preparada e pronta para a gravidez
- O aconselhamento pré-concepcional deve ressaltar a importância do controle glicêmico o mais próximo possível do normal, idealmente HbA$_{1c}$ < 6,5%, para reduzir o risco de anomalias congênitas
- Mulheres com diabetes pré-gestacional tipo 1 ou tipo 2 que estejam planejando a gravidez ou que tenham engravidado devem ser aconselhadas sobre o risco de se desenvolver e/ou progredir a retinopatia diabética. O exame de fundo de olho deve ocorrer antes da gravidez ou no 1º trimestre, e as pacientes devem ser monitoradas a cada trimestre e por 1 ano pós-parto, de acordo com o grau da retinopatia, além de recomendada a um especialista.

Diabetes melito gestacional

- A mudança de estilo de vida é um componente essencial para o controle do DMG e pode ser suficiente para o tratamento da maioria das mulheres (em 70 a 85% dos casos). Medicação pode ser necessária para atingir o alvo glicêmico
- A insulina é a medicação de 1ª linha para tratar a hiperglicemia no DMG, na medida em que ela não atravessa a placenta em quantidade mensurável. Metformina e glibenclamida

podem ser usadas, mas ambas atravessam a placenta atingindo o feto, com a metformina em maior quantidade que a glibenclamida. Todos os agentes orais não dispõem de dados de segurança a longo prazo

- A metformina, quando usada na síndrome do ovário policístico e para induzir a ovulação, não necessita ser continuada, uma vez que a gravidez tenha sido confirmada.

Princípios gerais do controle do diabetes na gravidez

- Medicações potencialmente teratogênicas (IECA, estatinas etc.) devem ser evitadas em mulheres na idade da gravidez sexualmente ativas que não estejam em uso de contracepção satisfatória
- O monitoramento pela paciente da glicose sanguínea de jejum e pós-prandial é recomendado tanto no DMG como no diabetes pré-gestacional para se atingir o controle glicêmico. Algumas mulheres com o diabetes pré-gestacional devem testar também a glicose sanguínea pré-prandial
- Devido à renovação aumentada da hemácia, a HbA_{1c} é mais baixa na gravidez normal do que na mulher não grávida. A meta para a HbA_{1c} é de 6 a 6,5%; < 6% pode ser ótima se puder ser atingida sem hipoglicemia significante, mas a meta pode ser relaxada para < 7%, se necessário, para prevenir a hipoglicemia
- Em pacientes diabéticas com hipertensão crônica, as metas da pressão sanguínea de 110 a 129/65 a 79 mmHg são sugeridas a fim de melhorar a saúde materna a longo prazo e minimizar a alteração no crescimento fetal.

Pontos-chave

- O diabetes na gravidez pode ser pré-gestacional ou diabetes melito gestacional (iniciado na gestação)
- O diagnóstico do diabetes na gravidez é feito atualmente pelo critério do estudo HAPO-2008
- De acordo com o critério HAPO-2008, são usados glicemia de jejum na 1ª consulta pré-natal e teste oral de tolerância à glicose de 75 g entre 24 e 28 semanas
- As maiores complicações do diabetes melito gestacional são a macrossomia fetal e a hipoglicemia/hiperbilirrubinemia neonatal
- O tratamento do diabetes melito gestacional é feito com dieta e exercício; a insulina só está indicada se a glicemia de jejum e a pós-prandial não forem controladas
- Mulheres com diabetes melito gestacional devem ser investigadas pela glicemia de jejum ou pelo teste oral de tolerância à glicose de 75 g-2 horas entre 4 e 12 semanas do pós-parto
- Grávidas com diabetes melito gestacional apresentam risco de 70% de desenvolver diabetes em 20 a 28 anos, e a chance de recorrência em nova gravidez é de 48%
- O maior problema do diabetes pré-gestacional (tipo 1 ou tipo 2) é a elevada incidência de malformações fetais (10%)
- O objetivo principal do tratamento do diabetes pré-gestacional é o rígido controle metabólico, por meio da administração de insulina e de ácido fólico no período periconcepcional, para evitar malformações
- A avaliação da vitabilidade fetal pode ser feita no diabetes pré-gestacional, a partir de 32 semanas, por cardiotocografia e perfil biofísico fetal; o Doppler umbilical é usado a partir de 26 semanas nos casos de crescimento intrauterino restrito.

36

Doenças Tireoidianas na Gestação

Flávia Cunha dos Santos
Jorge Rezende Filho

Adaptações fisiológicas da função tireoidiana na gestação, 568

Testes de função tireoidiana na gestação, 569

Rastreio de disfunção tireoidiana durante a gestação, 570

Autoimunidade tireoidiana na gestação, 571

Insuficiência iódica na gestação, 572

Hipotireoidismo na gestação, 572

Hipertireoidismo na gestação, 574

Nódulos e câncer de tireoide, 577

Acompanhamento após o parto, 578

A taxa metabólica basal aumenta na gravidez, com a tireoide materna desafiada a suprir essa nova demanda e manter o equilíbrio hormonal até o termo. Desordens tireoidianas são prevalentes entre mulheres grávidas e estão associadas a complicações maternas e fetais.

Estratégias para o diagnóstico, rastreamento e tratamento das disfunções tireoidianas diferem na gravidez, quando comparadas às mulheres não grávidas.

Adaptações fisiológicas da função tireoidiana na gestação

No decorrer da gravidez, vários mecanismos adaptativos levam a alterações fisiológicas da função tireoidiana. A glândula tireoide aumenta em 10% seu tamanho durante a gestação, em locais com iodo suficiente, e 20 a 40% em áreas deficientes em iodo. A produção de T4 e T3 aumenta em 50%, assim como a demanda diária de iodo. Isso porque as demandas fetais de hormônios tireoidianos serão supridas exclusivamente pelas reservas maternas até a 12ª semana de gestação.

O iodo é um micronutriente essencial à síntese do hormônio da tireoide. Ele é obtido principalmente da dieta e, em alguns países, é acrescentado ao sal de cozinha, como no Brasil. Durante a gestação, a demanda materna de iodo é significativamente maior que em mulheres não grávidas. Essa maior demanda da substância se deve a um aumento na produção materna de hormônio tireoidiano, à transferência materno-fetal de iodo e ao aumento do *clearance* de iodo materno.

Existe uma semelhança estrutural entre a subunidade alfa da gonadotrofina coriônica humana (hCG) e a do hormônio tireoestimulante (TSH), e também de seus respectivos receptores. Dessa maneira, no 1° trimestre da gestação, a tireoide é estimulada pela hCG a secretar quantidades maiores de T4, enquanto observamos supressão do TSH.

Os níveis séricos totais de T3 e T4 se elevam durante a gestação em decorrência do aumento dos níveis da globulina carreadora de hormônios tireoidianos (TBG). As concentrações plasmáticas da TBG atingem níveis máximos em torno de 20 semanas e se mantêm elevadas até o termo. O aumento da TBG é atribuído ao efeito do estrogênio, que aumenta sua síntese hepática, além da redução de seu *clearance*.

As alterações fisiológicas da função tireoidiana estão demonstradas no gráfico a seguir (Figura 36.1).

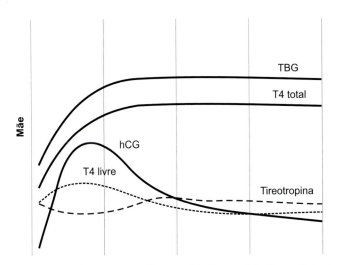

Figura 36.1 Função tireoidiana na gestação normal. *hCC*, gonadotrofina coriônica humana; *TBG*, globulina carreadora de hormônios tireoidianos.

Testes de função tireoidiana na gestação

As adaptações ao aumento das necessidades metabólicas se refletem nos resultados das provas de função tireoidiana em gestantes. Desse modo, para se avaliar a função tireoidiana durante a gestação, devem-se utilizar os valores de referência específicos para essa fase da mulher.

Hormônio tireoestimulante

O valor de referência para o TSH é mais baixo durante a gestação quando comparado ao de mulheres não grávidas, tanto em seu limite inferior quanto no limite superior, com redução em aproximadamente 0,1 a 0,2 mUI/ℓ e 0,5 a 1,0 mUI/ℓ, respectivamente. Os níveis mais baixos de TSH são observados no 1º trimestre, com aparente relação com os níveis de hCG que estão mais elevados nesse período. Da mesma maneira, os níveis de TSH são mais baixos em gestações múltiplas (se comparados aos de gestações com feto único), mola hidatiforme e coriocarcinoma.

Atualmente, a recomendação é utilizar os valores de referência do TSH específicos para cada trimestre e definidos para cada população. Caso o laboratório não forneça esses dados, os valores de normalidade do TSH na gestação podem ser definidos ao se reduzir 0,4 mUI/ℓ do limite inferior e 0,5 mUI/ℓ do limite superior nos valores de referência do TSH para não gestantes. Eles podem ser aplicados no 1º trimestre gestacional (entre 7 e 12 semanas), com um gradual retorno para os valores de não gestantes ao longo do 2º e 3º trimestres.

Tiroxina livre

A solicitação de T4 livre durante a gestação pode ser indicada no acompanhamento das mulheres com doença tireoidiana ou em uso de medicações que podem alterar os níveis de TSH, como os glicocorticoides. Os valores de referência para o T4 livre em gestantes, idealmente, devem ser método e trimestre-específicos.

Tri-iodotironina e tiroxina

Durante a gestação, ocorre um aumento das concentrações séricas de T3 e T4 totais em decorrência do aumento dos níveis séricos de TBG. Há elevação do T4 total, principalmente entre a 7ª e 16ª semana de gestação, que atinge níveis 50% maiores que os valores de não gestantes, e se mantêm assim até o termo. Dosagens feitas a partir da 16ª semana de gestação têm valor de referência maior, em torno de 1,5 vez em comparação com os valores de não gestantes. Quando essa dosagem é realizada entre a 7ª e 16ª semana de gestação, o limite superior de normalidade pode ser corrigido ao acrescentar 5% por semana a seu valor, a partir da 7ª semana.

Rastreio de disfunção tireoidiana durante a gestação

O hipertireoidismo ocorre em 0,1 a 0,4% das mulheres grávidas. Por outro lado, 2 a 3% das gestantes têm algum grau de hipotireoidismo, com 0,3 a 0,5% portadoras de hipotireoidismo manifesto e o restante (2 a 2,5%), hipotireoidismo subclínico.

Apesar de muitos estudos sugerirem que o hipotireoidismo subclínico esteja associado a complicações obstétricas e prejuízo no desenvolvimento neuropsíquico de fetos gerados em ambiente de risco, as recomendações de rastreio e tratamento continuam a motivar controvérsias. O hipertireoidismo subclínico, por outro lado, não tem sido associado a desfechos desfavoráveis.

A indicação de se realizar o rastreamento universal para disfunção tireoidiana pré-concepcional, ou durante a gestação, atualmente não é recomendada pelas principais sociedades médicas.

Apesar de a estratégia do rastreamento universal apresentar-se custo-efetiva para o diagnóstico do hipotireoidismo manifesto, quando comparada ao rastreamento de pacientes de alto risco, faltam dados que comprovem o real benefício do diagnóstico e tratamento das disfunções subclínicas na gestação.

A disfunção tireoidiana na gestação é uma condição clínica comum, e o não tratamento do hipotireoidismo e do hipertireoidismo manifestos está associado a desfechos obstétricos e fetais desfavoráveis. O rastreio universal permitiria identificar e tratar todas as gestantes com hipotireoidismo manifesto, que podem ser assintomáticas em até 70% dos casos.

Além disso, o rastreio universal seria útil na identificação das pacientes com hipotireoidismo subclínico, que é a disfunção tireoidiana que prevalece.

Apesar de muitos estudos sugerirem uma associação do hipotireoidismo subclínico com desfechos obstétricos e fetais adversos, especialmente nas pacientes com autoimunidade tireoidiana, a efetividade da terapia com levotiroxina (LT4) em reduzir complicações obstétricas nessas gestantes permanece controversa. Da mesma maneira, a associação do hipotireoidismo subclínico materno com déficits no desenvolvimento neurocognitivo fetal não foi completamente demonstrada pelos estudos até o momento.

Assim, a recomendação atual é de se realizar o rastreamento de disfunção tireoidiana apenas naquelas pacientes de alto risco (Tabela 36.1).

Tabela 36.1 Indicações de rastreamento de disfunção tireoidiana em pacientes de alto risco.

Fatores de risco para disfunção tireoidiana

- História prévia de hipotireoidismo/hipertireoidismo ou presença de sinais/sintomas de disfunção tireoidiana
- Presença de autoimunidade tireoidiana ou bócio
- História de irradiação da cabeça ou pescoço ou cirurgia tireoidiana prévia
- Idade acima de 30 anos
- Diabetes tipo 1 ou outras desordens autoimunes
- História de abortamento, parto prematuro ou infertilidade
- Gestações gemelares prévias (≥ 2)
- História familiar de autoimunidade tireoidiana ou disfunção tireoidiana
- Obesidade grau III (IMC ≥ 40 kg/m²)
- Uso de amiodarona ou lítio, ou administração recente de contraste radiológico iodado
- Residir em área com insuficiência moderada a grave de iodo

IMC, índice de massa corporal.

Na primeira consulta de pré-natal, todas as gestantes devem ser interrogadas quanto a história de doença tireoidiana, uso de LT4 ou de medicamentos antitireoidianos. Além disso, gestantes que realizaram tireoidectomia parcial, tratamento prévio com iodo radioativo ou radioterapia cervical devem ter a função tireoidiana monitorada, com dosagens séricas de TSH mensais, pelo maior risco de desenvolverem hipotireoidismo durante a gestação.

Autoimunidade tireoidiana na gestação

A prevalência de autoanticorpos tireoidianos em gestantes varia entre 2 e 17%, com influência da etnia e do *status* iódico. Uma avaliação da população norte-americana mostrou que a autoimunidade tireoidiana foi mais frequente entre caucasianas e asiáticas, em comparação às afrodescendentes. A ingestão insuficiente, ou excessiva, de iodo parece estar associada à maior positividade de anticorpo antitireoperoxidase (ATPO) e anti-Tg entre as gestantes.

Mulheres eutireoidianas e com ATPO positivo têm maior risco de evoluir com hipotireoidismo durante a gestação. Desse modo, recomenda-se uma maior vigilância das gestantes com ATPO e/ou anti-Tg positivos, com medidas de TSH no momento da confirmação da gestação, e a cada 4 semanas até a metade do 2º trimestre.

Além disso, existe uma maior associação entre autoimunidade tireoidiana com perda fetal e prematuridade. Possíveis mecanismos fisiopatológicos envolvidos seriam: hipofunção tireoidiana leve anticorpo-mediada; reação cruzada dos autoanticorpos com hCG; receptores para os autoanticorpos na zona pelúcida; presença de autoimunidade não órgão-específica concorrente; e aumento dos níveis de citocinas endometriais em mulheres com autoimunidade tireoidiana. Outros possíveis desfechos obstétricos e fetais relacionados com a autoimunidade tireoidiana materna são descolamento prematuro de placenta, depressão pós-parto, síndrome do desconforto respiratório neonatal e prejuízos neurocognitivos da prole.

Alguns estudos que avaliaram mulheres não grávidas demonstraram que o tratamento com selênio foi capaz de reduzir as concentrações de ATPO. No entanto, os resultados do tratamento com selênio em gestantes eutireoidianas com ATPO positivo foram conflitantes. Dessa maneira, as evidências atuais não suportam a suplementação de selênio em gestantes com ATPO positivo.

O uso de LT4 tem sido utilizado para gestantes eutireoidianas com ATPO positivo e história prévia de abortamento. Por outro lado, os estudos não são conclusivos quanto à resposta de uma maior taxa de nascidos vivos. Portanto, até o momento, não existem evidências que suportem a recomendação de tratar com LT4 mulheres eutireoideanas com autoimunidade tireoidiana positiva no período gestacional ou pré-concepção.

Insuficiência iódica na gestação

Durante a gestação, a demanda materna de iodo é significativamente maior que em mulheres não grávidas. Isso se deve a um aumento de cerca de 50% na produção materna de hormônio tireoidiano, à transferência materno-fetal de iodo e ao aumento do *clearance* de iodo materno. A deficiência iódica na gestação é frequente em todo o mundo e está associada a prejuízos na função tireoidiana e bócio.

A insuficiência iódica materna leva ao prejuízo da síntese dos hormônios tireoidianos materno e fetal. Os níveis baixos de hormônios tireoidianos estimulam uma maior produção de TSH pela hipófise, que, por sua vez, estimula o crescimento da glândula, que resulta em bócio materno e fetal.

Gestantes com deficiência leve/moderada de iodo apresentam maior risco de desenvolver bócio. A suplementação dessas gestantes mostrou redução do volume tireoidiano e dos níveis de tireoglobulina e TSH. Alguns estudos têm demonstrado um risco aumentado de transtorno de déficit de atenção e hiperatividade (TDAH) e prejuízo cognitivo na prole de mulheres com deficiência leve/moderada de iodo na gestação.

Apesar de o programa de iodação universal do sal para consumo humano ter sido implementado no Brasil desde 1953, há carência de informações sobre a situação nutricional de iodo das gestantes brasileiras. Estudos sugerem que a ingestão do mineral pela população brasileira esteja abaixo das recomendações da Organização Mundial da Saúde (OMS).

Atualmente, recomenda-se que gestantes, lactantes e mulheres que planejem engravidar ingiram, no mínimo, 250 mg/dia. O iodo é encontrado, principalmente, em alimentos de origem marinha como peixes, frutos do mar e algas marinhas, além de laticínios, ovos, carnes e alguns vegetais (agrião, couve). Para alcançar essa meta, pode ser necessária a suplementação de iodo, especialmente em mulheres que vivem em países onde não se realiza iodação do sal.

Nesses locais, recomenda-se a suplementação, preferencialmente por iodeto de potássio, na dose de 150 mg/dia para gestantes e lactantes. Idealmente, essa suplementação deve ser iniciada 3 meses antes de a mulher engravidar. Não há recomendação de uso de doses suplementares acima de 150 mg/dia. O consumo excessivo de iodo durante a gestação pode trazer prejuízos à função tireoidiana fetal e, por isso, as gestantes devem evitar uma ingestão maior que 500 mg/dia.

Hipotireoidismo na gestação

O hipotireoidismo manifesto na gestação é definido como níveis séricos de TSH acima do valor de referência trimestre-específico e níveis baixos de T4 livre. Em alguns casos, observamos níveis elevados de TSH, com níveis normais de T4 livre (hipotireoidismo subclínico), ou níveis baixos de T4 livre, com níveis normais de TSH (hipotiroxinemia isolada). Os limites de normalidade do TSH devem, idealmente, ser definidos para cada população específica.

A prevalência de elevação do TSH entre mulheres em idade fértil é de 2 a 3%, e pode ser maior em áreas com insuficiência de iodo. A principal causa de hipotireoidismo, em locais suficientes em iodo, é autoimune (tireoidite de Hashimoto). Outras causas mais raras são tireotropinomas (tumores hipofisários secretores de TSH), resistência ao hormônio tireoidiano e hipotireoidismo central.

Os riscos maternos e fetais do hipotireoidismo manifesto não tratado já são bem estabelecidos. As complicações mais observadas incluem prematuridade, baixo peso ao nascer, perda fetal, doença hipertensiva da gravidez e déficit cognitivo da prole. Por esse motivo, o tratamento do hipotireoidismo manifesto com LT4 é sempre recomendado durante a gestação.

Muitos estudos têm demonstrado um risco aumentado de complicações obstétricas em gestantes com hipotireoidismo subclínico, especialmente nas com ATPO positivo. Dessa maneira, recomenda-se a dosagem de autoanticorpos tireoidianos (ATPO e anti-Tg) em todas que apresentarem níveis séricos de TSH > 2,5 mUI/ℓ. As recomendações para tratamento com LT4 em gestantes com hipotireoidismo subclínico estão resumidas no fluxograma a seguir (Figura 36.2).

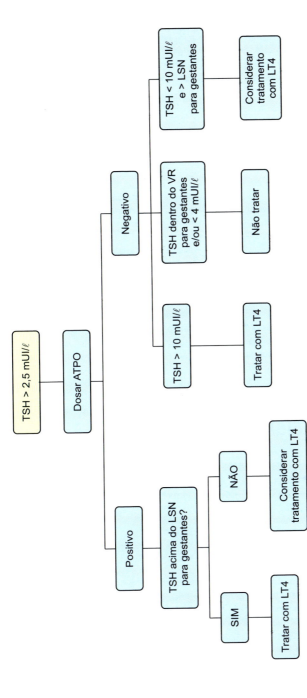

Figura 36.2 Recomendações atuais para o tratamento com levotiroxina de gestantes com hipotireoidismo subclínico. *ATPO*, anticorpo antitireoperoxidase; *LSN*, limite superior da normalidade; *LT4*, levotiroxina; *TSH*, hormônio tireoestimulante; *VR*, valor de referência. (Adaptada de Alexander EK, Pearce EN, Brent GA et al. 2017 Guidelines of the American Thyroid Association for the Diagnosis and Management of Thyroid Disease During Pregnancy and the Postpartum. Thyroid. 2017;27(3):315-89.)

O tratamento com LT4 em gestantes, quando indicado, deve ser mantido durante toda a gestação. No momento em que o hipotireoidismo é diagnosticado na gestação, recomenda-se iniciar a LT4 nas doses de 1,2 a 1,4 μg/kg/dia, se hipotireoidismo subclínico, e 2,3 μg/kg/dia, se hipotireoidismo manifesto. O alvo terapêutico deve ser o alcance de níveis de TSH na metade inferior do valor de referência para gestantes e/ou < 2,5 mUI/ℓ. Devem-se monitorar os níveis séricos de TSH a cada 4 semanas até a 30ª semana de gestação, uma vez que ajustes nas doses de LT4 são frequentemente necessários nesse período. Quando for necessário modificar as doses da medicação, deve-se realizar uma nova dosagem de TSH sérico após 4 semanas de cada ajuste.

Pacientes com diagnóstico de hipotireoidismo pré-gestacional, que já faziam uso crônico de LT4, devem ter sua dose ajustada o mais precocemente possível. Dessa maneira, orienta-se aumentar a dose da LT4 em 25 a 30% ou dois comprimidos/semana quando houver suspeita de gravidez, mesmo antes da confirmação laboratorial.

Em mulheres com hipotireoidismo, em uso de LT4, que planejam engravidar, deve-se dosar o TSH sérico junto aos exames pré-concepcionais. Os níveis séricos de TSH pré-concepcional devem estar dentro dos valores de normalidade, idealmente menores que 2,5 mUI/ℓ. Além disso, deve-se orientar a paciente a comunicar imediatamente o médico que a acompanha assim que houver suspeita de gravidez.

Quando adequadamente tratado, o hipotireoidismo não acrescenta risco à gestação, de modo que não é necessária uma maior vigilância dessas pacientes pelos obstetras.

A hipotiroxinemia isolada é definida como a presença de níveis normais de TSH sérico e concentrações de T4L abaixo do percentil 2,5 a 5,0 no intervalo de referência. Diversos estudos têm demonstrado associação entre hipotiroxinemia isolada materna e prejuízos no desenvolvimento neurocognitivo da prole, que inclui menor quociente de inteligência (QI), atraso na linguagem, função motora prejudicada, menor perímetro cefálico e maior risco de autismo. Os dados que relacionam a hipotiroxinemia isolada materna com piores desfechos obstétricos são mais escassos e sugerem uma associação com baixo peso ao nascer e risco de prematuridade. No entanto, nenhum estudo foi capaz de demonstrar benefícios da reposição de T4L nessas pacientes com relação aos desfechos obstétricos e fetais. Por esse motivo, o tratamento com T4L em pacientes com hipotiroxinemia isolada não é recomendado rotineiramente.

Hipertireoidismo na gestação

O hipertireoidismo ocorre em 1 a 2 casos por 1.000 gestações e é definido como níveis séricos de TSH abaixo do valor de referência trimestre-específico e níveis séricos elevados de T3 e/ou T4L. O hipertireoidismo subclínico é definido por níveis séricos de TSH abaixo do valor de referência trimestre-específico, com níveis de hormônios tireoidianos normais.

As possíveis etiologias para o hipertireoidismo na gravidez estão demonstradas na Tabela 36.1.

Tireotoxicose transitória da gestação

A tireotoxicose gestacional é a causa mais frequente de hipertireoidismo no 1º trimestre e acomete 2 a 3% das gestações. É uma forma transitória de tireotoxicose que ocorre em decorrência dos níveis séricos elevados de hCG. Está frequentemente associada à hiperêmese gravídica, que é uma condição definida como náuseas e vômitos intensos, com desidratação, perda de mais de 5% do peso corporal e cetonúria. Também é frequente em gestações gemelares, nas quais os níveis de hCG são elevados. Raramente, a tireotoxicose pode estar associada à doença trofoblástica.

No diagnóstico diferencial, devem-se excluir outras causas de tireotoxicose (Tabela 36.2). Na tireotoxicose transitória da gestação, os anticorpos antitireoidianos estão negativos.

Tabela 36.2 Etiologia do hipertireoidismo na gestação.

- Tireotoxicose transitória da gestação
- Doença de Graves
- Bócio uni ou multinodular tóxico
- Tireoidite subaguda
- Tumor trofoblástico
- Hipertireoidismo induzido por medicamentos (amiodarona, lítio, iodo)
- *Struma ovarii*
- Carcinoma folicular de tireoide funcionante

Seu tratamento é de suporte, com sintomáticos e hidratação, e não é necessário o uso de medicamentos antitireoidianos na maioria das vezes. O quadro, em geral, resolve-se espontaneamente após a 10ª até a 12ª semana de gestação, quando os níveis de hCG costumam cair. Entretanto, casos graves podem necessitar de medicamento antitireoidiano e betabloqueadores.

Doença de Graves

A doença de Graves (DG) é a segunda causa mais comum de hipertireoidismo na gestação, e ocorre em 0,1 a 1% das gestações (0,4% hipertireoidismo clínico e 0,6% hipertireoidismo subclínico). É uma doença autoimune, mediada por anticorpos que mimetizam o TSH e estimulam a tireoide materna a produzir hormônios tireoidianos. Os autoanticorpos podem atravessar a barreira placentária e causar DG fetal.

Sintomas como fadiga, intolerância ao calor e taquicardia são comuns, tanto na gestação normal como nas pacientes com hipertireoidismo. A presença de história familiar ou pessoal de DG ou outras doenças autoimunes aumentam a suspeição para esse diagnóstico.

A DG pode ser diferenciada da tireotoxicose transitória da gestação pela presença de bócio difuso, oftalmopatia, mixedema pré-tibial ou início dos sintomas de hipertireoidismo anterior à gestação. Além disso, a presença de anticorpos positivos (anticorpo antirreceptor de TSH [TRAb] e ATPO) corrobora o diagnóstico. A cintilografia de tireoide não deve ser realizada durante a gestação.

O hipertireoidismo clínico não controlado durante a gravidez está associado a aumento do risco de abortamento, natimortos, prematuridade, pré-eclâmpsia, baixo peso ao nascer, crescimento intrauterino restrito e falência cardíaca congestiva materna.

O tratamento da DG na gestação deve ter como objetivo manter os níveis séricos de T4L no limite superior da normalidade, ou ligeiramente elevados, de acordo com os valores de referência de não gestantes. Os medicamentos antitireoidianos utilizados no tratamento do hipertireoidismo são a propiltiouracila (PTU) e o metimazol (MTZ) ou tapazol (TPZ), que bloqueiam a síntese dos hormônios tireoidianos. A PTU também inibe a conversão periférica de T4 em T3. A dose inicial de PTU é 100 a 150 mg, a cada 8 horas, e a de MTZ, 10 a 30 mg/dia, em dose única.

Pequenas quantidades de PTU e MTZ atravessam a placenta e podem levar à redução da função tireoidiana fetal. Durante muito tempo, o fármaco de escolha no tratamento de DG na gestação tem sido a PTU, por conta dos riscos de malformações com o uso de MTZ, tais como aplasia congênita da cútis, atresia de coanas e esofágica e anormalidades faciais. No entanto, estudos recentes têm demonstrado que o uso de PTU no 1º trimestre está também associado a algumas malformações, tais como defeitos do trato urinário, face e pescoço. Sociedades médicas recomendam o uso de PTU até o fim do 1º trimestre de gestação, com a troca do MTZ pela PTU, assim que confirmada a gravidez, nas pacientes que já faziam uso de medicamento antitireoidiano antes da gestação. Depois desse período, em razão do aumento do risco de hepatotoxicidade, PTU deve ser trocada por MTZ. Ao longo da gestação, a dose dos medicamentos antitireoidianos deve ser reduzida, sempre que possível, ou descontinuada se a paciente estiver eutireoidiana. Cerca de um terço das gestantes com DG entra em remissão espontaneamente no último trimestre da gestação, de modo que é possível a descontinuação dos medicamentos utilizados.

Durante o acompanhamento dessas pacientes, deve-se dosar TSH e T4L a cada 2 a 4 semanas até que os níveis de T4L estejam normais e, posteriormente, a cada 4 a 8 semanas. Os níveis de TSH podem demorar meses para normalizar e, por isso, não são utilizados para guiar o ajuste das doses dos medicamentos antitireoidianos.

Terapia adjuvante com betabloqueadores pode ser necessária para controle dos sintomas de tireotoxicose em algumas pacientes, mas deve ser descontinuada assim que possível pelo risco de complicações fetais, tais como restrição de crescimento intrauterino (CIR), hipoglicemia, depressão respiratória e bradicardia fetal.

Em pacientes que não toleraram o uso de medicamentos antitireoidianos, a tireoidectomia pode ser indicada e deve ser realizada, preferencialmente, no 2º trimestre de gestação. No preparo pré-operatório, pode ser indicado o uso de iodeto de potássio por 2 semanas antes da cirurgia, a fim de diminuir a vascularização da tireoide e reduzir a síntese hormonal.

O uso de radioiodo é absolutamente contraindicado na gestação, pelo risco de malformação tireoidiana fetal. Mulheres que fizeram uso de radioiodoterapia devem aguardar, pelo menos, 6 meses para engravidar.

Disfunção tireoidiana fetal ou neonatal pode ocorrer em gestantes com DG, por conta da transferência transplacentária do TRAb materno, mesmo em gestantes eutireoidianas previamente tratadas com medicamentos antitireoidianos ou radioiodo. A passagem do TRAb aumenta por volta da 26ª semana de gestação, de modo que é recomendada a dosagem sérica de TRAb materno entre 20 e 24 semanas de gestação em todas as mulheres com história de DG. Títulos elevados de TRAb (especialmente > 300% o limite superior de referência) sugerem risco de hipertireoidismo fetal. A ultrassonografia obstétrica também pode identificar sinais de hipertireoidismo no feto (taquicardia, aceleração da maturação óssea, bócio, CIR, sinais de falência cardíaca congestiva) ou hipotireoidismo fetal (bócio, retardo da maturação óssea).

A crise tireotóxica é uma complicação grave, que acomete cerca de 10% das gestantes com hipertireoidismo por DG, não tratadas ou mal controladas, no curso da gestação. Pode ser desencadeada por situações de estresse, tais como trabalho de parto ou infecções, e apresenta alta taxa de mortalidade materna e fetal. Clinicamente, a paciente pode apresentar febre alta (superior a 40°C), arritmias, alteração do estado mental, convulsões, náuseas, diarreia, hipotensão e coma. Diante da suspeita clínica, em pacientes com hipertireoidismo previamente diagnosticado, deve-se instituir o tratamento antes da confirmação laboratorial pela dosagem de hormônios tireoidianos. O tratamento deve incluir medidas de suporte como oxigenoterapia, reposição hídrica e de eletrólitos, antitérmicos, medicamentos antitireoidianos (preferencialmente PTU), betabloqueadores e corticoide (Tabela 36.3). Iodeto de sódio ou potássio também podem ser utilizados para bloquear a síntese e liberação dos hormônios tireoidianos pela glândula, mas há o risco de causar bócio fetal induzido por iodo. O feto deve ser monitorado e a indução do parto ou término da gestação, considerados.

Tabela 36.3 Manejo da crise tireotóxica na gestação.

- Internação em unidade de terapia intensiva
- Reposição hídrica e correção de eletrólitos e glicose
- Controle rigoroso da pressão arterial
- Controle da temperatura corporal – antitérmicos e agentes físicos
- Iodeto de sódio: 0,5 a 1 g, IV, 8/8 horas
- Propiltiouracila 600 a 1.200 mg (VO, enteral ou retal) 6/6 horas
- Propranolol 40 mg, VO, 4/4 horas ou betabloqueadores venosos
- Dexametasona
- Anticonvulsivantes: fenobarbital

IV, via intravenosa; *VO*, via oral.

Nódulos e câncer de tireoide

Nódulos e câncer de tireoide descobertos durante a gravidez são situações desafiadoras, uma vez que se deve pesar o risco/benefício entre realizar o diagnóstico definitivo e instituir o tratamento, bem como evitar intervenções que possam impactar a saúde fetal e manutenção da gestação.

A prevalência de nódulos tireoidianos diagnosticados durante a gestação varia entre 3 e 21%; e é maior nas mulheres mais velhas e com maior paridade.

Na avaliação de gestantes com nódulos tireoidianos, deve-se perguntar sobre história familiar de carcinoma medular de tireoide, carcinoma papilífero de tireoide, neoplasias endócrinas múltiplas tipo 2 (NEM2) ou polipose familiar. Também se deve averiguar história prévia de cirurgias ou irradiação de cabeça ou pescoço. A taxa de crescimento do nódulo e a presença de sintomas como disfonia ou dispneia podem sugerir malignidade. Durante o exame físico, deve-se pesquisar a presença de linfonodomegalias cervicais.

A avaliação da função tireoidiana, com dosagem sérica de TSH e T4L maternos, e a ultrassonografia de tireoide são os exames iniciais indicados para a investigação desses nódulos.

A ultrassonografia da tireoide é o método mais acurado para detectar nódulos, avaliar suas características, monitorar seu crescimento e avaliar a presença de linfonodos cervicais. As características ultrassonográficas sugestivas de malignidade incluem hipoecogenicidade, margens irregulares, nódulos mais altos do que largos (diâmetro anteroposterior maior que transverso), microcalcificações e vascularização central.

A punção aspirativa por agulha fina (PAAF), guiada por ultrassonografia, pode ser realizada em qualquer momento da gestação. Ela deve ser realizada em casos de nódulos maiores que 10 mm, que apresentem características suspeitas de malignidade. A investigação de nódulos tireoidianos que não apresentem características suspeitas de malignidade deve ser adiada para depois do parto.

O uso de radioiodo diagnóstico ou terapêutico está contraindicado durante a gestação. No entanto, o uso inadvertido de radioiodo antes da 12ª semana parece não causar prejuízos à tireoide fetal. O tratamento prévio à gestação com radioiodo não parece acarretar riscos de desfechos maternos e fetais desfavoráveis. No entanto, recomenda-se não engravidar pelos 6 meses subsequentes a esse tratamento.

Tireoidectomia é o tratamento de escolha para o carcinoma bem diferenciado de tireoide (CDT), que inclui os carcinomas papilífero e folicular. A gestação parece não piorar o prognóstico de grávidas que diagnosticaram CDT. O risco de complicações cirúrgicas parece ser maior em gestantes submetidas à tireoidectomia no primeiro trimestre.

Pacientes diagnosticadas com carcinoma papilífero de tireoide no 1º trimestre devem realizar acompanhamento ultrassonográfico a cada trimestre para avaliar crescimento tumoral. Se houver crescimento substancial do tumor (50% do volume e 20% em diâmetro em duas dimensões) até a 4ª semana de gestação, o tratamento cirúrgico deve ser indicado. No entanto, se permanecer estável ou for diagnosticado na 2ª metade da gestação, a cirurgia deverá ser adiada para após o parto. Da mesma maneira, pacientes que se apresentem com doença avançada devem ser consideradas para cirurgia. Naquelas em que se optar por adiar o tratamento cirúrgico para após o parto, deve-se considerar a terapia supressiva com T4L, com o objetivo de manter os níveis séricos maternos de TSH entre 0,1 e 1,5 mUI/ℓ.

Para pacientes com diagnóstico de câncer de tireoide antes da gestação, recomenda-se manter o grau de supressão de TSH pré-concepcional ao longo do período gestacional. A função tireoidiana deve ser avaliada a cada 4 semanas até a 16ª à 20ª semana de gestação, e semanalmente entre a 26ª e a 32ª semana gestacional, para o ajuste do medicamento utilizado, quando necessário.

A gestação não aumenta o risco de recorrência em mulheres tratadas para CDT que não apresentam doença prévia bioquímica ou estrutural aparente. No entanto, a gestação pode ser um estímulo ao crescimento do câncer de tireoide em pacientes com doença estrutural ou bioquímica aparente no momento da concepção. Em tal situação, a paciente deve ser esclarecida dos riscos provocados pela gestação. O impacto da gestação em mulheres com carcinoma medular de tireoide não é conhecido, de modo que é indicado o tratamento cirúrgico na gravidez nos casos de presença de tumores grandes ou metástases linfonodais extensas.

Acompanhamento após o parto

Hipotireoidismo

Após o parto, a dose da T4L deve ser reduzida para os valores pré-concepcionais utilizados pela paciente, e uma nova dosagem de TSH sérico deve ser realizada em 6 semanas.

A maioria das gestantes que iniciaram T4L durante a gestação não precisará manter o tratamento após o parto, especialmente as que utilizaram doses menores que 50 µg/dia. Quando se optar por descontinuar o tratamento, deve-se avaliar o TSH após 6 a 8 semanas.

O hipotireoidismo (subclínico ou manifesto) deve ser tratado em mulheres lactantes, uma vez que essas condições podem dificultar o aleitamento.

Uma pequena parcela do hormônio tireoidiano materno (endógeno e exógeno) é secretada no leite. Essa quantidade de hormônio transferida não exerce influência no *status* hormonal tireoidiano do lactente. Dessa maneira, o aleitamento materno é permitido para mulheres em uso de T4L.

Hipertireoidismo

O aleitamento materno é permitido para pacientes com hipertireoidismo, mesmo que estejam em uso de medicamentos antitireoidianos (MTZ ou PTU). Os níveis de MTZ no leite materno são maiores que os de PTU, mas não se identificou risco de alteração da função tireoidiana do lactente. Em razão do risco de hepatotoxicidade, alguns autores recomendam a prescrição de MTZ no puerpério. Em todos os casos, deve-se orientar a paciente a tomar a medicação logo após a amamentação e evitar o aleitamento por 3 a 4 horas após ingerir a medicação.

As pacientes com DG devem ser monitoradas no período pós-parto pelo risco de recidiva ou exacerbação da doença.

Fetos de mães que apresentaram DG na gestação devem ser acompanhados em decorrência do risco de DG neonatal. O hipertireoidismo neonatal é mais comum que o fetal, pois a deiodinase tipo 3 placentária converte T4 em T3 reverso e protege, em parte, o feto do excesso de hormônio tireoidiano materno. Após o nascimento, os títulos de TRAb recebidos da mãe ainda se mantêm altos e estimulam a tireoide do recém-nascido a produzir hormônios tireoidianos.

Tireoidite pós-parto

A tireoidite pós-parto (TPP) é definida como uma disfunção tireoidiana que ocorre durante o primeiro ano após o parto, em mulheres que eram eutireoidianas anteriormente à gestação. Trata-se de uma desordem inflamatória autoimune, caracterizada por um período de tireotoxicose transitória, seguida de hipotireoidismo, e retorno ao estado eutireoidiano antes do fim do 1º ano puerperal. Todavia, o curso clínico dessa desordem pode variar desde a forma clássica em três fases, até uma tireotoxicose ou hipotireoidismo isolado. Uma parte das pacientes (10 a 20%) pode evoluir com hipotireoidismo permanente. Em alguns casos, o hipotireoidismo permanente pode ressurgir após um período de resolução da TPP. Os principais fatores associados ao risco de hipotireoidismo permanente após a TPP são: multiparidade, idade materna avançada, história de perda fetal, altos títulos de autoanticorpos tireoidianos, gravidade do hipotireoidismo e padrão de hipoecogenicidade na ultrassonografia de tireoide.

A prevalência da TPP varia entre 1,1 e 16,7%. Mulheres que apresentam positividade para autoanticorpos tireoidianos no 1º trimestre têm um risco aumentado de desenvolver TPP (entre 33 e 50%), e é maior quanto mais alto for o título dos anticorpos. Pacientes que apresentaram TPP têm um risco maior (cerca de 70%) de desenvolvê-la novamente em uma gestação futura. Acredita-se que a TPP seja decorrente de um rebote do sistema imunológico após um período de supressão imunológica relativa da gravidez.

O diagnóstico da TPP pode ser desafiador, visto que se confunde com o da DG. O tempo de início dos sintomas pode ajudar a diferenciar as duas patologias, uma vez que a maioria dos casos de TPP apresentará sintomas de tireotoxicose nos primeiros 3 meses após o parto, enquanto na DG costumam se apresentar mais tardiamente. Outras características clínicas e laboratoriais que auxiliam no diagnóstico diferencial dessas duas etiologias estão descritas na Tabela 36.4.

A TPP, frequentemente, apresenta-se de forma assintomática. Sintomas usuais durante a fase de tireotoxicose são: irritabilidade, intolerância ao calor, fadiga e palpitações. Durante a fase de hipotireoidismo, pode-se observar intolerância ao frio, pele seca, fadiga e dificuldade de concentração. Pacientes com diagnóstico de depressão pós-parto devem ser rastreadas para disfunção tireoidiana.

O tratamento da fase tireotóxica da TPP não deve ser realizado com medicamentos antitireoidianos, já que não ocorre aumento da síntese dos hormônios tireoidianos, mas uma descarga hormonal em decorrência da tireoidite destrutiva. Em casos muito sintomáticos, pode-se utilizar um betabloqueador (propranolol ou metoprolol) em doses baixas. Após a resolução da fase tireotóxica, deve-se monitorar o TSH a cada 4 a 8 semanas para diagnosticar a fase de hipotireoidismo, quando presente.

A fase de hipotireoidismo deve ser tratada com T4L se a paciente estiver sintomática, amamentando ou planejando uma nova gestação. Se optar pelo não tratamento com T4L, a função tireoidiana deve ser monitorada a cada 4 a 8 semanas, até a normalização dos níveis de TSH.

A função tireoidiana deve ser avaliada anualmente em todas as pacientes que apresentaram resolução da TPP pelo risco de recidiva.

Tabela 36.4 Características clínicas, laboratoriais e cintilográficas para o diagnóstico diferencial entre doença de Graves e tireoidite pós-parto.

	Doença de Graves	Tireoidite pós-parto
Bócio	Presente	Presente
Oftalmopatia	Presente ou ausente	Ausente
TRAb	Positivo (em geral)	Negativo (em geral)
Relação T4/T3	Baixa ou normal	Elevada
Captação de I^{131} ou I^{123}*	Elevada ou normal	Baixa

*Lactantes não devem receber I^{131}. *TRAb*, anticorpo antirreceptor de TSH.

Pontos-chave

- No decorrer da gravidez, vários mecanismos adaptativos levam a alterações fisiológicas da função tireoidiana. A glândula tireoide aumenta em 10% seu tamanho durante a gestação, em locais com iodo suficiente, e 20 a 40% em áreas deficientes em iodo
- No 1º trimestre da gestação, a tireoide é estimulada pela gonadotrofina coriônica humana (hCG) a secretar quantidades maiores de T4, enquanto observamos supressão do hormônio tireoestimulante (TSH). Devem-se utilizar os valores de referência do TSH específicos para cada trimestre e definidos para cada população
- Muitos estudos sugerem que o hipotireoidismo subclínico esteja associado a complicações obstétricas e prejuízo no desenvolvimento neuropsíquico dos conceptos. O hipertireoidismo subclínico, por outro lado, não tem sido associado a desfechos desfavoráveis
- A recomendação atual é de se realizar o rastreamento de disfunção tireoidiana apenas naquelas pacientes de alto risco
- Mulheres eutireoidianas e com anticorpo antitireoperoxidase positivo têm maior risco de evoluir com hipotireoidismo durante a gestação
- O tratamento do hipotireoidismo manifesto com levotiroxina (LT4) é sempre recomendado durante a gestação
- A tireotoxicose gestacional é uma forma transitória de tireotoxicose que ocorre em decorrência dos níveis séricos elevados de hCG. Está associada a hiperêmese gravídica, desidratação, perda de mais de 5% do peso corporal e cetonúria. Também é frequente em gestações gemelares e raramente pode estar associada à doença trofoblástica gestacional
- O tratamento da doença de Graves na gestação deve ter como objetivo manter os níveis séricos de T4L no limite superior da normalidade, ou ligeiramente elevados, de acordo com os valores de referência de não gestantes
- A gestação não aumenta o risco de recorrência em mulheres tratadas para carcinoma bem diferenciado de tireoide que não apresentam doença prévia bioquímica ou estrutural aparente
- A tireoidite pós-parto é uma desordem inflamatória autoimune, caracterizada por um período de tireotoxicose transitória, seguida de hipotireoidismo que ocorre durante o primeiro ano após o parto, em mulheres que eram eutireoidianas anteriormente à gestação.

37

Cardiopatias

Flávia Cunha dos Santos
Jorge Rezende Filho

Diagnóstico, 581

Classificação, 582

Aconselhamento
  pré-concepcional, 582

Principais cardiopatias, 584

Prótese valvar cardíaca, 589

A doença cardiovascular ainda é a principal causa indireta de morte materna nos EUA, sendo responsável por cerca de 15% dos óbitos maternos e afetando de 1 a 2% das gestações. Com os avanços da cirurgia cardíaca, 85% das crianças com cardiopatia congênita tratadas sobrevivem até a idade adulta. Além disso, o aumento da idade da mulher na primeira gestação e o crescimento nas taxas de hipertensão arterial, diabetes e dislipidemia fizeram com que ocorresse aumento expressivo na incidência de doenças cardiovasculares na gestação. Em países em desenvolvimento, a doença cardíaca reumática ainda é um problema de saúde pública, sendo a estenose mitral a forma mais frequente de lesão cardíaca associada à gestação.

A gestação, além de proporcionar alterações hemodinâmicas, leva a um estado pró-coagulante, com aumento no risco de eventos tromboembólicos. Somado a isso, a farmacocinética de diversas medicações é alterada, diante do aumento do volume plasmático, da mudança na ligação do fármaco a proteínas, do aumento na taxa de filtração glomerular e do aumento na função de enzimas hepáticas. Assim, as alterações fisiológicas do organismo da mulher para receber o feto podem impactar diretamente diversas doenças preexistentes e necessitam de vigilância e ajustes terapêuticos.

Apesar da impressão de que o período do parto seria o de maior risco para eventos cardíacos, estudos recentes mostraram que tais eventos são mais frequentes no anteparto ou no puerpério, dependendo da patologia envolvida. Dessa forma, o acompanhamento periparto é fundamental para a mulher cardiopata e não deve ser negligenciado.

Além dos riscos maternos, a doença cardíaca também pode afetar o desenvolvimento, o crescimento e a sobrevida do feto.

Diagnóstico

Na gestação, o diagnóstico das cardiopatias é dificultado, porque a maioria dos sintomas confunde-se com os exibidos por algumas pacientes na vigência de gravidez normal (dispneia, taquicardia, palpitação, síncope, sopro sistólico, edema dos membros inferiores), todos condicionados por acréscimo de velocidade circulatória, elevação da cúpula diafragmática e aumento da pressão venosa. O edema dos membros inferiores resulta da combinação de obstrução venosa pelo útero gravídico e de queda da pressão coloidosmótica; é achado frequente na gravidez normal e não deve ser considerado sinal de doença cardíaca. Há, porém, elementos decisivos para caracterizar a doença cardíaca na gestante: arritmias, sopro diastólico, sopro sistólico de, no mínimo, três cruzes e aumento indiscutível da área cardíaca.

Aproximadamente 10 a 15% das pacientes com doença cardíaca na gravidez não apresentam história prévia da condição.

A ecocardiografia da grávida é fundamental para a avaliação da anatomia e da fisiologia do coração e, por isso, é o exame principal para o diagnóstico da cardiopatia. Vale destacar que, na gravidez normal, há aumento de pré-carga, débito cardíaco e consumo de oxigênio. Por outro lado, a pós-carga está diminuída.

Classificação

Para serem estabelecidos o prognóstico materno e a terapêutica, é importante separar funcionalmente a grávida cardiopata em quatro classes, conforme descrito na Tabela 37.1 (da New York Heart Association [NYHA]). Atualmente, também dispomos de escores de classificação de risco materno, como a da Organização Mundial da Saúde (OMS) modificada (Tabela 37.2), que alia tanto dados clínicos quanto ecocardiográficos para a estimativa do risco e orienta sobre o tipo de aconselhamento e acompanhamento que deve ser feito no período.

Aconselhamento pré-concepcional

Pacientes incluídas no risco IV-OMS devem ser desaconselhadas a engravidar. O Registry of Pregnancy and Cardiac Disease (ROPAC) validou a classificação da OMS modificada, que inclui uma categoria intermediária (risco II/III-OMS) que significa risco moderado de morbidade e mortalidade. As diretrizes da European Society of Cardiology (ESC) sugerem utilização da classificação da OMS modificada para estabelecimento do risco materno. O posicionamento da Sociedade Brasileira de Cardiologia (SBC) considera a classificação da OMS como mais aceita e que deve ser aplicada para a estratificação do risco das cardiopatias para a gravidez. Os recursos disponíveis para o atendimento e a capacitação da equipe multiprofissional especializada também devem ser considerados e individualizados no aconselhamento à gestação. A diretriz da ESC acrescentou as doenças de aorta associadas a síndrome de Turner (tamanho de aorta indexado de 25 mm/m²); tetralogia de Fallot (diâmetro de aorta > 50 mm), síndrome vascular de Ehlers-Danlos; e circulação de Fontan complicada, no risco IV-OMS.

Tabela 37.1 Classificação funcional da cardiopata segundo a New York Heart Association (NYHA).

Classe funcional	Características clínicas
I	Paciente assintomática, sem limitação da atividade física
II	Paciente levemente comprometida, com limitação discreta da atividade física habitual
III	Paciente acentuadamente comprometida, confortável ao repouso, mas com grande limitação da atividade física mesmo leve
IV	Paciente sintomática mesmo no repouso com inabilidade de desempenhar qualquer atividade física sem desconforto

Tabela 37.2 Classificação modificada da Organização Mundial da Saúde (OMS) do risco cardiovascular materno.

Classificação	OMS I	OMS II	OMS II-III	OMS III	OMS IV
Diagnóstico	• Defeitos pequenos: ■ Estenose pulmonar ■ *Ductus arteriosus* patente ■ Prolapso mitral • Lesões simples corrigidas (defeito do septo atrial ou ventricular, *ductus arteriosus* patente, drenagem anômala de veias pulmonares) • Extrassístoles atriais ou ventriculares isoladas	• Defeito do septo atrial ou ventricular não corrigido • Tetralogia de Fallot corrigida • Arritmias supraventriculares • Síndrome de Turner sem dilatação aórtica	• Disfunção ventricular leve (FE > 45%) • Miocardiopatia hipertrófica • Válvula nativa ou biológica não considerada OMS I ou IV (estenose mitral leve, estenose aórtica moderada) • Marfan ou outras síndromes aórticas hereditárias sem dilatação • Diâmetro da aorta < 45 mm em portadores de válvula aórtica bicúspide • Coarctação aórtica corrigida • Defeito no septo atrioventricular	• Disfunção ventricular moderada (FE 30 a 45%) • Miocardiopatia periparto prévia sem sequela • Prótese mecânica • Ventrículo direito como circulação sistêmica com função normal ou disfunção leve • Circulação de Fontan se paciente bem compensado • Cardiopatia cianótica não corrigida • Outras cardiopatias complexas • Estenose mitral moderada • Estenose aórtica grave assintomática • Dilatação aórtica moderada (Marfan 40 a 45 mm, bicúspide 45 a 50 mm, Turner 20 a 25 mm/m² de tamanho indexado e Fallot < 50 mm) • Taquicardia ventricular	• Hipertensão pulmonar • Disfunção ventricular grave (FE < 30% ou NYHA III ou IV) • Miocardiopatia periparto com qualquer sequela na função ventricular • Estenose mitral grave • Estenose aórtica grave sintomática • Ventrículo direito como circulação sistêmica com disfunção moderada ou grave • Dilatação aórtica grave (Marfan > 45 mm, bicúspide > 50 mm, Turner > 25 mm de tamanho indexado, Fallot > 50 mm) • Síndrome de Ehler-Danlos • Coarctação grave • Circulação de Fontan com complicações
Risco	Não há aumento na mortalidade Discreto ou nenhum aumento na morbidade	Pequeno aumento na mortalidade Moderado aumento na morbidade	Risco moderado na mortalidade Aumento moderado a importante na morbidade	Aumento importante na mortalidade ou morbidade grave	Altíssimo risco de mortalidade materna ou morbidade grave
Taxa de evento cardíaco materno	2,5 a 5%	5,7 a 10,5%	10 a 19%	19 a 27%	40 a 100%

FE, fração de ejeção; *NYHA*, New York Heart Association. (Adaptada da Diretriz Europeia de Doenças Cardiovasculares na Gravidez, 2018.)

Deve-se esclarecer à grávida que o prognóstico fetal também pode ser adverso, com risco aumentado de abortamento, crescimento intrauterino restrito (CIR) e prematuridade. Além disso, o risco de cardiopatia congênita no recém-nascido está aumentado, sendo de 0,8% na população geral e 5% em mães cardiopatas.

Principais cardiopatias

Doença cardíaca reumática

A doença valvar reumática é um problema grave de saúde pública em países subdesenvolvidos e a causa mais frequente de regurgitação mitral e aórtica em grávidas. Mulheres em idade fértil com estenose mitral devem ser avaliadas antes da gravidez quanto à necessidade de intervenção cirúrgica ou percutânea (valvuloplastia por balão).

A estenose mitral é a cardiopatia valvar mais prevalente na gravidez. Diâmetros de área valvar medidos por meio do ecocardiograma abaixo de 1,5 cm^2 são considerados expressivos para levar a eventos clínicos. A mortalidade materna é rara, porém a incidência de complicações cardíacas maternas (edema agudo de pulmão, insuficiência cárdica congestiva e arritmias) e fetais (parto prematuro, CIR) está diretamente relacionada com a gravidade da estenose. A descompensação ocorre especialmente em períodos nos quais são máximas as alterações hemodinâmicas determinantes de sobrecarga cardíaca: fim do segundo e terceiro trimestres e período periparto.

Graus de estenose mitral não problemáticos fora da gravidez podem ser mal tolerados após a concepção. Betabloqueadores podem ser úteis para reduzir a frequência cardíaca nesses casos.

A fibrilação atrial é a principal arritmia que acomete a mulher com estenose mitral e deve ser imediatamente tratada com antiarrítmicos e anticoagulantes para evitar complicações tromboembólicas.

A cirurgia de correção da doença valvar deve ser considerada apenas nos casos de refratariedade, em função do alto risco fetal. As cirurgias abertas de prótese valvar causam maior mortalidade materna e fetal. O prognóstico da valvotomia fechada (valvotomia percutânea por balão) é consideravelmente melhor, com taxa de mortalidade materna inferior a 3% e de mortalidade perinatal de 5% (seis vezes menor do que na cirurgia aberta). Procedimento seguro e efetivo, a valvotomia percutânea é uma alternativa à intervenção cirúrgica em casos nos quais a ecocardiografia apresenta elementos favoráveis: valvas não calcificadas e regurgitação mitral mínima.

A cirurgia da estenose mitral está indicada em pacientes que se tornaram sintomáticas, com área calculada entre 1,0 e 1,2 cm^2. A valvoplastia com cateter de balão é o procedimento de escolha, devendo ser praticada, preferencialmente, no segundo trimestre da gravidez. O risco para a mãe é de 1 a 2% e, para o concepto, de 10%.

A taxa de mortalidade materna aumenta de 1 a 5% em casos das classes funcionais III e IV da NYHA (ver Tabela 37.1). Durante a gravidez, mesmo sem sintomas, o acompanhamento médico deve ser mais constante, com medidas ecocardiográficas do gradiente transmitral e pressão da artéria pulmonar. O parto vaginal é bem tolerado na maioria dos casos, porém o monitoramento hemodinâmico durante o trabalho de parto deve ser feito quando houver estenose mitral grave ou sintomas de falência cardíaca. Nesse período, há elevação adicional de 50% do débito cardíaco a cada contração uterina. Após o parto, há aumento súbito da pré-carga por autotransfusão do sangue uterino para a circulação sistêmica e descompressão da veia cava inferior, o que pode persistir por mais de 6 semanas após o parto e ainda piorar os efeitos hemodinâmicos da estenose mitral.

A estenose aórtica é bem menos frequente, e a maioria dos casos tem origem congênita (válvula aórtica bicúspide). Quando reumática, geralmente está associada à estenose mitral.

O parto vaginal é seguro quando há boa tolerância funcional. Em raros casos em que a gestante é gravemente sintomática (particularmente com sinais de falência cardíaca), a estenose aórtica deve ser tratada antes do parto, de preferência por valvotomia percutânea por balão. Em relação ao prolapso de valva mitral, o prognóstico é excelente, exceto quando há regurgitação mitral grave. Regurgitações agudas são muito mal toleradas.

Doença cardíaca congênita

As doenças cardíacas congênitas cianóticas aumentam o risco para a mãe e para o concepto. Na gravidez, a cianose piora em função do aumento do *shunt* direita-esquerda e da policitemia, decorrente da hipoxia, aumentando os riscos de tromboembolismo. A cianose é muito mal tolerada pelo feto e está associada a elevada incidência de abortamento, morte intrauterina, CIR e parto pré-termo. Fatores de mau prognóstico incluem saturação do sangue arterial (80%), hematócrito (60%) e síncope.

Na síndrome de Eisenmenger, uma cardiopatia congênita com hipertensão pulmonar, a tolerância é mínima para a mãe e para o feto, sendo a mortalidade materna de 40 a 50%, e a fetal, de 40%. Nesse caso, está indicado o abortamento terapêutico.

Na síndrome de Marfan, uma anomalia intrínseca da capa média aórtica, o parto pode ser o fator precipitante de dissecção aórtica (25% dos casos). A síndrome de Marfan é autossômica-dominante, de modo que há risco de transmissão genética para o feto.

Mulheres com síndrome de Marfan ou operadas de coarctação da aorta devem ser avisadas da possibilidade da dissecção aguda do vaso e, ao menor sintoma, devem procurar auxílio urgente.

Grávidas com doença cardíaca congênita apresentam risco elevado de transmissão ao feto e, por esse motivo, devem ser submetidas à ecocardiografia fetal. Um marcador de cardiopatia fetal é a translucência nucal aumentada (> 3,5 cm) à ultrassonografia de primeiro trimestre. Especial atenção deve ser dada à ultrassonografia morfológica de 20 a 24 semanas. Os principais determinantes do prognóstico são tipo de cardiopatia, correção cirúrgica paliativa, gravidade da cianose, função ventricular, presença de hipertensão arterial pulmonar (HAP) e arritmias. Os preditores de risco fetal e neonatal são classes funcionais maternas NYHA III e IV e cianose materna (saturação de oxigênio < 85%). As complicações fetais mais frequentes são abortamento (50%), parto pré-termo (30 a 50%) e baixo peso ao nascer.

Profilaxia secundária da febre reumática

A profilaxia secundária da febre reumática deve ser mantida durante a gestação, de acordo com as seguintes recomendações: penicilina G benzatina 1.200.000 UI intramuscular a cada 21 dias ou fenoximetilpenicilina 250 mg por via oral, 2 vezes/dia. Em pacientes alérgicos à penicilina, recomenda-se eritromicina 250 mg por via oral, 2 vezes/dia, ou clindamicina 600 mg/dia. A duração da profilaxia independe da ocorrência da gravidez e relaciona-se com os seguintes fatores: febre reumática sem cardite prévia (até 21 anos ou 5 anos após o último surto, valendo o que cobrir o maior período); febre reumática com cardite prévia, valvopatia residual leve ou resolução da lesão valvar (até 25 anos ou 10 anos após o último surto, valendo o que cobrir o maior período); lesão valvar residual moderada a grave (até os 40 anos ou por toda a vida) e após cirurgia valvar (até 40 anos ou por toda a vida). Pacientes com risco de faringite de repetição, como aquelas que trabalham em creches e casas de saúde, devem fazer a profilaxia secundária por toda a vida. As mulheres com história de febre reumática, apresentando ou não cardite, devem ser orientadas para o risco de recidiva. A antibioticoterapia profilática deve ser continuada durante a gestação, conforme os critérios descritos na Figura 37.1.

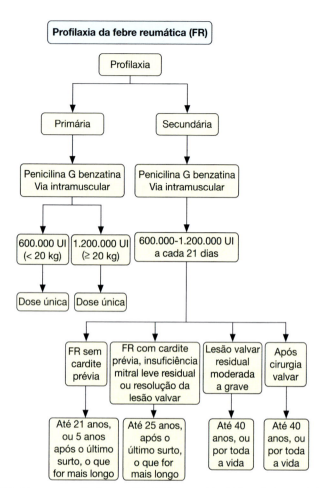

Figura 37.1 Diretrizes para a profilaxia secundária da febre reumática. (Adaptada de Sociedade Brasileira de Cardiologia, Sociedade Brasileira de Pediatria e Sociedade Brasileira de Reumatologia, 2009.)

Profilaxia em endocardite infecciosa

A profilaxia da endocardite infecciosa (EI) durante a gravidez segue as mesmas recomendações utilizadas para pacientes não grávidas.

A antibioticoprofilaxia da EI na ocasião do parto vaginal ou cesárea é controversa pela falta de evidências. Entretanto, a ocorrência de EI no pós-parto é considerada intercorrência grave, e as complicações que podem acontecer nesse período, que elevam a bacteriemia (extração manual da placenta, curetagem, retenção placentária), não são previsíveis. Dessa forma, a decisão de se realizar a antibioticoprofilaxia para EI na ocasião do parto deve ficar a critério da equipe que atende a parturiente, com a individualização de cada caso. As situações clínicas de alto risco para a EI que podem exigir a antibioticoprofilaxia de rotina são: próteses valvares, próteses implantadas transcateter, material protético usado para plastia valvar, como anéis para anuloplastia, corda artificial e EI prévia. As pacientes que têm cardiopatias congênitas não operadas ou com cardiopatias complexas com lesão residual (*shunts*, regurgitação valvar no local do enxerto, tubos valvulados) também devem ser avaliadas para receber antibiótico profilático. O esquema recomendado deve ser feito 1 hora antes do parto com ampicilina 2,0 g por via intravenosa ou muscular, associada a gentamicina 1,5 mg/kg por via intravenosa ou muscular. Em pacientes alérgicas à penicilina/ampicilina/amoxacilina, deverá ser feita vancomicina 1,0 g por via intravenosa em 1 hora associada a gentamicina 1,5 mg/kg por via intravenosa ou muscular.

Infarto do miocárdio

Nas últimas décadas, o risco de eventos isquêmicos em mulheres jovens cresceu em função de mudanças no estilo de vida, obesidade, hipertensão, diabetes, sedentarismo e concepção em idade tardia.

A mortalidade materna é elevada, de 10 a 20%, e o diagnóstico é feito pelo eletrocardiograma (ECG) e pela elevação das enzimas cardíacas.

A aterosclerose coronariana é a principal causa de infarto agudo do miocárdio (IAM) na gestação, mas também pode estar relacionada com outros fatores: trombose coronariana, aneurismas, dissecção coronariana espontânea – esta última ocorre mais comumente durante o parto e no período pós-parto imediato e está associada a níveis elevados de progesterona durante a gestação, com consequente modificação do colágeno nas paredes dos vasos. Sangramento importante após o parto pode levar a um quadro de vasospasmo coronariano, acarretando um desbalanço entre oferta e demanda de oxigênio, e provocar IAM tipo II. É importante que o diagnóstico seja feito precocemente, o que nem sempre ocorre em função da baixa suspeição clínica ou da dificuldade em diferenciar os sintomas do IAM ou refluxo gastresofágico, doença também frequente durante a gestação.

O diagnóstico é confirmado com ECG e dosagem sérica de marcadores de necrose miocárdica, como a troponina ultrassensível. O tratamento não difere muito do que é utilizado na não grávida, levando em consideração apenas as possíveis ações dos medicamentos ou procedimentos sobre o concepto. Quando a síndrome coronariana aguda for com supradesnivelamento do segmento ST, é aconselhada a angioplastia primária, e o acesso radial é preferido. É necessário manter a saturação de oxigênio maior ou igual a 95% para garantir oxigenação fetal adequada.

Hipertensão arterial pulmonar

Condição clínica em que a gravidez é geralmente contraindicada em virtude da elevada morbimortalidade materno-fetal, que pode chegar a 40%. Nas pacientes assintomáticas ou oligossintomáticas, há dificuldade em se estabelecer um prognóstico definido. O diagnóstico é fundamental, uma vez que a prevenção da gestação ou o abortamento terapêutico precoce (no primeiro trimestre) devem ser considerados em tempo hábil.

As alterações hemodinâmicas fisiológicas da gravidez levam ao aumento do fluxo sanguíneo pulmonar, que é bem tolerado nas grávidas saudáveis. Porém, nas portadoras de HAP, em que a complacência pulmonar é reduzida, ocorrem aumento da pressão pulmonar e consequente descompensação clínica.

As recomendações, portanto, para o manuseio da HAP durante a gestação são: restrição de atividade física; hospitalização a partir da 28ª semana até o 15º dia pós-parto; prevenção e tratamento da insuficiência cardíaca direita; controle de hipoxia e acidemia; diagnóstico e tratamento precoce de possíveis infecções, principalmente pulmonares; uso de anticoagulantes com base nos fatores de risco tradicionais para tromboembolismo; uso de sildenafila relacionado com a melhora tanto da hemodinâmica pulmonar quanto da tolerância ao esforço, na dose de 25 a 75 mg, a cada 8 horas; e uso de óxido nítrico inalatório em situações de descompensação aguda.

O trabalho de parto e o parto são períodos críticos, quando a descompressão da veia cava inferior e o retorno do volume sanguíneo uterino para a circulação sistêmica provocam aumento do retorno venoso e elevação da resistência vascular pulmonar e da pressão arterial pulmonar, desencadeando insuficiência ventricular direita. O óbito costuma ocorrer de forma súbita no fim da gestação.

Cardiomiopatia periparto

A cardiomiopatia periparto (CMPP) é de etiologia idiopática, manifestando-se com insuficiência cardíaca secundária à disfunção ventricular esquerda no fim da gravidez ou nos meses após o parto, sem outra causa identificada; portanto, é considerada um diagnóstico de exclusão. Fatores predisponentes incluem multiparidade, etnia africana, tabagismo, diabetes, pré-eclâmpsia, desnutrição e extremos de idade. É uma entidade rara, mas associada à alta mortalidade materna em função de insuficiência cardíaca, arritmias ou eventos embólicos. Apesar de a etiopatogenia ainda ser desconhecida, existem algumas hipóteses: miocardite viral, genética, imunológica, resposta inadequada ao estresse hemodinâmico, ativação de citocinas inflamatórias, tocólise prolongada, deficiências nutricionais (selênio), efeito deletério da prolactina 16 kDa (relacionada com a apoptose celular) (Figura 37.2), entre outras.

São critérios para caracterizar a CMPP: insuficiência cardíaca no último mês da gravidez ou nos primeiros 5 meses do pós-parto, ausência de outra causa identificável de insuficiência cardíaca e disfunção ventricular esquerda à ecocardiografia (fração de ejeção [FE] < 45%).

O curso clínico é variado, e cerca de 30% das pacientes evoluem para a recuperação completa ou quase completa da função ventricular nos primeiros 6 meses. As demais podem apresentar melhora progressiva em um período mais prolongado ou evoluir para insuficiência cardíaca crônica, necessidade de transplante cardíaco ou morte precoce. Em mulheres com redução persistente da FE, há risco de recorrência da insuficiência cardíaca em nova gravidez. Para aquelas que recuperam a função cardíaca, avaliada sob ecocardiografia de esforço, o risco em futura gestação é mínimo. A FE < 30%, por ocasião do diagnóstico da CMPP, tem sido considerada sinal de mau prognóstico para uma nova gravidez e indicador importante para transplante cardíaco, mesmo para aquelas que recuperam a FE.

A conduta terapêutica consiste no tratamento clássico da insuficiência cardíaca, devendo-se evitar medicamentos não seguros na gravidez, como os inibidores da enzima conversora de angiotensina, bloqueadores do receptor de angiotensina, inibidor de neprisilina e do receptor de angiotensina, atenolol e antagonistas da aldosterona. Deve ser considerado o tratamento com bromocriptina, um agonista dopaminérgico que bloqueia a secreção de prolactina na hipófise. A dose de bromocriptina (2,5 mg, 1 vez/dia durante, pelo menos, 1 semana) pode ser utilizada em casos simples, enquanto o tratamento prolongado (2,5 mg, 2 vezes/dia, durante 2 semanas, depois 2,5 mg, 1 vez/dia, durante 6 semanas) pode ser considerado em pacientes com FE < 25% e/ou choque cardiogênico. O tratamento com bromocriptina deve ser acompanhado por anticoagulação com heparina. A decisão sobre o implante cardioversor desfibrilador implantável (CDI) é particularmente difícil porque muitas poderão obter uma melhora da função do ventrículo esquerdo em vigência da terapia-padrão otimizada nos meses seguintes ao parto.

A antecipação do parto deve ser considerada por equipe interdisciplinar experiente, nos casos de falência cardíaca avançada e instabilidade hemodinâmica refratária ao tratamento clínico. O parto vaginal com monitoramento hemodinâmico é sempre preferido em pacientes estáveis.

É importante que seja feito um aconselhamento familiar, visto que as gestações posteriores podem estar associadas a recorrência da disfunção ventricular, deterioração clínica e morte. Quando o valor da FE não se recupera para além de 50 a 55%, gestações subsequentes devem ser desencorajadas. A permanência de disfunção ventricular se associa a um risco maior de prematuridade e perdas fetais por abortamento espontâneo ou terapêutico.

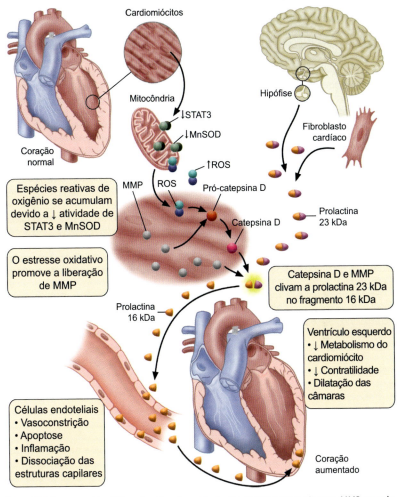

Figura 37.2 Esquema hipotético da etiopatogenia da cardiomiopatia periparto. *MMP*, metaloproteinase da matriz; *MnSOD*, manganês-superóxido dismutase; *ROS*, espécie reativa de oxigênio; *STAT3*, transdutor de sinal e ativador de transcrição 3.

Prótese valvar cardíaca

Geralmente, as próteses valvares são bem toleradas hemodinamicamente durante a gravidez e o parto.

As próteses mecânicas estão associadas aos efeitos adversos dos tratamentos anticoagulantes (tanto maternos quanto fetais) e à maior incidência de eventos tromboembólicos, em função do estado de hipercoagulabilidade durante a gravidez.

As grávidas com prótese metálica apresentam risco elevado de complicações tromboembólicas. A trombose valvar mecânica é a complicação mais temida e está associada a um aumento de risco de mortalidade. A anticoagulação deve ser escolhida tendo como base a dose de varfarina utilizada pela paciente antes de engravidar, a possibilidade de dosagem do fator Xa e o desejo ou não de a paciente seguir com a varfarina após informações sobre risco e benefício. Dessa forma, a anticoagulação será feita com heparina de baixo peso molecular (HBPM) ou heparina não fracionada (HNF) no primeiro trimestre e HBPM de forma exclusiva ou alternada com varfarina no restante da gestação. A varfarina poderá ser suspensa no fim da gestação e substituída pela HBPM. Durante o acompanhamento da gestação o ideal é a dosagem de fator Xa nas pacientes em uso de HBPM. A razão normalizada internacional (INR) é essencial no acompanhamento das gestantes em uso de varfarina e deve ser mantida em 3,0 (variação de 2,5 a 3,5) com acompanhamento semanal.

Entretanto, deve ser esclarecido à gestante que a varfarina, apesar de conferir maior proteção quanto à trombose, também tem maior risco de perda fetal, hemorragias e anomalias fetais causadas pela embriopatia varfarínica (4 a 7%), que é caracterizada por defeitos craniofaciais (hipoplasia nasal) e esqueléticos (alterações ósseas epifisárias e rizomelia de fêmur e de úmero), particularmente se a exposição ocorrer entre 6 e 9 semanas da gravidez.

O uso da varfarina no primeiro trimestre pode ser considerado em gestantes com doses abaixo de 5 mg/dia. Caso se utilizem doses maiores, recomenda-se a substituição por HRPM ou HNF entre as semanas 6 e 12 de gestação.

As biopróteses não requerem anticoagulação, mas as alterações hemodinâmicas durante a gestação aceleram a deterioração da prótese (ocorre degeneração dos folhetos e/ou calcificação progressiva), sete vezes mais frequente na posição mitral em relação à aórtica e à tricúspide.

Em condições normais, o parto vaginal sob anestesia raquidiana é seguro. O aleitamento materno deve ser encorajado mesmo com o uso de anticoagulante, pois a heparina não é secretada no leite e a quantidade de varfarina é pequena.

O uso dos novos anticoagulantes orais tem aumentado na cardiologia, porém existem poucas informações sobre a segurança do uso desses fármacos na gravidez e na amamentação, não devendo ser indicados nesses contextos. Os dois grupos principais que são utilizados são os inibidores diretos da trombina (p. ex., dabigatrana) e os inibidores do fator Xa (p. ex., rivaroxabana, edoxabana e apixabana).

Parto

O objetivo principal é minimizar qualquer sobrecarga adicional no sistema cardiovascular determinada pelo parto. Costuma-se alcançar esse objetivo com início espontâneo do parto, controle da dor com anestesia de condução e, se necessário, usando-se a via vaginal assistida pelo uso de fórceps baixo ou de alívio, limitando ou evitando os esforços expulsivos maternos. Durante a fase de dilatação, a parturiente deve assumir o decúbito lateral esquerdo para não agravar o débito cardíaco já elevado pela contratilidade uterina. A anestesia de condução é problemática na gravidez com doença congênita, quando a hipotensão pode reverter o *shunt* intracardíaco.

Todavia, a indução do parto pode ser apropriada para melhorar sua época em relação ao esquema de anticoagulação ou em decorrência da deterioração da função cardíaca materna.

Na condução do secundamento em mulheres com doença cardíaca, a administração de ocitocina em *bolus* intravenoso pode causar hipotensão grave e deve ser evitada; infusão de metilergonovina está contraindicada na maioria dos casos, pois pode determinar hipertensão aguda. O misoprostol pode ser seguro, embora cause problemas como a hipertermia.

Pós-parto

O puerpério deve ser visto como uma fase que exige cuidado redobrado na paciente cardiopata com medidas preventivas para se evitarem as principais complicações, como: insuficiência cardíaca, hemorragia pós-parto e tromboembolismo. A volemia materna sofre importantes variações no pós-parto imediato, seja pelo aumento do retorno venoso após dequitação placentária, seja pela perda sanguínea estimada em até 500 mℓ e 1.000 mℓ para parto vaginal e cesárea, respectivamente. Tais alterações de volume podem levar a complicações graves, como insuficiência cardíaca, edema agudo dos pulmões e choque cardiogênico. Dessa forma, é importante que pacientes com cardiopatias graves, mesmo estáveis, permaneçam no período de 24 a 48 horas na unidade de terapia intensiva para monitoramento hemodinâmico efetivo. O puerpério representa um período de alto risco para trombose. A deambulação precoce deve ser incentivada, e a anticoagulação com heparina após o parto deve ser indicada de acordo com protocolos específicos.

Prognóstico

A gravidez impõe elevada sobrecarga ao trabalho do coração. A insuficiência cardíaca é o risco mais importante ao qual está exposta a gestante cardiopata, representando cerca de 70% das complicações. A época de maior incidência é o início do segundo trimestre.

A mortalidade materna é de zero a 1% no grupo 1 (baixo risco), 5 a 15% no grupo 2 (médio risco) e 25 a 50% no grupo 3 (alto risco) (Tabela 37.3). A gravidez não é recomendada às pacientes do grupo 3.

Em geral, regurgitações valvares são mais bem toleradas que as estenoses; as lesões do coração direito, exceto se associadas à hipertensão pulmonar, cursam melhor na gravidez que as do coração esquerdo.

Lesões associadas a risco elevado de trombose (p. ex., fibrilação atrial, valvas mecânicas) tornam-se ainda mais perigosas em face do estado fisiológico de hipercoagulabilidade da gravidez. A boa evolução da gravidez e do parto sugere que a gestação pode não afetar o curso de sua doença, nem diminuir sua longevidade.

Tabela 37.3 Risco de mortalidade materna na grávida cardiopata.

Baixo risco: < 1%	Defeito septal atrial, defeito septal ventricular, canal arterial persistente
	Doença pulmonar ou tricúspide
	Prolapso da valva mitral
	Estenose mitral leve/moderada ($\leq 1,5$ cm^2) ou NYHA classes I e II
	Doença congênita corrigida sem disfunção cardíaca residual
	Valva porcina
Médio risco: 5 a 15%	Estenose mitral com fibrilação atrial
	Estenose aórtica
	Valva mecânica
	Coarctação da aorta
	Síndrome de Marfan com aorta normal
	Cardiomiopatia periparto sem disfunção ventricular residual
	Infarto do miocárdio
Alto risco: 25 a 50%	Síndrome de Eisenmenger
	Hipertensão pulmonar
	Doença congênita complexa cianótica (tetralogia de Fallot)
	Síndrome de Marfan com envolvimento da aorta
	Qualquer doença com NYHA classes III e IV
	Cardiomiopatia periparto com disfunção ventricular residual

NYHA, New York Heart Association.

Pontos-chave

- Em países em desenvolvimento, a doença cardíaca reumática ainda é um problema de saúde pública, sendo a estenose mitral a lesão cardíaca mais frequente. Por outro lado, com o avanço das cirurgias cardíacas, observou-se aumento de pacientes com cardiopatias congênitas que chegam à idade adulta e engravidam
- Na gestação, o diagnóstico das cardiopatias é dificultado, porque a maioria dos sintomas confunde-se com as modificações do organismo materno experimentadas pelas pacientes na vigência de gravidez normal
- Para serem estabelecidos o prognóstico materno e a terapêutica, é importante separar funcionalmente a grávida cardiopata em quatro classes de gravidade crescente (NYHA, 1994): classes I, II, III, IV
- O escore de classificação de risco materno da Organização Mundial da Saúde (OMS) modificada alia tanto dados clínicos quanto ecocardiográficos para a estimativa do risco e orienta quanto ao tipo de aconselhamento e acompanhamento que deve ser feito no período
- Grávidas com doença cardíaca congênita apresentam risco elevado de transmissão ao feto e, por esse motivo, devem ser submetidas à ecocardiografia fetal
- O consenso da American Heart Association (AHA) e do American College of Cardiology (ACC) postula que a profilaxia da endocardite infecciosa está reservada apenas a pacientes de alto risco para desenvolver a doença. Não há evidências para a profilaxia em procedimentos gastrintestinais ou geniturinários
- A cardiomiopatia periparto é uma disfunção de etiologia desconhecida, própria da gravidez avançada e do puerpério com prognóstico reservado
- As grávidas com prótese metálica apresentam risco elevado de complicações tromboembólicas e necessitam de anticoagulação. As bioproteses não requerem anticoagulação, mas as alterações hemodinâmicas durante a gestação aceleram a deterioração da prótese
- O parto vaginal assistido (anestesia de condução e Fórcipe de alívio) é a via preferencial para a maioria das pacientes com cardiopatias
- Em algumas mulheres cardiopatas classes III e IV, pode estar indicado o abortamento terapêutico, no primeiro trimestre, com esterilização cirúrgica. Essas mulheres não devem conceber.

38

Lúpus Eritematoso Sistêmico e Trombofilias

Roseli Nomura
Jorge Rezende Filho

Lúpus Eritematoso Sistêmico, 593

Clínica, 594

Achados laboratoriais, 594

Diagnóstico, 594

Resultados obstétricos, 595

Conduta na gravidez, 596

Prognóstico tardio e anticoncepção, 597

Complicações no feto e no recém-nascido, 597

Trombofilias, 599

Trombofilias hereditárias, 599

Síndrome antifosfolipídio, 602

Lúpus Eritematoso Sistêmico

O lúpus eritematoso sistêmico (LES) é uma doença autoimune inflamatória crônica que pode afetar vários órgãos e sistemas. Evolui habitualmente, com períodos de atividade e remissão. Pode ter um curso relativamente benigno, porém os pacientes apresentam sobrevida menor, quando comparados à população geral. A doença afeta predominantemente mulheres, e é comum que ela apareça durante a menacme, entre a segunda e terceira década de vida. O lúpus é mais comum entre negros do que em brancos, e existe uma tendência, ainda não muito clara, de aumento na prevalência do LES ao longo dos últimos anos.

Quase 90% dos casos de LES ocorrem em mulheres, e a prevalência em idade de gravidez é de cerca de 1:500. A sobrevida de 10 e de 20 anos é de 75 e 50%, respectivamente. Infecção, exacerbação do lúpus, falência orgânica-terminal e doença cardiovascular são as principais causas de óbito.

Existem vários fatores identificados como predisponentes para o desenvolvimento do LES: predisposição genética; fatores ambientais, entre os quais a exposição à luz ultravioleta é a mais conhecida; exposição a fármacos; tabagismo; infecções; e fatores hormonais, que têm relevância para a investigação no período gestacional. Alguns estudos relacionaram a gravidez com exacerbações da doença, mas tal observação não se confirmou em outras publicações.

Na gravidez, em especial, deve-se avaliar o acometimento renal, pois essa complicação tende a afetar desfavoravelmente o curso da gestação. A hipertensão também é comum, e sua exacerbação pode levar ao parto pré-termo. A síndrome antifosfolipídio (SAF) é outra complicação que, ao agir na vasculatura materna e placentária, dificulta o prognóstico gravídico.

Clínica

As manifestações clínicas típicas do LES são fadiga, febre, artralgias, artrite, eritema malar (Figura 38.1), fotossensibilidade, dor torácica pleurítica, fenômeno de Raynaud, glomerulonefrite, vasculite e alterações hematológicas, como trombocitopenia, leucopenia e anemia hemolítica autoimune. Também podem ocorrer manifestações neurológicas, entre elas convulsões, psicose e coreia; essas ocorrências são consideradas um espectro mais grave da doença. Alguns sintomas podem ocorrer como primeira manifestação do LES durante a gestação ou surgir como atividade da doença no período gestacional. O mais importante é lembrar que muitas queixas e manifestações clínicas observadas podem confundir-se com alterações fisiológicas, decorrentes das modificações adaptativas do organismo na gravidez.

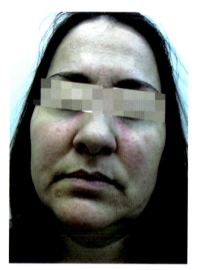

Figura 38.1 Eritema malar do lúpus eritematoso cutâneo subagudo (fortemente relacionado com anti-Ro/SSA). Caracteriza-se por eritema infiltrado, mas sem pápulas ou pústulas, na região malar, que poupa o sulco nasolabial.

Achados laboratoriais

A identificação de anticorpos antinucleares (ANA) é o melhor teste de rastreamento, mas o resultado positivo não é específico para lúpus. São relativamente específicos para o lúpus o anticorpo DNA-dupla-hélice (anti-dsDNA) e o anti-Smith (anti-Sm). Outras alterações laboratoriais comuns incluem: leucopenia, trombocitopenia e proteinúria.

Diagnóstico

O critério diagnóstico de LES foi atualizado em 2019 pelo American College of Rheumatology (ACR) e pela European Alliance of Associations for Rheumatology, antiga European League Against Rheumatism (EULAR). Nesse critério classificatório, que tem por objetivo incluir pacientes em estudos e ensaios clínicos, é obrigatório um fator antinuclear (FAN) positivo (1/80), ao menos uma vez, como critério de entrada. As manifestações clínicas do LES foram divididas em sete grupos clínicos (constitucional, hematológico, neuropsiquiátrico, mucocutâneo, seroso, musculoesquelético e renal) e três imunológicos (anticorpos antifosfolipídios

[aPL], proteínas do complemento e anticorpos específicos para LES). Cada domínio pode pontuar entre dois e dez pontos, e são necessários ao menos dez pontos para classificar a paciente como portadora de LES (Tabela 38.1).

Tabela 38.1 Critérios classificatórios para lúpus eritematoso sistêmico (LES).

Critério de entrada: fator antinuclear (FAN) ≥ 1:80			
Domínios clínicos	**Pontos**	**Domínios imunológicos**	**Pontos**
Constitucional		*Anticorpos antifosfolipídios*	
Febre	2	Anticorpos anticardiolipina ou anticorpos anti-β2-glicoproteína I ou lúpus anticoagulante	2
Hematológico		*Proteínas do complemento*	
Leucopenia	3	Baixo C3 ou baixo C4	3
Trombocitopenia	4	Baixo C3 e baixo C4	4
Anemia hemolítica autoimune	4		
Neuropsiquiátrico		*Anticorpos específicos do LES*	
Delirium	2	Anticorpo anti-DNA ou anticorpo anti-Sm	6
Psicose	3		
Convulsão	5		
Mucocutâneo			
Alopecia não cicatricial	2		
Úlcera oral	2		
Cutâneo subagudo ou lúpus discoide	4		
Lúpus cutâneo agudo	6		
Serosa			
Derrame pleural ou pericárdico	5		
Pericardite aguda	6		
Musculoesquelético			
Envolvimento articular	6		
Renal			
Proteinúria > 0,5 g/24 horas	4		
Biopsia renal: nefrite lúpica classes II ou V	8		
Biopsia renal: nefrite lúpica classes III ou IV	10		
Classificar como lúpus eritematoso sistêmico se pontuação ≥ 10*			

*Dentro de um mesmo domínio, apenas o critério de maior pontuação será considerado para o diagnóstico.

Resultados obstétricos

Para a ocorrência de bons resultados gestacionais, o ideal é que a concepção ocorra no período de completa remissão do LES, e que a gravidez seja acompanhada por equipe multiprofissional, dentro de um centro de referência com suportes necessários para mãe e recém-nascido. Os resultados gestacionais podem ser adversos, com altas taxas de morbidade, mortalidade e lesões permanentes de órgãos-alvo quando a concepção acontece em períodos de atividade grave da doença, principalmente em pacientes com nefrite, alteração da função renal, lesão renal terminal, hipertensão pulmonar, doença pulmonar restritiva e cardiomiopatia. A morte materna também pode ocorrer, embora hoje em dia seja considerado um evento raro. As consequências para os recém-nascidos não são menos danosas, com altas taxas de prematuridade, mortalidade e malformações, decorrentes do uso de fármacos teratogênicos utilizados no tratamento do lúpus em atividade, os quais são contraindicados no período gestacional, principalmente no embrionário.

A prematuridade foi associada ao LES em diversos trabalhos, principalmente em casos de atividade da doença no período gestacional, sendo relatada taxa de prematuridade de 39,4%.

O sofrimento fetal crônico causado pela insuficiência placentária, que resulta em fetos com baixo peso ao nascer ou pequenos para a idade gestacional, é bastante comum em pacientes com LES e pode variar entre 6 e 35%.

A doença, principalmente se estiver associada à SAF, aumenta o risco de aborto espontâneo, óbito fetal intrauterino, pré-eclâmpsia, restrição de crescimento fetal (RCF) e prematuridade. Esse último evento é resultante de parto indicado ou espontâneo; quando ocorre de maneira espontânea, é por consequência principalmente de ruptura prematura de membranas (RPM), a maior causa de parto prematuro no LES, que traz grande impacto no resultado gestacional.

Quando a doença cutânea é isolada, como no lúpus discoide ou no lúpus cutâneo crônico, não há repercussões em órgãos internos. O uso de certos medicamentos pode desencadear a síndrome do lúpus induzido por fármaco; os mais implicados nessa situação são a hidralazina, a hidantoína, a lamotrigina e a isoniazida. Em geral, esses medicamentos estimulam a produção de anticorpos anti-histonas, que apresentam um padrão homogêneo no teste dos anticorpos antinucleares (ANA). Este capítulo discutirá a doença crônica sistêmica, o LES, que se caracteriza pelo envolvimento de vários órgãos e tecidos.

Nefropatia lúpica

A nefropatia é a manifestação do LES que mais frequentemente se associa ao pior prognóstico materno e pode evoluir com diminuição progressiva da depuração da creatinina e com insuficiência renal crônica, caso não seja tratada adequadamente. Dois trabalhos realizados com 102 gestações de 75 pacientes que tinham história de nefrite lúpica, mas que estavam em remissão no momento da concepção, mostraram taxas de atividade com aumento da proteinúria entre 45 e 50% e piora da função renal entre 17 e 21% dos casos.

Pré-eclâmpsia

A pré-eclâmpsia é mais prevalente em gestantes com LES e naquelas com nefrite lúpica em atividade do que nas gestantes previamente saudáveis, e são fatores de risco adicionais para essa complicação a hipertensão arterial prévia, a SAF e a nefropatia.

A diferenciação entre glomerulonefrite relacionada com o LES e pré-eclâmpsia a partir de dados clínicos e laboratoriais é fundamental para melhores resultados gestacionais, uma vez que, no primeiro caso, o tratamento é feito com imunossupressores; já na pré-eclâmpsia, recomenda-se a interrupção da gestação.

A síndrome HELLP (hemólise, enzimas hepáticas elevadas e baixa contagem de plaquetas) é uma complicação relacionada com a pré-eclâmpsia que pode ser confundida com LES em atividade hematológica, mas pode ser diferenciada por presença de esquizócitos no esfregaço de sangue periférico e por alterações de enzimas hepáticas e bilirrubinas que não são frequentes no LES.

Conduta na gravidez

As gestações em pacientes com LES apresentam maior risco de complicações, como abortamento, morte fetal, RCF, pré-eclâmpsia e parto pré-termo. Além disso, a gestação pode estar associada à atividade do lúpus e à necessidade de terapia com medicamentos modificadores do curso da doença sintéticos e biológicos. Dessa forma, vários aspectos devem ser analisados na gestante com LES: risco de reativação da doença durante a gravidez e o puerpério, risco de perda fetal e complicações como o lúpus neonatal, além do uso de medicações durante a gravidez e no aleitamento.

A hidroxicloroquina é usada no tratamento do LES e na prevenção da reativação da doença. Ela também é recomendada na gestação de mulheres com LES e em casos específicos, como a síndrome de Sjögren e artrite reumatoide. O consenso atual é de que seu uso é aceito e recomendado para todas as gestantes com LES; ela é segura para o feto. A utilização da hidroxicloroquina durante a gravidez reduz o número de episódios de reativação da doença e de desordens hipertensivas.

Os corticosteroides constituem o grupo de medicações de escolha como terapia no caso de reativação do LES durante a gestação. As formas de administração são preferencialmente a prednisona e a prednisolona, inativadas na placenta pela 11-beta-desidrogenase, o que reduz a exposição fetal para menos de 10% da dose materna. O uso de corticoide no LES na gestação deve ser na menor dose necessária ao tratamento, a fim de minimizar os efeitos adversos. É necessária a suplementação de cálcio para aquelas pacientes com uso prolongado de corticosteroides.

Existem medicações usadas para o tratamento do LES que são contraindicadas no período gestacional e que devem ser substituídas logo no início, caso a gravidez não tenha sido planejada. Os medicamentos proscritos no período gestacional são: ciclofosfamida, clorambucila, micofenolato de mofetila, leflunomida e metotrexato.

Monitoramento fetal. O crescimento fetal deve ser monitorado semanalmente por ultrassonografia e pelo Doppler da artéria umbilical. Se houver anticorpos anti-SS-A (anti-Ro) ou anti-SS-B (anti-La), a função cardíaca fetal (ecocardiografia) tem de ser avaliada a partir de 24 semanas de gravidez e, depois, mensalmente. A menos que haja hipertensão ou comprometimento fetal, a gravidez pode ir a termo.

Prognóstico tardio e anticoncepção

Em geral, mulheres com lúpus e doença vascular crônica ou renal devem limitar sua prole. A esterilização tubária é vantajosa e indicada no pós-parto ou sempre que a doença estiver em remissão. A anticoncepção oral com estrogênio tem restrições, e as injeções ou implantes de progesterona podem ser usados, assim como os dispositivos intrauterinos (DIU).

Complicações no feto e no recém-nascido

Na gravidez complicada pelo lúpus, a morbidade e a mortalidade perinatais são elevadas significativamente (Tabela 38.2). O prognóstico é pior quando há proteinúria, insuficiência renal, hipertensão e pré-eclâmpsia.

Lúpus neonatal. Essa síndrome é caracterizada por lesões na pele, lúpus cutâneo, diversas alterações hematológicas (trombocitopenia) e, ocasionalmente, bloqueio cardíaco congênito. Mesmo diante de anti-Ro/SSA, a frequência de lúpus neonatal é baixa, acometendo em torno de 2% das portadoras desse autoanticorpo. Por outro lado, o lúpus neonatal é responsável por 80 a 95% dos bloqueios atrioventriculares diagnosticados em fetos ou recém-nascidos.

Bloqueio cardíaco congênito. É consequência da miocardite difusa e da fibrose na região entre o nodo atrioventricular e o feixe de His por ação dos anticorpos SS-A (Ro) e SS-B (La). Esses anticorpos podem explicar o óbito intrauterino, embora mesmo na sua presença a arritmia fetal só ocorra em 2% dos casos. A lesão cardíaca é permanente e, geralmente, há necessidade de marca-passo. O prognóstico tardio não é bom; um terço dos fetos acometidos morre em 3 anos. O bloqueio cardíaco congênito é recorrente em 10 a 15% das vezes.

O período mais vulnerável de ocorrência de bloqueio atrioventricular (BAV) para o feto é entre 18 e 24 semanas e, entre as várias técnicas descritas para detecção precoce do BAV, a ecocardiografia fetal é a mais usada. Classicamente, o estudo ultrassonográfico das quatro câmaras e do ritmo cardíaco é recomendado para gestantes com anticorpos

Tabela 38.2 Prognóstico materno e fetal no lúpus eritematoso sistêmico.

Prognóstico		Descrição
Materno	Exacerbação lúpica	No total, 1/3 dos casos exacerba-se na gravidez A exacerbação pode ser fatal (1 em 20) Exacerbações estão associadas a pior prognóstico perinatal Prognóstico pior se houver anticorpos antifosfolipídios Nefrite aumenta a incidência de exacerbação
	Pré-eclâmpsia	Aumento da incidência
	Parto pré-termo	Aumento da incidência
Perinatal	Parto pré-termo	Aumento com a pré-eclâmpsia
	Natimortalidade	Aumentada, especialmente com anticorpos antifosfolipídios
	Restrição de crescimento fetal	Aumento
	Lúpus neonatal	Incidência de 10% (transitória, exceto para o bloqueio cardíaco)

anti-Ro/SSA e anti-La/SSB semanalmente, a partir da 16ª até a 26ª semana; posteriormente, é realizado a cada 2 semanas, até 32 semanas de gestação.

O tratamento do BAV congênito depende do grau. Nos de primeiro grau, os resultados encontrados na literatura são conflitantes, e não há evidências claras de que ocorra progressão para BAV total sem tratamento. Desse modo, o tratamento deve ser discutido com a família e considerar principalmente os efeitos colaterais possíveis. A administração de corticosteroides fluorados (betametasona 3 mg/dia ou dexametasona 4 mg/dia) pode ser benéfica apenas em fetos com bloqueio cardíaco de segundo grau e deve ser iniciada no momento do diagnóstico, com manutenção até o fim da gestação, caso haja boa resposta. Outra situação em que o uso desses corticosteroides deve ser considerado é na cardiomiopatia relacionada com o lúpus neonatal. No entanto, a eficácia para esses casos ainda não está bem estabelecida (Figura 38.2).

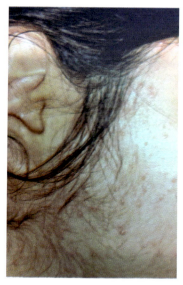

Figura 38.2 Hipertricose e acne em gestante anti-Ro/SSa positivo em uso de doses altas de betametasona em função de bloqueio atrioventricular fetal.

Trombofilias

As trombofilias podem ser divididas em hereditárias e adquiridas, estas últimas representadas pela SAF (Tabela 38.3).

Tabela 38.3 Trombofilias hereditárias e adquiridas.

Hereditárias	Mutação do fator V (G1691A)
	Mutação do gene da protrombina (G20210A)
	Deficiência de proteína S (dPS)
	Deficiência de proteína C (dPC)
	Deficiência de antitrombina (dAT)
Adquiridas	Síndrome antifosfolipídio (SAF)

Trombofilias hereditárias

A gravidez caracteriza-se por elevado potencial coagulante, traduzido por aumento da coagulação e diminuição da fibrinólise (Tabela 38.4 e Figura 38.3). O potencial trombogênico da gravidez também está aumentado pela estase venosa nas extremidades inferiores, decorrente da compressão na veia cava inferior, e, nas veias pélvicas, pelo útero gravídico. Assim, não será surpresa que a doença tromboembólica venosa (DTV) complique aproximadamente 1:1.600 nascimentos, constituindo a principal causa de morbidade materna nos EUA. As trombofilias hereditárias podem ser divididas, de acordo com a gravidade, em de baixo e de alto risco (Figura 38.4), o que é fundamental para estabelecer seu potencial trombogênico e sua tromboprofilaxia na gravidez (Figura 38.5).

Tabela 38.4 Alterações do sistema de coagulação na gravidez.

Fatores da coagulação	Alterações na gravidez
Fatores pró-coagulantes	
Fibrinogênio	Aumentado
Fator VII	Aumentado
Fator VIII	Aumentado
Fator X	Aumentado
Fator de von Willebrand	Aumentado
Inibidor do ativador de plasminogênio-1	Aumentado
Inibidor do ativador de plasminogênio-2	Aumentado
Fator II	Nenhuma alteração
Fator V	Nenhuma alteração
Fator IX	Nenhuma alteração
Fatores anticoagulantes	
Proteína S (livre)	Reduzida
Proteína C	Nenhuma alteração
Antitrombina III	Nenhuma alteração

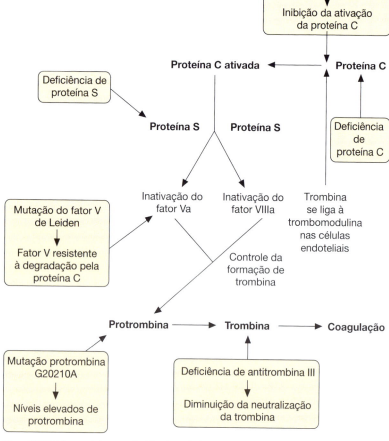

Figura 38.3 Visão geral das trombofilias hereditárias e seus efeitos na cascata de coagulação.

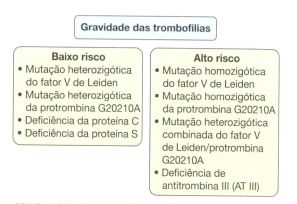

Figura 38.4 Gravidade das trombofilias hereditárias: de baixo e de alto risco.

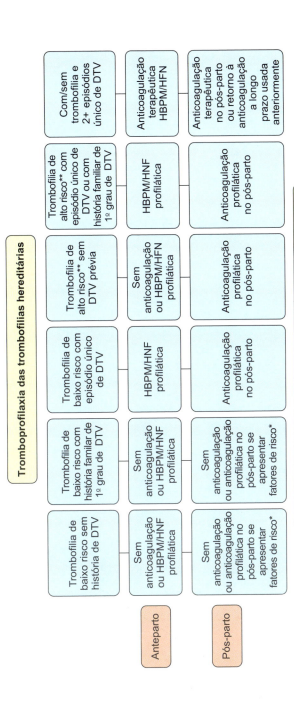

Figura 38.5 Tromboprofilaxia das trombofilias hereditárias na gravidez. *DTV*, doença tromboembólica venosa; *HBPM*, heparina de baixo peso molecular; *HNF*, heparina não fracionada.

Síndrome antifosfolipídio

A SAF é um distúrbio autoimune sistêmico definido por características clínicas como trombose venosa ou arterial e/ou morbidade na gravidez, associadas a evidências laboratoriais, a presença persistente dos anticorpos aPL. Pode ocorrer como condição primária clínica e/ou obstétrica (SAF clínica e/ou SAF obstétrica) ou na presença de doenças autoimunes sistêmicas, como o LES.

Como aproximadamente 70% dos indivíduos com SAF são do sexo feminino, a doença é bastante prevalente em mulheres em idade de conceber.

Os anticorpos aPL constituem classe diversa de anticorpos com especificidade de ligação a fosfolipídios de carga negativa encontrados nas superfícies das células.

Existem evidências de que o elemento antigênico dos anticorpos aPL é a anti-β_2-glicoproteína I (anti-β_2-GPI), uma proteína plasmática com afinidade para fosfolipídios de carga negativa (Figura 38.6), com papel regulatório em coagulação, fibrinólise e outros sistemas fisiológicos.

Os anticorpos aPL podem estar associados a diversas manifestações clínicas, incluindo trombose arterial e venosa, isquemia cerebral, acidente vascular encefálico, (AVE) ataque isquêmico transitório, trombocitopenia autoimune, *livedo reticularis* (Figura 38.7) e algumas complicações obstétricas, como perda fetal, pré-eclâmpsia, insuficiência placentária, CIR e parto pré-termo.

Para fechar o diagnóstico de SAF, de acordo com os critérios de classificação de sapporo revisados (também chamados de critérios de Sydney), são necessários ao menos um critério clínico e um critério laboratorial, listados respectivamente nas Tabelas 38.5 e 38.6.

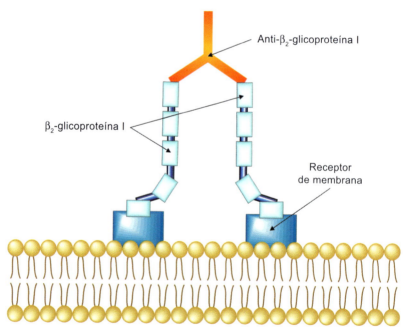

Figura 38.6 β_2-glicoproteína I dimérica ligada aos receptores de membrana.

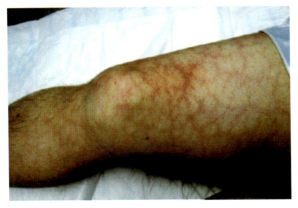

Figura 38.7 *Livedo reticularis* em caso de síndrome antifosfolipídio (SAF).

Tabela 38.5 Critérios laboratoriais para o diagnóstico da síndrome antifosfolipídio (SAF).

1. Lúpus anticoagulante no plasma em duas ou mais ocasiões espaçadas de, no mínimo, 12 semanas
   - O resultado é apresentado como positivo ou negativo
   - O teste deve ser, idealmente, realizado antes do tratamento anticoagulante
2. Anticorpo anticardiolipina IgG e/ou IgM no soro ou no plasma em títulos médio-altos (*i. e.*, > 40 GPL ou MPL, ou > 99º percentil), em duas ou mais ocasiões espaçadas de, no mínimo, 12 semanas
3. Antib-β_2-glicoproteína I IgG e/ou IgM no soro ou no plasma (em títulos > 99º percentil), em duas ou mais ocasiões espaçadas de, no mínimo, 12 semanas

IgG, imunoglobulina G; *IgM*; imunoglobulina M.

Tabela 38.6 Critério clínico para o diagnóstico da síndrome antifosfolipídio (SAF).

1. Trombose vascular
   - Um ou mais episódios clínicos de trombose venosa, arterial ou de pequenos vasos, em qualquer tecido ou órgão
2. Morbidade obstétrica
   - Uma ou mais mortes inexplicadas de feto morfologicamente normal, com 10 ou mais semanas de gestação, morfologia documentada por ultrassonografia de segundo trimestre ou por exame após o nascimento
   - Um ou mais nascimentos prematuros de fetos morfologicamente normais antes de 34 semanas da gestação, em virtude de pré-eclâmpsia grave/eclâmpsia ou com características consistentes de insuficiência placentária
   - Uma ou mais perdas fetais consecutivas inexplicadas antes de 10 semanas de gestação, excluídas causas maternas anatômicas ou hormonais, assim como anomalias cromossômicas no casal

Anticorpos antifosfolipídios

São três os anticorpos aPL relacionados com o diagnóstico da SAF: lúpus anticoagulante (LAC), anticardiolipina (aCL) e anti-β_2-GPI.

Muitas pacientes com SAF apresentam os três anticorpos. Os testes positivos para esses anticorpos podem ser transitórios; por isso, o diagnóstico de SAF requer dois testes positivos espaçados de, no mínimo, 12 semanas.

Lúpus anticoagulante

O LAC pode ser encontrado em muitos indivíduos com LES e está associado a trombose, não à anticoagulação, como sugere o nome. Qualquer que seja o exame usado para a sua identificação (todos eles são indiretos), o LAC não pode ser quantificado, e o resultado é expresso apenas como positivo ou negativo.

Anticardiolipina

As aCL, comumente identificadas por meio de métodos imunoenzimáticos, constituem os dois isótipos – imunoglobulina G (IgG) e imunoglobulina M (IgM). Os resultados dos testes são apresentados em unidades padronizadas internacionais, designadas como GPL para o IgG e MPL para o IgM. Diretrizes recentes identificam como positivo o resultado > 40 GPL ou MPL (*i. e.*, maior que o 99º percentil).

Anti-β_2-glicoproteína I

Assim como para os anticorpos aCL, os anti-β_2-GPI são comumente detectados por meio de técnica imunoenzimática, e os resultados são fornecidos para os dois isótipos, os do IgG em unidades internacionais padronizadas SGU e os do IgM, em SMU. O resultado positivo é aquele > 99º percentil.

Complicações clínicas

As complicações mais comuns e sérias associadas à SAF são as tromboses venosas e as arteriais. A maioria das tromboses (65 a 70%) é venosa. Embora o local mais frequente da trombose venosa seja a extremidade inferior, ela pode ocorrer em qualquer vaso sanguíneo do organismo.

Em pacientes com SAF, o risco de trombose está aumentado na gestação. Até 25% dos acidentes trombóticos associados à SAF ocorrem durante a gravidez e o pós-parto.

O AVE isquêmico é a consequência mais frequente da oclusão arterial. Indivíduos com episódios de trombose arterial inexplicada, livedo *reticularis* (ver Figura 38.7), AVE, amaurose *fugax* ou isquemia transitória devem ser rastreados para anticorpos aPL.

Uma condição denominada SAF "catastrófica" ocorre em algumas pacientes que desenvolvem trombose progressiva e insuficiência multissistêmica. Outras apresentam doença grave no pós-parto, insuficiência cardiopulmonar, insuficiência renal, febre e múltiplas tromboses.

Complicações obstétricas

O efeito negativo da SAF na gravidez, em casos de perda fetal, muito provavelmente está relacionado com a função placentária anormal – estreitamento das artérias espiraladas, espessamento intimal, aterose aguda e necrose fibrinoide. Extensas tromboses, infartos e necroses placentárias também podem ocorrer pontualmente.

Perdas fetais recorrentes. Grande proporção de perdas fetais relacionadas com anticorpo aPL ocorre no período fetal (após 10 semanas da gravidez). Níveis elevados de anticorpos aPL (> 20 unidades) estão associados a aumento de 3 a 5 vezes na natimortalidade. Por outro lado, mulheres com abortamento recorrente exibem teste positivo para anticorpos aPL em 5 a 20% dos casos.

A pré-eclâmpsia está associada à SAF, de maneira que cerca de 11 a 17% das mulheres com pré-eclâmpsia apresentam resultado positivo para anticorpos aPL, e a associação é maior com a pré-eclâmpsia grave-precoce (antes de 34 semanas).

Cerca de 15 a 30% dos casos de SAF cursam com RCF. O mecanismo patogênico da RCF, com sofrimento fetal crônico, perdas fetais e parto pré-termo, está associado à insuficiência placentária resultante de múltiplas tromboses e infartos concomitantes à vasculopatia das artérias espiraladas.

Recente investigação mostrou que a mulher grávida com SAF primária em casos de mais de um anticorpo aPL positivo tem risco elevado de complicações obstétricas e taxas baixas de nascidos vivos. Em mulheres com apenas um teste positivo, a anti-β_2-GPI é associada a taxa mais baixa de nascido vivo e incidência mais alta de pré-eclâmpsia, RCF, RCF muito pré-termo e natimorto, comparada com a aCL e o LAC isolados.

Diagnóstico

Os critérios para o diagnóstico laboratorial da SAF estão listados nas Tabelas 38.5 e 38.6. Os anticorpos testados são LAC, aCL (IgG e IgM) e anti-β_2-GPI (IgG e IgM). O teste positivo inicial deve ser confirmado após 12 ou mais semanas; a persistência do resultado positivo confirma a síndrome.

Diagnóstico diferencial

Outras causas de tromboembolismo, como obstrução vascular anatômica, hemoglobinúria paroxística noturna, trombocitopenia induzida por heparina (HIT) e neoplasias mieloproliferativas, se necessário, devem ser investigadas.

É importante salientar que as anormalidades cromossômicas são responsáveis por aproximadamente 50% dos abortamentos recorrentes em mulheres com menos de 35 anos e por 70% nas mulheres com mais de 35 anos. Outras causas de abortamentos recorrentes podem ser anormalidades anatômicas do útero e distúrbios endócrinos, como hipotireoidismo e diabetes.

Tratamento

Mulheres com SAF são consideradas de alto risco para pré-eclâmpsia e, por isso, devem receber ácido acetilsalicílico em baixa dose (100 mg/dia), iniciado no momento do diagnóstico comprobatório da gestação (ultrassonografia obstétrica com batimentos cardíacos embrionários presentes) e antes de 12 semanas de gravidez.

Concomitantemente, as pacientes com SAF obstétrica devem ser tratadas com heparina profilática (enoxaparina 40 mg via subcutânea, por dia), durante toda a gravidez e por 6 semanas do pós-parto. As mulheres com história de trombose venosa (SAF clínica) devem ser tratadas da mesma maneira, à exceção da heparina, que deve ser administrada em dose terapêutica (enoxaparina 1 mg/kg via subcutânea, 12/12 horas).

Avaliação fetal

A SAF aumenta o risco de RCF e de morte fetal. O acompanhamento seriado com ultrassonografias, para surpreender o RCF, e com Doppler umbilical, para avaliar a vitabilidade fetal a partir do terceiro trimestre, constitui boa prática.

Anticoncepção pós-parto

As pílulas com estrogênio estão proibidas e as preparadas com progesterona, permitidas.

Prognóstico tardio

Cerca de 50% das mulheres com SAF desenvolvem trombose no período de 3 a 10 anos, e 10% apresentam LES. Essas mulheres devem ser encaminhadas a um especialista para serem tratadas e acompanhadas.

Pontos-chave

- O LES é caracterizado por anormalidades no sistema imunológico, com produção de autoanticorpos responsáveis pela destruição celular e tissular
- O LES demonstra envolvimento multissistêmico: febre, artrite, eritema, pleuropericardite, fotossensibilidade, anemia e disfunção cognitiva; metade dos pacientes apresenta envolvimento renal (nefrite)
- Quase 90% dos casos de LES acometem mulheres: 1:500 mulheres em idade de conceber. A taxa de sobrevida de 10 e de 20 anos é de, respectivamente, 75 e 50%
- Cerca de um terço dos casos de LES exacerba-se na gravidez, com taxa de mortalidade de 1:20 casos
- O prognóstico perinatal do LES é pior se houver hipertensão, nefrite e anticorpos antifosfolipídios, responsáveis por pré-eclâmpsia, parto pré-termo, restrição de crescimento fetal, natimortalidade e lúpus neonatal
- As trombofilias são distúrbios da hemostasia que predispõem a pessoa a um evento trombótico
- As trombofilias hereditárias e as adquiridas levam a um aumento no risco de DTV durante a gravidez e o pós-parto
- A síndrome antifosfolipídio é um exemplo de trombofilia adquirida, determinada pelos anticorpos lúpus anticoagulante, anticardiolipina e anti-β_2-glicoproteína I
- As trombofilias adquiridas estão associadas a prognóstico adverso da gravidez
- O tratamento da síndrome antifosfolipídio é feito com heparina e ácido acetilsalicílico em baixa dose
- O acompanhamento fetal na síndrome antifosfolipídio é realizado por ultrassonografia e Doppler umbilical
- Após a gravidez, mulheres com síndrome antifosfolipídio devem ser acompanhadas por um especialista.

39 Doença Tromboembólica Venosa

Roseli Nomura
Jorge Rezende Filho

Alterações fisiológicas, 607

Fatores de risco, 609

Diagnóstico, 609

Tratamento, 612

A doença tromboembólica venosa (DTV), que inclui a trombose venosa profunda (TVP) e o tromboembolismo pulmonar (TEP), acomete 0,5 a 2,2 em cada 1.000 gestações, de acordo com a Organização Mundial da Saúde (OMS).

A DTV é uma das principais causas de morbidade e mortalidade materna no mundo, principalmente em países desenvolvidos. Em mulheres em idade reprodutiva, aproximadamente metade de todos os eventos trombóticos ocorre na gravidez.

Alterações fisiológicas

Os elementos da tríade de Virchow – hipercoagulabilidade, estase venosa e lesão vascular – estão presentes durante o ciclo gravídico-puerperal (Figura 39.1). O estado de hipercoagulabilidade é associado ao aumento progressivo de vários fatores de coagulação, que inclui os fatores pró-coagulantes e a diminuição da proteína S. A ativação hemostática é demonstrada pela ampliação dos marcadores de ativação hemostática, como protrombina e dímero D.

A estase venosa, que se inicia já no 1º trimestre, é, com toda certeza, determinada pela venodilatação progesterona-induzida, mas também pela compressão venosa pélvica determinada pelo útero gravídico e apulsátil pela artéria ilíaca comum direita na veia ilíaca comum esquerda (síndrome de May-Thurner ou de Cockett). A síndrome de May-Thurner explica por que a TVP associada à gravidez ocorre no membro inferior esquerdo em 85% dos casos.

Lesão adicional às veias pélvicas pode ocorrer também no parto vaginal assistido ou operatório com DTV no puerpério imediato.

A gravidez altera os níveis dos fatores da coagulação normalmente responsáveis pela hemóstase. O efeito resultante de todas essas alterações é o aumento do estado trombogênico (Tabela 39.1).

Decorridas 6 semanas do pós-parto, o estado materno pró-coagulante retorna às condições pré-gravídicas, diminuindo o risco de trombose.

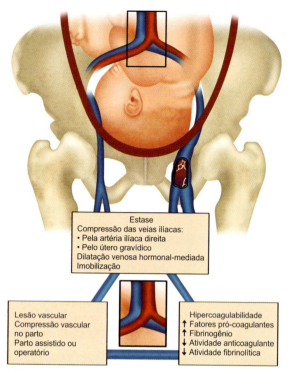

Figura 39.1 Tríade de Virchow na gravidez: estase venosa, lesão vascular e hipercoagulabilidade sanguínea. A compressão é maior na veia ilíaca esquerda pela artéria ilíaca direita (síndrome de May-Thurner ou de Cockett).

Tabela 39.1 Alterações do sistema de coagulação na gravidez.

Fatores da coagulação	Alterações na gravidez
Pró-coagulantes	
Fato I – Fibrinogênio	Aumento
Fator VII	Aumento
Fator X	Aumento
Fator VIII	Aumento
Fator de von Willebrand	Aumento
Inibidor do ativador do fibrinogênio-1	Aumento
Inibidor do ativador do fibrinogênio-2	Aumento
Fator II	Nenhuma alteração
Fator V	Nenhuma alteração
Fator IX	Nenhuma alteração
Anticoagulantes	
Proteína S (livre)	Diminuição
Proteína C	Nenhuma alteração
Antitrombina III	Nenhuma alteração

Fonte: American College of Obstetricians and Gynecologists (ACOG), 2011.

Fatores de risco

A gestação, por si só, é um grande fator de risco para o desenvolvimento da doença. Estima-se que durante o ciclo gravídico-puerperal haja um aumento de 4 a 50 vezes na incidência de desenvolvimento de DTV quando comparado às não gestantes. Os eventos tromboembólicos ocorrem na mesma frequência nos 3 trimestres da gestação; entretanto, no puerpério, esse risco é de 2 a 5 vezes maior se comparado ao período anteparto. O maior risco é nas primeiras 6 semanas de pós-parto, embora permaneça até as 12 semanas seguintes. Durante a gestação, a maioria das TVPs ocorre nos membros inferiores e do lado esquerdo. Mulheres cesareadas apresentam risco adicional 2 vezes maior de DTV do que as que pariram pela via vaginal.

O fator de risco mais importante na gravidez para DTV é a história pessoal de trombose (Tabela 39.2). O risco de DTV recorrente durante a gravidez está aumentado de 3 a 4 vezes, e de 15 a 25% de todos os casos de DTV na gestação são de repetição.

O segundo fator mais importante de DTV na gravidez é a trombofilia, tanto hereditária como adquirida (ver Capítulo 34). A trombofilia ocorre em 20 a 50% das mulheres que apresentam DTV durante a gravidez e o pós-parto.

Recentemente, a fertilização *in vitro* (FIV) foi responsabilizada por determinar risco 1,7 vez maior de DTV durante toda a gravidez quando comparada à concepção espontânea; no 1º trimestre, o risco seria ainda maior, de aproximadamente 4 vezes para DTV e de até 7 vezes para TEP.

Tabela 39.2 Fatores de risco para doença tromboembólica venosa (DTV) na gravidez e no pós-parto.

Fator	Risco (*odds ratio*)
IMC > 25 kg/m² e imobilização anteparto	62,3
Trombofilia	51,8
DTV prévia	24,8
Infecção pós-parto (vaginal)	20,2
Hemorragia pós-parto (cirurgia)	12,1
Trombose venosa superficial	10
Pré-eclâmpsia e CIR	5,8
História familiar de DTV	3,9
Cesárea (emergência)	2,7

IMC, índice de massa corporal na 1ª consulta pré-natal; *CIR*, crescimento intrauterino restrito.

Diagnóstico

História. Mulheres com história de trombose que não foram completamente investigadas devem ser avaliadas para síndrome antifosfolipídica (SAF) e trombofilias hereditárias. O resultado desses testes é importante para definir o esquema de tratamento heparínico na gravidez – terapêutico ou profilático.

Tromboflebite superficial. Ocorre nas veias varicosas, o que explica o nome varicoflebites, e apresenta-se sob a forma de cordões ou novelos venosos, avermelhados, doloridos espontaneamente ou ao palpar. Mais comuns do que as profundas, principalmente no último trimestre da gestação, as tromboflebites superficiais (TFS) evoluem em 2 a 3 semanas e deixam representativa sequela: nódulos ou cordões endurecidos. Raramente, elas se estendem às veias profundas e é excepcional que determinem embolia pulmonar.

Trombose venosa profunda. A TVP pode ser oligossintomática ou apresentar quadro clínico exuberante. O acometimento do sistema profundo tende a ocorrer nos membros inferiores, em locais sujeitos a fenômenos compressivos e estagnação sanguínea, como panturrilha (veia poplítea) e face interna da coxa (veia femoral comum).

Classicamente, a dor e o edema, em 85% dos casos no membro inferior esquerdo, caracterizam quadro clínico de TVP (Figura 39.2). Na TVP da panturrilha, a dor pode ser provocada mediante a execução da dorsiflexão do pé (sinal de Homans). Uma diferença na circunferência das panturrilhas acima de 2 cm sugere TVP.

Nas tromboses venosas pélvicas (veia ilíaca comum), além da dor à palpação do baixo ventre e ao toque vaginal, podem ocorrer disúria, retenção de urina, tenesmo e desconforto à defecação. Além de o edema ter início na raiz da coxa (rizomélico), a extremidade pode apresentar aspecto pálido, por vezes com manchas azuladas entremeadas, descrito com frequência no período puerperal, quando ainda era norma manter a puérpera em repouso prolongado no leito.

O diagnóstico clínico deve ser sempre confirmado por exame de imagem no membro inferior; no caso, ultrassonografia compressiva ou Doppler venoso (Figura 39.3). A confirmação da DTV à ultrassonografia já conduz imediatamente ao tratamento anticoagulante, dispensando outros procedimentos de imagem. Na suspeita de trombose venosa pélvica, com o resultado do Doppler negativo/equivocado, o exame de eleição é a angiorressonância magnética pélvica (Figura 39.4). É uma opção para o diagnóstico de trombose venosa pélvica e de veia femoral na gestante, quando outros exames não invasivos são inconclusivos.

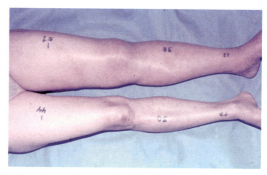

Figura 39.2 Edema de membro inferior esquerdo por trombose venosa profunda.

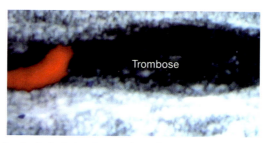

Figura 39.3 Visualização direta do trombo na veia poplítea com interrupção do fluxo sanguíneo ao Doppler colorido.

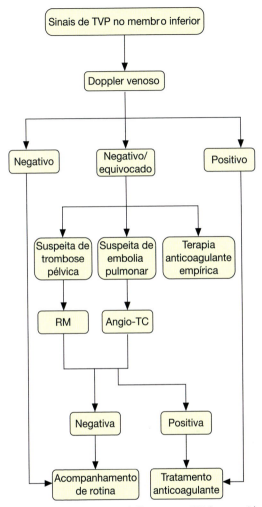

Figura 39.4 Diagnóstico da doença tromboembólica venosa (DTV) na gravidez. *TVP*, trombose venosa profunda; *RM*, ressonância magnética; *angio-TC*, angiotomografia computadorizada.

Tromboembolia pulmonar. A TEP é de ocorrência variável, surgindo, por vezes, antes de se terem verificados os sinais periféricos de trombose, ou mesmo na ausência deles. A intensidade dos sintomas depende da localização e do tamanho do trombo. Os três principais são: dispneia de início súbito, dor torácica e hemoptise. Além desses, a gestante pode ainda apresentar taquicardia, sudorese e mal-estar. O TEP ocorre em 30% das pacientes com TVP não medicadas e em 5% daquelas tratadas com anticoagulantes. Em casos em que a paciente vai a óbito, 65% delas morrem na 1ª hora após o início dos sintomas. Cerca de 40 a 60% das DTVs no pós-parto são TEP; porção substancial decorre de trombose venosa pélvica.

O diagnóstico de EP necessita de exame de imagem confirmatório, como:

Radiografia de tórax. Embora o exame tenha baixa acurácia, deve ser realizado diante da suspeita de EP, pois avalia outros diagnósticos e possibilita a interpretação precisa dos resultados da cintilografia de ventilação/perfusão.

Cintilografia de ventilação/perfusão. Nas pacientes com radiografia de tórax normal, esse exame é a escolha para diagnóstico de EP na gestação. A varredura ventilação/perfusão positiva demonstra um padrão definitivo de incompatibilidade entre as imagens de ventilação e perfusão do pulmão. A maioria dos exames em gestantes com suspeita de EP tem probabilidade normal/muito baixa e valor preditivo negativo alto para descartar o diagnóstico de EP na gravidez.

Angiotomografia (angio-TC) helicoidal. É um teste de elevada sensibilidade e especificidade para o diagnóstico de EP, além de ser prático e menos trabalhoso. Apesar de ser utilizada radiação ionizante, as evidências clínicas confirmam que os riscos fetais são mínimos com as técnicas radiológicas atuais, de modo que a gestante não deve ser privada dos benefícios do diagnóstico. Tanto a angio-TC como a cintilografia expõem o feto a doses similares de radiação, bem abaixo dos níveis associados à teratogênese.

O fluxograma para avaliação diagnóstica na DTV na gravidez é apresentado na Figura 39.4.

Tratamento

Tromboflebite superficial. Deambulação e repouso em posição de Trendelenburg são de fácil aplicação e aceitação. Recomenda-se anti-inflamatório (sistêmico ou tópico), especialmente diclofenaco (oral ou gel). A eficácia de gel ou de pomada à base de heparinoides é discutida, embora essas medidas pareçam exercer algum alívio nas manifestações inflamatórias. A aplicação de calor úmido, compressas mornas e bolsas térmicas também é analgésica e anti-inflamatória.

Doença tromboembólica venosa. O tratamento de eleição da DTV na gravidez é a heparina de baixo peso molecular (HBPM), de modo que a heparina não fracionada (HNF) deve ser utilizada apenas na inexistência da primeira. Atualmente, a HBPM é a substância de escolha para o tratamento da DTV porque sua dose e seu monitoramento são de mais fácil controle, e porque ela determina menos risco de osteoporose e trombocitopenia do que a heparina regular. Além do seu alto custo, outra desvantagem da HBPM é que, ao tempo do parto, sua maior meia-vida é uma inquietante preocupação para a utilização da anestesia de condução e para o risco de sangramento no pós-parto.

Os esquemas do tratamento anticoagulante na gravidez estão apresentados na Figura 39.5.

Os anticoagulantes orais (varfarina) estão formalmente contraindicados na gravidez, pois, diferentemente da heparina, atravessam a placenta e estão associados à embriopatia varfarínica. A única exceção é a sua utilização em grávidas com prótese valvar cardíaca mecânica, em função do maior risco de TEP que essas mulheres apresentam quando medicadas apenas com heparina; mesmo assim, a varfarina não deve ser utilizada no 1º trimestre da gestação (ver Capítulo 35).

Apesar do risco aumentado de DTV na gravidez, a terapia anticoagulante universal não está indicada. Muitas mulheres que necessitam de terapia anticoagulante antes da gravidez devem permanecer medicadas durante a gestação e o pós-parto.

Em geral, estão credenciadas para a anticoagulação profilática as grávidas com história de DTV ou de trombofilia adquirida ou hereditária – enoxaparina 40 mg por via subcutânea 1×/dia.

Como referido anteriormente, a gravidez após FIV apresenta risco aumentado para DTV, mas ainda não há recomendação consubstanciada para sua tromboprofilaxia.

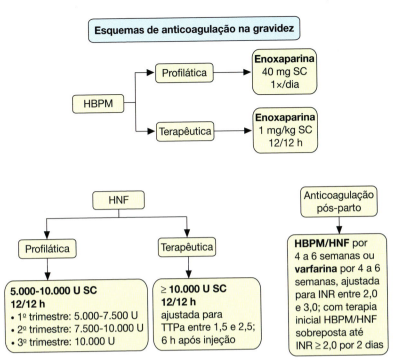

Figura 39.5 Esquemas de anticoagulação na gravidez. *HBPM*, heparina de baixo peso molecular; *HNF*, heparina não fracionada; *SC*, via subcutânea; *TTPa*, tempo de tromboplastina parcial ativada; *INR*, razão normalizada internacional.

A anticoagulação terapêutica com a HBPM – enoxaparina 1 mg/kg por via subcutânea 12/12 horas – está recomendada para todas as mulheres com episódio agudo de DTV durante a gravidez. A heparinoterapia intravenosa com HNF pode ser necessária como tratamento inicial em situações que ameaçam a vida da mulher, como a TEP ou a perda de membro da paciente. A heparina é administrada em *bolus* intravenoso na dose de 5.000 UI; depois, 20 UI/kg/h, por bomba de infusão contínua, de modo a manter o tempo de tromboplastina parcial ativada (TTPa) entre 1,5 e 2,5 vezes o normal, por 5 a 10 dias. Quando a paciente estiver estável, deve-se substituir HNF intravenosa por HBPM subcutânea em dose plena, terapêutica. Episódio agudo de DTV na gravidez pode exigir 6 meses de tratamento anticoagulante.

Discute-se a necessidade de monitorar a enoxaparina, sob uso terapêutico, pelo antifator Xa, cujos níveis devem atingir 0,6 a 1,0 U/mℓ, 4 a 6 horas após a última injeção (American College of Obstetricians and Gynecologists, 2011). A HNF deve ser monitorada pelo TTPa – 1,5 a 2,5 vezes o normal, após 6 horas da sua última administração. Pacientes com esquema profilático não necessitam de monitoramento.

Mulheres com DTV 2 a 4 semanas antes do parto ou com episódios trombóticos recorrentes podem ser candidatas à colocação de filtro optativo na veia cava inferior, com retirada no pós-parto. Nesse cenário de DTV recente, a reversão da anticoagulação no parto é fortemente desencorajada sem a proteção do filtro. Outras candidatas ao filtro são aquelas com episódios trombóticos recorrentes, a despeito da anticoagulação terapêutica.

Parto. Mulheres recebendo anticoagulação terapêutica ou profilática com a HBPM devem substituí-la pela HNF, de meia-vida mais curta, no último mês da gravidez ou na iminência do parto. No parto induzido, o tratamento anticoagulante deve ser suspenso pelo menos

24 horas antes. Se o parto ocorreu espontaneamente, a reversão com o sulfato de protamina (1 mℓ neutraliza 1.000 UI de HNF) raramente é necessária e não é cogitada no esquema profilático. Para as mulheres nas quais a terapia anticoagulante foi temporariamente descontinuada, estão indicadas as meias elásticas de compressão graduada.

O bloqueio neuroaxial não deve ser realizado antes de 10 a 12 horas após a última dose profilática de HBPM e antes de 24 horas após a última dose terapêutica (ACOG, 2017).

A cesárea dobra o risco de DTV, por isso todas as mulheres cesareadas devem utilizar profilaxia mecânica (meias de compressão graduada ou aparelhos de compressão pneumática) caso não estejam sob o uso de profilaxia farmacológica; aquelas com risco elevado devem manter ambos os procedimentos (ACOG, 2011).

Pós-parto. O tratamento anticoagulante deve ser reiniciado após o controle razoável da hemorragia – 6 horas após o parto vaginal e 12 horas após o cesáreo. Nesse intervalo, devem-se utilizar meias elásticas. Enoxaparina ou HNF deve ser administrada por no mínimo 5 dias, concomitantemente com a varfarina, e depois descontinuada, quando se atingir a razão normalizada internacional (INR) terapêutica para anticoagulantes orais, entre 2,0 e 3,0. Para tratamento de 4 a 6 semanas, quando se utiliza heparinoterapia profilática na gestação, a substituição pela varfarina pode ser dispensada, pois sua dose leva até 2 semanas para ser ajustada. Embora a HFN, a HBPM e a varfarina sejam excretadas no leite, a exposição ao recém-nascido é baixa e não altera o seu perfil coagulante, sendo compatíveis com o aleitamento natural. Mulheres que tiveram DTV na gravidez em curso, especialmente no 3º trimestre, podem necessitar de varfarina por 3 a 6 meses.

Em mulheres com fatores de risco no pós-parto para a DTV, o algoritmo da Figura 39.6 é uma sugestão para a profilaxia com a enoxaparina, que deve ser iniciada 6 horas após o parto vaginal e 12 horas após o cesáreo.

Fatores de risco para DTV no pós-parto	Categorias de risco		Profilaxia
1. Tabagismo 2. Paridade ≥ 3 3. Idade > 35 anos 4. IMC ≥ 30 kg/m² 5. Pré-eclâmpsia 6. Gravidez por RA 7. Veias varicosas 8. Procedimentos operatórios 9. Gravidez gemelar 10. Transfusão sanguínea 11. Infecção sistêmica 12. Desidratação ou hiperêmese 13. Comorbidades médicas 14. Viagem de longa distância (> 4 h) 15. Imobilidade (p. ex., repouso no leito) 16. Parto prolongado no hospital (> 24 h)	Menos de 3 fatores de risco		Aparelho de compressão e deambulação
	3 fatores de risco ou IMC ≥ 40 kg/m²	Profilaxia de 7 dias	IMC < 40 kg/m² enoxaparina 40 mg/dia
			IMC ≥ 40 kg/m² enoxaparina 40 mg 2×/dia
	4 fatores de risco ou mais	Profilaxia de 6 semanas	IMC < 40 kg/m² enoxaparina 40 mg/dia
			IMC ≥ 40 kg/m² enoxaparina 40 mg 2×/dia

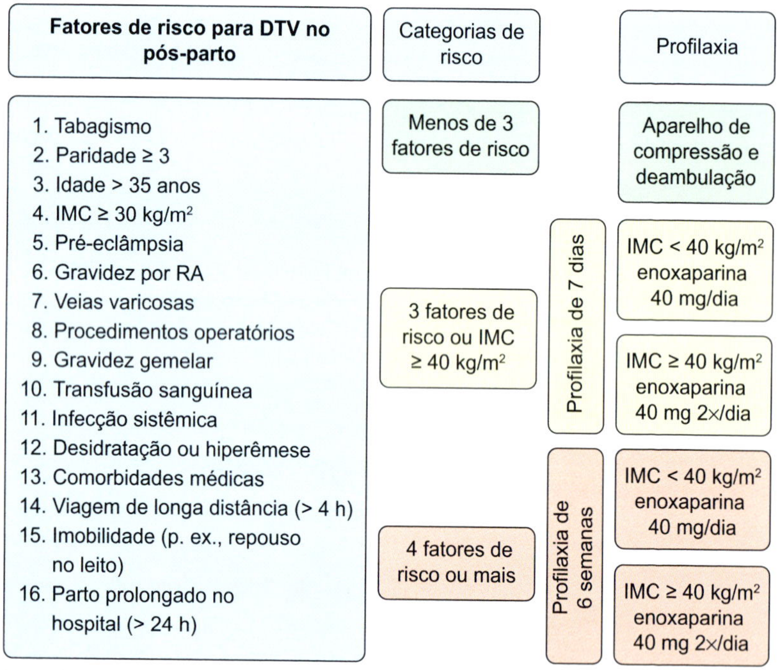

Figura 39.6 Profilaxia com enoxaparina em mulheres com fatores de risco no pós-parto para doença tromboembólica venosa (DTV). *IMC*, índice de massa corporal; *RA*, reprodução assistida.

Complicações da anticoagulação. A heparina tem vários efeitos colaterais, que incluem sangramento, trombocitopenia, osteoporese e plaquetopenia. Seu uso durante a gestação pode acarretar várias complicações, como: descolamento prematuro da placenta, embriopatia, anormalidades do sistema nervoso central (SNC) e sangramento fetal. A embriopatia varfarínica é caracterizada por malformações fetais similares à condrodisplasia punctata, com hipoplasia nasal e calcificação puntiforme das cartilagens epifisárias dos ossos longos (observada em 5 a 10% dos fetos expostos entre 6 e 9 semanas da gravidez). Anormalidades do SNC incluem displasia da linha média dorsal com agenesia do corpo caloso, atrofia da linha média cerebelar, displasia da linha média ventral com atrofia óptica, amaurose e hemorragia. As anormalidades do SNC podem ocorrer por exposição em qualquer fase da gestação, pois há risco de hemorragia fetal, com sequelas importantes.

Contracepção hormonal. O risco de DTV em mulheres sob o uso de pílula anticoncepcional contendo estrogênio aumenta de 35 a 99 vezes; por isso, esse método contraceptivo está contraindicado no puerpério imediato, sejam as pacientes trombofílicas ou não.

Métodos alternativos devem ser procurados – pílulas apenas de progesterona e implantes, dispositivo intrauterino (DIU), inclusive com progesterona e métodos de barreira.

Pontos-chave

- A doença tromboembólica venosa (DTV) compreende a trombose venosa profunda (TVP) e a tromboembolia pulmonar (TEP)
- O ciclo gravídico-puerperal tem risco aumentado de 10 vezes para doença tromboembólica venosa: 5 vezes maior na gestação e 60 vezes no pós-parto
- Cerca de 85% das tromboses venosas profundas ocorrem no membro inferior esquerdo (síndrome de May-Thurner ou de Cockett)
- A ultrassonografia Doppler venoso é o procedimento de eleição para o diagnóstico da trombose venosa profunda, embora muitos prefiram a ultrassonografia de compressão
- Caso o resultado da ultrassonografia seja inconclusivo, a angiorressonância magnética está indicada quando há suspeita de trombose pélvica, e a angiotomografia computadorizada, quando a suspeita é de tromboembolia pulmonar
- O tratamento de escolha para doença tromboembólica venosa na gravidez é a heparina de baixo peso molecular (HBPM)
- A varfarina é teratogênica e está formalmente contraindicada na gravidez, exceto em mulheres com prótese valvar cardíaca mecânica
- A anticoagulação terapêutica é obrigatória quando o episódio agudo de DTV ocorre na gravidez em curso ou a mulher é portadora de prótese valvar cardíaca mecânica; a profilática, na história de DTV e de trombofilia
- Tromboprofilaxia mecânica é recomendada em todos os casos de operação cesariana
- Quando o tratamento anticoagulante é interrompido temporariamente no pós-parto, a tromboprofilaxia mecânica deve ser utilizada até que a mulher esteja deambulando ou a anticoagulação seja restaurada.

40 Anemia

Flávia Cunha dos Santos
Jorge Rezende Filho

Alterações fisiológicas, 616
Anemia nutricional, 617

Alterações fisiológicas

Durante a gravidez, o volume plasmático aumenta 30 a 50%, cerca de 1.200 a 1.300 mℓ. Esse aumento é maior em multíparas quando comparado a primíparas. Em mulheres com gêmeos, esse acréscimo no volume plasmático é ainda maior e pode ser tão alto quanto 70%.

A quantidade de água total no organismo cresce aproximadamente de 6,5 a 8 ℓ. A elevação dos níveis de estradiol resulta na ativação do sistema renina-angiotensina-aldosterona. O resultado é a maior reabsorção de sódio nos rins e a retenção de água.

O volume sanguíneo começa a aumentar com 7 semanas da gestação, cerca de 10 a 15%, e atinge o seu máximo com 30 a 34 semanas. Esse aumento de 1 a 2 ℓ no volume sanguíneo é importante para manter o fluxo de sangue para órgãos como o útero e os rins, e também é um mecanismo de adaptação para a perda inevitável de sangue após o parto. Em virtude do acréscimo significante do volume sanguíneo, sinais clínicos de hemorragia como hipotensão e taquicardia podem não se desenvolver até que a mulher grávida perca no mínimo 30% de seu volume sanguíneo.

Há aumento na produção de hemácias, estimulado pela maior secreção de eritropoetina pelos rins. Todavia, o aumento de 20 a 25% nas hemácias é desproporcional à elevação de 30 a 50% no volume plasmático, resultando em uma anemia dilucional ("anemia fisiológica da gravidez"). Em consequência, caem os níveis de hemoglobina e do hematócrito à medida que a gravidez avança. Essa perda na viscosidade sanguínea pode ser importante para aumentar o fluxo sanguíneo aos diversos órgãos.

As necessidades maternas de ferro aumentam de 5 a 6 mg/dia, e a exigência total de ferro está estimada em 1.000 mg.

Durante a gravidez há uma leucocitose, de tal sorte que uma contagem de leucócitos de 14.000/mm^3 é normal e pode ser até maior, de 30.000/mm^3, no parto e no puerpério. A contagem de plaquetas cai, mas permanece dentro da faixa de normalidade. A albumina plasmática também diminui, alterando a farmocinética das substâncias que são altamente ligadas à proteína.

Anemia nutricional

A anemia nutricional/carencial, caracterizada pela queda anormal das taxas de hemoglobina no sangue, é resultante da deficiência de ferro, vitamina B_{12} (cobalamina) ou ácido fólico.

Doenças parasitárias (malária, verminoses) e hemoglobinopatias hereditárias (talassemia) estão entre as outras causas de anemia.

A incidência global de anemia na grávida é de aproximadamente 40%, e em mais de 75% dos casos é por deficiência de ferro. Na Ásia, a anemia é a segunda causa de mortalidade materna – de 12,8%, segundo a Organização Mundial da Saúde (OMS), 2006.

Tipos de anemia nutricional

De acordo com o fator deficiente e responsável pela queda da hemoglobina, a anemia nutricional pode ser classificada em três tipos (American College of Obstetricians and Gynecologists [ACOG], 2021):

- Anemia hipocrômica ferropriva: por deficiência de ferro
- Anemia por deficiência de ácido fólico
- Anemia perniciosa: por deficiência de vitamina B_{12}.

A anemia ferropriva é a mais comum. A anemia por deficiência de ácido fólico, embora muito frequente na gravidez, em virtude das necessidades aumentadas de folato, tende a ocorrer juntamente com a ferropriva e permanece não diagnosticada. Presume-se que em países em desenvolvimento ocorra em 20 a 25% das grávidas. A anemia por carência de vitamina B_{12} tem menor incidência.

Etiologia

A elevada incidência de anemia nos países em desenvolvimento resulta dos efeitos combinados de:

- Dieta inadequada
- Doenças e infestações recorrentes
- Multiparidade e pequeno intervalo interpartal.

As necessidades de ferro e de ácido fólico são maiores no último trimestre da gravidez. As elevadas demandas de ferro não podem ser cobertas exclusivamente pela dieta, e são supridas parcialmente pelas reservas maternas. Como essas reservas costumam ser repostas tão somente fora da gravidez, as mulheres que têm pequenos intervalos entre os partos sofrem de anemias crônicas e progressivas.

Quando o nível de ferro da gestante está reduzido, ela não é capaz de sintetizar a hemoglobina.

Devido à hemodiluição fisiológica da gravidez, os níveis de hemoglobina que configuram a anemia são bem mais baixos que os existentes fora da gestação. Assim, os níveis mínimos normais de hemoglobina na gestação definidos pelo ACOG, em 2021, são os valores de 11 g/dℓ no 1º trimestre; 10,5 g/dℓ no 2º trimestre; e 11 g/dℓ 3º trimestre.

A anemia por deficiência de ferro na gravidez é particularmente definida por ferritina < 30 µg/ℓ, e é do tipo microcítica com volume corpuscular médio (VCM) < 80 fℓ.

Os fatores de risco para a anemia ferropriva incluem dieta pobre em alimentos ricos em ferro (ostra, fígado, carne vermelha, camarão, cereais enriquecidos, feijão, linhaça), carente em facilitadores da absorção de ferro (suco de laranja e de limão, morango, brócolis, pimenta), rica em alimentos que dificultam a absorção de ferro (soja, chocolate, café, chá), distúrbios gastrintestinais, hipermenorreia, pequeno intervalo interpartal e perda sanguínea após o parto normal. Verminoses e malária também são causas expressivas.

Complicações na gravidez

A anemia reduz a resistência da grávida a infecções, aumenta as taxas de hemorragias ante e pós-parto e de parto pré-termo e eleva o risco de mortalidade materna.

Profilaxia e tratamento

O ACOG (2021) afirma que uma dieta convencional contém 15 mg de ferro elementar por dia. As necessidades de ferro elementar diárias na gravidez são de 27 mg e 9 mg durante a lactação, quantidade geralmente presente nos suplementos vitamínicos. A OMS (2012) e o Royal College of Obstetricians and Gynaecologists (RCOG, 2015) recomendam de 30 a 60 mg/dia de ferro elementar na gravidez, e o Institute of Medicine (IOM, 2001), 45 mg/dia.

Contudo, a suplementação dietética no pré-natal é o principal fator profilático, sendo relevante o consumo de proteína animal e de vegetais ricos em ferro. O planejamento pré-natal também é importante, espaçando os intervalos interpartais em 2 anos, e até em 3 anos quando a paciente é malnutrida. Os anticoncepcionais orais merecem considerações especiais em anêmicas crônicas, pela prevenção da gravidez e pela redução do sangramento menstrual.

Opcionalmente pode-se orientar a reposição de ferro elementar pelos valores de ferritina: > 70 µg/dℓ, não repor; entre 30 e 70 µg/dℓ, reposição de 50 mg/dia; e < 30 µg/dℓ, reposição de 80 a 100 mg/dia.

A preparação mais utilizada para tratamento ou para profilaxia da deficiência de ferro é o sulfato ferroso. Geralmente, o sulfato ferroso contém 20% de ferro elementar. Portanto, um comprimido de 300 mg de sulfato ferroso contém 60 mg de ferro. No tratamento de gestantes anêmicas, estão indicadas duas a três doses diárias.

As opções mais usadas hoje são: ferripolimaltose (333 mg), fumarato ferroso (200 mg), gliconato ferroso (300 mg) e ferro quelato glicinato (150 a 300 mg). A posologia desses produtos é de 8/8 a 12/12 horas, e sua principal diferença está na biodisponibilidade do sal (e com isso nos efeitos colaterais) e o preço.

A resposta ao tratamento é considerada adequada quando se constata incremento de 50% ou mais dos valores iniciais da hemoglobina, após 30 dias de administração, e o tempo da terapia para reposição das reservas maternas depende da intensidade da deficiência de ferro e da correção da causa da anemia.

Em aproximadamente 10 a 40% dos pacientes, a intolerância é tão intensa que inviabiliza o tratamento por via oral.

O tratamento das verminoses é igualmente importante.

Se existir a necessidade de reposição de ferro parenteral, as preparações disponíveis serão o sacarato de hidróxido férrico e a carboximaltose férrica. Ambos são utilizados por via venosa e não devem ser prescritos no 1º trimestre da gestação.

Quando a hemoglobina for < 6 g/dℓ, indica-se a transfusão de concentrado de hemácias..

Anemia macrocítica

As anemias macrocíticas mais relevantes, as megaloblásticas, incluem a anemia por deficiência de folato ou de vitamina B_{12} (anemia perniciosa). A anemia macrocítica está caracterizada por VCM > 100 fℓ. O diagnóstico pode ser confirmado pela avaliação da concentração sérica de ácido fólico e de vitamina B_{12}.

A anemia por deficiência de ácido fólico está associada à dieta pobre em vegetais folhosos frescos, legumes e proteínas animais. Na gravidez, as necessidades de ácido fólico diárias aumentam de 50 para 400 µg. O tratamento é feito com alimentos ricos em ácido fólico e suplementação oral, 1 mg/dia. Importante salientar que o ácido fólico é a única substância de uso universal na gravidez, para evitar especialmente os defeitos do tubo neural (DTN), tema amplamente abordado no Capítulo 11.

A anemia macrocítica por deficiência de vitamina B_{12} pode ser encontrada em mulheres submetidas à gastrectomia total, após cirurgia bariátrica, ou com doença de Crohn. Aquelas gastromizadas podem requerer 1.000 µg de vitamina B_{12} por via intramuscular, em intervalos mensais.

Pontos-chave

- A incidência global de anemia na gravidez é de aproximadamente 40%, e em mais de 75% dos casos é por deficiência de ferro
- As necessidades de ferro são 6 vezes maiores na gravidez e, não podendo ser cobertas pela dieta, são supridas parcialmente pelas reservas maternas
- Atendendo à hemodiluição fisiológica da gravidez, os níveis de hemoglobina definidos pelo American College of Obstetricians and Gynaecologists (2021) são os valores de 11 g/dℓ no 1º trimestre; 10,5 g/dℓ no 2º trimestre; e 11 g/dℓ no 3º trimestre
- Recomenda-se a suplementação universal na gravidez de 60 mg/dia de ferro elementar
- A anemia reduz a resistência da grávida a infecções e aumenta de 2 a 3 vezes a incidência de complicações na gravidez e no parto
- Em anêmicas, a taxa de partos pré-termo é 3 vezes mais frequente e está acrescida de 2 vezes a mortalidade perinatal
- Hemorragias ante e pós-parto são mais comuns nas anêmicas e, frequentemente, podem ser fatais
- A anemia macrocítica por deficiência de vitamina B_{12} pode ser encontrada em mulheres submetidas à gastrectomia total, após cirurgia bariátrica ou com doença de Crohn
- O tratamento da anemia ferropriva é feito com sulfato ferroso, 200 a 400 mg, 3 vezes/dia por via oral; excepcionalmente, administra-se o ferro por via intravenosa
- Quando a hemoglobina é < 6 g/dℓ, indica-se concentrado de hemácias.

41 Doenças Neurológicas

Flávia Cunha dos Santos
Jorge Rezende Filho

Epilepsias, 620

Cefaleia, 622

Tumores intracranianos, 623

Hemorragia intracraniana, 625

Trombose venosa cerebral, 625

Poli e mononeuropatias, 626

Esclerose múltipla, 627

Miastenia *gravis*, 630

Síndrome leucoencefalopática posterior reversível, 630

Epilepsias

As epilepsias constituem frequente alteração neurológica encontrada em Obstetrícia, ocorrendo de 3 a 5 vezes a cada 1.000 gestantes. Antiga e útil é a subdivisão das epilepsias em dois grupos: sintomáticas e essenciais. As primeiras, também chamadas secundárias, geralmente estão relacionadas com foco lesional (p. ex., tumores e hematomas) e são, algumas vezes, passíveis de tratamento cirúrgico. As essenciais, conhecidas como primitivas ou criptogenéticas, são resultantes de disfunção paroxística de determinadas estruturas do sistema nervoso central, em especial da *formatio reticularis*, daí serem denominadas centro-encefálicas.

Em face de paciente com crises convulsivas, a conduta clínica deve ser a seguinte:

- Anamnese rigorosa, indagando a doente e seus familiares sobre os pormenores das crises: de quanto tempo datam, como se iniciam, sua exteriorização, a evolução, a duração, o término, os eventuais pródromos, os sintomas associados, o periodismo e as manifestações intercríticas
- Exame neurológico apurado, procurando desvendar eventual alteração do sistema nervoso; seguir completa investigação clínica
- Exames complementares pertinentes: eletroencefalogramas, tomografia computadorizada do crânio, ressonância magnética, SPECT.

Em cerca de 25% dos casos de epilepsias, o eletroencefalograma poderá ter resultado normal nos períodos intercríticos, mesmo após a sensibilização da paciente, e revelar ondas de amplitude e frequência anormais sem que a mulher sofra de qualquer manifestação epiléptica. Não obstante, esse exame complementar é de grande valia clínica, pois há certos padrões eletroencefalográficos que correspondem a formas clínicas peculiares de epilepsias.

É importante distinguir, no ciclo gravídico-puerperal, as convulsões da eclâmpsia das epilepsias. Sem dúvida, a existência de crises anteriores e de alterações eletroencefalográficas prévias facilita a diferenciação. Na eclâmpsia, as crises devem estar acompanhadas dos outros sintomas componentes da síndrome.

Existem estudos que mostram aumento da incidência das crises na gestação, enquanto outros revelam redução. O aumento de frequência poderia ser em virtude do uso inadequado das doses dos anticonvulsivantes, ou sua total supressão, motivados pelo receio de que tais fármacos possam exercer efeitos teratogênicos no concepto. Além disso, pode haver aumento do *clearance* dos fármacos, com redução de seus níveis séricos. Por outro lado, a menor incidência de crises poderia decorrer da maior regularidade com que a grávida se impõe no uso dos medicamentos antiepilépticos. Para os casos em que as manifestações epilépticas se tornem mais comuns durante a gestação, mesmo que o esquema terapêutico não tenha sido modificado, a explicação do fato poderia estar na maior retenção de água e de sódio, com baixa das cifras de magnésio e cálcio no sangue, certa tendência à hiperventilação e alterações hormonais.

Habitualmente, as epilepsias não interferem na gravidez, a não ser que ocorra estado de mal epiléptico, situação rara, porém potencialmente grave, capaz de causar anoxia intensa, com eventual sofrimento do feto. Mesmo assim, não há, em geral, indicação para interromper a gestação, nem risco de enfermidade congênita; ademais, os fetos gerados em tais circunstâncias nascem inteiramente normais.

Admite-se que o maior risco para o concepto não decorra, diretamente, das crises convulsivas, e sim da terapêutica. Entre os fármacos desaconselhados, o ácido valproico demonstra o maior risco. O uso de carbamazepina e lamotrigina é considerado de risco menor. A lamotrigina, contudo, tem maior risco de alterações de sua concentração sanguínea.

Sempre que possível, deve-se tratar a grávida epiléptica apenas com um anticonvulsivante, o que diminui a possibilidade de riscos para o produto conceptual. Estudos de revisão concluem que a politerapia apresenta risco duas vezes maior de malformações em comparação com a monoterapia. Acredita-se que os recém-nascidos cujas mães foram tratadas com barbitúricos e/ou difenil-hidantoína apresentem tendência a sangramento, o que decorreria da redução dos níveis de vitamina K, razão pela qual se aconselha que, em tais casos, sejam aplicadas injeções da referida vitamina, na mãe e no recém-nascido, para diminuir o risco de hemorragia. Se essa complicação ocorrer mesmo com a reposição de vitamina K, deve-se tratar o recém-nascido com transfusões de plasma fresco congelado.

Cumpre lembrar, como indispensável, que se faça periodicamente a avaliação dos níveis sanguíneos dos anticonvulsivantes usados, a fim de evitar que sejam ingeridas doses excessivas, o que aumentaria o risco de toxicidade, assim como a administração de subdoses carrega risco iminente de crises. O risco de malformação é dose-dependente. É imperioso, também, que a paciente seja submetida, mensalmente, a exames de sangue (hemograma) e, a cada 3 meses, à prova de função hepática. Recomenda-se que, além do monitoramento periódico do nível sérico do anticonvulsivante, que sejam feitos exames ultrassonográficos reveladores de alterações do desenvolvimento adequado do concepto. O emprego concomitante de ácido fólico por via oral, na dose de 5 a 10 mg/dia, antecedendo a concepção e durante toda a gestação, contribui para reduzir o risco de malformações fetais induzidas pelos anticonvulsivantes. O ideal é que se consiga obter da paciente epiléptica adequado planejamento familiar, para que se possa, em tempo hábil, adequar a terapêutica.

Todos os medicamentos antiepilépticos são teratogênicos (fenitoína, carbamazepina, valproato). Embora o período de maior risco de teratogenicidade seja o 1º trimestre, a exposição aos anticonvulsivantes impacta o desenvolvimento fetal e o neurodesenvolvimento durante toda a gravidez. É oportuno lembrar que os barbitúricos foram considerados, por muito tempo, praticamente desprovidos de ação teratogênica, o que, na realidade, não ocorre. Ultimamente, vem sendo descrito número crescente de casos nos quais foi usada monoterapia com barbitúricos, do que resultou o aparecimento de diversos tipos de anomalias fetais. Os efeitos teratogênicos estão relacionados com a presença de malformações maiores ou menores, alterações dismórficas possivelmente associadas à restrição do crescimento intrauterino restrito (CIR) e alterações no desenvolvimento, além de comprometimento cognitivo e comportamental.

As malformações estão localizadas no coração, no sistema urinário e no lábio (fendas labial e palatina). Os maiores riscos estão associados ao valproato (síndrome do valproato), quando utilizado em altas doses e em esquemas de politerapia. O valproato e a carbamazepina apresentam risco de defeitos do tubo neural (DTN), por isso a recomendação de utilizar altas doses de ácido fólico (4 a 5 mg/dia) no início da gravidez, embora não haja evidência de que essa profilaxia reduza a incidência da malformação. As taxas de hemorragia neonatal estão aumentadas nos fetos expostos *in utero* a antiepilépticos como fenitoína, carbamazepina, valproato e fenobarbital.

Dos fármacos recentes (lamotrigina, gabapentina, oxcarbazepina, topiramato e levetiracetam), os mais bem estudados na gravidez são a lamotrigina e a oxcarbazepina, que apresentam boa tolerância e controle eficiente da convulsão. A oxcarbazepina está relacionada com a ocorrência de hiponatremia, e a dosagem periódica do sódio se faz necessária. Por vezes, a suspensão do fármaco se impõe em caso de hiponatremia persistente. O risco de malformação é baixo na monoterapia com a lamotrigina (1,8 a 3%) e na monoterapia com o levetiracetam (0,7 a 2,9%), quando comparado ao valproato (6,7 a 10,3%) ou ao fenobarbital. A associação de baixa dose de valproato com outro medicamento antiepiléptico acarreta menor risco de malformação fetal em comparação a doses altas de valproato em monoterapia. Medicamentos antiepilépticos de segunda geração, como lamotrigina, levetiracetam e oxcarbazepina, durante a gestação, estão associados a menor risco de efeitos fetais adversos, e seu uso está mais indicado diante dos riscos maiores causados pelo valproato.

Em conclusão, recomendações para reduzir o risco de teratogênese com os antiepilépticos incluem: (1) sempre abordar o tema da gravidez em mulheres epilépticas em idade fértil; (2) avaliar, antes da gravidez, a possibilidade de reduzir ou suspender o tratamento; (3) esquema terapêutico monoterápico, com a menor dose possível; (4) evitar o uso de valproato, usá-lo apenas se não houver outro fármaco adequado e, se for o mais apropriado, planejar dose inferior a 1.000 mg/dia; (5) doses elevadas de suplementação com ácido fólico (5 a 10 mg/dia), com início antes da gravidez e uso nos primeiros meses; (6) vitamina K por via oral diária nas últimas 4 semanas da gravidez e injeção intramuscular de vitamina K no recém-nascido.

A gestação só ocorreria quando houvesse correto controle das crises, mantido diálogo com o obstetra, o neurologista e a paciente.

Cefaleia

A cefaleia é sintoma extremamente frequente na população em geral, e não é diferente nas gestantes. Devem-se diferenciar as cefaleias primárias (enxaquecas, cefaleia de tensão, *cluster* etc.) das secundárias (relativas a outras doenças que se manifestam por dor de cabeça, como tumores intracranianos, sinusopatias etc.).

A enxaqueca é prevalente entre as mulheres e costuma existir antes da gravidez – crises anteriores semelhantes são relatadas pela paciente, o que facilita o diagnóstico. Na gestação, costuma haver diminuição na frequência das crises, principalmente no 2º e no 3º trimestre. Entre as pacientes com enxaqueca sem aura, a redução pode ser mais significativa. Porém, algumas grávidas sofrem com aumento da frequência e intensidade das crises de dor, assim como a gestação pode, em algumas mulheres, ser a única fase da vida em que ocorre dor de cabeça. No início do puerpério pode haver um aumento na frequência das crises, que se normalizam após as primeiras semanas. A amamentação não interfere na quantidade de crises.

A enxaqueca é a principal causa de cefaleia intensa em grávidas. A dor caracteriza-se por ser pulsátil, hemicraniana, embora as dores holocranianas não sejam raras e acompanhadas de náuseas/vômitos, foto e fonofobia, piorando com a movimentação e o esforço físico. A duração média das crises é de 4 a 72 horas. Algumas são acompanhadas de sintomas neurológicos focais (visuais, motores ou sensoriais) transitórios, com 5 a 60 minutos de duração, conhecidos como aura. A aura da enxaqueca é a principal causa de sintoma neurológico focal na grávida.

O surgimento de cefaleia inédita, de forte intensidade ou de caráter progressivo, que fuja dos padrões das cefaleias primárias, é importante sinal de alerta e deve ser investigado com exames de neuroimagem. Ressonância magnética sem contraste pode ser realizada com pouco risco durante a gestação, já tomografia computadorizada deve ser evitada, assim como o uso de gadolínio, por motivo de efeitos embriocidas.

A enxaqueca é um fator de risco para o desenvolvimento de trombose venosa cerebral, acidente vascular encefálico (AVE) e pré-eclâmpsia. Esta pode, também, ter como primeira manifestação a cefaleia. Os tumores intracranianos e as tromboses venosas cerebrais são importantes causas de cefaleia secundária em gestantes. Na gravidez, a cefaleia de tensão é prevalente, porém de intensidade menor. As crises devem ser tratadas, preferencialmente, com analgésicos (paracetamol) e/ou anti-inflamatórios, observada a segurança de uso durante a gestação. A sumatriptana é um agonista serotoninérgico com potente ação nas crises de enxaqueca. Inicialmente contraindicado em grávidas, foi classificado pela Food and Drug Administration (FDA) como categoria C; estudos recentes mostram segurança em seu emprego durante a gestação. Os antieméticos (p. ex., metoclopramida) ajudam na melhora da crise.

Quando as crises se tornam frequentes e/ou incapacitantes, deve-se fazer tratamento preventivo. Nas grávidas e nas mulheres em fase de amamentação, os bloqueadores de canais de cálcio são boa opção, em especial a flunarizina. A dose recomendada é de 5 a 10 mg/dia. Os betabloqueadores são de igual eficácia e segurança; deve-se observar, porém, o risco de hipotensão.

No pós-parto, a cefaleia provocada pela hipotensão liquórica, pós-raquianestesia, caracteriza-se por ser, eminentemente, ortostática. A dor costuma desaparecer com o decúbito. Quando o repouso absoluto associado a analgesia e hidratação vigorosa não resolve o sintoma, o *blood patch* é a melhor opção. A hipotensão liquórica provocada pela raquianestesia pode complicar-se com crises convulsivas e deve fazer parte do diagnóstico diferencial de eclâmpsia tardia, principalmente em puérperas que não desenvolveram hipertensão arterial. Exames de neuroimagem podem, em casos mais graves, revelar hematoma subdural bilateral.

Tumores intracranianos

Primitivos ou secundários, os tumores intracranianos não são comuns no período etário em que a gravidez geralmente ocorre, figurando como a 5ª causa de morte por câncer nas mulheres entre 20 e 39 anos. Estatísticas mostram, em média, três casos de tumores cerebrais malignos para cada 100 mil nascidos vivos. Não obstante, qualquer tipo histopatológico de tumor cerebral pode coexistir com a gestação. Os tipos de tumores cerebrais mais encontrados na grávida são, em ordem decrescente de frequência: gliomas, 32%; meningiomas, 29%; neurinoma do acústico, 15%; astrocitomas do cerebelo, 6%. As demais variedades são raras.

A sintomatologia clássica desses tumores, com síndrome de hipertensão intracraniana (cefaleia, vômitos, edema de papila), não costuma ser modificada pela gravidez. Os vômitos, que muitas vezes iniciam o quadro clínico das neoformações intracranianas, assim como as convulsões e as alterações fundoscópicas resultantes, podem ser considerados, erroneamente, decorrentes da gravidez. Vômitos prolongados, em gestação normal, podem levar à suspeita de hipertensão intracraniana secundária a um tumor cerebral. É importante fazer o diagnóstico precoce da lesão cerebral no curso da gravidez e deixar de atribuir-lhe fenômenos que são independentes.

Vômitos e náuseas podem surgir na grávida. Os que decorrem da gestação geralmente são mais acentuados nas primeiras semanas e desaparecem em seguida, enquanto os que estão relacionados com a hipertensão intracraniana não têm preferência por nenhuma fase da gravidez e costumam intensificar-se durante sua evolução.

Do mesmo modo, podem surgir crises convulsivas decorrentes da eclâmpsia ou da existência de tumor cerebral. As crises focais ou localizadas são mais frequentes em casos de tumores e, geralmente, são acompanhadas de outros sintomas e sinais de hipertensão intracraniana. Em pacientes com eclâmpsia, coexistem hipertensão arterial e proteinúria.

O exame neurológico minucioso, na maioria dos casos, esclarece o problema, mas os exames de neuroimagem, em especial a ressonância magnética, devem ser realizados em toda suspeita clínica de tumor intracraniano. O uso de gadolínio na gravidez deve ser evitado, em virtude do possível efeito teratogênico, a não ser que a indicação clínica seja essencial.

Em uma grávida com tumor intracraniano, neurologista e obstetra devem, em conjunto, decidir sobre os métodos de propedêutica neurocirúrgica e a necessidade de intervir durante a gestação. O mesmo raciocínio aplica-se aos tratamentos adjuvantes.

Com relação ao tratamento medicamentoso das neoplasias cerebrais em pacientes grávidas, cabe lembrar que a ocorrência frequente de crises convulsivas como manifestação clínica desses tumores obriga o uso de fármacos antiepilépticos, que seguem os mesmos cuidados descritos no tópico sobre as epilepsias. O edema cerebral que acompanha os tumores cerebrais costuma responder bem ao uso de corticosteroides.

A radioterapia é o método terapêutico utilizado no tratamento de tumores malignos cerebrais e eventualmente de alguns tumores benignos. Seus malefícios para o feto são muito importantes se realizada no 1º trimestre da gestação. Em muitos países, nos quais a interrupção da gestação é prevista não somente quando há risco materno, mas também na eventualidade de deformidades fetais, esse seria motivo de abortamento terapêutico. Técnicas mais modernas de radiocirurgia com aplicação de doses menores e mais concentradas (*gamma knife*) permitem, por vezes, seu emprego na gestação com baixo risco para o feto. Seu uso, porém, só deve ser realizado em casos específicos, com interação permanente do oncologista, obstetra e médico nuclear. O momento mais adequado para a realização da craniotomia para a remoção do tumor dependerá da gravidade do quadro neurológico, do tipo histológico presumível da lesão e da idade gestacional (Figuras 41.1 e 41.2).

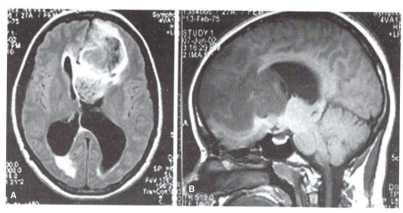

Figura 41.1 Ressonância magnética com corte axial em *flair* e sagital em T1 com contraste: volumosa formação expansiva intra-axial no lobo frontal esquerdo invadindo a metade do ventrículo lateral homolateral e estendendo-se ao *genu* do corpo caloso, caracterizada por hipossinal heterogêneo em T1 (**A**) e heterogêneo no *flair* (**B**). Pouca captação após injeção do meio contraste.

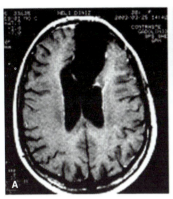
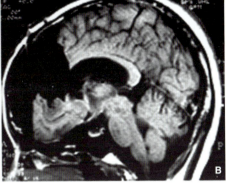

Figura 41.2 Ressonância magnética após a ressecção cirúrgica. Sequência em T1 com contraste. Cortes axial (A) e sagital (B). Observa-se volumosa cavidade, com densidade liquórica ocupando o lobo frontal esquerdo e sugerindo remoção cirúrgica total da lesão previamente descrita. Recidiva após 2 anos.

Hemorragia intracraniana

Embora rara durante a gravidez, 0,002 a 0,05% de todas as gestações, a hemorragia intracraniana (hemorragia subaracnóidea e/ou hemorragia parenquimatosa) acarreta elevada morbidade e mortalidade e ocorre preferencialmente no fim da gestação e nas primeiras semanas do puerpério. A mortalidade materna é elevada, varia entre 35 e 80% e corresponde a 4 a 12% de todos os óbitos maternos. Foi descrita uma série de 15 pacientes grávidas, das quais 13 presentaram sangramento durante a gravidez e 2, no puerpério; 7 pacientes desenvolveram hemorragia subaracnóidea (HSA); 3, hemorragias parenquimatosas; e as outras 5, a combinação de ambas. Em 5 pacientes, o sangramento era proveniente de aneurisma e, em 6, de malformação arteriovenosa (MAV); 4 gestantes desenvolveram eclâmpsia. A mortalidade materna foi de 20%, e a fetal, de 33%. Concluíram que, quando a causa do sangramento é proveniente de ruptura de aneurisma, deve-se realizar a oclusão cirúrgica ou embolização endovascular durante a gravidez; se a hemorragia decorrer de MAV, o melhor tratamento ainda não está estabelecido, e a decisão deve ser multidisciplinar, ao envolver neurologista, anestesista, neurocirurgião e neurorradiologista.

Trombose venosa cerebral

A trombose venosa cerebral é uma condição rara na população em geral, com uma incidência anual de 5:1.000.000 pessoas, que ocorre em 0,004 a 0,001% das gestações. Está relacionada, por vezes, com hemorragias cerebrais decorrentes da estase venosa com aumento da pressão intracraniana.

O aparecimento de cefaleia súbita, acompanhada de sinais de hipertensão intracraniana e, por vezes, de crises convulsivas ou de sinais neurológicos focais, obriga a investigação da trombose venosa cerebral. A angiorressonância de crânio serve como método inicial; a angiografia digital pode ser utilizada em casos selecionados. Por ser uma condição clínica rara e ter uma apresentação clínica variada, a demora no diagnóstico pode acarretar um pior prognóstico. É importante pensar nessa possibilidade nas gestantes que evoluem com cefaleia no puerpério como diagnóstico diferencial de eclâmpsia ou cefaleia pós-raquianestesia, condições muito mais comuns.

Feito o diagnóstico, a anticoagulação deve ser iniciada, com heparina de baixo peso molecular, que não atravessa a placenta e evita efeitos adversos teratogênicos. A resolução costuma ocorrer de maneira satisfatória. Nos casos em que a anticoagulação não seja eficaz, e o quadro neurológico evolua com deterioração, está indicada a trombólise. As pacientes devem permanecer anticoaguladas pelo período de 6 meses e serem acompanhadas, por motivo do risco de sangramento. Felizmente, é raro o risco de recorrência em gravidez subsequente.

Apesar da possibilidade de etiologia hormonal, os eventos trombóticos durante a gestação, o parto ou o puerpério imediato podem estar relacionados com as trombofilias hereditárias.

Poli e mononeuropatias

As polineuropatias são síndromes decorrentes de causa geral (distúrbios metabólicos, intoxicações, infecções etc.) caracterizadas pelo comprometimento de vários nervos periféricos, simultaneamente, com sintomatologia bilateral, habitualmente simétrica. É corrente classificá-las: (1) segundo a evolução, em agudas, subagudas e crônicas; (2) consoante o predomínio dos sintomas, em motoras, sensitivas e mistas; (3) segundo o local predominante da lesão, em axonais, desmielinizantes ou mistas.

A eletroneuromiografia é importante ferramenta diagnóstica, e deve ser realizada em todos os casos suspeitos de acometimento do sistema nervoso periférico. Atualmente, diz-se que nenhum paciente com sintomas sugestivos de acometimento periférico está totalmente examinado sem a eletroneuromiografia.

A síndrome de Guillain-Barré é forma grave de polirradiculoneuropatia aguda, inflamatória, imunomediada, de predomínio motor, simétrico, com fraqueza ascendente, que acomete os quatro membros e pode levar à tetraplegia. Os nervos cranianos e a musculatura respiratória podem, também, ser envolvidos, com necessidade de intubação orotraqueal, ventilação mecânica e passagem de sonda enteral para alimentação. Cerca de dois terços dos pacientes relatam um quadro infeccioso 2 a 4 semanas antes, com sintomas gripais e gastrintestinais. Os agentes mais frequentemente relacionados com a síndrome de Guillain-Barré são *Mycoplasma pneumoniae*, *Campylobacter jejuni*, citomegalovírus e vírus Epstein-Barr. Atualmente, com a epidemia do Zika vírus, houve um aumento importante da incidência de Guillain-Barré, porém não se sabe se as gestantes são mais suscetíveis a manifestar a doença. O exame do liquor tem aspecto característico, com aumento das proteínas, sem alterações da celularidade (dissociação albuminocitológica). É rara entre as gestantes, com uma incidência de 1,2 a 1,9/100 mil casos/ano. Ocorre principalmente no 3º trimestre e nas primeiras 2 semanas do pós-parto. Entretanto, pode acarretar graves sintomas maternos; foi registrada mortalidade de 7% entre as mulheres grávidas, comparada a menos de 5% entre as não grávidas. A demora do diagnóstico durante a gestação ou no pós-parto imediato relaciona-se à inespecificidade dos sintomas, e o diagnóstico deve ser considerado nas gestantes com queixas de fraqueza, cansaço, formigamento nos dedos e falta de ar. As grávidas apresentam problemas respiratórios mais sérios, e, se houver a necessidade de ventilação mecânica, o risco de parto prematuro é maior.

Saliente-se que a síndrome de Guillain-Barré pode ter como fatores desencadeantes procedimentos cirúrgicos. Assim, o parto cesáreo pode aumentar o risco de ocorrência da síndrome. A interrupção da gestação não produz melhora no quadro clínico. Não há riscos evidentes para o concepto, por isso não é necessário o aborto terapêutico. O tratamento consiste na realização de plasmaférese ou infusão de imunoglobulina humana intravenosa. A eficácia dos métodos é semelhante, e dá-se preferência pela última nas gestantes, pela maior facilidade e menor índice de complicações. Trabalhos mostram baixo ou nenhum risco para o feto relacionado com o tratamento.

A par das polineuropatias, a gestante está sujeita a sofrer duas outras neuropatias: a síndrome do túnel do carpo e a meralgia parestésica. Trata-se, habitualmente, de mononeuropatia, embora por vezes possam apresentar-se bilateralmente. A primeira decorre de compressão do nervo mediano no nível do punho e manifesta-se por dores e parestesias na área cuja sensibilidade é dada pelo nervo. Podem coexistir fraqueza na oponência do polegar correspondente e discreta atrofia da região do tenar. As perturbações sensitivas predominam à noite e frequentemente acordam as pacientes. O uso de imobilizadores de punho pode reduzir os sintomas. Toda sintomatologia, habitualmente, desaparece com o término da gravidez. Se não ocorrer melhora, a cirurgia descompressiva pode ser indicada. Já a meralgia parestésica resulta da compressão do nervo femorocutâneo em qualquer segmento de seu longo trajeto. Caracteriza-se por dores, parestesia e hipoestesia objetiva no território de distribuição sensitiva do referido nervo, isto é, na face lateral da coxa. A sintomatologia também costuma desaparecer após o parto.

Entre as neuropatias cranianas que ocorrem durante a gestação, a mais frequentemente encontrada é a paralisia facial periférica, ou paralisia de Bell. Esta acomete a musculatura de toda uma hemiface. Atualmente, recomenda-se o tratamento com corticoide oral. Até pouco tempo atrás, recomendava-se o uso de antivirais como aciclovir e valaciclovir, pela possibilidade de etiologia herpética. Entretanto, seu uso hoje restringe-se a pacientes com lesões herpéticas associadas à paralisia ou com história prévia de infecção pelo vírus.

Vale ressaltar a possibilidade de ocorrência das plexopatias lombossacras, decorrentes do parto vaginal, em especial naquelas com passagem de fórceps. A paciente apresenta, no pós-parto, fraqueza na distribuição do ciático, em especial no trajeto dos fibulares, com dificuldade na marcha e pé caído. Os sintomas costumam desaparecer após 2 semanas. Estima-se a ocorrência de um caso a cada 2 mil partos.

A fisioterapia motora é indispensável em todas as formas de neuropatias com sintomas motores citadas neste capítulo.

Esclerose múltipla

A esclerose múltipla (EM) é uma doença crônica desmielinizante e degenerativa do sistema nervoso central (SNC) que predomina em adultos jovens, entre 20 e 40 anos, período que coincide com o de maior número de gestações. A doença é a principal causa de incapacidade de origem não traumática nessa faixa etária, é mais frequente em mulheres que em homens (2:1) e mais comum em brancos; é rara entre negros e asiáticos. Ela prevalece em regiões de clima temperado e cursa com diferentes graus de incapacidade. Portanto, fatores genéticos e ambientais estão envolvidos em sua etiopatogenia.

No Brasil, sua prevalência é baixa: 5 a 20/100.000 habitantes. Estima-se, no mundo, a presença de 2,3 milhões de pacientes afetados.

A EM é uma doença com características autoimunes; as células T e as células B estão envolvidas em sua fisiopatologia. O meio ambiente exerce fator de gatilho em indivíduos geneticamente predispostos a essa condição. Os avanços na genética revelaram uma associação da EM com antígeno leucocitário humano (HLA)-DRB1 e com fatores ambientais, o que demonstra que a exposição ao vírus Epstein-Barr, o fumo, a deficiência de vitamina D, a obesidade e a alimentação estão associados a maior prevalência da doença.

Caracteriza-se patologicamente pela presença de placas de desmielinização no SNC e, clinicamente, pela ocorrência de surtos, com sinais e sintomas que decorrem da disfunção de nervos e vias ópticas, do cérebro, cerebelo, do tronco cerebral e da medula espinal, bem como pela progressão do comprometimento neurológico. Embora a doença seja de curso crônico, três fases evolutivas são descritas: a fase de alto risco, a fase remitente recorrente e a fase progressiva. A maioria dos pacientes (85%) apresenta a forma recorrente-remitente, caracterizada por disfunção neurológica intercalada com períodos de inatividade, e 15% apresentam a forma progressiva primária, com piora gradual dos sintomas, com ou sem surtos, que está associada a menos inflamação. Foram definidos novos fenótipos da EM com relação à evolução, ao considerar a atividade da doença com base na taxa de surtos e lesões à ressonância magnética e sua progressão, facilitando o entendimento da doença em cada indivíduo. Portanto, o acompanhamento desses pacientes deve ser feito com ressonância magnética anual.

Muito variável é a exteriorização clínica da EM; há, entretanto, certos sinais e sintomas que são mais frequentemente observados: diplopia, nistagmo, disartria, ataxia, paraplegia, tremores, paresia de nervo craniano, dores e distúrbios esfincterianos. Raramente existem convulsões, bem como outros sintomas decorrentes de disfunção da substância cinzenta, embora atualmente seja bem conhecido o comprometimento dela na EM, deixando de ser uma doença exclusivamente da substância branca do SNC. O comprometimento da substância cinzenta profunda está relacionado e contribui significativamente para o acúmulo da incapacidade clínica, e esse processo de degeneração anterógrada e retrógada é observado em áreas de maior concentração de ferro.

O diagnóstico da EM é feito, habitualmente, pelo aparecimento, em adultos jovens, de sintomas visuais, cerebrais, cerebelares, tronculares, medulares, em combinações variáveis, que evoluem por surtos na maioria das vezes. Não existem exames de laboratório cujos resultados confirmem ou neguem o diagnóstico. O exame de imagem padrão-ouro para o diagnóstico de EM é a ressonância magnética. Nela, as lesões localizam-se preferencialmente nas regiões periventriculares, com distribuição característica, perpendicular aos ventrículos, denominadas dedos de Dawson (Figura 41.3).

O tratamento divide-se entre a terapêutica dos surtos, a prevenção de novos surtos e o retardo na evolução da doença. Nos períodos de surtos, utilizam-se habitualmente corticosteroides. A forma mais eficaz é a pulsoterapia com metilprednisolona venosa, na dose de 1 g/dia durante 3 dias; repete-se o procedimento após 4 dias de intervalo. Podem ser feitos quatro a cinco pulsos de metilprednisolona, na dependência da remissão ou não dos sintomas. A pulsoterapia é, sempre que possível, a primeira opção terapêutica dos surtos. Nos casos resistentes aos corticosteroides, ou nas contraindicações a seu uso, a escolha recai sobre a imunoglobulina humana intravenosa, na dose de 0,4 g/kg/dia, durante 5 dias consecutivos. Em alguns casos específicos de alta frequência de surtos, alguns autores defendem o uso profilático da imunoglobulina no puerpério imediato.

As primeiras substâncias modificadoras da história natural da doença surgiram na década de 1990 para a forma recorrente-remitente da doença e, desde então, várias outras medicações, de maior eficácia, foram aprovadas pela FDA e, no Brasil, pela Agência Nacional de Vigilância Sanitária (Anvisa). Em certos casos, podem-se empregar imunossupressores, como a azatioprina, para evitar a ocorrência de surtos graves, a qual parece ter menor teratogenicidade, por isso deve ser o fármaco de escolha nas gestantes com indicação de imunossupressão. Tratamentos sintomáticos para as sequelas neurológicas, incluindo o tratamento reabilitador, devem fazer parte do acompanhamento dessas pacientes.

O ideal é que a gestação seja planejada para que o uso das medicações seja ajustado e o acompanhamento pré-natal seja de forma conjunta com equipe composta de neurologista e obstetra.

A EM não altera a evolução da gravidez nem perturba o trabalho de parto. Não há evidências de que a gravidez seja fator desencadeante da doença, nem que agrave sua evolução. Durante o período da gestação, as recidivas são menos frequentes; o início e a piora do quadro clínico podem ocorrer nos primeiros 3 meses após o parto. Apesar desse aumento da incidência de surtos no puerpério, acompanhamentos a longo prazo não revelam influência da gestação na evolução da doença. A amamentação não interfere na incidência de surtos e, nos 2 primeiros meses do puerpério, diminui o risco de recidivas. No caso da retomada da medicação por pacientes em tratamento prévio, algumas medicações são contraindicadas. Deve-se avaliar cada caso com relação à gravidade da doença e à necessidade da reintrodução do tratamento para orientar as mães quanto à amamentação.

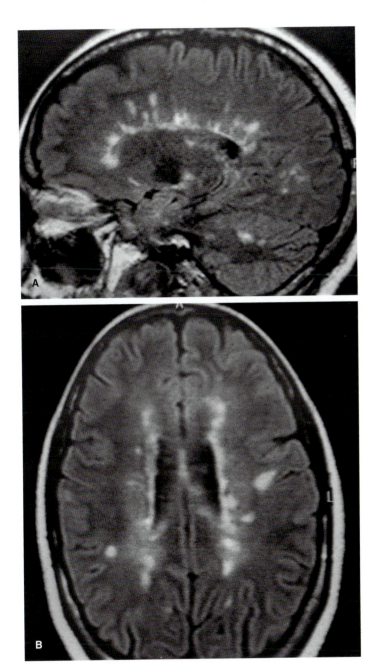

Figura 41.3 Ressonância magnética do crânio nos planos sagital e axial, em *flair*, com inúmeras lesões hiperintensas, periventriculares, com aspecto levemente ovalado, localizadas na interface calosa septal, perpendiculares ao corpo caloso (dedos de Dawson), características das lesões desmielinizantes, perivenulares da esclerose múltipla. Observam-se lesões infratentoriais no corte sagital.

Miastenia *gravis*

A miastenia *gravis* é condição mórbida importante. Trata-se de doença autoimune, decorrente da produção de anticorpos antirreceptores pós-sinápticos de acetilcolina, que agem diretamente na placa motora dos músculos esqueléticos e levam à fraqueza muscular evidenciada aos esforços. Após período de repouso do músculo, habitualmente a força retorna ao normal. A fraqueza pode ser limitada a grupos musculares específicos (músculos oculares, faciais e bulbares) ou ser generalizada. É muito grave quando se instala a insuficiência respiratória, que necessita de suporte ventilatório, com atendimento especializado em unidades de terapia intensiva. A gravidez é sempre intercorrência significativa na mulher miastênica. O curso da doença pode alterar-se durante a gestação e ser diferente nas gestações subsequentes. Aproximadamente um terço das pacientes sofre aumento da fraqueza muscular durante o ciclo gravídico-puerperal. Habitualmente, ocorre piora no 1º trimestre, com melhora nos dois últimos. Registram-se casos de pacientes que obtêm completa remissão dos sintomas no último trimestre; não é raro, no entanto, o agravamento dos sintomas após o parto. Esses fatos indicam que a mulher miastênica, ao engravidar, precisa receber atenções especiais no pré-natal, e o parto há de ser feito em ambiente adequado para o atendimento imediato às complicações que possam ocorrer, especialmente a insuficiência respiratória causada por crise miastênica.

Apesar de não haver envolvimento da musculatura uterina no processo miastênico, o esforço desenvolvido durante o parto pode aumentar a fraqueza da musculatura esquelética e precipitar situações graves de insuficiência respiratória. O parto vaginal é viável, mas deve-se ponderar, em alguns casos, a indicação de cesariana. Uma preocupação importante é a miastenia neonatal transitória decorrente da transferência passiva dos anticorpos antirreceptores de acetilcolina pela placenta.

O tratamento da miastenia *gravis* na gestante é mais complexo. Os anticolinesterásicos, úteis no combate ao fenômeno miastênico, podem ser usados, pois interferem pouco na contração uterina. A ocorrência da êmese gravídica pode, no entanto, prejudicar sua adequada absorção. A dose empregada, bem como o momento adequado de sua administração, varia de paciente para paciente, na busca do melhor resultado. Na maior parte dos casos, associam-se a esses fármacos agentes imunossupressores, o que deve ser feito com critérios na gestante. A corticoterapia e a azatioprina são os agentes de escolha. Nas crises miastênicas, a imunoglobulina humana intravenosa e a plasmaférese são as melhores opções.

A pesquisa de timoma e/ou a presença de hiperplasia tímica devem ser feitas com tomografia ou ressonância de mediastino. A timectomia, se indicada, deve ser realizada após o parto. Exceção deve ser feita nos casos de timomas malignos.

Em resumo, pode-se dizer que haverá tratamento para cada paciente, tão mais agressivo quanto mais graves os sintomas. Com vigilância permanente para as complicações e atenção para os efeitos colaterais dos medicamentos, as grávidas com miastenia poderão completar a gestação, o trabalho de parto e o puerpério com segurança.

Síndrome leucoencefalopática posterior reversível

A síndrome leucoencefalopática posterior reversível ocorre em razão de edema vasogênico, nas regiões posteriores do encéfalo, por falência na autorregulação da circulação arterial, em virtude de crises agudas de hipertensão arterial. Na gravidez, o quadro tem sido descrito junto a episódios agudos de eclâmpsia. O quadro clínico caracteriza-se pelo aparecimento súbito de cefaleia, confusão mental, crises convulsivas e dificuldade visual, caracterizada por cegueira cortical; é grave e necessita de imediato reconhecimento para tratamento adequado. O exame de imagem, especialmente a ressonância magnética do crânio, é esclarecedor da possibilidade diagnóstica. A presença de edema da substância branca, distribuída, sobretudo, nos territórios posteriores, sugere fortemente a hipótese diagnóstica. A presença de áreas hiperintensas em T2 e *flair* nas regiões subcorticais dos lobos occipitais e parietais posteriores e isointensas em difusão caracteriza a condição (Figura 41.4). Após 2 semanas de tratamento adequado, há redução significativa das lesões, e a paciente evolui para a cura.

Essa síndrome tem sido descrita também como relacionada com o uso de substâncias citotóxicas ou quimioterápicas, como a ciclosporina, muito usada para a prevenção da síndrome de rejeição em pacientes submetidos a transplante de órgãos. A encefalopatia hipertensiva é também responsável por alguns casos da síndrome.

O tratamento consiste no emprego de medicamentos que combatam adequadamente a crise hipertensiva, diuréticos osmóticos e anticonvulsivantes. Seu adequado reconhecimento é fundamental, a fim de possibilitar a reversão do quadro clínico ao corrigir o fator causal. O tratamento da eclâmpsia contribui para a resolução do quadro neurológico.

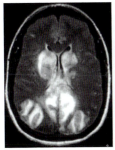 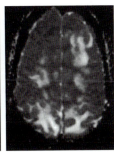

Figura 41.4 Mulher de 30 anos com confusão mental, cefaleia e crises convulsivas. Crise hipertensiva grave. (Cortesia do Dr. Romeu Domingues, Multi-Imagem.)

Pontos-chave

- Deve-se fazer a diferenciação entre as convulsões da eclâmpsia e as das epilepsias. A existência de crises anteriores e de alterações eletroencefalográficas prévias facilita a diferenciação. Na eclâmpsia, as crises devem estar acompanhadas dos outros sintomas de pré-eclâmpsia
- Entre os fármacos utilizados para o tratamento da epilepsia, o ácido valproico é que demonstra o maior risco. O uso de carbamazepina e lamotrigina são considerados de menor risco
- A enxaqueca é prevalente entre as mulheres e costuma existir antes da gravidez, o que facilita o diagnóstico. Na gestação, costuma haver diminuição na frequência das crises
- No pós-parto, a cefaleia pós-raquianestesia costuma desaparecer com o decúbito. Quando o repouso absoluto associado a analgesia e hidratação vigorosa não resolve o sintoma, o *blood patch* é a melhor opção
- Em uma grávida com tumor intracraniano, neurologista e obstetra devem decidir sobre os métodos de propedêutica neurocirúrgica e a necessidade de intervir durante a gestação. O mesmo raciocínio aplica-se aos tratamentos adjuvantes
- O aparecimento de cefaleia súbita, acompanhada de sinais de hipertensão intracraniana e, por vezes, de crises convulsivas ou de sinais neurológicos focais, obriga a investigação da trombose venosa cerebral
- A síndrome do túnel do carpo decorre de compressão do nervo mediano no nível do punho e manifesta-se por dores e parestesias que predominam à noite e frequentemente acordam as gestantes. O uso de imobilizadores de punho pode reduzir os sintomas
- A esclerose múltipla não altera a evolução da gravidez nem perturba o trabalho de parto. Não há evidências de que a gravidez seja fator desencadeante da doença, nem que agrave sua evolução. Durante o período da gestação, as recidivas são menos frequentes
- O esforço desenvolvido durante o parto em pacientes com miastenia *gravis* pode aumentar a fraqueza da musculatura esquelética e precipitar situações graves de insuficiência respiratória. O parto vaginal é viável, mas deve-se ponderar, em alguns casos, a indicação de cesariana
- A síndrome leucoencefalopática posterior reversível ocorre em razão de edema vasogênico, nas regiões posteriores do encéfalo, por falência na autorregulação da circulação arterial, em virtude de crises agudas de hipertensão arterial. Na gravidez, o quadro tem sido descrito junto a episódios agudos de eclâmpsia cujo tratamento resolve o quadro neurológico.

42

Transtornos Mentais

Flávia Cunha dos Santos
Jorge Rezende Filho

Introdução, 632
Transtorno depressivo maior pré-natal, 632
Transtornos de ansiedade, 635
Transtornos alimentares, 636
Dependência de substâncias, 637
Esquizofrenia, 638
Transtorno de humor bipolar, 639
Eletroconvulsoterapia, 639

Introdução

Quase metade da população mundial terá algum transtorno mental durante a vida, e uma em cada quatro pessoas experimenta um distúrbio psiquiátrico em um determinado ano. Como a maioria desses transtornos tem início antes ou durante a idade fértil das mulheres, muitas gestantes apresentam comorbidades psiquiátricas. A saúde mental afeta o momento do parto ou o crescimento fetal, de modo que uma grande variedade de transtornos mentais pode representar um risco com resultados adversos na gravidez, como o parto prematuro e o baixo peso ao nascer.

Os psicotrópicos atravessam a placenta, realizam uma equiparação sérica entre a concentração materna e a fetal, acarretando os seguintes riscos ao feto: malformações congênitas (risco elevado nas primeiras 12 semanas), síndromes perinatais (exposição a psicotrópicos no período próximo ao parto pode resultar em sintomas de abstinência no feto) e alterações tardias do desenvolvimento, como prejuízos neuropsicomotores. Dessa maneira, para tomar decisões apropriadas sobre se e como tratar os sintomas psiquiátricos durante a gravidez, os profissionais devem entender sobre o impacto de transtornos mentais não tratados na gravidez e pesar esses riscos em relação aos agravantes potenciais dos medicamentos psiquiátricos no desenvolvimento fetal.

Transtorno depressivo maior pré-natal

A depressão pré-natal materna tem sido altamente correlacionada com parto prematuro e baixo peso ao nascer. Além dessas complicações, a depressão tem associações significativas com aborto espontâneo, sangramento durante a gravidez, maior resistência da artéria uterina e maior risco durante o parto.

Os fetos de mães deprimidas têm comportamentos *in utero* e respostas biológicas particulares: mães deprimidas são mais propensas a ter um feto mais ativo no 2º trimestre e menos responsivo à estimulação vibratória no 3º trimestre. Esses fetos também têm diferentes padrões de frequência cardíaca fetal em comparação com os de mães não deprimidas. É necessário elucidar se essas variações têm um impacto significativo no desenvolvimento fetal ou apenas refletem pequenas alterações no ambiente intrauterino.

Desse modo, um diagnóstico precoce de transtorno depressivo maior (TDM) durante o pré-natal é fundamental para antecipar possíveis complicações para a mãe e o concepto. Para isso, é necessário que a paciente apresente a seguinte clínica: humor deprimido, perda de interesse ou prazer em todas ou quase todas as atividades cotidianas, alterações no sono, apetite e/ou peso corporal. Existem fatores clínicos que podem mimetizar uma sintomatologia depressiva, como a anemia, o hipotireoidismo e o diabetes melito gestacional. Os sintomas que sugerem fortemente um episódio depressivo na gestação são: perda de interesse ou prazer em suas atividades, falta de esperança, culpa e ideação suicida.

A prevalência de depressão na gestação é de 10 a 16%, proporção igual ou superior à população geral, e sua ocorrência é mais comum em mulheres desempregadas, sem suporte familiar, com baixo nível socioeducacional e em mães solteiras e mais jovens, bem como naquelas com gravidez indesejada ou que vivenciam conflitos conjugais.

Deve-se estar atento para diagnosticar uma gestante com depressão, avaliar a intensidade de seu quadro e definir a conduta terapêutica em conjunto com a paciente e a família. O tratamento envolve orientações para reduzir estressores psicossociais, e devem-se avaliar as opções de psicoterapia e tratamento psicofarmacológico com antidepressivos. Antes da decisão sobre o tratamento psicofarmacológico, é preciso expor seus riscos e benefícios. Também é necessário considerar que a depressão não tratada aumenta o risco de complicações gestacionais.

Tratamento da depressão pré-natal

Pacientes com história prévia de TDM, ou que já fazem tratamento, devem se planejar e se submeter a uma avaliação antes de engravidar. Pacientes com quadros graves ou com ideação suicida devem ser aconselhadas a aguardar melhora do quadro antes de engravidar.

Pacientes com quadros leves a moderados podem ser tratadas com psicoterapia. Pacientes com ou sem sintomas leves há, pelo menos, 6 meses podem ser candidatas à redução gradativa e até à suspensão das medicações. Entretanto, para avaliar a viabilidade dessa conduta, deve-se analisar sua história psiquiátrica, como a quantidade de episódios durante a vida e sua gravidade, assim como o suporte familiar. Não se deve tentar a redução dos psicotrópicos em pacientes com quadros graves, depressão recorrente, depressão com sintomas psicóticos ou com tentativa prévia de suicídio. Gestantes com depressão recorrente que interrompem o tratamento apresentam risco de recaída seis vezes maior que aquelas que o continuam.

No caso de paciente estável que optar por manter o tratamento psicofarmacológico durante a gestação, o obstetra e o psiquiatra devem discutir os riscos e benefícios de manterem o tratamento e documentar essas informações, a decisão da paciente e sua história. As mulheres que continuam o tratamento psicofarmacológico durante a gestação podem necessitar de aumento da dose de medicamentos metabolizados nos citocromos P450 2D6 e P450 3A4 no 2º trimestre.

O uso da paroxetina deve ser evitado durante a gestação. Todavia, as mulheres em uso dessa medicação durante o 1º trimestre de gestação devem realizar ecocardiografia fetal em virtude do risco de malformações congênitas.

O uso de fluoxetina e citalopram na gestação é bastante estudado, mas há menos informações sobre o efeito teratogênico de antidepressivos mais novos, como a mirtazapina e a duloxetina. Nos casos de pacientes consideradas aptas para tentar a suspensão do tratamento, deve-se fazer uma redução de 25% da dose a cada 1 a 2 semanas, avaliando se não há retorno dos sintomas.

Alterações como baixo peso ao nascer podem ser causadas tanto pelo transtorno psiquiátrico, a exemplo de uma depressão refratária, quanto pelo uso de antidepressivos como a fluoxetina. Entre os antidepressivos tricíclicos, a nortriptilina é preferível por causar menos hipotensão ortostática e ser menos anticolinérgica.

Existem poucos dados sobre outros antidepressivos, como bupropiona, mirtazapina, venlafaxina, duloxetina. A taxa de prematuridade mostrou-se aumentada, enquanto as taxas de complicações neonatais respiratórias, o baixo índice de Apgar, as convulsões neonatais e a hipoglicemia foram similares aos das gestantes que usam inibidores seletivos da recaptação da serotonina (ISRS). É importante ressaltar que filhos de pais com transtornos depressivos e ansiosos podem ter maior risco de distúrbios do desenvolvimento, independentemente da exposição aos psicotrópicos. A Figura 42.1 evidencia alguns psicotrópicos considerados seguros no 1º trimestre da gestação.

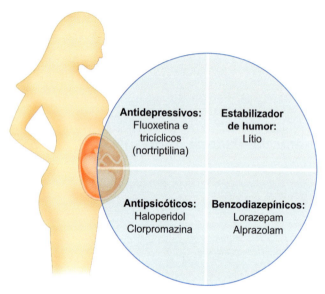

Figura 42.1 Estudos de caso e relatos de casos asseguram o uso dos psicotrópicos no 1º trimestre da gestação.

Transtornos de humor puerperais

Blues e depressão pós-parto

O risco de transtornos de humor no puerpério é maior no 1º mês do pós-parto, mas continua alto até 1 ano. A maioria das mulheres apresenta alteração transitória e leve do humor, conhecida como *blues* e considerada uma experiência normal. O *blues* começa no 4º ou 5º dia pós-parto e dura de horas a, no máximo, 2 semanas.

O *blues* é um quadro de duração curta e resolução espontânea, que não compromete a habilidade da mãe de cuidar do recém-nascido nem de si. Geralmente, a mulher necessita apenas de intervenções psicossociais, maior suporte e reforço de sua capacidade.

Entretanto, se os sintomas persistirem e causarem prejuízos à mãe e ao cuidado com o recém-nascido, deve-se avaliar a existência de um quadro depressivo. O início da depressão pós-parto costuma ser insidioso, mas também pode ser abrupto, e a mãe questiona sua capacidade de cuidar do filho. Antes de diagnosticar uma paciente com depressão pós-parto, é necessário excluir causas orgânicas, como hipotireoidismo e anemia.

O diagnóstico da depressão pós-parto baseia-se nos mesmos critérios do TDM não relacionado com o ciclo reprodutivo. Entretanto, a experiência da maternidade pode causar sintomas que são inerentes ao TDM. É comum a puérpera experimentar sentimentos de ansiedade, raiva e ter a sensação de estar no limite, assim como também são frequentes os sintomas de comprometimento cognitivo, em decorrência de alteração do sono secundário à amamentação, ou por inversão do ciclo sono-vigília do recém-nascido. Outro fator que pode impactar o humor da puérpera é vivenciar uma realidade não condizente com suas expectativas.

Tratamento da depressão peri e pós-parto

O uso de ISRS no fim da gestação está relacionado com complicações pós-natais transitórias. Estudos estimaram que a prevalência da síndrome de má adaptação neonatal (taquipneia, hipoglicemia, instabilidade da temperatura, irritabilidade, choro fraco ou ausente e convulsões) foi de 15 a 30% em recém-nascidos de gestantes que tomaram ISRS. Não houve predomínio de complicações relacionadas com o período de exposição durante a gestação. Os sintomas neonatais foram transitórios, remitiram em até 2 semanas e raramente necessitaram de intervenções médicas. A fisiopatologia dessas complicações ainda não foi determinada.

Também existem relatos de eventos adversos pela exposição aos ISRS na lactação, com o mais grave a apneia transitória ocasionada por citalopram.

Em quadros leves a moderados de depressão puerperal, tratamentos não farmacológicos, como psicoterapia, podem ser suficientes. Caso seja necessária a terapia farmacológica, o manejo é o mesmo do TDM, optando-se apenas por medicamentos mais seguros para a amamentação, como a sertralina e a imipramina. Em geral, os ISRS e os inibidores da recaptação da serotonina e norepinefrina (IRSN) são a escolha de primeira linha, por sua boa tolerabilidade e não serem sedativos. Os benzodiazepínicos podem ser usados como adjuvantes para ansiedade e/ou insônia durante a lactação. Mulheres com depressão grave, e com risco de suicídio, devem ser hospitalizadas. Nesses casos, a eletroconvulsoterapia (ECT) é uma opção a ser considerada.

Psicose puerperal

Os sintomas de psicose puerperal começam no 1º mês após o parto, com ocorrência de metade dos casos nos primeiros 3 dias, e, geralmente, associados ao diagnóstico de transtorno bipolar. A sintomatologia psicótica costuma estar relacionada com o recém-nascido: a mãe acredita que ele pode morrer, que é defeituoso ou tem poderes especiais, enquanto as alucinações auditivas ordenam agressões a si ou ao filho. Dessa maneira, há grande risco de infanticídio ou suicídio.

Mulheres com história prévia de psicose puerperal ou transtorno bipolar podem fazer uso do lítio com objetivo de prevenir um novo episódio em gestações subsequentes. O uso do lítio pode ser iniciado da 36ª semana até 48 horas após o parto.

Transtornos de ansiedade

A gravidez é um período de incerteza, que pode causar sentimentos de ansiedade e angústia, em algum momento, em toda mulher que está grávida. No entanto, em até 27% das gestações, ocorrem sintomas elevados de ansiedade. Há evidências de que altos níveis de ansiedade pré-natal podem ter um impacto negativo na saúde de mães e filhos. Estudos relataram que a ansiedade pré-natal está associada a altos índices de depressão e ansiedade pós-parto, angústia dos pais, prejuízos na interação pai-filho, problemas no desenvolvimento infantil ou emocionais.

Quando se fala em transtornos ansiosos, englobam-se transtorno do pânico, agorafobia, transtorno de ansiedade generalizada, transtorno de ansiedade social (fobia social) e transtornos fóbicos. Os transtornos de ansiedade estão intimamente ligados a alterações no eixo hipotálamo-hipófise-adrenal (HHA), que é um dos principais sistemas reguladores para lidar com o estresse. Níveis elevados de cortisol materno em resposta ao estresse podem afetar o funcionamento do eixo HHA da prole, que gera, a longo prazo, um risco aumentado de problemas de desenvolvimento nos filhos. Mulheres grávidas com transtornos ansiosos apresentam maior prevalência de anemia e maior proporção de nascimentos prematuros. Ademais, gestantes com diagnóstico de transtornos ansiosos também apresentam maiores índices de complicações: pré-eclâmpsia, contrações prematuras, medo do parto, parto prematuro, cesárea eletiva, aumento da morbidade neonatal, dar à luz um recém-nascido pequeno para a idade gestacional (PIG) e aumento do tempo de permanência hospitalar pós-natal.

Assim como a gestação, o puerpério também pode exacerbar a ansiedade, em razão dos estressores biológicos e psicossociais, de modo que é importante avaliar quando se torna patológica. Além disso, gestantes com ansiedade patológica apresentam risco quatro vezes maior de episódio depressivo no puerpério.

Tratamento dos transtornos de ansiedade

Os casos mais leves de transtornos de ansiedade podem ser tratados com psicoterapia apenas. Pacientes em tratamento psicofarmacológico anterior à gestação e que apresentem quadros mais leves podem avaliar a suspensão gradual dos psicotrópicos durante a gravidez. Entretanto, as medicações devem ser reiniciadas ou retomarem-se as doses anteriores em caso de recidiva dos sintomas. Os fármacos de primeira linha para o tratamento dos transtornos de ansiedade são os benzodiazepínicos e antidepressivos.

Benzodiazepínicos na gestação

O uso de benzodiazepínicos no 1º trimestre não é recomendado, mas seu emprego pode ser efetuado no 2º e 3º trimestres da gestação. Ainda assim, recomenda-se reduzir ou suspender os benzodiazepínicos no parto, principalmente os de meia-vida longa, por causa de hipotonia, apneia neonatal, baixo índice de Apgar, dificuldade de sucção, desregulação de temperatura e síndrome de retirada.

O diazepam durante a gestação aumenta a possibilidade de fenda palatina, mas o risco absoluto continua baixo (0,01%). Ainda assim, é considerado categoria D de risco durante a gestação segundo a Food and Drug Administration (FDA). Além disso, o uso de benzodiazepínicos próximo ao parto está relacionado com a síndrome do *floppy baby*, que consiste em hipotonia, letargia, dificuldade respiratória e de sucção.

Benzodiazepínicos no puerpério

Fetos expostos a alprazolam, clordiazepóxido ou diazepam durante a gestação podem permanecer com síndrome de abstinência por meses após o nascimento. De modo geral, lactentes que apresentam sedação e dificuldade de sucção em decorrência da exposição a benzodiazepínicos têm capacidade reduzida de metabolizar esses medicamentos.

Os benzodiazepínicos de meia-vida curta são preferíveis na lactação por serem mais seguros. Entretanto, seu uso deve ser por curto período, de modo intermitente, e em baixas doses. Além disso, o uso de benzodiazepínicos na lactação só deve ser iniciado 1ª após a semana do pós-parto.

Transtornos alimentares

A prevalência de transtornos alimentares na gestação e no puerpério não é conhecida. Um dos principais motivos para isso é que, normalmente, as pacientes não relatam os sintomas se não forem inquiridas. Além do mais, os sintomas e as complicações do transtorno alimentar não costumam ser diagnosticados no início da gestação, por também haver alterações fisiológicas no padrão alimentar das gestantes. De qualquer modo, gestantes com história pregressa de transtorno alimentar apresentam maior risco de comprometimento clínico por desnutrição, uso abusivo de laxantes e diuréticos; de complicações obstétricas; de prematuridade; e de mortalidade perinatal.

Estudos indicam que pacientes anoréxicas que não ganharam quantidade adequada de peso durante a gestação apresentaram hiperêmese gravídica com maior frequência. Pacientes com anorexia nervosa que não ganharam quantidade adequada de peso durante a gestação tiveram complicações como recém-nascidos prematuros e de baixo peso. O índice de massa corporal baixo e a ingesta inadequada de nutrientes pela gestante são preditores de gravidez de risco, com maior prevalência de complicações na gestação e no puerpério, como prematuridade e risco de mortalidade materna. Além de transtorno alimentar, essas pacientes podem ter comorbidade com depressão pós-parto, o que pode prejudicar a relação mãe-filho.

Tratamento dos transtornos alimentares

A paciente com diagnóstico de transtorno alimentar prévio à gestação necessita de acompanhamento especializado e multidisciplinar, inclusive antes de engravidar. O tratamento visa à educação nutricional; a evitar vômitos e utilização de medicamentos para emagrecer, como laxantes e diuréticos; à restrição de exercícios físicos excessivos; e ao tratamento psicofarmacológico.

Dependência de substâncias

A utilização de álcool, drogas ilícitas e tabaco durante a gestação aumenta o risco de complicações para o feto. O álcool e seu metabólito, acetaldeído, são agentes teratogênicos. O consumo de bebidas alcoólicas durante a gestação é responsável por várias repercussões diretas para o feto, e a mais grave é a síndrome alcoólica fetal (SAF), caracterizada por retardo do crescimento, atraso do desenvolvimento neuropsicomotor, alterações do comportamento e do quociente de inteligência, dismorfismo facial (microcefalia, microftalmia e/ou fissura palpebral pequena, filtro nasal hipoplásico com lábio superior fino e hipoplasia do maxilar). Já o consumo de tabaco durante a gestação está relacionado com abortamentos espontâneos, restrição do crescimento intrauterino, bem como maior risco de morte súbita. Esta também se relaciona com o consumo de opioides na gestação.

A prevalência de uso de substâncias ilícitas na gestação é estimada em 4,4%. É importante destacar que a cocaína pode causar malformações do trato geniturinário e redução do fluxo sanguíneo em razão da vasoconstrição, com consequente descolamento prematuro da placenta.

Gestantes com dependência de opiáceos, muitas vezes, procuram assistência pré-natal tardiamente e apresentam baixa adesão. Além de ganho de peso abaixo do esperado, podem apresentar sedação, sintomas de intoxicação ou abstinência e comportamento inadequado. Ao exame físico, é possível observar marcas de faixa de injeção, lesões por injeções intradérmicas, abscesso ou celulite, e devem-se realizar testes sorológicos para vírus da imunodeficiência humana (HIV) e hepatites B e C. Testes de urina podem ser usados para identificar as substâncias.

O tabagismo na gravidez é responsável por 20% dos casos de fetos com baixo peso ao nascer; 8% dos partos prematuros e 5% de todas as mortes perinatais. O álcool aumenta o risco de descolamento prematuro da placenta e de natimortalidade. O uso de codeína no 1º trimestre está relacionado com malformações cardíacas. O de heroína, por sua vez, está associado à síndrome de abstinência perinatal, caracterizada por irritabilidade, má alimentação, dificuldades respiratórias e tremores.

Tratamento da dependência de substâncias

Os benzodiazepínicos são empregados no tratamento da abstinência do álcool em gestantes e puérperas. Essas pacientes e seus familiares devem ser orientados sobre intervenções psicossociais para reduzir o consumo da substância, assim como para manutenção da abstinência.

A gestante com dependência de opiáceos deve ser aconselhada a seguir o pré-natal, fazer terapia familiar e acompanhamento nutricional. A administração de um antagonista, como a naloxona, é contraindicada em gestantes pelo risco de trabalho de parto prematuro ou de sofrimento fetal. A naloxona deve ser usada somente em casos de superdosagem materna, com o objetivo de salvar a vida da mulher. A metadona é o tratamento mais estabelecido para grávidas dependentes de opiáceos, embora resultados recentes indiquem algumas vantagens de buprenorfina, metadona oral de liberação lenta e diamorfina, em comparação com metadona.

Esquizofrenia

Mulheres com diagnóstico de esquizofrenia apresentam altas taxas de gravidez indesejada. Pacientes com esse transtorno podem não saber identificar que estão grávidas, tampouco interpretar os sintomas somáticos, o que inclui a identificação do trabalho de parto.

Em comparação com mulheres saudáveis, as gestantes com diagnóstico de esquizofrenia apresentam risco elevado de complicações obstétricas, como descolamento prematuro da placenta e malformações cardiovasculares. Elas apresentam pior adesão ao pré-natal, além de estarem mais predispostas ao uso de álcool e drogas ilícitas, o que também pode influenciar o curso da gestação e a formação fetal.

As taxas de natimortalidade, prematuridade, baixo peso e de recém-nascido PIG são mais altas em gestantes com esquizofrenia. Filhos de mães com esse diagnóstico também apresentam maiores taxas de circunferência cefálica menor que os de mães saudáveis.

Em virtude do próprio comprometimento afetivo desse transtorno, existe prejuízo no relacionamento mãe-filho, que pode ocasionar alterações no desenvolvimento da criança a longo prazo.

Tratamento com antipsicóticos

Em razão do maior risco de complicações neonatais, gestantes em uso de antipsicóticos na última semana de gestação devem ter o parto em clínica com unidade de cuidado neonatal.

A olanzapina aumenta o risco de complicações metabólicas gestacionais, como ganho de peso e diabetes materno. Além disso, está relacionada com uma taxa de malformações congênitas de mais de 1%. A clozapina também apresenta essa associação. Existem mais dados sobre a segurança dos antipsicóticos típicos na gestação, e não há relatos de efeitos teratogênicos com o haloperidol e a clorpromazina.

Os dados sobre o uso dos antipsicóticos atípicos na gestação são restritos, mas sabe-se que quetiapina, risperidona, olanzapina e clozapina estão associadas a maior risco de baixo peso e de abortamento. A clozapina também está associada a convulsões neonatais, a malformações congênitas e à síndrome do *floppy baby* (hipotonia, letargia e dificuldade respiratória e de sucção).

Além disso, está relacionada com uma taxa de abortamento de 12,5% e de parto prematuro de 2,1%. A clozapina apresenta associação com aumento do risco para a síndrome do *floppy baby* e de convulsões neonatais. Portanto, não é recomendável o uso de antipsicóticos atípicos na lactação.

Um estudo pequeno com a substância na lactação não identificou déficits de desenvolvimento em crianças até os 5 anos. Entretanto, um estudo com clorpromazina e haloperidol identificou déficits do desenvolvimento em crianças de 12 a 18 meses. Recomenda-se a redução da dose do antipsicótico típico no periparto para evitar a necessidade de medicamentos que melhorem os efeitos extrapiramidais.

Transtorno de humor bipolar

No caso de pacientes com transtorno de humor bipolar (THB) leve a moderado, que permanecem longos períodos eutímicas, pode-se avaliar a suspensão gradual dos psicotrópicos no 1º trimestre e reiniciá-los no 2º trimestre. Devem ser mantidas consultas regulares para reavaliação da paciente mesmo em casos de suspensão da psicofarmacoterapia. A paciente deve estar ciente de que há risco de recaída.

Nos casos de pacientes com THB grave, com alterações de humor frequentes, ou que permanecem com sintomas subsindrômicos, é recomendável a manutenção do tratamento psicofarmacológico.

Em ambos os casos, podem ser realizados ajustes ao substituir psicotrópicos com maior risco de malformações congênitas por outros com menor risco. Deve-se optar sempre pelo menor número de medicamentos, na menor dose terapêutica eficaz para cada paciente. A continuidade do tratamento com estabilizadores do humor na gestação reduz a taxa de recorrência de 81 para 29%.

Até o momento, não há evidências de influência da gestação no THB. Entretanto, no período puerperal, existe um aumento da taxa de internação de pacientes com esse diagnóstico. Estima-se que o risco de recaída do THB no puerpério seja de 25 a 67%, com 36% das mulheres com THB que apresentam o primeiro episódio no pós-parto.

Deve-se considerar o diagnóstico de THB em pacientes com psicose puerperal, quadro que deve ser acompanhado de perto em virtude do risco para a criança. Além disso, gestantes com THB e história familiar de psicose puerperal apresentam maior risco de episódios puerperais que outras mulheres com THB.

Eletroconvulsoterapia

A eletroconvulsoterapia (ECT) em gestantes, especialmente naquelas com quadro resistente a tratamento ou com risco à vida, é efetiva. Mas tanto a gestante quanto o feto precisam ser cuidadosamente monitorados.

São candidatas à ECT aquelas com episódio maníaco, ideação suicida, sintomas psicóticos, as gravemente incapacitadas ou as que não responderam a antidepressivos. A ECT também pode ser uma escolha da paciente com depressão grave, por sua resposta mais rápida.

Pontos-chave

- É importante avaliar as vantagens e os riscos de se manter o tratamento psicofarmacológico na gestação e no puerpério
- O uso de psicotrópico na gestação e no puerpério deve ser realizado, sempre que possível, em monoterapia na dose mais baixa eficaz
- Os sintomas que sugerem fortemente um episódio depressivo na gestação são: perda de interesse ou prazer em suas atividades, falta de esperança, culpa e ideação suicida
- O *blues* puerperal começa no 4º ou 5º dia pós-parto e dura de horas a, no máximo, 2 semanas
- Os casos mais leves de transtornos de ansiedade podem ser avaliados para suspensão das medicações e serem tratados apenas com psicoterapia durante a gestação. Entretanto, as medicações devem ser reiniciadas ou retomarem-se as doses anteriores em caso de recidiva dos sintomas
- O uso ocasional de benzodiazepínicos por curto período pode ser compatível com a amamentação. A exceção é o diazepam, cujo uso deve ser evitado, dado o risco de sedação da criança
- Pacientes anoréxicas que não ganharam quantidade adequada de peso durante a gestação apresentaram hiperêmese gravídica com maior frequência
- O consumo de bebidas alcoólicas durante a gestação é responsável por várias repercussões diretas para o feto, e a mais grave é a síndrome alcoólica fetal (SAF)
- Com relação ao uso de antipsicóticos na gestação, não há relatos de efeitos teratogênicos com o haloperidol e a clorpromazina
- A eletroconvulsoterapia (ECT) em gestantes, especialmente naquelas com quadro resistente a tratamento ou com risco à vida, é efetiva. Mas tanto a gestante quanto o feto precisam ser cuidadosamente monitorados.

43

Pneumopatias

Flávia Cunha dos Santos
Jorge Rezende Filho

Introdução, 640
Embolia pulmonar, 640
Tabagismo, 642
Asma, 643
Tuberculose, 644
Pneumonia, 645

Introdução

O aparelho respiratório materno, ao longo da gestação, passa por diversas alterações, desde sua anatomia até seu sistema imunológico. Essas mudanças geram sintomas que podem ser considerados normais do período gestacional (Figura 43.1).

Além disso, algumas patologias pulmonares podem sofrer variações no comportamento, enquanto outras apresentam abordagem e tratamento específicos. Este capítulo aborda algumas patologias que merecem atenção especial nesse período.

Embolia pulmonar

A embolia pulmonar (EP) aguda é a principal causa de morte materna nos países desenvolvidos. O risco de tromboembolismo venoso (TEV) aumenta com o decorrer da gestação e atinge o pico de incidência no puerpério.

A gravidez é considerada, isoladamente, um fator de risco baixo para a ocorrência de TEV (razão de risco < 2). Entretanto, quando associada a condições como obesidade, pré-eclâmpsia, hemorragia pós-parto e parto cesariano, esse risco se torna mais elevado.

O diagnóstico da EP na gestante é um desafio particular. É necessário lembrar que a dispneia e o edema dos membros inferiores são achados comuns e fisiológicos nesse período.

A dosagem sérica do D-dímero, considerado exame inicial nos casos de probabilidade clínica pré-teste baixa ou moderada, pode estar aumentada em até 25% das mulheres no 3º trimestre e deve ser analisada com cautela.

Os algoritmos propostos nos consensos internacionais para investigação de EP em gestantes e puérperas incluem a realização de angiotomografia de tórax (ângio-TC) ou cintilografia pulmonar de perfusão quando a probabilidade clínica pré-teste (com base nos escores de Wells ou Geneva) for alta.

Nos casos de probabilidade clínica intermediária ou baixa, porém com D-dímero elevado, o fluxo deve ser o mesmo.

Estudos demonstram que, com o emprego de aparelhos e técnicas modernas, a radiação absorvida pelo feto e pela

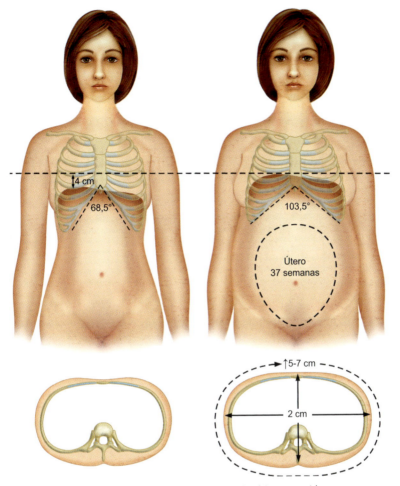

Figura 43.1 Modificações anatômicas respiratórias na gravidez.

mãe está dentro da faixa de segurança para ambos. A escolha do método (angiotomografia × cintilografia) deve seguir a disponibilidade e a experiência de cada centro, uma vez que não existem trabalhos que definam superioridade de um deles.

O exame negativo consegue excluir, com segurança, o diagnóstico de EP. Entretanto, os exames de imagem podem ser inconclusivos em até um terço das pacientes, principalmente em gestações mais avançadas.

A arteriografia pulmonar expõe o feto a níveis mais elevados de radiação e não deve ser realizada como método de investigação em gestantes.

O fármaco de escolha para o tratamento de gestantes com EP é a heparina de baixo peso molecular (HBPM). Em comparação com os inibidores de vitamina K e os novos anticoagulantes orais, a HBPM tem a vantagem de não atravessar a placenta.

A anticoagulação deve ser suspensa pelo menos 24 horas antes do parto.

O tratamento da EP deve ser mantido por pelo menos 6 semanas após o parto, ao completar um período total mínimo de 3 meses de anticoagulação.

Nos casos de EP de alto risco (casos com instabilidade hemodinâmica), o uso de trombolíticos e trombectomia deve ser considerado, ao se levar em conta a alta taxa de mortalidade nessas situações.

Tabagismo

O cigarro é composto de mais de 4 mil substâncias, muitas delas comprovadamente deletérias ao organismo humano, incluindo monóxido de carbono, benzeno, formol, metais pesados, entre outras. O tabagismo é um dos principais fatores de risco modificáveis durante a gestação. O consumo do tabaco está associado a maior incidência de parto prematuro, baixo peso ao nascer e síndrome da morte súbita do recém-nascido. O cigarro também é considerado isoladamente um fator de redução na fertilidade. O tabaco aumenta o risco de complicações obstétricas, como placenta prévia e gravidez ectópica.

Por serem altamente lipossolúveis, a nicotina e seu metabólito (cotinina) atravessam rapidamente a barreira placentária e ganham a circulação fetal. Estudos que dosaram a nicotina no líquido amniótico e no plasma do feto mostraram níveis mais elevados do que os encontrados no sangue materno.

A exposição *in utero* à nicotina pode alterar o desenvolvimento dos pulmões e reduzir a capacidade funcional pulmonar; há maior probabilidade de esses lactentes desenvolverem doenças respiratórias crônicas ao longo da vida. Podem ocorrer alterações cognitivas e comportamentais e mesmo dependência de nicotina no recém-nascido.

Considerando que, na gravidez, as mulheres apresentam maior grau de motivação para a cessação do tabagismo, um plano de ação baseado em orientação, informação e apoio familiar e médico deve ser formulado ao se considerarem as opções terapêuticas disponíveis.

A terapia de reposição de nicotina (TRN) na gestante é controversa, pois a nicotina é o principal agente responsável pelos danos causados ao feto. Nesse caso, o uso da TRN manteria a agressão fetal, mesmo se a gestante parasse de fumar. Outro ponto a ser destacado é que não existe dose segura para essa exposição.

Entretanto, o uso dessa estratégia, em tese, expõe o feto a níveis controlados e decrescentes de nicotina. Para isso, é fundamental que a gestante cesse o uso de cigarros no momento em que a TRN for iniciada. Caso contrário, a oferta de nicotina ao feto será ainda maior, com danos consequentemente mais importantes.

Atualmente, o conceito aceito e defendido pela maioria dos estudos e órgãos de promoção à saúde é de que a TRN expõe a mãe e o feto "apenas" à nicotina, enquanto o cigarro, além da nicotina, contém inúmeras outras substâncias nocivas. A TRN pode ser usada em casos selecionados, com acompanhamento adequado e esclarecimento à gestante sobre os riscos e possíveis benefícios. Quando empregada, deve-se dar preferência a apresentações de liberação rápida, por períodos curtos, como as gomas e pastilhas. Não existem estudos com padronização e número de pacientes adequados para avaliar a reposição de nicotina durante o período de amamentação.

A bupropiona é um antidepressivo atípico que também pode ser utilizado mesmo por fumantes sem história clínica de depressão. Ela atua por meio da inibição da recaptação de dopamina e norepinefrina e de serotonina em intensidade menor.

Sua eficácia e segurança não estão comprovadas pela literatura para uso em grávidas. Apesar de estudos em modelos animais não terem observado efeitos teratogênicos, a gravidez e a lactação são consideradas contraindicações formais ao fármaco.

A vareniclina é um agonista parcial dos receptores nicotínicos no cérebro. Ao se ligar a esses receptores, o fármaco produz efeitos semelhantes aos da nicotina e alivia os sintomas de abstinência e fissura. Esse é considerado um fármaco seguro e eficaz na população geral, mas infelizmente sua utilização não está aprovada para gestantes.

Asma

Asma é uma doença caracterizada por inflamação crônica das vias respiratórias associada a sintomas como dispneia, sibilância e tosse. A doença apresenta elevada prevalência mundial, com estimativas de aproximadamente 300 milhões de pacientes em todo o mundo.

No período gestacional, o comportamento da asma é bastante variado. Enquanto um terço das pacientes experimentará piora dos sintomas, um terço não apresentará mudança, e o terço restante poderá cursar com melhora no controle da doença.

Os casos de piora parecem estar relacionados com ações hormonais, maior suscetibilidade a infecções virais e eventuais interrupções no tratamento.

O tratamento da gestante baseia-se na utilização de corticoides inalatórios (CI), beta-agonistas de curta duração (SABA), beta-agonistas de ação prolongada (LABA), corticoide oral (CO) e anticolinérgico de longa duração – tiotrópio (LAMA). Todas essas drogas podem ser utilizadas na gestação e fazem parte de muitos protocolos de tratamento em Obstetrícia. O controle adequado da asma, com diminuição do número de exacerbações, contribui para diminuir o risco de complicações fetais (p. ex., prematuridade e baixo pelo ao nascer) e maternas (pré-eclâmpsia).

As medicações para controle da asma devem seguir as mesmas recomendações que na população geral, ao obedecer a um escalonamento de fármacos (*step-up*) em função da gravidade e persistência dos sintomas.

Caso ocorra exacerbação da asma, deve ser tratada de maneira rápida e intensa, de modo a prevenir a hipoxemia fetal. O tratamento se inicia com o uso de SABA, podendo-se associar o anticolinérgico (brometo de ipratrópio). Importante manter a saturação > 95% e avaliar o *status* volêmico da gestante com hidratação oral ou venosa. O corticoide sistêmico poderá ser usado na exacerbação grave, em gestantes que já usavam corticoide de forma crônica e naquelas com sintomas leves que não responderam a beta-agonista, anticolinérgico, oxigênio e hidratação. A intubação orotraqueal fica reservada para os casos graves não responsivos e com alterações na gasometria como pH < 7,35/pressão parcial de gás carbônico (P_{CO_2}) > 32 mmHg/pressão parcial de oxigênio (P_{O_2}) > 70. No caso de suspeita de exacerbação infecciosa, antibióticos com cobertura para vias respiratórias são recomendados sem demora.

É importante, em gestantes, atentar para a presença de condições que possam desencadear e/ou que perpetuem uma crise de asma. O refluxo gastresofágico, que acontece com maior frequência na gestação, é sabidamente um fator associado à piora no controle da asma. Doenças das vias respiratórias superiores, como rinites e sinusites, também devem ser lembradas e rotineiramente verificadas. A vacinação contra o vírus influenza é recomendada para todas as gestantes, e esse cuidado deve ser reforçado nas mulheres com asma.

Durante o trabalho de parto, as medicações de uso habitual devem ser mantidas. Broncospasmo secundário à hiperventilação não é uma complicação frequente, porém pode ocorrer. Nessas situações, o uso de SABA é recomendado.

Hipoglicemia neonatal pode ocorrer em gestantes que necessitem de doses elevadas de broncodilatadores nas horas que antecedem o parto.

Por fim, é necessário que as gestantes asmáticas entendam que os riscos de uma exacerbação da doença respiratória são muito mais elevados do que qualquer possível efeito colateral dos medicamentos. O reconhecimento precoce dos sintomas e a existência de um plano de ação para esses momentos são essenciais. O acompanhamento mensal com pneumologista é recomendado para todas as gestantes com asma.

A suspensão do tratamento regular da asma brônquica ao ser identificada a gravidez é um grande erro, pois pode causar prejuízos para a mãe e para o feto.

Tuberculose

A tuberculose pulmonar (TB) continua sendo um importante problema de saúde pública, que exige medidas rígidas de controle e tratamento. O Brasil é um dos 22 países que concentram 80% dos casos mundiais de TB. Em 2017, estima-se que 10 milhões de pessoas adoeceram por TB, e que a doença tenha causado 1,3 milhão de mortes no mundo, o que mantém a TB entre as 10 principais causas de morte no planeta. Nos casos de gestantes com TB, a preocupação inclui não apenas o tratamento da mãe, mas também a prevenção do desenvolvimento de tuberculose congênita. Essa prevenção é feita por meio de diagnóstico e tratamento precoces.

O diagnóstico de TB nas gestantes pode ser mais tardio, em função da relutância de muitas mulheres (e de alguns médicos) na realização de exames de imagem do tórax nos casos suspeitos. A prova tuberculínica (PPD) apresenta maior porcentagem de falso-negativos se comparada ao grupo de mulheres não grávidas, mas pode ser usada, desde que seja interpretada em um contexto clínico. É importante sempre buscar a confirmação bacteriológica da TB, e o método mais preconizado é a pesquisa do bacilo álcool-ácido-resistente (BAAR) em três amostras de escarro espontâneo.

O tratamento da gestante é igual ao da população geral. O esquema básico inclui atualmente quatro fármacos – rifampicina (R), isoniazida (H), pirazinamida (Z) e etambutol (E). O tempo de tratamento também não sofre alterações; é indicado o uso de RHZE por 2 meses – fase intensiva –, seguida de 4 meses de RH – fase de manutenção. As doses também devem seguir os protocolos gerais de tratamento com o ajuste de peso (Tabela 43.1).

Os comprimidos devem ser tomados em dose única diária, preferencialmente de manhã, em jejum (1 hora antes ou 2 horas após a alimentação). Nos casos de intolerância digestiva, como náuseas, por exemplo, o medicamento pode ser tomado com a refeição.

As gestantes estão sujeitas aos mesmos efeitos colaterais que os outros pacientes. As condições listadas a seguir estão associadas à maior incidência de efeitos adversos, com necessidade de modificação no tratamento:

- Idade (a partir da 4ª década de vida)
- Alcoolismo
- Desnutrição
- Doença hepática prévia
- Coinfecção pelo vírus da imunodeficiência humana (HIV).

No caso das gestantes, é recomendado o uso de piridoxina (50 mg/dia) durante toda a gestação, em função do risco maior de toxicidade neurológica ao feto, induzida pela isoniazida.

O aleitamento materno pode ser realizado normalmente, com exceção em mulheres que apresentarem mastite tuberculosa. No caso da TB, é recomendável o uso de máscara cirúrgica durante o aleitamento até a negativação do exame de escarro.

Tabela 43.1 Esquema básico de tratamento para tuberculose em adultos.

Medicamento	Faixa de peso	Dose	Meses
RHZE 150/75/400/275 mg Dose fixa combinada	20 a 35 kg	2 comprimidos	2
	36 a 50 kg	3 comprimidos	
	> 50 kg	4 comprimidos	
RH 300/150 mg ou 150/75 mg	20 a 35 kg	1 comprimido de 300/200 mg	4
	36 a 50 kg	1 comprimido de 300/200 mg + 1 comprimido de 150/100 mg	
	> 50 kg	2 comprimidos de 300/200 mg	

É importante ressaltar que a rifampicina pode afetar a ação dos contraceptivos orais. As mulheres que estiverem em tratamento após o parto devem ser orientadas sobre a utilização de outro método de contracepção.

Pneumonia

Pneumonias adquiridas na comunidade (PAC) são responsáveis por cerca de 1,6 milhão de mortes em todo o mundo a cada ano. Essa é a principal causa de óbito por infecção não obstétrica.

As alterações imunológicas que decorrem da gestação, como a diminuição da imunidade mediada por linfócitos T, associada a alterações na fisiologia pulmonar, como aumento do consumo de oxigênio e diminuição da reserva ventilatória, estão associadas a maior gravidade das infecções.

O diagnóstico de pneumonia é baseado no tripé anamnese, exame físico e radiografia do tórax. Estudos mostram que menos de 40% dos casos de pneumonia são diagnosticados de maneira correta, baseada apenas no exame físico.

O receio dos efeitos teratogênicos da radiação e de alguns antibióticos faz com que o diagnóstico de pneumonia em gestantes ocorra de maneira menos ágil em relação ao restante da população. É importante ressaltar que a quantidade de radiação ionizante presente na radiografia simples do tórax está dentro da faixa de segurança, e medidas adicionais, como o uso de cinta abdominal ou avental de chumbo sobre o abdome, diminuem ainda mais a exposição.

Uma alternativa diagnóstica é a ultrassonografia de tórax, que apresenta excelentes sensibilidade e acurácia. Adicionalmente, a ultrassonografia permite o diagnóstico de complicações como o derrame pleural e definição quanto à presença de loculações no líquido. Infelizmente, o método não está disponível em muitos centros, e há uma carência de profissionais capacitados para realizá-lo.

Os principais patógenos envolvidos na PAC são o *Streptococcus pneumoniae*, *Haemophilus influenzae*, *Staphylococcus aureus*, *Mycoplasma pneumoniae*, *Chlamydia pneumoniae* e *Legionella*. A escolha do tratamento antimicrobiano deve então ser baseada em fármacos com espectro de cobertura para esses agentes.

Em casos de pneumonias não complicadas, sem necessidade de hospitalização e sem fatores de risco para germes resistentes, a coleta rotineira de culturas, sejam hemoculturas, sejam materiais de vias respiratórias inferiores, não está recomendada.

O papel dos vírus respiratórios na PAC tem sido estudado com maior atenção mediante testes moleculares. A presença de vírus, entre os quais o influenza é o mais frequente, é observada em até um terço dos pacientes com PAC. Outros agentes também podem ser encontrados, como rinovírus, vírus sincicial respiratório, vírus parainfluenza e metapneumovírus.

Os vírus respiratórios podem ser o agente causador direto da infecção ou atuar como um copatógeno, ou mesmo como um colonizador das vias respiratórias. Outra conhecida forma de ação é a interferência nos mecanismos de defesa das vias respiratórias superiores, que facilita a penetração e o desenvolvimento de outro microrganismo no trato respiratório inferior.

Atualmente é recomendado que pacientes com PAC (incluindo grávidas) sejam testados para a presença do vírus influenza, mediante testes moleculares, sobretudo em casos de maior gravidade.

O tratamento da PAC ambulatorial deve levar em conta os patógenos mais prevalentes, o uso recente de antibióticos e os fatores de indivíduo com alergias e doenças associadas. No Brasil, o tratamento empírico, proposto pela Sociedade Brasileira de Pneumologia e Tisiologia (SBPT), para casos não graves, sem comorbidades importantes e sem fatores de risco para germes resistentes, é a monoterapia com um betalactâmico ou macrolídeo. O tempo de tratamento varia de 5 a 7 dias, e não há, na literatura, dados que suportem o prolongamento, salvo condições específicas.

Os betalactâmicos são fármacos considerados seguros, que podem ser utilizados durante a gestação. A associação de inibidores de betalactamase deve ser evitada em mulheres com risco de parto prematuro, em razão da incidência maior de enterocolite necrosante neonatal.

No grupo dos macrolídeos, a azitromicina e a eritromicina são liberadas para uso em gestantes. A claritromicina deve ser evitada, pois estudos em modelos animais sugerem defeitos na embriogênese.

A vacinação para o vírus influenza é recomendada para todas as gestantes, lactantes e mulheres em idade fértil, que não apresentem história de reação alérgica grave aos componentes da vacina ou síndrome de Guillain-Barré. Para a vacina pneumocócica, devem ser considerados os casos de mulheres com doenças crônicas graves, deficiências do sistema imune, imunossupressão adquirida ou uso de fármacos imunossupressores.

Pontos-chave

- O aparelho respiratório materno passa por diversas alterações ao longo da gestação, e essas mudanças geram sintomas que podem ser considerados normais do período gestacional
- A embolia pulmonar (EP) aguda é a principal causa de morte materna nos países desenvolvidos. O risco de tromboembolismo venoso (TEV) aumenta com o decorrer da gestação e atinge o pico de incidência no puerpério
- O consumo do tabaco está associado a maior incidência de parto prematuro, baixo peso ao nascer e síndrome da morte súbita do recém-nascido, além de aumentar o risco de complicações obstétricas como placenta prévia e gravidez ectópica
- Com relação à asma no período gestacional, um terço das pacientes experimentará piora dos sintomas, um terço não apresentará mudança e o terço restante poderá cursar com melhora no controle da doença
- O tratamento da asma na gestante baseia-se na utilização de corticoides inalatórios (CI), beta-agonistas de curta duração (SABA), beta-agonistas de ação prolongada (LABA), corticoide oral (CO) e anticolinérgico de longa duração – tiotrópio (LAMA)
- O tratamento da gestante com tuberculose é igual ao da população geral e é recomendado o uso de piridoxina (50 mg/dia) durante toda a gestação, em função do risco maior de toxicidade neurológica ao feto, induzida pela isoniazida
- O aleitamento materno pode ser realizado normalmente durante o tratamento da tuberculose, com exceção em mulheres que apresentarem mastite tuberculosa. No caso da tuberculose pulmonar, é recomendável o uso de máscara cirúrgica durante o aleitamento até a negativação do exame de escarro
- Na gestação, a diminuição da imunidade mediada por linfócitos T, associada a alterações na fisiologia pulmonar, como aumento do consumo de oxigênio e diminuição da reserva ventilatória, está associada a maior gravidade das infecções como a pneumonia
- O tratamento da pneumonia de forma empírica, para casos não graves, sem comorbidades importantes e sem fatores de risco para germes resistentes, é a monoterapia com um betalactâmico ou macrolídeo. O tempo de tratamento varia de 5 a 7 dias
- A vacinação para o vírus influenza é recomendada para todas as gestantes, lactantes e mulheres em idade fértil.

44

Infecção Urinária

Flávia Cunha dos Santos
Jorge Rezende Filho

Alterações fisiológicas, 647
Infecção urinária, 648
Litíase urinária, 649
Doença renal crônica, 650

Alterações fisiológicas

As alterações do sistema urinário em resposta à gravidez são importantes (Tabela 44.1). Os aumentos da taxa de filtração glomerular (TFG) e do fluxo plasmático renal que ocorrem logo ao início da gestação e excedem os níveis pré-gravídicos em 50%, a elevação da depuração da creatinina (110 a 150 mℓ/minuto) e a diminuição da creatinina (0,5 a 0,8 mg/dℓ) e da ureia (9 a 12 mg/dℓ) séricas são algumas dessas alterações. Ao mesmo tempo, há aumento na secreção urinária de proteína/albumina mediada pela elevação da TFG e alterações na seletividade da membrana glomerular, o que complica o diagnóstico e o monitoramento das doenças renais na gravidez. A excreção de até 300 mg/dia de proteína é considerada normal na gravidez. A excreção da glicose urinária também está aumentada por maior TFG e redução na reabsorção nos túbulos distais, de tal sorte que a glicosúria não é método fidedigno para o diagnóstico do diabetes. Embora mais sódio seja filtrado durante a gravidez, a reabsorção pelos túbulos renais está também aumentada. A resultante é uma retenção de sódio durante a gravidez, o que ajuda a manter o aumento do volume plasmático em um sistema vascular dilatado.

Anatomicamente, em decorrência da compressão do útero gravídico nos ureteres, principalmente à direita pela dextrorrotação uterina, ocorre discreto aumento dos rins e dilatação acentuada das pelves renais, dos cálices e ureteres. Além disso, há relaxamento da musculatura lisa determinado pela progesterona. A hidronefrose fisiológica da gravidez pode persistir por até 6 semanas do pós-parto e deve ser levada em conta quando da interpretação dos estudos radiológicos indicados pela suspeita de obstruções do sistema urinário.

A compressão do ureter leva à estase urinária, elevando a incidência de infecções – pielonefrite. Ao mesmo tempo, a bexiga perde tônus, fazendo com que a mulher grávida se queixe de frequência, urgência e incontinência urinária. Esses sintomas se agravam no terceiro trimestre, quando a cabeça fetal se insinua na pelve.

Tabela 44.1 Alterações fisiológicas do sistema urinário.

Aumento do volume sanguíneo	Hiponatremia
Aumento da taxa de filtração glomerular (TFG)	Hiposmolalidade
Queda de creatinina e ureia séricas	Glicosúria fisiológica
Alcalose respiratória compensada	Microalbuminúria (< 300 mg/dℓ)

Infecção urinária

A infecção urinária é uma complicação comumente presente na gestação. Ela pode ser classificada como baixa (bacteriúria assintomática, cistite) ou alta (pielonefrite). Embora a prevalência das infecções baixas seja similar entre as mulheres grávidas e não grávidas, elas representam um aumento do risco para o desenvolvimento da pielonefrite. Esse aumento do risco por certo é decorrente das alterações fisiológicas e anatômicas que ocorrem na gestação descritas anteriormente (ver Tabela 44.1).

Os microrganismos mais comuns na gênese da infecção urinária são: *Escherichia coli* (70 a 80%), *Klebsiella* e *Enterobacter*.

Bacteriúria assintomática

Em 1962, Kass, em trabalho seminal, criou um novo paradigma na assistência pré-natal, salientando a importância da cultura de urina para o diagnóstico da bacteriúria assintomática, relevante fator de risco de pielonefrite.

Define-se bacteriúria assintomática como uma urinocultura positiva para germe uropatogênico, com > 100.000 unidades formadoras de colônias/mℓ, na ausência de sintomas urinários. Sua incidência varia de 2 a 10% em mulheres grávidas e não grávidas sexualmente ativas.

Mulheres com bacteriúria assintomática na gravidez têm risco 20 a 30 vezes maior de desenvolverem pielonefrite. O tratamento da bacteriúria assintomática na gravidez diminui o risco de pielonefrite em 10 vezes.

Em virtude da predisposição da grávida em desenvolver pielonefrite aguda, se for portadora de bacteriúria assintomática, a cultura de urina realizada com o jato médio tornou-se um exame obrigatório na primeira consulta pré-natal. O tratamento é empírico, com preferência pela nitrofurantoína (100 mg, 6/6 horas, durante 5 a 7 dias) ou pela fosfomicina (3 g por via oral [VO], em dose única) (Figura 44.1). Após tratamento, preconiza-se a obtenção de urinocultura de rastreamento mensal, pois o risco de recorrência atinge 30%. O rastreamento deve começar uma semana após o término do tratamento antimicrobiano.

Cerca de 12 a 30% das mulheres com bacteriúria assintomática não tratada evoluem para pielonefrite aguda, com aumento da morbidade materno-fetal. Quando tratada, o risco de pielonefrite diminui para ≤ 1%. Quando a profilaxia está indicada, é recomendado o uso de 100 mg de nitrofurantoína/dia. Outra forma de profilaxia a ser considerada é a tomada do antibiótico pós-coito, devendo-se lembrar da orientação para que a paciente urine após o coito.

Cistite

Seu diagnóstico é realizado quando se identificam sintomas urinários associados à bacteriúria, como disúria, urgência, frequência, urgeincontinência, hematúria ou desconforto suprapúbico. Sua incidência estimada é de 1 a 2% das gestantes. Seu tratamento será igual ao da bacteriúria assintomática (ver Figura 44.1).

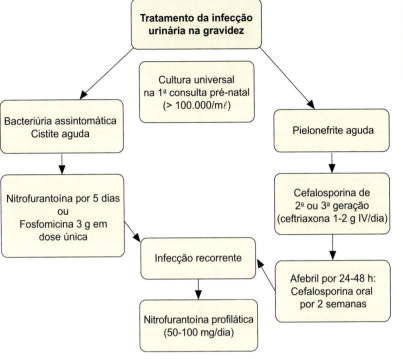

Figura 44.1 Tratamento da infecção urinária na gravidez. *IV*, via intravenosa.

Pielonefrite aguda

A pielonefrite aguda incide em 0,5% das grávidas, em geral após o 1º trimestre. São mais comuns à direita (50%), pela dextrorrotação do útero; em 25% dos casos são bilaterais e nos 25% restantes são à esquerda. A pielonefrite é a mais comum complicação médica grave na gestação e a principal causa de choque séptico.

Seu diagnóstico é feito em toda paciente que apresenta sintomas como febre, calafrios, dor lombar/flanco, náuseas/vômitos e sinal de Giordano (punhopercussão lombar) positivo, na presença de bacteriúria ou piúria. O teste diagnóstico de escolha é a cultura de urina.

O tratamento deve ser realizado com antibiótico, e hidratação venosa também é muito importante. Um antibiótico empírico deve ser iniciado após a cultura de urina, e a gestante, internada. O tratamento da pielonefrite aguda costuma ser feito por via intravenosa (IV) com cefalosporina de 2ª ou 3ª geração (cefuroxima 750 mg de 8/8 horas ou ceftriaxona 1 a 2 g/dia). Após estar afebril por 48 a 72 horas, a paciente pode ter alta, e o tratamento será mantido por mais 2 semanas com cefalosporina VO (p. ex., cefalexina, 500 mg, 6/6 horas) (ver Figura 44.1). Importante agora adequar o antibiótico ao resultado da cultura de urina.

Litíase urinária

Sua incidência é de 1:1.500 gestações. Não há diferença na incidência entre mulheres gestantes e não gestantes. Quando se analisa a localização dos cálculos, percebe-se que há duas vezes mais chance de eles estarem no ureter do que no rim (Figura 44.2).

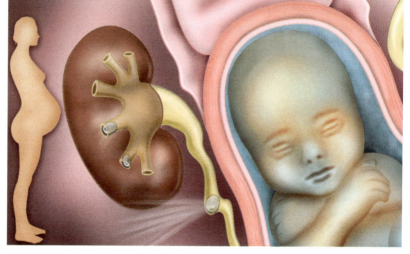

Figura 44.2 Cálculo renal na gravidez. (Adaptada de Karlovsky ME. Kidney stones and pregnancy. Female Patient. 2010;35:15.)

A maioria dos cálculos sintomáticos aparece a partir do 2º trimestre de gestação, quando é maior a compressão do ureter pelo útero grávido.

O primeiro exame utilizado para o diagnóstico é a ultrassonografia abdominal, embora apresente uma sensibilidade de apenas 60%. Em caso de dúvida, pode-se realizar a tomografia computadorizada.

O tratamento inicial é conservador com medidas de suporte: hidratação e analgésicos. A taxa de eliminação espontânea do cálculo urinário é de 60 a 70%. Os critérios necessários para a paciente ser conduzida conservadoramente são: cálculo único, tamanho < 1 cm, ausência de infecção urinária, dor controlada e capacidade para ingesta oral preservada.

Quando não é possível a realização da terapia expulsiva ou quando não se obtém sucesso, é necessária a realização de intervenção urológica. A ocorrência de febre, infecção, complicações obstétricas, dor intratável, dificuldade para ingesta oral ou cálculos > 1 cm já indica a necessidade de intervenção.

O tratamento é feito com a desobstrução da via urinária, geralmente com a passagem de um cateter duplo-J. Porém, a incrustação do cateter é acelerada durante a gestação, sendo necessária sua troca a cada 4 a 6 semanas. Outro inconveniente da sua implantação é a alta taxa de desconforto miccional e do hipogástrio.

Alternativa válida e segura é a realização de uma ureterorrenolitotripsia endoscópica.

Doença renal crônica

A doença renal crônica não é comum na gravidez, incidindo em 0,03 a 0,12% de todas as gestações. Entre as principais causas, estão nefropatia diabética, glomerulonefrite crônica, nefropatia hipertensiva, nefrite lúpica, pielonefrite crônica e doença renal policística.

A insuficiência renal na gravidez pode ser classificada em:

- Leve: creatinina menor que 1,4 mg/dℓ
- Moderada: creatinina entre 1,4 e 2,9 mg/dℓ
- Grave: creatinina maior ou 3 mg/dℓ.

Repercussões na gravidez

Se a grávida apresentar insuficiência renal leve e pressão arterial normal, o prognóstico da gravidez é bom em 90% dos casos.

A doença renal crônica com insuficiência renal moderada/grave está associada a pré-eclâmpsia, hipertensão crônica, parto pré-termo, anemia e agravamento da função renal.

A proteinúria, outro indicador de mau prognóstico, denuncia nefropatia crônica até então desconhecida; cerca de 20% das mulheres com essa condição terão doença renal terminal (DRT) no prazo de 5 anos.

Nas mulheres com insuficiência renal moderada/grave, o risco de progressão acelerada para DRT é elevado quando a creatinina estiver > 1,5 mg/dℓ no início da gravidez; dentro de 6 meses do parto, quase 25% dessas mulheres apresentarão DRT.

Tratamento

Para grávidas hipertensas com doença renal crônica, são contraindicados o inibidor da enzima conversora da angiotensina (IECA) e o bloqueador do receptor da angiotensina (BRA); os hipotensores de escolha são nifedipino, hidralazina e metildopa. O controle inadequado da hipertensão crônica ou gestacional aumenta o risco de acidentes vasculares cerebrais na gestante, mas a diminuição excessiva da pressão arterial com medidas farmacológicas pode causar hipoperfusão placentária e sofrimento fetal.

No pré-natal, grávidas com doença renal crônica devem ser agendadas a cada 2 semanas até 30 a 32 semanas da gestação, e depois, semanalmente.

Os exames básicos de função renal devem ser solicitados a cada 4 a 6 semanas: creatinina, ureia, eletrólitos, hemoglobina, hematócrito, elementos anormais do sedimento (EAS) e cultura de urina.

A anemia deve ser combatida inicialmente com ferro oral, podendo estar indicados eritropoetina, ferro intravenoso e transfusão de sangue.

A diálise tem indicação na gravidez quando a creatinina exceder 5 a 7 mg/dℓ (ou a ureia atingir ou ultrapassar 60 a 80 mg/dℓ).

O feto deve ser monitorado após 26 semanas para avaliar o seu crescimento e a sua vitalidade.

Pontos-chave

- A infecção urinária é uma das mais comuns complicações médicas da gravidez
- A bacteriúria assintomática (> 100.000 colônias/mℓ) ocorre em 2 a 10% das gestações, a mesma incidência de não grávidas
- O rastreamento e o tratamento da bacteriúria assintomática (nitrofurantoína ou fosfomicina) são muito importantes na gravidez – reduzem em 10 vezes a progressão para pielonefrite
- É usual a realização de cultura de urina após o tratamento da bacteriúria assintomática; se a cultura for positiva, pode ser necessário o tratamento profilático por toda a gravidez
- O tratamento da cistite aguda segue a mesma orientação feita para a bacteriúria assintomática
- A pielonefrite aguda é a principal causa de choque séptico na gravidez
- O tratamento da pielonefrite aguda costuma ser feito por 14 dias; 2 dias, via intravenosa, com cefalosporina de 2ª ou 3ª geração (cefuroxima ou ceftriaxona) e mais 2 semanas com cefalosporina, via oral
- Os casos não responsivos ao esquema habitual devem ser investigados para a obstrução do sistema urinário, em especial a nefrolitíase
- O tratamento inicial da litíase urinária na gravidez é conservador, uma vez que 70% das pacientes eliminam o cálculo espontaneamente
- Os elementos indicativos de mau prognóstico da doença renal crônica na gravidez são: hipertensão (130/80 mmHg), insuficiência renal moderada/grave (creatinina > 1,4 mg/dℓ) e proteinúria (> 3 g/dia).

45

Doenças Infecciosas

Antonio Braga
Jorge Rezende Filho

Patogenia das infecções
congênitas, 652

Rubéola, 654

Hepatite B, 656

HIV/AIDS, 659

Toxoplasmose, 664

Sífilis, 669

Gonorreia e clamídia, 672

Estreptococo do grupo B
(GBS), 672

Dengue, 673

Vírus zika, 677

Gripe suína (*influenza*
HINI), 682

Citomegalovírus, 683

Herpes simples genital, 689

Varicela-zóster, 693

Covid-19, 696

Ao contrário das evidências significativas para o aumento da gravidade de certas infecções na gravidez (*influenza*, hepatite E, herpes simples e malária), dados quanto à maior suscetibilidade são fracos e apenas demonstrados para malária e listeriose (Centers for Disease Control and Prevention [CDC], 2014). Fenômenos fisiológicos próprios da gravidez podem concorrer para o aumento da gravidade de certas doenças (diminuição da capacidade residual pulmonar, estase urinária).

Nos EUA, na pandemia da infecção pelo HINI em 2009, 5,8% das mortes ocorreram durante a gravidez, apesar de as grávidas representarem apenas 1% da população, registrando-se aumento de quase 6 vezes do risco de mortalidade (CDC, 2009). Esse risco elevado parece ocorrer no 2º e no 3º trimestres da gravidez.

A infecção pelo vírus da hepatite E é mais grave durante a gestação e a maior incidência de mortalidade ocorre no 3º trimestre (insuficiência hepática fulminante).

As grávidas com infecção primária por herpes-vírus simples têm risco elevado de disseminação e hepatite, especialmente no 3º trimestre. Do mesmo modo, a infecção herpética genital tem recorrência mais frequente na gravidez.

Em novembro de 2015, o Ministério da Saúde (MS) reportou um aumento de 20 vezes dos casos de microcefalia no Brasil relacionados com infecção por vírus zika (ZIKV) durante a gestação. Essa infecção é uma doença infecciosa emergente, com graves repercussões fetais, e, por conta de seu surgimento, a Organização Mundial da Saúde (OMS) decretou emergência global em saúde pública em 1º de fevereiro de 2016.

Do mesmo modo, na sindemia de covid-19, entre 2020 e 2021, observaram-se os piores desfechos para gestantes, sobretudo mortalidade. Situações como essas reforçam o cuidado que se deve dispensar a esse grupo em casos de pandemia por vírus respiratórios, bem como a imperiosa necessidade de receber atenção sanitária, vigilância frequente e prioridade nas estratégias de vacinação segura.

Patogenia das infecções congênitas

As infecções congênitas podem ocorrer durante a gestação (pré-natais) ou durante o parto (paranatais).

Do ponto de vista epidemiológico, as infecções congênitas são chamadas transmissão vertical (materno-fetal), em oposição às infecções da vida extrauterina, denominadas transmissão horizontal.

Infecção pré-natal

As relações entre o feto e a mãe são necessariamente feitas pelas membranas placentária e amniótica. Assim, as vias de penetração dos germes são divididas em dois grupos: via transplacentária e via transamniótica.

Infecção transplacentária. Os microrganismos procedentes do sangue materno cruzam a placenta, alcançam a circulação fetal e disseminam-se (Figura 45.1 A).

Infecção transamniótica. Os germes da vagina e do colo acometem a cavidade amniótica e o feto (Figura 45.1 B). A via transamniótica é ascendente, geralmente após a ruptura das membranas, e não será tratada aqui. O Capítulo 24 é especialmente dedicado a esse tema.

Infecção paranatal

É adquirida por contato direto com as secreções maternas, no momento da passagem do feto pelo canal do parto. O mesmo ocorre com infecção pelo herpes simples genital, hepatite B e estreptococo do grupo B (GBS), que condicionam infecção neonatal.

Consequências das infecções congênitas

Muito embora a infecção possa acometer a mãe, o ovo pode não apresentar lesões e a gravidez prosseguir normalmente até o termo.

Se o feto for acometido pela infecção, as consequências dependem do período da gestação:

- Período embrionário: 1º trimestre
- Período fetal: 2º trimestre em diante.

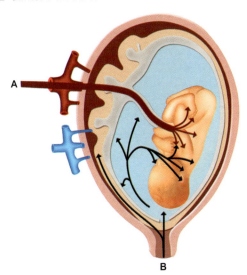

Figura 45.1 A. Infecção transplacentária. **B.** Infecção transamniótica. Ambas pormenorizadas no texto.

Período embrionário. É o período mais vulnerável (a drogas e infecções). Embora os agentes infecciosos possam ser letais (abortamento), na maioria das vezes produzem anomalias congênitas. Cada órgão tem seu período crítico, durante o qual o seu desenvolvimento será afetado.

Período fetal. Caso a infecção seja muito grave, há morte fetal com a consequente interrupção da gravidez; nessa fase ocorrem as anomalias congênitas menores e os defeitos funcionais, especialmente do sistema nervoso central (SNC).

Se infecção materna surgir próximo ao parto, o recém-nascido pode apresentar a infecção em estágio evolutivo, exibindo seu quadro clínico agudo.

Diagnóstico da infecção

A infecção primária materna é diagnosticada no pré-natal pela sorologia dos anticorpos IgG e IgM. A existência destes últimos não pode ser considerada fidedigna para o diagnóstico da infecção primária (Society of Obstetricians and Gynaecologists of Canada [SOGC], 2013). Em geral, os títulos de IgM aumentam a partir de 5 dias da infecção aguda, alcançam um máximo com 1 a 2 semanas e, depois, declinam; ocasionalmente, no entanto, podem permanecer positivos anos após a infecção aguda. Os anticorpos IgG aparecem mais tarde, e são detectados de 1 a 2 semanas após a infecção, alcançando seu ápice entre 12 semanas e 6 meses. São detectados por anos e, em geral, por toda a vida.

IgG e IgM negativos sugerem ausência de infecção; IgG positivo e IgM negativo, infecção antiga (há mais de 1 ano); IgG e IgM positivos, infecção recente ou resultado falso-positivo do teste IgM, o que não é incomum.

A repetição da sorologia, 2 a 3 semanas mais tarde, confirma a infecção aguda quando os títulos de IgG elevam-se, no mínimo, 4 vezes. A soroconversão de mulheres com sorologia negativa na primeira consulta pré-natal atesta a infecção primária em bases mais sólidas.

Para avaliar o risco de infecção fetal, é muito importante identificar quando a infecção ocorreu na gravidez. O teste de avidez IgG é um procedimento muito usado atualmente para mulheres com IgM positivo no 1º trimestre. O resultado de alta avidez (> 60%) é sugestivo de infecção antiga (há mais de 3 meses), ocorrida, portanto, fora da gestação. Existem testes de avidez IgG comercializados para toxoplasmose, rubéola e citomegalovírus (CMV).

Contudo, o padrão-ouro para o diagnóstico da infecção fetal é a reação da cadeia de polimerase no líquido amniótico (PCR-LA). A PCR-LA geralmente está indicada após 18 semanas de gestação e decorridas 4 semanas da infecção materna, pois somente nessas condições obtém-se boa sensibilidade (SOGC, 2013).

A ultrassonografia é útil para avaliar a gravidade da doença, mas não é diagnóstica para: crescimento intrauterino restrito (CIR), calcificação cerebral e hepática, hepatoesplenomegalia, intestino hiperecogênico, ventriculomegalia, hidrocefalia, microcefalia, ascite, hidrotórax e derrame pericárdico isolados, hidropisia fetal não imune (HFNI) e placentomegalia.

A cordocentese, para o diagnóstico de infecção fetal, é considerada um procedimento ultrapassado.

Rubéola

Após o período de incubação de 14 a 21 dias, a rubéola exterioriza-se como doença de pequena gravidade, caracterizada por linfadenopatia pós-auricular (precede em 5 dias o exantema); exantema maculopapular, que se inicia na parte superior do tórax, estendendo-se depois por todo o corpo; e febrícula. As complicações são mais comuns no adulto e incluem artralgia, artrite, encefalite, neurite e púrpura trombocitopênica (SOGC, 2009).

A excreção do vírus pela faringe pode ser detectada 7 dias antes do exantema ou até 7 a 12 dias após o seu início (Figura 45.2); assim, o paciente é potencialmente infectante por mais de 2 semanas.

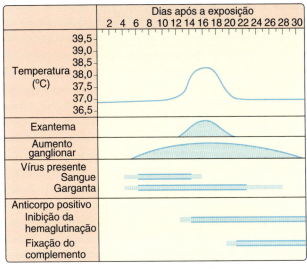

Figura 45.2 Diagrama esquemático do quadro clínico, dos achados virológicos e das respostas imunológicas na infecção por rubéola.

Diagnóstico laboratorial na grávida

A Secretaria de Vigilância em Saúde notificou que a sorologia para rubéola não é mais um exame de rotina no pré-natal para detectar as pacientes suscetíveis, exceto em grávidas com manifestações clínicas e/ou vínculo epidemiológico (MS, Nota Técnica Nº 21/2011). Em 2010, o Brasil foi certificado junto à Organização Pan-Americana da Saúde (OPAS) como país sem circulação do vírus da rubéola por mais de 12 meses.

Em 20 a 50% dos casos de rubéola, o paciente não apresenta exantema, o que dificulta o diagnóstico; quando feito pelo teste ELISA, o diagnóstico deve ser realizado em duas situações distintas (Figura 45.3):

- Nas grávidas com exantema, os seguintes resultados indicam infecção:
  - Soroconversão (caso a paciente tenha feito teste sorológico)
  - Aumento do título de IgG de, no mínimo, 4 vezes em dois exames espaçados de 2 a 3 semanas (fase aguda exantemática e convalescença)
  - IgM positivo
- Nas grávidas que tiveram contato com a rubéola aplicam-se os mesmos critérios, mas o intervalo dos exames pareados é de 4 a 5 semanas.

Diagnóstico da infecção fetal

É feito por PCR-LA. Para reduzir os resultados falso-negativos, é necessário esperar de 6 a 8 semanas após a infecção materna e 21 semanas de gestação, quando a excreção urinária fetal é maior.

Síndrome da rubéola congênita

Na gravidez, a infecção no 1º trimestre determina a síndrome da rubéola congênita (SRC), caracterizada pela tríade catarata, surdez neurossensorial e malformação cardíaca;

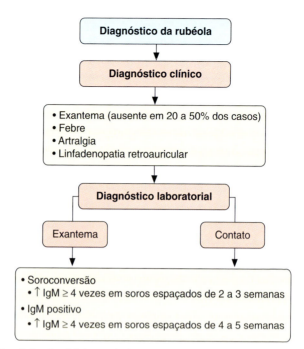

Figura 45.3 Diagnóstico de rubéola na grávida. *IgM,* imunoglobulina M. (Adaptada de SOGC, 2008.)

até 8 semanas a taxa de abortamento é de 20%. De 12 a 18 semanas, a incidência da SRC é de cerca de 35% e após 18 semanas, de 0% (Figura 45.4).

Além da tríade da SRC (Figura 45.5), outras manifestações são: CIR, púrpura, icterícia, hepatoesplenomegalia, microcefalia e retardo mental, meningoencefalite e doença óssea radioluzente.

Vacina

A vacinação contra sarampo/caxumba/rubéola/varicela (tetraviral) faz parte do calendário vacinal do Sistema Único de Saúde (SUS) e é indicada, atualmente, para crianças com 1 ano de vida, com um reforço entre os 4 e os 6 anos. A ocorrência de rubéola e, consequentemente, da SRC tem sido reduzida dramaticamente nos países que implantaram o programa de vacinação. A taxa de soroconversão é de 95% após uma dose da vacina, mas a persistência da imunidade apresenta resultados controversos, de 75 a 90%.

A vacinação é recomendada para mulheres suscetíveis em idade fértil e no pós-parto, e está proibida na gravidez. Mulheres vacinadas devem aguardar 1 mês para engravidar (CDC, 2010). O abortamento provocado não está indicado em mulheres acidentalmente vacinadas durante a gravidez ou que não esperaram os 30 dias para engravidar.

Hepatite B

Dentre as hepatites virais, a hepatite B é de grande importância obstétrica pelas elevadas taxas de transmissão vertical, gravidade da infecção neonatal e possibilidade de prevenção.

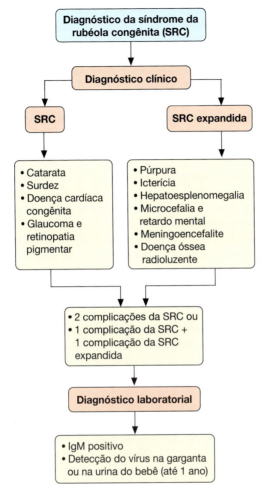

Figura 45.4 Diagnóstico da síndrome da rubéola congênita (SRC). (Adaptada de Reef SE, Strebel P, Dabbagh A et al. Progress toward control of rubella and prevention of congenital rubella syndrome – worldwide, 2009. J Infect Dis. 2011; 204:S24-7.)

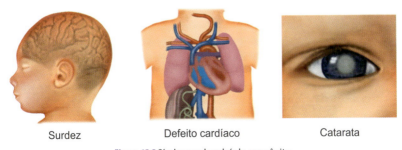

Figura 45.5 Síndrome da rubéola congênita.

Diagnóstico laboratorial

É possível identificar o HB$_s$Ag na infecção aguda e ele pode ser marcador de infecção crônica quando presente por mais de 6 meses no indivíduo contaminado. O HB$_e$Ag, quando positivo, indica replicação viral. Em geral, o anti-HB$_s$ é indicador de recuperação e de imunidade à infecção. A sorologia para HB$_s$Ag é um exame de rotina no pré-natal (MS, 2015).

Transmissão

A via de transmissão ao recém-nascido é o parto (paranatal). Se a mãe for HB$_s$Ag e HB$_e$Ag positiva, a taxa de transmissão ao bebê é de 90%; se for positiva apenas para o HB$_s$Ag, a taxa cai para 15%. Cerca de 70 a 90% dos recém-nascidos infectados desenvolverão infecção crônica com potencial para cirrose e câncer de fígado.

Profilaxia

Embora a infecção seja paranatal, não há indicação de cesárea. A vacina para hepatite B é obrigatória para evitar a infecção no recém-nascido: a primeira dose é administrada com menos de 12 horas do nascimento; a segunda, 1 mês após a primeira; e a terceira dose, 6 meses após a inicial (Figura 45.6). Aqueles com mãe HB$_s$Ag positiva receberão, nas primeiras 12 horas, além da vacina, uma dose (0,5 mℓ IM) de imunoglobulina hiperimune anti-hepatite B (IGHB) (MS, 2015).

As recomendações do MS (2015) são as seguintes (Figura 45.7):

- Profilaxia antiviral materna a partir de 28 semanas da gestação até 4 semanas do pós-parto em mulheres com HB$_e$Ag+ ou carga viral VHB > 10^7 cópias/mℓ (UI/mℓ)
- Antivirais, sendo tenofovir o de escolha
- O uso do antiviral corrige 70% das falhas da vacina/imunoglobulina
- Todos os neonatos recebem a imunoprofilaxia ativa/passiva habitual
- Não se recomenda especificar o tipo de parto.

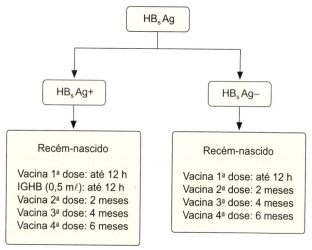

Figura 45.6 Recomendações para a imunoprofilaxia de recém-nascidos contra a infecção pelo vírus da hepatite B. *IGHB*, imunoglobulina anti-hepatite B. (Adaptada de MS, 2015.)

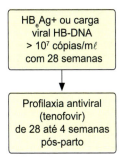

Figura 45.7 Profilaxia antiviral materna. (Adaptada de MS, 2015.)

Para o CDC (2015), mulheres de risco para hepatite B deveriam ser vacinadas na gravidez (3 doses).

No caso de mulheres grávidas infectadas pelo vírus da hepatite B (HBV), a decisão pelo tratamento deve ser individualizada. Com doença hepática crônica por HBV significativa, avançada, e no qual o risco de interrupção da medicação antiviral é preocupante, a conduta é manter o fármaco antiviral durante toda a gestação. Quando a hepatite por HBV for leve, sem comprometer a saúde da gestante, com viremias baixas, pode-se optar por aguardar o término da gestação para iniciar qualquer manejo terapêutico mais apropriado. Hoje em dia, com a disponibilidade nos arsenais terapêuticos de antivirais eficazes e seguros como o tenofovir, o tratamento tanto no período gestacional quanto fora do mesmo foi facilitado.

HIV/AIDS

A síndrome da imunodeficiência adquirida (AIDS) é a doença causada pelo vírus da imunodeficiência humana (HIV), um retrovírus RNA, linfotrópico, que pode permanecer por longo período no corpo (fase assintomática) antes que danos causados por ele apareçam como sintomas visíveis; quando a enfermidade é identificada, caracteriza-se a AIDS como doença.

A AIDS tem o seu aspecto principal na imunossupressão da resposta imune mediada pelos linfócitos T-CD4, que o vírus ataca, parasita e inutiliza, diretamente.

Os anticorpos HIV, embora ineficazes para neutralizar o vírus, são usados nos exames para determinar se a pessoa é portadora do vírus HIV (soropositivo).

O vírus HIV desarma gradualmente o sistema imunológico, tornando o infectado cada vez mais vulnerável a qualquer infecção ocasionada por outro vírus, bactéria, fungo ou parasita. Essas infestações oportunistas ocorrem principalmente na pele, nos pulmões, no sistema digestório, nos nervos e no cérebro. A pessoa infectada pelo HIV padece durante longo período; o paciente sem tratamento geralmente morre de 2 a 3 anos após o diagnóstico (Figura 45.8).

Contaminação pelo HIV. A principal fonte de contágio do HIV são as células infectadas por ele – transmissão por celularidade. Os linfócitos CD4 geralmente são parasitados pelo HIV existente no sangue e no esperma, sendo os elementos contaminantes: transfusão de sangue, compartilhamento de seringas por usuários de drogas ilícitas e relações sexuais (especialmente o coito anal).

Exames diagnósticos

O exame diagnóstico mais usado é o teste ELISA, atualmente de quarta geração, que detecta anticorpos HIV-1 e HIV-2, além de antígeno p24 do HIV-1, no sangue, em menos de 2 semanas da contaminação. O diagnóstico laboratorial do HIV está esquematizado na Figura 45.9 (CDC, 2014). Há também o teste rápido, que apresenta o resultado em menos de 30 minutos.

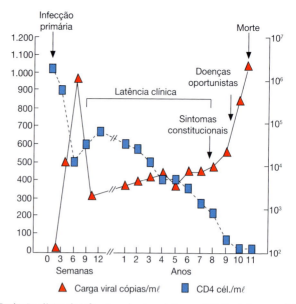

Figura 45.8 Evolução clínica da infecção pelo vírus da imunodeficiência humana (HIV).

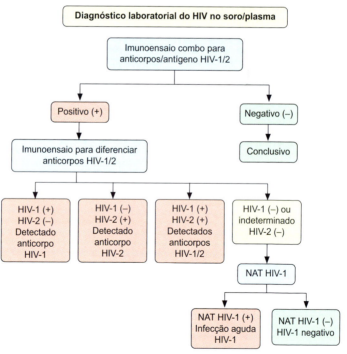

Figura 45.9 Diagnóstico laboratorial do vírus da imunodeficiência humana (HIV). *NAT HIV-1*, teste do ácido nucleico para HIV. (Adaptada de CDC, 2014.)

HIV/AIDS e gravidez

A sorologia para HIV é um exame de rotina na primeira consulta pré-natal. Grávidas que não realizaram a sorologia na gestação são submetidas ao teste rápido no parto.

As vias de transmissão na gravidez são: transplacentária, paranatal e amamentação.

A transmissão vertical da AIDS está estimada em 25% caso nenhuma medida preventiva seja tomada (Figura 45.10). Desse total, 20% da transmissão ocorrem antes de 36 semanas; 50%, entre 36 semanas e o parto; e 30%, durante o parto. O risco de transmissão do aleitamento natural pode ser tão elevado quanto 15%, quando continuado por 2 anos. Totalizando a gravidez e a amamentação, o risco de transmissão vertical da AIDS é de 40%. Com o uso da terapia antirretroviral na gestação, a prática da cesárea e a proibição da amamentação, a transmissão vertical do HIV ficou reduzida a < 1%.

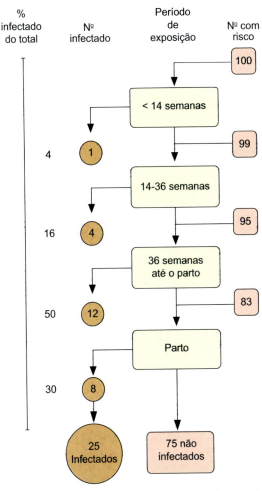

Figura 45.10 Risco hipotético de transmissão do HIV durante a gravidez e o parto, sem considerar a amamentação. A transmissão está estimada em 25 por 100 e, desse total, 20% ocorrem antes de 36 semanas; 50% entre 36 semanas e o parto; e 30%, durante o parto.

Os fatores associados à transmissão materno-infantil são os seguintes:

- Carga viral elevada próxima do parto: > 1.000 cópias/mℓ
- Ruptura das membranas > 4 horas
- Baixa contagem de CD4$^+$: < 200 células/mm^3
- Corioamnionite
- Instrumentação no parto
- Parto pré-termo.

Exames de laboratório específicos

Na gestante infectada pelo HIV, está indicada na primeira consulta pré-natal a determinação da genotipagem, a avaliação de carga viral e CD4, a ser repetida de 4 a 6 semanas após o início do tratamento; em seguida, com 34 semanas, é feita a última determinação para escolher a via de parto (MS, 2010). A preocupação em genotipar o HIV provém da ocorrência de transmissão de cepas resistentes a uma ou mais classes de antirretrovirais. É importante salientar que as gestantes diagnosticadas com HIV, a partir de qualquer metodologia de testagem, devem ser encaminhadas para o pré-natal de alto risco.

Além da rotina pré-natal habitual, gestantes portadoras de HIV devem realizar os seguintes exames extras:

- Provas de função renal e hepática
- Hemograma, toxoplasmose (para as não imunes), urina 1 e urocultura, que devem ser refeitos a cada trimestre
- Sorologia para hepatite A
- Sorologia para doença de Chagas em grupos de risco
- Vacinas para pneumococo, meningococo e Haemophilus, para gestantes com menos de 19 anos e não vacinadas previamente, bem como hepatite A para as suscetíveis
- Pesquisa de tuberculose para pacientes com sintomas respiratórios e em situação de risco.

Uso da terapia antirretroviral na gestação

Na gravidez, o esquema preferencial de terapia antirretroviral (TARV) para HIV/AIDS é o mostrado pela Tabela 45.1 (MS, 2022). No parto vaginal, a zidovudina (AZT) é venosa até a ligadura do cordão; na cesárea indicada, a AZT IV deve ser iniciada 3 horas antes. O bebê recebe a AZT por solução oral nas primeiras 8 horas após o nascimento, permanecendo o tratamento por 6 semanas. Também estão recomendadas três doses de nevirapina na primeira semana se a carga viral for maior que 1.000 cópias/mℓ (MS, 2015). Não é necessário o uso de AZT IV em gestantes que apresentem carga viral indetectável após a 34ª semana e que estejam em TARV com boa adesão. Entretanto, independentemente da carga viral, se houver história de má adesão à TARV, a equipe de assistência pode optar ou não pelo uso do AZT intraparto IV.

Via de parto

Deve-se optar por cesárea eletiva com 38 semanas de gravidez se a carga viral for ≥ 1.000 cópias/mℓ ou desconhecida, estando a gestação com 34 semanas na época da aferição. A cesárea será indicada apenas se não houver ruptura das membranas e a dilatação for inferior a 3 a 4 cm. Nos casos em que a carga viral for < 1.000 cópias/mℓ e a paciente tiver sido tratada com TARV, o parto vaginal pode ser realizado. No parto cesáreo, a taxa de complicações é maior em comparação com o vaginal.

Tabela 45.1 Esquema preferencial de terapia antirretroviral em gestantes com HIV/AIDS.

Esquema preferencial para início de TARV em gestantes	Considerações
TDF + 3TC + DTG	Iniciar DTG após a 12ª semana Contraindicação ao TDF: AZT Contraindicação ao TDF e AZT: ABC (abacavir)
Esquema alternativo para início de TARV em gestantes	
TDF + 3TC + ATV/r	Pode ser prescrito na impossibilidade do uso do DTG na gestante Contraindicação ao ATV/r: usar DRV/r
TDF + 3TC + DRV*/r*(dose do DRV 600 mg 12/12 h)	Esquema alternativo na gestante na impossibilidade do uso de ATV/r
TDF + 3TC + RAL	Pode ser preferencial em gestantes tardias (início da TARV no terceiro trimestre de gestação) A troca do RAL para o DTG após o parto deve ser programada ainda no pré-natal

3TC, lamivudina; ATV/r, atazanavir/ritonavir; AZT, zidovudina; DRV/r, darunavir/ritonavir; DTG, dolutegravir; RAL, raltegravir; TDF, tenofovir. (Fonte: DCCI/SVS/MS, 2022.)

Para esse grupo, devem-se observar os seguintes cuidados obstétricos:

- O parto instrumentalizado deverá ser evitado. A aplicação de fórceps ou vácuo-extrator será admitida somente com indicação obstétrica precisa
- Toques sucessivos durante o trabalho de parto, bem como amniotomia artificial, devem ser evitados
- Se a carga viral for > 50 cópias e < 1.000 cópias, o tempo prolongado de bolsa rota deve ser evitado. É importante lembrar que a taxa de transmissão vertical se eleva após 4 horas da bolsa rota
- A ligadura do cordão deve ser feita logo após a expulsão do feto. O cordão nunca deve ser ordenhado
- A episiotomia deve ser feita apenas após avaliação criteriosa e protegida por compressas úmidas com o degermante utilizado na assepsia inicial
- Nas cesarianas, deve-se proceder com o parto empelicado sempre que possível. Antes da histerotomia, é preciso fazer a hemostasia do máximo de vasos sanguíneos da parede abdominal materna, com troca de campos estéreis, reduzindo o contato do feto com o sangue materno.

Aleitamento natural

Não é permitido, pois se trata de via de transmissão do HIV. Para a amamentação, indica-se a prescrição de cabergolina 0,5 mg, dois comprimidos via oral, tomados simultaneamente. Pela legislação brasileira, a criança exposta ao vírus, infectada ou não, tem direito a receber a fórmula láctea infantil até completar 6 meses.

Transmissão congênita atual

Com o tratamento adequado – TARV na gravidez, parto e recém-nascido, cesárea eletiva, contraindicação para o aleitamento –, a taxa de transmissão congênita em trabalho recente ficou em 0,65%. O objetivo do CDC (2017) nos EUA é de 1 recém-nascido com infecção congênita pelo HIV para 100 mil nascidos vivos.

Toxoplasmose

Ciclo de vida do *Toxoplasma gondii*

O *T. gondii* é um protozoário intracelular obrigatório, distribuído em quase todas as partes do mundo, e capaz de infectar diversas células do hospedeiro. O *Toxoplasma* apresenta-se de diversas maneiras, a depender do hospedeiro: oocisto, taquizoíto e cisto (Figura 45.11).

Os hospedeiros intermediários são principalmente o porco, a ovelha e o ser humano; os hospedeiros definitivos são membros da família Felidae, e o exemplo típico é o gato doméstico.

As três principais formas de transmissão da toxoplasmose são ingesta de carne crua ou malcozida, exposição a fezes de gatos contaminadas com oocistos e transmissão vertical na gravidez.

Transmissão congênita

A infecção primária adquirida antes da gravidez não afeta o concepto, exceto em mulher imunodeprimida. No entanto, é aconselhável que, após infecção por toxoplasmose, a mulher espere 6 meses para engravidar (SOGC, 2013). A infecção primária ocorrida na gestação pode ser transmitida ao feto pela via transplacentária (Figura 45.12). A invasão da placenta pelos taquizoítos e a multiplicação dos parasitas nesse local é um cenário provável. A toxoplasmose congênita pode determinar abortamento e malformação fetal, com graves repercussões no recém-nascido, podendo levar ao óbito.

A incidência da infecção na gravidez, dependendo do país, varia de 1:100 a 1:1.000 nascimentos. Na maioria das vezes, a toxoplasmose apresenta-se como uma infecção assintomática; sintomas ocorrem em apenas 10 a 20% dos adultos infectados, quase

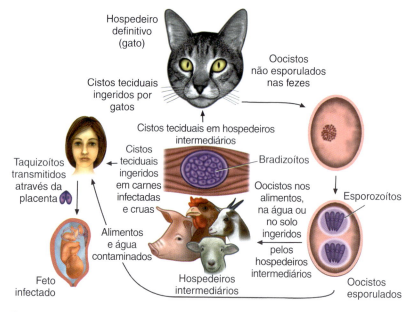

Figura 45.11 Ciclo de vida do *Toxoplasma gondii*. (Adaptada de Hill D, Dubey JP. Toxoplasma gondii: transmission, diagnosis and prevention. Clin Microbiol Infect. 2002; 8:634-40.)

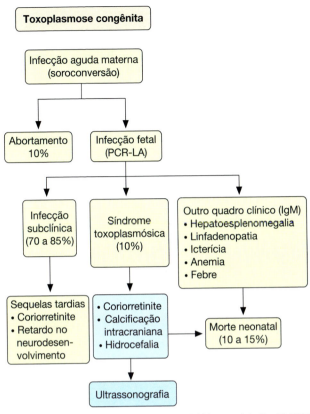

Figura 45.12 História natural da toxoplasmose congênita. *IgM*, imunoglobulina M; *PCR-LA*, reação da cadeia de polimerase no líquido amniótico.

sempre uma linfadenopatia cervical (American College of Obstetricians and Gynecologists [ACOG], 2015). Outros sintomas incluem febre, mal-estar e hepatoesplenomegalia.

Enquanto o risco de transmissão para o feto aumenta com a evolução da gravidez – 10 a 15% no 1º trimestre, 25% no 2º e > 60% no 3º –, a sua gravidade diminui. Globalmente, a transmissão congênita ocorre em 20 a 50% das grávidas infectadas e não tratadas (ACOG, 2015).

Cerca de 10% das infecções resultam em abortamento. A tríade clássica, composta de coriorretinite, hidrocefalia e calcificações intracerebrais (síndrome toxoplasmósica), está presente em apenas 10% dos casos (ver Figura 45.12). Outros recém-nascidos exibem variedade de sintomas da infecção aguda – convulsões, esplenomegalia, febre, anemia, icterícia e linfadenopatia.

Dentre os recém-nascidos infectados sintomáticos, cerca de 10 a 15% morrem da doença; os sobreviventes sofrem de progressivo retardo mental ou de outras deficiências neurológicas. No entanto, se a transmissão ocorrer mais tarde na gravidez, especialmente após 20 semanas, ela é muito menos grave.

A maioria das crianças infectadas (70 a 85%) não apresenta sintomas ao nascimento – infecção subclínica ou assintomática – e é diagnosticada apenas por exames laboratoriais (sorologia IgM). Embora possam parecer saudáveis ao nascimento, 90% das crianças infectadas desenvolvem sequelas – coriorretinite, comprometimento visual ou auditivo, grave retardo no neurodesenvolvimento.

Diagnóstico da infecção materna

A sorologia IgG e IgM para toxoplasmose é obrigatória na primeira consulta pré-natal (Figura 45.13). Justifica o rastreio sistemático a prevalência de gestantes suscetíveis, que, no Rio de Janeiro, por exemplo, representam 46% das grávidas.

A soroconversão para IgG e IgM preenche os requisitos para o diagnóstico. Mulheres soronegativas devem ser examinadas mensalmente, e não trimestralmente, por motivos explicitados mais adiante.

O principal problema é que, na primeira consulta pré-natal, 5% das grávidas exibem IgM positivo e, dessas, a minoria (< 5%) apresentará recém-nascido com infecção congênita. Baixos níveis de IgM podem permanecer por diversos anos. Exames pareados, com intervalo de 2 a 3 semanas, com aumento do título de IgG de pelo menos 4 vezes, indicam infecção aguda.

Assim, é fundamental identificar quais dessas mulheres com IgM positivo foram infectadas antes ou durante a gravidez.

O teste de avidez IgG é muito útil para esse propósito, e separa a infecção antiga da recente. A alta avidez (> 60%) no 1º trimestre sugere infecção há > 3 a 4 meses; portanto, antes da gravidez. Já a baixa avidez (< 30%) indica infecção recente (< 3 meses); o resultado intermediário (30 a 60%) é inconclusivo. O valor preditivo positivo do teste de avidez é muito superior ao valor preditivo negativo, ou seja, a baixa avidez não assegura a infecção fetal e a alta avidez praticamente a afasta.

Por fim, se houver titulação IgG positiva e IgM negativa, a infecção é considerada antiga e o feto, protegido.

Diagnóstico da infecção fetal

Daffos (1983) descreveu a técnica de coleta de sangue fetal pela cordocentese e Desmonts (1985) analisou o sangue fetal obtido entre 20 e 24 semanas, demonstrando a presença de IgM específica no material, possibilitando, assim, o diagnóstico da infecção no feto.

O diagnóstico da infecção fetal é feito atualmente pela PCR-LA. O teste só deve ser oferecido após 18 semanas da gestação e decorridas 4 semanas da infecção materna (soroconversão), para reduzir a taxa de resultados falso-negativos. Eventualmente, o diagnóstico pode ser feito por ultrassonografia, que mostra calcificações intracerebrais, ventriculomegalia, microcefalia, hepatoesplenomegalia e CIR acentuado (ACOG, 2015).

Diagnóstico da infecção no recém-nascido

É feito por meio da dosagem do IgM que não atravessa a placenta.

Tratamento

Em 1974, Desmonts e Couvier, na França, recorreram à espiramicina nos casos de infecção materna aguda e observaram redução de aproximadamente 60% na taxa de transmissão vertical. O tratamento deve ser realizado imediatamente após a soroconversão com a espiramicina (3 g/dia), a fim de reduzir a transmissão fetal (profilaxia secundária) (ver Figura 45.13). Estima-se que, para alcançar esse objetivo, o tratamento tenha de ser iniciado dentro de 3 semanas da soroconversão (janela da espiramicina), motivo pelo qual a sorologia nas mulheres negativas será mensal, como sugere a escola francesa, e não trimestral como aconselha o MS do Brasil.

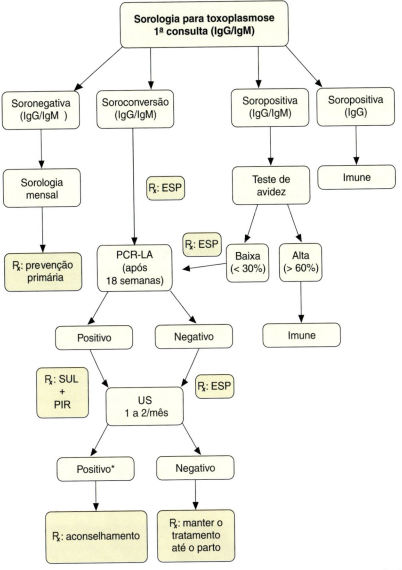

Figura 45.13 Diagnóstico e tratamento da toxoplasmose na gravidez. *Calcificação intracerebral e ventriculomegalia. R_x, tratamento; *ESP*, espiramicina; *PCR-LA*, reação da cadeia de polimerase no líquido amniótico; *SUL*, sulfadiazina; *PIR*, pirimetamina.

Caso seja confirmada a infecção fetal pela PCR-LA ou pela ultrassonografia, é iniciado o tratamento com a pirimetamina/sulfadiazina – pirimetamina, 50 mg/dia; sulfadiazina, 3 g/dia; e ácido folínico, 15 mg/dia. A espiramicina, mesmo se a PCR-LA for negativa, não será interrompida, mas mantida durante toda a gestação (SOGC, 2013).

O tratamento dos recém-nascidos infectados, inclusive dos assintomáticos, é recomendado para reduzir a gravidade das sequelas (SOGC, 2013). Embora o tratamento na gravidez pareça ter grande impacto em reduzir as lesões intracranianas e o desenvolvimento neurológico da criança, até mesmo se associado à medicação após o nascimento, não oferece grandes benefícios na coriorretinite. O tratamento do infante com infecção congênita toxoplasmósica deve ser feito com pirimetamina/sulfadiazina e ácido folínico por 1 ano.

Prevenção primária

Para a prevenção primária da infecção em mulheres soronegativas, aconselha-se que as mãos de quem lida com carne sejam lavadas com água e sabão antes de executar outras tarefas (Tabela 45.2 e Figura 45.14). Todo o material de corte em contato com carne crua deve também ser lavado com água e sabão. O *Toxoplasma* na carne (cistos) é morto na exposição a calor e frio extremos.

A grávida deve evitar contato com gatos ou qualquer objeto contaminado com as suas fezes (caixas de areia), e é obrigatória a prática de jardinagem com luvas. Os vegetais e as frutas devem ser bem lavados antes de ingeridos, pois podem estar contaminados por fezes de gato.

Tabela 45.2 Prevenção primária da toxoplasmose na gravidez: medidas higienodietéticas.

- Não comer carnes cruas ou malcozidas
- Ao manipular carnes cruas, não tocar a mucosa dos olhos e da boca
- Lavar bem frutas e verduras antes de ingeri-las
- Evitar contato com gatos ou qualquer objeto contaminado com as suas fezes
- Usar luvas no manuseio da terra (jardinagem)

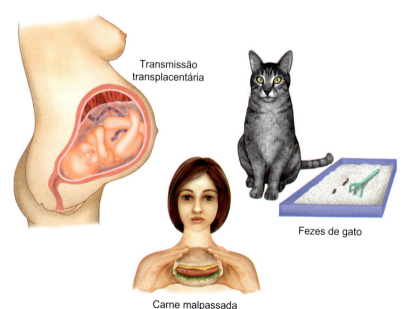

Figura 45.14 Principais formas de transmissão da toxoplasmose.

Sífilis

A sífilis é uma doença venérea sistêmica causada pelo *Treponema pallidum*.

A sífilis voltou a ser um problema no Brasil, segundo o MS (2017), registrando-se aumento de 5.000% nos casos dessa doença em 5 anos (2010 a 2015). A sífilis congênita, em 2015, no Brasil, acometia 6,5 bebês em 1.000 nascidos vivos e 12,4 em mil no Rio de Janeiro, o estado mais afetado. A meta da OPAS e do Fundo das Nações Unidas para a Infância (UNICEF) previa uma redução para 0,5 caso por 1.000 nascidos vivos em 2015.

A infecção sifilítica pode ser dividida em diversos estágios: incubação, primária, secundária, latente inicial, latente tardia e terciária. A classificação mais recente é: sífilis inicial (primária, secundária e latente até 1 ano) e tardia (latente após 1 ano e terciária).

A sífilis primária é caracterizada pelo cancro duro indolor na genitália (lábios) e linfadenopatia, geralmente 3 semanas após o contato. O estágio secundário ocorre de 6 semanas a 6 meses após a lesão primária. A espiroquetemia determina exantema maculopapular envolvendo todo o corpo, especialmente mãos e pés. Sintomas não específicos como febre, perda de peso e mal-estar ocorrem em 50% dos pacientes. A fase secundária é seguida pela latente, caracterizada pela falta de lesões clínicas aparentes e teste sorológico positivo. A doença pode ser comunicável nos 4 anos iniciais da fase latente e geralmente não é transmissível após esse prazo, com exceção da infecção fetal transplacentária.

A fase terciária ou tardia é o estágio de destruição tecidual que aparece de 10 a 25 anos após a fase inicial em quase 35% dos pacientes não tratados. As lesões granulomatosas (gomas) podem ocorrer em qualquer órgão, sendo muito mais dependentes da resposta local imune que da ação direta do organismo. As manifestações mais graves da sífilis terciária incluem aquelas que afetam o sistema cardiovascular (aorta) ou o SNC (*tabes dorsalis*, demência), e levam à morte.

Estudos longitudinais em pacientes não tratados indicam que praticamente 1/3 dos indivíduos infectados permanece em estágio latente por toda a vida; 1/3 sofre cura espontânea e o 1/3 restante desenvolve manifestações tardias.

Sorologia

Existem dois tipos de testes:

- Testes não específicos, como o VDRL (*venereal disease research laboratory*)
- Testes específicos (treponêmicos), como o FTA-Abs (*fluorescent treponemal antibody absorption*) e o teste rápido.

O rastreamento é feito com o VDRL, mas a ocorrência de falso-positivos demanda a confirmação por FTA-Abs. Em geral, o VDRL torna-se positivo de 1 a 3 semanas após o aparecimento do cancro duro. O VDRL quantitativo também é o teste de escolha de acompanhamento para os casos após o tratamento, uma vez que o FTA-Abs permanece positivo após a infecção sifilítica inicial.

Sífilis congênita

A sorologia VDRL na primeira consulta pré-natal é a medida mais importante para identificar os fetos de risco para a sífilis congênita. O CDC (2015) recomenda, ainda, a repetição do teste no 3º trimestre (28 semanas).

A infecção transplacentária pode ocorrer durante quaisquer estágios da doença e idade da gravidez; o comprometimento fetal depende particularmente da treponemia materna. Assim, a taxa de transmissão em mulheres não tratadas será de 70 a 100% nas fases primária, secundária e latente inicial, e de 30% nas fases latente tardia e terciária.

A sífilis congênita em mulheres não tratadas é responsável por:

- Perda fetal/natimorto (25,6%)
- Neomorto (12,3%)
- Parto pré-termo/baixo peso (12,1%)
- Infante com sífilis congênita (15,5%)
- Prognóstico adverso global (66,5%).

Os achados ultrassonográficos são vistos em 31% das grávidas infectadas no exame pré-tratamento. Nesse exame, os achados de infecção fetal representam uma resposta inflamatória robusta do feto ao treponema e se mostram presentes apenas após 20 semanas da gravidez. A seguir, são listados em ordem decrescente de frequência:

- Hepatomegalia (80%)
- Aumento da velocidade sistólica máxima na artéria cerebral média, sinal de anemia fetal (33%)
- Placentomegalia (27%)
- Polidrâmnio (12%)
- Ascite (10%) e hidropisia.

Os cerca de 50% dos recém-nascidos infectados apresentam sífilis congênita precoce quando os sintomas aparecem nos primeiros 2 anos de vida, ou sífilis congênita tardia quando os sintomas se desenvolvem após os 2 anos. A hepatoesplenomegalia e o exantema são as manifestações iniciais mais comuns da sífilis congênita precoce, que tende a manifestar-se ao nascimento ou dentro de 3 a 7 semanas do parto. As manifestações tardias resultam principalmente da infecção crônica dos ossos (nariz em sela, fronte olímpica), dos dentes e do SNC (Figura 45.15).

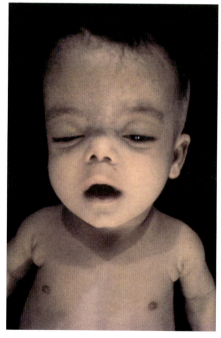

Figura 45.15 Recém-nascido com sífilis congênita apresentando nariz em sela e fronte olímpica.

Tratamento

O tratamento é feito com penicilina G benzatina IM, em esquemas relacionados com a fase clínica da infecção (Tabela 45.3). O parceiro também deve ser tratado.

A reação de Jarisch-Herxheimer pode ocorrer em até 44% das pacientes grávidas e causar contrações, parto pré-termo, anormalidades na frequência cardíaca fetal e até morte do recém-nascido.

Considera-se a sífilis inadequadamente tratada na gravidez se:

- O tratamento foi feito de maneira incompleta
- O tratamento foi feito com fármaco diferente da penicilina
- A mãe completou o tratamento a menos de 30 dias do parto
- O parceiro sexual não foi tratado, não houve documentação do tratamento ou queda dos títulos da sorologia após o tratamento.

Nesses casos, o recém-nascido deve ser tratado para sífilis congênita.

Não há alternativa satisfatória à penicilina na gravidez e, por isso, as pacientes alérgicas devem ser dessensibilizadas. O tratamento do recém-nascido com sífilis congênita requer hospitalização e 10 dias de tratamento.

Tabela 45.3 Tratamento da sífilis na gravidez.

Estadiamento	Penicilina G benzatina	Intervalo entre séries	Controle de cura
Sífilis primária, secundária, latente < 1 ano	2 séries: 2,4 milhões UI	Semanal	VDRL mensal
Sífilis terciária, latente > 1 ano, desconhecido	3 séries: 2,4 milhões UI	Semanal	VDRL mensal

1 série = 1 ampola de 1,2 milhão UI em cada glúteo. (*Fonte*: CDC, 2015.)

Normas da Secretaria Municipal de Saúde do Rio de Janeiro

A Secretaria Municipal de Saúde do Rio de Janeiro realiza o teste rápido de sífilis na primeira consulta pré-natal e trata imediatamente a gestante positiva e o parceiro com o esquema usual de penicilina por 3 semanas (Figura 45.16). O teste rápido é treponêmico, por isso não negativa após o tratamento, sendo a gestante acompanhada pelo VDRL mensal.

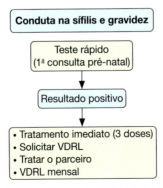

Figura 45.16 Conduta na sífilis e gravidez. (Adaptada de SMS-RJ, 2013.)

Gonorreia e clamídia

A gonorreia é causada pela bactéria *Neisseria gonorrhoeae* e a clamídia, pela bactéria *Chlamydia trachomatis*. Em grávidas com menos de 25 anos de idade, a incidência de clamídia varia de 3 a 14%; dentre os casos, 80% são assintomáticos. Se não tratadas na gravidez, a gonorreia e a clamídia podem ocasionar parto pré-termo, infecção intrauterina ou infecção congênita na forma de conjuntivite, pneumonia e doença disseminada.

O CDC (2015) aconselha o rastreamento de todas as mulheres na primeira consulta pré-natal para clamídia e gonococo por meio de *swab* de material endocervical. O tratamento corrente recomendado da gonorreia é feito com uma única dose de ceftriaxona de 250 mg IM, em combinação com a azitromicina 1 g VO, dose única, geralmente indicada para tratar a clamídia, mesmo que o exame tenha sido negativo (CDC, 2012). O controle de cura para clamídia deve ser feito após 3 semanas do tratamento; para a gonorreia, é desnecessário.

Estreptococo do grupo B

A infecção por estreptococo do grupo B (GBS) (*Streptococcus agalactiae*) é a principal causa de infecção neonatal precoce e a maior causa de sepse no recém-nascido. Ela também é reconhecida como importante agente etiológico de infecção materna – corioamnionite, endometrite, infecção urinária e septicemia.

As recomendações dos organismos responsáveis norte-americanos são de que todas as grávidas (entre 35 e 37 semanas da gestação) sejam rastreadas pela cultura vaginorretal para colonização por GBS (CDC, 2010) (Tabela 45.4). Cerca de 10 a 30% das grávidas estão colonizadas por GBS na vagina ou no reto, 50% dos recém-nascidos são colonizados e 2% têm a infecção neonatal precoce (sepse, pneumonia, meningite). Essas mulheres colonizadas devem receber profilaxia antibiótica intraparto (PAI) para prevenir a infecção perinatal por GBS. Por outro lado, mulheres cujos resultados da cultura forem desconhecidos devem ser tratadas de acordo com fatores de risco (ver Tabela 45.4): parto com < 37 semanas, duração da ruptura das membranas ≥ 18 horas ou temperatura intraparto ≥ 38°C. A profilaxia

Tabela 45.4 Indicações e contraindicações para a profilaxia antibiótica intraparto para a prevenção do GBS precoce.

Indicações

Recém-nascido de gestação anterior com doença por GBS invasiva

Bacteriúria por GBS em qualquer trimestre da gravidez

Rastreamento de GBS vaginorretal positivo entre 35 e 37 semanas

Estado GBS desconhecido ao início do parto (cultura não realizada, incompleta ou resultado desconhecido) e qualquer um dos fatores de risco:
- Parto < 37 semanas
- Amniorrexe ≥ 18 h
- Temperatura intraparto ≥ 38°C

Contraindicações

Colonização por GBS em gravidez anterior (a menos que haja indicação na gravidez atual)

Bacteriúria por GBS em gravidez anterior (a menos que haja indicação na gravidez atual)

Cultura vaginorretal de GBS negativa entre 35 e 37 semanas na gravidez atual, independentemente dos fatores de risco intraparto

Cesárea realizada antes do início do parto em mulher com membranas íntegras, independentemente do estado da colonização por GBS na gravidez atual

GBS, estreptococo do grupo B. (*Fonte*: CDC, 2010.)

intraparto também está indicada para mulheres com bacteriúria por GBS na gravidez atual ou para aquelas com Recém-nascido prévio com doença GBS invasiva.

O fármaco escolhido para a PAI é a penicilina G, na dose de 5 milhões de UI IV, seguidas de 2,5 milhões de UI a cada 4 horas até o nascimento. A ampicilina em dose de 2 g IV seguida por 1 g a cada 4 horas é uma alternativa aceitável. Para aquelas alérgicas à penicilina, é indicada a cefazolina, 2 g IV, depois 1 g a cada 8 horas até o nascimento.

O MS (2012) e o Royal College of Obstetricians and Gynaecologists (RCOG, 2012) não recomendam a cultura vaginorretal para GBS de rotina na gravidez.

Dengue

É uma infecção endêmica em países tropicais e subtropicais, inclusive na Índia.

A dengue é causada por arbovírus do gênero *Flavivirus* (família Flaviviridae). São conhecidos quatro sorotipos: DENV 1, DENV 2, DENV 3 e DENV 4.

Os vetores são mosquitos do gênero *Aedes*. A espécie *Aedes aegypti* é a mais importante na transmissão da dengue. A espécie *Aedes aegypti* também é transmissora do vírus da febre amarela, chikungunya e zika.

Existe risco de abortamento se a infecção acometer a gestante no 1º trimestre e de trabalho de parto pré-termo no 3º trimestre.

Classificação e tratamento

Conforme o Protocolo de Manejo Clínico: Plano Estadual de Controle e Prevenção da Dengue (2010/2011), da Secretaria de Atenção à Saúde/Secretaria Estadual de Saúde e Defesa Civil do Rio de Janeiro, os casos de dengue são classificados em *verde* (sem sinais de alarme), *amarelo* (com sinais de alarme) e *vermelho* (grave).

Vermelho – dengue grave

Uma ou mais das seguintes complicações:

- Choque compensado ou não
- Extravasamento plasmático mesmo sem choque (ascite, derrame pleural etc.)
- Hemorragia, hematêmese, melena
- Comprometimento sistêmico grave (fígado, SNC, coração e outros)
- Comprometimento respiratório.

Classificação de risco → Avaliação médica imediata. Internação hospitalar. Cuidados de terapia intensiva, se indicados.

▶ Avaliação

História, exame clínico e investigação laboratorial básica (hemograma com contagem de plaquetas antes de iniciar a hidratação). Glicemia e outros exames específicos, conforme avaliação clínica. Atente para sinais de choque hipovolêmico:

- Pulso rápido e fino
- Extremidades frias
- Pele pálida e úmida (paciente sudorética)
- Enchimento capilar lento > 2 segundos
- Pressão arterial (PA) convergente (PA diferencial < 20 mmHg)
- Hipotensão postural (queda > 30 mmHg na aferição em pé em relação à aferição sentada)
- Agitação ou prostração importante
- Hipotermia.

CAPÍTULO 45

Doenças Infecciosas

PARTE 3 — Ciclo Gestatório Patológico

▸ Tratamento

- Reposição volêmica
- Dois acessos venosos calibrosos. Evite punção de vasos profundos; prefira vasos compressíveis
- Cautela ao instalar cateter nasogástrico
- Hematócrito (hemoconcentração) a cada 2 horas
- Rigorosa observação de enfermagem e reavaliação clínica constante na fase de expansão
- Avalie se há necessidade de unidade de terapia intensiva (hematócrito em queda e choque, gravidade do comprometimento clínico, insuficiência respiratória etc.)
- Havendo melhora clínica e laboratorial, deve-se tratar a paciente como amarelo.

▸ Reposição volêmica

Fase de expansão. Rigorosa observação clínica.

- Soro fisiológico a 0,9% ou solução de Ringer: 20 mℓ/kg em 30 minutos, máximo de 2.000 mℓ por etapa, podendo ser repetida até 3 vezes ou mais, a critério clínico
- Se a resposta for inadequada, avalie a hemoconcentração. Se o hematócrito estiver em ascensão e houver choque persistente apesar da reposição volêmica adequada, use expansores de volume → coloide sintético (Hisocel® ou similar) – 10 mℓ/kg/h
- Hematócrito em queda e choque: inicie os cuidados intensivos; investigue possível quadro hemorrágico associado
- Atenção na fase de reabsorção do volume extravasado:
  - Considere a possibilidade de hiper-hidratação
  - Reduza a velocidade e o volume infundido, de acordo com a avaliação clínica e laboratorial
- Monitore hiponatremia e hipopotassemia
- Depois da internação, siga o protocolo do hospital.

Amarelo

Dengue com sinais de alarme ou que pertença a grupo de risco clínico (gestante) ou social para complicações (sinais de alarme assistenciais).

Sinais de alarme. Dor abdominal intensa e contínua; vômito persistente; hipotensão postural ou lipotimia; sonolência, agitação psicomotora ou irritabilidade; hepatomegalia; sangramento espontâneo das mucosas; diminuição da diurese (geralmente a paciente deve urinar pelo menos 1 vez a cada 6 horas); aumento do hematócrito concomitante à queda rápida das plaquetas.

Classificação de risco → alta prioridade para avaliação médica.

▸ Avaliação

História, exame clínico e investigação laboratorial básica (hemograma com contagem de plaquetas antes de iniciada hidratação). Glicemia e outros exames específicos, conforme avaliação clínica. Volume urinário horário nas primeiras 4 horas.

▸ Tratamento

- Mantenha em leito de observação (cadeira de hidratação ou maca em unidade com médico e enfermagem de plantão 24 horas)
- Hidratação oral enquanto aguarda avaliação médica
- Hidratação oral nas pacientes dos grupos de risco sem sinais de alarme

- Reposição volêmica em todas as pacientes com sinais de alarme, depois da avaliação clínica e do hemograma
- Reposição volêmica conforme fase de manutenção nas pacientes sem sinais de alarme que não consigam ingerir líquidos
- Avalie a necessidade de internação.

▶ Reposição volêmica

Fase de expansão. Rigorosa observação clínica.
- Soro fisiológico a 0,9% ou solução de Ringer: 20 mℓ/kg em 30 minutos, máximo de 2.000 mℓ por etapa, podendo ser repetida até 3 vezes ou mais, a critério clínico
- Reavaliação clínica constante, incluindo sinais vitais e perfusão periférica
- Repita o hematócrito ao fim da fase de expansão e a cada 2 horas, na fase de manutenção
- Rigorosa observação de enfermagem e clínica.

Fase de manutenção. Inicie depois de observada melhora clínica e laboratorial com a fase de expansão. Reduza gradualmente a infusão venosa.
Sinais de melhora clínica:

- Volume urinário adequado
- Queda do hematócrito abaixo do valor de base em paciente estável

Se não houver melhora, classifique como vermelho – dengue grave.

- Hidratação: 25 mℓ/kg, de 6/6 horas ou, a critério clínico, de 8/8 horas ou de 12/12 horas
  - A hidratação de manutenção deve ser realizada com solução glicosada a 5% (3/4 ou 2/3 da quantidade total) e soro fisiológico a 0,9% (1/4 ou 1/3 da quantidade total)
  - Acrescente ao volume de manutenção de 20 a 50 mℓ/kg/dia se houver perdas anormais (metade com solução glicosada e metade com soro fisiológico).

Eletrólitos de manutenção
- Sódio: 2 a 3 mEq/kg/dia. Cada 20 mℓ de soro fisiológico a 0,9% contêm 3 mEq de sódio. Com a composição 1/4 ou 1/3 de soro fisiológico, oferece-se o sódio basal
- Potássio: 2 a 3 mEq/kg/dia, com o máximo de 5 mEq em cada 100 mℓ de solução.

▶ Acompanhamento

- Avaliação dos sinais vitais e da perfusão periférica (de hora em hora até o fim da fase de expansão, passando para 4/4 horas na fase de manutenção)
- Hemograma de controle a cada 4 horas e antes da alta da observação
- Contagem de plaquetas a cada 12 horas, glicemia e demais exames, a critério clínico
- Avalie o volume urinário horário pelo menos nas primeiras 4 horas
- A hidratação venosa pode ser substituída pela via oral após normalização do hematócrito, dos sinais vitais e do débito urinário.

▶ Critérios de alta dos leitos de observação

- Pacientes dos grupos de risco com hematócrito e quadro clínico estáveis, sem sinais de alarme, podem ser liberados para tratamento ambulatorial depois de período de observação de pelo menos 4 horas
- Na gestante, deve-se observar especialmente a tolerância à ingesta de líquidos e alimentos. Em caso de intolerância, mantenha a paciente em leito de observação

- Pacientes submetidas à reposição volêmica, depois de compensadas, sem indicação de internação, devem ser mantidas em observação em leito ou cadeira de hidratação durante pelo menos 6 horas antes da liberação para tratamento ambulatorial
- O tratamento ambulatorial deve ser conduzido da maneira descrita para as pacientes verdes.

▷ Sinais e sintomas de hidratação excessiva

- Dispneia
- Ortopneia/taquipneia/Cheyne-Stokes
- Tosse de início súbito
- Terceira bulha (galope)
- Estertores crepitantes basais
- Edema pulmonar.

▷ Critérios de internação hospitalar

- Dengue grave: extravasamento plasmático (ascite, derrame pleural etc.), hipovolemia, comprometimento respiratório e orgânico grave, hemorragia, hematêmese, melena

- Recusa ou dificuldade de ingesta de líquidos e alimentos
- Plaquetas inferiores a 20.000/mm³, independentemente de manifestações hemorrágicas
- Outros sinais de comprometimento de órgãos
- Impossibilidade de seguimento da paciente ou de seu retorno à unidade de saúde
- Doença de base descompensada.

▷ Critérios de alta hospitalar

- Mais de 24 horas em estado afebril, com hematócrito normal e hemodinamicamente estável
- Plaquetas em elevação ou acima de 20.000/mm³
- Ausência de sintomas respiratórios.

Verde

Classificação de risco → baixa prioridade para avaliação médica.
Observação: neste grupo estão as pacientes que faziam parte do grupo amarelo e que foram liberadas para tratamento ambulatorial.

▷ Avaliação

História, exame clínico e investigação laboratorial básica (hemograma com contagem de plaquetas).

▷ Tratamento ambulatorial

- Hidratação oral: 60 a 80 mℓ/kg/dia, sendo 1/3 desse volume por soro de hidratação oral e 2/3 de líquidos variados. Ofereça os líquidos na proporção de 50% do volume diário pela manhã, 35% no período da tarde e 15% no período noturno
- Repouso
- Sintomáticos: paracetamol. Não administre ibuprofeno, anti-inflamatórios não hormonais nem corticoides. Não aplique medicação pela via intramuscular
- Orientação a pacientes e familiares: repouso, meios de disseminação e prevenção, sinais de alarme para gravidade, especialmente no primeiro dia da redução da febre (defervescência)

- Em pacientes incapazes do autocuidado, incluindo a dificuldade de ingesta de líquidos, avalie internação
- Pacientes com hematócrito estável e sem sinais de gravidade podem ser liberados para acompanhamento ambulatorial
- Monitoramento com revisão diária para avaliar a progressão da doença, atentando-se para:
  - Hemograma com contagem de plaquetas no primeiro atendimento e a cada 48 horas ou a critério clínico
  - Hemoconcentração (aumento do hematócrito)
  - Defervescência da febre (queda abrupta da temperatura)
  - Sinais de alarme (mesmo fora da fase crítica)
  - Retorno imediato à unidade de saúde caso ocorra qualquer um dos sinais de alarme ou em caso de desaparecimento da febre
  - Instruções escritas para casa (p. ex., usando o cartão de dengue).

Vírus zika

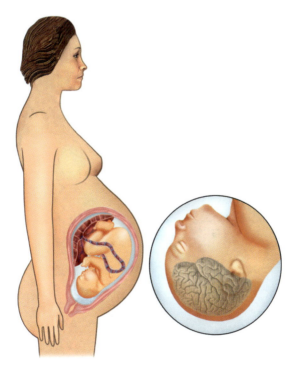

A OMS, em 1º de fevereiro de 2016, decretou emergência de saúde pública internacional para vírus zika (ZIKV) e microcefalia, recomendando que mulheres grávidas evitassem viagens aos países onde o vírus circula.

Em 2016, o CDC registrou de 440.000 a 1.300.000 casos de ZIKV apenas no Brasil, considerando somente os estados com circulação autóctone do vírus. O ZIKV é um arbovírus transmitido pelo mosquito *Aedes aegypti*, o mesmo da dengue e da chikungunya, que foi isolado do macaco *rhesus* na floresta Zika, em Uganda, em 1947. É causador de infecções humanas com sintomas leves de febre, exantema e artralgia. Além disso, tem sido registrado um aumento da frequência da síndrome de Guillain-Barré associada ao ZIKV.

Até 30 de novembro de 2015, a taxa de microcefalia no Brasil, em 14 estados computados, foi de 99,7/100.000 nascidos vivos, um aumento de 20 vezes em relação à taxa de 2010, de 5,7/100.000 nascidos vivos.

Oliveira Melo (2016) (Figura 45.17) publicou os primeiros casos de microcefalia fetal associados ao ZIKV diagnosticados pela ultrassonografia e comprovados pela PCR-LA.

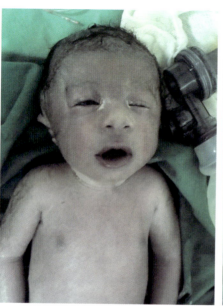
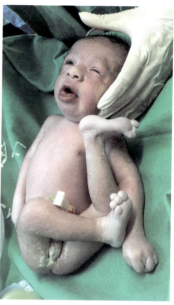
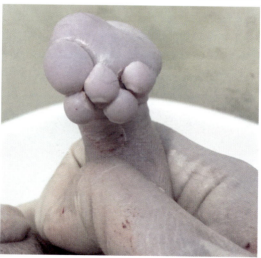

Figura 45.17 Microcefalia e artrogripose em caso de vírus zika. (Cortesia da Dra. Adriana Melo, Campina Grande/PB.)

Etiologia

O ZIKV é um arbovírus do gênero *Flavivirus*, da família Flaviviridae, como os vírus da dengue e da chikungunya, cuja possível associação com a ocorrência de microcefalia não havia sido identificada anteriormente.

Embora a primeira evidência de infecção humana pelo ZIKV remeta ao ano de 1952, a partir de amostras de soro de pessoas do leste da África, na floresta Zika, em Uganda (motivo da denominação do vírus), o ZIKV permaneceu relativamente desconhecido até 2007, quando ocorreu um surto na ilha de Yap e em outras ilhas próximas dos Estados Federados da Micronésia.

Até o momento, considera-se que a introdução do ZIKV no Brasil se deu a partir de 2014, causando uma nova doença. Por não ter circulado anteriormente no país, a maior parte da população brasileira é suscetível à infecção e não tem imunidade natural contra o vírus. A transmissão autóctone de febre pelo ZIKV no país foi confirmada a partir de abril de 2015.

Atualmente, já foram reconhecidas duas linhagens do vírus, uma africana e outra asiática, sendo a linhagem asiática a reconhecida nos casos de infecção no Brasil.

Transmissão

A transmissão ocorre pela picada do mosquito *Aedes aegypti*, principal vetor urbano. Contudo, já foi identificado o vírus na urina, no leite materno, na saliva e no sêmen.

Quadro clínico

A mulher grávida pode ser infectada pelo ZIKV em qualquer trimestre e os sintomas relatados durante a gravidez são similares aos ocorridos em não grávidas. Não há evidências a sugerir que a mulher grávida seja mais suscetível à infecção pelo ZIKV ou que seja mais gravemente afetada pela doença. Geralmente, as manifestações clínicas da infecção pelo ZIKV são pobres/oligossintomáticas e apenas 20% das infecções são sintomáticas.

Caracteriza-se como uma doença febril aguda e autolimitada, de raras formas graves que demandem hospitalização e levem ao óbito.

Dentre as características da infecção sintomática observa-se o exantema (maculopapular) no primeiro ou segundo dia, ausência de febre ou febre baixa (< 38,5°C) por 1 a 2 dias, mialgia leve, dor nas articulações de intensidade leve a moderada, edema articular leve, prurido e conjuntivite não purulenta. A doença é definida clinicamente por dois ou mais dos sinais e sintomas descritos.

Os sinais e sintomas ocasionados pelo ZIKV, em comparação aos de outras doenças exantemáticas por flavivírus (dengue, chikungunya), incluem um quadro exantemático mais acentuado e hiperemia conjuntival, sem alteração significativa na contagem de leucócitos e de plaquetas (Tabela 45.5). Em geral, os sintomas desaparecem em 3 a 7 dias; no entanto, em alguns pacientes, a artralgia pode persistir por cerca de 1 mês.

Fato preocupante nas infecções pelo ZIKV é o risco de microcefalia fetal e da síndrome de Guillain-Barré, o que confere uma possibilidade de tropismo do vírus pelo SNC. Na Polinésia Francesa foi estimado que a chance de desenvolvimento da síndrome de Guillain-Barré é de 0,24 caso por 1.000 infectados por ZIKV. Por outro lado, 88% dos pacientes com Guillain-Barré tiveram sintomas de ZIKV 6 dias antes do início dos problemas neurológicos.

Tabela 45.5 Sintomas de zika, chikungunya e dengue.

Sintomas	Zika	Chikungunya	Dengue
Febre	Baixa e pode estar presente	Alta e de início imediato. Quase sempre presente	Alta e de início imediato. Sempre presente
Dores nas articulações	Dores leves podem estar presentes	Dores intensas e presentes em quase 90% dos casos	Dores moderadas e quase sempre presentes
Manchas vermelhas na pele	Quase sempre presentes e com manifestações nas primeiras 24 h	Manifestam-se nas primeiras 48 h. Podem estar presentes	Podem estar presentes
Coceira	Pode ser leve a intensa e pode estar presente	Presente em 50 a 80% dos casos. Intensidade leve	É leve e pode estar presente
Vermelhidão nos olhos	Pode estar presente	Pode estar presente	Não está presente

Fonte: Secretaria de Saúde, Governo do Rio de Janeiro, 2016.

Efeitos no feto: Microcefalia

A transmissão materno-fetal do ZIKV determina microcefalia, atrofia cerebral, ventriculomegalia, calcificações intracranianas e agenesia cerebelar. Provavelmente, a exposição ao ZIKV nesses casos ocorreu no 1º ou no 2º trimestre. A frequência da transmissão materno-fetal e o risco de que um feto infectado com ZIKV desenvolva microcefalia ou outra anomalia congênita são desconhecidos.

Em recém-nascidos com microcefalia, possivelmente associada ao ZIKV, examinados por neuroimagem, o CDC (2016) encontrou principalmente calcificações intracranianas, mas também ventriculomegalia, lissencefalia e paquigiria. Além das alterações cerebrais, são vistos, em menor porcentual, pé torto congênito e artrogripose.

A microcefalia não é uma condição comum e a sua incidência estimada, nos EUA, varia de 2 a 12 neonatos por 10.000 nascidos vivos. A microcefalia congênita pode ser detectada durante o período pré-natal, no fim do 2º trimestre ou início do 3º, mas o diagnóstico mais comum é após o nascimento (Figuras 45.18 e 45.19). Diversas outras infecções podem determinar microcefalia, incluindo rubéola, CMV, toxoplasmose e sífilis. Crianças nascidas com microcefalia grave podem apresentar convulsões, problemas na visão ou na audição e retardo no neurodesenvolvimento, incluindo comprometimento cognitivo e paralisia cerebral.

Com a infecção da mãe pelo ZIKV durante o 1º trimestre da gravidez, a estimativa de risco de microcefalia é de cerca de 1%.

Síndrome ZIKV congênita

A síndrome ZIKV congênita é uma nova síndrome englobando casos descritos em Campina Grande, Paraíba, de dois recém-nascidos, com microcefalia, tálamo, bulbo e cerebelo destruídos, por vezes associados a artrogripose das pernas, mãos e coluna.

Estudo recente sobre a infecção por ZIKV no estado do Rio de Janeiro mostrou que 29% dos fetos infectados até 27 semanas da gestação sofreram defeitos congênitos graves, inclusive microcefalia. No fim da gravidez, as alterações no feto parecem decorrer do acometimento da placenta, com CIR, oligoidrâmnio, sofrimento e morte fetal.

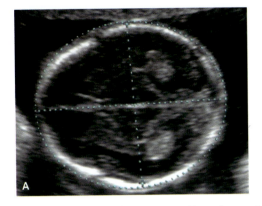
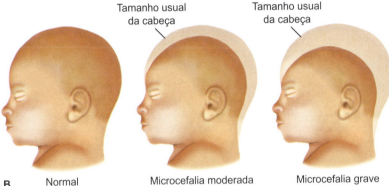

Figura 45.18 A. Ultrassonografia demonstrando microcefalia e medida da circunferência cefálica (CC). **B.** Imagem da cabeça normal e com microcefalia moderada e grave. (Adaptada de Petersen LR, Jamieson DJ, Honein MA. Zika virus. N Engl J Med. 2016; 375:294-5.)

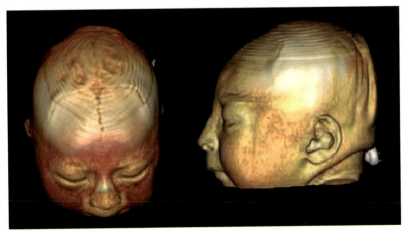

Figura 45.19 Tomografia computadorizada (reconstrução 3D) mostrando microcefalia. (Cortesia da Dra. Adriana Melo, Campina Grande/PB.)

Diagnóstico

Os testes oferecidos à paciente para o diagnóstico da infecção por ZIKV dependem do tempo decorrido desde o início da infecção.

De acordo com a orientação do CDC (2016), o ELISA IgM deve ser pedido > 4 dias do início dos sintomas ou ≥ 14 dias da possível exposição. No quadro agudo da doença, a PCR está indicada no sangue/urina até 14 dias após a exposição ou o início dos sintomas.

À mulher grávida com infecção por ZIKV confirmada laboratorialmente pode ser oferecida a amniocentese após 15 semanas para a realização da PCR. Em casos de doença materna pelo ZIKV, deve ser considerado o exame ultrassonográfico para monitorar a anatomia e o crescimento fetal a cada 3 a 4 semanas.

Tratamento

Não existe até o momento nenhum tratamento específico para essa arbovirose. A terapia recomendada é de suporte, sintomática, com hidratação e repouso. Os casos suspeitos devem ser tratados como dengue, devido à gravidade já conhecida, principalmente no grupo de gestantes. Logo, não se recomenda o uso de ácido acetilsalicílico e outros anti-inflamatórios não esteroides, em função do risco aumentado de complicações hemorrágicas.

Prevenção

Como não há vacina ou terapia antiviral disponíveis, as principais ações preventivas recomendadas pelo European Center for Disease Prevention and Control (ECDC, 2014), pelas Secretarias Estaduais/Municipais de Saúde, pelo MS (2016) e CDC (2016) são:

- Uso de saias e blusas longas
- Proteção pessoal com repelentes de insetos: DEET, picaridin e IR3535 são seguros para uso durante a gravidez, inclusive no 1º trimestre
- Medidas mosquito-controle, como instalação de telas em portas e janelas, uso de ar-condicionado e eliminação de criadouros de mosquito
- Interrupção da cadeia de transmissão humano-mosquito-humano, ajudando pacientes ZIKV infectados a evitar serem picados por outros mosquitos.

Conduta para o diagnóstico da microcefalia na gravidez

Mulheres que residem em áreas nas quais o ZIKV é circulante, visando ao diagnóstico da microcefalia (e outras alterações cerebrais) na gravidez, têm a conduta proposta na Figura 45.20. A ultrassonografia de 1º trimestre é universal, mas não fecha o diagnóstico da microcefalia, que só é diagnosticada a partir da ultrassonografia morfológica de 20 a 24 semanas.

Gripe suína (*influenza* H1N1)

A gravidez é um fator de risco para o aumento da morbiletalidade materna e fetal na gripe suína, na qual, a mortalidade materna é quase 6 vezes maior que na população geral (CDC, 2009); a mortalidade fetal está aumentada em 2 vezes.

Em consequência da menor capacidade residual funcional no pulmão e maior consumo de oxigênio, o risco de pneumonia grave é 7 vezes maior na gravidez e, após 20 semanas, é 13 vezes mais elevado. A mortalidade materna nos casos de síndrome da angústia respiratória aguda (SARA) é de 10%, e a fetal também.

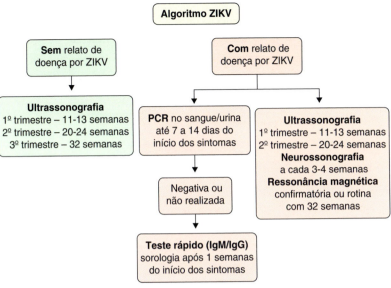

Figura 45.20 Conduta para o diagnóstico da microcefalia, e outras alterações cerebrais, por vírus da zika (ZIKV) na gravidez. *PCR*, reação da cadeia de polimerase.

Toda grávida deve tomar a vacina contra a gripe, inclusive a H1N1. Não há risco para o feto quando a vacina for de vírus inativado, bacteriana ou de toxoide (ACOG, 2013). Além disso, é importante vacinar a equipe de saúde para a sua própria proteção, assim como para reduzir a transmissão no cenário epidemiológico.

O Tamiflu® (oseltamivir), administrado nas primeiras 48 horas do início dos sintomas em grávidas suspeitas ou comprovadas da doença, na dose de 75 mg 2×/dia durante 5 dias, tem ação poderosa para evitar a morte materna (CDC, 2009) (Figura 45.21).

A interrupção da gravidez pela operação cesariana pode ser necessária em mulheres com SARA, para assegurar o suporte ventilatório (ver Capítulo 24).

Citomegalovírus

O CMV é um herpes-vírus. Esse grupo inclui os herpes-vírus simples (HSV) dos tipos 1 e 2, o vírus varicela-zóster (VZV) e o vírus Epstein-Barr (EBV). No caso específico do homem, provoca a doença de inclusão citomegálica. Assim como outros vírus pertencentes à família Herpesviridae, o CMV compartilha propriedades de latência e reativação.

Para a maioria das pessoas que adquirem a infecção pelo CMV após o nascimento, a sintomatologia é pobre, assemelhando-se à síndrome de mononucleose com quadro de, com febre prolongada e hepatite leve, com testes para mononucleose e hepatite negativos.

Infecção congênita

Para a grávida, as duas vias mais comuns de exposição ao CMV são o contato sexual (sêmen) e o contato com a saliva e a urina de crianças pequenas infectadas.

A infecção congênita pelo CMV é responsável por sequelas definitivas e morte na infância em maior número de casos que a síndrome de Down, síndrome alcoólica fetal e defeitos do tubo neural (CDC, 2010) (Figura 45.22).

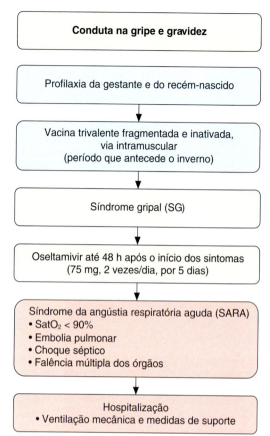

Figura 45.21 Conduta na gripe durante a gravidez. $SatO_2$, saturação de O_2.

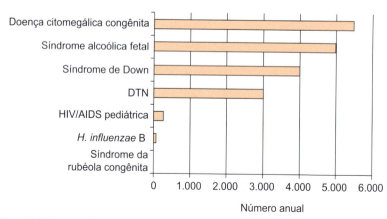

Figura 45.22 Impacto da infecção congênita por citomegalovírus. *DTN*, defeitos do tubo neural. (Adaptada de CDC, 2010.)

A citomegalovirose é a infecção viral congênita mais comum nos EUA, incidindo em 8:1.000 nascidos vivos (CDC, 2010). A incidência de crianças com sequelas definitivas é de 1 a 2:8 dos nascidos com infecção congênita ou 1 a 2:1.000 do total de nascidos vivos. O CMV é causa importante de surdez neurossensorial e de retardo mental.

Das mulheres soronegativas, de 1 a 4% apresentam infecção primária pelo CMV e a taxa de transmissão fetal é de 30 a 40% (Figura 45.23). Aproximadamente 50 a 80% das mulheres em idade fértil (até 40 anos) são soropositivas e passíveis de infecção recorrente ou secundária, que ocorre em 14% das gestações; neste grupo, a taxa de transmissão fetal é de apenas 1 a 2% e é pequeno o risco de sequela definitiva na criança infectada.

A infecção primária por CMV no 1º trimestre da gravidez é responsável por 10 a 20% de recém-nascidos infectados sintomáticos e, desses, 30% morrem; dos que sobrevivem, 65 a 80% apresentam sequelas definitivas (perda da audição e comprometimento neurológico) (ver Figura 45.23). Dos 80 a 90% assintomáticos, 5 a 15% desenvolvem sequelas (perda auditiva neurossensorial). A infecção pelo CMV no 2º e no 3º trimestres da gravidez traz riscos mínimos de sequelas nos fetos infectados. Estatística francesa recente mostrou que, nos casos em que a infecção materna primária ocorreu após 14 semanas da gestação, não foi observada infecção congênita grave.

Diagnóstico da infecção materna

Muito embora adultos com a infecção primária pelo CMV tendam a ser assintomáticos (80%), indivíduos podem apresentar uma síndrome mononucleose-símile, com febre, calafrios, mialgias, cefaleia, leucocitose, linfocitose, função hepática anormal e linfadenopatia (ACOG, 2015).

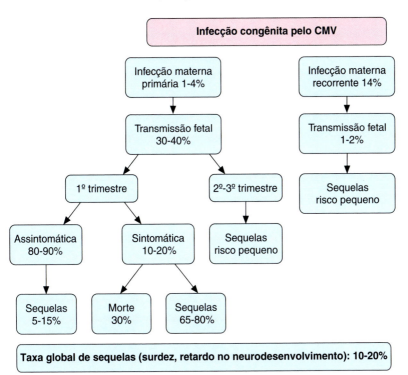

Figura 45.23 Infecção congênita por citomegalovírus (CMV).

Não está recomendado o rastreamento universal do CMV no pré-natal (CDC, 2010; SOGC, 2010; ACOG, 2015). O diagnóstico laboratorial na gravidez está indicado somente quando a gestante apresentar sintomatologia semelhante à da mononucleose, ou sinais ultrassonográficos sugestivos de infecção fetal por CMV.

O diagnóstico da infecção materna primária pelo CMV é feito pela soroconversão IgG ou pela elevação dos títulos de no mínimo 4 vezes (ACOG, 2015). O IgM específico costuma ser positivo (SOGC, 2010). Na infecção materna primária recente (< 3 meses), o teste de avidez IgG apresenta resultado < 30%. Na infecção recorrente, há elevação dos títulos de IgG, o IgM é positivo em 10% dos casos e há alta avidez IgG (> 60% – infecção > 6 meses) (Figura 45.24).

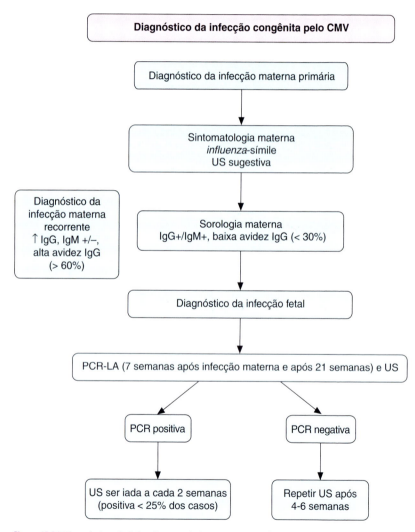

Figura 45.24 Diagnóstico da infecção congênita por citomegalovírus (CMV). *PCR-LA*, reação da cadeia de polimerase no líquido amniótico; *US*, ultrassonografia. (Adaptada de SOGC, 2010.)

Diagnóstico da infecção fetal

Os achados ultrassonográficos são importantes, mas não diagnósticos, pois são comuns a outras doenças fetais. Além disso, as alterações ultrassonográficas somente são observadas em menos de 25% dos fetos infectados (SOGC, 2010). As mais frequentes incluem CIR, ventriculomegalia, calcificação periventricular e hepática, microcefalia e intestino hiperecogênico (Figuras 45.25 e 45.26 e Tabela 45.6).

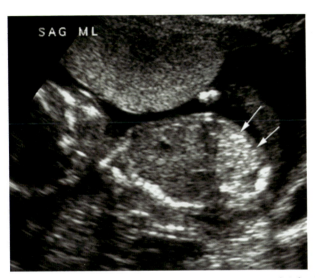

Figura 45.25 Imagem ultrassonográfica de intestino hiperecogênico em caso de infecção congênita por citomegalovírus.

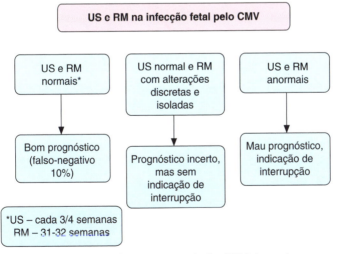

Figura 45.26 Prognóstico da infecção fetal por citomegalovírus (CMV) de acordo com o resultado da ultrassonografia (US) e da ressonância magnética (RM).

Tabela 45.6 Alterações à ultrassonografia no caso de infecção congênita por citomegalovírus.

• Ventriculomegalia	• Intestino hiperecogênico
• Calcificação periventricular	• Crescimento intrauterino restrito
• Calcificação hepática	• Placentomegalia

Contudo, o teste usual para o diagnóstico da infecção fetal pelo CMV é a PCR-LA. Para conseguir boa sensibilidade, a amniocentese deve ser realizada 7 semanas após o início da infecção materna (soroconversão) e depois de 21 semanas da gravidez (ver Figura 45.24) (SOGC, 2010). Embora a PCR-LA positiva seja altamente preditiva de infecção pelo CMV, não prevê a sua gravidade.

Após o diagnóstico da infecção fetal pela amniocentese, a ultrassonografia está indicada a cada 2 semanas para a detecção de anormalidades, especialmente cerebrais, e também para avaliar o crescimento fetal. Se a PCR der negativo, a ultrassonografia deve ser repetida após 4 a 6 semanas.

Diagnóstico da infecção no recém-nascido

Os achados clínicos da infecção congênita sintomática pelo CMV inclui icterícia, petéquias, trombocitopenia, hepatoesplenomegalia, CIR, miocardite e hidropisia fetal não imune (HFNI) (ACOG, 2015).

A infecção congênita pelo CMV pode ser diagnosticada se o recém-nascido apresentar o vírus na urina, na saliva ou em qualquer outro tecido até 2 a 3 semanas após o nascimento. Se os testes virológicos forem realizados depois desse período, não há como diferenciar a infecção congênita da adquirida após o parto. Como metade das grávidas apresenta anticorpos IgG específicos para o CMV, e eles atravessam a placenta, esse achado no recém-nascido reflete apenas imunidade passiva. O IgM positivo parece ser conclusivo.

Em geral, neonatos com infecção por CMV adquirida após o parto não apresentam problemas, a não ser quando extremamente pré-termo ou de muito baixo peso.

Tratamento

Constituem normas recomendadas pelo CDC (2010) e pelo ACOG (2015):

- Nenhum tratamento está indicado para a infecção pelo CMV em pessoas saudáveis
- O tratamento antivirótico é prescrito para pacientes imunodeprimidos (AIDS, transplantados de órgãos) com infecção por CMV potencialmente fatal
- Há dados limitados sobre o emprego do ganciclovir em recém-nascidos com infecção congênita por CMV e envolvimento do SNC, com o propósito de evitar perda auditiva e outras sequelas neurológicas. O ganciclovir pode apresentar graves efeitos colaterais. O ACOG (2015) não recomenda o seu uso
- Todas as crianças infectadas congenitamente pelo CMV devem ser submetidas regularmente a testes auditivos e visuais
- A administração da globulina hiperimune-CMV a mulheres com infecção primária também não é recomendada pelo ACOG (2015).
- O tratamento materno com valaciclovir para redução da transmissão vertical tem apresentado resultados animadores.

Prevenção

A prevenção primária será universal, qualquer que seja o estado imunológico CMV materno (CDC, 2010). Constituem grupo de risco as grávidas em contato com crianças pequenas que excretam o vírus pela saliva ou pela urina, o que ocorre em 20% dos casos. A transmissão será através da saliva e da urina infectadas em contato com olhos, nariz e boca da mulher.

As grávidas podem tomar medidas simples para evitar o contato com a saliva e a urina de crianças e, assim, reduzir o risco de exposição ao CMV e, consequentemente, de transmissão congênita. Essas medidas são:

- Lavar as mãos frequentemente com água e sabão por 20 segundos, especialmente após:
  - Troca de fraldas
  - Alimentação e limpeza de nariz de crianças
  - Contato com brinquedos infantis
- Não compartilhar comida, líquidos ou utensílios de alimentação com crianças pequenas
- Não colocar chupetas na boca
- Não compartilhar escova de dentes com crianças
- Evitar contato com saliva ao beijar uma criança
- Limpar brinquedos, qualquer utensílio ou superfície que ficar em contato com urina ou saliva do recém-nascido.

O ACOG (2015) acredita que essas medidas são difíceis de implementar e a sua eficácia não está comprovada. Por fim, atendendo à viremia da infecção pelo CMV, aconselha-se que, após a ocorrência de infecção primária, a mulher evite a gravidez por pelo menos 6 meses.

Vacinação

Não há, até o momento, nenhuma vacina disponível para evitar a infecção pelo CMV. O Institute of Medicine (IOM) dos EUA estabeleceu como prioridade máxima o desenvolvimento de uma vacina contra o CMV.

Aconselhamento materno

Após a revisão da literatura sobre o prognóstico perinatal de mulheres grávidas com infecção primária pelo CMV no 1º trimestre, podem ser estabelecidos riscos atualizados para o aconselhamento materno. Assim, o risco em três estágios é determinado pela infecção materna no 1º trimestre, amniocentese (PCR-CMV) após 20 semanas e ultrassonografia no 2º e 3º trimestres (Figura 45.27).

Herpes simples genital

O herpes simples é uma doença infecciosa determinada pelo HSV com dois tipos sorologicamente distintos: tipo 1 (HSV-1) e tipo 2 (HSV-2).

O HSV-1 é responsável pela infecção não genital (lábios, face, córnea, mucosa oral), e o HSV-2 está associado à infecção genital (pênis, uretra, vulva, vagina, cérvice, pele das coxas e das nádegas).

Depois do episódio de infecção primária genital, com remissão completa, a doença pode recorrer sem qualquer relação com contágio venéreo ulterior (infecção recorrente).

Durante os últimos anos, houve ascensão notável na incidência de infecções do sistema genital por vírus herpético.

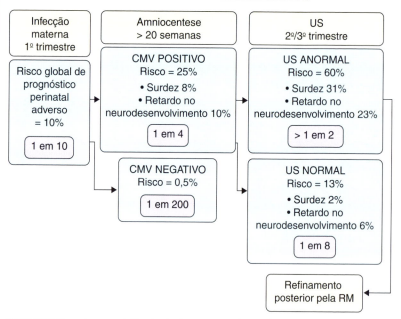

Figura 45.27 Risco de prognóstico fetal adverso em cada um dos três estágios do aconselhamento materno. O prognóstico perinatal adverso inclui retardo no neurodesenvolvimento, surdez, interrupção da gravidez e morte neonatal. *CMV*, citomegalovírus; *US*, ultrassonografia; *RM*, ressonância magnética. (Adaptada de Hui L, Wood G. Perinatal outcome after maternal primary cytomegalovirus infection in the first trimester: a practical update and counseling aid. Prenat Diagn. 2015; 35:1-7.)

Herpes-vírus simples materno

A infecção genital pelo HSV é mais comum com o HSV-2 (90%), mas a doença genital pelo HSV-1 tem se tornado mais frequente (de 10 para 20%).

Incidência. Aproximadamente 1/5 a 1/3 das mulheres em idade de conceber são sorologicamente negativas para HSV-1 e HSV-2, e a chance de adquirirem qualquer um dos vírus durante a gestação está estimada em quase 4%. Dentre as mulheres com HSV genital recorrente, aproximadamente 75% podem apresentar pelo menos um episódio de infecção na gravidez e em torno de 15% dessas pacientes exibirão recorrência clínica ou pródromos (dor/queimação vulvar) no momento do parto.

Terminologia da infecção materna. Quando um indivíduo sem anticorpo HSV-1 ou HSV-2 adquire qualquer um dos vírus no sistema genital, é estabelecida uma infecção primária primeiro episódio. Se a pessoa com anticorpo HSV-1 preexistente adquire infecção genital HSV-2 (ou vice-versa), ocorre a infecção não primária primeiro episódio. A reativação do vírus e a sua translocação para a pele e mucosas produzem a infecção recorrente. A diferenciação por sorologia e por PCR/cultura da lesão genital entre esses três tipos clínicos é possível e complexa, mas foge ao escopo deste capítulo.

Inclusive, a infecção genital HSV pode ser clinicamente aparente (p. ex., lesões genitais) ou inaparente (assintomática ou subclínica), localizando-se o vírus na cérvice uterina.

Cerca de 2/3 das mulheres que adquirem o herpes genital durante a gravidez permanecem assintomáticas. Isso é consistente com o achado de que 60 a 80% das mulheres cujos filhos foram infectados pelo HSV não apresentam qualquer lesão durante o parto, nem referem história de herpes genital. A transmissão para o recém-nascido ocorre com qualquer tipo de infecção materna, mas certamente com taxas individualizadas, mostradas a seguir.

Tratamento. O tratamento da lesão herpética na gravidez é feito com aciclovir nos esquemas mostrados na Tabela 45.7.

Tabela 45.7 Doses recomendadas da medicação antiviral para herpes na gravidez.

Indicação	Aciclovir
Infecção primária	400 mg VO, 3/dia, por 7 a 10 dias
Infecção recorrente sintomática	400 mg VO, 3/dia, por 5 dias, ou 800 mg VO, 2/dia, por 5 dias
Supressiva	400 mg VO, 3/dia, a partir de 36 semanas até o parto
Doença grave ou disseminada	5 a 10 mg/kg IV, cada 8 h por 2 a 7 dias; depois, terapia VO para infecção primária, até completar 10 dias

VO, via oral; *IV*, via intravenosa. (*Fonte*: ACOG, 2007.)

Infecção neonatal

Tipos. A infecção por HSV do recém-nascido pode ser adquirida de três maneiras: intrauterina, intraparto (paranatal) ou pós-natal.

A transmissão na gravidez na maioria dos casos (cerca de 85%) ocorre durante o parto. Cifra adicional de 10% dos recém-nascidos adquire HSV-1 pós-natal da mãe ou de qualquer outro contato e, finalmente, 5% são infectados pelo HSV-1/HSV-2 *in utero*. As manifestações da infecção congênita intrauterina são muito graves e incluem microcefalia, hepatoesplenomegalia, CIR e natimortalidade.

Riscos. Recém-nascidos de mães com infecção primária genital de HSV próxima do termo eliminando o vírus no momento do parto apresentam risco de 10 a 30 vezes maior de desenvolverem a doença em comparação aos de mães com infecção recorrente, apesar de também estarem eliminando o vírus no parto. Isso se deve, em parte, à significativa transferência de anticorpos protetores maternos a partir do 7º mês de gravidez.

A incidência de herpes neonatal varia conforme o tipo de infecção materna (Figura 45.28): 57% na mulher com infecção primária primeiro episódio; 25% naquelas com infecção não primária primeiro episódio; 2% naquelas com infecção recorrente.

Tipos clínicos. O diagnóstico da infecção herpética neonatal pode ser realizado considerando-se o quadro clínico e/ou a cultura positiva, presentes 48 horas após o parto. A infecção HSV adquirida intraparto ou pós-natal pode assumir três tipos clínicos (Figura 45.29), conforme descrito a seguir.

- Disseminado: envolvimento de múltiplos órgãos (pulmão, fígado, suprarrenal, pele, olhos, cérebro) (presente em 25% dos casos)
- Herpes do SNC (30% dos casos)
- Localizado: pele, olhos e boca (45% dos casos).

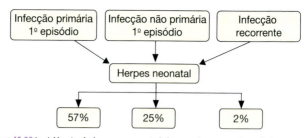

Figura 45.28 Incidência de herpes neonatal de acordo com o tipo clínico materno.

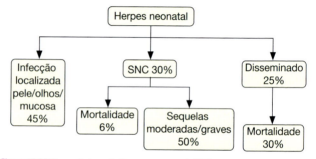

Figura 45.29 Tipos clínicos do herpes neonatal. *SNC*, sistema nervoso central.

Essa classificação é preditiva de morbidade e de mortalidade: no tipo disseminado, a mortalidade é de 30%, mesmo com o uso do antiviral. Em geral, cerca de 50% de todos os bebês com HSV neonatal têm envolvimento do SNC, e 70% mostram lesões vesiculares características na pele.

Procedimentos invasivos. Em mulheres com história de HSV recorrente, estão contraindicados os eletrodos no escalpo e a microanálise do sangue fetal (SOGC, 2008). É possível realizar procedimentos transabdominais invasivos (como a biopsia de vilo corial, amniocentese e cordocentese) mesmo se houver lesões genitais.

Prevenção. Em mulheres com lesão genital ativa, a cesárea pode reduzir o risco de o neonato adquirir a infecção pelo HSV. A cesárea está indicada em mulheres com infecção primária com lesão ativa/pródromos no momento do parto ou que a referem no 3º trimestre da gravidez, e deve ser realizada até 4 horas após a ruptura das membranas (ACOG, 2007; SOGC, 2008) (Figura 45.30). Para as mulheres com diagnóstico prévio de herpes genital (infecção recorrente), a cesárea para evitar a infecção neonatal pelo HSV somente está indicada se houver lesão genital no momento do parto.

Se não houver lesão, o parto vaginal é possível se a mulher tiver feito uso oral de aciclovir, a partir de 36 semanas da gravidez, por pelo menos 4 semanas, para suprimir o aparecimento da lesão genital ativa ou a eliminação do vírus na época do parto (ver Tabela 45.7).

Tratamento. O tratamento do recém-nascido de risco assintomático e do sintomático é feito com aciclovir em esquemas que dependem da gravidade do caso. A mortalidade no tipo disseminado sem tratamento é de 85%, diminuindo para cerca de 30% com o uso de aciclovir; na forma neurológica, essas taxas são, respectivamente, de 50 e 6%.

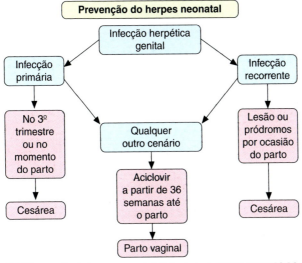

Figura 45.30 Prevenção do herpes neonatal. (Adaptada de ACOG, 2007; SOGC, 2008.)

Varicela-zóster

A varicela-zóster (VZ) é uma virose causada pelo VZV, vírus DNA da família dos herpesvírus. No organismo, o VZV causa varicela ou catapora (infecção primária) e o herpes-zóster (infecção recorrente).

Essa virose é de grande importância na gravidez, pois acomete a mãe, o feto e o recém-nascido. O herpes-zóster, embora bastante doloroso, e por vezes debilitante em indivíduos imunodeprimidos e por estar associado a anticorpos contra o VZV, não afeta o feto.

Caracteriza-se por febre, mal-estar e exantema maculopapular pruriginoso, que evolui para vesícula, pústula e, finalmente, crosta (após 5 dias do início do exantema).

O contágio ocorre 48 horas antes do exantema até a formação da crosta e se dá pelas gotículas respiratórias (fômites) e pelo contato pessoal com o fluido vesicular. Considera-se exposição significativa o contato direto por 1 hora ou mais com uma pessoa infectada.

Após a infecção primária, o vírus pode permanecer adormecido no gânglio das raízes de nervos sensoriais, mas pode ser reativado, causando herpes-zóster, exantema vesicular na pele, doloroso, limitado ao dermátomo.

Varicela-zóster materna

A taxa de mortalidade da catapora aumenta com a idade. Assim, no adulto, ela está associada a mortalidade 15 vezes maior que na criança.

A infecção por varicela é incomum na gravidez (estimada-se em 0,4 a 0,7 por 1.000 mulheres grávidas) em virtude da alta prevalência da imunidade natural (ACOG, 2015). A incidência da infecção varicélica materna é provavelmente menor pela vacinação universal e a consequente redução da doença. A gravidez complicada por varicela está associada a efeitos adversos maternos, fetais e neonatais. Aproximadamente de 10 a 20% das grávidas com infecção varicélica desenvolvem pneumonia, um fator de risco significante de mortalidade materna, estimada em 40% (Figura 45.31) (ACOG, 2015). Esses números elevados de mortalidade talvez reflitam a era pré-antiviral, pois estatísticas mais recentes mostram taxas de apenas 0 a 14%.

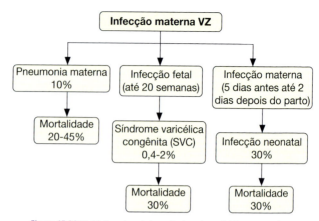

Figura 45.31 História natural da varicela-zóster (VZ) na gravidez.

Varicela-zóster fetal

Os efeitos fetais da varicela podem se manifestar pela varicela congênita (síndrome varicélica fetal) ou pela varicela neonatal, infecção varicélica dentro dos primeiros 10 dias de vida.

Varicela congênita. O risco da varicela congênita é pequeno (0,4 a 2,0%), limitado à exposição até 20 semanas, e pode causar malformações fetais pela infecção transplacentária, com sequelas graves, tais como microcefalia, coriorretinite, hipoplasia dos membros e cicatrizes na pele (ACOG, 2015). A mortalidade nesses recém-nascidos é de 30% nos primeiros 5 meses de vida.

Na maioria das casuísticas, não há relato de varicela congênita quando a infecção materna ocorre entre 20 e 28 semanas da gravidez, embora haja quem considere a possibilidade (RCOG, 2015).

O diagnóstico da infecção fetal pode ser feito por PCR-LA, com as restrições impostas às outras viroses, e por ultrassonografia (RCOG, 2015). A ultrassonografia pode mostrar deformidade dos membros, microcefalia, hidropisia, malformações cardíacas, focos hiperecogênicos no fígado e nos intestinos e CIR (ACOG, 2015). PCR-LA positiva e ultrassonografia normal, no morfológico de 20 a 24 semanas, atestam ser pequena a possibilidade de malformações.

Varicela neonatal. A exposição da criança ao vírus no período perinatal constitui séria ameaça ao recém-nascido, que pode desenvolver infecção fulminante.

A varicela neonatal ocorre, particularmente, quando os sintomas da infecção materna se manifestam menos de 5 dias antes do parto e 2 dias após (janela dos 7 dias). Esse período correlaciona-se com o início da produção de IgG materno e, por isso, não há tempo para a passagem transplacentária desses anticorpos e consequente imunização passiva do feto/recém-nascido. Nessas condições, a varicela neonatal ocorre em 17 a 30% dos casos, com mortalidade de 30%.

Zóster infantil. Há relato de que a varicela materna após 20 semanas da gestação possa determinar o zóster infantil no primeiro ou no segundo ano de vida.

Tratamento

Vacina. A vacina tetraviral (SCRV) – sarampo/caxumba/rubéola/varicela – deve ser administrada na criança de 1 ano de vida e a segunda dose, aos 4 anos (Calendário vacinal do SUS, 2013).

A vacina varicélica é produzida com vírus vivo atenuado e, por isso, está contraindicada na gravidez. No entanto, se administrada inadvertidamente, não há indicação para a interrupção. Grávidas suscetíveis no pós-parto recebem duas doses espaçadas de 6 a 8 semanas, e devem esperar 3 meses para nova gravidez. Não há contraindicação para o uso da vacina durante a amamentação.

Imunoglobulina varicela-zóster (IGVZ). A IGVZ é uma importante estratégia para evitar a infecção materna em grávidas suscetíveis que tiveram contato com a varicela. Para ser eficaz, a IGVZ deve ser administrada entre 72 e 96 horas da exposição e a sua proteção é de 3 semanas. De acordo com o CDC (2013), se a IGVZ não tiver sido administrada na janela ideal, ela ainda tem indicação 10 dias após a exposição. Mesmo para a mãe que desenvolve a varicela, a IGVZ parece determinar algum grau de proteção para o feto. A dose é de 125 U/10 kg IM, respeitando a dose máxima de 625 U.

Aciclovir. O aciclovir oral deve ser administrado dentro de 24 horas do início do exantema, na dose de 800 mg 5×/dia, durante 7 dias; não deve ser usado como profilático (SOGC, 2012). Em caso de pneumonia, encefalite, infecção disseminada, a melhor escolha é o aciclovir IV na dose de 10 mg/kg, infundido em 1 hora, a cada 8 horas.

Parto. Há restrições quanto ao uso da anestesia geral para a cesárea (pneumonia) e da raquianestesia (contaminação) (RCOG, 2015). O mais indicado é administrar a peridural, que não penetra a dura-máter, procurando escolher, para o local da punção, área livre de lesões cutâneas.

Recém-nascido. Está indicada a profilaxia IGVZ em recém-nascidos assintomáticos, cujas mães tiveram varicela no período perinatal (5 dias antes e 2 dias depois do parto). A varicela neonatal deve ser tratada prontamente com o aciclovir IV.

A Figura 45.32 sintetiza o que foi descrito para o tratamento da varicela na mãe e no recém-nascido.

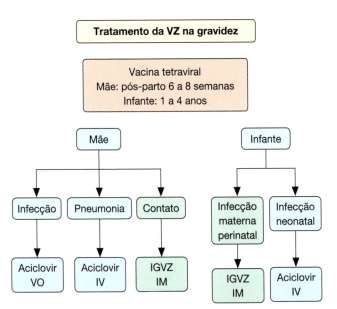

Figura 45.32 Tratamento da varicela-zóster (*VZ*) na gravidez. *IGVZ*, imunoglobulina varicela-zóster; *IM*, via intramuscular; *IV, via* intravenosa; *VO*, via oral. (Adaptada de SOGC, 2012.)

Covid-19

A pandemia causada pelo Sars-CoV-2 emergiu no final de 2019 em Wuhan, Província de Hubei, na China. O vírus se disseminou por todos os continentes, aumentando exponencialmente o número de infectados e levando a milhares de mortes em todo o mundo. Não tardou para que grupos de risco para os piores desfechos fossem determinados, entre os quais as gestantes e puérperas.

Embora a maioria das gestantes apresente quadros clínicos leves ou moderados, observou-se que de 1 a 5% necessitavam de suporte ventilatório e/ou cuidados em Unidade de Terapia Intensiva (UTI), devido ao aumento do número de casos de complicações maternas, sobretudo no último trimestre da gravidez e no puerpério, o que, não raro, resultou na morte das gestantes.

Transmissão

A transmissão do Sars-CoV-2 pode ocorrer pelo contato direto, indireto ou próximo com saliva e secreções respiratórias expelidas por pessoas infectadas por meio de tosse, espirros ou fala.

- Contato direto: as secreções respiratórias expelidas por um indivíduo infectado contêm gotículas e aerossóis contaminadas pelo vírus, os quais são transportados pelo ar e podem alcançar a mucosa (oral, nasal ou ocular) de uma pessoa suscetível
- Gotículas respiratórias: são partículas de tamanho maior que se depositam mais rapidamente
- Aerossóis: são partículas de menor tamanho que permanecem infectantes e suspensas no ar por longas distâncias e maior período de tempo (até 3 horas). Procedimentos médicos que geram aerossóis (intubação, nebulização, coleta de material de vias aéreas superior e inferior) são conhecidas fontes de contaminação dos profissionais de saúde
- Contato indireto: pode-se contrair o vírus ao tocar objetos ou superfícies contaminadas por gotículas respiratórias e, em sequência, levar a mão ao rosto, à boca, ao nariz ou aos olhos (transmissão por fômites)
- Transmissão materno-fetal: a transmissão vertical pode ocorrer por via transplacentária durante o parto e a amamentação. Para a covid-19 foi descrita viremia transitória e com baixa carga viral em 1% dos pacientes sintomáticos, indicando que a transmissão viral por via placentária existe, mas não é frequente. No leite materno foram isolados vírus, os quais, entretanto, eram incapazes de causar infecção.

Prevenção

As principais estratégias de prevenção para a população obstétrica envolvem isolamento de pessoas contaminadas e restrição de contato, distanciamento social, uso de máscaras e práticas de higiene, incluindo etiqueta respiratória, lavagem correta das mãos com água e sabão e vacinação.

Clínica

O período de incubação varia de 2 a 14 dias, com média de 5 dias. O início dos sintomas ocorre no estágio I, que corresponde à fase de replicação viral, e se estende por cerca de 7 dias. Nesse estágio, são comuns sintomas como febre, tosse, dor de garganta, perda de olfato (anosmia) e diarreia, além de coriza, perda do paladar (ageusia), dor muscular (mialgia) e nas articulações (artralgia), dor de cabeça (cefaleia), dor abdominal e vômitos.

Uma minoria dos infectados evolui para a fase II, caracterizada por um comprometimento pulmonar que provoca dispneia. Essa progressão é observada entre o 7º e o 10º dia da evolução; nesse período, é fundamental o monitoramento da gestante.

Pacientes que desenvolvem resposta hiperinflamatória (fase III) apresentam elevada taxa de mortalidade e, portanto, necessitam de cuidados de UTI.

No início de 2022, verificou-se a predominância da variante ômicron entre os infectados, a qual apresenta alto poder de transmissibilidade, o que fez disparar o número de casos. Estudos iniciais demonstraram que a variante ômicron, quando comparada às variantes anteriores, pode gerar uma doença diferente, com menor período de incubação (de 2 a 3 dias), e causando, com frequência, infecção do trato respiratório superior (caracterizada por dor de garganta, congestão nasal e coriza), febre, menor comprometimento pulmonar e, raramente, fenômenos inflamatórios. A maior parte dos casos evolui de maneira leve a moderada, embora não esteja totalmente elucidado se isso se deve à variante em si, à resposta imunológica determinada pela vacinação ou mesmo a infecções prévias por outras variantes. Uma vez que a covid-19 é uma doença polimorfa, a presença ou combinação de qualquer um desses sintomas deve ser considerada suspeita e ser investigada.

Muitas vezes pode ser indistinguível de outras afecções respiratórias que acometem a gestante, como as causadas pelo vírus *influenza* e por bactérias atípicas.

Morbidade obstétrica e perinatal

A literatura tem demonstrado desfecho materno e neonatal desfavorável na presença da covid-19 moderada e grave. Gestantes infectadas e não vacinadas têm maior chance de hospitalização, admissão em UTI e necessidade de ventilação mecânica; nesses casos, normalmente ocorre parto prematuro medicamente indicado.

Diagnóstico

Entre os testes moleculares mais utilizados para o diagnóstico de covid-19 está o RT-qPCR, por meio de amostras clínicas obtidas pela coleta de *swab* da parte posterior da nasofaringe, feita entre o 3º e o 7º dia após o início dos sintomas.

Momento e via de parto

A infecção por covid-19 não é indicação para que se altere a via de parto. O parto cesáreo será feito por indicações obstétricas padrões, que podem incluir descompensação aguda da mãe não infectada, ou indicações fetais. A observação da prática assistencial é de que a cesariana pode piorar a condição materna e, portanto, deve-se priorizar todas as tentativas clínicas antes de indicá-la.

Vacinação

A eficácia das vacinas contra a covid-19 varia entre 50 a 95%. As recomendações para vacinação para covid-19 em gestantes e puérperas são as seguintes:

- Devem-se vacinar contra covid-19 todas as gestantes, puérperas e lactantes com ou sem comorbidades preexistentes
- A vacina contra covid-19 pode ser aplicada em qualquer trimestre da gravidez, mas deve ser evitada em caso de quadro clínico de síndrome gripal
- Não há contraindicação em realizar vacinas habitualmente usadas na gestação concomitantemente como, por exemplo, DTPa e *influenza* e a de covid-19

- Gestantes que já foram contaminadas com covid-19 também devem tomar a vacina, respeitando o intervalo de 4 semanas do início da doença
- Puérperas que amamentam devem ser orientadas a não interromper o aleitamento
- A vacinação pode ser feita com vacinas de plataforma de vírus inativado ou mRNA, respeitando os intervalos entre as doses recomendados pelo Programa Nacional de Imunizações.

Pontos-chave

- Constituem sorologias obrigatórias na primeira consulta pré-natal: toxoplasmose, HIV, VDRL, HB$_s$Ag. A sorologia para rubéola não é mais compulsória na gestação
- A infecção por rubéola nas 16 primeiras semanas da gravidez determina infecção congênita em > 90% dos casos – entre 16 e 20 semanas, é desprezível (< 1%); e após 20 semanas, inexistente
- Após o diagnóstico laboratorial da toxoplasmose na grávida, o tratamento com espiramicina deve ser iniciado prontamente, a fim de evitar a infecção fetal
- Confirmada a infecção fetal para toxoplasmose (reação da cadeia de polimerase no líquido amniótico), o tratamento é feito com pirimetamina/sulfadiazina
- Após o parto, todos os recém-nascidos devem ser vacinados para hepatite B; aqueles em que a grávida era positiva para HB$_s$Ag também recebem a imunoglobulina contra hepatite B
- A transmissão vertical do HIV está praticamente prevenida (< 1%) com o uso de terapia antirretroviral, cesárea e proibição da amamentação natural
- A sífilis volta a ser um problema no Brasil: em 5 anos (2010 a 2015), os casos de sífilis aumentaram 5.000%
- Em 1º de fevereiro de 2016, a Organização Mundial da Saúde decretou emergência de saúde pública internacional para vírus zika e microcefalia
- Toda grávida deve ser vacinada contra a gripe, estando também indicada a vacina Tdap (difteria, tétano, pertússis)
- Na gravidez, há aumento na gravidade de algumas infecções, como: *influenza*, hepatite E, herpes simples e malária.

46

Câncer Genital e Indicações de Cirurgia Não Obstétrica

Antonio Braga
Jorge Rezende Filho

Câncer Genital, 699

Mama, 699

Colo, 702

Indicações de Cirurgia Não Obstétrica, 707

Apendicite, 707

Colecistite, 708

Mioma, 708

Massas anexiais, 709

Diretrizes da Society of American Gastrointestinal Endoscopic Surgeons (SAGES, 2011), 711

Recomendações do ACOG (2017), 713

Câncer Genital

A incidência de todos os tipos de câncer na gravidez é de 0,02 a 0,1% das gestações e vem crescendo com o aumento da concepção em mulheres com mais idade. Os cânceres mais comuns diagnosticados são os de mama, colo e tireoide. A transmissão do câncer materno ao feto e à placenta é excepcional, porém possível.

Mama

O câncer de mama associado à gravidez (CMAG) é aquele diagnosticado durante a gestação ou no 1º ano do pós-parto. É o tumor maligno mais frequente na gravidez, e sua incidência está estimada em 1:3.000 gestações (National Cancer Institute [NCI], 2011). Mulheres com mais de 35 anos sofrem mais risco, e, conforme tem se tornado mais frequente a gravidez na população nessa faixa etária, a incidência de câncer de mama na gestação tende a se elevar.

Diagnóstico

O câncer de mama na gravidez tem diagnóstico difícil, em virtude das modificações fisiológicas que ocorrem na mama gravídica, como hipertrofia, ingurgitamento, nodularidade e descarga mamilar. Em função dessas alterações fisiológicas, há retardo no diagnóstico, de modo que a identificação do câncer de mama na gravidez tende a ser realizada em estágios mais avançados, piorando o prognóstico.

A apresentação típica do câncer de mama na gravidez é a de massa palpável indolor. A existência de massa palpável indolor por mais de 2 semanas torna necessário complementar a investigação por exames de imagem e biopsia, embora cerca de 80% das massas mamárias na gravidez sejam benignas.

Ultrassonografia e mamografia são exames complementares no diagnóstico do câncer de mama na gravidez, e é razoável iniciar a avaliação pela ultrassonografia. Se houver suspeita de malignidade, deve-se prosseguir com a mamografia (Figura 46.1).

A ultrassonografia 3D, muito pouco utilizada no Brasil é recomendável para o diagnóstico do câncer de mama (Figura 46.2). Já a mamografia é o padrão-ouro – realizada com proteção do abdome, expõe o feto a níveis mínimos de radiação, cerca de 0,4 mrad, bem inferior ao nível de 5 rad associado à malformação fetal.

A *core* biopsia conduzida pela ultrassonografia, e sob anestesia local, consiste na técnica preferível para o diagnóstico histológico.

Estadiamento

Uma vez diagnosticado o câncer de mama, deve ser realizado o estadiamento completo, procurando expor o feto ao mínimo de radiação. A metástase do câncer de mama ocorre com maior frequência em pulmões, fígado e ossos. Para a pesquisa de metástases, estão indicados radiografia de tórax, ultrassonografia do fígado e ressonância magnética (RM) óssea sem contraste.

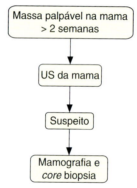

Figura 46.1 Diagnóstico do câncer de mama na gravidez. *US*, ultrassonografia.

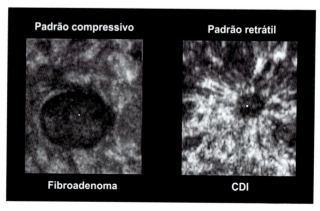

Figura 46.2 Carcinoma ductal invasivo (CDI) à ultrassonografia 3D – padrão retrátil. O fibroadenoma apresenta padrão compressivo.

Tratamento

A cirurgia pode ser realizada em qualquer época da gestação (Figura 46.3). Como a gravidez é fator de risco para trombose – à parte da doença maligna –, está indicada a tromboprofilaxia com a heparina de baixo peso molecular na cirurgia da mama.

A quimioterapia deve ser efetuada após 20 semanas para evitar as malformações fetais (com preferência para as antraciclinas). A quimioterapia não deve ser realizada dentro de 3 semanas do parto indicado, para evitar problemas associados à mielossupressão na mãe e no feto, assim como o acúmulo da substância no recém-nascido. Reserva-se a radioterapia para depois do parto.

As indicações para o abortamento terapêutico são excepcionais, pois a interrupção da gravidez não melhora o prognóstico. O parto deve ser indicado a partir de 39 semanas de gestação.

Estádios I e II

Os estádios I e II referem-se a tumores operáveis. A mastectomia radical modificada é a terapia de escolha. A ressecção segmentária com dissecção axilar é restrita aos tumores de até 4 cm e diagnosticados próximo ao termo, com radioterapia no pós-parto. Um estudo de linfonodo sentinela pode ser indicado quando a axila for clinicamente negativa, preferencialmente com radiotraçador. A quimioterapia adjuvante, nas pacientes com linfonodos comprometidos, pode ser iniciada após 20 semanas.

Estádios III e IV

Os estádios III e IV referem-se a tumores localmente avançados ou doença sistêmica metastática. O tratamento inicial é clínico, com quimioterapia neoadjuvante após 20 semanas. A escolha da cirurgia, mastectomia higiênica ou tumorectomia, depende da resposta ao tratamento clínico. A radioterapia deve ser reservada para o pós-parto.

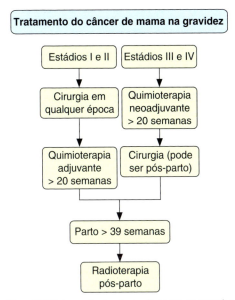

Figura 46.3 Tratamento do câncer de mama na gravidez.

Prognóstico

Os resultados adversos não dependem propriamente da gravidez, mas do diagnóstico tardio, quando o câncer já se apresenta em estágios mais avançados. A idade da paciente > 35 anos é outro fator de mau prognóstico.

As grávidas com câncer de mama devem ser consideradas de alto risco. A incidência de parto pré-termo e de crescimento intrauterino restrito (CIR) é elevada, especialmente nos casos avançados e metastáticos (estádios III e IV).

Lactação

Não há evidências de que a inibição da lactação melhore o prognóstico. A inibição da lactação é obrigatória em duas situações: nos casos de cirurgia de mama no período puerperal e quando são administrados quimioterápicos, que podem passar para o leite e causar neutropenia no recém-nascido.

Fertilidade e gravidez subsequente

O efeito da quimioterapia na função ovariana é similar ao da radioterapia, e a probabilidade de insuficiência ovariana permanente, proporcional à dose acumulativa e à idade da paciente. As jovens têm menor tendência à insuficiência ovariana.

Embora uma gestação subsequente não altere o prognóstico, recomenda-se que as pacientes evitem nova gravidez por 3 a 5 anos. O maior risco de recidiva ocorre nos 2 primeiros anos, e a recorrência do câncer em uma nova gestação seria uma dificuldade a mais para o tratamento.

Os pontos-chave para o CMAG são apresentados na Tabela 46.1.

Tabela 46.1 Pontos-chave para o câncer de mama associado à gravidez (CMAG).

- O câncer de mama é um dos tumores malignos mais comuns que ocorrem na gravidez, e espera-se que sua incidência aumente com a mulher engravidando cada vez mais tarde

- Define-se o CMAG como o tumor diagnosticado durante a gestação ou no primeiro ano do pós-parto

- O diagnóstico do CMAG é dificultado pelas alterações fisiológicas da gestação. Ele costuma se apresentar como massa palpável, e qualquer tumor por mais de 2 semanas deve ser avaliado por exames de imagem e biopsia

- O tratamento do CMAG deve seguir as recomendações gerais da mulher não grávida. A cirurgia pode ser realizada com segurança em qualquer estágio da gravidez, com mínimas complicações. A quimioterapia baseia-se na antraciclina, sendo realizada no segundo e no terceiro trimestres, e a radioterapia adiada para o pós-parto

- A época do parto deve levar em consideração o estado materno, a necessidade de tratamento adicional e o prognóstico fetal. O parto pré-termo iatrogênico deve ser evitado

Colo

Neoplasias intraepiteliais cervicais*

As neoplasias intraepiteliais cervicais (NIC) são alterações do processo de maturação do epitélio, com diferentes graus de gravidade, dependendo da proporção de células imaturas

---

*Texto fundamentalmente calcado nas recomendações da American Society for Colposcopy and Cervical Pathology (ASCCP, 2009, 2012), do American College of Obstetricians and Gynecologists (ACOG, 2016) e do Ministério da Saúde (MS, 2016).

atípicas e da espessura de epitélio acometida. A incidência de NIC na gravidez varia entre 1,3 a 2,7:1.000 gestações.

O tempo de evolução da NIC para o carcinoma invasor costuma ser estimado entre 10 e 15 anos. Para o diagnóstico da NIC, são utilizados citologia, colposcopia e exame histopatológico (biopsia).

Classificação citológica

A terminologia simplificada da citologia cervical pelo Sistema Bethesda-2014 é mostrada na Tabela 46.2.

Tabela 46.2 Terminologia da citologia cervical pelo Sistema Bethesda-2014.

Negativo para lesões intraepiteliais ou malignidade

Célula escamosa

- ASC-US: células escamosas atípicas de significado indeterminado
- ASC-H: células escamosas atípicas que não podem excluir lesão de alto grau (HSIL)
- LSIL: lesão escamosa intraepitelial de baixo grau (engloba papilomavírus humano, displasia leve e NIC 1)
- HSIL: lesão escamosa intraepitelial de alto grau (engloba displasia moderada/grave, NIC 2,3 e carcinoma *in situ*)
- Carcinoma de célula escamosa

Célula glandular

- AGC: células glandulares atípicas
- AIS: adenocarcinoma endocervical *in situ*
- Adenocarcinoma

Classificação histopatológica

As classificações histopatológicas das NIC são apresentadas na Tabela 46.3.

Tabela 46.3 Classificação das neoplasias intraepiteliais cervicais (NIC).

Tipo de neoplasia	Classificação	Características
NIC 1	Lesão de baixo grau	Displasia leve comprometendo o terço profundo do epitélio
NIC 2	Lesão de alto grau	Displasia moderada atingindo os dois terços profundos do epitélio
NIC 3	Lesão de alto grau	Displasia grave/carcinoma *in situ* abrangendo todo o epitélio

Evolução

As lesões da célula escamosa representam a maioria dos casos de câncer de colo, com dois estágios: LSIL, que indica microscopicamente a evidência de infecção aguda pelo papilomavírus humano (HPV) e correlacionando-se com a NIC 1; e HSIL, o qual indica pré-câncer ou câncer. Histologicamente, o HSIL correlaciona-se com a NIC 3 e muitos casos de NIC 2, assim como 28% dos casos de LSIL estão relacionados com a NIC 2 e a NIC 3 (American College of Obstetricians and Gynecologists [ACOG], 2008).

Rastreamento

O rastreamento do câncer de colo na grávida deve seguir as mesmas diretrizes existentes fora da gravidez e compreende a citologia cervical a partir de 21 anos e o coteste HPV, que pode ser realizado em grávidas a partir de 30 anos (Tabela 46.4). O Ministério da Saúde (2016) só indica o rastreamento com a citologia a partir dos 25 anos, alegando a baixa incidência do câncer de colo antes dessa faixa etária.

Tabela 46.4 Diretrizes para o rastreamento do câncer do colo.

Grupo etário	Rastreamento
< 21 anos	Sem rastreamento
21 a 29 anos	Citologia isolada a cada 3 anos
30 a 65 anos	Citologia e coteste de papilomavírus humano (HPV) a cada 5 anos (preferência) ou citologia isolada a cada 3 anos (aceitável)
> 65 anos	Descontinuar o rastreamento (regra geral)

Fonte: American Cancer Society (ACS), American Society for Colposcopy and Cervical Pathology (ASCCP), American Society for Clinical Pathology (ASCP), American College for Obstetricians and Gynecologists (ACOG) e US Preventive Services Task Force (USPSTF), 2012.

Conduta na gravidez

O resultado da citologia cervical LSIL e ASC-US possibilita a avaliação final por colposcopia com 6 semanas do pós-parto. Os resultados HSIL e ASC-H levam à realização imediata da colposcopia na gravidez. Apenas se indica a biopsia dirigida em casos de suspeita de microinvasão suscitada pela colposcopia (Figura 46.4). Os casos não biopsiados devem ser reavaliados após 6 semanas do parto.

As NIC não são tratadas na gravidez e o parto pode ser vaginal. Das NIC 2 e 3, 50 a 70% regridem durante o curso da gestação. Devem ser reavaliadas pela colposcopia após 6 semanas do parto. As NIC 2 e 3 persistentes devem ser tratadas pela conização.

Câncer cervical

O câncer de colo, o mais prevalente dos tumores genitais em países em desenvolvimento, é o terceiro mais comum nos EUA. Além disso, é o segundo tumor maligno mais frequente na gravidez, com incidência estimada em 0,1 a 12:10.000 gestações. Felizmente, a taxa de sobrevida para a grávida com o câncer de colo invasivo é elevada, cerca de 80%.

Teoricamente, todos os casos de câncer do colo são causados por infecção persistente por cerca de uma dúzia de genótipos HPV carcinogênicos (ACOG, 2016). O HPV-16 é o tipo mais carcinogênico, representando de 55 a 60% dos casos de câncer do colo. O HPV-18 é o segundo mais carcinogênico, responsável por 10 a 15% de todos os casos de câncer do colo.

Diagnóstico

Após o teste de Schiller, as biopsias dirigidas por colposcopia na junção escamocolunar, em zonas iodo-negativas, podem ser realizadas, mas sangram mais na gravidez. Não convém a curetagem endocervical.

Estadiamento

A avaliação do estado evolutivo da doença é o passo seguinte ao diagnóstico histo-patológico e, uma vez definido o estágio clínico, ele não deve ser mudado depois de iniciado o tratamento (Tabela 46.5). A RM é o método de imagem escolhido, assim como a linfadenectomia laparoscópica para a avaliação dos linfonodos pélvicos.

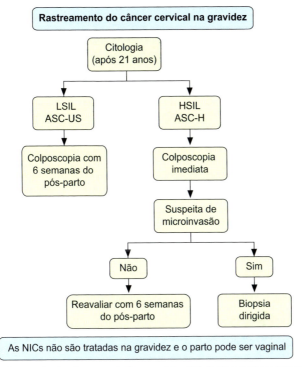

Figura 46.4 Rastreamento do câncer cervical na gravidez. *LSIL*, lesão escamosa intraepitelial de baixo grau; *HSIL*, lesão escamosa intraepitelial de alto grau; *ASC-US*, células escamosas atípicas de significado indeterminado; *ASC-H*, células escamosas atípicas que não podem excluir lesão de alto grau; *NIC*, neoplasia intraepitelial cervical.

Tratamento

O tratamento depende do estágio do câncer, da idade da gravidez e do desejo da paciente.

Carcinoma microinvasivo ≥ 3 mm (estádio Ia1). Pacientes no estádio Ia1, diagnosticado por conização com margens livres e sem evidência de envolvimento linfovascular, podem ser consideradas tratadas pelo procedimento. Devem também ser acompanhadas pelo restante da gravidez por colposcopias realizadas a cada 4 semanas. O ideal é que a conização, geralmente por alta frequência (CAF), seja praticada entre 14 e 20 semanas da gestação. O parto deve ser vaginal e o caso, reavaliado com 6 semanas de pós-parto.

Câncer invasivo. Esse tipo de câncer pode ser classificado em:

- Câncer operável (estádios Ia2 e IIa): na gestação de mais de 20 semanas, o tratamento é o Wertheim-Meigs com o "útero cheio" ou após esvaziamento por histerotomia (Figura 46.5). O tratamento conservador pode ser uma opção para pacientes que querem preservar a gravidez e quando os linfonodos forem negativos – mediante conização ou traquelectomia simples sem parametrectomia. Depois de 20 semanas, deve-se aguardar a viabilidade fetal e proceder a histerectomia-cesárea radical
- Câncer inoperável (estádios IIb-IV): antes de 20 semanas, indica-se a quimiorradioterapia que causa o abortamento. No pós-parto, recomendam-se a quimiorradioterapia e a braquiterapia (ver Figura 46.5). Se a gestação tiver mais de 20 semanas, deve-se aguardar a viabilidade fetal e realizar a cesárea com o tratamento habitual no pós-parto.

Tabela 46.5 Estadiamento do carcinoma do colo do útero.

Estádio 0 – Carcinoma *in situ*, carcinoma intraepitelial

Estádio I – Carcinoma restrito ao colo do útero
  Ia – O carcinoma invasor só é identificado microscopicamente; todas as lesões macroscópicas, mesmo com invasão superficial, são consideradas estádio Ib; a invasão do estroma é limitada à profundidade de 5 mm e à extensão de 7 mm
  Ia1 – Invasão de até 3 mm em profundidade e extensão de até 7 mm
  Ia2 – Invasão entre 3 e 5 mm de profundidade e extensão de até 7 mm

O envolvimento do espaço vascular ou linfático não altera o estadiamento
  Ib – Lesões clinicamente limitadas ao colo ou lesões pré-clínicas maiores que o estádio Ia
  Ib1 – Lesões de até 4 cm
  Ib2 – Lesões maiores de 4 cm

Estádio II – Envolvimento da vagina (exceção do terço inferior) ou envolvimento dos paramétrios sem atingir a parede pélvica
  IIa – Invasão da vagina, sem atingir seu terço inferior, além de ausência de comprometimento parametrial
  IIb – Invasão de um ou ambos os paramétrios, mas sem atingir a parede pélvica

Estádio III – Envolvimento do terço inferior da vagina ou extensão à parede pélvica; todos os casos de hidronefrose ou rim não funcionante devem ser incluídos, mesmo que atribuíveis a outras causas
  IIIa – Extensão ao terço inferior da vagina, mas não à parede pélvica, se houver comprometimento parametrial
  IIIb – Extensão à parede pélvica ou hidronefrose ou rim não funcionante

Estádio IV – Extensão à bexiga ou ao reto, ou metástase a distância
  IVa – Envolvimento da mucosa da bexiga ou do reto
  IVb – Metástase a distância ou extensão da doença para fora da pelve verdadeira.

Fonte: FIGO, 2009.

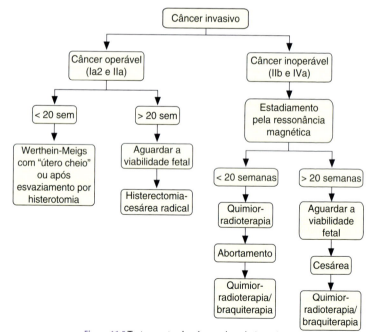

Figura 46.5 Tratamento do câncer de colo invasivo.

Indicações de Cirurgia Não Obstétrica

Estão limitadas, em geral, às síndromes abdominais agudas, pois as operações eletivas foram afastadas, pelo consenso geral, devido aos possíveis danos ao concepto.

Apendicite e colecistite constituem os problemas cirúrgicos não obstétricos mais comuns nas pacientes grávidas. Nesses casos, é importante não retardar o diagnóstico e escolher a conduta adequada.

Os acidentes sofridos pela gestante são um assunto à parte, cuja prevalência é ascendente em todo o mundo e exige quase sempre intervenção médica de urgência. Nos EUA, estima-se haver, anualmente, 200 mil acidentes e lesões sofridas por gestantes, o que se reflete, expressivamente, na mortalidade materna.

A cirurgia bariátrica é analisada no Capítulo 34.

Apendicite

Na gravidez, a apendicite aguda tem a mesma incidência da relatada na população geral. No entanto, a apendicectomia é a primeira causa (25%) de cirurgia não obstétrica na mulher grávida, incidindo em 1:1.000 a 1.500 gestações. O diagnóstico é dificultado pelos seguintes fatores:

- Anorexia, náuseas e vômitos comuns no 1º trimestre
- Síndrome dolorosa, na fossa ilíaca direita, que não é bem caracterizada em decorrência da migração experimentada pelo apêndice, deslocado de suas relações anatômicas e acompanhando a ascensão do útero gravídico, especialmente no 3º trimestre (Figura 46.6). Além disso, a defesa abdominal pode ser prejudicada pelo relaxamento da musculatura
- Algum grau de leucocitose, que é a regra na gestação normal

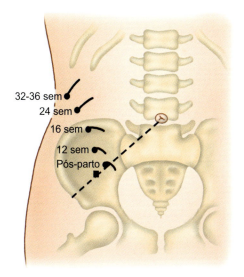

Figura 46.6 Diversas posições do apêndice, deslocado para cima com o crescimento uterino.

- Durante a gravidez, outras doenças podem ser confundidas com apendicite, por sua maior incidência (pielonefrite, colelitíase, degeneração miomatosa) ou quando específicas da gestação (gravidez ectópica, descolamento prematuro da placenta, ruptura uterina).

No caso de dor na fossa ilíaca direita, a ultrassonografia é útil ao diagnóstico, mostrando o espessamento do apêndice (diâmetro externo de 6 a 7 mm) (American College of Radiology [ACR], 2013), embora o exame fique prejudicado no 3º trimestre da gravidez, pela dificuldade da insonação compressiva do ceco. Na gravidez, a RM é o exame de escolha para o diagnóstico da apendicite.

A apendicite aumenta a frequência de abortamento e de parto pré-termo, especialmente se a peritonite instala-se depois da perfuração do apêndice. A despeito do uso de antibióticos, a apendicite perfurada é uma complicação importante na gravidez, com perdas fetais em torno de 10% nas séries recentes.

A apendicectomia laparoscópica tem sido considerada o padrão-ouro no tratamento da grávida.

Colecistite

Em decorrência das modificações gravídicas, a vesícula apresenta-se hipotônica, dilatada e com bile viscosa (lama biliar). Embora a grávida tenha predisposição a cálculo biliar (1 a 3%), a colecistite é rara na gestação (0,1%). A colecistectomia é a segunda principal causa de cirurgia não obstétrica, com registros de 1 a 8:10.000 gestações. A ultrassonografia é um excelente método diagnóstico. Já a colecistectomia laparoscópica consiste no tratamento de escolha para a colecistite em qualquer trimestre da gravidez, sabendo-se que a postergação da cirurgia é agravante para o prognóstico materno.

A maioria das pacientes sintomáticas com cálculo biliar é tratada clinicamente com medidas analgésicas até o parto ou, se possível, até alcançar o 2º trimestre da gravidez, ocasião mais propícia à intervenção cirúrgica. Caso falhe o tratamento médico, como na ocorrência de colecistite aguda ou de vômitos e alterações gerais importantes, o tratamento cirúrgico deve ser indicado após o emprego de medidas enérgicas de recuperação da paciente.

Mioma

São os tumores mais comumente associados à gravidez. Sua incidência varia entre 2 e 3%. O local e o tamanho do mioma têm grande valor prognóstico.

Aproximadamente 10 a 30% dos miomas na gravidez têm complicações. Cerca de 20 a 30% aumentam durante a gestação, especialmente no 1º trimestre, e os mais volumosos tendem a sofrer degeneração vermelha, o que ocorre em 10% dos casos. Miomas submucosos predispõem ao abortamento e ao parto pré-termo. Os cervicais podem obstruir o canal do parto (tumor prévio), impedindo o parto vaginal. Os miomas subserosos pediculados podem sofrer torção. É maior a incidência de descolamento prematuro da placenta, placenta prévia, cesárea, retenção da placenta e hemorragia pós-parto.

A ultrassonografia é importante para embasar o diagnóstico.

O tratamento do mioma na gravidez é essencialmente conservador, mesmo no mioma com degeneração: analgésicos, anti-inflamatórios e uterolíticos. O quadro abdominal agudo (dor intratável) decorrente de degeneração acentuada com necrose, infecção ou torção torna obrigatória a cirurgia. Os tumores prévios não indicam cirurgia eletiva. Sendo o parto vaginal impedido, deve-se realizar a cesárea no termo da gravidez. A rigor, contraindica-se a miomectomia eletiva ao mesmo tempo da operação cesariana, a não ser no caso de tumor subseroso pediculado.

Mulheres com miomectomia prévia devem ser cesareadas antes do início do parto, sobretudo se a cavidade uterina foi invadida.

Massas anexiais

A incidência de massas anexiais na gravidez varia entre 1 e 4% dos nascidos vivos. Grande parte dessas massas é < 5 cm e representa o corpo lúteo ou outros cistos funcionais (cisto folicular, cisto hemorrágico), que regridem espontaneamente no 2º trimestre. A taxa de malignidade das massas anexiais é pequena – aproximadamente 5%. O câncer de ovário é o 5º tumor maligno mais frequente na gravidez.

A ultrassonografia transvaginal de 1º trimestre inclui obrigatoriamente o exame dos anexos (ACOG, 2009; American Institute of Ultrasound in Medicine [AIUM], 2013; International Society of Ultrasound in Obstetrics and Gynecology [ISUOG], 2013). A ultrassonografia abdominal de 2º e de 3º trimestre também pode servir ao diagnóstico das massas anexiais.

O principal objetivo da ultrassonografia é caracterizar as lesões benignas que podem ser tratadas conservadoramente na gravidez. Todavia, cerca de 10 a 20% de todas as massas anexiais permanecem indefinidas após o exame sonográfico. Assim, a RM pode oferecer importantes informações adicionais sobre a caracterização e a origem da massa anexial.

O Doppler colorido, ao mostrar a vascularização, sugere lesão sólida com risco de malignização e não coágulo sanguíneo (cisto hemorrágico). A ocorrência de ascite em pacientes assintomáticas pode ser sugestiva de metástases, e não de ruptura hemorrágica ou de lesão cística que, em geral, configuram um quadro de abdome agudo.

Para a conduta nos casos de massa anexial na gravidez, o primeiro passo é caracterizar a lesão como sintomática ou assintomática (Figura 46.7).

Para grávidas sintomáticas, a intervenção é imediata, em qualquer época da gravidez – aspiração percutânea ou cirurgia – e tratamento médico. Para grávidas assintomáticas, massas anexiais < 5 cm, diagnosticadas pela ultrassonografia de 1º trimestre, costumam ser funcionais e regridem espontaneamente. Assim, se a lesão for de cisto simples < 5 cm, consistente com tumoração benigna, o seguimento na gravidez estará concluído. Na grávida assintomática com cisto simples grande > 5 cm ou com lesões caracterizadas como massa complexa, que persistam após 16 semanas, há necessidade de nova avaliação sonográfica.

Após 16 semanas, cistos simples persistentes podem ser acompanhados conservadoramente, pois o risco de malignização é < 1%, e o de ruptura ou torção, de 2% (ACOG, 2007).

Cistos ovarianos mostrando ecogenicidade com aparência de vidro fosco e projeções papilares com contornos lisos são provavelmente endometriomas decidualizados (cistos chocolates). Eles podem ter conduta conservadora e operados no pós-parto. O cisto dermoide (teratoma cístico maduro) também é benigno e caracterizado por apresentar um foco hiperecoico no seu interior, denominado *plug* dermoide (cabelo, osso, dente, sebo). Por outro lado, cistos ovarianos com ecogenicidade baixa ou anecoicos e projeções papilares de contornos irregulares são suspeitos de malignidade e devem ser seguidos por equipe multiprofissional, e o período de preferência para a cirurgia consiste no 2º trimestre ou no pós-parto.

Em resumo, as únicas indicações de cirurgia na gravidez para as lesões ovarianas são as da paciente sintomática e as de massa complexa suspeita de malignidade (ver Figura 46.7).

Massas anexiais específicas da gravidez

Estão representadas por hiperestimulação ovariana, luteinização hiperativa, cistos tecaluteínicos e luteoma da gravidez.

Na hiperestimulação ovariana, há história de indução da ovulação e fertilização *in vitro* (FIV). É uma complicação típica do 1º trimestre da gravidez, com quadro clínico mais ou menos grave, além de resolução em semanas. Os ovários aumentados podem predispor à ruptura e à torção. A síndrome de hiperestimulação ovariana na sua forma

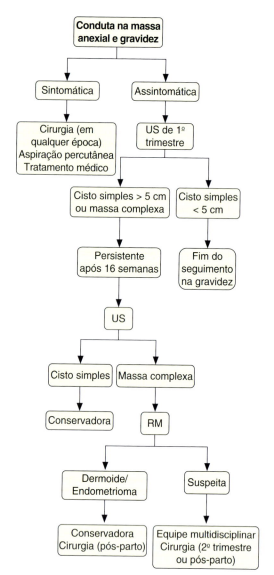

Figura 46.7 Conduta em caso de massas anexiais na gravidez. *US*, ultrassonografia; *RM*, ressonância magnética.

grave apresenta desequilíbrio hidreletrolítico, hipovolemia, hemoconcentração e aumento significativo do peso.

Na luteinização hiperativa, há sensibilidade aumentada à gonadotrofina coriônica humana (hCG), por mutação no receptor FSH (rFSH). Em 60% dos casos, os níveis de hCG estão normais e nos 40% restantes, elevados, como na gravidez gemelar e na hidropisia fetal. A virilização materna ocorre em 15 a 25% dos casos. Pode mimetizar a hiperestimulação ovariana, mas é própria do 3º trimestre.

Os cistos tecaluteínicos constituem resposta normal dos ovários a níveis muito elevados de hCG (≥ 100.000 mU/mℓ), como aqueles na doença trofoblástica gestacional (DTG), principalmente na mola completa. Por fim, o luteoma da gravidez é um tumor benigno, sólido, raro e específico da gestação. Ao contrário das outras lesões descritas, o luteoma é unilateral. A virilização materna ocorre em 25 a 30% dos casos e a do feto feminino, em 50%. A conduta é conservadora, pois o luteoma regride no pós-parto.

Diretrizes da Society of American Gastrointestinal Endoscopic Surgeons (SAGES, 2011)

Cerca de 1:500-635 mulheres necessitam de cirurgia abdominal não obstétrica durante a gravidez.

Radiografia

A dosagem da radiação e a idade da gravidez são fundamentais para avaliar as repercussões fetais. As exposições radiológicas são medidas em unidades: rad ou Gray (1 rad = 1 cGy). O período mais sensível à teratogênese é entre 10 e 17 semanas, especialmente no que diz respeito a lesões do sistema nervoso central. Mais tarde na gravidez, a preocupação é transferida da teratogênese para o risco de câncer hematológico na infância. Aceitam-se como risco fetal negligível até 5 rads de exposição, e a possibilidade de malformação eleva-se significativamente após 15 rads. A dose aceita de radiação ionizante é de 5 a 10 rads durante toda a gravidez, com nenhum exame isolado de radiografia excedendo 5 rads. A tomografia computadorizada de abdome ou de pelve alcança nível de exposição de 2 a 4 rads – abaixo, portanto, do limite máximo recomendado para um único procedimento, que é de 5 rads (ACOG, 2004) (Tabela 46.6).

Tabela 46.6 Exposição estimada fetal para alguns procedimentos radiodiagnósticos mais comuns.

Procedimento	Exposição fetal
Radiografia de tórax (duas imagens)	0,02 a 0,07 mrad
Radiografia simples de abdome (uma imagem)	100 mrad
Pielografia intravenosa	≥ 1 rad*
Radiografia do quadril (uma imagem)	200 mrad
Mamografia	7 a 20 mrad
Enema baritado ou seriado de intestino delgado	2 a 4 rad
TC de cabeça ou tórax	< 1 rad
TC de abdome e coluna lombar	3,5 rad
TC pelvimétrica	250 mrad

*A exposição depende do número de filmes. *TC*, tomografia computadorizada. (*Fonte*: ACOG, 2004).

Ultrassonografia, ressonância magnética e medicina nuclear

A ultrassonografia e a RM sem uso de gadolínio são procedimentos seguros na gravidez (ACR, 2007; AIUM, 2013). A exposição à RM durante o 1º trimestre da gravidez não está associada a aumento no risco de dano fetal ou na infância precoce. A RM com gadolínio em qualquer época da gestação, por outro lado, está relacionada com o aumento no risco de um vasto leque de condições reumatológicas, inflamatórias ou infiltrativas da pele e de nati- ou neomortalidade. Os exames de medicina nuclear expõem o feto a menos de 0,5 rad, muito abaixo do limiar de segurança.

Laparoscopia

A laparoscopia pode ser usada com segurança em qualquer trimestre da gravidez com mínima morbidade para a mãe e para o feto, e é capaz de reduzir o risco da irritabilidade uterina quando comparada à laparotomia. Com relação ao acesso, os trocanteres devem ser ajustados à anatomia alterada pelo crescimento uterino (Figura 46.8). O acesso umbilical

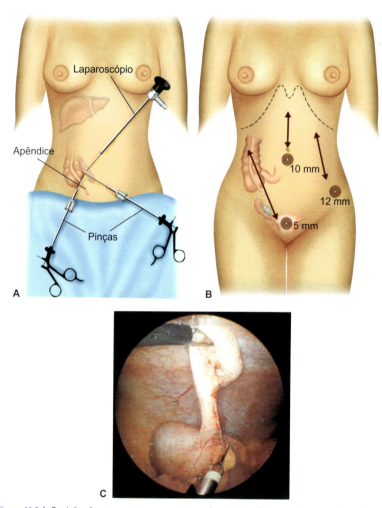

Figura 46.8 A. Posição dos trocanteres para a apendicectomia. **B.** Na gravidez, a colocação e a direção dos cateteres em vista do deslocamento do apêndice. **C.** Apendicectomia por via laparoscópica. Apêndice em posição habitual.

inicial deve ser alterado para a região subcostal conforme o útero expande-se no 2º e no 3º trimestre. A laparoscopia pode ser utilizada no tratamento da apendicite, da colecistite e das massas anexiais sintomáticas.

Posição da paciente. A colocação da paciente no decúbito lateral esquerdo alivia a compressão da veia cava inferior, melhorando o retorno venoso e o débito cardíaco.

Pneumoperitônio. Na grávida, o diafragma é deslocado para cima pelo crescimento do útero, resultando na diminuição da capacidade residual funcional. Acresce a isso o maior deslocamento determinado pelo pneumoperitônio, tornando o procedimento laparoscópico no pós-operatório mais incômodo para a grávida, que já está com restrição pulmonar fisiológica. No geral, tem sido implementada pressão de 15 mmHg durante a laparoscopia, sem aparente prejuízo para a mãe e o feto.

Recomendações do ACOG (2017)

- É importante para o cirurgião consultar o obstetra para avaliar a cirurgia indicada e alguns procedimentos invasivos (p. ex., cateterismo cardíaco, colonoscopia)
- Nenhum dos agentes anestésicos em uso se mostrou teratogênico em qualquer idade da gestação
- À gestante, não deve ser negada a cirurgia indicada em qualquer trimestre da gravidez
- A cirurgia eletiva deve ser adiada para depois do parto
- Se possível, a cirurgia não urgente deve ser realizada no 2º trimestre, quando as contrações pré-termo e o abortamento são menos frequentes
- A cirurgia deve ser realizada em instituição com serviço neonatal e pediátrico e com obstetra prontamente disponível
- Se o feto for pré-viável, é suficiente a ausculta com o Doppler antes e após a cirurgia
- Se o feto for viável, deve-se realizar monitoramento eletrônico antes e após a cirurgia para avaliar os batimentos cardiofetais e as contrações
- O monitoramento intraoperatório pode ser apropriado se o feto for viável, tecnicamente exequível (a depender do tipo de cirurgia) e em condições que possibilitem a cesárea de emergência.

Pontos-chave

- O câncer de mama é o tumor maligno mais frequente na gravidez (1:3.000 gestações) e vem crescendo conforme tem se tornado mais frequente a gravidez em idades mais avançadas
- O diagnóstico do câncer de mama na gravidez é dificultado pelas modificações fisiológicas na glândula mamária
- O tratamento cirúrgico do câncer de mama na gravidez deve ser realizado em qualquer época. A quimioterapia pode ser adjuvante após 20 semanas e a radioterapia é reservada para depois do parto
- A gravidez, em si, não altera o prognóstico do câncer de mama, apenas dificulta o diagnóstico
- As lesões precursoras do câncer do colo do útero são denominadas neoplasias intraepiteliais cervicais (NIC) e classificadas em NIC 1 (baixo grau) e NIC 2 e 3 (alto grau)
- Os resultados da citologia cervical LSIL e ASC-U possibilitam a avaliação final por colposcopia com 6 semanas de pós-parto
- Os resultados da citologia cervical HSIL e ASC-H obrigam a uma avaliação imediata pela colposcopia. A biopsia dirigida só está indicada se houver suspeita de microinvasão
- As displasias do colo uterino (NIC 1, 2 e 3) nunca devem ser tratadas na gravidez. Convém serem reavaliadas com 6 semanas de pós-parto. O parto vaginal é permitido
- As indicações mais frequentes de cirurgia não obstétrica são a apendicectomia (25% do total) e a colecistectomia, ambas tratadas por laparoscopia
- Cerca de 10 a 30% dos miomas associados à gravidez sofrem complicação: degeneração vermelha, abortamento, parto pré-termo, descolamento prematuro da placenta, placenta prévia, distocia, cesárea, hemorragia pós-parto.

47

Sepse em Obstetrícia

Marcos Nakamura Pereira
Jorge Rezende Filho

Fisiopatologia e marcadores
de sepse, 714

Causas e medidas
preventivas, 715

Definição, 716

Manejo da sepse, 717

Atualmente, as infecções representam a terceira causa direta de morte materna no mundo e contribuem para 11% do total de óbitos. As infecções maternas têm incidência de 70/1.000 nascidos vivos, e 10,9/1.000 nascidos vivos apresentam desfecho materno grave (morte materna ou *near miss* materno) relacionado à infecção, sendo maior nos países de baixa renda e de renda média-alta, como o Brasil. De acordo com estudos realizados em países de alta renda, entre os casos de mortes maternas decorrentes da sepse, aproximadamente 63% poderiam ser evitadas se a sepse tivesse sido reconhecida precocemente e/ou tratada adequadamente.

A sepse ocorre quando há invasão por um agente infeccioso e reação desordenada de defesa do hospedeiro, a qual acarreta disfunção orgânica ameaçadora à vida. Diversos fatores parecem contribuir para a ocorrência de sepse materna, como resistência a antibióticos, idade materna, fatores socioeconômicos, raça, comorbidades e fatores microbiológicos, como aumento da incidência de infecções por *Escherichia coli* e estreptococos do grupo A (EGA).

Modificações fisiológicas, imunológicas e mecânicas da gestação, além de tornarem a mulher suscetível à infecção, particularmente no puerpério, podem dificultar e atrasar o reconhecimento dos sinais de sepse. Como consequência, atrasos na identificação e no tratamento da sepse na gestação são os principais determinantes da alta mortalidade materna. Assim, qualquer quadro de infecção na gestação deve ser interpretado como potencialmente grave, e torna-se imperativa a manutenção de alta vigilância para todo caso de ocorrência desse quadro, independentemente de haver ou não disfunção orgânica e sepse.

Fisiopatologia e marcadores de sepse

Todos os tipos de microrganismos podem causar sepse; no entanto, as bactérias parecem ser as mais invasivas. Durante a sepse, os microrganismos invadem a corrente sanguínea, proliferam localmente e liberam fatores virulentos. Esses produtos estimulam a liberação de mediadores endógenos a partir de células endoteliais, monócitos, macrófagos, neutrófilos e células precursoras.

A resposta inflamatória à sepse ocorre quando o organismo tenta neutralizar os patógenos, por exemplo, por meio da liberação de citocinas, marcadores celulares, receptor de biomarcadores e ativação da coagulação, com consequente dano endotelial e vasodilatação. Sintomas e sinais clínicos dessa resposta incluem taquicardia, taquipneia, febre e leucocitose.

A liberação de citocinas leva à redução da resistência vascular sistêmica e ao aumento do débito cardíaco, apesar de até 60% dos pacientes cursar com disfunção sistólica. A isquemia e a disfunção tecidual resultam não somente da hipotensão, mas também são secundárias à oclusão microvascular decorrente da coagulação intravascular disseminada.

Causas e medidas preventivas

A sepse materna pode ocorrer a partir de infecções em qualquer período da gestação. Durante o pré-natal, as principais causas são pielonefrite, aborto séptico, corioamnionite e pneumonia (por pneumococo, influenza e coronavírus). No período pós-parto, prevalecem endometrite, infecção de sítio cirúrgico, fasciite necrosante e tromboflebite pélvica (Tabela 47.1).

Tabela 47.1 Causas de sepse obstétrica.

Anteparto	Pós-parto
Obstétricas	**Obstétricas**
Aborto séptico	Endometrite, abscesso pélvico, tromboflebite pélvica
Corioamnionite	Infecção de ferida operatória e fasciite necrosante
Não obstétricas	**Não obstétricas**
Infecção urinária	Infecção urinária
Pneumonia	Pneumonia
Apendicite	Gastrintestinais

Adaptada de Society for Maternal-Fetal Medicine. Sepsis during pregnancy and the puerperium. Am J Obstet Gynecol; 2019.

Dentre as causas mais comuns, *E. coli* é o patógeno prevalente, responsável por 37% dos casos de sepse materna. Já as infecções do trato genital ocasionadas pelo EGA podem, com maior frequência (cerca de 50%), progredir para choque séptico. No entanto, em 16% dos casos não se consegue identificar nem o microrganismo nem a causa da sepse.

As infecções pelo vírus influenza contribuem significativamente para a incidência de sepse materna, principalmente durante os anos de pandemia. Os sintomas da gripe são mais graves na gravidez (entre quatro e cinco vezes) e provocam maior necessidade de hospitalização. Da mesma forma, o coronavírus pode levar a quadros extremamente graves de sepse, como observado durante a pandemia de covid-19, quando essa foi a principal causa de morte materna no ano de 2021.

Existem medidas preventivas capazes de reduzir a incidência das principais complicações infecciosas na gestação, com consequente redução da ocorrência de sepse materna. Algumas estão listadas a seguir:

- Aborto seguro
- Pesquisa e tratamento de bacteriúria assintomática
- Vacinação
- Profilaxia antibiótica na cesariana
- Embrocação vaginal com polivinil-iodopovidona (PVPI) antes da cesariana
- Redução do número de toques vaginais

- Episiotomia seletiva
- Indicação criteriosa de cesariana
- Controle adequado de comorbidades.

Definição

O *Third International Consensus Definitions for Sepsis and Septic Shock* (Sepsis-3) trouxe algumas modificações para o diagnóstico da sepse. Atualmente, define-se sepse como uma disfunção orgânica ameaçadora à vida, causada por uma resposta desregulada do hospedeiro à infecção. A disfunção orgânica ameaçadora à vida foi definida como uma variação aguda de dois ou mais pontos do *Sequential Organ Failure Assessment* (SOFA) (escore ≥ 2) (Tabela 47.2). Os critérios de síndrome de resposta inflamatória sistêmica (SIRS) e sepse grave foram suprimidos.

O choque séptico é um tipo de choque distributivo, acompanhado de alterações circulatórias, celulares e metabólicas, que apresentam maior risco de mortalidade do que a sepse. Clinicamente, inclui pacientes que preenchem os critérios para sepse que, apesar da ressuscitação volêmica adequada, necessitam de vasopressores para manter a pressão arterial média (PAM) maior ou igual a 65 mmHg, e o lactato sérico permanece > 2 mmol/ℓ (> 18 mg/dℓ).

Uma definição clara do quadro de sepse em obstetrícia é imprescindível para o rápido reconhecimento e o início de ações elementares de cuidado, como administração de antibióticos, fluidos, suporte às funções orgânicas vitais e referenciamento para nível adequado de complexidade.

Em 2017, em consonância com a definição do Sepsis-3, a Organização Mundial da Saúde (OMS) conceituou sepse materna como uma condição ameaçadora da vida definida como disfunção orgânica resultante de infecção durante a gestação, parto, pós-aborto ou pós-parto.

Tabela 47.2 Escore de SOFA.

Sistema	SOFA				
	0	1	2	3	4
Respiratório					
PaO_2/FiO_2 mmHg	≥ 400	< 400	< 300	< 200 com suporte ventilatório	< 100 com suporte ventilatório
Coagulação					
Plaquetas × 10^3	≥ 150	< 150	< 100	< 50	< 20
Bilirrubinas mg/dℓ	< 1,2	1,2 a 1,9	2,0 a 5,9	6,0 a 11,9	> 12
Cardiovascular					
Hipotensão	PAM ≥ 70 mmHg	PAM < 70 mmHg	Dopa < 5 ou dobu (qualquer dose)*	Dopa > 5,1 a 15 ou epi ≤ 0,1 ou nora ≤ 0,1	Dopa > 15 ou epi > 0,1 ou nora > 0,1
Neurológico					
Escala de coma de Glasgow	15	13 a 14	10 a 12	6 a 9	< 6
Renal					
Creatinina (mg/dℓ)	< 1,2	1,2 a 1,9	2,0 a 3,4	3,5 a 4,9	> 5
Débito urinário				< 500	< 200

*Dose de catecolaminas em mg/kg/minuto por pelo menos 1 hora. *Dobu*, dobutamina; *Dopa*, dopamina; *Epi*, epinefrina; *FiO₂*, fração inspirada de oxigênio; *Nora*, norepinefrina; *PAM*, pressão arterial média; *PaO₂*, pressão parcial de oxigênio.

Manejo da sepse

Idealmente, a identificação e o tratamento da sepse devem estar contidos em um processo simultâneo para: (1) reconhecer o quadro provável de sepse; (2) iniciar ressuscitação volêmica e monitoramento hemodinâmico; (3) responder à infecção propriamente dita; (4) reavaliar constantemente a evolução do quadro para identificar situações de instabilidade ou maior gravidade que necessitem de terapia adicional (Figura 47.1).

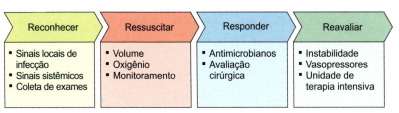

Figura 47.1 Manejo da sepse.

Reconhecimento

O reconhecimento de provável sepse é feito, inicialmente, mediante a avaliação de fatores de risco e a identificação de sinais e sintomas de infecção. Nas últimas duas décadas, o uso cada vez maior dos escores de alerta precoce tem contribuído para redução da morbimortalidade. O objetivo desses escores é identificar os pacientes com maior risco de evoluir de maneira desfavorável que provavelmente se beneficiem de uma estratégia mais agressiva e sistematizada de atendimento.

Um desses escores é uma versão modificada do escore SOFA, denominado *quick* SOFA (qSOFA) (Tabela 47.3). Uma pontuação maior ou igual a 2 está associada com piores prognósticos nos casos de sepse (mortalidade de 24%), devendo-se aplicar, a seguir, o SOFA completo, com a realização de exames laboratoriais capazes de avaliar as funções respiratória, hepática, cardiovascular, renal e coagulação, além da avaliação do sistema nervoso central.

Importante ressaltar que o qSOFA, como qualquer outro escore de alerta, não define sepse; trata-se apenas de uma ferramenta para identificar, de maneira rápida, aqueles pacientes que apresentam maior risco de evoluir desfavoravelmente e irão necessitar de cuidados e tratamento imediatos.

Recentemente, a *Surviving Sepsis Campaign*, de 2021, posicionou-se contra o uso isolado do qSOFA para rastreio da sepse, em detrimento de outros escores, como SIRS, o *National Early Warning Score* (NEWS) e o *Modified Early Warning Score* (MEWS). Existem escores adaptados para obstetrícia, como o *Modified Early Obstetric Warning System* (MEOWS), por exemplo, que podem ser usados para alerta.

Tabela 47.3 Parâmetros avaliados no qSOFA.

- Frequência respiratória ≥ 22 irpm
- Glasgow < 15
- Pressão arterial sistólica < 100 mmHg

irpm, incursões respiratórias por minuto.

Reconhecimento da sepse na gestação

Da maneira como se recomenda hoje, a definição de sepse ocorre quando já existe disfunção orgânica instalada. Ou seja, na prática, aguardar que a sepse seja conceitualmente definida para início de medidas corretivas pode levar a atrasos no manejo clínico, sequelas graves e aumento da mortalidade, especialmente durante a gestação e o puerpério.

Ainda não existe evidência bem definida dos parâmetros para diagnóstico de sepse na gestação. As adaptações fisiológicas da gestação alteram os parâmetros de normalidade para a maior parte dos critérios e, também, muitas vezes, não há uma alteração identificada, apesar de haver infecção grave.

Até que exista evidência robusta para identificação e manejo específicos, há recomendação para que a disfunção orgânica em obstetrícia seja pesquisada em duas etapas:

1. Identificação de mulheres com infecção materna grave possível, ou seja, sinais precoces de infecção com repercussão sistêmica.
2. Definição de sepse para os casos confirmados como graves.

Alguns estudos mostram que a utilização dos critérios de SIRS, em obstetrícia, pode identificar, de maneira precoce, aquelas mulheres que necessitam de internação em unidades de tratamento intensivo ou unidades de alta vigilância obstétrica.

Dessa maneira, as mulheres com possibilidade de infecção materna grave apresentam sinais locais de infecção, associados a manifestações sistêmicas, e podem ser identificadas por diferentes critérios (qSOFA adaptado para obstetrícia, SIRS etc.) (Tabela 47.4). Para essas mulheres, o SOFA deve ser aplicado para a confirmação de sepse (Figura 47.2).

Tabela 47.4 Sinais e sintomas para suspeita de infecção materna grave possível.

Sinais e sintomas infecciosos	Sinais sistêmicos
História de febre ou calafrios	FR ≥ 25 irpm
Tosse, expectoração, falta de ar	FC ≥ 100 bpm
Sintomas de gripe	BCF > 160 bpm
Dor abdominal inexplicada/distensão	Temperatura < 36°C ou ≥ 38°C
abdominal, vômito/diarreia	Alteração do nível de consciência
Disúria, dor lombar	Saturação O2 < 95%
Mialgia, cansaço, cefaleia	PAS < 90 mmHg
Celulite, secreção perineal, em ferida operatória ou mama	Leucocitose < 4.000 ou > 16.000/mm^3

BCF, batimentos cardíacos fetais; *FC*, frequência cardíaca; *FR*, frequência respiratória; *PAS*, pressão arterial sistólica.

Para exemplificar a importância da valorização de sinais locais e sistêmicos de infecção na gestação, à parte dos sinais de disfunção orgânica propriamente ditos, há a verificação de hipertermia ou relato de febre na gestação.

De todos os parâmetros fisiológicos da gravidez que podem ser confundidos com infecção (como aumento da frequência cardíaca e leucocitose), a hipertermia é uma exceção. A elevação da temperatura maior que 38°C representa dois desvios-padrões acima da média térmica encontrada no segundo e no terceiro trimestres e durante o trabalho de parto.

Além de poder ser um relevante indicador de dano celular infeccioso, a hipertermia na gestação está relacionada a desfechos perinatais desfavoráveis, o que reforça a necessidade de alta vigilância materna em caso de ocorrência.

Ressuscitação hemodinâmica e resposta à infecção

Na presença de quadro de sepse confirmada ou provável, inicia-se o manejo por meio do "pacote de 1 hora" (Tabela 47.5), segundo as recomendações dos protocolos clínicos gerais. Para quadros de sepse suspeita sem choque, a Surviving Sepsis Campaign flexibilizou o protocolo, a fim de permitir avaliação clínica rápida para descartar doenças que mimetizem a sepse e administrar o antibiótico em até 3 horas, se ainda houver suspeita de infecção (Figura 47.3).

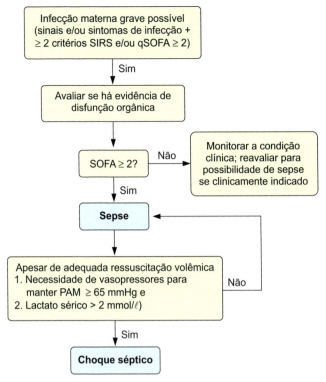

Figura 47.2. Reconhecimento e definição da sepse na gestação. *PAM*, pressão arterial média; *qSOFA, quick sequential organ failure*.

Tabela 47.5 Pacote de 1 hora.

Medir lactato sérico. Se lactato > 2 mmol/l, reavaliar em 2 a 4 horas

Coletar hemoculturas antes da administração de antibióticos

Administrar antibióticos de amplo espectro

Iniciar administração rápida de 30 ml/kg de cristaloide em caso de hipotensão (PAS < 90 mmHg, PAM < 65 mmHg ou queda ≥ 40 mmHg da PAS basal) ou lactato ≥ 4 mmol/l (ou 2 vezes o valor de referência institucional)

Infundir vasopressores, se paciente com hipotensão durante ou após a ressuscitação volêmica para manter PAM ≥ 65 mmHg

O pacote de 1 hora deve ser disparado e cronometrado considerando o momento da apresentação do quadro, ou seja, da triagem no pronto atendimento de emergência ou, se o paciente estiver internado, a partir da anotação mais precoce consistente com as alterações dos elementos que caracterizam sepse.

Inicia-se imediatamente a ressuscitação volêmica de solução cristaloide (que não seja Ringer com lactato), 30 mℓ/kg, nas primeiras 3 horas. Alguns recomendam parcimônia no volume infundido em gestantes, que apresentam menor pressão coloido-osmótica, o que parece ser prudente, sobretudo naquelas que possuem pré-eclâmpsia, com maior predisposição ao edema agudo de pulmão.

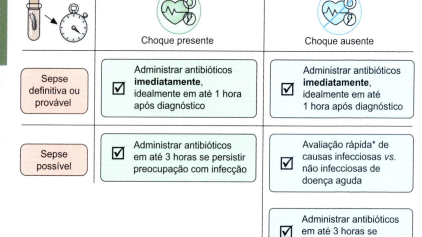

Figura 47.3 Tempo de início do antibiótico na sepse. (Adaptada de Surviving Sepsis Campaign: International Guidelines for Management of Sepsis and Septic Shock 2021. Critical Care Medicine. 2021;49[11]:p e1063-e1143.)

Dessa maneira, é recomendado que, na gestante, seja avaliada a chance de responsividade à infusão de fluidos com a administração de alíquotas de soro (reavaliação a cada 250 a 500 mℓ infundidos). Adicionalmente, podem ser realizadas a manobra de elevação dos membros inferiores e a observação da ocorrência de melhora hemodinâmica.

Outra estratégia pode ser iniciar a infusão de 10 a 20 mℓ/kg de cristaloides e estabelecer o decúbito lateral, como forma de recrutamento de volume endógeno não estressado. Também, no seguimento terapêutico, deve-se evitar infusão excessiva de fluidos e dar preferência para balanço hídrico negativo ou zerado.

Além de hemocultura, outras culturas devem ser coletadas de acordo com o foco presumido, guiado pelos sinais e sintomas iniciais (urocultura, cultura de secreção de ferida operatória etc.). Ainda de acordo com o foco, o antibiótico deve ser instituído com base nas recomendações das comissões de controle de infecção e perfil microbiológico locais.

O tempo de início do antimicrobiano tem correlação inversamente proporcional com a mortalidade. Ainda que as culturas devam ser coletadas antes de seu início, este não deve ser atrasado pela indisponibilidade momentânea para coleta. Ou seja, iniciar o antibiótico o mais precocemente possível é uma medida capaz de reduzir, de maneira significativa, a mortalidade por sepse de qualquer causa.

A avaliação da instituição de vasopressores deve ser realizada dentro da primeira hora. Com isso, se houver manutenção de hipotensão por 30 a 40 minutos, mesmo durante a expansão volêmica, o uso de vasopressores deve ser considerado para recuperação da perfusão tecidual.

Nesse sentido, a norepinefrina é o fármaco de primeira escolha. A administração de vasopressor é feita preferencialmente em acesso venoso central exclusivo, porém pode ser iniciada em veia periférica momentaneamente, caso seja necessário, para que não haja atraso no início da terapia (Figura 47.4).

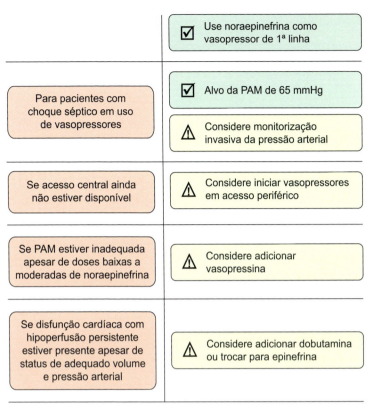

Figura 47.4 Manejo de drogas vasoativas. (Adaptada de Surviving Sepsis Campaign: International Guidelines for Management of Sepsis and Septic Shock 2021. Critical Care Medicine. 2021;49[11]: p e1063-e1143.)

O uso de vasopressores para manter PAM ≥ 65 mmHg pode ser muito elevado para mulheres jovens e previamente hígidas. Na gestação, o ideal seria utilizar outros parâmetros de perfusão tecidual.

A interrupção da gestação em mulheres com sepse não estabilizada pode aumentar a probabilidade de morte materna. A não ser nos casos nos quais a causa da sepse seja intrauterina (corioamnionite), não há indicação de interrupção da gestação apenas pelo estado séptico. Alterações do traçado de cadiotocografia são esperadas. Por isso, elas não são indicação de interrupção imediata antes da estabilização da paciente, a não ser que o risco de óbito fetal seja iminente. A cesariana está associada ao aumento de seis vezes no risco de internação em unidade de terapia intensiva em gestantes com sepse grave.

Com relação ao controle infeccioso, faz-se necessária a avaliação da pertinência de tratamento cirúrgico adicional à terapia antimicrobiana como, por exemplo, drenagem de abscesso, retirada de corpo estranho e correção de perfuração de alça intestinal. Para isso, assim que for estabelecida melhor condição hemodinâmica, pode ser necessária a realização de exames complementares para esse fim. A avaliação do melhor momento para resolução obstétrica deve ser individualizada, assim como da necessidade de histerectomia como medida para controle de foco infeccioso (nos casos de sepse de foco uterino).

Reavaliação

O paciente com sepse confirmada ou suspeita precisa ser continuamente avaliado em busca de sinais de gravidade ou instabilidade. Entre os indicadores de gravidade estão oligúria (diurese menor que 0,5 mℓ/kg/hora), insuficiência respiratória (frequência respiratória maior que 22, saturação de O_2 menor que 92%) e alteração do nível de consciência.

Instabilidade hemodinâmica após reposição volêmica adequada define choque séptico, ou seja, um indivíduo com choque séptico mantém hipotensão (com necessidade de vasopressores para manter PAM ≥ 65 mmHg) e lactato > 2 mmol/ℓ. Nesses casos, a transferência para unidade de cuidados intensivos é prioritária para que haja seguimento adequado.

Terapêutica complementar

Nas próximas horas, a terapêutica deve seguir com a avaliação da necessidade de:

- Uso de inotrópicos (choque refratário associado a baixo débito cardíaco)
- Ventilação mecânica e sedação
- Transfusão de hemoderivados
- Tromboprofilaxia
- Profilaxia de úlcera de estresse
- Uso de corticosteroides (deficiência suprarrenal relativa)
- Realização de métodos de imagem complementares
- Controle glicêmico
- Terapia substituição renal precoce
- Novas culturas e descalonamento antibiótico.

Elevações da concentração desse gás na corrente sanguínea materna, ainda que transitórias, podem ser responsáveis por acidemia e óbito fetal. Com isso, a hipercapnia na gestação deve ser evitada (pressão parcial de dióxido de carbono [PCO_2] acima de 45 mmHg), incluindo a hipercapnia permissiva nas estratégias ventilatórias protetoras, e sua ocorrência de maneira refratária pode ser indicativa de resolução da gestação.

Também, para manter a pressão parcial de oxigênio (PaO_2) acima de 70 mmHg, a saturação materna deve ser mantida acima de 95%, limiar ideal para adequada oxigenação materna e fetal. Assim, considerando a maior tendência à hipoxemia materna em decorrência da redução da capacidade de reserva funcional, a suplementação de oxigênio é de suma importância na gestação, devendo ser avaliada a intubação precoce em situações de hipoxemia não corrigida, assim como manutenção da hemoglobina materna acima de 8 g/dℓ.

Pontos-chave

- A sepse ocorre quando há invasão por um agente infeccioso e reação desordenada de defesa do hospedeiro, a qual acarreta disfunção orgânica ameaçadora à vida
- Modificações fisiológicas, imunológicas e mecânicas da gestação, além de tornarem a mulher suscetível à infecção, particularmente no puerpério, podem dificultar e atrasar o reconhecimento dos sinais de sepse. Como consequência, atrasos na identificação e no tratamento da sepse na gestação são os principais determinantes da alta mortalidade materna
- As principais causas de sepse durante a gestação são pielonefrite, aborto séptico, corioamnionite e pneumonia (por pneumococo, influenza e coronavírus). No período pós-parto, prevalecem endometrite, infecção de sítio cirúrgico, fasciite necrosante e tromboflebite pélvica
- Segundo o Sepsis-3, sepse é uma disfunção orgânica ameaçadora à vida, causada por uma resposta desregulada do hospedeiro à infecção, definida pela variação aguda de dois ou mais pontos do SOFA (escore ≥ 2). Choque séptico ocorre quando, apesar da ressuscitação volêmica adequada, necessita-se de vasopressores para manter a PAM maior ou igual a 65 mmHg, e o lactato sérico permanece > 2 mmol/ℓ (> 18 mg/dℓ)

- A identificação e o tratamento da sepse devem estar contidos em um processo simultâneo para: (1) reconhecer o quadro provável de sepse; (2) iniciar ressuscitação volêmica e monitoramento hemodinâmico; (3) responder à infecção propriamente dita; (4) reavaliar constantemente a evolução do quadro para identificar situações de instabilidade ou maior gravidade que necessitem de terapia adicional
- Para identificação precoce dos casos recomenda-se o uso de escores de alerta, tais como SIRS, MEWS, NEWS ou MEOWS nos casos de obstetrícia. Não se recomenda o uso isolado do *quick* SOFA
- A disfunção orgânica em obstetrícia deve ser pesquisada em duas etapas: (1) Identificação de mulheres com infecção materna grave possível, ou seja, sinais precoces de infecção com repercussão sistêmica; (2) definição de sepse para os casos confirmados como graves
- Sinais sistêmicos para suspeita de infecção materna grave possível incluem: frequência respiratória ≥ 25 irpm; frequência cardíaca ≥ 100 bpm; batimento cardíaco fetal > 160 bpm; temperatura < 36° ou ≥ 38°C; alteração do nível de consciência; saturação de oxigênio < 95%, pressão arterial sistólica < 90 mmHg; leucocitose < 4.000 ou > $16.000/mm^3$
- Na presença de quadro de sepse confirmada ou provável, inicia-se o manejo por meio do "pacote de 1 hora", que inclui: (a) ressuscitação volêmica com cristaloide; (b) colher hemoculturas; (c) medir o lactato sérico; (d) iniciar antibióticos de amplo espectro; e) infundir vasopressores se mantida hipotensão durante ressuscitação volêmica para manter PAM maior ou igual a 65 mmHg
- A interrupção da gestação em mulheres com sepse não estabilizada pode aumentar a probabilidade de morte materna. A não ser nos casos nos quais a causa da sepse seja intrauterina (corioamnionite), não há indicação de interrupção da gestação apenas pelo estado séptico.

48

Choque e Reanimação Cardiopulmonar

Melania Amorim
Roseli Nomura
Jorge Rezende Filho

Choque, 724
Reanimação
cardiopulmonar, 737

Choque

Definição

Choque pode ser definido como um estado de hipoxia celular e tecidual devido a oferta inadequada de oxigênio e/ou aumento do consumo ou, ainda, utilização inadequada do oxigênio. É uma condição grave de falência circulatória. Seus efeitos são inicialmente reversíveis, mas podem tornar-se rapidamente irreversíveis, levando, caso não seja reconhecido e tratado imediatamente, à disfunção múltipla de órgãos e sistemas (DMOS) e à morte. Por sua extrema gravidade, quando ocorre na gestante, é fator de risco para perda fetal.

O choque, particularmente o hemorrágico, é uma das principais causas de mortalidade materna, especialmente nos países em desenvolvimento. A maior parte dessas mortes pode ser evitada pelo pronto reconhecimento e pelo tratamento adequado de suas causas e consequências.

Classificação do choque em obstetrícia

Uma classificação etiopatogênica do choque em obstetrícia pode ser esquematizada como descrito a seguir (Tabela 48.1 e Figura 48.1):

- Choque hipovolêmico
  - Por perda de sangue: gravidez ectópica, descolamento prematuro da placenta (DPP), placenta prévia/acreta, ruptura uterina, lacerações do trajeto, retenção placentária e inversão uterina aguda
  - Por perda de líquido extracelular: hiperêmese gravídica e íleo paralítico

Tabela 48.1 Classificação do choque e suas principais causas no ciclo gravídico-puerperal.

Hipovolêmico	Hemorrágico	HPP, gravidez ectópica rota, hemorragia vaginal e uterina
Distributivo	Séptico	Infecções puerperais, endometriose, abscessos, pielonefrite, corioamnionite, DIPA
	Não séptico	Inflamatório (pancreatite, queimadura, trauma); Neurogênico (inversão uterina, TRM)
Cardiogênico	Cardiomiopatia	Miocardiopatia periparto, miocardite, ICC
	Arritmia	Taquiarritmias, bradiarritmias
	Mecânico	Doenças valvar, ruptura de cordoalha
Obstrutivo	Vascular pulmonar	TEP, hipertensão pulmonar
	Mecânico	Pneumotórax hipertensivo, tamponamento pericárdico
Misto/causas diversas		Endócrino (insuficiência suprarrenal, tireotoxicose, coma mixedematoso) Envenenamento

DIPA, doença inflamatória pélvica aguda; *HPP*, hemorragia puerperal; *ICC*, insuficiência cardíaca congestiva; *TEP*, tromboembolismo pulmonar; *TRM*, trauma raquimedular.

- Choque distributivo
  - Sepse: abortamento infectado, infecção puerperal e pielonefrite
  - Anafilaxia: embolia por líquido amniótico (ELA) e reações de hipersensibilização
  - Neurogênico: inversão uterina aguda (fase inicial)
- Choque cardiogênico: infarto agudo do miocárdio e cardiomiopatia periparto
- Choque obstrutivo: tromboembolismo pulmonar.

Na ELA, embora o termo sugira embolia dos pulmões, os distúrbios fisiopatológicos parecem ser aqueles da anafilaxia. Mais tarde, quando vigentes os defeitos da coagulação sanguínea, instala-se o choque do tipo hemorrágico.

Na inversão uterina aguda, pode ocorrer inicialmente hipotensão grave sem perda de sangue considerável. Nesse cenário, o choque é rotulado de neurogênico de origem vagal com bradicardia por estiramento dos ligamentos uterinos, embora o comum seja o sangramento desde o início do acidente, configurando choque hipovolêmico.

Com frequência, vários mecanismos de choque podem ocorrer em uma mesma paciente, não sendo fácil distinguir qual o componente preeminente. Exemplos:

- Hemorragia pós-parto grave, levando a choque hemorrágico e distributivo (síndrome da resposta inflamatória sistêmica – SIRS)
- Paciente com miocardiopatia periparto, miocardite ou miocardiopatia dilatada grave (cardiogênico) que apresenta sangramento (hipovolêmico) ou infecção (distributivo) no decorrer de uma internação
- Sepse ou pancreatite causando choque distributivo (resposta inflamatória associada a vasodilatação periférica), associado a componente hipovolêmico (inapetência, diarreia, vômitos) e ainda componente cardiogênico (depressão miocárdica relacionado à inflamação)
- Hemorragia (choque hipovolêmico) e inversão uterina (choque neurogênico).

Os principais tipos de choque na população obstétrica são o hipovolêmico, devido a hemorragias, e o distributivo, decorrente de infecções, sendo as principais causas de óbito materno no mundo.

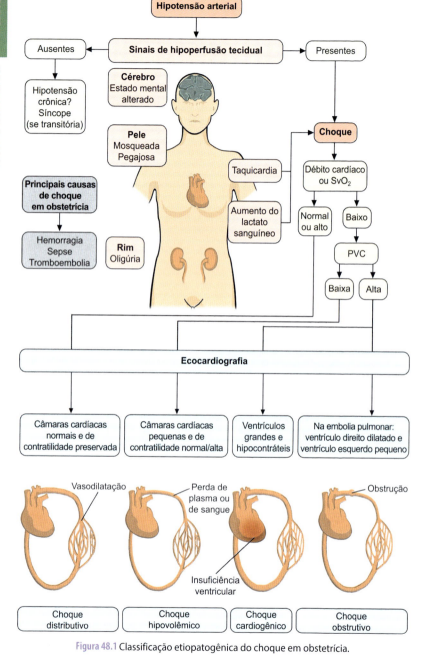

Figura 48.1 Classificação etiopatogênica do choque em obstetrícia.

Fisiopatologia e patogenia

Mecanismos de choque

A hipoxia celular decorre de uma redução da perfusão tecidual/oferta de oxigênio e/ou aumento do consumo ou utilização inadequada do oxigênio. A disfunção celular que decorre daí manifesta-se em nível sistêmico com acidose, disfunção endotelial e estímulo de cascatas inflamatórias que levam às manifestações clínicas do choque.

O lactato sérico, quando elevado, tradicionalmente tem sido usado como marcador de hipoperfusão e hipoxia tecidual. Essa molécula é, em grande parte, produto de metabolismo anaeróbio, em situações de hipoxemia absoluta ou relativa.

Fisiopatologia

Em síntese, os principais determinantes da perfusão tecidual e da pressão arterial (PA) são o débito cardíaco (DC) e a resistência vascular sistêmica (RVS), resumidos na equação:

$$PA = DC \times RVS$$

O DC é o produto da frequência cardíaca (FC) pelo volume sistólico (VS):

$$DC = FC \times VS$$

Os determinantes do DC são:

- Pré-carga
- Contratilidade
- Pós-carga.

A resistência vascular sistêmica depende dos seguintes fatores:

- Comprimento do vaso
- Diâmetro do vaso (tônus vascular)
- Viscosidade sanguínea.

Assim, alterações em quaisquer dessas variáveis podem resultar em hipotensão e choque. O perfil hemodinâmico medido por meio de cateter de artéria pulmonar (Swan-Ganz) ajuda a distinguir cada classe de choque (Figura 48.2). No entanto, o uso rotineiro desse cateter não está justificado, já que é um método invasivo, e sua instalação e manutenção estão associadas a riscos importantes (arritmias, infecções e sangramentos). Além disso, atualmente existem maneiras menos invasivas de se fazer o diagnóstico diferencial de choque.

Além das medidas macro-hemodinâmicas acima (PA, FC, DC e pressão venosa central [PVC]), podem-se adicionalmente utilizar medidas micro-hemodinâmicas, como o lactato, saturação venosa central de oxigênio ($SvcO_2$) e *gap* de dióxido de carbono. Essas variáveis podem ajudar no diagnóstico e no monitoramento da resposta ao tratamento.

Modificações do organismo materno com efeitos no choque

A gravidez é sede de importantes modificações fisiológicas, que alteram, entre outros, a intimidade da dinâmica dos sistemas respiratório e cardiovascular. É essencial que os envolvidos no processo de reanimação em gestantes conheçam esses pormenores e, principalmente, os meios de minimizá-los, a fim de retardar fenômenos anóxicos, como hipoxia e acidose – lesivos para a mãe e devastadores para o concepto.

Na gravidez, há hiperdinamia circulatória, com elevação de 15 a 20 bpm, bem como elevação de 40% do DC, o que pode determinar perdas sanguíneas mais exuberantes.

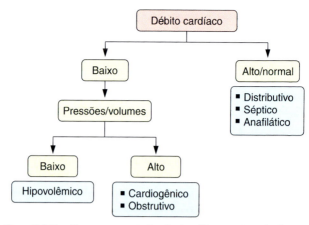

Figura 48.2 Algoritmo para caracterização dos diferentes tipos de choque.

Ademais, o volume plasmático sofre acréscimo de aproximadamente 50%, desproporcionalmente ao volume globular, que só aumenta cerca de 25%, levando à anemia fisiológica da gravidez, diminuindo a capacidade de transporte de oxigênio tecidual. Essa anemia contribui para que a anoxia durante o colapso materno surja precocemente, e as perdas sanguíneas sejam menos toleradas.

O aumento dos níveis de progesterona, responsável pelo relaxamento do esfíncter esofágico inferior e pelo retardamento do esvaziamento gástrico, somado ao aumento da pressão intra-abdominal causado pelo útero gravídico, fazem com que a grávida tenha maior risco de aspiração broncopulmonar.

Não são apenas as alterações hormonais que influem na dinâmica do organismo materno; fatores mecânicos também são responsáveis por mudanças, principalmente no que se refere aos volumes pulmonares. O aumento do volume uterino, resultando em elevação do diafragma, diminui a capacidade residual funcional. O relaxamento dos ligamentos das costelas aumenta os diâmetros do tórax, possibilitando maior volume-corrente. Além disso, a progesterona diminui a sensibilidade do centro respiratório ao oxigênio, levando a gestante à hiperventilação. Essa hiperventilação, somada à maior excreção de bicarbonato pelo sistema urinário, resulta em alcalose respiratória compensada fisiológica da gestação. Todas essas alterações tornam possível o equilíbrio no organismo da grávida, para que a maior parte da necessidade de oxigênio seja suprida. Todavia, quando a grávida desenvolve estado de hipoventilação (como no colapso materno), toda essa dinâmica é alterada, acelerando o surgimento de anoxia, hipoxia e acidose.

A partir de 20 semanas de gestação, na posição supina, o útero comprime a veia cava inferior e a aorta, o que diminui o retorno venoso e determina hipotensão supina. A própria hipotensão postural pode precipitar o colapso materno, que, nesse caso, é revertido quando o útero se desloca desses grandes vasos mediante mudança da paciente para decúbito lateral esquerdo. Essa compressão aortocava diminui em pelo menos 50% a eficácia das compressões realizadas durante a reanimação cardiopulmonar (RCP) feita na paciente.

Efeitos do choque no organismo materno

A diminuição do DC desarranja o metabolismo nas diferentes células do organismo. Quando a PA diminui exageradamente, o fluxo coronariano apresenta-se abaixo do requerido para a nutrição adequada do miocárdio. Isso resulta em depressão do coração, maior redução do DC e da PA. O débito urinário reduz-se pelo baixo fluxo sanguíneo renal.

Na gravidez, o choque ainda diminui a perfusão e a oxigenação placentária, levando a sofrimento e morte fetal. No processo final do choque, em decorrência da hipoperfusão, há insuficiente liberação de oxigênio e de nutrientes a células e tecidos, associada à inadequada depuração dos catabólitos. A hipoxia celular resultante torna anaeróbio o metabolismo aeróbio, resultando em produção aumentada de lactato e consequente acidose láctica. Persistência e piora do choque comprometem a integridade celular por falência dos sistemas liberadores de energia, com ruptura dos lisossomos e liberação de enzimas, que contribuem para digestão intracelular e morte.

Quadro clínico e diagnóstico

É muito importante reconhecer precocemente o choque, pois a recuperação do equilíbrio fisiológico só é possível nas primeiras fases. Ultrapassados esses estágios, as alterações tornam-se irreversíveis e resistentes a toda terapêutica.

No parto vaginal normal, a paciente perde cerca de 500 mℓ de sangue e, na cesárea, 1.000 mℓ. A grávida saudável a termo pode perder 1.000 mℓ de sangue sem distúrbio hemodinâmico significativo nem redução subsequente dos níveis de hemoglobina.

O diagnóstico do choque hemorrágico é óbvio quando a hemorragia é externa. A estimativa visual, todavia, não é adequada, pois subestima 50% do sangramento. A hemorragia interna é muito mais difícil de apurar. Metade a dois terços dos casos de hemorragia anteparto são decorrentes de DPP ou placenta prévia.

Os sinais e sintomas clínicos da paciente dão indícios da quantidade de sangue perdida e sua capacidade em lidar com o sangramento.

Perda de 10 a 15% do volume sanguíneo geralmente não altera a pressão sanguínea, mas pode causar leve taquicardia e hipotensão ortostática (choque leve). Há vasoconstrição do leito vascular do tegumento e da musculatura, e a paciente torna-se pálida, sente-se fraca e apresenta a pele fria.

Quando a perda sanguínea alcança 15 a 30% do volume sanguíneo, há ligeira queda da pressão sistólica, taquicardia e sensação de sede, em adição a fraqueza (choque moderado). O corpo responde pela redução do fluxo de sangue aos intestinos e aos rins, resultando em oligúria.

Perda de sangue maior que 30 a 40% pode diminuir a pressão sistólica para 60 a 80 mmHg ou menos. A hipotensão resulta em perfusão deficiente do coração e do sistema nervoso central. Além de pálida e com oligúria, a paciente apresenta-se confusa, inquieta e exibe alterações no eletrocardiograma (choque grave).

PA, pulso, volume urinário e PVC são parâmetros muito usados para caracterizar o quadro de choque e avaliar os resultados terapêuticos. A medida da pressão existente nas grandes veias de retorno ao coração é importante para avaliar a hemodinâmica de pacientes em choque, pois reflete o estado da volemia em relação à bomba cardíaca. A PVC varia diretamente com o volume sanguíneo e indiretamente com a eficácia da bomba cardíaca. PVC abaixo de 8 cmH$_2$O já indica hipovolemia, e níveis superiores a 14 a 15 cmH$_2$O podem sugerir bomba cardíaca insuficiente ou hipervolemia.

O conhecimento do volume urinário é fundamental, constituindo o melhor sinal para avaliar a perfusão de sangue nos tecidos. Diurese menor que 25 a 30 mℓ/hora indica oligúria e reflete hipoperfusão visceral. Não se deve confundir a oligúria do choque com a da insuficiência renal aguda. A necrose tubular dos rins é tardia; ocorre, muitas vezes, 24 horas após o acidente isquêmico. Na insuficiência renal aguda, a oligúria não cede, mesmo após correção do distúrbio hemodinâmico.

Diagnóstico da causa do choque

O diagnóstico preciso do choque é baseado em uma miríade de parâmetros clínicos, bioquímicos e hemodinâmicos. Para um choque ainda indeterminado, sugerem-se os seguintes passos diagnósticos:

- Coletar história clínica:
  - Sangramento importante durante assistência ao parto ou perioperatório, procedimentos recentes ou trauma, vômitos incoercíveis
  - Febre, toxemia, outros sinais de infecção, imunossupressão, uso de dispositivos invasivos
  - História de tromboembolismo venoso
  - História cardíaca: dispneia de início recente (durante gravidez ou puerpério), ortopneia, informação prévia sobre função e estrutura cardíaca, eletrocardiograma, ecocardiograma
  - Medicações atuais, alergias e mudanças recentes na lista de medicações
- Exame físico minucioso: avaliar sensório, mucosas, veias, pulmões, coração e abdome, pele e genitália interna e externa (de acordo com a história clínica).

Sinais de alerta

Pelo menos dois destes sinais sugerem o diagnóstico:

- Hemodinâmica
  - Hipotensão: PA média (PAM) < 65 mmHg ou queda importante em relação à PA de base
  - Taquicardia e índice de choque alto: o índice de choque ou índice cardíaco (IC) (FC/PAS) é um modo conveniente de entender a taquicardia no contexto da PA. Índice > 0,8 sugere instabilidade importante e possível choque
  - Bradicardia: o DC é diretamente proporcional à FC. Bradicardia grave (< 45bpm) deve sempre ser motivo de preocupação como causa de choque. Mesmo que a pressão seja mantida pela vasoconstrição compensatória, o DC e a perfusão podem não ser adequados
- Baixo débito urinário (urina escura): débito urinário abaixo de 0,5 mℓ/kg/hora chama atenção para possível hipoperfusão renal
- Perfusão da pele:
  - Mãos e joelhos frios: são um sinal precoce de vasoconstrição com baixo débito
  - Pele mosqueada (*mottling*): menos sensível, porém mais específico para hipoperfusão e alta mortalidade. Esse sinal sugere uma vasoconstrição endógena e que talvez o paciente possa se beneficiar de aumento do DC (p. ex., dobutamina), mas não de vasoconstritores adicionais. Para avaliação do mosqueamento da pele pode-se utilizar o *Mottling Score*, em que um escore mais elevado em pacientes chocados é preditor de maior mortalidade (Figura 48.3)
  - Urticária, *flushing* e prurido: são sugestivos de anafilaxia; na dúvida, tratar empiricamente e imediatamente
  - Alteração do estado mental: sonolência, rebaixamento do nível de consciência e *delirium* também podem ser manifestações de choque.

Em seguida, o choque deve ser avaliado de maneira multimodal, analisando conjuntamente o quadro clínico, a avaliação hemodinâmica da paciente e a causa.

- Testes laboratoriais básicos incluem:
  - Gasometria, lactato, SvcO$_2$ (reflete o balanço entre oferta e consumo de oxigênio)
  - Hemograma, coagulograma, culturas
  - Eletrólitos, função renal e hepática, troponinas, peptídeo natriurético (BNP)
  - Outros: cortisol, hormônio tireoestimulante e T$_4$ livre.

Adicionalmente, devem ser realizados radiografia de tórax, eletrocardiograma e ultrassonografia à beira do leito; garantir acesso venoso central e linha arterial; e providenciar medidas hemodinâmicas obtidas de cateter de artéria pulmonar ou monitoramento minimamente invasivo com ecocardiografia à beira do leito ou por meio de análise de contorno de onda de pulso e termodiluição transpulmonar (Figura 48.4).

Mottling score em pacientes em choque

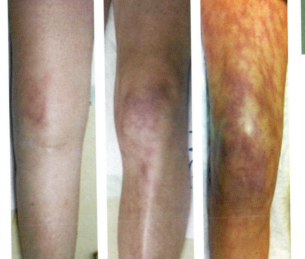

Figura 48.3 *Mottling score* (escore de mosqueamento da pele). Quanto maior o escore, maior a probabilidade de óbito em pacientes chocados. (Adaptada de Ait-Oufella H, Bourcier S, Alves M et al. Alteration of skin perfusion in mottling area during septic shock. Ann Intensive Care. 2013;3:31.)

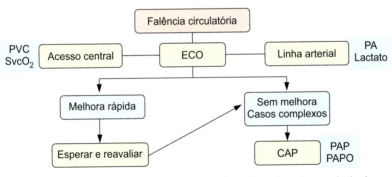

Figura 48.4 Avaliação e estratégia de monitoramento da paciente chocada, usando desde ecografia (não invasivo) até cateter de artéria pulmonar.

A ultrassonografia à beira do leito, nos dias atuais, vem sendo bastante utilizada no diagnóstico diferencial do choque e no monitoramento de resposta terapêutica. Serve inclusive para guiar procedimentos (p. ex., drenagem pericárdica por tamponamento).

Uma sugestão atual no atendimento de pacientes chocados é integrar exame físico, monitoramento minimamente invasivo e ultrassonografia à beira do leito (Figura 48.5). Essa abordagem funciona melhor em pacientes previamente saudáveis com um único mecanismo de choque. Pacientes com múltiplas comorbidades ou com choque multifatorial podem ser difíceis de se categorizar.

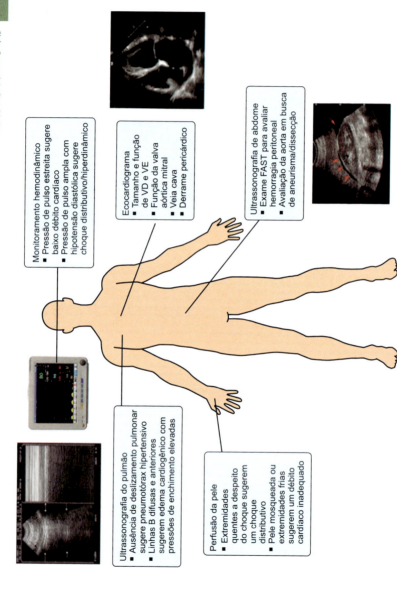

Figura 48.5 Avaliação do choque à beira do leito com o auxílio da ultrassonografia.

Outros exames complementares auxiliam o diagnóstico e orientam o tratamento. Os mais usados em obstetrícia são:

- Ecocardiograma materno (avaliação do DC), PVC e saturação de oxigênio venoso (SVO_2) são fundamentais para individualizar os tipos de choque e orientar o tratamento
- A ultrassonografia obstétrica de emergência é muito útil para diagnosticar a placenta prévia e fazer diagnóstico diferencial com as demais causas de hemorragia na gravidez; no DPP, o coágulo retroplacentário só é visualizado em 25% dos casos
- A ultrassonografia abdominal pode diagnosticar hematoma subcapsular do fígado (síndrome HELLP [hemólise, enzimas hepáticas elevadas, baixa contagem de plaquetas]) e hemorragia intraperitoneal
- A cardiotocografia normal sugere que a paciente não apresenta choque grave.

Sequelas

No primeiro plano dos efeitos patológicos está o rim. Com a diminuição da pressão sanguínea (abaixo de 80 mmHg), instala-se oligúria, causada pela pressão de filtração insuficiente. A anoxia dos rins é tão acentuada que determina necrose tubular, sobrevindo a lesão renal aguda. Descrevem-se, nas mesmas circunstâncias, lesão isquêmica e necrose do lobo anterior da hipófise, o que constitui a síndrome de Sheehan. A hipófise normal aumenta de volume na gravidez, à conta da hiperplasia das células secretoras de prolactina, e, por isso, é suscetível à lesão após grave hemorragia do pós-parto. Classicamente, o principal sintoma é a incapacidade de lactação/amenorreia e graus variáveis de insuficiência hipofisária anterior. O diabetes insípido não é usual. No pulmão, observa-se síndrome da angústia respiratória aguda (SARA). Na gravidez, o choque leva ao sofrimento e à morte fetal.

Tratamento

Abordagem inicial e estabilização

O rápido manejo do choque é extraordinariamente importante. A maioria das doenças graves pode causar choque, que é um *continuum* fisiopatológico que começa com um evento inicial, o qual pode progredir por vários estágios (pré-choque, choque e disfunção de órgãos). Essa progressão pode ser irreversível e levar à morte.

Não se deve retardar o tratamento do choque, mesmo enquanto ainda se está procurando sua causa. É deletério esperar que a paciente fique hipotensa para se iniciar o tratamento, já que, em uma fase inicial, está-se tratando, em obstetrícia, de pacientes jovens, em geral previamente hígidas, com alguma reserva fisiológica, podendo ter um choque "compensado". Nessa fase, alterações como taquicardia, sonolência e tempo de enchimento capilar aumentado (maior que 3 segundos) são sinais de alerta para uma abordagem precoce e diligente dessas pacientes.

Apesar disso, todos os esforços devem ser feitos para identificar a causa e tratá-la. Em alguns casos a etiologia é clara (p. ex., choque hemorrágico por hemorragia pós-parto), mas, em outros, é menos óbvia (p. ex., choque obstrutivo por tromboembolismo pulmonar [TEP] maciço). Uma vez feito o diagnóstico, devem-se usar estratégias específicas e monitorar a resposta ao tratamento (p. ex., PA, DC, débito urinário, nível de consciência e valor de lactato).

As principais causas do colapso materno são apresentadas na Figura 48.6.

Modificações do organismo materno e o manejo no choque. A despeito das modificações fisiológicas que acontecem durante a gravidez, as abordagens diagnóstica e terapêutica seguem os mesmos princípios da paciente não grávida. As reservas fisiológicas, de certa forma comprometidas com a gestação (anemia, diminuição da capacidade residual funcional pulmonar e da pré-carga pela compressão da veia cava pelo útero gravídico), quando exacerbadas por um choque, podem acelerar o surgimento de hipoxia e acidose.

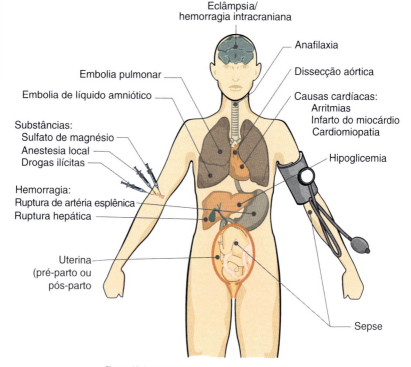

Figura 48.6 Principais causas de colapso materno.

Estabilização

A estabilização deve começar imediatamente, de preferência antes mesmo que a causa do choque seja conhecida. As seguintes intervenções devem ser consideradas:

- Suporte ventilatório: administrar oxigênio, tentando manter saturação entre 93 e 94%, e lembrando que a oximetria pode não ser confiável. Garantir ventilação adequada, realizando intubação orotraqueal (IOT), principalmente daqueles pacientes com dispneia grave, hipoxemia ou acidose grave
- Reanimação volêmica: garantir acesso venoso calibroso (dois acessos). Pacientes com suspeita de choque sem etiologia definida devem receber infusão de cristaloides. Sempre que possível, deve-se fazer avaliação de fluidorresponsividade, visando determinar o benefício de expansões subsequentes e limitar o risco de efeitos adversos. A paciente é considerada fluidorresponsiva quando há aumento do VS ou do DC de 10 a 15% após expansão volêmica. Há inúmeros métodos para avaliação de fluidorresponsividade, alguns mais invasivos (cateter de artéria pulmonar), outros menos (p. ex., variação da pressão de pulso [Δ-PP], medida de integral tempo velocidade ou Vti com ecocardiografia após *passive leg raising* (elevação passiva dos membros inferiores).

Situações que merecem cautela durante a reanimação hídrica:

- Pacientes com sinais de congestão à radiografia ou à ausculta pulmonar ou linhas B bilateralmente na ultrassonografia de pulmão
- Pacientes com pressões de enchimento elevadas (p. ex., cava inferior dilatada sem variação durante o ciclo respiratório) provavelmente não têm benefício.

Fluidos devem ser dados em *bolus* (p. ex., 250 a 500 mℓ) com atenção à resposta da paciente. A quantidade total em geral deve se limitar a I a 2 ℓ na ausência de história que sugira depleção volêmica substancial (p. ex., gastrenterite grave com diarreia profusa).

Importante salientar que a reanimação hídrica deve ser feita, preferencialmente com soluções balanceadas (Ringer com lactato e Plasma Lyte), que são soluções mais "fisiológicas" que o próprio soro fisiológico, o qual, quando infundido em grande volume, predispõe a acidose metabólica hiperclorêmica, além de estar associado a piores desfechos renais (p. ex., hemodiálise).

Evidências de boa qualidade têm mostrado que o uso de coloides, ou *starches*, como o hidroxietilamido (HES) ou como o Voluven®, principalmente na população de doentes críticos, sépticos e com disfunção renal, está associado com efeitos adversos graves, como lesão renal e coagulopatia, sem trazer efeito positivo. Não há comprovação de efeitos positivos. Em relação à albumina, apesar de tão segura quanto os cristaloides, ela tem alto custo e não mostra benefícios em termos de mortalidade, portanto seu uso é mais restrito.

A administração de fluidos pode ser diagnóstica e terapêutica em situações onde se suspeita de hipovolemia:

- Se o choque se resolve apenas com reanimação hídrica, isso apoia o diagnóstico de hipovolemia
- Se a reanimação falha, isso sugere um diagnóstico alternativo. Isso é especialmente verdade se a reanimação hídrica resulta em pressões de enchimento adequadas (p. ex., veia cava repleta) sem a resolução do choque.

▸ Administração de vasopressores e inotrópicos

A administração de vasopressores deve ser iniciada imediatamente, caso persistam a hipotensão e a má-perfusão, a despeito da reanimação volêmica. Como não está claro qual seria a pressão de perfusão ideal para cada paciente, sugere-se manter uma PAM > 65 a 70 mmHg, pois um alvo maior pode ser danoso.

A primeira escolha é a norepinefrina. Outros vasopressores podem ser associados, como a vasopressina (age em receptores diferentes dos receptores adrenérgicos) ou a epinefrina (efeito inotrópico adicional), principalmente em choques refratários (norepinefrina > 0,5 mcg/kg/minuto). Norepinefrina pode ser dada em acesso periférico com monitoramento cuidadoso do sítio de inserção e por períodos limitados de tempo.

Inotrópicos devem ser administrados quando há suspeita de baixa PA.

Manejo específico dos principais tipos de choque na paciente obstétrica

Após abordagem inicial e estabilização, o tratamento empírico deve ser administrado precocemente (p. ex., antibióticos no choque séptico). A resposta deve ser monitorada e a terapia, refinada, assim que um diagnóstico mais claro for dado.

▸ Choque hipovolêmico/hemorrágico

O manejo do choque hipovolêmico se baseia na reposição de fluidos com o objetivo de repor o déficit hídrico daquela paciente, que, por vezes, pode se resolver com a reanimação inicial.

No caso da paciente obstétrica, como a hemorragia é a principal causa de choque hipovolêmico, a abordagem prioritária deve incluir o controle do sangramento.

O manejo detalhado da hemorragia pós-parto (ver Capítulo 54) está relacionado com a causa (atonia uterina é a causa mais frequente) e deve incluir:

- Reanimação inicial com cristaloides com a menor alíquota possível, logo seguida de hemoderivados, visando diminuir a exacerbação da tríade letal (hipotermia, acidose e hemodiluição) associada à reanimação e que leva à coagulopatia. Sugere-se, ainda, tolerar PA mais baixa (hipotensão permissiva), já que o aumento da pressão pode contribuir para o sangramento

- Massagem uterina
- Uso de medicações específicas (ocitocina, metilergonovina, misoprostol e ácido trane-xâmico)
- Tamponamento uterino com balão
- Correção de lacerações do trajeto, quando presentes
- Cirurgia/radiointervenção (suturas compressivas, embolização e histerectomia).

▶ Choque séptico

Em qualquer choque no qual a sepse é uma provável causa, é fundamental iniciar antibióticos o mais rapidamente possível. O espectro antibiótico deve ser amplo e baseado em aspectos de cada paciente (sítio provável de infecção, uso recente de antibiótico, imunossupressão e comorbidades) e epidemiologia local (comunidade *versus* hospital). Sugere-se a coleta de culturas antes da administração do antibiótico, desde que não se postergue sua utilização. Na Figura 48.7 estão as recomendações da *Surviving Sepsis Campaign* (SSC) de 2017.

- Abordar prontamente o foco infeccioso (abscessos pélvicos, fasciites necrosantes, aborto infectado) cirurgicamente ou por meio de procedimentos menos invasivos (ex.: drenagens percutâneas, curetagem).
- Apesar de alguns estudos demonstrarem que o corticoide facilita o desmame de vasopressores, apenas um trabalho de boa qualidade sugere que o uso de corticoide possa diminuir a mortalidade, principalmente no subgrupo de pacientes mais graves.

▶ Choque obstrutivo

O tratamento específico desse choque depende da causa da obstrução:

- TEP: diferentemente do TEP sem sinais de instabilidade hemodinâmica/choque, nesse caso é imprescindível que seja realizada a trombólise mecânica (preferencialmente) ou química
- Pneumotórax hipertensivo: drenagem torácica o mais rapidamente possível. Se demorar, sugere-se descompressão com agulha (cateter venoso calibroso), introduzida no segundo espaço intercostal, na linha hemiclavicular do lado acometido
- Tamponamento cardíaco: a drenagem pericárdica é considerada um procedimento salvador. Deve ser realizada o mais rapidamente possível, de preferência guiada por ecocardiografia.

▶ Choque cardiogênico

Quando esse tipo de choque aparece na gestante (miocardiopatia periparto, miocardite, infarto), o manejo deve ser feito com uso de inotrópicos, e, em caso de refratariedade,

---

PACOTE DA PRIMEIRA HORA
RESSUSCITAÇÃO INICIAL DA SEPSE E DO CHOQUE SÉPTICO (COMEÇAR IMEDIATAMENTE):

1) Medir o lactato sérico*
2) Obter culturas antes de administrar os antibióticos
3) Administrar 30 mℓ/kg de cristaloide para hipotensão ou lactato ≥ 4 mmol/ℓ
4) Vasopressores se hipotensão durante ou após ressuscitação hídrica para manter PAM ≥ 65 mmHg

*Repetir a medida do lactato se estiver elevada (> 2 mmol/ℓ)

Figura 48.7 Pacote da primeira hora da *Surviving Sepsis Campaign*, 2021.

suporte mecânico (balão intra-aórtico e oxigenação por membrana extracorpórea) deve ser instalado. Sugere-se encaminhar a paciente para unidades habituadas com esse tipo de procedimento e suporte de equipe de cardiologia, inclusive com equipe de transplante cardíaco.

▸ Choque anafilático

A droga essencial para tratar o colapso hemodinâmico e respiratório (edema de glote e hipoxemia) desse tipo de choque é a epinefrina. Apesar de dramático, se prontamente tratado, tem altas chances de reversão.

A embolia amniótica, considerada eminentemente um choque anafilático por seus mecanismos fisiopatológicos, apresenta, além do comprometimento hemodinâmico e respiratório, um distúrbio de coagulação (coagulação intravascular disseminada [CIVD]) bastante característico e que piora o prognóstico. Além do suporte orgânico, o tratamento da coagulopatia nesses casos é essencial (ver Capítulo 30).

Fases do tratamento do choque

Essencialmente, há quatro fases no tratamento do choque, e os objetivos terapêuticos e o monitoramento devem ser necessariamente adaptados a essas fases (Figura 48.8).

A fase de sobrevivência tem como principal objetivo atingir PA e DC compatíveis com a sobrevida materna imediata, incluindo o monitoramento invasivo mínimo, quase sempre necessário. A fase de otimização foca a disponibilidade de oxigênio celular, o monitoramento do PA, a saturação do oxigênio venoso misto e o nível de lactato no sangue. A estabilização objetiva prevenir a disfunção orgânica, mesmo após se obter estabilização hemodinâmica. O foco da fase de descalonamento é descontinuar paulatinamente os agentes vasoativos e promover medidas para alcançar balanço hídrico negativo.

Reanimação cardiopulmonar

Incidência e importância

A parada cardiorrespiratória (PCR) é um evento raro na gestação, sendo descrita classicamente uma frequência de parada cardíaca de 1:20 mil a 1:30 mil partos. Outros estudos, realizados no Reino Unido e no Canadá, têm mostrado que paradas cardíacas na gestação têm ocorrido mais frequentemente, em até 1:12 mil partos. Possivelmente, o envelhecimento da população, com consequente aumento da frequência de fatores de risco, como hipertensão, cardiopatias, obesidade e cesarianas (que cursam com maior risco de acidentes anestésicos e doenças tromboembólicas), tem aumentado a frequência desses eventos.

	Sobrevivência	Otimização	Estabilização	Descalonamento
Fase				
Foco	Obtenha mínimo aceitável de PA Medidas de suporte básico de vida	Providencie adequado suprimento de O_2 Otimize débito cardíaco, SvO_2, lactato	Providencie suporte orgânico Minimize complicações	Reduza agentes vasoativos Atinja balanço hídrico negativo

Figura 48.8 Fases do tratamento do choque.

As alterações gravídicas da gestação tornam a reanimação mais difícil. Nenhum profissional reúne experiência suficiente em reanimações nessas circunstâncias, o que torna o treinamento e o uso de protocolos e fluxogramas fundamental para otimizar a reanimação e melhorar o prognóstico das pacientes e de seus fetos.

É de fundamental importância que todo profissional que atende em urgências, mesmo que não obstétricas, esteja familiarizado com as peculiaridades da reanimação da paciente gestante. A reanimação nesses casos envolve desde as pequenas modificações que precisam ser feitas, até mesmo a decisão e a realização em tempo adequado da cesárea *perimortem*, pois essa medida faz parte das manobras de reanimação da mulher gestante, e todo profissional deve estar preparado para sua realização se necessário.

As causas mais comuns relatadas de PCR na gravidez são hemorragia, tromboembolismo pulmonar, ELA, doença cardíaca, sepse, complicações anestésicas e trauma. A taxa de sobrevivência materna e fetal é variável de acordo com a causa da PCR. A sobrevivência materna varia entre 17 e 59% e a fetal, de 61 a 80%, com aproximadamente 88 a 100% dos neonatos sobreviventes neurologicamente intactos.

Durante a RCP, deve-se buscar mentalmente as principais causas tratáveis. Além da regra dos 5H e 5T, que se utiliza em pacientes em geral, sugere-se utilizar um mnemônico com causas relacionada a gestação (Tabela 48.2).

Toda a descrição dos procedimentos, desde o diagnóstico até o retorno ao ritmo sinusal (RSS) ou finalização das manobras de reanimação, é descrita de acordo com as diretrizes da American Heart Association (AHA), publicadas em 2010 e atualizadas em 2015, com atualizações realizadas posteriormente, sendo a última em 2019. A edição de 2015 da diretriz AHA apresentou direcionamento especial para a RCP na gestação.

Tabela 48.2 Etiologia da parada cardíaca em obstetrícia (buscar uma causa tratável).

A	Anestesia/Acidentes
B	Sangramentos (*bleeding*)
C	Cardiovascular
D	Drogas
E	Embolias
F	Febre
G	Causas Gerais (não obstétricas)
H	Hipertensão

Causas gerais – 5H e 5T

- Hipovolemia
- Hipoxia
- Hipercalcemia
- Hipotermia
- H + íons (acidose)
- Pneumotórax hipertensivo (tórax)
- Tamponamento
- Toxinas
- Trombose (embolia)
- Trombose (infarto)

Adaptada de Jeejeebhoy FM, Zelop CM, Lipman S, et al.; American Heart Association Emergency Cardiovascular Care Committee, Council on Cardiopulmonary, Critical Care, Perioperative and Resuscitation, Council on Cardiovascular Diseases in the Young, and Council on Clinical Cardiology. Cardiac Arrest in Pregnancy: A Scientific Statement From the American Heart Association. Circulation. 2015;132(18):1747-73.

Diagnóstico

O diagnóstico de PCR é dado, dentro de um ambiente hospitalar, em pessoas não contactantes, com respiração agônica ou ausente, após três chamados com estímulo esternal.* Diante dessa situação, deve-se imediatamente iniciar RCP com a massagem cardíaca externa (MCE).

Conduta

Ajuda. Como em toda emergência, é necessária uma equipe para reanimar uma paciente, e, assim que o diagnóstico é estabelecido, a equipe completa deve ser convocada para a reanimação de forma clara e precisa.

Comando. Em uma PCR, um membro da equipe deve tomar a frente e assumir o comando da parada, coordenando toda a reanimação e controlando a situação. Esse membro da equipe habitualmente é o mais experiente e deve designar tarefas aos demais membros da equipe, mantendo a calma e garantindo que o protocolo seja seguido.

Trabalho em equipe. Sem um trabalho em equipe coordenado, com cada membro desempenhando uma função de forma ordenada, não existirá boa resposta a um evento de PCR. Dentro dos membros da equipe, alguém deve ser designado pelo coordenador para cronometrar o tempo da PCR e os tempos dos ciclos de massagem, drogas e desfibrilação.

Resposta em cadeia fechada. Todo comando dado pelo coordenador da PCR deve ser respondido ao coordenador em cadeia fechada, de forma que se confirme que aquele procedimento foi efetivamente realizado

Reanimação cardiopulmonar na gestante

- Posicionamento
  - Útero: para fins de RCP, não é necessário estabelecimento rigoroso da idade gestacional, pois o mais importante é o efeito hemodinâmico que o útero gravídico causa na mulher. Dessa forma, desde a diretriz de 2015, simplificou-se a avaliação uterina, definindo-se que, se o útero se encontra acima da cicatriz umbilical, ele é grande o suficiente para causar alterações hemodinâmicas e compressão aortocava e merece ser desviado para a esquerda (Figura 48.9). Não se recomenda mais o uso de inclinação da própria paciente com pranchas, compressas ou equipamentos outros, pois esses métodos diminuem a eficiência da massagem cardíaca
  - Membros inferiores (MMII): algum integrante da equipe deve providenciar a elevação dos MMII. Essa medida é muito importante, pois um volume significativo de sangue fica represado nos MMII na mulher gestante devido à dificuldade de retorno venoso, e a elevação permite a otimização das manobras de reanimação. O ideal é que seja providenciado um suporte com algum equipamento, que pode ser a elevação do próprio leito ou o uso de almofadas triangulares, ou até mesmo de uma bola de Bobat (bola suíça), se disponível, para que o integrante da equipe possa voltar a colaborar em outra função da RCP.
- Mnemônico de reanimação: CABD
  - C: a letra "C" representa a MCE e é o ponto mais importante de toda a RCP. Ela deve ser iniciada imediatamente após o diagnóstico da PCR e mantida com interrupções

---

*Profissionais de saúde podem, durante os estímulos (10 segundos), buscar pulso central, mas não retardar a RCP tentando localizá-lo.

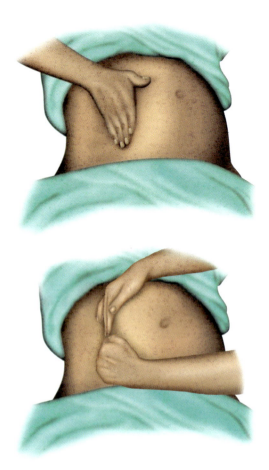

Figura 48.9 Deslocamento manual uterino.

mínimas, a fim de garantir uma perfusão adequada miocárdica substancialmente mais elevada. As compressões torácicas devem ser realizadas com as mãos, uma posicionada sobre a outra no esterno, entre o terço médio e o terço inferior. Na gestante, principalmente no fim da gestação, recomenda-se que as mãos sejam colocadas um pouco mais altas (Figura 48.10). As compressões devem ser feitas em uma frequência de 100 a 120 por minuto e com profundidade de 5 a 6 cm, permitindo-se que o tórax retorne e se expanda após cada compressão. Manter essa velocidade e essa profundidade é fundamental para que o coração se encha novamente após cada massagem, garantindo PA adequada. As compressões devem ser mantidas e somente interrompidas para checar o ritmo da parada e desfibrilação, se necessário. Aproveita-se esse momento para checar pulsos e trocar o massageador, já que, após 2 minutos de massagem, a eficiência do massageador começa a diminuir

- A: manter a permeabilidade das vias respiratórias deve ser a medida inicial enquanto o material de RCP chega ao local de reanimação. O posicionamento da cabeça deve ser realizado com a manobra de leve extensão e suspensão da mandíbula (Figura 48.11). Em seguida, deve-se iniciar utilizar a cânula de Guedel, para estabelecer

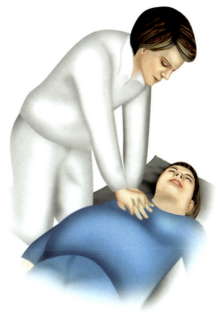

Figura 48.10 Massagem cardíaca externa.

uma via respiratória provisória e iniciar ventilação ambu-máscara, enquanto se estabelece via respiratória definitiva.*

- B: para ventilação na PCR, recomenda-se a suplementação com oxigênio a 100%, o que tem especial importância na gestação, já que existe uma propensão a mais rápida dessaturação. Enquanto não foi estabelecida a via respiratória definitiva deve-se manter duas ventilações para cada 30 massagens cardíacas (2:30). Após o estabelecimento da via respiratória, a contagem de ventilações e massagens se dá de forma independente e se mantêm 8 a 10 ventilações
- D (desfibrilação): a desfibrilação é prioridade precoce na RCP, porém, exceto na rara eventualidade em que a PCR é flagrada no monitor, reconhecendo-se um ritmo chocável e, se o desfibrilador já estiver pronto para descarregar, deve-se sempre iniciar a RCP com massagem cardíaca, preparar toda a desfibrilação (carregar o desfibrilador deixando-o pronto para utilização caso seja necessário) e, nesse momento, checar o ritmo, realizando a desfibrilação se indicada. Os ritmos em que a desfibrilação está indicada são a fibrilação ventricular (FV) e a taquicardia ventricular (TV) sem pulso, chamados ritmos chocáveis. Os ritmos não chocáveis são a atividade elétrica sem

---

*A via respiratória na gestante é um grande desafio. Se por um lado existe risco de dessaturação mais precoce e menor tolerância à hipoxia, o que privilegiaria a conduta mais agressiva em relação ao estabelecimento da via respiratória definitiva, toda gestante é considerada uma paciente com via respiratória difícil. A diretriz do AHA de 2015, considerando que, muitas vezes, os primeiros socorristas de gestantes, geralmente obstetras, não têm grande experiência com via respiratória, indica que deve ser privilegiada a ventilação ambu-máscara e solicitada ajuda de um laringoscopista experiente, que, habitualmente, no plantão de obstetrícia, é o anestesista. Existe a recomendação de que não sejam feitas mais que duas tentativas de laringoscopias, pois isso levaria a traumas e sangramento em via respiratória e interrupções na RCP. Preferir a máscara laríngea como instrumento de resgate, de fácil utilização. Nas diretrizes mais recentes do AHA em 2019, as recomendações gerais de via respiratória, não especificando o estado gestacional, colocam como opcional o uso de ambu-máscara ou ambu para RCP.

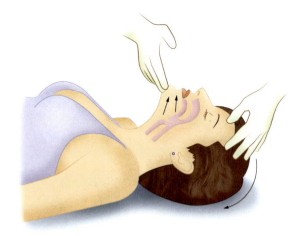

Figura 48.11 Posicionamento da cabeça com hiperextensão do pescoço.

pulso (AESP) e a assistolia (Figura 48.12). Devem-se utilizar os desfibriladores bifásicos. A cada ciclo os choques são únicos e se utilizam cargas de 120 a 200 J. A posição das pás é a mesma que em pessoas não gestantes.

- Fármacos
  - Acesso venoso: o acesso venoso não é uma prioridade inicial, mas deve ser providenciado enquanto a RCP começa a ser realizada por algum membro da equipe multiprofissional e estar disponível após o fim do estabelecimento do ritmo, pois pode ser necessário para administração de drogas. O acesso venoso deve ser estabelecido com cateter calibroso em veia de membro superior; como segunda opção, recomenda-se a via intraóssea. Caso não estejam disponíveis essas vias, uma veia central é a última opção. Não é recomendado o uso de veias abaixo do diafragma. Após a administração de cada dose de medicação, lembrar de administrar 20 mℓ de solução salina e elevar o membro superior em que for administrada a solução, para garantir que a droga chegue à circulação central

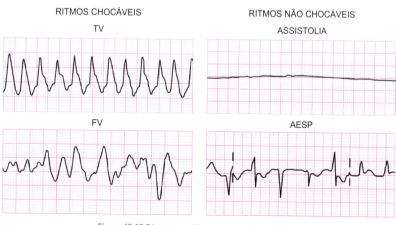

Figura 48.12 Ritmos cardíacos na parada cardíaca.

- Epinefrina: é de fundamental importância identificar o ritmo da PCR, pois o uso da droga parece levar a prognóstico diferente de acordo com o ritmo da PCR. Logo após o reconhecimento do ritmo da PCR, em caso de ritmo não chocável, deve-se utilizar epinefrina intravenosa. Em casos de ritmo chocável, a epinefrina deve ser utilizada após falha dos primeiros choques sem retorno ao ritmo, logo após o segundo choque. A epinefrina deve ser feita na dose de 1 mg por via intravenosa (IV) ou intraóssea (IO), a cada 3 a 5 minutos. Não existe vantagem no uso da vasopressina na PCR
- Amiodarona: a amiodarona deve ser feita em casos de ritmo chocável resistente sem retorno ao ritmo, logo após o terceiro choque. A dose deve ser 300 mg intravenosa em *bolus*, podendo ser repetida mais 150 mg.
- Ciclo (Figura 48.13)
  - Um ciclo de RCP tem a duração de 2 minutos e inclui:
    - MCE de alta qualidade
      - 100 a 120 compressões/minuto
      - 5 a 6 cm de profundidade
      - Retorno do tórax
    - Ventilação adequada
      - 2 ventilações/30 massagens (se sem via respiratória definitiva)
      - 8 a 10/minuto (se via respiratória definitiva)
  - Durante o ciclo, preparar para desfibrilação e deixar drogas prontas
  - Ao fim de cada ciclo, checar o ritmo da PCR:
    - Se chocável (TV/FV): choque 200 J (após desligar oxigênio e pedir para todos se afastarem)
      - Após segundo choque: epinefrina 1 mg IV a cada 3 a 5 minutos
      - Após terceiro choque: amiodarona 300 mg
    - Se não chocável (AESP/assistolia): epinefrina 1 mg a cada 3 a 5 minutos
    - Checar pulsos.

▶ Cesárea *perimortem*

Atualmente, a cesárea *perimortem* faz parte dos procedimentos de reanimação da gestante, e todos aqueles que trabalham em urgências e estão expostos a receber gestantes em PCR precisam estar preparados para realizar o procedimento. Desde um estudo clássico realizado, que se baseou na chance de sobrevivência intacta de fetos e no qual se observou também aumento da sobrevivência materna, determinou-se que, se até 4 minutos de reanimação a gestante não tiver RSS, deve-se iniciar uma cesárea para retirada do concepto até o quinto minuto, o que ficou conhecido como "Regra dos Quatro Minutos".*

Em 2015, a diretriz da AHA ressaltou a importância do procedimento em todo útero acima da cicatriz umbilical, independentemente da vitalidade do feto, pois os efeitos mais importantes seriam o alívio da compressão aortocava e a autotransfusão materna com a retirada do feto, o que otimiza a reanimação materna melhorando as chances de RSS.

A diretriz enfatiza que o procedimento deve ser realizado no local onde ocorreu a PCR (intra-hospitalar), sem necessidade de procedimentos antissépticos ou, se feitos, devem ser bastante abreviados (p. ex., derramar solução de clorexedina sobre a parede abdominal), e sem necessidade de instrumental, exceto um bisturi. Não se recomenda, sob qualquer hipótese, a remoção da grávida em PCR para o centro cirúrgico.

---

*Recentemente, tem se chamado a atenção para o fato de que, quando as pessoas se fixam na regra dos 4 minutos, muitas vezes o procedimento só começa a ser realizado mais tarde. Assim, a intenção de realizar a cesárea *perimortem* **deve ser pensada e decidida a partir do momento da PCR**, pois, até que a equipe toda seja mobilizada no local, provavelmente se conseguirá efetivamente realizar a retirada fetal com o tempo recomendado.

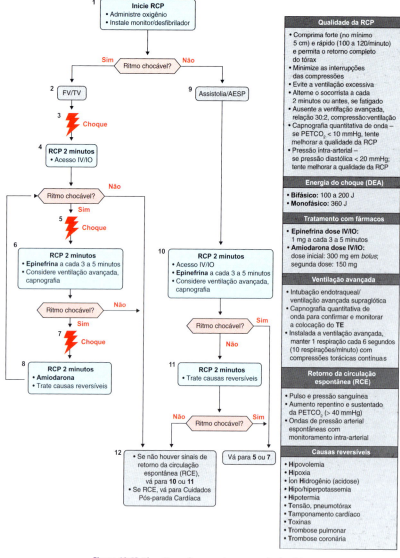

Figura 48.13 Algoritmo do suporte avançado de vida.

É necessário apenas equipe para que a reanimação prossiga durante o procedimento. A técnica é simplificada, com incisão mediana infraumbilical, incisão corporal do útero (6 a 7 cm), remoção do concepto e da placenta e sutura posterior sendo realizada por planos (Figura 48.14).

Lembrar de realizar antibioticoterapia profilática (pré-incisão) e ocitocina profilática.

Unindo o ciclo de RCP da AHA já apresentado na Figura 48.12 com as alterações próprias da gestação, apresentamos o fluxograma que inclui adaptações para esse momento da vida e prevê a realização da cesárea *perimortem* (Figura 48.15).

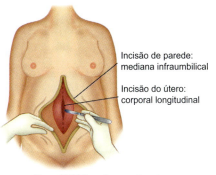

Figura 48.14 Cesariana *perimortem*.

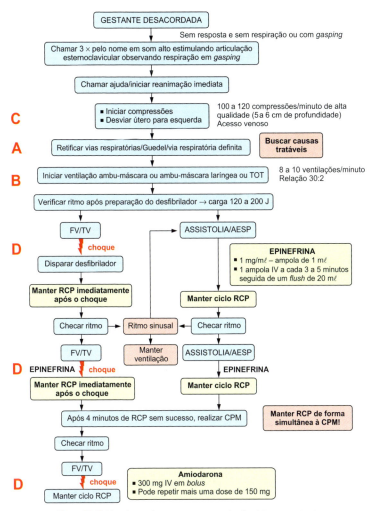

Figura 48.15 Algoritmo do suporte avançado de vida na gestante.

Limite de terapêutica

Após 30 minutos de RCP, se a paciente não apresenta retorno da circulação espontânea, o prognóstico neurológico é muito desfavorável, e persistir com as manobras de reanimação pode ser um procedimento fútil.

A decisão de suspender a reanimação, no entanto, é difícil por se tratar geralmente de mulheres jovens com filhos pequenos.

Registro

Toda reanimação deve ser minuciosamente registrada no prontuário, incluindo horário de início e término, todos os procedimentos realizados, drogas e doses, número de choques e ritmos da PCR.

Pontos-chave

- Choque é uma condição grave de falência circulatória, podendo levar à DMOS e à morte. Choque hemorrágico é uma das principais causas de mortalidade materna, especialmente em países em desenvolvimento. A maior parte dessas mortes pode ser evitada pelo pronto reconhecimento e tratamento adequado de suas causas e consequências
- O choque pode ser hipovolêmico, em geral por perda de sangue; distributivo (sepse, anafilaxia e neurogênico); cardiogênico (infarto agudo do miocárdio, cardiomiopatia periparto) e obstrutivo (tromboembolia)
- Para diagnóstico, importam a história, o exame clínico, os testes laboratoriais e de imagem (ultrassonografia à beira do leito), que ajudam na definição da etiologia e direcionam a terapêutica
- O tratamento requer suporte ventilatório adequado (administrar oxigênio e se necessário IOT), reanimação volêmica (cristaloides), vasopressores – se persiste hipotensão e má-perfusão após reanimação volêmica (primeira escolha: norepinefrina) – e inotrópicos (quando há suspeita de baixa PA)
- O manejo específico depende da causa do choque: no choque hemorrágico, além de fluidos, hemoderivados e controle da hemorragia (que pode incluir correção cirúrgica), além do uso de fatores da coagulação em casos de coagulopatia. No choque séptico, coletar culturas, administrar antibióticos e abordar o foco infeccioso
- A reanimação cardiopulmonar na grávida requer adequado posicionamento e uso do mnemônico CABD (massagem cardíaca, manter vias respiratórias pérvias, administrar oxigênio com balão-máscara ou IOT e desfibrilação), seguindo as diretrizes da American Heart Association, além da indicação oportuna e precoce de cesárea *perimortem* (regra dos 4 minutos)
- Quando o útero gravídico é grande (após 20 semanas) a ponto de prejudicar a hemodinâmica materna, a cesárea *perimortem* deve ser cogitada, independentemente da viabilidade fetal, pois é medida importante para a reanimação materna.

49

Apresentação Pélvica

Melania Amorim
Marcos Nakamura Pereira
Jorge Rezende Filho

Incidência, 747

Etiologia, 749

Diagnóstico, 749

Mecanismo do parto, 750

Prognóstico, 752

Evidências do parto
normal *versus* cesárea na
apresentação pélvica, 752

Conduta, 753

A apresentação pélvica é aquela em que o polo pélvico ocupa a área do estreito superior e nela se insinua. Diz-se apresentação pélvica completa (ou pelvipodálica) quando o feto flete as coxas sobre o abdome e mantém as pernas fletidas e próximas às coxas. As pélvicas incompletas (ou simples) compreendem o modo de nádegas (ou agripina), de joelhos e o modo de pés (Figura 49.1). A variedade de posição mais frequente é a sacroesquerda anterior (SEA), e o tipo fundamental é a modalidade incompleta (Figura 49.2).

A linha de orientação é o sulco interglúteo e o ponto de referência fetal, o sacro, motivo pelo qual se indica a apresentação pela letra "S". Desse modo, são as variações: SEA, sacroesquerda transversa (SET), sacroesquerda posterior (SEP), sacrodireita posterior (SDP), sacrodireita transversa (SDT) e sacrodireita anterior (SDA), conforme o sacro esteja voltado para a esquerda ou para a direita, e para a frente ou para trás.

Incidência

A apresentação pélvica incide em 3 a 4% dos conceptos a termo, e em 30% naqueles com menos de 30 semanas. Depois de 30 semanas, frequentemente ocorre a "cambalhota fisiológica", e o feto modifica sua apresentação para cefálica.

A posição mais frequente é a esquerda, e entre as variedades encontradas preponderam as anteriores. Dos tipos fundamentais, a mais frequente é a apresentação pélvica incompleta, modo de nádegas (60 a 65%).

Evolução ao longo da gravidez

Versão espontânea pode ocorrer em qualquer momento antes do parto, mesmo depois de 40 semanas. A probabilidade de versão espontânea para apresentação cefálica após 36 semanas é de 25%. São características que diminuem a probabilidade de versão espontânea: feto grande, oligoidramnia, cordão umbilical curto, primiparidade e condições fetais/uterinas.

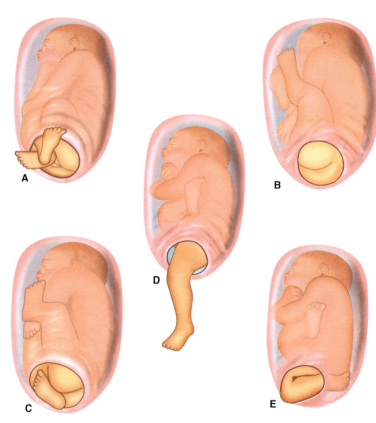

Figura 49.1 Tipos de apresentação pélvica. A. Completa. B a E. Incompletas.

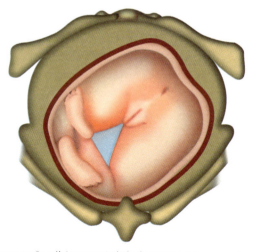

Figura 49.2 Apresentação pélvica na variedade de posição sacroesquerda anterior (SEA).

Etiologia

Inúmeros fatores têm sido apontados para explicar a apresentação pélvica; porém, acredita-se que um feto normalmente proporcionado ativo em um volume normal de líquido amniótico irá espontaneamente adotar a apresentação cefálica (melhor ajuste no espaço intrauterino). Se qualquer uma dessas variáveis é alterada por causas maternas, condições fetais ou da placenta, a apresentação pélvica torna-se mais provável (15%). Na maioria das gravidezes, no entanto, a apresentação pélvica parece ser uma ocorrência casual.

Condições que cursam com aumento da chance de apresentação pélvica:

- Parto pré-termo
- Anencefalia e hidrocefalia
- Gemelidade
- Malformações e tumores uterinos
- Vícios pélvicos
- Inserção cornual da placenta prévia
- Polidramnia
- Brevidade do cordão.

A repetição da apresentação pélvica na mesma paciente, verificada em 8 a 10% dos casos, sugere condições maternas persistentes.

Diagnóstico

Sintomas maternos. Pode haver queixa de dor ou desconforto subcostal, com percepção de chutes no abdome inferior e pelve.

Palpação. As manobras de Leopold permitem identificar a apresentação pélvica. É possível reconhecer o polo pélvico enchendo incompletamente a escava. Essa região, vazia, sugere situação transversa, e, quando cheia, apresentação cefálica. A nádega fetal é percebida como formação irregular consistente, porém, redutível, o que a distingue do polo cefálico, mais rijo e que não se deixa reduzir. Também é possível se palpar a cabeça, firme e arredondada, na região do fundo uterino.

Ausculta. Durante a gestação, o foco fetal, nas apresentações pélvicas, está situado nos quadrantes superiores do abdome materno, acima da linha equatorial que passa pela cicatriz umbilical. É mais audível no quadrante homônimo à posição, ou seja, à esquerda nas sacroesquerdas, e à direita nas sacrodireitas.

Toque. Instalado o trabalho, o toque permite identificar as formações que compõem a apresentação: nádega anterior e posterior, sulco interglúteo, orifício anal, órgãos genitais (eventualmente favorecendo o diagnóstico do sexo), pés (quando pélvica completa) e, o que é importante, a região sacrococcígea (ponto de referência da apresentação) (ver Figura 49.2), a qual se mostra de consistência óssea, convexa e triangular, em continuação do sulco interglúteo. Deve-se fazer o diagnóstico diferencial com apresentação de face edemaciada.

Para efeito de orientação, vale destacar a importância de distinguir, pelo toque, os pés e as mãos do feto (Figura 49.3): (1) a linha que reúne as extremidades dos dedos é reta no pé e curva na mão; (2) individualizando o calcanhar, reconhece-se o pé; (3) o polegar pode ser trazido, pela palma, até próximo do dedo mínimo, o que ajuda a identificar a mão fetal. Além do mais, a mão apresenta reflexo preensor, e o pé não.

Ultrassonografia. Além de confirmar o diagnóstico, permite avaliar o tipo de apresentação pélvica, avaliar deflexão da cabeça, estimar o peso fetal e excluir anomalias fetais, placentárias e do líquido amniótico. Pode ser realizada tanto durante a gravidez como durante o trabalho de parto.

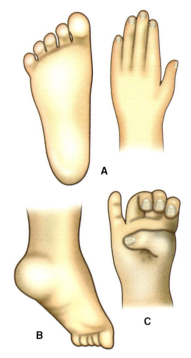

Figura 49.3 Diferenças anatômicas úteis para diferenciar mãos e pés. Note a relação entre os dedos de mãos e pés (A), o ângulo formado entre a perna e o pé (B) e o movimento do polegar (C).

Mecanismo do parto

O parto, na apresentação pélvica, decompõe-se em três parturições distintas, compreendendo, cada uma, os segmentos da distocia: cintura pélvica, cintura escapular e cabeça derradeira (Figura 49.4). Embora amiudadas vezes o parto espontâneo ocorra com facilidade, o parto pélvico já foi descrito como "parto das dificuldades crescentes", porque, à medida que vão se desprendendo esses segmentos, maiores podem ser os obstáculos.

Parto da cintura pélvica

Insinuação. Na apresentação pélvica completa, a circunferência de insinuação "sacrotibial" é maior que a "sacrofemoral" da pélvica incompleta (modo de nádegas). O mecanismo é semelhante em ambas, mas, quando os membros inferiores se encontram rebatidos sobre o tronco, dificultam a inflexão lateral, indispensável para a saída regular do polo pélvico, sendo mais demorada e difícil a progressão.
Descida. Sucedendo-se às contrações, o polo pélvico desce até o estreito inferior.

Rotação interna. Ocorre simultaneamente com o tempo anterior, e o bitrocantérico roda 45°, orientando-se no sentido anteroposterior, em correspondência com a *conjugata exitus*.

Desprendimento. A nádega imediatamente acima da crista ilíaca coloca-se por baixo do subpube. A nádega posterior força a retropulsão do cóccix, percorre a face posterior da bacia mole e transpõe a fenda vulvar. O períneo retrai-se e, assim, completa-se a saída do polo pélvico.

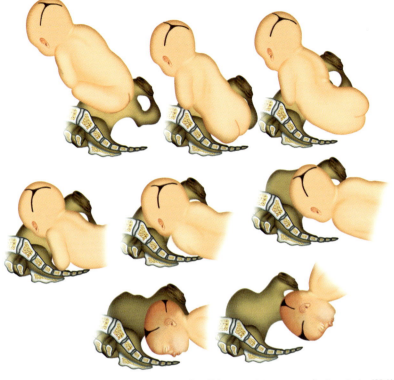

Figura 49.4 Mecanismo do parto na apresentação pélvica completa em sacrodireita anterior (SDA). (Adaptada de Beck AC, Rosenthal AH. Obstetrical practice. 6. ed. Baltimore: Williams & Wilkins; 1955.)

Parto da cintura escapular

Insinuação. O diâmetro biacromial, por compressão, reduz sua dimensão e se insinua em um dos oblíquos da bacia. Os braços aconchegados diante do tórax fetal acompanham a progressão do tronco, em condições normais.

Descida. Progredindo até o estreito inferior, o tórax, concomitantemente, roda.

Rotação interna. O diâmetro biacromial gira 45° e se coloca em correspondência com o diâmetro anteroposterior do estreito inferior.

Desprendimento. A espádua anterior aflora pela fenda vulvar, por baixo do subpube. Após retropulsão do cóccix, sai a espádua posterior.

Os braços desprendem-se com o tórax. Esse mecanismo de parto da cintura escapular é o descrito nos moldes clássicos (Figura 49.5). Vale notar, porém, que, segundo Bracht, as espáduas saem espontaneamente, com o diâmetro biacromial em correspondência com o transverso do estreito inferior.

Parto da cabeça derradeira

Insinuação. Aumentando a flexão, o ovoide cefálico procura orientar seu eixo maior, de acordo com o do canal pelvigenital, a extremidade mentoniana à frente e o polo occipital para trás.

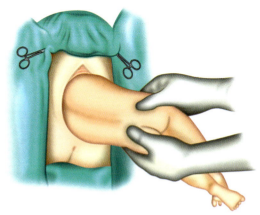

Figura 49.5 Desprendimento do biacromial em relação ao diâmetro anteroposterior da bacia.

Quando o equador do ovoide cefálico transpõe a área do estreito superior, está terminada a insinuação.

Descida. Faz-se pela progressão da cabeça até que ela aflore à vulva, rodando concomitantemente.

Rotação interna. É executada a fim de que o mento apareça na fúrcula. No caso típico do mento esquerdo posterior (MEP) e do mento direito posterior (MDP), a rotação é de 45°.

Desprendimento. Recalcado o cóccix pela região frontal, a cabeça desprende-se, liberando as circunferências subocciptomentoneira, subocciptofrontal e subocciptobregmática.

Prognóstico

Fetos em apresentação pélvica têm risco aumentado de desenvolver deformações leves (bossa frontal, occipital proeminente, inclinação para cima e para baixo de orelhas), torcicolo e displasia do desenvolvimento do quadril. Apresentação pélvica tem sido associada com aumento da mortalidade perinatal, em relação aos nascimentos cefálicos.

Parecem explicar a maior parte da diferença nos resultados relatados: aumento do risco de trauma do nascimento, aumento da prevalência de apresentação pélvica entre fetos de baixo peso/prematuros e aumento da prevalência de anomalias congênitas e doenças neuromusculares entre fetos em apresentação pélvica.

Evidências do parto normal *versus* cesárea na apresentação pélvica

No ano 2000, foi publicado um grande estudo clínico, o *Term Breech Trial* (TBT), que foi incorporado à revisão sistemática da Cochrane, trazendo para a prática clínica a ideia e a recomendação de que uma política de cesariana planejada para apresentação pélvica se associa à redução importante na mortalidade e na morbidade neonatais, com aumento modesto a curto prazo da morbidade materna, em comparação com uma política de parto vaginal planejado. Em todo o mundo, isso resultou em aumento das taxas de cesariana em casos de apresentação pélvica, e muitos obstetras perderam ou não chegaram a desenvolver habilidade para assistir partos pélvicos.

No entanto, essa evidência deve ser aplicada com a devida consideração em ambientes de cuidados de saúde específicos, pacientes individuais e às limitações inerentes aos estudos avaliados. Além disso, uma política de cesariana planejada universal coloca em risco os casos de nascimento pélvico não planejado, pois parturientes podem ser admitidas já em fase avançada do trabalho de parto ou em período expulsivo. Essa política pode não ser acessível ou viável em locais com poucos recursos. No caso a caso, pode haver situações clínicas em que os riscos de cesariana para a mãe ou o desejo de evitar a cesariana superem os riscos a curto prazo do parto vaginal para o concepto.

A cesariana reduziu o risco de mortalidade perinatal e neonatal nos estudos incluídos na revisão Cochrane; porém, o risco absoluto de complicações e morte foi baixo, e ambas as vias de nascimento têm resultados maternos e para o bebê similares a longo prazo. Além disso, diversos estudos sugerem alguns benefícios a longo prazo para a saúde com o nascimento por via vaginal.

A cesariana tem implicações para mulheres que planejam engravidar no futuro, incluindo o risco de repetição da cesariana e o aumento do risco de placenta acreta, ruptura uterina e outras complicações a longo prazo. Os estudos randomizados que foram a base das atuais políticas de cesariana planejada incluíram menos de 3 mil mulheres. O aumento da magnitude de cesáreas planejadas acarreta aumento do número absoluto de mulheres que desenvolvem complicações raras, mas com risco de morte desse grande procedimento cirúrgico.

Por outro lado, outros estudos, embora observacionais, publicados depois do *Term Breech Trial*, como o PREMODA e o de FRABAT, sugerem que o prognóstico de parto normal *versus* cesariana programada não difere significativamente quando critérios mais rígidos de seleção de parturientes para parto normal são empregados, com mortalidade perinatal/neonatal semelhantes. Esses critérios incluem desejo materno de parto vaginal, peso fetal estimado entre 2.500 e 3.800 g, ausência de hiperextensão da cabeça, ausência de restrição de crescimento, apresentação pélvica do modo de nádegas, equipe experiente em parto pélvico e, em alguns estudos, monitoramento fetal contínuo intraparto. O prognóstico perinatal e neonatal do parto pélvico assistido em posições verticais/quatro apoios parece equivalente ao da cesariana planejada, com redução significativa da duração do período expulsivo, das manobras necessárias e das lesões maternas e neonatais.

Conduta

Existem três possibilidades de manejo, que devem ser apresentadas e discutidas com as gestantes, para que elas possam tomar sua decisão informada em relação ao parto pélvico:

- Versão cefálica externa (VCE)
- Cesariana planejada
- Parto transpelviano planejado com cuidador capacitado, em mulheres que desejam ter um parto vaginal e atendam a critérios de seleção (considerando o baixo risco absoluto de complicações e os vieses do maior estudo clínico – TBT).

Exercícios para manejo postural da apresentação pélvica. Embora vários exercícios tenham sido recomendados para alterar e levar à versão espontânea de fetos em apresentação pélvica, nenhum estudo controlado aleatório mostrou diferenças entre o grupo postural e o grupo-controle.

VCE. Procura-se inverter a polaridade do concepto durante a gravidez por meio de manobras abdominais, sendo a melhor época entre 37 0/7 semanas por três razões: primeiro, nessa época o volteio espontâneo já deve ter ocorrido; segundo, o risco de uma reversão é menor; e terceiro, se houver necessidade de uma cesárea de emergência, o feto já está de termo (Figura 49.6). Alguns protocolos sugerem antecipar a VCE para 35 a 36 semanas, especialmente nas primíparas, com vistas a aumentar a chance de sucesso do procedimento. O uso de tocolíticos durante o procedimento pode ser realizado, como por

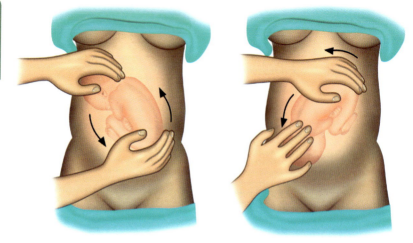

Figura 49.6 Versão cefálica externa. Elevação do polo pélvico e movimento do polo cefálico no sentido occipitofrontal.

exemplo, terbutalina 250 μg subcutânea. A taxa de sucesso é maior se, além de tocolíticos, associar-se anestesia regional (raquidiana ou peridural), embora isso aumente os custos do procedimento e demande maior tempo, bem como disponibilidade de centro cirúrgico.

A taxa de sucesso da VCE é de aproximadamente 50%. Metanálise da Cochrane identificou redução significativa de 58% de apresentação não cefálica no parto e de 43% no número de cesarianas, sem diferença nos desfechos neonatais. Após a versão externa exitosa, poucos bebês revertem para a apresentação pélvica. A ultrassonografia deve ser usada durante e após a versão externa para confirmar a frequência cardíaca fetal. Bradicardia e desacelerações transitórias (menos de 3 minutos) são frequentes após a versão externa, mas, se persistirem, não melhorando após 6 minutos, é indicação para cesárea de emergência. A taxa de cesárea de urgência em função da VCE é baixa: aproximadamente 0,5%. O ACOG propõe também o monitoramento da contração uterina e fetal antes do procedimento e por 30 minutos posteriormente (ou mais, se clinicamente indicado).

A administração de imunoglobulina anti-D está indicada em mulheres Rh negativo se o parto não está previsto para ocorrer nas próximas 72 horas.

Ao realizar-se uma VCE, recomendável em ambiente hospitalar, tanto o serviço como os profissionais devem estar prontos para a realização de uma cesariana imediata, caso ela esteja indicada em função das (raras) complicações do procedimento.

Cesariana programada. Recomendada pelo ACOG e pelo Royal College of Obstetricians and Gynaecologists (RCOG) se a VCE não for bem-sucedida. Nos EUA, quase 90% dos partos pélvicos são resolvidos pela via alta. O parto vaginal é mais frequente quando já muito avançado ou iminente.

Parto pélvico programado. O parto pélvico é razoável considerando-se o desejo materno, o uso de protocolos hospitalares específicos (elegibilidade e manejo do parto), desde que se obtenha termo de consentimento informado da parturiente e exista equipe experiente.

Não há evidência corroborando a necessidade de episiotomia, que não facilita a assistência nem previne ou facilita o manejo do encravamento da cabeça derradeira.

São descritas a assistência ao parto pélvico na posição "clássica" de litotomia e em seguida a assistência na posição de quatro apoios.

Assistência ao parto pélvico tradicional

A assistência ao desprendimento do polo pélvico deve ocorrer sem manobras, sem tocar no concepto e sem tracionar membros inferiores (muitos obstetras tracionam os membros na apresentação pélvica completa, o que deve ser evitado). Seguindo-se ao desprendimento do polo pélvico e dos membros inferiores, são feitas a alça de cordão e a manobra de Bracht, que, em geral, resultam no desprendimento dos membros superiores e do polo cefálico. Manobras adicionais podem ser necessárias para desprendimento dos ombros e braços e, quando necessário, da cabeça derradeira.

Manobra de Bracht. Praticada a alça do cordão e antes da queda das nádegas, apreende-se o polo pélvico com as mãos, como representado na Figura 49.7. Desse modo, respeita-se a lordose, levando-se o dorso contra a sínfise pubiana materna para facilitar o movimento giratório. Não há tração. O desprendimento liberta os membros superiores no sentido transverso. Mantida a lordose do feto, de maneira que as nádegas venham quase a repousar sobre o hipogástrio da mãe, consegue-se o desembaraço progressivo do mento, da boca e das demais partes da face, que deslizam sobre o períneo, saindo o polo cefálico por flexão lenta, levemente impulsionado por meio do abdome pelo auxiliar.

Manejo das distocias na posição de litotomia. Algumas vezes, ocorrem dificuldades que exigem manobras do obstetra para ultimar o parto. A seguir, são listadas as principais dificuldades.

Se a cintura escapular não se liberar, é provável que os braços estejam defletidos, impondo a realização de manobras mais agressivas. O biacromial deve ser alocado em relação ao anteroposterior da bacia, e procura-se desembaraçá-los soerguendo o polo pélvico e, com a mão oposta, liberando-se o braço posterior, tracionando-o pela flexura do cotovelo (Figura 49.8). O braço anterior é desprendido, abaixando-se o polo pélvico. Por exceção, quando não se consegue a liberação da espádua e dos braços, recorre-se à manobra de Deventer-Müller, que consiste em colocar o biacromial também em relação ao anteroposterior da bacia, tracionando-se fortemente para baixo o tronco fetal e alocando o ombro anterior no subpube. Se o braço anterior não se liberar, o tronco fetal será elevado na tentativa de desprender-se a espádua posterior. Talvez seja necessário repetir os movimentos, com o objetivo de substituir o diâmetro biacromial pelo cervicoacromial (Figura 49.9). Quando os braços estão rendidos ou nucais, indica-se a manobra de Rojas, que consiste na rotação axial do feto somada à leve tração contínua, para que o braço posterior desça o suficiente de modo a ser liberado sob a sínfise púbica.

Por sua vez, o desprendimento da cabeça também pode causar dificuldades, principalmente se ela estiver rodada e/ou defletida. O toque manual do obstetra deve elucidar a

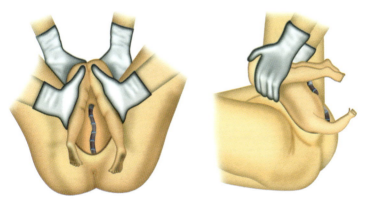

Figura 49.7 Manobra de Bracht. Observe a maneira correta de manipular o concepto.

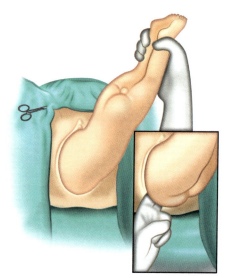

Figura 49.8 Liberação dos braços, com o biacromial em relação ao anteroposterior da bacia.

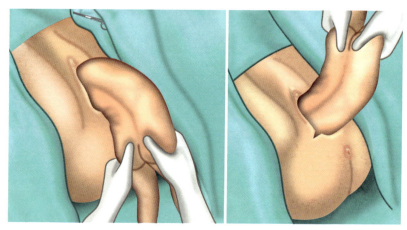

Figura 49.9 Manobra de Deventer-Müller. Movimentos vigorosos, repetitivos, tracionando-se fortemente para baixo o tronco fetal e alocando o ombro anterior no subpube.

correta variedade de posição da cabeça fetal e, se possível, completar sua rotação. No caso de encravamento de cabeça derradeira, pode ser aplicada a manobra de Mauriceau ou, de preferência, Mauriceau modificada, forçando a flexão da cabeça, enquanto os dedos indicador e médio da outra mão fazem uma fúrcula em torno do pescoço e tracionam a cabeça (Figura 49.10). Em feto vivo, outra opção é a aplicação do fórceps de Piper (Figura 49.11). Há necessidade de que a cabeça esteja insinuada. Se estiver muito alta, a compressão suprapúbica deve orientar a flexão e a insinuação. Na realização desse fórceps, o auxiliar apreende os membros do concepto, elevando o tronco.

É preferível que a pega seja direta, verificando se a sutura sagital coincide com o anteroposterior da bacia (cabeça em mento-sacra). O ramo esquerdo é o primeiro a ser introduzido, evitando-se seu descruzamento. O fórceps de Kielland pode substituir o de Piper na sua ausência.

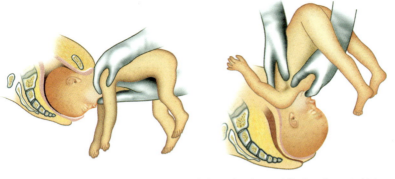

Figura 49.10 Manobra de Mauriceau. Observe os dedos indicador e médio da mão ventral introduzidos na boca, enquanto os dedos indicador e médio da outra mão furculam o pescoço.

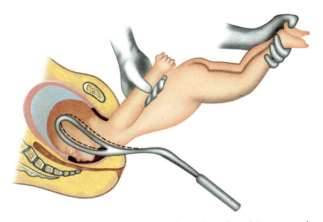

Figura 49.11 Fórceps de Piper aplicado sobre cabeça derradeira encravada.

Assistência ao parto pélvico na posição de quatro apoios

A hipótese de que o parto vaginal com mínima ou nenhuma intervenção do obstetra é menos estressante e traumático para mães e bebês vem da descrição do método e de experiências pessoais (relatos de médicos e parteiras) com o parto em posição não supina

A assistência ao parto pélvico na posição de quatro apoios popularizou-se com os estudos de Frank Lowen, na Alemanha. Toda a assistência é feita privilegiando-se o parto espontâneo e evitando-se tracionar o feto, porque a tração pode provocar hiperextensão da cabeça e resultar em encravamento da cabeça derradeira. Portanto, é essencial lembrar da fisiologia, observar, ter paciência e agir oportunamente, de forma racional, com manobras apenas quando indicado. Evitar manipular o bebê, o cordão e o períneo e jamais tracionar o feto.

Deve-se pontuar que o trabalho de parto deve ser progressivo e a progressão depende das contrações, que, por sua vez, dependem da ocitocina endógena, cuja liberação é modulada por fatores ligados à parturiente, à equipe e ao ambiente. Manter o ambiente calmo para não perturbar a regulação hormonal do trabalho de parto é essencial, tendo em mente que a boa progressão é o melhor indicador de boa relação fetopélvica.

A gravidade é aliada valiosa no parto em posições verticais e de quatro apoios. Não se deve direcionar puxos, restringir a movimentação instintiva e assustar a parturiente e tocar no feto, na maior parte dos casos. Não se deve também puxar ou balançar o bebê lateralmente para libertar braço e/ou cabeça. Deve o parteiro permitir que o feto venha e se "pendure" na bacia materna, destacando-se que as únicas indicações de tocar no bebê são a presença de braço nucal ou cabeça defletida (períneo "vazio"), requerendo manobras indicadas precisa e oportunamente. Um períneo abaulado indica a presença de cabeça fletida.

Com a assistência ao pélvico de quatro apoios, observa-se primeiro a saída da nádega anterior (junto ao púbis), depois ânus e, por fim, nádega posterior. A nádega desce a 45°. O bebê roda para anteroposterior, costas no púbis materno e o parteiro vê as pernas fletidas para cima, alinhadas com a coluna materna. As pernas sairão sozinhas. Em seguida, não puxar e sequer tocar o cordão. Observar apenas a cor e o tônus do bebê. Observar se, no peito do bebê, forma-se um vale, um fosso (Figura 49.12), que é sinal positivo de que os braços estão para a frente e vão sair espontaneamente. Por fim, os braços sairão. A cabeça, em geral, também vem sozinha, graças ao esforço do bebê, que inclui sentar-se sob a mãe e dobrar o corpo sobre si mesmo, fazendo contrações abdominais (Figura 49.13).

Manobras nas distocias em posição de quatro apoios. A manobra chamada *Frank's nudge* pode ser usada para flexão e desprendimento da cabeça se essa não ocorreu espontaneamente (Figura 49.14). Caso falhe, pode ser usada a manobra de Mauriceau modificada (Figura 49.15). A manobra de Lowen destina-se ao desprendimento dos braços, caso a rotação total não tenha ocorrido. Nesse caso, os braços não nasceram, não há dobra peitoral, e antecipa-se a presença de um braço nucal; para liberar os braços, faz-se o giro (rotação manual) 180/90 (Figura 49.16).

Recomenda-se o treinamento e a constante capacitação da equipe para o parto pélvico, usando estratégias de simulação em ambiente seguro de aprendizagem. O prognóstico guarda íntima associação com a *expertise* profissional. Médicos, residentes, enfermeiras obstétricas e obstetrizes devem ter capacidade de atender parto pélvico.

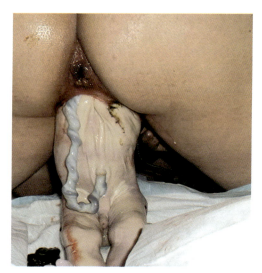

Figura 49.12 Bebê com bom tônus, cor normal, forma-se um fosso no peito, sinal que os braços estão para a frente e irão desprender-se espontaneamente.

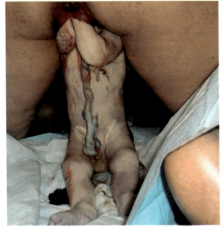

Figura 49.13 Bebê sentado sob a mãe, desprendendo espontaneamente os braços.

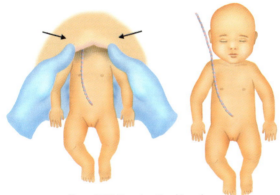

Figura 49.14 Manobra *Frank's nudge*.

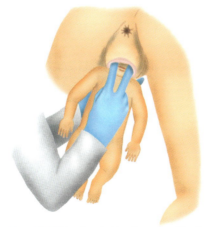

Figura 49.15 Manobra de Mauriceau modificada.

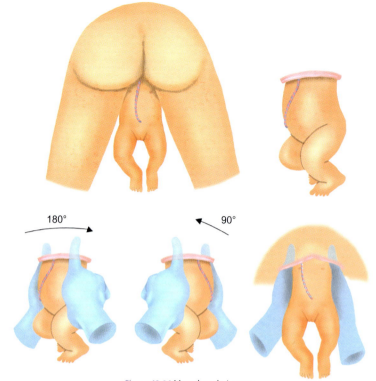

Figura 49.16 Manobra de Lowen.

Pontos-chave

- Considera-se a apresentação pélvica quando o feto em situação longitudinal está com as nádegas situadas na área do estreito superior. O ponto de referência fetal é o sacro (S)
- A incidência é de 3 a 4% nos conceptos a termo e de 30% naqueles com menos de 28 semanas
- Existem dois tipos fundamentais de apresentação pélvica: completa (pelvipodálica) ou incompleta (pélvica simples)
- Atualmente, a versão cefálica externa, realizada com 37 0/7 semanas de gestação, procurando inverter a polaridade do feto, tem sido bastante empregada. A taxa de êxito é de 50 a 58%
- A termo, podem ser consideradas três possibilidades de manejo: VCE, cesariana programada e parto vaginal programado com equipe experiente, vigentes os critérios preestabelecidos e de acordo com os desejos/características de cada gestante
- O parto vaginal em posições verticais/de quatro apoios se associa à mortalidade perinatal e neonatal semelhante à da cesariana e menor risco de tocotraumatismos.

50

Distocias do Cordão Umbilical

Melania Amorim
Jorge Rezende Filho

Procidência e prolapso, 761
Incidência, 761
Etiologia, 761
Diagnóstico, 761
Prognóstico, 762
Conduta, 762
Nós, 764
Cordão curto, 765
Cordão longo, 765
Circulares de cordão, 765
Rupturas, 767
Inserção velamentosa, 767

Procidência e prolapso

Chama-se procidência ou procúbito a presença do cordão antes da apresentação, estando o saco amniótico íntegro; e prolapso se o cordão apresentar-se após a amniorrexe.

A localização do funículo ao lado da apresentação configura a laterocidência (Figura 50.1).

Incidência

Procidências e prolapsos são registrados, em média, em 0,3 a 0,6% das apresentações cefálicas, 4,5% das pélvicas e 14,2% das córmicas.

Etiologia

A causa mais frequente do prolapso de cordão é iatrogênica, por ruptura artificial da bolsa das águas (amniotomia) intempestiva, com apresentação alta. Porém, as seguintes condições podem estar associadas:

- Multiparidade
- Amniorrexe prematura
- Vícios pélvicos
- Placenta baixa (má acomodação e inserção placentária do cordão próximo do polo inferior do ovo)
- Inserção velamentosa do cordão
- Polidramnia (má acomodação, deflúvio rápido do líquido amniótico)
- Gemelidade
- Apresentações anômalas, sobretudo as córmicas
- Cordão longo
- Prematuridade.

Diagnóstico

O diagnóstico precoce é fundamental para evitar o óbito fetal.

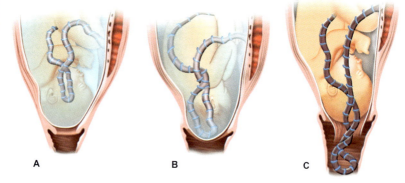

Figura 50.1 A. Laterocidência do cordão umbilical (bolsa íntegra). **B.** Procidência do cordão umbilical (bolsa íntegra). **C.** Prolapso do cordão umbilical (bolsa rota). (Adaptada de Greenhill JP. Obstetrics. 13. ed. Philadelphia: Saunders; 1965.)

Na procidência, se a bolsa estiver íntegra, os dedos poderão identificar, através das membranas, pequeno corpo móvel e pulsátil. Não se deve confundir com os batimentos dos vasos uterinos. O diagnóstico separativo, nesses casos, não é fácil e será feito, sobretudo, com as pequenas partes do feto.

A laterocidência só é reconhecida, eventualmente, pelo toque intrauterino; o sofrimento do feto, agravado a cada contração, poderá sugerir o diagnóstico, mas na maioria das vezes não é o cordão comprimido, e a laterocidência é fase transicional para a procidência e o prolapso, ou, inversamente, desce somente a apresentação: cura espontânea.

O diagnóstico do prolapso é mais fácil: palpa-se o cordão na vagina e, às vezes, ele ultrapassa a vulva, sendo facilmente reconhecido até pela paciente. Durante o exame é necessário não aumentar o prolapso, tracionando o funículo, na ânsia de facilitar a palpação e o reconhecimento do pulso das artérias umbilicais.

Não se deve deixar de estabelecer o diagnóstico de vitabilidade do feto, que, se positivo, exige imediato tratamento; ao contrário, pode-se dispensar a urgência da intervenção nos fetos mortos. Entretanto, não se há de condenar ao óbito, por omissão, recém-nascidos vivos.

A determinação do procúbito por meio de ultrassonografia (USG) indica a cesárea, que previne o prolapso.

Prognóstico

Embora seja reservado, depende da cronologia do acidente, da compressão ocorrida, do comprimento da alça prolabada, das complicações concomitantes, da conduta e da possibilidade de intervir sem demora.

Aceita-se que o prejuízo à circulação fetoplacentária não se liga apenas à compressão: a simples perda do ambiente intrauterino, fluido e morno, mesmo sem obstáculos mecânicos, basta para reduzir consideravelmente o débito sanguíneo.

Conduta

Não se deve descurar a profilaxia evitando-se amniotomia. Caso imprescindível e corretamente indicada, deve-se moderar o deflúvio do líquido para evitar que o cordão prolabe. O dedo permanece na vagina por algum tempo até que o feto desça e obstrua o canal cervical.

Na terapêutica do acidente os cuidados variam conforme o estado do feto, vivo ou morto. Não se verificando pulso do cordão nem batimentos cardíacos fetais (BCF), o ideal é comprovar por USG à beira do leito o decesso fetal.

Em caso de dúvida, especialmente se USG portátil não estiver disponível, deve-se agir considerando que o concepto está vivo. Comprovado o óbito, a complicação perde sua importância, podendo-se aguardar o parto espontâneo, uma vez que não há complicações ou sequelas para a mãe.

No feto vivo, a intervenção é de grande urgência. Como norma, procidência e prolapso de cordão indicam imediata cirurgia cesariana, que é recurso rápido, independentemente das condições do colo, do volume e da apresentação do feto, contorna todas as distocias associadas e não tem contraindicação alguma.

Enquanto se ultimam os preparativos para a cesariana, o que em serviço bem organizado não deveria ultrapassar 5 a 10 minutos, a paciente deve ser mantida na posição genupeitoral ou em decúbito dorsal, e com acentuado cefalodeclive, ficando o obstetra ao seu lado, com os dedos na vagina, recalcando o polo de apresentação para elevá-la e evitar piora das condições do feto (Figura 50.2). Assim permanece a parturiente até o último minuto, quando, tudo preparado, deita-se na mesa de operação e, ato contínuo, é anestesiada e operada.

Se impossível, em lugares ermos, fora do hospital e sem acesso à cirurgia a imediata terminação do parto, a única manobra aceitável, a menos nociva, é a reposição manual do cordão: com a paciente nas posições descritas anteriormente, faz-se ascender a apresentação e tenta-se levar o cordão, com delicado manuseio, a um nível superior a ela (Figura 50.3).

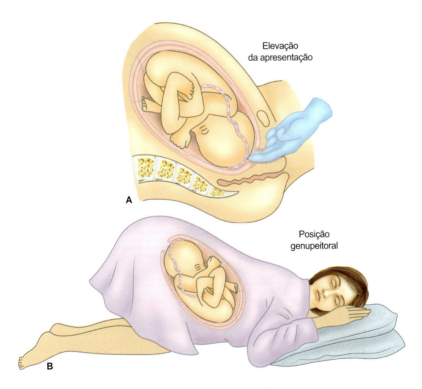

Figura 50.2 Elevação da apresentação e posição genupeitoral no prolapso de cordão.

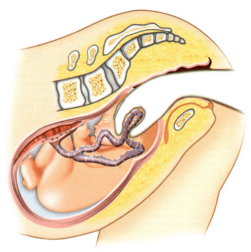

Figura 50.3 Reposição manual do cordão prolabado, estando a paciente em posição genupeitoral.

Nós

É o diagnóstico pré-natal quase impossível. Alguns, muito raramente, podem determinar o óbito do feto, outros ocorrem após o óbito, sendo a causa de morte motivada por outros fatores (que devem sempre ser afastados) mas a maioria dos nós, não demasiadamente apertados, impede pouco a circulação funicular.

A frequência dos nós verdadeiros (Figura 50.4), que se há de distinguir dos falsos (veias varicosas ou acumulação localizada da geleia de Wharton) (Figura 50.5), varia de 0,4 a 1,5%.

A USG pode contribuir para o diagnóstico dos nós e de outras anormalidades do funículo durante a gestação. Foram descritos casos de nó triplo e torção, assim rastreados.

Muitos nós só assumem importância na hemodinâmica fetoplacentária durante a expulsão, quando se caracterizam. Raramente, o feto falece nessas circunstâncias, nascendo em hipoxia, de intensidade variável, pelo geral passível de reanimação.

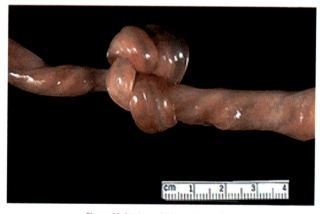

Figura 50.4 Nó verdadeiro de cordão.

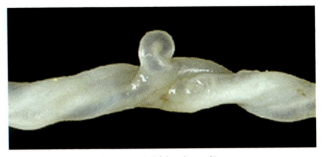

Figura 50.5 Nó falso de cordão.

Cordão curto

A distinção entre a brevidade absoluta ou real e a relativa ou aparente não tem importância clínica. Em um ou outro caso favorece apresentações anômalas, motiva dificuldades no parto, prejudicando a descida, alongando sua evolução, causando descolamento prematuro da placenta, anoxia, rupturas do funículo e inversão do útero.

É o diagnóstico impossível. A hipótese poderá ser levantada na parturição prolongada, não explicada pelas razões que o diagnóstico diferencial suscita.

Cordão longo

Favorece as procidências, os nós e as circulares.

Circulares de cordão

Ocorrem em 25 a 40% dos partos. São habitualmente cervicais, mas também podem ser encontradas no tronco e nos membros. Podem acontecer sem fatores predisponentes, mas são mais frequentes quando há comprimento exagerado do cordão, a prematuridade e o excesso de líquido amniótico.

Sugere-se que a presença de circulares seja um evento randômico com maior frequência na gestação tardia, como parte da vida intrauterina, que raramente se associa ao aumento de morbidade e mortalidade perinatal.

Achado assaz frequente na USG, carece de importância clínica e não é indicação de cesárea. A acurácia da USG antenatal, mesmo associada a dopplervelocimetria colorida, é baixa para predizer circulares de cordão ao nascimento, uma vez que, com a constante movimentação fetal, fetos com prévio diagnóstico de circular podem nascer sem circular, como aqueles em que a USG não detectou circular de cordão podem nascer com uma ou mais circulares.

Estudos observacionais demonstram que a presença de circular de cordão não está associada à piora do prognóstico perinatal e não influencia o manejo clínico nem o prognóstico perinatal.

É raro acontecerem complicações decorrentes da compressão da circulação funicular, na vigência da contração uterina; porém, caso haja compressão e redução do fluxo sanguíneo para o concepto, o diagnóstico pode ser suspeitado pela alteração da frequência cardíaca fetal, com a presença de desacelerações umbilicais (ou variáveis) que, a depender da frequência e da gravidade, bem como da fase do trabalho de parto, podem indicar cesariana ou parto instrumental. Ausculta fetal cuidadosa, como deve ser feita em todos os partos, com ou sem circular, deve detectar precocemente as desacelerações que podem ser mais bem avaliadas com cardiotocografia.

USG antes da indução ou no momento da admissão em trabalho de parto não é recomendação de rotina com essa finalidade. Tampouco se recomenda pesquisar circulares de rotina na USG antenatal, nem registrar o achado em laudos ecográficos.

A conduta obstétrica não deve ser modificada em função de um diagnóstico eventual de circular de cordão. O monitoramento da FCF deve ser realizado em todas as parturientes, independentemente do prévio conhecimento de que existe uma circular.

Como lidar com uma ou mais circulares de cordão ao nascimento é um assunto que tem sido abordado em diversos artigos. Infelizmente, alguns obstetras têm o hábito de ligar precocemente o cordão e proceder ao desprendimento imediato quando se deparam com circular de cervical apertada. No entanto, além de desnecessária, a ligadura precoce do cordão pode ter efeitos adversos, privando o bebê do suprimento sanguíneo e das trocas gasosas que se processam através do cordão.

Uma circular frouxa não precisa ser desfeita, podendo o nascimento processar-se normalmente (Figura 50.6). Para circulares apertadas (Figura 50.7) prejudicando o desprendimento do polo cefálico, recomenda-se a manobra de *somersault* com ligadura tardia do cordão (Figura 50.8).

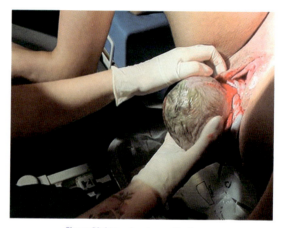

Figura 50.6 Circular de cordão frouxa.

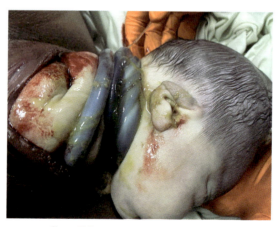

Figura 50.7 Circulares de cordão apertadas.

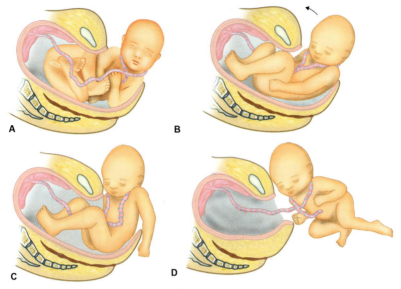

Figura 50.8 Manobra de somersault.

Rupturas

O cordão hígido é extraordinariamente resistente a estiramentos, mas, implantado nas membranas (inserção velamentosa), rompe-se facilmente, acidente condicionado por tração no caso de brevidade do funículo ou nas circulares.

As rupturas do funículo podem ser parciais (incompletas) ou totais (completas); no primeiro caso, íntegro o revestimento amniótico, resultam hematomas; nos outros, derrama-se o sangue na cavidade ovular e o feto dessangra. A ruptura ocorrida no período expulsivo pode ser compatível com feto vivo, embora anemiado, às vezes em choque hipovolêmico.

Inserção velamentosa

Na inserção velamentosa o cordão estende-se do feto a um ponto no âmnio, distante da borda placentária, e os vasos umbilicais, serpeando entre as membranas, alcançam a placenta por trajetos mais ou menos sinuosos (Figura 50.9).

Sua incidência oscila entre 1 e 2,5%. Durante a gestação, a inserção velamentosa favorece a ruptura precoce das membranas. Sua maior importância clínica ocorre quando os vasos, em seu trajeto extraplacentário, percorrem o polo inferior do ovo, formando os vasos prévios (*vasa praevia*) que, rompendo-se, ocasionam anemia aguda e morte do feto; menos grave é sua compressão pela apresentação, determinando anoxia.

A ruptura de vasos prévios motiva perda sanguínea de pouca monta, mas, oriunda do feto, pode ser suficiente para torná-lo exangue; havida a amniorrexe, o sangue mescla-se ao líquido amniótico.

O diagnóstico é difícil. Excepcionalmente será feito ao toque, quando se perceberem pulsações nos vasos que percorrem as membranas e a rugosidade delas. Na ruptura, vigente o sangramento, podem acontecer concomitantemente alterações da frequência cardíaca fetal, desacelerações e bradicardia.

O Doppler colorido sela o diagnóstico durante a gravidez (ver Capítulo 28). Nos casos confirmados de diagnóstico pré-natal (Figura 50.10), o tratamento é a cirurgia cesariana. Na vigência de ruptura dos vasos prévios, deve ser indicada cesariana de emergência.

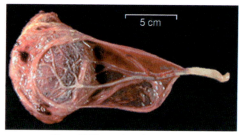

Figura 50.9 Inserção velamentosa.

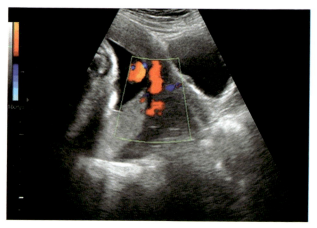

Figura 50.10 Diagnóstico pré-natal de inserção velamentosa com ultrassonografia e Doppler colorido.

Pontos-chave

- É procidência (ou procúbito) a presença do cordão umbilical antes da apresentação, estando o saco amniótico íntegro; será prolapso após a amniorrexe. A localização do funículo ao lado da apresentação configura a laterocidência
- O diagnóstico da procidência habitualmente só é feito pela ultrassonografia; já o do prolapso é mais fácil: palpa-se o cordão na vagina e, às vezes, ele ultrapassa a vulva
- O prognóstico fetal é reservado e depende da compressão ocorrida, de complicações concomitantes, da conduta e da possibilidade de intervir rapidamente
- A conduta depende de estar o feto vivo ou morto; comprovado o óbito, a complicação perde a sua importância. No feto vivo a cesárea é de grande urgência
- Os nós de cordão (0,4 a 1,5%) são de diagnóstico antenatal quase impossível. Quando muito apertados, podem levar o feto a óbito
- O cordão curto pode favorecer as apresentações anômalas, prejudicar a descida do feto, causar descolamento prematuro da placenta, anoxia, ruptura do funículo ou inversão uterina
- O cordão longo favorece procidência, nós e circulares
- As circulares ocorrem em 25 a 40% dos partos, habitualmente cervicais. O achado ultrassonográfico frequentemente é desprovido de importância clínica, não se traduzindo na real presença de circulares ao nascimento e tampouco em repercussões clínicas
- A ruptura de cordão ocorrida no período expulsivo pode ser compatível com feto vivo, embora anemiado ou em choque hematogênico
- Na inserção velamentosa do cordão (1 a 2,5%), ele se insere em pleno âmnio, vindo a configurar os vasos prévios, que, rompendo-se, podem ocasionar a anemia aguda e a morte do feto. O Doppler colorido sela o diagnóstico na gravidez. A indicação é de cesariana eletiva (se diagnóstico pré-natal) ou de urgência (se ocorrer ruptura).

51

Parto Distócico (Discinesias, Distocias, Desproporção Cefalopélvica)

Parto distócico, 769

Discinesias, 770

Contratilidade uterina anormal, 770

Inversão do gradiente, 773

Incoordenação, 774

Repercussões da contratilidade uterina anormal sobre o feto, 776

Fisiopatologia especial, 777

Caracterização clínica do parto disfuncional, 782

Conduta na parada de progressão, 783

Melania Amorim
Antonio Braga
Jorge Rezende Filho

Parto distócico

Consórcio do Trabalho de Parto Seguro

Parto distócico é aquele que difere do eutócico em razão de alguma perturbação nos mecanismos e nas fases do trabalho de parto. A condução, nesses casos, deve ser oportuna; ou seja, nem tardia, a ponto de culminar em um desfecho trágico, nem precoce, ancorada em intervenções desnecessárias, o que pode comprometer a segurança e os resultados do nascimento, aumentar as morbidades em curto e longo prazos e majorar o custo dos cuidados. Vale ressaltar que a prática baseada em evidências leva em consideração o cenário clínico completo, as evidências científicas disponíveis e a experiência do profissional e tem como cerne as preferências e os valores da mulher. O diagnóstico oportuno da distocia é, portanto, indissociável de uma avaliação consistente e atenta do progresso do trabalho de parto, aliada à comunicação efetiva com a mulher, de modo a fomentar a tomada de decisão compartilhada sobre seu plano de cuidados.

Nesse sentido, cabe a quem se propõe a prestar assistência obstétrica a responsabilidade de conhecer amplamente o processo fisiológico do trabalho de parto. O Consórcio sobre Trabalho de Parto Seguro (*Consortium on Safe Labor*), pesquisa de Zhang et al. (2010), foi um estudo observacional retrospectivo multicêntrico que abstraiu informações detalhadas sobre os partos de 62.415 parturientes, contribuindo para atualizar o entendimento sobre os limites do trabalho fisiológico na era moderna.

Sabe-se, atualmente, que a evolução do trabalho de parto fisiológico ocorre em padrões bem diferentes daqueles descritos por Friedman na década de 1950.

As evidências atuais apontam que a caracterização clínica do parto disfuncional, bem como as condutas a serem adotadas, devem respeitar o estágio do trabalho de parto no qual se apresenta a distocia, não em diagnósticos que ignorem o parto como evento dinâmico. O papel de quem assiste o parto é conhecer e respeitar o fisiológico, identificar o atípico oportunamente e intervir no patológico, respeitando as evidências.

A crescente frequência de intervenções obstétricas, como o aumento do uso de ocitocina e a disseminação da operação cesariana, levantou preocupações para os profissionais e o público. Embora se ensine há décadas que o trabalho de parto normal deve progredir a uma velocidade de pelo menos 1 cm de dilatação cervical por hora, iniciando com 3 a 4 cm de dilatação, os estudos mais recentes evidenciam que o parto pode progredir em uma velocidade mais lenta.

Discinesias

São chamadas discinesias as distocias dinâmicas ou distocias funcionais: a contratilidade uterina ineficiente para dilatar o colo e fazer progredir o parto, ou, ao contrário, a atividade exagerada, capaz de determinar parturição rápida e precipitada.

Os desvios dinâmicos da matriz podem existir isolados (distocia funcional idiopática) ou como decorrência de outras alterações patológicas (desproporção cefalopélvica [DCP], pré-eclâmpsia, polidramnia etc.).

Contratilidade uterina anormal

Fisiopatologia geral

A onda contrátil do parto normal é caracterizada pelo triplo gradiente descendente (TGD) (ver Capítulo 12). As anomalias da contração podem ser quantitativas ou qualitativas. Nas alterações quantitativas, as ondas são generalizadas e mantêm o TGD, apenas seus valores são hipo ou hiperativos. Configuram anomalias qualitativas ondas generalizadas com o gradiente invertido ou ondas localizadas, assincrônicas, incoordenadas.

Hipoatividade

Considera-se o útero hipoativo quando a contração tem intensidade inferior a 25 mmHg (hipossistolia), a frequência é menor que 2 em 10 minutos (bradissistolia) e a atividade uterina situa-se abaixo de 100 unidades Montevidéu (UM); o tônus costuma ser menor que o normal. A hipossistolia descrita é autêntica, existindo outras decorrentes de incoordenação, sobredistensão, taquissistolia e hipertonia.

O parto tem progresso muito lento ou se detém totalmente. A hipoatividade não acarreta prejuízo materno e fetal, exceto o proveniente do trabalho prolongado. Suas causas não estão bem esclarecidas, e, na maioria das vezes, o útero é capaz de se contrair normalmente quando se perfunde ocitocina intravenosa em doses fisiológicas (1 a 8 mU/minutos), a melhor conduta terapêutica.

Hiperatividade

As contrações têm intensidade exagerada, superior a 50 mmHg (hipersistolia), e frequência maior que 5 em 10 minutos (taquissistolia ou polissistolia), de modo que a atividade uterina ultrapassa 250 UM.

A hipersistolia é consequência do aumento da força contrátil das fibras uterinas; aparece sem causa evidente, após a administração de ocitocina em doses elevadas, associada à pré-eclâmpsia ou ao parto obstruído.

A hiperatividade uterina, na ausência de entrave mecânico, produz parto precipitado com possível laceração do trajeto, traumatismo e sofrimento fetal. O tratamento consiste na simples adoção do decúbito lateral (na taquissistolia isolada) ou no emprego de medicamentos tocolíticos (uteroinibidores).

Hipotonia e hipertonia

A hipotonia uterina (tônus inferior a 8 mmHg) ocorre muito raramente e, em geral, está associada à hipoatividade. A hipertonia é muito mais frequente e, de acordo com sua magnitude, divide-se em: fraca (12 a 20 mmHg), média (20 a 30 mmHg) e forte (acima de 30 mmHg).

Clinicamente, é fácil distinguir "útero mole" (tônus normal, de 10 mmHg) e "duro" (palpação no momento de uma contração de intensidade entre 30 e 40 mmHg). Contrariamente, estando o tônus uterino acima de 30 mmHg, torna-se difícil perceber as contrações ("útero muito duro"); além de 40 mmHg, não se consegue deprimir a parede uterina.

De acordo com o mecanismo de produção, as hipertonias são classificadas em quatro tipos:

- Hipertonia por sobredistensão: existe sobredistensão quando o acréscimo anormal do conteúdo uterino não é acompanhado de crescimento progressivo da massa miometrial. Exemplo típico é o polidramnia, no qual o sobrestiramento determina hipertonia e hipossistolia; nas gestações gemelares, tanto o tônus como a intensidade das contrações guardam valores normais, levando a crer que o aumento volumétrico gradual é acompanhado de hiperplasia e hipertrofia do miométrio. O tônus excessivo deve-se ao fato de que as fibras uterinas foram estiradas acima do limite fisiológico, não sendo mais capazes de se adaptar às variações de comprimento. As hipertonias são fracas ou médias. O tratamento é o do polidramnia, corrigindo-se a discinesia pela extração do líquido amniótico excedente
- Hipertonia por incoordenação: como as diferentes partes do útero relaxam-se em tempos diversos, a pressão amniótica nunca pode descer ao nível do tônus normal, havendo sempre área em contração. A incoordenação, em geral, produz hipertonias fracas
- Hipertonia por taquissistolia: o aumento anormal da frequência das contrações, acima de 5 em 10 minutos, causa elevação do tônus, porque, encurtando-se o intervalo entre as metrossístoles, o útero não tem tempo para completar seu relaxamento (Figura 51.1). No início da fase de relaxamento, a pressão amniótica decresce rapidamente, para depois diminuir lenta e progressivamente (fase de relaxamento lento), tendendo a se aproximar de uma linha horizontal que representa o chamado tônus primário. Na taquissistolia, esse tônus primário nunca é alcançado, pois o relaxamento é interrompido pela contração seguinte. O ponto de menor pressão registrado é o tônus, sempre superior ao tônus primário. As hipertonias por taquissistolia costumam ser fracas ou médias. A primeira medida terapêutica é a postura lateral da paciente completada por medicamentos inibidores da contratilidade uterina
- Hipertonia autêntica ou essencial: aqui, a hipertonia não pode ser explicada por nenhum dos mecanismos conhecidos (sobredistensão, incoordenação, taquissistolia) e depende do aumento do tônus primário (Figura 51.2). As hipertonias são fortes e, geralmente, estão associadas ao descolamento prematuro da placenta, à perfusão de ocitocina em doses maciças e à hipertonia por incoordenação. Parece não haver tratamento eficaz.

As hipertonias ativas (autêntica, taquissistólica e por incoordenação) são as que produzem mais hipoxia no feto, reduzindo muito o afluxo de sangue à placenta; as passivas (por sobredistensão), por sua vez, diminuem em menor grau a circulação uteroplacentária.

771

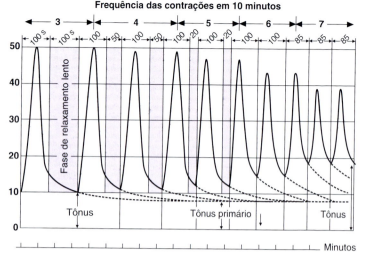

Figura 51.1 Hipertonia por taquissistolia. Mecanismo de produção (esquemático). No começo, a frequência é de três contrações em 10 minutos. A cada duas contrações, a frequência eleva-se progressivamente até alcançar 7 em 10 minutos. Encurta-se primeiro a fase de relaxamento lento; quando a frequência sobe acima de seis, diminui também a fase de relaxamento rápido. O tônus, no registro de pressão amniótica, sobe à medida que cresce a frequência, mesmo permanecendo invariável o tônus primário. Quanto mais curto o intervalo entre as contrações, mais precocemente interrompe-se o relaxamento pela contração seguinte. A intensidade das contrações diminui ao aumentar sua frequência porque o miométrio tem menos tempo para restaurar-se da contração precedente. (Adaptada de Alvarez H, Caldeyro-Barcia R. Fisiopatología de la contracción uterina y sus aplicaciones en la clínica obstétrica. Matern Inf. 1954; 13:11.)

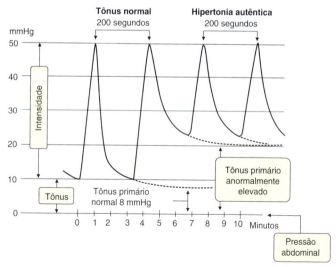

Figura 51.2 Hipertonia autêntica pela elevação do tônus primário. *À esquerda*, está o tônus primário normal. *À direita*, o tônus primário está elevado para 20 mmHg. Em ambos os casos, a frequência é de três contrações a cada 10 minutos (esquemático).

Inversão do gradiente

Na inversão do gradiente, a anomalia da onda contrátil é qualitativa, predominando a atividade das partes baixas do útero sobre a do corpo. A inversão pode ser total, afetando os três componentes (intensidade, duração e propagação) do TGD (Figura 51.3). As contrações nascem na parte inferior do útero, propagam-se para cima (ondas ascendentes) e são mais fortes, e a duração é maior no istmo que no corpo. Essas metrossístoles são totalmente ineficientes para dilatar o colo e, na realidade, tendem a fechá-lo (Figura 51.4), a despeito de poderem ser tão intensas quanto as do parto normal.

Em alguns casos, a inversão é parcial, alterando-se um ou dois dos componentes do TGD. A inversão isolada de intensidade e a que afeta ambos os gradientes de propagação e duração são mais comuns. Nessa oportunidade, as ondas contráteis apresentam certo efeito dilatador.

Os traçados de pressão amniótica não possibilitam o diagnóstico da inversão do gradiente, o que só se consegue com o registro múltiplo, intramiometrial ou eletro-histerográfico. A palpação combinada, vaginal e abdominal, possibilita perceber que o orifício interno do colo se contrai muito antes do fundo uterino.

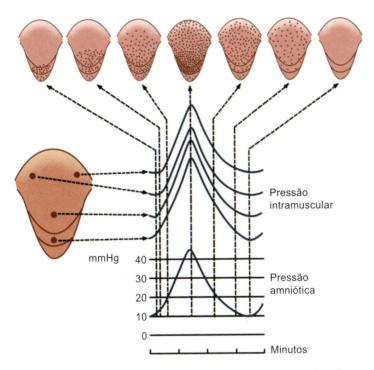

Figura 51.3 Onda contrátil com inversão total de gradiente. O útero *à esquerda* indica os quatro pontos em que a pressão intramiometrial é registrada mediante microbalões. Os úteros menores, *na parte superior*, ilustram como a onda contrátil inicia-se e propaga-se, aumenta de intensidade, para logo decrescer até o desaparecimento. As relações cronológicas de cada um dos úteros menores com os traçados de pressão estão indicadas pelas *linhas verticais tracejadas*. (Adaptada de Caldeyro-Barcia R. Modern trends in obstetrics & gynaecology. Montreal: Beauchemin; 1959.)

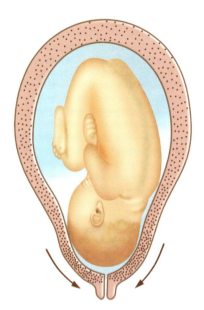

Figura 51.4 Inversão de gradiente. Corte frontal de útero (esquemático). A *densidade do pontilhado* indica a intensidade da contração. O istmo contrai-se com maior intensidade que o corpo uterino; por esse motivo, a contração é insuficiente para distendê-lo e dilatar o colo, tendendo a cerrá-lo. (Adaptada de Caldeyro-Barcia R et al. Triângulo. 1995; 2:41.)

Incoordenação

Até então, têm-se descrito contrações que se propagam por todo o útero, constituindo ondas generalizadas e bem sincronizadas. Na incoordenação, partes distintas do órgão contraem-se de maneira independente e assincrônica, impedindo que todo o útero alcance o máximo de contração simultaneamente. As incoordenações podem ser de primeiro e de segundo grau.

Incoordenação de primeiro grau. É uma anomalia frequente, determinada pela interferência entre a ação dos dois marca-passos normais do útero, cada um deles regulando os segmentos em que o órgão está funcionalmente dividido. Como os dois marca-passos têm ritmos distintos, suas atividades são assincrônicas, o que confere ao traçado da pressão amniótica aparência típica: pequenas contrações isoladas, alternadas com outras maiores que se espalham por zonas mais extensas da matriz (Figura 51.5).

A contração de uma área muitas vezes começa antes de haver terminado o relaxamento da outra, pelo que aparecem parcialmente fusionadas, constituindo curva de pressão única, com base larga e dois vértices, cada um dos quais correspondendo ao máximo de contração em uma das áreas. O parto progride mais lentamente que o habitual; as contrações localizadas são ineficazes, e as que se difundem por áreas maiores do útero têm certa ação dilatadora do colo.

Incoordenação de segundo grau. O útero está funcionalmente dividido em várias regiões que se contraem de maneira independente, assincrônica e completamente desordenada. Os limites entre as áreas mudam constantemente; dois deles próximos dos cornos uterinos estão sob o comando de dois marca-passos normais do órgão, enquanto as demais porções são reguladas por novos marca-passos ectópicos (Figura 51.6). O tônus geralmente é elevado (hipertonia por incoordenação) e sobre ele se inscrevem contrações de ritmo muito irregular, pequena intensidade e frequência alta (hipossistolia e taquissistolia por incoordenação).

As contrações quase sempre não são percebidas à palpação abdominal, em função de sua pequena intensidade, acrescida da elevação discreta do tônus; tem-se a impressão clínica de um útero de tônus aumentado, sem metrossístoles. Quando a incoordenação de segundo grau se associa à hipertonia autêntica (por elevação do tônus primário), configura o tétano uterino ou distocia de Demelin.

Das discinesias, a incoordenação de segundo grau é das mais anômalas para fazer progredir o parto. A gênese das incoordenações de ambos os graus parece estar ligada à secreção aumentada dos hormônios elaborados pela medula suprarrenal (epinefrina e norepinefrina), vigente nas situações em que dominam a dor, o medo, a emoção e a ansiedade.

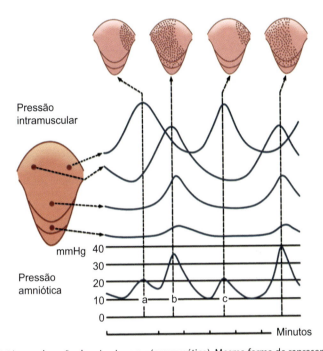

Figura 51.5 Incoordenação de primeiro grau (esquemático). Mesma forma de representação da Figura 51.3. As ondas que nascem do marca-passo direito ficam localizadas na zona do corno direito; causam apenas pequenas elevações (*a* e *c*) na pressão amniótica e são ineficazes para dilatar o colo. A onda que nasce do marca-passo esquerdo difunde-se por quase todo o útero, causa maior elevação (*b*) da pressão amniótica e tem certa ação cervicodilatadora. Não invade a zona do corno direito porque esta se encontra no período refratário suscitado pela contração precedente (*a*). Como a contração (*b*) do lado esquerdo começa antes de terminada a do lado direito (*a*), a pressão amniótica não pode descer, entre ambas, até o nível do tônus normal. Fica desenhada uma elevação de forma irregular, com dois picos que correspondem às contrações assincrônicas das duas partes em que funcionalmente está dividido o útero. O assincronismo impede a soma das pressões desenvolvidas pela contração de cada zona; por isso, a elevação máxima da pressão amniótica é menor que em uma onda bem sincronizada (ver Figura 51.3). Nesta, a boa coordenação da atividade uterina está expressa pela forma regular e maior altura das ondas. Na incoordenação de primeiro grau, o traçado da pressão amniótica é característico e possibilita o diagnóstico. (Adaptada de Caldeyro-Barcia R et al. – *op. cit.*)

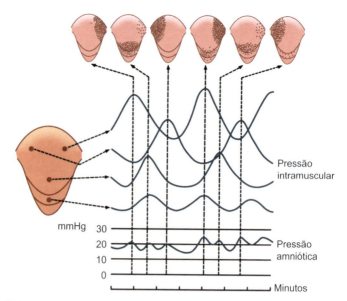

Figura 51.6 Incoordenação de segundo grau (fibrilação uterina). Mesma forma de representação das Figuras 51.3 e 51.5. As partes do útero onde se registra a pressão intramiometrial contraem-se com ritmos diferentes (assincronicamente). A contração isolada de cada uma delas causa pequena elevação da pressão amniótica, cujo traçado adquire aspecto característico. Como as contrações sucedem-se sem qualquer ordem, o traçado é muito irregular; a coincidência da contração de duas partes causa crescimento maior. A frequência elevada resulta do grande número de partes que se contraem sucessivamente. O tônus é alto porque em momento algum todas as partes relaxam-se, ao mesmo tempo que a pressão amniótica não pode descer até o nível do tônus normal (10 mmHg) (taquissistolia e hipertonia por incoordenação). (Adaptada de Caldeyro-Barcia R et al. – *op. cit.*)

O tratamento das incoordenações uterinas e da inversão do gradiente é feito por meio dos seguintes procedimentos:

- Colocação da paciente em decúbito lateral
- Perfusão contínua de ocitocina em doses fisiológicas (1 a 8 mU/minuto), método que melhora sensivelmente a coordenação das metrossístoles (pelo aumento da condutividade elétrica do miométrio), aumentando a intensidade
- Amniotomia
- Analgesia de parto: tanto o bloqueio peridural como raquidiano combinado com peridural (BRCP) suprimem a dor e bloqueiam a inervação simpática aferente do útero e da suprarrenal, com consequente diminuição da secreção de epinefrina e norepinefrina.

Repercussões da contratilidade uterina anormal sobre o feto

As contrações uterinas, mesmo as fisiológicas, reduzem o fluxo de sangue à placenta por compressão dos vasos intramiometriais, da aorta e das artérias ilíacas. Nos distúrbios hipercontráteis da matriz uterina (hipersistolia, taquissistolia, hipertonia) e na hipotensão arterial materna, a circulação uteroplacentária está mais comprometida, perturbando as trocas metabólicas entre mãe e concepto e determinando o sofrimento fetal (ver Capítulo 4).

Fisiopatologia especial

Parto obstruído

Os distúrbios na contratilidade uterina decorrem de obstáculo mecânico no canal do parto (DCP, apresentações anômalas e tumores prévios), que impede a progressão do feto na pelve.

Bloqueado o trânsito do concepto, o encurtamento do corpo uterino não se complementa com a descida do fundo do órgão, mas condiciona o estiramento longitudinal do segmento inferior (Figura 51.7). Cada contração torna o corpo mais curto e espesso, enquanto o istmo estira-se e afina. O limite entre o segmento superior e o inferior torna-se muito evidente, anormalmente elevado, constituindo o chamado anel de Bandl ou anel de retração patológica, que nada mais é do que o exagero do anel de retração fisiológica. Não se deve confundir o anel de Bandl com o anel de constrição, localizado também entre o corpo uterino e o segmento (Figura 51.8). A elevação exagerada do limite segmentocorporal (sinal de Bandl) faz-se acompanhar da ascensão dos ligamentos redondos, que se tornam tensos, dolorosos e facilmente palpáveis (sinal de Frommel).

No início do parto obstruído, as metrossístoles são normais (ver Figura 51.7 A). Porém, à medida que o útero se esforça para vencer o obstáculo mecânico ("síndrome de luta"), a intensidade e a frequência das contrações aumentam progressivamente, culminando em hipersistolia e taquissistolia (ver Figura 51.7 B). A partir dessa fase, o processo evolui de duas maneiras opostas: depois de algumas horas de hiperatividade, as contrações uterinas normalizam-se e tornam-se hipoativas (inércia secundária); ou as metrossístoles aumentam ainda mais sua frequência e o tônus primário eleva-se (taquissistolia e hipertonia) (ver Figura 51.7 C). Quando o tônus ultrapassa 30 mmHg, o útero está tão endurecido que as contrações não são percebidas à palpação do ventre, correspondendo aos erroneamente designados estágios de tétano uterino. Nessa condição, é grave o comprometimento do feto, gravemente anoxiado, e iminente a ruptura do segmento.

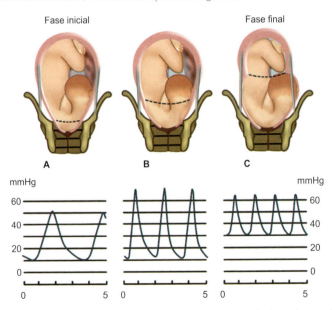

Figura 51.7 Parto obstruído. *Em cima*, cortes frontais esquemáticos de útero, bacia e feto em sucessivas fases do parto obstruído. *Embaixo* e esquematicamente, os correspondentes traçados de pressão amniótica. (Adaptada de Caldeyro-Barcia R et al. – *op. cit.*)

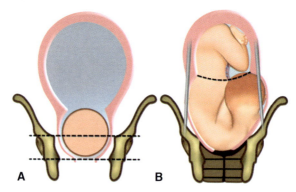

Figura 51.8 Diferença entre "anel de constrição" (A), na união do corpo uterino e do segmento inferior, e "anel de retração excessiva" ou de "retração patológica" no mesmo local (B), também chamado anel de Bandl, que se produz no parto obstruído. (Adaptada de Bowes K. Modern trends in obstetrics and gynaecology. London: Butterworth; 1950.)

Nas gestantes com hipercontratilidade uterina por uso de prostaglandinas, incluindo o misoprostol, a remoção da parte não absorvida do medicamento pode ajudar a reduzir o tônus e o número de contrações. Se a alteração tiver ocorrido com a utilização da ocitocina, em geral a redução ou a suspensão da infusão resolve o problema.

Caso não seja solucionado e, principalmente, se ocorrer alteração na frequência cardíaca fetal, a tocólise é recomendada, ministrando-se terbutalina na dose de 0,25 mg por via subcutânea. Nos casos confirmados de comprometimento fetal agudo, o parto deve ser antecipado dentro de um tempo que não ultrapasse 30 minutos, o que deve resultar em cesariana ou, no período expulsivo, com parto instrumental (fórceps ou vácuo-extração).

Procedimentos de reanimação fetal intrauterina na vigência de alterações da frequência cardíaca fetal incluem ainda: hidratação, decúbito lateral esquerdo e a oxigenoterapia materna (ver Capítulo 53).

Distocia cervical

Na distocia cervical, o colo uterino é responsável pela não progressão do parto. Pode ser classificada em ativa ou passiva. Na distocia cervical ativa ("colo ativo") o distúrbio é funcional e restrito ao orifício interno, único setor provido de músculo. O "espasmo" funcional do orifício externo não existe, ocorrendo, nesse nível, apenas distocia cervical passiva (fibrose cicatricial, aglutinação, atresia etc.).

Na distocia cervical passiva, as contrações empurram a apresentação na bacia, o colo sofre pressão e se apaga, mas não pode dilatar-se em virtude da resistência que lhe oferece o orifício externo (Figura 51.9). A luta contra o obstáculo determina alterações dinâmicas similares às descritas para o parto obstruído. A compressão exagerada da cérvice pela cabeça fetal causa isquemia com possível necrose e desprendimento anular do colo. A anomalia se resolveria seccionando-se a cicatriz fibrosa localizada no orifício externo, medida que não se aconselha, ou divulsionando a região aglutinada, fazendo com que a dilatação progrida, em geral, muito rapidamente.

A distocia cervical ativa caracteriza-se por apresentar vários quadros discinéticos de inversão do gradiente. Uma forma extrema é o anel de constrição situado no orifício interno (Figura 51.10), que impede a distensão do istmo, a dilatação da cérvice e descida da apresentação. O tratamento é o da inversão do gradiente.

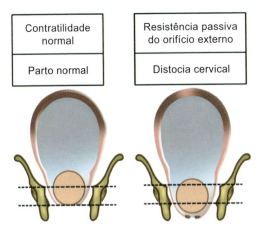

Figura 51.9 Distocia cervical passiva. (*id. ibid.*)

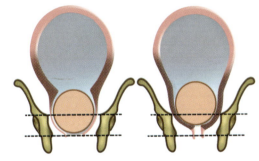

Figura 51.10 Anéis de constrição. *À esquerda*, o anel está situado na união do corpo uterino e do segmento inferior. *À direita*, fica no nível do orifício interno do colo. (*id. ibid.*)

Polidramnia

Na gestação complicada pelo polidramnia existem dois tipos de contratilidade: alta e baixa. Em aproximadamente 60% dos casos, o polidramnia é de alta contratilidade, aumentando a atividade uterina precocemente, de modo a alcançar os valores do parto muito antes de 40 semanas. É frequente a interrupção prematura da gravidez, e a extração do excesso de líquido amniótico por amniodrenagem costuma induzir o parto. No polidramnia de alta contratilidade, a resposta do útero à ocitocina é baixa, mesmo após ter sido corrigida a sobredistensão por meio da punção abdominal.

Nos 40% restantes (polidramnia de baixa contratilidade), a atividade uterina permanece pequena até o fim da gravidez. O útero adapta-se perfeitamente ao aumento anômalo de volume, e o tônus mantém-se dentro dos valores normais. No polidramnia hipoativo, o parto não é induzido quando se retira o excesso de líquido, embora a resposta à ocitocina seja normal e o medicamento possa ser utilizado para interromper a gestação.

Em caso de sobredistensão no parto, o tônus está elevado, a intensidade das metrossístoles, diminuída e, em consequência, o progresso é lento (Figura 51.11). A retirada do excesso de líquido pela ruptura das membranas corrige a discinesia: decresce o tônus, incrementa a intensidade das contrações e o parto progride rapidamente.

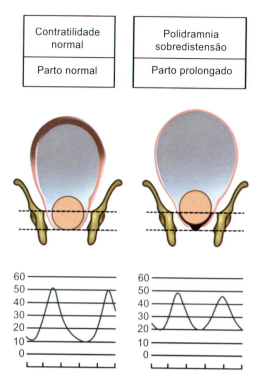

Figura 51.11 Efeitos da sobredistensão na contratilidade uterina. À *direita,* ilustram-se a hipertonia e a hipossistolia causadas pela sobredistensão no polidramnia. (Adaptada de Caldeyro-Barcia R et al. – *op. cit.*)

Pré-eclâmpsia

A atividade uterina está, em geral, elevada. Durante a gestação, a contratilidade exacerba-se prematuramente, sendo grande a ocorrência de parto pré-termo. No parto, as pacientes com pré-eclâmpsia podem apresentar hipersistolia, concorrendo em muitos casos para dilatação rápida e até precipitada. A resposta uterina à ocitocina é muito maior que a normal; em consequência, ela deve ser administrada em doses baixas (2 mU/minuto) para induzir o parto.

A hiperatividade uterina contribui para a redução do fluxo de sangue à placenta, já diminuído pelo espasmo vascular, condicionando alta mortalidade perinatal.

Descolamento prematuro da placenta

Em todos os casos de descolamento prematuro da placenta (DPP), há nítida hipertonia autêntica do útero pela elevação do tônus primário. O tônus está compreendido entre 20 e 40 mmHg, e, enxertado sobre a hipertonia, registram-se contrações que se filiam a dois tipos (Figura 51.12):

- Tipo 1: contrações mais ou menos coordenadas, cuja frequência varia entre 3 e 6 em 10 minutos, oscilando a intensidade e o tônus entre 20 e 30 mmHg

- Tipo 2: contrações muito incoordenadas, de altíssima frequência (8 a 10 em 10 minutos), intensidade muito baixa (10 a 20 mmHg) e tônus bastante elevado (30 e 40 mmHg); nesse tipo, hipertonia por incoordenação ou por taquissistolia costuma estar associada à hipertonia autêntica.

O tônus muito aumentado faz com que seja difícil perceber, à palpação abdominal, as contrações do tipo 1 e torna impossível averiguar as do tipo 2. O exame do ventre recolhe a sensação de "útero lenhoso". A amniotomia, embora não altere o tônus e a contratilidade, acelera nitidamente a dilatação cervical.

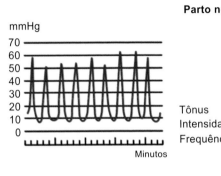

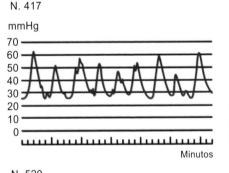

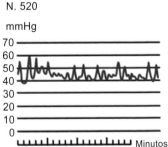

Figura 51.12 Descolamento prematuro da placenta normalmente inserida. O caso 417 corresponde ao tipo 1 de contratilidade uterina, e o caso 520, ao tipo 2. *Em cima*, estão representadas as contrações de um parto normal para cotejo.

Caracterização clínica do parto disfuncional

A identificação das distocias é feita pela observação das curvas de dilatação cervical e de descida da apresentação expressas no partograma (ver Capítulo 13).

Prolongamento do primeiro estágio do parto. As definições tradicionais de progressão anormal e parada do trabalho de parto foram atualizadas. Segundo a Organização Mundial da Saúde (OMS), em 2018, recomenda-se o uso das seguintes definições do primeiro estágio do trabalho de parto e suas fases latente e ativa:

- Fase latente é um período caracterizado por contrações uterinas dolorosas e alterações variáveis do colo do útero, incluindo algum grau de apagamento e progressão mais lenta da dilatação, até atingir 5 cm. Uma duração padrão da fase latente não foi estabelecida e pode variar amplamente de uma mulher para outra
- Fase ativa é um período caracterizado por contrações uterinas dolorosas regulares, grau substancial de apagamento cervical e dilatação cervical maior que 5 cm de dilatação. A duração da fase ativa geralmente não se estende além de 12 horas nas primíparas e de 10 horas nas multíparas.

Segundo o Consórcio sobre Trabalho de Parto Seguro, o trabalho de parto pode levar mais de 6 horas para progredir de 4 a 5 cm e mais de 3 horas para progredir de 5 a 6 cm de dilatação. Nulíparas e multíparas progridem em um ritmo semelhante até os 6 cm. No entanto, após 6 cm, o trabalho de parto acelera-se muito mais rápido nas multíparas do que nas nulíparas. A Figura 51.13 mostra os achados do Consórcio sobre Trabalho de Parto Seguro, com as curvas médias de trabalho de parto por paridade em parto único, gestações a termo com início espontâneo de parto, parto vaginal e resultados neonatais normais. Dessa maneira, como a fase ativa do trabalho de parto não começa até 6 cm de dilatação cervical, os padrões para o progresso do trabalho de parto na fase ativa não podem ser aplicados em dilatações cervicais menores, e um diagnóstico de parada do primeiro estágio do trabalho de parto não pode ser feito até esse momento.

Em termos práticos, embora não seja consensual, o partograma ainda é a ferramenta recomendada para uma avaliação mais objetiva da evolução e parada do trabalho de parto (ver Capítulo 13). O tempo do trabalho de parto deve ser individualizado e não devem mais ser utilizadas as linhas de alerta e de ação. A Figura 51.14 apresenta os percentis 95 da duração acumulada do trabalho de parto na admissão entre mulheres nulíparas a termo único com início espontâneo do trabalho de parto, parto vaginal e resultados neonatais normais encontrados por Zhang et al. (2010).

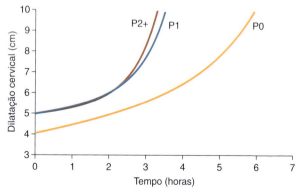

Figura 51.13 Curvas médias de trabalho de parto por paridade em parto único, gestações a termo com início espontâneo de parto, parto vaginal e resultados neonatais normais (Consórcio do Trabalho de Parto Seguro, 2010).

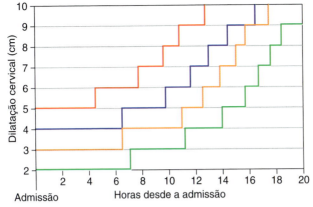

Figura 51.14 Percentis 95 da duração acumulada do trabalho de parto na admissão entre mulheres nulíparas a termo único com início espontâneo do trabalho de parto, parto vaginal e resultados neonatais normais (Consórcio do Trabalho de Parto Seguro, 2010).

Prolongamento do segundo estágio do parto. Os padrões de duração ideais para o segundo estágio do trabalho de parto também foram atualizados, e são mais longos do que se pensava anteriormente. Conforme a OMS (2018), o segundo estágio é o período entre a dilatação cervical total e o nascimento, durante o qual a mulher tem urgência de fazer força involuntária (puxos), como resultado de contrações uterinas expulsivas. As recomendações enfatizam que a duração do segundo estágio varia de uma mulher para outra. Nas primíparas, o nascimento geralmente é concluído em 3 horas, enquanto nas multíparas geralmente é realizado em 2 horas. A duração do período expulsivo em si não deve ser a única indicação para intervenção operatória, se houver progresso, mesmo lento, na presença de um estado materno e fetal tranquilizador.

As disfunções no segundo estágio estão associadas à hipoatividade uterina e à DCP absoluta (tamanho de polo cefálico maior que a bacia) ou relativa (posições anômalas: defletidas, transversas, posteriores).

DCP. Ocorre quando há incompatibilidade entre o tamanho da cabeça fetal e o tamanho da pelve materna, resultando em "falha no progresso" no trabalho de parto por motivos mecânicos. A DCP pode decorrer do tamanho aumentado ou de atitude viciosa da cabeça. Quando absoluta, deve haver indicação absoluta de cesariana. Quando relativa, medidas como *spinning babies* (bebês em movimento) podem ser tomadas para modificar a atitude fetal, promover a flexão do polo cefálico e facilitar a insinuação e descida (Figura 51.15).

Parto precipitado. Também chamado taquitócico, é diagnosticado quando a dilatação cervical e a descida/expulsão do feto ocorrem em um período de 4 horas ou menos. O útero é hipercinético e pode ocorrer sofrimento fetal. Pode ser espontâneo ou consequente à administração inadequada de ocitócicos.

Conduta na parada de progressão

Na prática, após o diagnóstico da parada de progressão, a primeira medida deve ser corrigir possíveis falhas na contratilidade, otimizando a atividade uterina com amniotomia e ocitocina (Figura 51.16). Caso o parto permaneça distócico, apesar da otimização da contratilidade uterina, devem ser implicadas causas mecânicas, entre as quais se incluem as distocias de

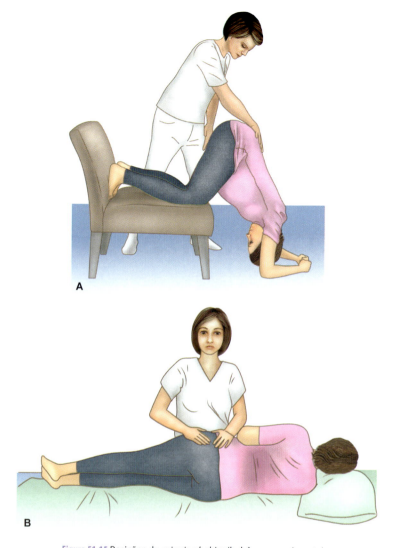

Figura 51.15 Posições de *spinning babies* (bebês em movimento).

trajeto e a DCP. Evidenciada a obstrução mecânica do trabalho de parto por DCP, a conduta é a cirurgia cesariana (Figuras 51.17 e 51.18).

A administração de ocitocina há de ser feita com cautela, mesmo diante de hipoatividade uterina, uma vez que, embora resulte em encurtamento da fase ativa do parto, não se mostra capaz de reduzir as taxas de cesárea. Discutir esses desfechos com a parturiente e considerar suas características e seus desejos ajudará a definir a melhor conduta. A associação de ocitocina e amniotomia pode ser considerada, mas não deve ser feita de rotina.

Na Tabela 51.1 são apresentadas as recomendações atualizadas da OMS sobre prevenção e conduta na presença de prolongamento do trabalho de parto.

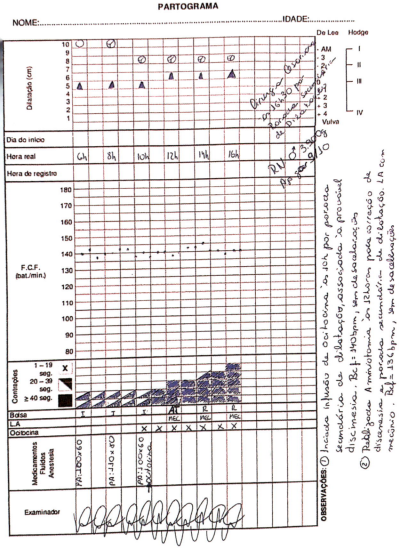

Figura 51.16 Partograma ilustrando parada secundária de dilatação. O diagnóstico é efetuado apenas após correção de possível discinesia com infusão de ocitocina e amniotomia.

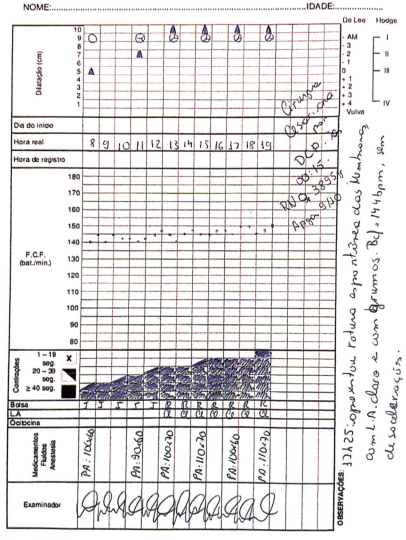

Figura 51.17 Partograma característico de parada secundária de descida da apresentação por desproporção cefalopélvica, apesar da contratilidade uterina adequada, culminando em resolução por cirurgia cesariana.

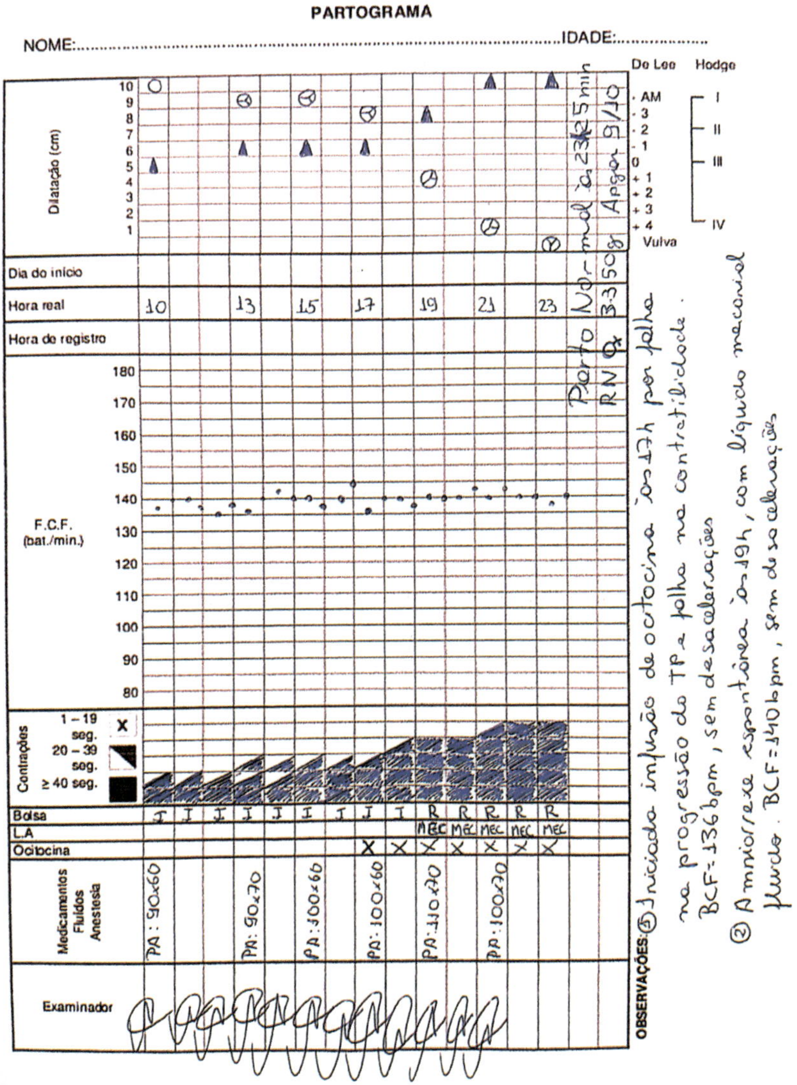

PARTOGRAMA

Figura 51.18 Partograma ilustrando parada de progressão do trabalho de parto. São adotadas medidas a fim de se corrigirem possíveis falhas na contratilidade, otimizando a atividade uterina com amniotomia e ocitocina. Ressalta-se que o aspecto meconial do líquido amniótico não é, por si, indicativo de gravidade.

Tabela 51.1 Recomendações formuladas e aprovadas pela OMS sobre prolongamento do trabalho de parto (2018).

Objetivo	Recomendações
Diagnóstico de atraso no primeiro estágio (fase ativa) do trabalho de parto	1. Para gestantes com início espontâneo de parto, o limiar de velocidade de dilatação cervical de 1 cm/hora durante a fase ativa do período de dilatação (como mostrado na linha de alerta do parto) não é necessário para identificar a mulheres em risco de desfechos adversos ao nascimento e, portanto, não é recomendado para esse fim
	2. O exame vaginal digital em intervalos de 4 horas é recomendado para avaliação de rotina e identificação de atraso no trabalho de parto ativo
Prevenção do atraso no primeiro estágio (fase ativa) do trabalho de parto	3. Um pacote de cuidados para o manejo ativo do trabalho de parto, para evitar atrasos, não é recomendado
	4. O uso de amniotomia com aumento precoce de ocitocina para prevenção de atraso no trabalho de parto não é recomendado
	5. O uso de ocitocina para prevenção de atraso no trabalho de parto em mulheres que recebem analgesia peridural não é recomendado
	6. O uso de amniotomia isolada para prevenção de atraso no trabalho de parto não é recomendado
	7. O uso de agentes antiespasmódicos para prevenção de atraso no trabalho de parto não é recomendado
	8. O alívio da dor com a finalidade exclusiva de prevenir atrasos e acelerar o trabalho de parto não é recomendado
	9. O uso de líquidos intravenosos com o objetivo de reduzir a duração do trabalho de parto não é recomendado
	10. Para mulheres com baixo risco, recomenda-se a ingestão de líquidos por via oral e alimentos durante o trabalho de parto
	11. Recomenda-se incentivar a adoção de mobilidade e posição vertical durante o trabalho de parto em mulheres com baixo risco
	12. Recomenda-se presença de acompanhante durante o trabalho de parto para melhorar os resultados
	13. A administração de enema não é recomendada
Tratamento do atraso no primeiro estágio (fase ativa) do trabalho de parto	14. Recomenda-se o uso de ocitocina isoladamente para o tratamento de atraso no trabalho de parto
	15. Ocitocina intravenosa antes da confirmação do atraso no trabalho de parto não é recomendada
	16. Doses iniciais elevadas ou aumentos substanciais da dose de ocitocina não são recomendados para correção do atraso do trabalho de parto
	17. O uso de misoprostol oral para condução do trabalho de parto não é recomendado
	18. O uso de amniotomia isoladamente para o tratamento de atraso no trabalho de parto não é recomendado
	19. Recomenda-se o uso de amniotomia e ocitocina para o tratamento de atraso confirmado no trabalho de parto
Acompanhamento durante a correção da distocia	20. Não se recomenda o uso de tocodinamometria interna, em comparação com a tocodinamometria externa

Pontos-chave

- São discinesias ou distocias dinâmicas ou funcionais a contratilidade uterina insuficiente para dilatar o colo e progredir o parto, ou, ao contrário, a atividade exagerada, capaz de determinar parturição rápida e precipitada
- As anomalias da contração podem ser quantitativas ou qualitativas. Nas alterações quantitativas, as ondas são generalizadas e mantêm o TGD, apenas seus valores são hipo ou hiperativos; configuram as anomalias qualitativas ondas generalizadas com o gradiente invertido ou ondas localizadas, assincrônicas, incoordenadas
- Considera-se hipoatividade quando a contração tiver intensidade inferior a 25 mmHg (hipossistolia), a frequência for menor que 2 em 10 minutos (bradissistolia) e a atividade uterina situar-se abaixo de 100 unidades Montevidéu (UM). O parto tem progressão lenta ou se detém totalmente
- Na hiperatividade, as contrações têm intervalo superior a 50 mmHg (hipersistolia), frequência maior que 5 em 10 minutos (taquissistolia), de modo que a atividade uterina ultrapassa 250 UM. A hiperatividade uterina, na ausência de entrave mecânico, produz parto precipitado com possível laceração do trajeto, traumatismo e sofrimento fetal
- A hipotonia uterina (tônus inferior a 8 mmHg) ocorre raramente e, em geral, está associada à hipoatividade. A hipertonia, de acordo com a sua magnitude, divide-se em fraca (12 a 20 mmHg), média (20 a 30 mmHg) e forte (acima de 30 mmHg). De acordo com o mecanismo de produção, as hipertonias podem ser divididas em: por sobredistensão, incoordenação, taquissistolia ou autêntica
- Na inversão do gradiente, a anomalia da onda contrátil é qualitativa, predominando a atividade das partes baixas do útero sobre o corpo. A inversão do gradiente pode ser total, afetando os três componentes do TGD (intensidade, duração e propagação), ou parcial
- Na incoordenação, partes distintas do útero contraem-se de maneira independente e assincrônica, impedindo que todo o útero alcance o máximo de contração simultaneamente. A incoordenação pode ser de primeiro ou de segundo grau
- Nos distúrbios hipercontráteis do útero (hipersistolia, taquissistolia e hipertonias) há comprometimento da circulação uteroplacentária e, em consequência, sofrimento fetal agudo
- A fisiopatologia especial das discinesias engloba o parto obstruído, a distocia cervical, assim como os padrões contráteis de polidramnia, pré-eclâmpsia e descolamento prematuro da placenta
- Pelo partograma é possível identificar prolongamento do primeiro e do segundo estágio do trabalho de parto, desproporção cefalopélvica e parto taquitócico
- A conduta na hipoatividade uterina é considerar o uso cauteloso de ocitocina e amniotomia. Na hiperatividade uterina, tocolíticos e medidas de reanimação fetal. Na desproporção cefalopélvica absoluta, cesariana. Na suspeita de desproporção relativa, medidas para corrigir a atitude fetal e facilitar a flexão podem ser utilizadas, como *spinning babies*.

52

Distocias do Trajeto, Desproporção Cefalopélvica e Distocia de Ombros

Distocias do Trajeto, 790

Distocias do trajeto mole, 790

Distocias do trajeto duro
(vícios pélvicos), 791

**Desproporção
Cefalopélvica, 793**

Avaliação clínica da insinuação
da cabeça fetal, 793

Diagnóstico, 795

Tratamento, 795

Distocia de Ombros, 795

Predição e prevenção, 795

Complicações, 796

Tratamento, 796

*Melania Amorim
Marcos Nakamura Pereira
Jorge Rezende Filho*

Distocias do Trajeto

Existem algumas considerações patológicas do canal do parto que dificultam a evolução do trabalho e constituem as distocias do trajeto, que ocorrem nas partes moles (distocia do trajeto mole) ou no arcabouço ósseo da pelve (distocia do trajeto duro – vícios pélvicos).

Distocias do trajeto mole

Podem ser ocasionadas pelas anomalias localizadas em qualquer uma das porções do canal do parto (colo, vagina, vulva) e por tumorações prévias, genitais ou extragenitais.

Distocias do colo. Estão representadas por rigidez, aglutinação (Figura 52.1), saculação (Figura 52.2) e edema.

Distocias da vagina. Estão caracterizadas fundamentalmente pelos septos longitudinais que podem ser completos ou incompletos.

Distocias da vulva. Podem constituir distocias de vulva: varizes, cistos e abscessos da glândula de Bartholin, condilomas acuminados gigantes, linfogranuloma venéreo e hímen anormal.

Tumorações prévias. Denominam-se prévias as tumorações que ficam à frente da apresentação fetal e, por sua localização, dificultam ou impedem a progressão do móvel. Distinguem-se em genitais e extragenitais, sendo as primeiras mais frequentes.

Miomas uterinos. Os miomas do corpo raramente obstruem o canal do parto (Figura 52.3 A); somente os subserosos, com grande pedículo, tendem, eventualmente,

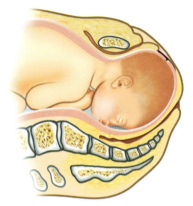

Figura 52.1 Aglutinação do colo.

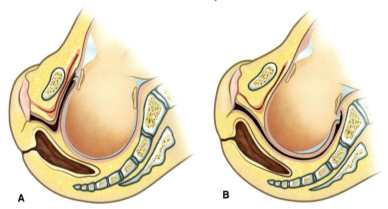

Figura 52.2 Dilatação saciforme do segmento inferior. A. Desvio do colo para a frente. B. Desvio posterior.

a penetrar na pelve. Os nódulos que se desenvolvem no segmento inferior, por sua situação mais baixa que a apresentação, podem prejudicar ou impedir o parto transpélvico (Figura 52.3 B).

Cistos e tumores do ovário. Cistos do ovário e tumores sólidos, ocasionalmente, podem tornar-se bloqueantes, impedindo o parto pela via natural. Câncer de colo uterino. Quando diagnosticado na gravidez, em geral, requer abortamento terapêutico para realização de tratamento materno. Nos casos em que a gestação atingir a viabilidade, indica-se cesariana.

Tratamento. A operação cesariana resolverá os casos impeditivos do parto vaginal. O linfogranuloma venéreo é indicação absoluta de cesariana para impedir a disseminação da infecção.

Câncer de colo uterino. Quando diagnosticado na gravidez, em geral requer abortamento terapêutico para realização de tratamento materno. Nos casos em que a gestação alcançar a viabilidade, indica-se cesariana.

Distocias do trajeto duro (vícios pélvicos)

A pelve viciada apresenta acentuada redução de um ou mais de seus diâmetros, ou modificação apreciável de forma.

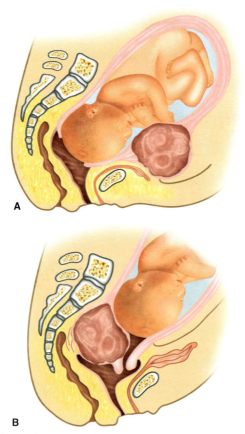

Figura 52.3 Distocia por mioma uterino. **A.** Neste caso, o tumor não impede a parturição. **B.** Neste caso, assume as características de tumor prévio.

O estudo detalhado dos vícios pélvicos, que ocupava a parte nobre e mais extensa dos antigos compêndios, perdeu valimento; a operação cesariana, muito mais segura na atualidade, embora não se deva banalizá-la, tornou essas cogitações anacrônicas para a prática obstétrica.

Diagnóstico. Os vícios pélvicos de grande porte são facilmente diagnosticados durante os exames pré-natais, às vezes pela simples inspeção; causam transtornos já durante as últimas fases da gravidez – a cabeça se mantém alta, provocando dificuldades respiratórias. Esses distúrbios são mais acentuados nas pacientes com cifoescoliose, porque o espaço abdominal apresenta-se diminuído devido à descida do tórax; não é raro o nivelamento das costelas com os rebordos da pelve. Em tais circunstâncias, há comprometimento da circulação e diminuição da ventilação pulmonar, motivos de pior prognóstico.

Defeitos mais discretos costumam ser rastreados somente no decurso do trabalho de parto, que não progride, apresenta-se distócico, sendo incapaz de se resolver pelas vias naturais.

Via de parto. Como norma, constatando-se desproporção cefalopélvica absoluta, está indicada a operação cesariana.

Desproporção Cefalopélvica

A desproporção cefalopélvica (DCP) implica a falta de proporcionalidade entre a cabeça fetal e a pelve materna (Figuras 52.4 e 52.5) e pode ser absoluta ou relativa.

Nas apresentações cefálicas, a desproporção decorre do volume demasiado ou da atitude viciosa da cabeça.

No entanto, as apresentações anômalas constituem casos particulares de desproporção, e o uso limita o estudo da proporcionalidade ao da relação cefalopélvica, excluídas, naturalmente, as atitudes defletidas (ver Capítulo 49).

Avaliação clínica da insinuação da cabeça fetal

Na primípara, a cabeça costuma adaptar-se à pelve no termo ou até a proximidade do parto. Os casos em que isso que não acontece causam suspeita de desproporção, ainda que o diagnóstico só possa ser firmado durante fase ativa do trabalho de parto. Na multípara, o polo cefálico costuma se encaixar no período expulsivo, não tendo significado maior sua persistência, alta e móvel, no início do trabalho de parto.

Considera-se a cabeça insinuada quando o vértice alcança ou ultrapassa a altura das espinhas ciáticas, plano "0" (zero). O aprofundamento da cabeça na escavação é anotado pelo número de centímetros que se distanciam desse ponto ao ápice da apresentação. Para cima: "–1", "–2" etc., para baixo: "+1", "+2" etc.

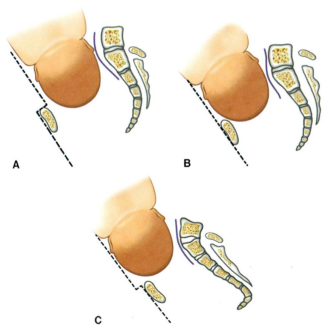

Figura 52.4 Relações da cabeça com a sínfise púbica. **A.** Boa proporcionalidade cefalopélvica. **B.** Pequena desproporção. **C.** Grande desproporção.

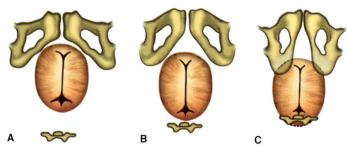

Figura 52.5 A. Cabeça passando pelo estreito inferior normal. **B.** Bacia afunilada: ângulo subpúbico angustiado, deslocando a cabeça para trás; o diâmetro sagital posterior do estreito inferior é amplo e possibilita a parturição. **C.** Ângulo subpúbico muito estreitado, não compensado pela amplitude do diâmetro sagital posterior; o parto não ocorre.

Suspeita-se de desproporção cefalopélvica se:

- O progresso do parto for lento e arrastado, apesar da eficiente contratilidade uterina
- Não houver insinuação da cabeça fetal (nas primíparas) durante fase ativa do trabalho de parto, apesar de contrações eficientes e membranas rotas
- O toque vaginal revelar moldagem acentuada da cabeça e bossa serossanguínea
- A cabeça estiver deficientemente aplicada ao colo.

Sinal de Farabeuf. Pelo toque vaginal, é possível procurar esse sinal, muito do apreço dos clássicos, mas de valor limitado, pois mostra apenas a altura do ápice da apresentação (Figura 52.6). A cabeça está apenas adaptada ao estreito superior – três dedos podem ser introduzidos entre o vértice da apresentação e o plano do cóccix-períneo; apresentação insinuada – podem ser colocados apenas dois dedos; cabeça profundamente insinuada – somente um dedo.

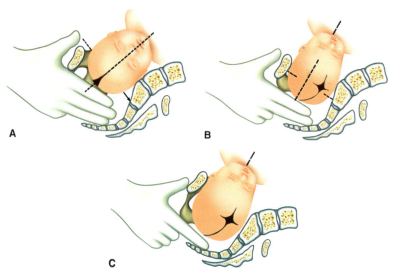

Figura 52.6 Sinal de Farabeuf para o diagnóstico da insinuação. **A.** A cabeça está apenas adaptada ao estreito superior: três dedos podem ser introduzidos entre o vértice da apresentação, o plano do cóccix e o do períneo. **B.** Apresentação insinuada: apenas dois dedos podem ser colocados. **C.** Cabeça profundamente insinuada: somente um dedo.

Diagnóstico

Atualmente, o diagnóstico da DCP baseia-se na observação de trabalho de parto protraído ou das "paradas de progressão" durante a fase ativa, documentadas pelo partograma. Na prática, após o diagnóstico da parada de progressão, a primeira medida deve ser otimizar a atividade uterina com amniotomia e ocitocina. Caso a contratilidade uterina já tenha sido otimizada e o parto permaneça distócico, devem ser aventadas causas mecânicas. O uso do partograma é indispensável para monitorar o progresso do parto, tornando possível a identificação de anormalidades e a realização de intervenções adequadas (ver Capítulo 51).

Tratamento

Na desproporção cefalopélvica absoluta, é imprescindível a operação cesariana. Em casos de desproporção *relativa* decorrente do mau posicionamento fetal, deve-se permitir o trabalho de parto, podendo-se lançar mão de estratégias para melhorar esse posicionamento, ajudando na flexão e na descida do polo cefálico, como as posições de *spinning babies* (ver Capítulo 51).

Distocia de Ombros

A distocia de ombros é uma emergência obstétrica imprevisível, que ocorre depois do desprendimento do polo cefálico, a partir do impacto dos ombros fetais no diâmetro anteroposterior da pelve materna.

A emergência será diagnosticada quando houver dificuldade no término do desprendimento do polo cefálico (queixo não visível, cabeça afundada no períneo), ou quando, após o desprendimento, não houver nenhum progresso adicional observado, por exemplo, pela falta de rotação externa, com necessidade de manobras para retirada dos ombros.

A incidência de distocia de ombros varia de 0,2 a 3%.

Predição e prevenção

Embora haja inúmeros fatores de risco associados à distocia de ombros (Tabela 52.1), na verdade, ela é imprevisível; até mesmo a macrossomia fetal, o principal fator de risco, não é bom preditor. A maioria dos bebês > 4.500 g não desenvolve a distocia de ombros e quase 50% dos bebês com essa complicação pesam menos de 4.000 g. Além disso, a ultrassonografia de terceiro trimestre tem baixa acurácia para predição de peso ao nascer, com apenas 60% de sensibilidade para macrossomia (peso > 4.500 g). A incidência de recorrência da distocia de ombros é de no mínimo 10%.

O Amercian College os Obstetricians and Gynecologists# ACOG não recomenda o parto antes de 39 semanas para evitar a macrossomia fetal, porque não há evidência de que isso possa reduzir a taxa de cesáreas ou os tocotraumatismos decorrentes de eventual distocia de ombros.

Tabela 52.1 Fatores de risco associados à distocia de ombros.

Anteparto	Intraparto
• Distocia de ombros prévia	• Primeiro estágio do parto prolongado
• Macrossomia	• Parada secundária
• Diabetes	• Segundo estágio do parto prolongado
• Índice de massa corporal materno > 30 kg/m²	• Estimulação com ocitocina
• Indução do parto	• Parto vaginal assistido (fórceps)

795

A cesárea eletiva para evitar a distocia de ombros somente está indicada em pequeno grupo de mulheres com diagnóstico de diabetes (clínico ou gestacional) e suspeita de macrossomia fetal (peso estimado > 4.500 g). Igualmente, a cesárea eletiva está indicada sempre que o peso estimado fetal for maior que 5.000 g.

Complicações

A morbidade e a mortalidade perinatal estão elevadas, assim como a morbidade materna, especialmente pela hemorragia pós-parto (11%) e lacerações de períneo de 3º e de 4º graus (3,8% para essa última) e lesão do esfíncter anal. A complicação fetal mais frequente é a paralisia do plexo braquial, seguida da fratura de clavícula e do úmero (Figura 52.7). A taxa de lesão do plexo braquial varia de 10 a 20% com recuperação completa em 50 a 80% dos casos). Embora infrequente, a distocia de ombros pode determinar graus variáveis de asfixia com encefalopatia neonatal (0,3%) e mesmo morte fetal ou neonatal (até 0,3%).

Tratamento

A distocia de ombros é óbvia quando a cabeça fetal se exterioriza e se retrai, o que é comumente referido como "sinal da tartaruga". Conforme já mencionado, a distocia de ombros é emergência obstétrica e são necessárias manobras imediatas para solucioná-la. É essencial chamar ajuda para o manejo da distocia de ombro, expondo o problema claramente ("esta é uma distocia de ombro"), além de orientar para a cessação dos esforços expulsivos e jamais tentar pressão fúndica (manobra de Kristeller).
As metas do manejo são:

- Prevenir asfixia fetal
- Prevenir paralisia de Erb e outros tocotraumatismos neonatais
- Prevenir morte fetal/neonatal
- Evitar lesão materna (fraturas, tocotraumatismos).

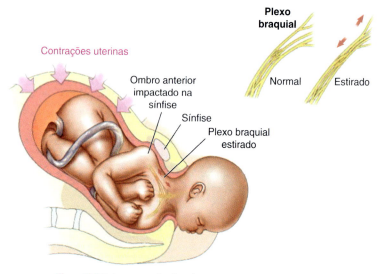

Figura 52.7 Estiramento do plexo braquial por distocia de ombro.

São consideradas medidas preliminares:

- Chamar ajuda: requisitar obstetra mais experiente, auxiliares, anestesista e neonatologista
- Realizar episiotomia: no passado, ela era rotineiramente indicada, mas sem evidência de efetividade e segurança. A recomendação atual é que não seja feita de rotina, embora seja recomendada em algumas diretrizes para a realização das manobras internas. Não deve ser feita profilaticamente, e tentar realizá-la no contexto do evento já ocorrido pode ser difícil e malsucedido, aumentando o risco de tocotraumatismos, além da perda de tempo
- Abandonar trações e força: não deve ser aplicada força em excesso sobre a cabeça ou o pescoço (evitar tração excessiva do polo cefálico) nem exercer pressão no fundo do útero, porque essas manobras não deslocam o ombro impactado e podem lesionar a mãe e o feto. A manobra de Kristeller pode agravar a impactação do ombro anterior e resultar em ruptura uterina
- Recorrer ao adequado posicionamento materno: se o parto estiver acontecendo em posição de litotomia, levar as nádegas da parturiente para a ponta da mesa ou da cama; se na posição de cócoras, aumentar o agachamento ou assumir posição de quatro apoios ou "do corredor" (*running start*)
- Não cortar o cordão umbilical – o fluxo umbilical ajuda na reanimação e na transição neonatal
- Usar a regra dos 7 minutos: resolver o problema em 7, idealmente em 5 minutos.

Manobras de 1ª linha

As diversas manobras têm por objetivo aumentar o diâmetro funcional da pelve, diminuir o diâmetro biacromial e alterar a relação entre o diâmetro biacromial e a pelve. A maioria das manobras fará o tronco fetal rodar ou removerá o braço posterior.

São consideradas de 1ª linha para o parto em litotomia: a manobra de McRoberts e a pressão suprapúbica.

Manobra de McRoberts. Flexão e abdução das coxas em direção ao abdome materno (Figura 52.8). Essa posição retifica o ângulo lombossacro e roda a sínfise púbica em direção cefálica, fazendo com que o ombro posterior caia na concavidade do sacro. A manobra de McRoberts é a intervenção isolada mais efetiva, com taxa de êxito de 40 a 50% e deve ser a primeira a ser tentada no parto em litotomia.

Pressão suprapúbica. Também chamada manobra de Rubin I (externa). Deve ser utilizada simultaneamente com a manobra de McRoberts (Figura 52.9). A pressão suprapúbica reduz o diâmetro biacromial e o roda para um dos diâmetros oblíquos da pelve; assim, o ombro é capaz de deslizar por baixo da sínfise com a ajuda da tração de rotina.

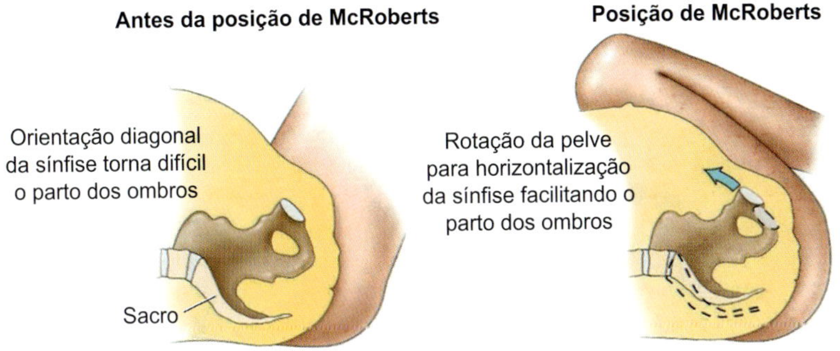

Antes da posição de McRoberts

Orientação diagonal da sínfise torna difícil o parto dos ombros

Sacro

Posição de McRoberts

Rotação da pelve para horizontalização da sínfise facilitando o parto dos ombros

Figura 52.8 Posição de McRoberts.

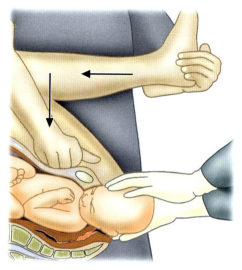

Figura 52.9 Manobra de McRoberts. Hiperflexão e abdução das coxas sobre o abdome materno (*seta horizontal*) e pressão suprapúbica simultânea (*seta vertical*). (Adaptada de Baxley EG, Gobbo RW. Shoulder dystocia. Am Fam Physician. 2004; 69:1707-14.)

A pressão suprapúbica externa é aplicada para baixo e para o lado, de modo a empurrar o ombro anterior em direção ao tórax fetal. Associada à manobra de McRoberts, eleva para 50% a resolução da distocia de ombros.

Manobras de 2ª linha

Constituem as manobras de extração do braço posterior e as manobras internas de rotação (Rubin II e Woods) além disso, também está incluída a manobra da posição de 4 apoios.

Extração do braço posterior. Tem a preferência do ACOG como manobra de 2ª linha, quando as manobras de McRoberts e pressão suprapúbica não são bem-sucedidas. Evidências recentes documentam a alta taxa de sucesso dessa manobra. A mão do operador é introduzida na vagina. O cotovelo fetal é flexionado e o antebraço é liberado em movimento de varredura sobre a parede anterior do tórax fetal (Figura 52.10). A mão é segurada e o braço é estendido ao longo da face fetal, liberando-o da vagina. Com isso, reduz-se o diâmetro biacromial, que é substituído pelo axilocromial, permitindo-se que o feto caia na concavidade sacra, o que libera o ombro anterior impactado. O conjunto das medidas de McRoberts com pressão suprapúbica e o desprendimento do ombro posterior resultam em 95% de sucesso em 4 minutos.

Se houver falha para alcançar o cotovelo porque o braço posterior está acima da borda pélvica, deve-se tentar removê-lo por meio da axila, o que quase sempre possibilita a resolução da distocia (manobra de Menticoglu).

Manobras de rotação interna. São manobras que tentam manipular o feto e rodar o ombro anterior para um plano oblíquo da bacia, a fim de desvencilhá-lo da sínfise materna. Compreendem a manobra de Rubin II, que consiste em inserir os dedos atrás do ombro anterior, tentando rodá-lo em direção ao tórax fetal (Figura 52.11), e a manobra de saca-rolha de Woods, na qual o parteiro coloca a mão atrás do ombro posterior do feto, tentando rodá-lo a 180° (Figura 52.12).

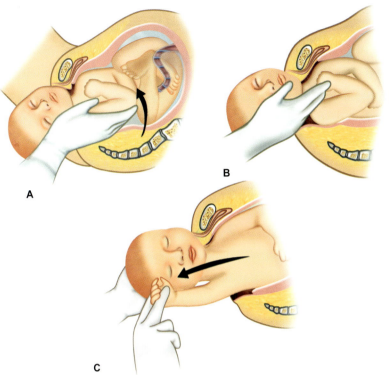

Figura 52.10 Remoção do ombro posterior. **A.** A mão do operador é introduzida na vagina e segura o braço posterior, mantendo o cotovelo flexionado, trazendo o braço fletido em movimento de varredura sobre o tórax. **B.** A mão fetal é apreendida e o braço é estendido ao longo da face. **C.** O braço posterior é extraído da vagina. (*id. ibid.*)

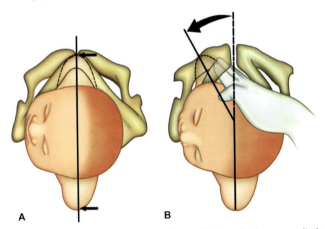

Figura 52.11 Manobra de Rubin II. **A.** O diâmetro biacromial é mostrado como a distância entre as *duas setas pequenas*. **B.** O ombro anterior é empurrado em direção ao tórax fetal, reduzindo o diâmetro biacromial e liberando o ombro anterior encravado. (Adaptada de Cunningham FG, Williams JW. Williams obstetrics. 22. ed. New York: McGraw-Hill; 2005.)

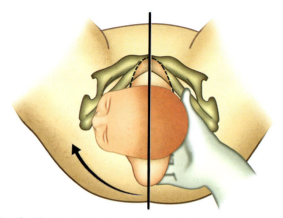

Figura 52.12 Manobra de Woods. A mão é colocada atrás do ombro posterior do feto, que é então rodado progressivamente a 180°, de maneira similar ao movimento de um saca-rolha, de modo a desencravar o ombro anterior. (*id. ibid.*)

Manobra da posição de 4 apoios. Consiste em colocar a paciente em posição de 4 apoios (manobra de Gaskin), resultando frequentemente no desencravamento do ombro anterior, sem necessidade de manobras adicionais (Figura 52.13). Todavia, se não ocorrer o desencravamento imediato, poderão ser adicionadas as manobras internas, incluindo a remoção do ombro posterior.

Manobras de 3ª linha

São manobras heroicas, de exceção, propostas na última tentativa de evitar o óbito fetal. São consideradas de 3ª linha: a clidotomia (fratura deliberada da clavícula anterior), a manobra de Zavanelli (recolocação da cabeça fetal no útero, seguida de cesárea), o resgate abdominal e a sinfisiotomia (secção da cartilagem fibrosa da sínfise sob anestesia local). Esta última não é mais recomendada e não deve ser utilizada na Obstetrícia moderna.

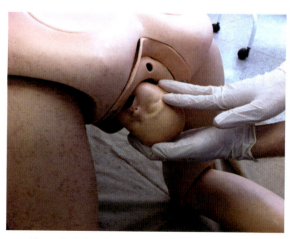

Figura 52.13 Posição de 4 apoios (manobra de Gaskin).

A manobra de Zavanelli talvez seja mais apropriada para os casos raros de distocia de ombros bilateral, quando ambos os ombros estão impactados – anteriormente acima do púbis e posteriormente sob o promontório sacro (Figura 52.14).

A manobra de Zavanelli tem sido descrita para solucionar casos catastróficos; todavia, está associada a aumento significativo de morbidade e de mortalidade fetal e morbidade materna.

O resgate abdominal também é uma opção, na qual a laparotomia e a histerotomia facilitam o deslocamento manual por cima do ombro anterior, seguido pelo parto vaginal.

O curso de *Advanced Life Support in Obstetrics* (ALSO) tem um mnemônico para o manejo da distocia de ombro que, em português, foi traduzido para ALEERTA (Tabela 52.2). Existem outros mnemônicos que são mais adequados para o parto em posição não supina, como A SAIDA (Tabela 52.3) e o FLIP-FLOP (Figura 52.15). Como a distocia de ombro é imprevisível, profissionais devem ser continuamente capacitados e treinados para resolvê-la, com uso de simuladores em ambiente seguro de aprendizagem.

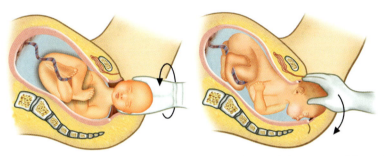

Figura 52.14 Manobra de Zavanelli. Sob tocólise, é o polo cefálico rodado para as posições occipitopúbica (OP) ou occipitossacra (OS), flexionado e impulsionado para refazer o caminho pela fieira pélvica. A cesárea é o próximo passo. (Adaptada de O'Grady JP, Gimovsky ML, McIlhargie CJ. Operative obstetrics. Baltimore: Williams & Wilkins; 1995.)

Tabela 52.2 Mnemônico ALEERTA para resolução da distocia de ombro (ALSO Brasil).

A	Ajuda
L	Levantar as pernas (McRoberts)
E	Episiotomia (considerar)
E	Externa (pressão suprapúbica)
R	Retirada do braço posterior
T	Toques (manobras internas)
A	Alterar a posição (Gaskin)

Tabela 52.3 Mnemônico A SAIDA para resolução da distocia de ombro.

A	Alerta, ajuda, agachar mais
S	Suprapúbica (pressão externa)
A	Alterar a posição (4 apoios)
I	Internas (manobras internas)
D	Desprender ombro posterior
A	Avaliar manobras de resgate

FLIP-FLOP

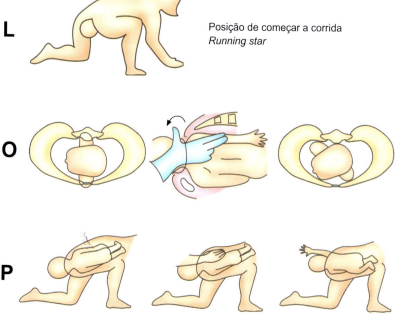

Figura 52.15 FLIP-FLOP para o tratamento da distocia de ombro.

Simulação e treinamento da equipe (Figura 52.16) reduzirão a incidência de paralisia temporária ou permanente do plexo braquial.

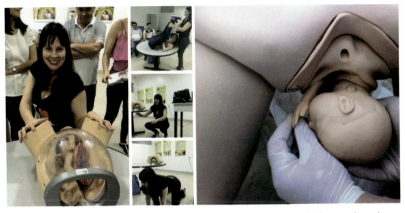

Figura 52.16 Simulação e treinamento de profissionais para resolução da distocia de ombro.

Pontos-chave

- As distocias do trajeto podem ser do trajeto mole (colo, vagina, vulva, tumorações prévias) ou do trajeto duro (vícios pélvicos)
- Muito mais importante do que estudar os vícios pélvicos isoladamente é avaliar a proporcionalidade entre a bacia e o feto; o problema clínico que se configura é o da desproporção cefalopélvica, que na maioria dos casos é relativa
- O diagnóstico da desproporção cefalopélvica pode ser feito pelos seguintes procedimentos: avaliação clínica da insinuação da cabeça fetal e prova de trabalho de parto
- A prova de trabalho de parto consiste em observar a sua evolução através do partograma
- A cesariana é o procedimento de escolha para o tratamento da desproporção cefalopélvica, real, não sendo recomendado parto instrumental (fórceps ou vácuo)
- A distocia dos ombros pode ser decorrente da macrossomia fetal, mas em 50% dos casos ocorre com fetos de peso normal e, na maioria das vezes, é imprevisível, devendo os profissionais estar aptos para sua resolução
- A distocia dos ombros é uma emergência obstétrica que pode levar inclusive ao óbito fetal, além de causar complicações como paralisia do plexo braquial, fratura da clavícula e do úmero
- As manobras mais efetivas para desencravar os ombros da pelve no parto em litotomia são a manobra de McRoberts/pressão suprapúbica (1ª linha) e a extração do ombro posterior (2ª linha)
- Posição de 4 apoios ou "do corredor" (*running start*) podem ser indicadas precocemente, pois ambas são altamente efetivas para a resolução da distocia de ombros.

53

Sofrimento Fetal Agudo

Antonio Braga
Jorge Rezende Filho

Fisiopatologia, 804
Etiologia, 808
Diagnóstico, 809
Prognóstico, 815
Tratamento, 816

Sofrimento fetal agudo é o que ocorre durante o parto, em contraposição ao sofrimento fetal crônico, próprio da gestação complicada por insuficiência placentária (ver Capítulo 25). A asfixia é condição resultante do comprometimento da troca de gases que, quando persistente, leva a progressiva hipoxemia, hipercapnia e estado de acidose metabólica.

Durante o parto vaginal, as contrações maternas causam redução temporária na troca de gases. Após a contração há recuperação fetal, seguida por perfusão normal até que ocorra nova contração. Se esses mecanismos fisiológicos compensatórios forem sobrepujados, estabelece-se a acidemia hipóxica. Se houver acidemia hipóxica de grau e duração suficientes, espera-se lesão cerebral com consequentes sequelas neurológicas nos bebês sobreviventes, outros danos orgânicos e morte intraparto ou neonatal.

A hipoxia intrauterina é a segunda causa das mortes fetais, as quais, na maioria dos casos, são evitáveis. A incidência de morbidade e mortalidade por hipoxia perinatal é variável em todo o mundo, atingindo 33:1.000 nascidos vivos nos países em desenvolvimento, sendo a asfixia perinatal responsável por 23% dos óbitos neonatais no Brasil.

Fisiopatologia

As trocas metabólicas existentes entre o sangue materno e o fetal, realizadas na placenta, são indispensáveis para manter a homeostase do concepto. Qualquer fator que subitamente interfira nessas trocas, levando o feto a estado transitório, ou permanente, de carência de oxigênio, será causa do sofrimento fetal agudo.

A redução nas trocas materno-fetais do tipo agudo é própria do parto em que a asfixia decorre da insuficiência nas circulações uteroplacentária ou fetoplacentária.

Insuficiência uteroplacentária aguda

O fluxo de sangue materno que chega aos espaços intervilosos, pelos vasos uteroplacentários, depende, fundamentalmente, da relação entre 2 fatores:

- Pressão arterial média materna, a força que impulsiona o sangue
- A resistência encontrada pelo sangue nos vasos uteroplacentários, elemento inversamente proporcional ao calibre desses vasos, que por sua vez depende do tônus vasomotor intrínseco e das contrações uterinas que comprimem, extrinsecamente, os vasos nutridores da placenta, quando atravessam o miométrio, ou seja, da pressão intramiometrial.

Em determinado momento, o fluxo que chega aos espaços intervilosos é diretamente proporcional à diferença entre a pressão arterial média materna e a pressão intramiometrial (supondo-se constante o tônus vasomotor) (Figura 53.1). Deve ser salientado que uma contração uterina, ao produzir 40 mmHg na pressão amniótica, exerce pressão intramiometrial entre 80 e 120 mmHg, valores que alcançam ou mesmo ultrapassam a pressão arterial média da mãe.

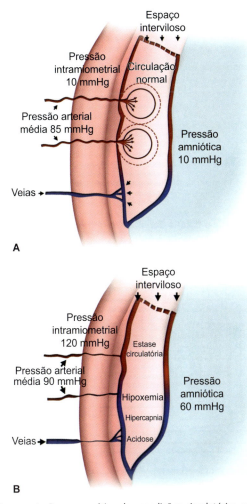

Figura 53.1 A. Representação esquemática das condições circulatórias quando o útero está relaxado. O sangue flui livremente através do espaço interviloso. **B.** Estase circulatória quando o útero está contraído. (Adaptada de Pan American Health Organization Advisory Committee on Medical Research. Perinatal factors affecting human development. Washington; 1969.)

Assim, no vértice da contração uterina normal, a circulação de sangue pelo útero e pela placenta está muito reduzida, às vezes totalmente abolida (Figura 53.2 A). Afortunadamente, na contração fisiológica essa situação é temporária, dura poucos segundos; ao relaxar-se o útero, a pressão miometrial vai decrescendo e os vasos, concomitantemente, se vão reabrindo, aumentando assim de modo progressivo o fluxo de sangue. A circulação sanguínea atinge seu máximo durante o relaxamento uterino total, quando unicamente o tônus comprime os vasos.

A insuficiência uteroplacentária aguda, responsável pela hipoxia fetal no parto, deve-se à redução excessiva do afluxo de sangue materno, que supre os espaços intervilosos, e é determinada pela hiperatividade uterina ou pela hipotensão materna.

Hipersistolia uterina. Em cada contração a pressão intramiometrial ultrapassa, de muito, o valor da pressão arterial média materna (e mesmo da pressão sistólica), pelo que o decréscimo circulatório uteroplacentário é mais acentuado e de maior duração do que se as contrações tivessem intensidade normal (Figura 53.2 B).

Taquissistolia uterina. A elevada frequência das contrações encurta os intervalos entre elas e reduz o tempo de que dispõe o sangue para circular (Figura 53.2 C).

Hipertonia uterina. Exerce compressão persistente sobre os vasos sanguíneos, que se mantêm entre as contrações, e dessa forma reduz acentuadamente o gasto de sangue pela placenta. É o efeito maior nas hipertonias autênticas (Figura 53.2 D) ou por taquissistolia do que naquelas por sobredistensão ou incoordenação.

Hipotensão materna. A hipotensão arterial materna diminui a força que impulsiona o sangue pelos vasos uteroplacentários e permite maior compressão desses vasos e da aorta, pelo miométrio, reduzindo também o afluxo de sangue à placenta (Figura 53.2 E).

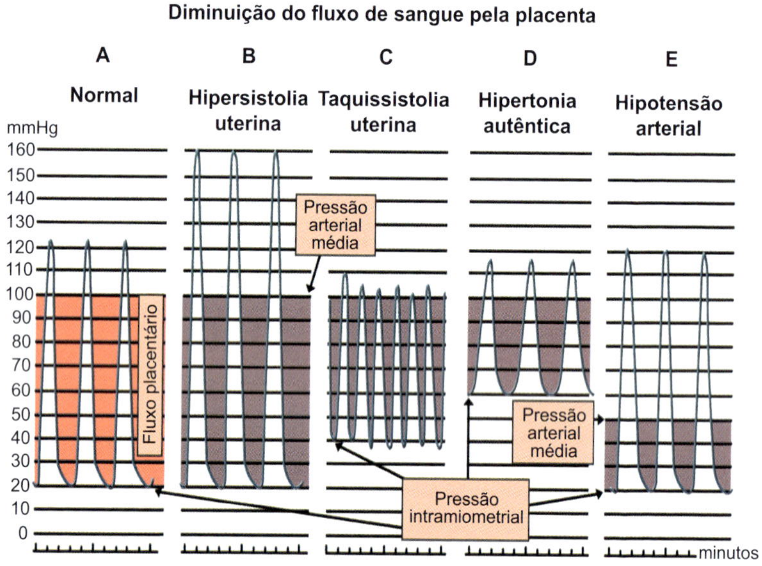

Figura 53.2 Influência das contrações uterinas sobre o fluxo de sangue pelos vasos uteroplacentários. O gasto é proporcional à diferença entre a pressão arterial média e a pressão intramiometrial. A superfície da *área colorida* ilustra o fluxo de sangue por um período de 10 minutos. As condições são normais (A). A diminuição do fluxo de sangue pela placenta ocorre na presença de hipersistolia uterina (B), taquissistolia uterina (C), hipertonia uterina, principalmente a autêntica (D), hipotensão arterial materna (E). (Adaptada de Alvarez H, Caldeyro-Barcia R. Fisiología de la contracción uterina y sus aplicaciones en la clínica. Mat Infancia. 1954; 13:11.)

Entretanto, se a hipotensão arterial for determinada por vasodilatação arteriolar, que inclui o território uteroplacentário, pode suceder que a diminuição da resistência vascular compense a queda da pressão arterial; nessa eventualidade, o afluxo de sangue uteroplacentário não estará reduzido, apesar da hipotensão arterial. No choque hemorrágico, à conta de vasoconstrição do território placentário, o fenômeno parece não se apresentar.

Demais, os casos de insuficiência placentária, especialmente os que cursam com crescimento intrauterino restrito (CIR) (ver Capítulo 25), tornam-se agudos durante a parturição, mesmo ausentes contrações uterinas anômalas ou hipotensão materna.

Insuficiência fetoplacentária aguda

A circulação fetoplacentária é veiculada pelo cordão umbilical, outro elemento fundamental na realização das trocas metabólicas entre a mãe e o concepto.

Certos aspectos patológicos do cordão representados, principalmente, pelas circulares, prolapsos, procidências, nós, além da oligoidramnia que atua na ausência de patologia funicular, predispõem ou motivam a compressão dos vasos umbilicais quando da contração uterina, o que constitui obstáculo ao trânsito sanguíneo fetoplacentário. Estudos experimentais mostram que a compressão umbilical, quando tem duração maior que 30 segundos, repercute, pela repetição, desfavoravelmente na homeostase fetal.

Fatores reguladores da frequência cardíaca fetal

A análise da frequência cardíaca fetal (FCF) é o meio principal pelo qual o feto é avaliado, de tal sorte que o estudo de suas características é fundamental na propedêutica obstétrica.

A FCF, assim como a do adulto, está subordinada à atividade intrínseca do marca-passo cardíaco – nódulo sinoatrial – localizado no átrio direito, que, por ser o local de atividade contrátil mais rápida do órgão, controla o seu ritmo. O segundo local mais rápido do coração é o restante do átrio e, por último, o ventrículo.

Muitos fatores fisiológicos modulam a frequência intrínseca do coração: o sistema nervoso parassimpático e o simpático. Diversos outros elementos neles atuam, como quimiorreceptores e barorreceptores, além da regulação hormonal exercida pela epinefrina e pela norepinefrina, produzidas em situações de estresse, e da sua influência múltipla no sistema cardiovascular.

Mecanismos defensivos fetais

Basicamente, são de dois tipos os mecanismos defensivos fetais: alterações cardiovasculares e alterações metabólicas.

Importantes aspectos cardiovasculares ocorrem durante a hipoxia (ou asfixia) para preservar a oxigenação de certos órgãos nobres ou "prioritários".

Inicialmente, há vasodilatação seletiva do cérebro, coração, suprarrenal e vasoconstrição de outros, do que resulta acréscimo de fluxo de sangue nos primeiros e diminuição nos restantes; a placenta mantém o seu fluxo de sangue na hipoxia aguda. O rendimento cardíaco total permanece estável em níveis moderados de hipoxia, mas diminui em graus acentuados. A FCF é taquicárdica, de modo a aumentar o intercâmbio metabólico entre a mãe e o concepto.

O consumo de oxigênio se reduz a 50% do normal e, nessas condições, pode permanecer o feto durante cerca de 45 minutos sem lesões irreversíveis. Em consequência da acentuada redução do fluxo de oxigênio a diversos órgãos nesses leitos vasculares, entra em jogo a respiração anaeróbica, via vicariante de liberação de energia, na ausência de O_2. Se persistir a carência de O_2, o processo de respiração anaeróbica, além de liberar pouca energia, leva à acidose metabólica, devido ao acúmulo de radicais ácidos (Figura 53.3).

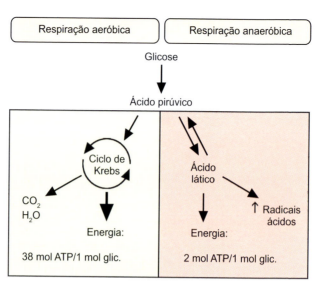

Figura 53.3 Respiração aeróbica e anaeróbica.

Assim, quando há queda na oxigenação fetal, qualquer deterioração ocorre em uma sequência lógica que progride da hipoxia, a qual, se grave e de duração suficiente, pode levar à acidose metabólica. Dependendo da gravidade e da duração da acidose, pode ocorrer lesão tecidual e orgânica e, finalmente, morte.

Na vigência das contrações uterinas, interrompidas as trocas metabólicas, ocorrem diminuições da FCF (dips ou desacelerações) que poupam o gasto energético armazenado no miocárdio sob a forma de glicogênio.

Com o progredir da hipoxia fetal se superpõe o acúmulo de gás carbônico, impondo componente respiratório à acidose. É esse tipo de acidose, além da hipoxia e da hipercapnia, que vai constituir o "substrato bioquímico" do sofrimento fetal agudo.

Por meio da centralização, que favorece órgãos vitais como o cérebro e o coração, o feto reduz o consumo total de oxigênio e a glicólise anaeróbica. Isso lhe permite sobreviver por períodos moderados (até 30 minutos) de carência de oxigênio sem descompensação do coração e lesão cerebral.

Durante a hipoxia fetal, o tônus vagal está aumentado em 3 a 5 vezes e a atividade beta-adrenérgica dobra, o que resulta na diminuição da FCF. É essa atividade beta-adrenérgica elevada que mantém o débito cardíaco e o fluxo umbilical.

A atividade alfa-adrenérgica, nessas condições, é importante para assegurar a redistribuição do fluxo sanguíneo pela vasoconstrição seletiva da carcaça, dos pulmões, intestinos, rins etc.

Etiologia

- Discinesias uterinas: hipersistolia, taquissistolia e hipertonia (acarretam diminuição do fluxo sanguíneo para o espaço interviloso ou abreviam o tempo de repouso uterino, comprometendo o restabelecimento das reservas de oxigênio do concepto). Podem ser consequentes à administração intempestiva e imprudente de ocitócicos ou decorrentes de complicações no trabalho de parto, como parto obstruído, descolamento prematuro da placenta, pré-eclâmpsia, polidramnia e período expulsivo prolongado
- Hipovolemia e hipotensão maternas: provocada pela anestesia de condução (raquianestesia, peridural etc.), hemorragias, decúbito dorsal (compressão da veia cava inferior e da aorta).

Ruptura uterina intraparto

- Insuficiência placentária crônica: como no CIR por insuficiência placentária, quando o comprometimento das reservas fetais dificulta ao concepto adaptar-se à sobrecarga imposta pelo trabalho de parto
- Patologia funicular (circulares, justas, nós e prolapsos): por causarem obstáculo mecânico ao transporte de sangue para o concepto. O cordão umbilical pode ser comprimido durante o parto, especialmente após a ruptura das membranas ou nos casos de oligoidramnia, levando ao sofrimento fetal agudo
- Parto prolongado: ocasiona, eventualmente, acidose metabólica materna que acaba por comprometer o concepto.
- Acidose metabólica materna e cetonemia: alteração metabólica materna, no geral, decorrente de trabalho de parto prolongado, que aumenta a oferta placentária de radicais ácidos, comprometendo o equilíbrio ácido-básico do concepto.

Diagnóstico

O diagnóstico do sofrimento fetal intraparto é feito por meio da clínica, cardiotocografia (CTG) e microanálise do sangue fetal.

Cardiotocografia

A técnica foi descrita no Capítulo 7.

Em 2008, o National Institute of Child Health and Human Development (NICHD) propôs normas para a definição dos traçados de frequência cardíaca fetal que foram adotadas pelo American College of Obstetricians and Gynecologists (ACOG), em 2010.

O principal objetivo dessas normas é estabelecer os padrões da FCF intraparto. Os padrões da FCF informam sobre o estado ácido-básico fetal.

As alterações da FCF são categorizadas em basais, periódicas e episódicas. As alterações periódicas são decorrentes das contrações uterinas, e as episódicas não estão associadas à atividade contrátil.

A descrição completa do traçado cardiotocográfico envolve os seguintes parâmetros: contrações uterinas, FCF basal, variabilidade (da FCF basal), acelerações e desacelerações. O número de contrações uterinas é avaliado em "janelas" de 10 minutos e obtida a média para 30 minutos. Considera-se como normal a presença de até 5 contrações a cada 10 minutos e como taquissistolia a presença de mais de 5 contrações em 10 minutos; a taquissistolia deve também ser classificada de acordo com a presença ou ausência de desacelerações da FCF.

Em suma, os padrões da FCF são definidos pelas características da linha de base, variabilidade, acelerações e desacelerações.

Alterações basais

FCF basal. A linha de base na qual estão inscritas as variações tacométricas é denominada FCF basal. Seus limites normais situam-se entre 110 e 160 bpm (Figura 53.4). A FCF basal é determinada e arredondada para aumentos de 5 batimentos por minuto (bpm) durante uma janela de 10 minutos, excluindo acelerações, desacelerações e períodos de acentuada variabilidade (> 25 bpm). A FCF basal anormal é denominada bradicardia quando < 110 bpm e taquicardia quando > 160 bpm, em que essas frequências assim se mantêm para além de 10 minutos. São causas de taquicardia fetal: febre materna, analgesia peridural, administração de substâncias beta-agonistas à gestante (i. e., salbutamol, terbutalina), bloqueadores parassimpáticos (atropina, escopolamina), arritmias fetais e hipoxemia fetal inicial.

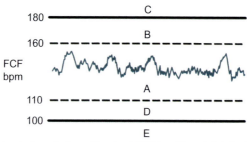

Figura 53.4 Alterações da frequência cardíaca fetal (FCF) basal (por definição duram, no mínimo, 10 minutos). **A.** FCF normal (110 a 160 bpm). **B.** Taquicardia moderada (161 a 180 bpm). **C.** Taquicardia acentuada (acima de 181 bpm). **D.** Bradicardia moderada (100 a 109 bpm). **E.** Bradicardia acentuada (inferior a 100 bpm). (Adaptada de Hon EH. An atlas of fetal heart rate patterns. New Haven: Harty Press; 1968.)

São causas de bradicardia fetal: hipotermia materna, administração de betabloqueadores à gestante, arritmias fetais e hipoxemia fetal tardia, ainda que quadros de bradicardia possam ser observados em fetos normais, em especial nas gestações acima de 40 semanas.

Variabilidade ou oscilação. A variabilidade (da FCF basal) é determinada em janelas de 10 minutos, visualmente levando em conta as flutuações da FCF basal em bpm e classificadas em:

- Ausente: amplitude não detectada
- Mínima: amplitude ≤ 5 bpm
- Moderada: amplitude entre 6 e 25 bpm
- Acentuada: amplitude > 25 bpm.

A variabilidade moderada indica ausência de acidemia metabólica fetal. A variabilidade mínima ou ausente isoladamente não é indicativo confiável de hipoxemia ou acidemia metabólica.

O significado da variabilidade acentuada (saltatória) não está esclarecido.

Alterações periódicas/episódicas

Aceleração. As acelerações são subidas transitórias da FCF ocasionadas pelo movimento fetal (MF) ou por sua estimulação e pela contratilidade uterina. Representam uma resposta do concepto sadio ao estímulo e ao estresse. A aceleração é aumento súbito da FCF de amplitude ≥ 15 bpm e duração ≥ 15 segundos. Antes de 32 semanas de gestação, a aceleração é definida como aumento ≥ 10 bpm e duração ≥ 10 segundos (ACOG, 2009).

Dips ou desacelerações. Constituem quedas temporárias da FCF e podem ser classificados em tardio, precoce e variável (ou umbilical), de acordo com características específicas.

Os *dips* precoces têm o seu início, máximo de queda e recuperação à linha de base coincidindo, respectivamente, com o começo, pico e fim da contração (Figura 53.5). A FCF basal associada situa-se nos limites da normalidade. Decorre do estímulo vagal consequente à compressão da cabeça fetal. Sua produção está grandemente facilitada pela ruptura da bolsa das águas e pela insinuação da apresentação na pelve, eis que é privativo do parto, particularmente na sua fase final. Por definição, existe na ausência de complicações do cordão umbilical (circulares, nós, prolapsos etc.).

O *dip* tardio, ao contrário, tem princípio, máximo de queda e recuperação retardados, respectivamente, em relação ao início, pico e fim da contração uterina (ver Figura 53.5). O padrão tacométrico mantém-se igualmente uniforme e a FCF, pelo geral, taquicárdica.

Na verdade, a definição de *dip* tardio nunca foi bem estabelecida. Diz-se que é retardado em relação à contração uterina, com tempo de latência (entre o começo do *dip* e

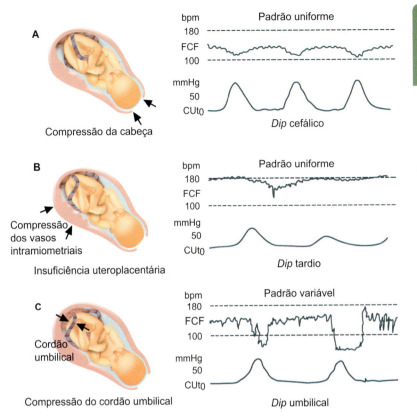

Figura 53.5 Os 3 tipos de *dips*. **A.** *Dip* precoce. **B.** *Dip* tardio. **C.** *Dip* variável. *bpm*, batimentos por minuto; *FCF*, frequência cardíaca fetal; *CUt*, contração uterina. (Adaptada de Hon EH – *op. cit.*)

o início da contração) igual ou maior de 30 segundos, mas a duração do intervalo (entre o fundo do *dip* e o pico da contração) tem critérios diversos – maior de 18, 20 ou 30 segundos (Figura 53.6).

Para a caracterização da desaceleração tardia, é importante também analisar o tempo de recuperação (maior de 15 segundos) medido entre o fim da contração uterina e o ponto em que o *dip* retornou à linha de base.

Os *dips* tardios estão associados à estase de sangue interviloso, daí o seu achado na asfixia fetal por insuficiência uteroplacentária aguda. É a metrossístole a responsável pela produção dos *dips* tardios ao reduzir os teores de oxigênio fetal abaixo de determinado nível crítico, correspondendo, aproximadamente, à Po_2 de 20 mmHg (30% de saturação de oxigênio e 7,20 de pH) no sangue capilar do couro cabeludo.

Nos *dips* variáveis, a forma da desaceleração não reflete a da contração uterina e as quedas variam de aspecto no correr do traçado (ver Figura 53.5).

É a queda do *dip* subitânea, associada à compressão funicular, daí serem chamados também *dips* umbilicais. São fatores predisponentes ao seu aparecimento: circulares do cordão (em torno do pescoço, membros, tronco), ruptura das membranas, oligoidramnia, prolapso, nó, brevidade ou inserção velamentosa do cordão e parto pélvico. O intervalo e o tempo de recuperação são variáveis, o que origina desacelerações precoces ou tardias.

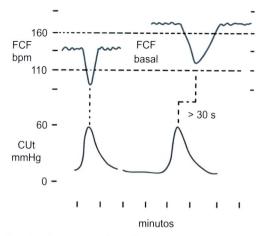

Figura 53.6 Distinção entre *dip* precoce e *dip* tardio por meio do intervalo entre o fundo do *dip* e o pico da contração. Considera-se *dip* tardio aquele com intervalo maior que 30 segundos. FCF, frequência cardíaca fetal; bpm, batimentos por minuto; CUt, contração uterina.

Os *dips* umbilicais de curta duração (até 30 segundos) têm, na sua gênese, apenas o estímulo vagal, enquanto os de longa duração (mais de 30 segundos), além do fator nervoso, necessitam, para o seu aparecimento, componente hipoxiante.

As desacelerações são classificadas como recorrentes se acontecerem em 50% ou mais das contrações em uma janela de 20 minutos.

O padrão de FCF sinusoide é definido como ondulação da linha de base, com ondas em forma de sino, lisas, com frequência de 3 a 5/minuto presentes por 20 minutos ou mais.

A Figura 53.7 ilustra, esquematicamente, os padrões de FCF em condições normais e de sofrimento, em ordem crescente de gravidade.

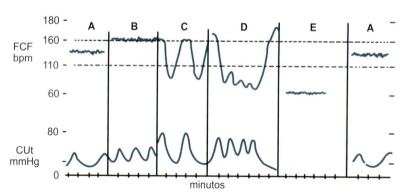

Figura 53.7 Representação esquematizada dos padrões de frequência cardíaca fetal (FCF) em condições normais e de asfixia. **A.** Normal. **B.** Taquicardia. **C.** Taquicardia associada a *dip* tardio. **D.** Soma de *dips*. **E.** Bradicardia sem recuperação. bpm, batimentos por minuto; CUt, contração uterina. (Adaptada de Caldeyro-Barcia R, Poseiro JJ, Méndez-Bauer C et al. Effects of abnormal uterine contractions on fetal heart rate during labor. 5th World Congr Gynaec and Obstet. Sydney: Butterworths, Supplementary Ma'n Papers; 1967.)

Os padrões tacométricos que precedem a morte fetal merecem ser descritos – bradicardia profunda terminal e oscilação lisa ("silenciosa"). As alterações transitórias (*dips* tardios, umbilicais ou espontâneos graves) não são constantes.

Constituem indicações para a realização da CTG intraparto: gestação de alto risco materno-fetal, indução eletiva ou aceleração do trabalho de parto, parto pré-termo, parto gemelar, desenvolvimento de fatores de risco materno-fetais intraparto, taquicardia, bradicardia ou desaceleração à ausculta clínica.

O ACOG (2010), referendando o NICHD Workshop Report on Electronic Fetal Monitoring (2008), estabeleceu diretrizes para a interpretação e a classificação dos traçados da FCF no parto monitorado, assim como a conduta a ser tomada:

- Reafirmada a nomenclatura da FCF basal, variabilidade, aceleração e desaceleração
- Nova terminologia para a descrição e a quantificação da atividade uterina. A atividade uterina normal foi definida como de até 5 contrações/10 minutos em uma janela de 30 minutos. Taquissistolia foi definida como > 5 contrações/10 minutos, em uma janela de 30 minutos, e deve ser referida a presença ou ausência de desacelerações da frequência cardíaca fetal
- Sistema de classificação dos traçados de FCF intraparto em 3 categorias hierarquizadas: categoria I (normal), categoria II (indeterminada) e categoria III (anormal) (Figura 53.8)
- Descritas várias medidas de reanimação intrauterina levando em conta os traçados da FCF, por nós simplificadas (Figura 53.9)
- Conduta a ser instituída de acordo com as 3 categorias da FCF (Figura 53.10)
- A categoria I do traçado da FCF é normal e não está associada à acidemia fetal, devendo ser conduzida da maneira habitual, contínua ou intermitente a cada 30 minutos no 1º estágio do parto e a cada 15 minutos no 2º estágio
- O traçado categoria II é indeterminado e requer acompanhamento continuado; a presença de aceleração (espontânea ou provocada) e de variabilidade moderada (6 a 25 bpm) é altamente preditiva de bom estado ácido-básico fetal e pode ajudar a guiar o manejo clínico
- O traçado categoria III da FCF é anormal e está associado a elevado risco de acidemia fetal.

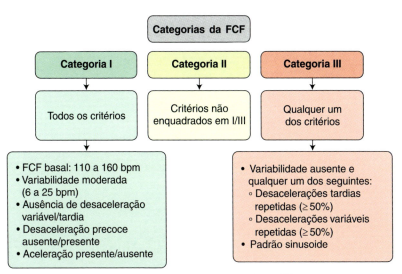

Figura 53.8 Sistema de interpretação da frequência cardíaca fetal (FCF) em três categorias. *bpm*, batimentos por minuto. (Adaptada de ACOG, 2010.)

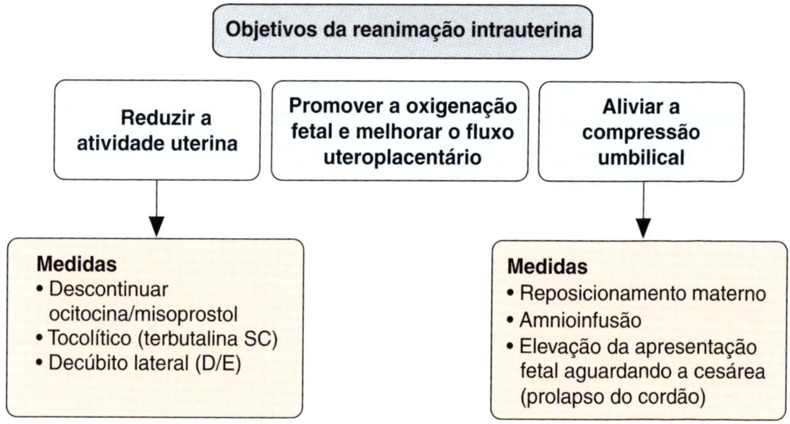

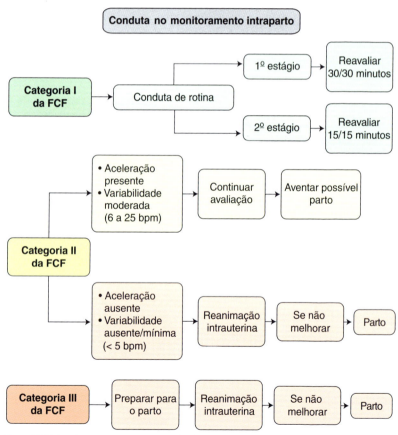

Figura 53.9 Medidas de reanimação intrauterina. *SC*, subcutânea; *D/E*, direita/esquerda.

Figura 53.10 Conduta no parto monitorado de acordo com as três categorias da frequência cardíaca fetal (FCF). *bpm*, batimentos por minuto.

Microanálise do sangue fetal

O exame está praticamente em desuso.

A microgota, obtida por meio de incisão praticada na apresentação fetal, permite diagnosticar as alterações metabólicas caracterizadas por hipoxia, hipercapnia e acidose.

Clínica

Ausculta. Representa o principal parâmetro clínico a ser empregado a fim de despistar o sofrimento fetal intraparto. Deve ser realizada, no período de dilatação, a cada 30 minutos, em pacientes de baixo risco, e a cada 15 minutos naquelas de alto risco. No período expulsivo esses intervalos serão, respectivamente, de 15 e 5 minutos. Nos casos de anestesia de condução, recomenda-se que a auscultação clínica seja realizada com maior frequência, a cada 5 minutos, devido ao risco iminente de hipotensão arterial e diminuição da perfusão uteroplacentária. A ausculta é feita após o fim da contração por prazo de 30 a 60 segundos. "Bradicardia" persistente (*dip* tardio ou umbilical) ocorre quando a FCF for menor de 110 bpm durante ao menos 10 minutos, sinalando sofrimento fetal agudo, bem como os casos de "taquicardia", estando a FCF acima de 160 bpm nas mesmas condições. É importante diferenciar a FCF dos batimentos cardíacos maternos. Se houver dúvida, deve-se comparar o ruído ao pulso materno a fim de esclarecer a celeuma. Não há nenhum estudo que ateste a superioridade clínica do sonar Doppler sobre o estetoscópio de Pinard no seguimento clínico das pacientes, ainda que o primeiro confira maior conforto ao parteiro na ausculta da FCF.

Mecônio. Associado a alterações patológicas da FCF em fetos em apresentação cefálica, é sinal de sofrimento fetal.

Síndrome de aspiração de mecônio (SAM). Outrora relacionada à asfixia fetal intraparto, hoje sabemos decorrer de outros fatores antenatais: asfixia crônica e infecções congênitas. Foi discutida no Capítulo 32.

Significado dos métodos diagnósticos

A microanálise, embora o mais fidedigno dos procedimentos, não se generalizou devido à sua extrema complexidade. A CTG tem a nossa preferência, não obstante algumas investigações a equiparem à vigilância clínica acurada do concepto.

As desacelerações (tardia e variável) determinadas pelas contrações uterinas indicam estresse asfíxico intermitente no concepto (insuficiência uteroplacentária e fetoplacentária aguda), enquanto a influência cumulativa desses insultos é exteriorizada pela diminuição ou perda da oscilação na linha de base da FCF. Destarte, a presença de oscilação nos traçados de CTG indica normoxia central (sistema nervoso e miocárdio), enquanto a sua redução, na presença de desacelerações, significa comprometimento na oxigenação desses órgãos.

A oscilação da FCF pode ser afetada por outras influências que não a asfixia, como anomalias congênitas (bloqueio cardíaco), substâncias (opioides) e estados comportamentais fetais.

Prognóstico

O International Cerebral Palsy Task Force (2000), que compreende 16 organizações, incluindo o ACOG, concorda que o excesso de base (BE) -12 mEq/ℓ é o nível crítico para caracterizar a lesão aguda hipóxico-induzida fetal no parto.

A FCF pode ser interpretada por meio de um Consenso definido por três conceitos centrais (Figura 53.11). O conceito 1 é o de que a desaceleração tardia, variável ou

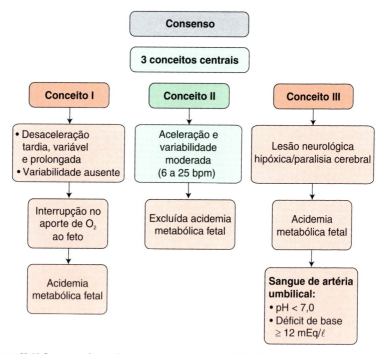

Figura 53.11 Consenso de paralisia cerebral. (Adaptada de Miller DA. Intrapartum fetal heart rate definitions and interpretation: evolving consensus. Clin Obstet Gynecol. 2011; 54:16-21.)

prolongada reflete a interrupção no transporte de oxigênio em qualquer local da sua via de transporte da mãe até o concepto. O conceito II sublinha que a presença de aceleração e/ou de variabilidade moderada (6 a 25 bpm) nos traçados de FCF exclui a acidemia metabólica fetal. Por fim, o conceito III refere que a lesão neurológica hipóxica/paralisia cerebral fetal necessita da acidemia metabólica para que se caracterize, vale dizer, sangue da artéria umbilical com pH < 7,0 e déficit de base ≥ 12 mEq/ℓ.

Ao contrário do que enfatizava a literatura, estima-se que 54% (0,6:1.000) das encefalopatias isquêmicas hipóxicas neonatais, em recém-nascidos (RNs) de > 34 semanas, sejam atribuídas à asfixia no parto, uma vez que estavam associadas a padrões anormais da CTG e bioquímica do sangue da artéria umbilical compatível com acidemia metabólica fetal. Vale ressaltar que a CTG realizada na admissão era normal, o que prova que os padrões tacométricos anormais se desenvolveram no parto.

Progressão da FCF no sofrimento fetal

Recente editorial enfatiza a necessidade de avaliar a progressão dos padrões da FCF longitudinalmente para diagnosticar o grau de hipoxia fetal intraparto e a intervenção oportuna (Figura 53.12).

Tratamento

Pode ser individualizado em profilaxia, tratamento durante o parto e reanimação do RN.

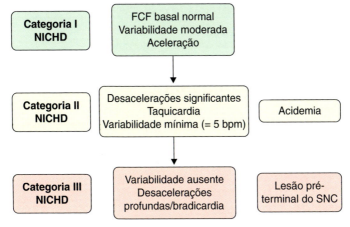

Figura 53.12 Progressão dos padrões da frequência cardíaca fetal (FCF) no feto em sofrimento. *NICHD*, National Institute of Child Health and Human Development; *SNC*, sistema nervoso central. (Adaptada de Vintzileos AM, Smulian JC. Decelerations, tachycardia, and decreased variability: have we overlooked the significance of longitudinal fetal heart rate changes for detecting intrapartum fetal hypoxia? Am J Obstet Gynecol. 2016; 215:261-4.)

Profilaxia

O Centro Latino-americano de Perinatologia e Desenvolvimento Humano (CLAP) recomenda:

- Não romper artificialmente as membranas ovulares*
- Não acelerar o parto que progride normalmente
- Só utilizar a ocitocina quando a evolução do parto se detém ou se retarda por motivo de deficiência na contratilidade uterina
- Não induzir o parto eletivamente
- Se houver indicação médica para a indução do parto, convém utilizar a menor dose de ocitócico capaz de fazê-lo iniciar e progredir
- Monitorar todos os partos induzidos
- Monitorar todos os partos em gestação de alto risco.

Tratamento durante o parto

Diversas medidas de reanimação intrauterina durante o parto são direcionadas a resolver o problema fisiopatológico do sofrimento fetal agudo: oxigenação materna, hidratação intravenosa, reposicionamento materno, descontinuação da ocitocina (especialmente na taquissistolia uterina, > 5 contrações/10 minutos), administração de tocolítico (terbutalina subcutânea, 0,25 mg), amnioinfusão, elevação da apresentação fetal (Tabela 53.1).

---

*A amniotomia facilitaria a deformação da cabeça fetal (efeito traumático: bossa serossanguínea e cavalgamento dos parietais) e a oclusão dos vasos umbilicais (efeito asfíxico), durante as contrações uterinas. Em consequência do efeito traumático, aparecem com maior frequência os *dips* cefálicos e os *dips* umbilicais, sequelas da compressão funicular. Não se procedendo à amniotomia, a fase de dilatação demorará, em média, pouco mais de 50 minutos. Trabalhos de outros autores não têm confirmado ser a amniotomia precoce ominosa para o concepto.

Tabela 53.1 Medidas sugeridas para intervir na atividade uterina excessiva.

• Reposicionamento materno	• Redução ou descontinuação da ocitocina
• 500 mℓ em *bolus* IV de Ringer com lactato	• Exclusão de DPP
• Descontinuação do misoprostol	• Administração de agente tocolítico

IV, via intravenosa; *DPP*, descolamento prematuro da placenta. *Fonte*: Garite TJ, Simpson KR. Intrauterine resuscitation during labor. Clin Obstet Gynecol. 2011; 54:28-39.

Os objetivos da reanimação intrauterina são reverter qualquer hipoxia que possa levar à deterioração adicional ou pelo menos evitar períodos de padrões tacométricos indeterminados ou anormais que possam causar preocupação desnecessária a médicos e pacientes, levando a operações desnecessárias, ganhar tempo e otimizar o estado fetal na preparação para o parto operatório.

Várias dessas medidas foram recentemente criticadas. Procedimentos considerados verdadeiramente efetivos foram a tocólise e o reposicionamento materno; necessitam ainda de comprovação a hiperoxigenação e a amnioinfusão.

Reanimação do recém-nascido

Aproximadamente 10% dos RNs necessitam de alguma assistência ao nascimento, mas apenas 1% exigem reanimação cardiovascular avançada (American Heart Association [AHA], 2015).

Inúmeros fatores são responsáveis pelo RN apneico, que não respira logo após o nascimento:

- Depressão dos centros respiratórios por asfixia de qualquer causa
- Drogas administradas à mãe (narcóticos, anestésicos)
- Imaturidade fetal (centros respiratórios e musculatura torácica)
- Obstrução da via respiratória superior
- Pneumotórax
- Outras anormalidades pulmonares, intrínsecas (p. ex., hipoplasia) ou extrínsecas (p. ex., hérnia diafragmática)
- Aspiração de líquido amniótico tinto de mecônio
- Anormalidade de desenvolvimento do sistema nervoso central
- Septicemia
- Tocotraumatismos.

A reanimação do RN deprimido foi tratada no Capítulo 30.

Asfixia fetal e encefalopatia hipóxico-isquêmica

A asfixia perinatal é uma das principais causas de óbito em RNs e causa importante de encefalopatia hipóxico-isquêmica (EHI) e lesão cerebral permanente em neonatos.

Envolve um evento hipóxico agudo, resultando em acidose metabólica. Os critérios considerados essenciais para definir um evento agudo intraparto como fator suficiente para causar dano cerebral (asfixia intraparto grave) são:

- Escore de Apgar < 5 no 5º e no 10º minuto
- Acidemia metabólica ou mista profunda (pH < 7,0) em sangue arterial de cordão umbilical ou déficit de base ≥ 12 mmol/ℓ ou ambos
- Neuroimagem com evidência de lesão cerebral aguda consistente com hipoxia-isquemia (a lesão cerebral hipóxico-isquêmica significativa peri ou intraparto é improvável se não houver evidências de lesão cerebral em imagem após > 24 horas)

- Disfunção orgânica multissistêmica, ou seja, alterações nos sistemas cardiovascular, gastrintestinal, pulmonar, hematológico ou renal.

Os termos "sofrimento fetal" e "asfixia fetal intraparto" devem ser evitados em situações outras que não se encaixem nos parâmetros descritos anteriormente. É preferido o termo "possível alteração do bem-estar fetal", ou deve ser descrita a alteração encontrada que motivou sua suspeita (desacelerações variáveis recorrentes, ausência de variabilidade, bradicardia etc.). O uso de terminologia inadequada, além de motivar condutas inadequadas, pode caracterizar um feto como "asfíxico" e, ao nascimento, ele se apresente com boa vitalidade.

Pontos-chave

- O sofrimento fetal agudo ocorre durante o parto e bioquimicamente está caracterizado por hipoxia, acidose e hipercapnia
- A fisiopatologia do sofrimento fetal agudo decorre da insuficiência uteroplacentária aguda (hiperatividade uterina ou hipotensão materna) ou da insuficiência fetoplacentária aguda (patologia do cordão)
- O monitoramento do parto visando ao diagnóstico do sofrimento fetal agudo é feito pela cardiotocografia (CTG)
- Os padrões cardiotocográficos que exprimem o sofrimento fetal são: taquicardia, taquicardia e *dips* tipo II (tardio), soma de *dips*, bradicardia
- A ausculta clínica desarmada é feita 30 a 60 segundos após o fim da contração uterina. Bradicardia menor que 110 bpm, por 3 ou mais contrações consecutivas, e taquicardia acima de 160 bpm são sinais de sofrimento fetal
- A eliminação de mecônio, associada a alterações patológicas da frequência cardíaca fetal, em conceptos de apresentação cefálica, é também sinal de sofrimento fetal
- São recomendações para a profilaxia do sofrimento fetal agudo: não romper artificialmente as membranas ovulares, só utilizar ocitocina quando a contratilidade uterina for insuficiente, não induzir o parto eletivamente, monitorar todos os partos induzidos ou em gestação de alto risco, dar preferência à cardiotocografia externa
- Procedimentos verdadeiramente efetivos para tratar o sofrimento fetal agudo são a tocólise e o reposicionamento materno; necessitam ainda de comprovação a hiperoxigenação e a amnioinfusão
- Os recém-nascidos terão a sua vitalidade avaliada pelo índice de Apgar e pelo pH do sangue da artéria umbilical
- Aproximadamente 10% dos recém-nascidos necessitam de alguma assistência ao nascimento, mas apenas 1% exige reanimação cardiovascular avançada (ver Capítulo 24).

54

Hemorragia Pós-Parto

Marcos Nakamura Pereira
Jorge Rezende Filho

Fatores de risco, 820
Prevenção, 821
Diagnóstico, 821
Tratamento, 824
Hemorragia pós-parto
secundária, 835

A hemorragia pós-parto é a causa principal de mortalidade materna em todo o mundo, responsável por cerca de 25% dos óbitos maternos. Anualmente cerca de 14 milhões de mulheres apresentam hemorragia pós-parto, das quais 70 mil perecem. É a segunda causa de morte materna no Brasil e, mesmo nos países desenvolvidos, como EUA e Reino Unido, responde por aproximadamente 10% dos óbitos.

Sua prevalência é variável, a depender da definição utilizada e da adesão à profilaxia, podendo chegar até a 20%; no entanto, perdas ≥ 1.000 mℓ acometem 1 a 5% das mulheres.

Estima-se que para cada caso de óbito materno por hemorragia pós-parto ocorram entre 50 e 100 casos de morbidade materna grave decorrente de complicações da hemorragia. As sequelas envolvem síndrome da angústia respiratória aguda (SARA), coagulação intravascular disseminada (CID), choque e necrose hipofisária (síndrome de Sheehan).

A hemorragia pós-parto pode ser classificada em primária (precoce) ou secundária (tardia). É primária quando a hemorragia ocorre dentro de 24 horas do puerpério e secundária quando o sangramento excessivo incide entre 24 horas e 12 semanas.

A hemorragia pós-parto é a forma mais comum de hemorragia obstétrica maior, e aproximadamente 70% resultam da atonia uterina. Esse tipo de hemorragia é definido pela Organização Mundial da Saúde (OMS) como a perda de sangue ≥ 500 mℓ; a perda ≥ 1.000 mℓ é classificada como grave. Já o American College of Obstetricians and Gynecologists (ACOG) define a hemorragia pós-parto como a perda de sangue ≥ 1.000 mℓ qualquer que seja a via do parto, ou a perda de sangue acompanhada de sinais e sintomas de hipovolemia.

Fatores de risco

Os principais fatores de risco para a hemorragia pós-parto estão representados na Tabela 54.1. A propósito, a anemia antenatal deve ser investigada e tratada apropriadamente (hemoglobina < 11 a 10,5 g/dℓ), uma vez que pode reduzir a morbidade associada à hemorragia pós-parto.

Tabela 54.1 Fatores de risco para hemorragia pós-parto.

Condições clínicas e gestacionais	Condições do nascimento e parto
• Idade materna avançada	• Descolamento prematuro de placenta
• Multiparidade	• Uso de fármacos relaxantes uterinos
• Gestação múltipla	(p. ex., sulfato de magnésio)
• Fertilização *in vitro*	• Trabalho de parto prolongado
• Cirurgia uterina prévia	• Parto taquitócico
• Antecedente de HPP	• Parto induzido
• Obesidade	• Laceração de canal de parto
• Miomatose uterina	• Retenção placentária
• Doença hipertensiva (gestacional ou crônica)	• Parto vaginal operatório (fórceps ou
• Placenta prévia	vácuo-extrator)
• Anemia materna	• Cesariana
• Uso de anticoagulante	• Inversão uterina
• Coagulopatia	• Anestesia geral
• Macrossomia	
• Polidramnia	
• Corioamnionite	
• Acretismo placentário	

Prevenção

A identificação de fatores de risco consegue predizer somente 40% dos casos. Desse modo, a OMS recomenda a profilaxia medicamentosa universal em todas as situações, seja parto vaginal, seja cesariana.

A conduta ativa no secundamento é a maneira efetiva de evitar a hemorragia pós-parto. Ela propõe a administração de ocitocina (10 UI) por via intramuscular (IM) após o desprendimento do ombro anterior, seguida de clampeamento precoce do cordão, tração controlada do cordão e massagem uterina. Estudos recentes têm demonstrado que esses últimos três componentes influenciam minimamente o sangramento pós-parto. Atualmente, a OMS recomenda o clampeamento oportuno do cordão (entre 1 e 3 minutos pós-parto) com benefícios para o recém-nascido. Em relação à tração controlada do cordão, quando realizada, há diminuição do tempo de dequitação; no entanto, esse procedimento deverá ser realizado apenas por profissional treinado. E, mesmo sem influenciar o volume sanguíneo perdido após o parto, a OMS recomenda que a massagem uterina seja realizada a cada 15 minutos nas primeiras 2 horas após o parto, pois auxilia no diagnóstico precoce da atonia uterina.

Quanto à via de administração, a OMS recomenda que, uma vez que haja acesso venoso, dá-se preferência à via intravenosa (IV), 10 UI em administração lenta de solução (3 a 5 minutos), pois esta reduz a incidência de hemorragia pós-parto grave e de transfusão sanguínea. Na cesariana, não há regime ideal pré-definido. Há recomendações de se fazerem 5 UI em *bolus*, que podem ser seguidas de infusão contínua de 20 a 40 UI por 4 a 8 horas.

Outros medicamentos, além da ocitocina, também são efetivos na prevenção da hemorragia pós-parto (Figura 54.1). Com exceção da carbetocina, a ocitocina é superior e/ou tem menos efeitos colaterais que as demais.

Diagnóstico

O diagnóstico da hemorragia pós-parto inicia-se com o reconhecimento do sangramento excessivo e o exame pormenorizado da paciente para identificar sua causa. Em geral, a perda é estimada por meio visual, porém há uma tendência a subestimar a perda em até

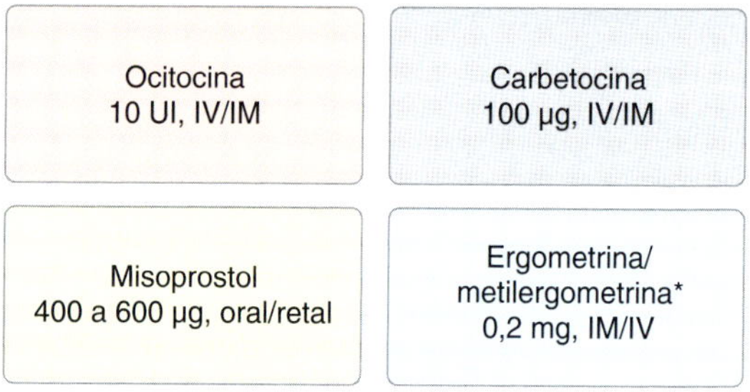

Ocitocina 10 UI, IV/IM	Carbetocina 100 µg, IV/IM
Misoprostol 400 a 600 µg, oral/retal	Ergometrina/ metilergometrina* 0,2 mg, IM/IV

Figura 54.1 Medicamentos e doses para profilaxia de hemorragia pós-parto. *IM*, via intramuscular; *IV*, via intravenosa. *Contraindicado em casos de hipertensão, doença vascular oclusiva (inclusive cardiopatia isquêmica) e sepse.

50%, que é ainda maior quanto maior a perda de sangue (Figuras 54.2 e 54.3 e Tabela 54.2). Estratégias como a pesagem de compressas e o uso de bolsas coletoras calibradas (Figura 54.4) procuram mitigar esse problema e facilitar o pronto reconhecimento da hemorragia para lançar mão do tratamento.

Recentemente, tem-se observado que alterações do índice de choque (IC) – calculado pela divisão da frequência cardíaca (FC) pela pressão arterial sistólica – têm associação com desfecho materno grave decorrente da hemorragia pós-parto. Nesse sentido, tem-se sugerido o IC como um adjuvante para o seu reconhecimento. Investigações sugerem que o melhor momento de avaliação do IC e da FC é 40 minutos após o parto, quando a "regra dos 1" deve indicar as mulheres que devem receber vigilância rigorosa e/ou tratamento: FC > 100 bpm ou IC ≥ 1 ou perda sanguínea estimada > 1.000 mℓ. A Figura 54.5 mostra uma sugestão de diagnóstico e orientação para início de tratamento.

A hemorragia pós-parto apresenta, basicamente, quatro causas principais que são resumidas por meio do método mnemônico "4 Ts": tônus, tecido, trauma e trombina. A causa principal e mais comum é a atonia uterina (tônus), responsável por aproximadamente 70% dos casos de hemorragia. O segundo "T" (tecido) engloba os casos de retenção placentária ou de restos placentários. O terceiro "T" (trauma) representa as lacerações de

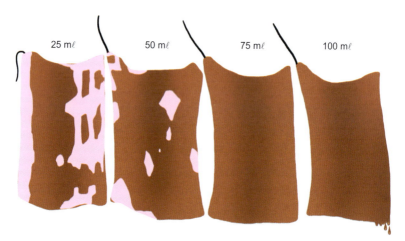

Figura 54.2 Compressas de 45×45 cm com sangue. Quando 50% da área da compressa está ensanguentada, corresponde a 25 mℓ de sangue; 75%, a 50 mℓ; e 100%, a 75 mℓ. Quando a compressa está encharcada e pingando, corresponde a 100 mℓ de sangue.

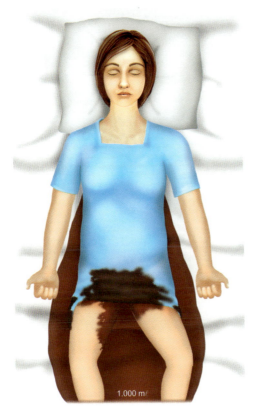

Figura 54.3 Se há poça de sangue restrita ao leito da puérpera, provavelmente a hemorragia não excede 1.000 mℓ; contudo, se sangue extravasa e cai no chão, a hemorragia provavelmente excede 1.000 mℓ.

Tabela 54.2 Estimativa visual de perda sanguínea segundo observação do volume disperso.

Avaliação visual	Estimativa de volume
Compressa pequena saturada (gaze) (10 × 10 cm)	60 mℓ
Compressa grande (45 × 45 cm) 50% molhada	25 mℓ
Compressa grande (45 × 45 cm) 75% molhada	50 mℓ
Compressa grande (45 × 45 cm) 100% molhada	75 mℓ
Compressa grande (45 × 45 cm) saturada (pingando)	100 a 350 mℓ
Poça de 50 cm de diâmetro no piso	500 mℓ
Poça de 75 cm de diâmetro no piso	1.000 mℓ
Poça de 100 cm de diâmetro no piso	1.500 mℓ
Sangramento vaginal limitado ao leito	Em geral não excede 1.000 mℓ
Sangramento vaginal pelo leito e pelo chão	Provavelmente superior a 1.000 mℓ

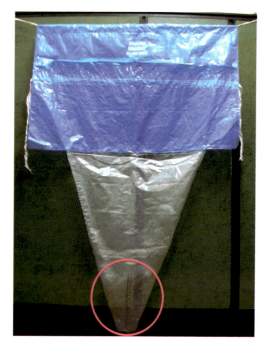

Figura 54.4 Exemplo de bolsa coletora calibrada.

trajeto do canal de nascimento, de colo uterino, perineais e ainda inclui os casos de ruptura e inversão uterina. E, finalmente, o quarto "T" (trombina) descreve os casos de alterações hematológicas que diminuem a capacidade de coagulação do sangue (Figura 54.6).

Frequentemente a abordagem inicial do tratamento é direcionada para a causa mais comum, que é atonia uterina. Contudo, uma vez identificada a causa, a abordagem terapêutica deve ser específica.

Tratamento

É de fundamental importância que exista uma resposta rápida à hemorragia pós-parto. Por essa razão, o treinamento da equipe para a detecção precoce e o pacote (*bundle*) de ações a serem instituídas é capaz de reduzir em 60% a incidência de hemorragia pós-parto grave. Com tratamento de início precoce e agressivo no escalonamento das medidas, é possível evitar a tríade letal do choque hemorrágico (acidose, hipotermia e coagulopatia).

Abordagem inicial

Uma vez identificada a hemorragia, preconiza-se como medidas gerais que, após chamar por ajuda, protejam-se as vias respiratórias da paciente e ofereça-se oxigênio (O_2) por meio do uso de máscara de O_2. É muito importante também assegurar dois acessos venosos calibrosos, esvaziar a bexiga e manter a paciente aquecida. Deve-se aproveitar o momento para coletar exames de sangue, que incluem: tipagem sanguínea com prova cruzada, coagulograma, dosagem de fibrinogênio, concentração de hemoglobina, hematócrito e plaquetas.

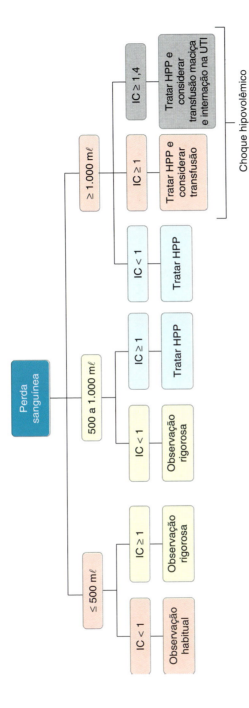

Figura 54.5 Diagnóstico e abordagem inicial da hemorragia pós-parto (HPP) a partir da estimativa de perda sanguínea e do índice de choque (IC). (Adaptada de Pacagnella RC, Borovac-Pinheiro A. Assessing and managing hypovolemic shock in puerperal women. Best Pract Res Clin Obstet Gynaecol. 2019;61:89-105.)

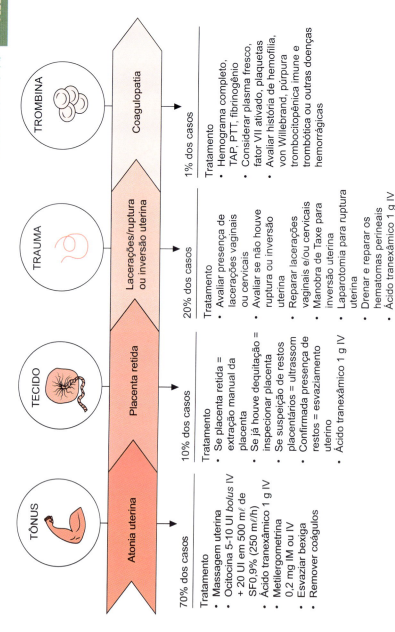

Figura 54.6 Causas da hemorragia pós-parto. Regra dos "4 Ts": tônus, tecido, trauma e trombina. *IM*, via intramuscular; *IV*, via intravenosa; *PTT*, tempo de tromboplastina parcial; *TAP*, tempo de atividade de protrombina.

A atonia uterina é a causa mais comum de hemorragia pós-parto. Como a hemostasia associada à separação da placenta depende da contração miometrial, a atonia é tratada com massagem (ou compressão bimanual do útero), agentes uterotônicos e ácido tranexâmico, que devem ser iniciados concomitantemente às medidas gerais anteriormente descritas. Caso haja sinais hemodinâmicos de baixo débito ou choque, também deve ser iniciada reanimação volêmica com solução cristaloide. A seguir, outras medidas, como retirada de coágulos, avaliação para verificar se houve dequitação completa da placenta e presença de lacerações do trajeto do parto, podem ser instituídas.

O mnemônico De-MOTIVO (Detecção precoce, Massagem, Ocitocina, Tranexâmico, reposição volêmica IV, Outras medidas), inspirado no E-MOTIVE *trial*, resume o primeiro pacote de intervenções para a hemorragia pós-parto (Figura 54.7).

Agentes uterotônicos. São a ocitocina, os derivados do *ergot* e as prostaglandinas. A ocitocina estimula o útero a contrair-se ritmicamente, constringindo as artérias espiraladas e diminuindo o sangramento da ferida placentária. A ocitocina é o tratamento de primeira linha. Recomenda-se dose de ataque, 5 a 10 UI de ocitocina em infusão lenta (ao menos 3 minutos), seguida de dose de manutenção, que pode ser de 20 UI de ocitocina, diluídas em 500 mℓ de soro fisiológico a 0,9% por 4 horas (125 mℓ/hora; 5 UI de ocitocina por hora). Alternativamente, em casos mais graves, pode-se administrar dose maior nas primeiras horas (20 UI em 500 mℓ, na velocidade de 250 mℓ/hora; 10 UI de ocitocina por hora). Os demais uterotônicos são utilizados apenas na falha da abordagem inicial. A metilergometrina causa contração uterina generalizada, tetânica, na dose de 0,2 mg, IM ou IV,

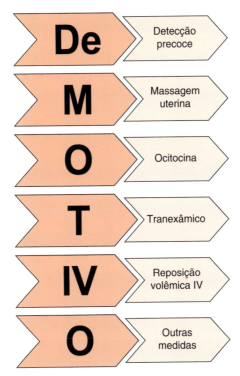

Figura 54.7 Método mnemônico *De-MOTIVO* resume o 1º pacote (*bundle*) de tratamento da hemorragia pós-parto.

e pode ser repetida a cada 2 a 4 horas. É medicamento de segunda linha, contraindicado para mulheres hipertensas. O misoprostol é outro agente uterotônico utilizado, na dose de até 800 µg, por via retal (VR), oral (VO) ou sublingual (SL). A VR parece ser inferior às demais, e há dúvidas quanto à eficácia do misoprostol como adjuvante em mulheres que receberam tratamento com ocitocina.

Ácido tranexâmico. Deve ser administrado na dose de 1 g em 10 minutos para hemorragia pós-parto de qualquer etiologia. Após 30 minutos, caso o sangramento se mantenha, essa dose poderá ser repetida.

Reposição volêmica. Estudos mais recentes têm apontado para a reposição volêmica controlada, ou seja, em *bolus* de 500 mℓ de solução cristaloide (preferencialmente Ringer com lactato aquecido), para manter a pressão arterial estável, com sistólica ≥ 80 mmHg (pressão arterial média de 50 a 60 mmHg). Evita-se reposição volêmica mais agressiva para não gerar coagulopatia dilucional, aumentar a pressão hidrostática e piorar o quadro de hemorragia, além de induzir à hipotermia. Ao fim da infusão de cada solução de 500 mℓ, devem-se reavaliar os sinais vitais e avaliar se é necessário infundir mais volume. Alguns protocolos sugerem limitar a infusão a 2 ℓ de solução cristaloide. Infusão de > 4 ℓ está associada a mais sangramento e desfechos maternos adversos.

Outras medidas. Após a realização do primeiro pacote ou *bundle* para tratamento da hemorragia pós-parto, deve-se pesquisar a possível causa do sangramento para iniciar seu tratamento específico. Dessa maneira, deve-se, a critério clínico, avaliar se o tratamento foi causado por atonia uterina e fazer sua correção (frequentemente é preciso remover coágulos). Caso seja por retenção de produtos da concepção intraútero, indica-se a extração manual da placenta ou, se já ocorrida a dequitação, deve ser considerada também a possibilidade de retenção de restos placentários (p. ex., lobo sucenturiado), que pode ser diagnosticada por meio da ultrassonografia. Na possibilidade de placenta acreta, deve-se recorrer à histerectomia. Da mesma maneira, deve-se avaliar se há lacerações que devam ser suturadas, ou ainda inversão uterina, a qual deve ser corrigida por meio da manobra de Taxe. Em especial, nos casos em que ocorreu parto vaginal após cesariana, também deve-se pensar na possibilidade de ruptura uterina. Já os distúrbios da coagulação hereditários são causas raras de hemorragia pós-parto e estão representados principalmente pela doença de von Willebrand e, mais raramente, pela púrpura trombocitopênica imune (PTI), pela púrpura trombocitopênica trombótica (PTT) e pelas hemofilias. A CID pode ser vista em pacientes com síndrome HELLP (hemólise, aumento das enzimas hepáticas, trombocitopenia), descolamento prematuro da placenta, embolia por líquido amniótico (ELA), sepse e retenção prolongada de produto da concepção. Os distúrbios da coagulação devem ser suspeitados em pacientes que não respondem ao tratamento habitual, cujo sangue não coagula ou que apresentam sangramento nos locais de punção.

O diagnóstico é feito pela contagem de plaquetas, pelo tempo de atividade da protrombina (TAP), pela razão normalizada internacional (INR) e pela concentração de fibrinogênio.

Abordagem para os casos refratários

O tratamento para casos refratários à abordagem inicial inclui a administração de outros uterotônicos (especialmente metilergometrina, caso não tenha sido utilizada concomitantemente ao primeiro pacote), seguida de inserção de balões de tamponamento, compressão vascular, embolização de artérias uterinas e procedimento cirúrgico. Compressão bimanual uterina (manobra de Hamilton), compressão aórtica externa e trajes antichoque são recomendados como medidas contemporizadoras até que o tratamento definitivo se estabeleça. Além disso, ainda que já possa ter havido decisão quanto a iniciar transfusão, nesse momento também deve ser considerado início de transfusão maciça.

Compressão bimanual do útero (manobra de Hamilton). Procede-se conforme o indicado na Figura 54.8. Uma das mãos do tocólogo é introduzida na vagina e, através do fundo de saco anterior, impulsiona o útero de encontro à outra mão, externa, que, pelo abdome, massageia o órgão, trazendo-o vigorosamente em sentido oposto. É uma medida que pode ser utilizada na abordagem inicial, substituindo a simples massagem uterina, mas tem seu préstimo maior nos casos de sangramento vultoso ou refratário às medidas iniciais, com objetivo de reduzir o sangramento até que os uterotônicos promovam seu efeito e que haja melhora das alterações hemodinâmicas.

Compressão aórtica. É medida contemporizadora para reduzir o fluxo sanguíneo para o útero e o períneo. Faz-se uma compressão com o punho cerrado na região abdominal, logo acima da cicatriz umbilical, de modo a comprimir a artéria aorta no nível de sua bifurcação. É a manobra contemporizadora de escolha nos casos de hemorragia por lacerações de trajeto, quando a compressão bimanual não tem préstimo.

Traje antichoque. É uma medida contemporizadora a fim de recuperar a estabilidade hemodinâmica para permitir intervenções cirúrgicas, transfusão sanguínea ou transferência para unidade de maior recurso. É indicado na hemorragia pós-parto grave com sinais de choque ou instabilidade hemodinâmica que ocorram em unidade de cuidado primária ou quando houver necessidade de transporte para outra unidade. Também pode ser usado para reverter o choque, quando as medidas de primeira linha não surtirem resultado enquanto se aguarda o tratamento definitivo (embolização, cirurgia, transfusão).

Tamponamento uterino. Quando o uterotônico falha em determinar a contração uterina sustentada e o controle satisfatório da hemorragia, o tamponamento do útero deve ser o passo seguinte a ser considerado. Para isso, é importante afastar outras causas como lacerações de trajeto e ruptura uterina. Balões intrauterinos podem ser inseridos tanto após o parto vaginal quanto depois da cesariana. Estudos têm demonstrado que sua efetividade é superior a 85% para tratar casos de hemorragia pós-parto refratários ao tratamento inicial, com efetividade maior após partos vaginais cuja causa seja atonia uterina. Contudo, é necessário que o balão seja inserido antes de as pacientes progredirem para choque avançando. Os balões de tamponamento deverão ficar intraútero de 3 a 24 horas, e é sempre necessária a antibioticoprofilaxia.

Há diversos tipos de balões de tamponamento. Alguns foram desenhados especificamente para uso intrauterino (Figura 54.9), como é o caso dos balões de Bakri®, Ebb® e Elavi®.

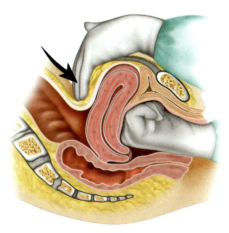

Figura 54.8 Compressão bimanual do útero: manobra de Hamilton. (Adaptada de Heller L. Emergencies in gynecology and obstetrics. New York: Thieme; 1981.)

É possível também improvisar um balão de tamponamento com preservativo, sonda Foley e fios de sutura. Para isso, deve-se unir o preservativo à sonda Foley utilizando-se os fios de sutura não agulhados. Insere-se o dispositivo intrauterino e, a seguir, introduz-se soro fisiológico dentro do preservativo por meio da sonda Foley. A efetividade desse dispositivo improvisado é semelhante à dos balões de tamponamento comerciais.

Radiologia intervencionista. Quando o serviço de saúde tiver disponibilidade, e as condições da mulher permitirem, é possível a realização de embolização das artérias uterinas. Sua efetividade para tratamento de hemorragia pós-parto é semelhante à de outros tratamentos invasivos, porém tem as vantagens de preservar a fertilidade e ser minimamente invasivo, porém vários protocolos restringem seu uso aos casos em que há estabilidade hemodinâmica. A embolização arterial é feita sob visão fluoroscópica, e após cateterização percutânea da artéria femoral progride-se o cateter até a bifurcação da aorta e daí até as artérias uterinas. As taxas de sucesso ficam em torno de 85%, e todo o procedimento dura em média 1 hora. As complicações desse procedimento são perfuração vascular, hematoma, infecção, necrose uterina e reações adversas relacionadas com o uso do contraste.

Em face do insucesso dos uterotônicos e do tamponamento uterino com balão, indica-se a laparotomia. Diversas técnicas para controlar o sangramento são propostas: suturas compressivas, ligaduras vasculares e histerectomia.

Suturas compressivas. São realizadas para unir as paredes anterior e posterior uterinas com o objetivo de diminuir o sangramento pós-parto. Agem, principalmente, diminuindo o suprimento sanguíneo das artérias uterinas e ovarianas, além de diminuírem fisicamente a área uterina exposta suscetível a sangramento. As suturas compressivas compartilham da mesma efetividade do balão de tamponamento, ou seja, superior a 80%. Há diversas suturas de compressão descritas na literatura (B-Lynch, Hayman, Pereira, Cho etc.), e não há evidência de resultado superior em nenhum dos métodos.

A primeira técnica descrita e mais comumente utilizada é a sutura de B-Lynch (Figura 54.10), idealizada em 1997 para controle da hemorragia na cesariana. Deverá ser precedida por prova terapêutica compressiva da face anterior com a posterior do útero. Se houver diminuição do sangramento transvaginal, haverá oportunidade favorável para proceder-se à sutura de B-Lynch. Utiliza-se fio absorvível e resistente para melhores resultados cirúrgicos. Há preservação da fertilidade, e os raros efeitos adversos podem ser piometra, necrose uterina e sinequias.

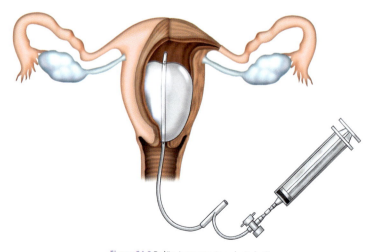

Figura 54.9 Balão intrauterino de Bakri®.

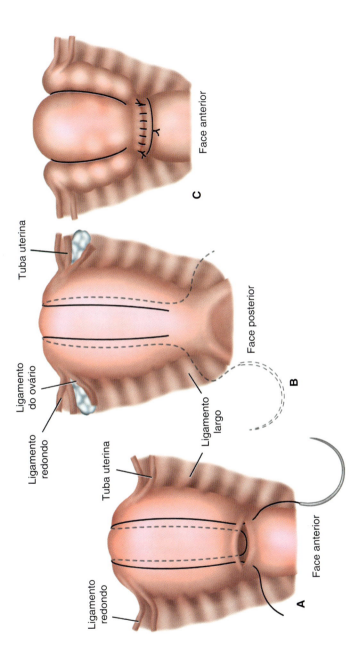

Figura 54.10 A e **B**. Visões anterior e posterior do útero mostrando a aplicação da sutura B-Lynch. **C**. Resultado após o término do procedimento. **D**. Pormenor da face anterior da sutura de B-Lynch. (Adaptada de B-Lynch C, Coker A, Lawal AH et al.. The B-Lynch surgical technique for the control of massive postpartum haemorrhage: an alternative to hysterectomy? Five cases reported. Br J Obstet Gynaecol. 1997;104[3]:372-5.)

Ligaduras vasculares. A ligadura bilateral da artéria ilíaca interna (hipogástrica) é tecnicamente difícil e tem pouco êxito (< 50%). Uma alternativa melhor é a ligadura das uterinas, com taxa de sucesso de 80 a 96%. A proposta de ligar também as ovarianas quando apenas a das uterinas não tiver sido efetiva tem sido mencionada (Figura 54.11).

Histerectomia. A retirada cirúrgica do útero é o tratamento final para os casos de hemorragia pós-parto refratários aos tratamentos descritos anteriormente.

No entanto, o retardo em sua realização pode causar o agravamento clínico da puérpera, contribuindo para o incremento da morbimortalidade cirúrgica no ato da realização do procedimento, especialmente em casos de placenta acreta ou de ruptura uterina.

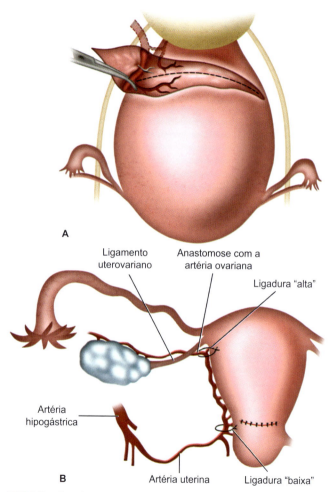

Figura 54.11 A. Ligadura do ramo da artéria uterina, incluindo uma porção substancial do miométrio. **B.** A ligadura dupla é um dos pontos da sutura, baixo, colocado como se indica, visando impedir o fluxo sanguíneo ascendente através da artéria uterina; o outro, mais alto, fica onde ela se anastomosa com a artéria ovariana. (**A.** Adaptada de O'Leary JL, O'Leary JA. Uterine artery ligation for control of postcesarean section hemorrhage. Obstet Gynecol. 1974;43:849-53. **B.** Adaptada de Phelan JP, Clark SL. Cesarean delivery. New York: Elsevier; 1988.)

Preconiza-se que seja realizada por cirurgião experiente e em tempo oportuno, ou seja, antes que a mulher desenvolva coagulopatia decorrente do sangramento já estabelecido. A distorção da anatomia pélvica, a congestão dos vasos pélvicos, o tamanho uterino aumentado e amolecido e a friabilidade dos tecidos circunjacentes tornam a exequibilidade desse procedimento mais complexa e com maior potencial de complicações do que nas pacientes fora do ciclo gravídico-puerperal. Dessa maneira, a histerectomia subtotal é o procedimento de escolha nos casos de hemorragia pós-parto pelo menor tempo gasto na realização do procedimento cirúrgico e, em última análise, do controle da hemorragia, bem como pela menor incidência de morte e morbidades associadas. No entanto, em algumas condições tococirúrgicas a histerectomia total tem maior poder de resolução devido à perpetuação do quadro hemorrágico em função da manutenção do colo uterino, como nos casos de hemorragia proveniente do segmento inferior, do colo e do fórnice vaginal.

A Figura 54.12 sumariza o tratamento da hemorragia pós-parto aqui proposto.

Suporte transfusional

Os objetivos da transfusão sanguínea são repor a perda volêmica, garantir a oxigenação tecidual e tratar a coagulopatia. Na maioria dos casos, apenas a transfusão de concentrados de hemácias (CH), com base em parâmetros clínicos (repercussão clínica do sangramento, valores de hemoglobina [Hb]/hematócrito [Ht], presença de comorbidades, entre outros), é suficiente. Importante lembrar que cada unidade de CH deve elevar a Hb em 1 g/dℓ e o Ht em 3% em um adulto de 70 kg.

Em algumas situações, a reposição de fatores de coagulação também é necessária. A administração precoce de fatores de coagulação presentes no plasma fresco congelado (PFC) é fator crucial para o bom desfecho das mulheres com sangramento intenso. Demoras na administração de CH e PFC associam-se com aumento da mortalidade.

A reanimação hemostática no cenário da hemorragia maciça constitui um novo paradigma, em substituição à reanimação cristaloide e à transfusão de sangue, com base em parâmetros laboratoriais. Pacientes submetidas à reanimação cristaloide frequentemente desenvolvem diluição dos fatores da coagulação e das plaquetas, o que leva à coagulopatia hemodilucional.

Os critérios para iniciar protocolo de transfusão maciça na hemorragia pós-parto devem incluir qualquer uma das situações a seguir, as quais geralmente denotam presença de choque grave (pode ser suspeitado por IC ≥ 1,4, especialmente se ≥ 1,7):

- Reposição volêmica > 50% da volemia nas primeiras 2 horas
- Queda da hemoglobina > 4 g/dℓ na vigência do sangramento
- Transfusão maior ou igual a 4 unidades CH na vigência do sangramento
- Instabilidade hemodinâmica na vigência de sangramento com necessidade de medicação vasopressora.

Coagulopatia laboratorial

São definidas quatro etapas (Tabela 54.3). Se, após a etapa 4, o objetivo não for alcançado, o protocolo retornará à etapa 1.

O objetivo é alcançar Hb > 8 g/dℓ, plaquetas > 50.000/mm³, INR ≤ 1,5 e níveis de fibrinogênio adequados (> 150 a 200 mg/dℓ). Para reposição deste último, geralmente lança-se mão de transfusão de crioprecipitado.

Na indicação de transfusão maciça, devem-se corrigir a acidose metabólica, a hipotermia e a hipocalcemia.

Pacientes que receberam altos volumes transfusionais e antifibrinolíticos apresentam redução da fibrinólise com elevação do risco de eventos tromboembólicos. Desse modo, assim que houver controle da hemorragia, devem-se adotar medidas de prevenção de trombose (meias elásticas, deambulação precoce e heparina profilática).

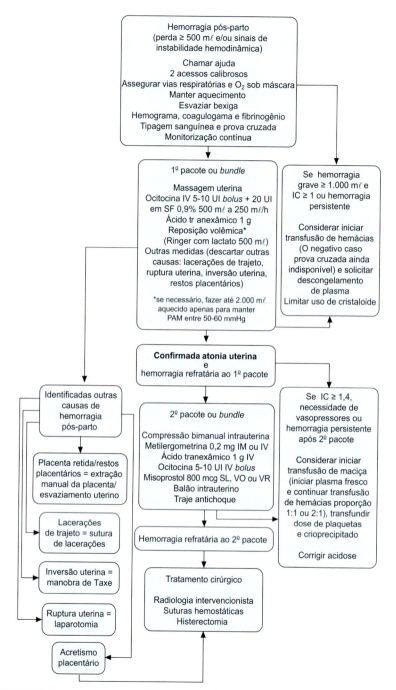

Figura 54.12 Síntese do tratamento da hemorragia pós-parto. *IC*, índice de choque; *IM*, via intramuscular; *IV*, via intravenosa; *SF*, solução fisiológica; *SL*, via sublingual; *VO*, via oral; *VR*, via retal.

Hemorragia pós-parto secundária

A hemorragia pós-parto secundária ocorre em 1% dos partos e está geralmente associada a atonia uterina; retenção de restos placentários, endometrite; e, muito particularmente, doença de von Willebrand. Esta incide em 20 a 30% das mulheres com menorragia e, por isso, deve ser pesquisada no pré-natal de grávidas com essa história. A extensão do sangramento na hemorragia pós-parto secundária é menor do que na primária.

A ultrassonografia pélvica é indicação habitual em mulheres com hemorragia pós-parto secundária. Massa ecogênica na cavidade uterina e diâmetro anteroposterior de 25 mm nos dias 1 a 7 do pós-parto estão associados à retenção de restos ovulares.

Em mulheres com hemorragia pós-parto secundária, deve ser realizada uma avaliação da microbiologia vaginal (esfregaços da parte alta da vagina e da endocérvice) e uso apropriado de terapia antimicrobiana quando houver suspeita de endometrite. O regime antibiótico aconselhado será a combinação de clindamicina e gentamicina, e, uma vez que endometrite tenha melhorado clinicamente com a terapia intravenosa, não há benefício no tratamento oral posterior.

Tabela 54.3 Protocolo de transfusão massiva em Obstetrícia.

	Concentrado de hemácias	Plasma fresco congelado	Plaquetas	Crioprecipitado
Etapa 1	6 U	6 U	6 U	10 U
Etapa 2	6 U	6 U	6 U	10 U
Etapa 3	Ácido tranexâmico 1 g IV em 10 min			
Etapa 4	6 U	6 U	6 U	–

IV, via intravenosa; *U*, unidade. (Adaptada de Pacheco LD, Saade GR, Costantine MM et al. An update on the use of massive transfusion protocols in obstetrics. Am J Obstet Gynecol. 2016;214[3]:340-4.)

Pontos-chave

- A hemorragia pós-parto é definida pela Organização Mundial da Saúde como a perda de sangue ≥ 500 mℓ, sendo a perda ≥ 1.000 mℓ definida como grave
- A hemorragia pós-parto pode ser precoce (até 24 horas) ou tardia (após 24 horas)
- As causas da hemorragia pós-parto podem ser enquadradas na regra dos "4 Ts": tônus (atonia), trauma (lacerações, hematoma, ruptura, inversão), tecido (placenta retida, acreta) e trombina (coagulopatia). A atonia é responsável por 70% dos casos
- A prevenção da hemorragia pós-parto deve ser universal, por meio da administração de ocitocina 10 UI IM ou IV após o nascimento
- Para diagnóstico da hemorragia pós-parto, é necessário estimar a perda sanguínea por meio de estimativa visual, pesagem de compressas e uso de bolsas coletoras calibradas. O índice de choque ≥ 1 pode auxiliar no diagnóstico
- O tratamento da hemorragia pós-parto deve ser realizado por meio de medidas gerais (assegurar vias respiratórias, ofertar oxigênio, manter aquecimento, esvaziar bexiga, colher exames) e do 1º pacote ou *bundle* de tratamento
- O mnemônico *De-MOTIVO* (*De*tecção precoce, *M*assagem, *O*citocina, *T*ranexâmico, reposição volêmica *IV*, *O*utras medidas) resume o 1º pacote de tratamento da hemorragia pós-parto
- As lacerações do trajeto e a ruptura uterina são corrigidas cirurgicamente, e a inversão uterina, pela manobra de Taxe ou pela técnica de Huntington
- A retenção placentária é tratada pela extração manual da placenta, e o acretismo, pela histerectomia
- Para os casos de hemorragia refratária por atonia uterina, podem ser utilizados uterotônicos adicionais (metilergometrina, misoprostol), compressão bimanual do útero (manobra de Hamilton), tamponamento uterino com balão, radiologia intervencionista, suturas hemostáticas como o B-Lynch, ligadura das artérias uterinas e histerectomia
- A reanimação hemostática no cenário da hemorragia maciça constitui um novo paradigma, em substituição à reanimação cristaloide e à transfusão de sangue, com base em parâmetros laboratoriais. A transfusão de hemácias deve ser iniciada precocemente com base nos dados clínicos (perda estimada, índice de choque, continuidade ou não do sangramento), e nos casos de choque grave deve ser realizada transfusão maciça

55

Infecção Puerperal

Melania Amorim
Jorge Rezende Filho

Incidência, 836
Etiopatogenia, 837
Fatores predisponentes, 837
Quadro clínico e tratamento
  inicial, 839
Diagnóstico, 844
Tratamento, 844

A Organização Mundial da Saúde (OMS) recomenda, quanto à definição de infecções puerperais, que se utilize a denominação infecções maternas periparto, definidas como "infecção bacteriana do trato genital ou tecidos subjacentes em qualquer momento entre a ruptura das membranas ovulares ou o início do trabalho de parto e o 42º dia pós-parto com dois ou mais dos seguintes critérios: dor pélvica, febre, corrimento vaginal anormal, corrimento vaginal fétido ou com odor anormal e demora na involução uterina".

Entende-se por infecção puerperal qualquer infecção do trato genital ocorrida durante o puerpério. A morbidade febril puerperal ou febre puerperal é definida como temperatura axilar maior ou igual a 38°C com duração mínima de 2 dias e entre 24 horas e 10 dias após o parto. As infecções do trato genital incluem endometrite, infecções de lacerações perineais ou episiotomias, infecção da ferida cirúrgica da cesariana, tromboflebite pélvica, anexite, parametrite e peritonite.

Após o parto vaginal, apenas 20% das mulheres que se tornam febris têm na verdade infecção puerperal; todavia, após a operação cesariana, 70% das mulheres febris são propriamente diagnosticadas como portadoras de infecção puerperal.

Incidência

No mundo, as infecções puerperais apresentam índices que variam entre 3 e 20%, com valores médios de 9%. No Brasil, existem poucos dados sobre sepse puerperal, com base em estudos descritivos de alguns poucos centros isolados. Por se tratar de um procedimento cirúrgico, a cesariana apresenta maiores riscos de provocar infecções em comparação ao parto vaginal. Dados do Sistema Único de Saúde (SUS) mostram que há risco 4,4 vezes maior de infecção puerperal e 3 vezes maior de morte materna após uma cesariana do que após um parto normal ou abortamento. A elevada quantidade de cesarianas feitas no país (57%) contribui para o aumento das grandes taxas de infecção puerperal.

Etiopatogenia

A cavidade uterina – depois do parto e, especificamente, a área remanescente do descolamento placentário – constitui zona com importante potencial para infecção.

A atividade contrátil normal do útero, depois da dequitação, e a involução puerperal, além da reação leucocitária e da hemostasia trombótica na zona de implantação da placenta, representam os mecanismos de defesa contra a infecção.

A parte superior do útero, no pós-parto, é provavelmente estéril na grande maioria de mulheres sem febre ou outros sinais de infecção. Todavia, sabe-se que a vagina e a cérvice da puérpera contêm grande número de bactérias, algumas de potencial patogênico, e muitos desses microrganismos tornam-se virulentos no decorrer do pós-parto. Em alguma porção do útero, provavelmente na junção cervicoendometrial, cessa a colonização bacteriana e a cavidade torna-se estéril.

A endometrite pós-parto tem fisiopatologia similar à da corioamnionite, envolve os mesmos microrganismos e é frequentemente precedida por infecção intra-amniótica clínica ou subclínica.

Os patógenos anaeróbios desempenham papel relevante na endometrite que se segue à operação cesariana e são isolados em 40 a 60% das culturas colhidas apropriadamente. Mulheres com endometrite após o parto vaginal, eis as candidatas à infecção por patógeno único, sobressaindo o *Streptococcus*.

Desse modo, após tanto uma cesariana quanto um parto vaginal, pode haver penetração de germes pelas vias de entrada. Vencida a barreira leucocitária, ela se alastra, podendo propagar-se ou generalizar-se (Figura 55.1).

Fatores predisponentes

A operação cesariana é o fator predisponente mais importante, aumentando significativamente a morbidade e a letalidade puerperal. Em relação aos partos vaginais, a cesárea eleva o risco de endo(mio)metrite em 5 a 30 vezes, de bacteriemia, de 2 a 10 vezes, de abscesso ou de tromboflebite pélvica, de 2 vezes, e de morte por infecção, de 80 vezes.

Outros fatores que elevam o risco de infecção após a cesariana são: certas condições maternas, como imunodeficiências, obesidade, desnutrição, comorbidades preexistentes (p. ex., diabetes e anemia), infecção genital não tratada, tabagismo, idade avançada, desnutrição e baixo nível socioeconômico.

Entre os fatores relacionados com os procedimentos, destacam-se: retenção de restos placentários e sua extração manual, uso de fórceps, ruptura prolongada de membranas, trabalho de parto prolongado, múltiplos toques vaginais durante o trabalho de parto, manipulação uterina e monitoramento fetal intrauterino. Também há aumento do risco de infecção pós-parto caso haja presença de corioamnionite, hemorragia pós-parto e trauma tecidual extenso. Hematomas e tecidos desvitalizados pioram quadros infecciosos.

Infecção exógena e endógena

Antes do evento dos antibióticos, a incidência de morte materna secundária à sepse era, em 75% das vezes, determinada por estreptococos beta-hemolíticos do grupo A. Após a introdução da penicilina e de técnicas mais rígidas de assepsia e de antissepsia, reduziu-se ao mínimo a infecção exógena por esse germe. As endógenas, determinadas pelos anaeróbios e por gram-negativos aeróbios, provenientes da microbiota normal da vagina, da cérvice e dos intestinos, ao contrário, passaram a ser as principais responsáveis pela infecção puerperal. Atualmente, a maioria delas é polimicrobiana, constituída por aeróbios e anaeróbios, e entre os principais figuram os descritos na Tabela 55.1.

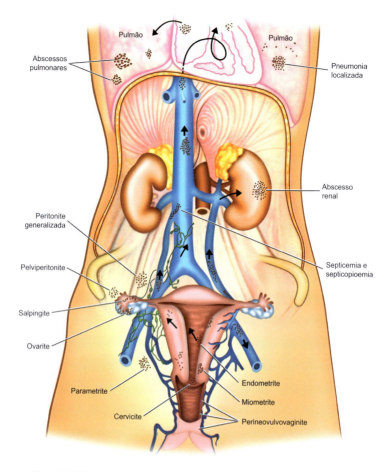

Figura 55.1 Diferentes tipos de infecção puerperal e as vias de sua propagação.

Tabela 55.1 Bactérias mais comuns nas infecções genitais femininas.

Germes comuns em infecções pós-parto

Aeróbios	Estreptococos dos grupos A, B e D
	Enterococcus
	Bactérias gram-negativas: *Escherichia coli, Klebsiella, Proteus* sp.
Anaeróbios	*Peptococcus* sp.
	Peptostreptococcus sp.
	Bacteroides bivius, B. fragilis, B. disiens
	Clostridium sp.
	Fusobacterium sp.
Outros	*Mycoplasma hominis*
	Chlamydia trachomatis

Quadro clínico e tratamento inicial

Inicialmente, a infecção local com penetração de germes surge pela porta de entrada, frequentemente a superfície cruenta onde se assentou a placenta, o endométrio desnudo *stricto sensu*, a decídua ou ferida no canal cervicovaginal e na vulva. Vencida a barreira leucocitária, ela se alastra, propagando-se ou se generalizando (ver Figura 55.1).

A febre é o critério mais importante do diagnóstico da endometrite puerperal. As temperaturas geralmente variam entre 38 e 39°C; os calafrios associados à febre sugerem bacteriemia. Em geral, as mulheres queixam-se de dor abdominal, e os exames abdominal e bimanual desencadeiam hipersensibilidade. Pode haver loquiação de odor fétido.

A leucocitose pode ser um achado normal no hemograma de puérperas; entretanto, leucocitose entre 15 mil e 30 mil células/µl deve chamar a atenção, sobretudo na presença de formas jovens de leucócitos (desvio à esquerda). Podem ser necessários exames para avaliar o funcionamento de outros órgãos e sistemas, sobretudo em pacientes graves.

É preciso avaliar bilirrubinas, creatinina, gasometria e lactato (elevação do lactato é indicativa de infecções graves); demais exames devem ser solicitados conforme o quadro clínico.

A coleta de cultura é fundamental na vigência de infecção, de preferência antes do início da antibioticoterapia. As culturas de secreção cervical e vaginal, bem como de secreção da ferida operatória, ajudarão no diagnóstico, no tratamento e no seguimento do caso. A urocultura possibilita o diagnóstico diferencial com infecções do trato urinário. A hemocultura terá valor somente em casos de quadro séptico sem foco definido; nos casos de endometrite, tem baixa positividade e pouca relação com a gravidade do caso. Apenas 10 a 20% das pacientes apresentam exames positivos.

Os exames de imagem podem auxiliar, dependendo do local e tipo de infecção.

Após a coleta das culturas, deve-se iniciar o uso de antibiótico empírico conforme o tipo de infecção. Vale ressaltar que os agentes etiológicos mais prevalentes e a resistência bacteriana podem variar entre os locais e conforme o passar do tempo. Se possível, é importante discutir as rotinas para cada quadro em cada serviço.

Analgésicos e antitérmicos devem ser prescritos conforme a necessidade da paciente e a gravidade do caso. Se for grave, além da antibioticoterapia de amplo espectro, deve-se iniciar infusão de cristaloides até 30 mℓ/kg de peso. É importante avaliar a necessidade de medicamentos vasoativos.

Principais afecções

Perineovulvovaginite e cervicite

As infecções do períneo, as vulvovaginais e as do colo uterino decorrem das soluções de continuidade aí produzidas pela passagem do feto, sobretudo as mais extensas e profundas, além das episiotomias.

Clinicamente, caracterizam-se pelo aparecimento de dor, rubor, edema e, por vezes, secreção purulenta. A febre é moderada (38,5°C).

Infecção da episiotomia

A despeito de ser ferida em região contaminada, a infecção da episiotomia não é comum, vigente em menos de 0,5% dos casos. A maioria não é grave e raramente é mortal.

Essas infecções podem ser classificadas em cinco tipos, de acordo com a profundidade e a gravidade do processo inflamatório.

Infecção simples. Limitada à pele e à fáscia superficial adjacente. O local apresenta edema, eritema e, posteriormente, deiscência da zona suturada.

Infecção da fáscia superficial. Como a fáscia superficial dessa área tem continuidade com as da parede abdominal, região glútea e pernas, o edema e o eritema costumam estender-se, atingindo total ou parcialmente os sítios nomeados.

Necrose da fáscia superficial. Infecção muito grave, com manifestações cutâneas tardias: há, inicialmente, edema e eritema. A pele toma, mais tarde, cor azulada ou castanha, aspecto francamente gangrenoso, com formação de vesículas e bolhas.

Fasciite necrosante. Infecção das duas camadas de fáscia superficial (fáscias de Camper e Colles). Infecção muito grave, com manifestações cutâneas tardias: há, inicialmente, edema e eritema. A pele toma, mais tarde, cor azulada ou castanha, aspecto francamente gangrenoso, com formação de vesículas e bolhas. Pode evoluir para fáscia da parede abdominal. Sinais tóxicos de septicemia são evidentes em todas as pacientes; choque pode estar presente. Se não houver tratamento cirúrgico, a mortalidade atinge 100% dos casos; os antibióticos e a cirurgia oportuna reduzem os óbitos para 50%.

Mionecrose. Atinge os músculos do períneo e, na maior parte das vezes, é consequente à infecção por *Clostridium perfringens*, mas ocasionalmente pode ser consequente à fasciite necrosante. A dor é desproporcionada aos sinais físicos.

Endometrite

Endometrite é a infecção puerperal da genitália mais frequente e surge na área de implantação da placenta. Após partos vaginais, incide em 1 a 3% dos casos e aumenta para 5 a 6% se houver alto risco para infecção, como ruptura prematura de membranas, trabalho de parto prolongado e exames cervicais repetidos. Quando há corioamnionite intraparto, o risco de infecção puerperal aumenta para 13%.

Habitualmente instala-se no 4º ou 5º dia de pós-parto; o aparecimento mais precoce sugere maior virulência. As condições gerais se mantêm boas, a não ser nas formas muito graves.

Os índices de reinternação por endometrite são significativamente maiores entre as pacientes submetidas a cesarianas (mesmo as planejadas) em comparação com aquelas que evoluíram para o parto vaginal. Após o parto vaginal, a ocorrência incide em 1 a 3% dos casos e pode aumentar para 5 a 6% se houver alto risco para infecção, como ruptura prematura de membranas, trabalho de parto prolongado e exames cervicais repetidos. Quando há corioamnionite intraparto, o risco de infecção puerperal aumenta para 13%.

Clinicamente, a infecção se inicia pela ascensão da temperatura, que atinge 38,5 a 39°C; os lóquios tornam-se purulentos e com mau cheiro quando presentes anaeróbios.

O exame pélvico demonstra útero amolecido e doloroso, engrandecido no abdome, e colo permeável à polpa digital, que, manipulado, deixa escoar secreção purulenta. A tríade uterina que ocorre em casos de endometrite puerperal caracteriza-se por:

- Subinvolução uterina
- Dor no baixo-ventre e à palpação uterina (toque bimanual e palpação abdominal)
- Colo amolecido e pérvio.

A miometrite acompanha, em geral, a endometrite, com quadro clínico similar ou mais intenso que o anterior.

A endometrite após parto vaginal geralmente tem prognóstico benigno; poucos casos se complicam por abscesso pélvico, peritonite generalizada e tromboflebite pélvica. A profilaxia antimicrobiana intraoperatória em dose única nas cesarianas reduziu a incidência de infecções endometriais graves.

Parametrite

É a infecção do tecido conjuntivo fibroareolar, parametrial, decorrente, na maioria das vezes, de lacerações do colo e da vagina, em que o germe se propaga pela via linfática. O local de eleição é o tecido parametrial laterocervical (unilateral em 70% dos casos), podendo haver, todavia, invasão anterior (paracistite) ou posterior (pararretite), além da incursão ao ligamento largo.

Temperatura elevada que persiste por mais de 10 dias sugere parametrite. Vai ela gradativamente aumentando e em pouco tempo atinge 39 a 39,5°C, com remissões matutinas.

O toque vaginal desperta dor intensa, o que revela endurecimento dos paramétrios. Se não for tratado em tempo, o processo evolve para a supuração e a flutuação, transformando-se em abscesso do paramétrio ou do ligamento largo.

O prognóstico, habitualmente, é favorável.

Anexite (salpingite e ovarite)

As anexites são representadas pela infecção e inflamação das tubas uterinas e dos ovários. São mais frequentes as salpingites do que as ovarites, e surgem após abortamentos infectados e partos vaginais prolongados.

Na fase aguda (endossalpingite) as tubas uterinas inicialmente se apresentam endurecidas, tumefeitas, com precoce acolamento das fímbrias e obliteração tubária, daí a retenção da exsudação purulenta que forma o piossalpinge. A salpingite pode evoluir para absorção do material com recuperação parcial do órgão, comumente deixando a sequela de obstrução tubária, ou evoluir para a forma subaguda, em que o processo se organiza, formando o tumor inflamatório anexial. A seguir, progride para a cronicidade, podendo deixar como sequela a hidrossalpinge, ou continua a prosperar, de maneira aguda, como nas formas sépticas, atingindo a serosa peritoneal (peritonite). Além disso, a infecção pode alcançar os ovários, desencadeando a ovarite.

Clinicamente, inicia-se com dor abdominal aguda, predominando nas fossas ilíacas, febre alta (39 a 39,5°C) e discreta defesa abdominal.

O toque genital revela grande sensibilidade dos anexos. A palpação de tumoração anexial é notada, mais tarde, na evolução da moléstia.

Peritonite

A pelviperitonite acompanha muitas formas de infecção puerperal localizada: endomiometrite, salpingite, parametrite.

Clinicamente, surge dor intensa e defesa muscular no baixo-ventre, febre alta (40°C), perturbação funcional dos intestinos, com retenção de gases e fezes (íleo paralítico), pulso a 140 e sinal de Blumberg positivo (compressão e descompressão da parede abdominal).

O toque desperta intensa dor no fundo de saco vaginal posterior. Quando há coleção purulenta, nota-se abaulamento.

A peritonite generalizada intercorre quando o microrganismo é muito virulento, como no caso do estreptococo beta-hemolítico.

Infecção do sítio cirúrgico

Trata-se da infecção de uma ferida operatória ou de qualquer parte da anatomia que tenha sido manipulada durante o processo cirúrgico e que aparece nos primeiros 30 dias pós-operatórios. É classificada, de acordo com a profundidade da infecção, em superficial (somente pele e subcutâneo), profunda (quando acomete fáscia e músculos) e de órgãos (quando acomete o útero e a cavidade abdominal) (Figura 55.2).

Pode ser decorrente de uma ferida cirúrgica da cesariana, episiotomia ou laceração, e é um importante fator de risco para a descontinuidade da amamentação. Os agentes mais comuns envolvidos em infecções de ferida operatória são: bastões gram-positivos, *Streptococcus* do grupo B, *Staphylococcus aureus* e agentes anaeróbios. Após cirurgias, a presença de microrganismos hospitalares não deve ser descartada.

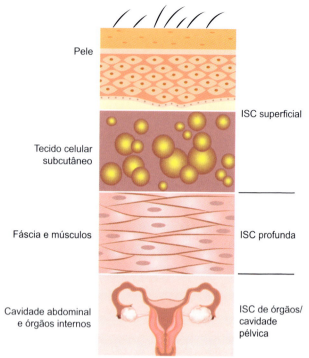

Figura 55.2 Classificação de infecção de sítio cirúrgico (ISC) conforme a profundidade: *ISC* superficial (pele e tecido celular subcutâneo), *ISC* profunda (músculos e fáscia) e *ISC* de órgãos e/ou cavidade pélvica.

A antissepsia inadequada no local da incisão da cesariana soma-se aos fatores de risco gerais para infecção puerperal. Outro importante fator é a formação de hematomas, seja por hemostasia inadequada, seja por coagulopatias ou pelo uso de anticoagulantes. Entre os fatores obstétricos, destacam-se a corioamnionite e a cesariana intraparto, sobretudo durante o período expulsivo; entre os fatores maternos, podem ser citados: obesidade, desnutrição, diabetes, necessidade de transfusão e imunossupressão.

Nos quadros típicos, a febre costuma ser baixa (até 38,3°C), aparecendo entre o 4º e o 7º dia pós-operatório (quadros mais precoces e com febre alta indicam *Streptococcus* beta-hemolítico do grupo A ou B). Há eritema e edema locais, bem como secreção purulenta pela cicatriz. Pode haver deiscência da sutura e dor de intensidade variável na região de ferida operatória.

Tromboflebite pélvica séptica

É uma das complicações menos comuns da endometrite, representando apenas 1% dos casos; no entanto, tem maior potencial de complicações. Essa situação ocorre porque o puerpério é caracterizado por um período de hipercoagulabilidade e, ainda, está associado à presença de bactérias na corrente sanguínea que levam a uma hiper-reatividade dos vasos. Os agentes infecciosos – estreptococos, enterobactérias e anaeróbios – são similares aos das demais infecções puerperais.

É, em geral, o ponto de partida da pioemia (êmbolos sépticos), determinando abscessos renais, pulmonares e de outros órgãos. Os agentes infecciosos são geralmente os anaeróbios: peptococos, peptostreptococos e *Bacteroides*.

Dois quadros clínicos distintos podem ocorrer:

- Um menos ostensivo, com febre persistente apesar dos antibióticos, paciente ambulatorial, dor ausente ou mal localizada. Exame pélvico e abdominal: achados mínimos e vagos
- O outro se refere à trombose da veia ovariana, que complica menos de 0,05% dos partos vaginais e até 1 a 2% das cesarianas. É importante notar que a trombose da veia ovariana pós-parto afeta a veia direita em mais de 90% dos casos, à conta da dextrorrotação fisiológica do útero durante a gravidez, que leva à compressão do vaso desse lado. Discute-se atualmente a sua etiologia infecciosa.

Os sinais e sintomas mais comuns são febre, dor pélvica e massa abdominal palpável. Em grande parte dos casos, a trombose da veia ovariana não é diagnosticada até que a febre que não responde aos antibióticos após 48 horas faz suspeitar da afecção. O trombo pode levar a outras complicações, das quais a mais comum é a embolia pulmonar, que pode ocorrer em mais de 10% dos casos. Infarto ovariano, obstrução ureteral e até o óbito da paciente também podem ocorrer.

Cerca de dois terços das pacientes apresentam febre e calafrios, e muitas também manifestam taquicardia e taquipneia. Mais de um quinto se queixa de dor torácica e apresenta tosse e hemoptise.

O método hoje de eleição para o diagnóstico da trombose da veia ovariana pós-parto é a angiografia por ressonância magnética. A tomografia computadorizada (TC) com ou sem contraste (Figura 55.3) também pode ser utilizada. A ultrassonografia traz poucos subsídios; afasta apenas a possibilidade de abscessos pélvicos ou tubo-ovarianos decorrentes da infecção puerperal.

Choque séptico

O principal responsável é a *E. coli*, raramente os clostrídios e os bacteroides. É pouco frequente (menos de 0,1% dos partos). O prognóstico é grave, embora em pacientes obstétricas a mortalidade seja mais baixa, cerca de 20 a 25%. O choque séptico é responsável por cerca de 75 mil mortes maternas/ano em todo o mundo.

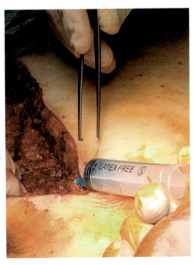

Figura 55.3 Infecção de sítio cirúrgico – parede abdominal –, desbridamento e coleta de material para cultura com seringa + agulha.

Precede o choque a sepse, cujos sintomas são calafrios, elevação da temperatura a 40°C, taquicardia (120 a 140 bpm) e mau estado geral. A hipertermia torna-se contínua, com poucas oscilações, o que a diferencia dos processos supurativos localizados. Paradoxalmente, o útero pode não estar doloroso nem aumentado de volume e o corrimento loquial, ausente ou discreto.

Prenunciam o choque séptico, além de calafrios e febre, sudorese, sede, taquicardia, obnubilação mental e hipotensão. Em certos casos, a ausência de hipertermia é a regra.

Na infecção por *Clostridium perfringens* surgem gangrena gasosa (evidenciada pela crepitação e nas radiografias), hemólise intravascular com hemoglobinemia (soro e urina castanho-escuros), icterícia (hiperbilirrubinemia), coagulação intravascular disseminada (CID) e insuficiência renal aguda.

Diagnóstico

Dentro do quadro clínico, a febre ainda é o melhor sinal para o diagnóstico da infecção puerperal. O laboratório pode ter reduzido valor, em face das mudanças fisiológicas da gravidez e do parto, e a leucocitose é comum após o parto; culturas devem ser obtidas, porém as medidas devem ser instituídas precocemente, antes de seu resultado.

O diagnóstico da tromboflebite pélvica séptica é feito atualmente com ressonância magnética (RM) ou TC. A ultrassonografia é valiosa para o diagnóstico do abscesso pélvico e tubo-ovariano, este último geralmente presente 1 a 2 semanas após o parto.

Tratamento

Perineovulvovaginite, cervicite e infecção de episiotomia

A terapêutica das lacerações infectadas consiste na administração de antibióticos sistêmicos (cefalosporinas, oxacilina, meticilina, cloxacilina) e antissépticos locais. Abscessos devem ser abertos e drenados.

A episiotomia infectada merecerá abertura cirúrgica e exploração instrumental sob anestesia geral, não se dispensando, concomitantemente, antibióticos sistêmicos.

Pacientes com infecção de episiotomia e manifestações tóxicas que não respondam à terapia antibiótica em 24 a 48 horas e mostrem edema e eritema em áreas que ultrapassam a perineal (abdome, coxas e região glútea) devem ser submetidas, obrigatoriamente, à exploração cirúrgica, pois é quase certa a possibilidade de necrose da fáscia superficial.

A ressutura não deve ser realizada imediatamente à exploração cirúrgica. A maioria das feridas de episiotomia exploradas cicatrizar à bem por segunda intenção. Feridas que incluem o esfíncter anal externo ou a mucosa devem ser reparadas após a infecção local estar resolvida.

Após a resolução da infecção local, quando a ferida aberta for de grande extensão, a sutura pode ser considerada.

Endometrite e miometrite

Se a endometrite é leve e se desenvolve após a mulher receber alta após o parto vaginal, o tratamento com antibiótico oral em geral é suficiente (nesse caso, clavulanato e amoxicilina). Para infecções moderadas e graves, especialmente após a cesariana, o tratamento intravenoso com antibióticos de largo espectro é mandatório. A melhora após 48 a 72 horas ocorre em cerca de 90% das mulheres. A persistência de febre após esse prazo faz pensar em complicações: abscesso de paramétrio, de parede ou pélvico e tromboflebite pélvica séptica.

O esquema antibiótico usual é a clindamicina (900 mg via intravenosa [IV] a cada 8 horas) associada à gentamicina (5 mg/kg IV a cada 24 horas). A ampicilina (2 g IV a cada 6 horas) e ou o metronidazol (500 mg IV a cada 8 horas) podem ser adicionados para prover cobertura contra anaeróbios, se necessário. Esquemas alternativos incluem piperacilina com tazobactam 4,5 g (4 g de piperacilina e 0,5 g de tazobactam IV a cada 8 horas) e ampicilina-sulbactam 3 g (2 g de ampicilina e 1 g de sulbactam IV a cada 6 horas). Em pacientes com cultura positiva para estreptococo beta-hemolítico (durante a gestação), deve-se associar ampicilina ao esquema de clindamicina e gentamicina ou usar ampicilina-sulbactam, dado que há um aumento de casos de estreptococos resistentes à gentamicina.

O tratamento deve ser mantido até a melhora do quadro clínico, com a paciente mantendo-se afebril por 24 a 48 horas. Não há necessidade de continuar o antibiótico oral após a alta hospitalar. Em casos específicos, o tratamento pode ser continuado com clindamicina via oral (VO) (600 mg a cada 8 horas) associada a gentamicina intramuscular (4,5 mg/kg a cada 24 horas) ou amoxicilina-clavulanato 875 mg a cada 12 horas.

A intervenção na cavidade da matriz infectada só estará indicada na suspeita de retenção de restos ovulares ou sangramento anormal e persistente. Ela deve ser feita por curetagem, associada ao uso de antibiótico e uterotônico.

Infecção do sítio cirúrgico

O tratamento inclui retirada da sutura, desbridamento de tecidos desvitalizados e lavagem exaustiva (Figura 55.4). Em geral, a cicatrização ocorre por segunda intenção, mas a ressutura poderá ser indicada quando a infecção estiver controlada e for possível observar tecido de granulação saudável.

Os antibióticos devem ser administrados conforme o resultado das culturas. A antibioticoterapia empírica sugerida é a seguinte:

Para infecções superficiais e sem necessidade de internação, usar cefalexina (500 mg VO a cada 6 horas). Infecções em feridas perineais podem responder à amoxicilina + clavulanato (500 + 250 mg VO a cada 8 horas). Se não houver melhora do quadro ou houver grande suspeita de o germe ser *Staphylococcus aureus* resistente a meticilina (MRSA), poderá ser utilizado sulfametoxazol-trimetoprima (800/160 mg VO a cada 12 horas).

Para infecções superficiais com necessidade de internação, podem ser utilizadas a cefazolina (1 a 2 g IV a cada 6 horas) ou a ceftrixona (2 g IV a cada 24 horas).

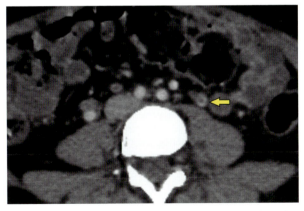

Figura 55.4 Tomografia computadorizada com contraste mostrando trombose de veia ovariana esquerda.

Quando a infecção for profunda, outros esquemas podem ser utilizados:

- Clindamicina (900 mg IV a cada 8 horas) associada a gentamicina (5 mg/kg IV a cada 24 horas)
- Clindamicina (900 mg IV a cada 8 horas) e ceftrixona (2 g IV a cada 24 horas)
- Ampicilina (2 g IV a cada 4 horas), gentamicina (5 mg/kg IV a cada 24 horas) e metronidazol (500 mg IV a cada 8 horas) ou clindamicina (900 mg IV a cada 8 horas).

Em casos de MRSA, deve-se associar vancomicina (20 mg/kg/dose a cada 12 horas – não exceder 2 g por dose).

Parametrite

O tratamento baseia-se no emprego de antibióticos e anti-inflamatórios. Quando há formação de abscessos, deve-se drenar pela via vaginal ou pela abdominal (fleimão do ligamento largo), com mobilização do dreno no 2º ou no 3º dia, e somente retirada completamente quando terminada a exsudação.

Anexite

O tratamento é feito por antibióticos; em raros casos, por motivo da possibilidade de ruptura de piossalpinge, há necessidade de realizar a salpingectomia.

Tromboflebite pélvica séptica

O melhor tratamento para a tromboflebite pélvica séptica, inclusive para trombose da veia ovariana, é o antibiótico (seguir o esquema da endometrite) em combinação com o anticoagulante.

Inicia-se com a heparina de baixo peso molecular (HBPM), no caso a enoxaparina em dose terapêutica: 1 mg/kg, 12/12 horas, 1 ou 1,5 mg/kg, 24/24 horas, por injeção subcutânea. Após o curso inicial com a enoxaparina, associa-se o anticoagulante oral varfarina (10 mg/dia), que pode ser usado na amamentação, e, depois, suspende-se a heparina. Nesse período, a razão normalizada internacional (INR) deve ficar entre 2,0 e 3,0, e a dose de varfarina deve ser ajustada para esse objetivo.

Muitos autores recomendam continuar os antibióticos por 48 a 72 horas e os anticoagulantes por 7 a 10 dias, no mínimo, após a resolução da febre. Se o trombo se estender à veia renal ou à veia cava inferior, a varfarina deve ser mantida por 3 meses. A colocação de filtro na veia cava inferior pode estar indicada em situações de embolização pulmonar, apesar da anticoagulação adequada.

Peritonite

Quando há abscesso de Douglas, pratica-se a colpotomia e a drenagem (Figura 55.5). Outros só indicam essa operação se a paciente estiver em bom estado geral e com o abdome flácido, ruídos intestinais presentes, optando pela laparotomia nas demais oportunidades. Insistimos em que a mecha seja retirada somente quando, após 2 a 3 dias, não mais se notar a saída de material purulento ou seroso. Se depois desse período de drenagem as melhoras não se acentuarem (queda da temperatura e do pulso, alívio do estado geral), vale suspeitar de generalização do processo, possível formação de lojas purulentas em outras regiões da cavidade abdominal, tromboflebite pélvica séptica e septicemia.

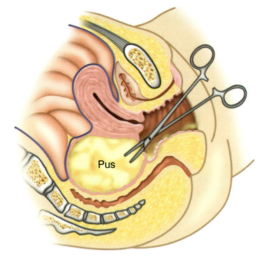

Figura 55.5 Colpotomia, em abscesso de fundo de saco de Douglas.

O tratamento da peritonite generalizada há muito se baseia na laparotomia, que permite aspirar o exsudato livre a fim de reduzir a absorção tóxica. Os focos sépticos devem ser incisados pela via abdominal; a colpotomia é insuficiente, porque lojas purulentas podem surgir até no espaço subdiafragmático. Deixam-se drenos nas fossas ilíacas. Antes de se fechar a cavidade abdominal, é conveniente proceder à lavagem peritoneal com solução fisiológica e aí colocar ampicilina.

Dependendo do estado geral da paciente e da precocidade da laparotomia, pode-se considerar a retirada do útero quando nele está o foco séptico.

Choque séptico

A cultura do sangue e outras relevantes são exames obrigatórios para identificar o germe; entretanto, o uso do antibiótico deve ser prontamente iniciado, tão logo sejam coletadas as culturas, na primeira hora do diagnóstico. Nos casos de infecção por *Clostridium*, se estiverem presentes os sinais ominosos descritos no quadro clínico, está indicada a histerectomia total com anexectomia bilateral. O tratamento do choque séptico foi visto no Capítulo 30.

Prevenção

Para prevenção da infecção puerperal, sugere-se reduzir o número de toques vaginais durante o acompanhamento do trabalho de parto (recomendações da OMS sugerem toques de 4 em 4 horas, evitando-se múltiplos toques por vários provedores, sobretudo no contexto de hospitais-escola e na presença de bolsa rota). Procedimentos invasivos e cirúrgicos devem ser utilizados somente em situações com indicação precisa.

No parto operatório, sobretudo fórceps, sugere-se antibioticoprofilaxia, em especial nos casos em que é feita episiotomia. Outras indicações de antibioticoprofilaxia para prevenção de infecções puerperais são apresentadas na Tabela 55.2.

Na cirurgia cesariana, algumas técnicas protegem contra as complicações infecciosas: *profilaxia com antibióticos* em dose única antes da incisão na pele, aparagem dos pelos pubianos com máquina elétrica somente na área de incisão (em vez de raspar com lâmina de barbear), uso de clorexidina para antissepsia de pele, técnica cirúrgica adequada, remoção placentária com tração do cordão umbilical (evitando a extração manual) e aproximação de tecido celular subcutâneo se a espessura for maior que 2 cm. O uso de embrocação vaginal com solução aquosa de iodo ou clorexidina logo antes do procedimento cirúrgico também parece reduzir o risco de endometrite, em particular em gestantes com bolsa rota e/ou que estejam em trabalho de parto ativo.

Tabela 55.2 Situações para o uso de antibiótico profilático para a redução de infecções puerperais.

Recomendado	Não recomendado
Remoção manual da placenta	Uso universal (todas as gestantes e/ou puérperas)
Lacerações perineais graves (3º ou 4º grau)	
Necessidade de balão intrauterino	Trabalho de parto prematuro
Antes da incisão da pele na cesariana	Ruptura prematura de membranas a termo
Parto operatório	Líquido amniótico meconial
	Episiotomia

Adaptada da OMS, 2021.

Pontos-chave

- Chama-se infecção puerperal a que se origina do sistema genital após o parto
- A cavidade uterina, depois do parto, e especialmente a área remanescente do descolamento placentário, é uma zona com grande potencial de infecção
- A atividade contrátil normal do útero, depois da dequitação, e a involução puerperal, além da reação leucocitária e da hemostasia trombótica na zona de implantação da placenta, representam os mecanismos de defesa contra a infecção
- A endometrite pós-parto tem fisiopatologia similar à da corioamnionite, ascensão dos germes da vagina e do colo, e é frequentemente precedida por infecção amniótica clínica ou subclínica
- A operação cesariana é o fator predisponente mais importante de infecção puerperal
- Após a introdução da penicilina e de técnicas mais rígidas de assepsia e de antissepsia, ganham destaque as infecções endógenas, determinadas por anaeróbios e por gram-negativos aeróbios, além de micoplasmas, provenientes da flora habitual da vagina, cérvice e intestinos
- A episiotomia infectada precisará de abertura cirúrgica e exploração instrumental sob anestesia geral, não se dispensando, concomitantemente, antibióticos sistêmicos
- Para infecções moderadas/graves, o esquema antibiótico usual é a clindamicina (900 mg IV a cada 8 horas) associada à gentamicina (1,5 mg/kg IV a cada 8 horas). A ampicilina (2 g IV a cada 6 horas) ou o metronidazol (500 mg IV a cada 8 horas) podem ser adicionados para prover cobertura contra anaeróbios se tiver sido realizada cesárea
- Se a paciente permanecer febril após 48 a 72 horas do tratamento antibiótico, deve-se considerar abscesso pélvico ou tromboflebite pélvica séptica
- No abscesso pélvico, o tratamento é a drenagem; na tromboflebite pélvica séptica, é a administração de heparina; e, na peritonite generalizada, a laparotomia.
- O tratamento do choque séptico foi visto no Capítulo 30.

56

Patologia da Lactação

Roseli Nomura
Jorge Rezende Filho

Hipogalactia, 849
Ingurgitamento mamário, 849
Traumas mamilares, 850
Síndrome de
  galactorreia-amenorreia, 850
Mastites e abscessos, 851
Inibição medicamentosa da
  lactação, 852

Hipogalactia

As causas mais comuns de hipogalactia ou insuficiência láctea são: pega inadequada, baixa estimulação mamária, utilização de mamadeiras ou chupetas, insegurança, desmotivação, cansaço e estresse maternos, além do ingurgitamento mamário. Nesses casos, as melhores soluções são orientar sobre posicionamento correto do recém-nascido, boa pega e intervalo entre mamadas, e evitar bico artificial, que pode levar à "confusão de bico". As medidas devem ser realizadas com suporte prático e emocional à mãe por um profissional capacitado, o qual também orientará o tratamento do ingurgitamento mamário, que impede a sucção efetiva do recém-nascido, com consequente diminuição da produção láctea.

Também são causas de hipogalactia: consumo materno de álcool e tabaco; prematuridade; retenção placentária; hemorragias do segundo e do terceiro período; uso de alguns fármacos (agonistas da dopamina); cesárea; e cirurgias mamárias. Nos casos de cesárea fora do trabalho de parto e de retenção placentária, a hipogalactia é decorrente da manutenção dos níveis de esteroides placentários, com consequente impedimento da ação galactopoética da prolactina. Nissen et al. (1996) estudaram os padrões de ocitocina, prolactina e cortisol em primíparas no segundo dia após uma cesárea de emergência. Verificaram que essas mulheres não tinham aumento significativo da prolactina cerca de meia hora após terem iniciado a mamada e concluíram que o contato precoce entre mãe e recém-nascido é até mais importante depois de um parto cirúrgico que depois de um parto vaginal, no sentido de melhorar a resposta endócrina alterada.

Ingurgitamento mamário

O ingurgitamento patológico geralmente ocorre entre o 3º e o 5º dias após o parto e cursa com congestão, aumento da vascularização, acúmulo de leite e edema decorrente da obstrução à drenagem do sistema linfático, levando a distensão tecidual excessiva, grande desconforto, dor e, algumas vezes, febre. Clinicamente, a mama encontra-se distendida, aumentada de tamanho, extremamente dolorosa, edemaciada e brilhante, e os mamilos ficam achatados, dificultando a pega e a drenagem do leite.

O tratamento consiste na manutenção do aleitamento em livre demanda, com extração manual prévia do leite por meio de massagem delicada e amolecimento dos mamilos para facilitar a pega. O uso de analgésicos e anti-inflamatórios, como paracetamol e ibuprofeno, pode ser recomendado para alívio da dor.

Traumas mamilares

São a principal causa de desmame precoce e ocorrem nos primeiros dias do aleitamento. São decorrentes de técnica ruim de amamentação, com pega e apreensão incorretas do mamilo e da aréola, que levam à erosão por fricção continuada, conduzindo a feridas superficiais (rachaduras ou ragádias) ou profundas quando atingem a derme dos mamilos (fissuras) – quadro extremamente doloroso e sintoma predominante, sobretudo no momento das mamadas.

O tratamento consiste na correção da pega e no posicionamento adequado do recém-nascido. Preferencialmente, deve-se massagear suavemente os mamilos para favorecer a pega antes da mamada e o reflexo de ejeção antes que o recém-nascido inicie a sucção, além de iniciar o aleitamento pela mama menos traumatizada para minimizar a dor. Uso local do próprio leite materno é recomendado, em função de seu efeito bactericida e cicatrizante. Analgésico e anti-inflamatório, como ibuprofeno e paracetamol, podem ser utilizados para alívio da dor.

Síndrome de galactorreia-amenorreia

Costumava-se identificar três síndromes separadamente: síndrome de Chiari-Frommel (após a gravidez), síndrome de Argonz-del Castillo (sem antecedentes de gravidez), síndrome de Forbes-Albright (com tumor intrasselar evidenciável). Atualmente, pensa-se que essas três síndromes representem diferentes estágios da mesma doença – progressão da hiperplasia de hipófise até o adenoma, tendo como denominador comum a hiperprolactinemia, em consequência da disfunção hipotalâmico-hipofisária.

Entretanto, nem sempre a hiperprolactinemia (70%) e a amenorreia (mais de 60%) estão associadas à galactorreia.

A menstruação não retornar dentro de 4 a 6 meses nas não lactantes é um fato preocupante, mas o diagnóstico só é definitivo após 1 ano. Em geral, há deficiência de estrogênios, queda acentuada das gonadotrofinas hipofisárias (5 mUI/mℓ), à conta do aumento da prolactina (PRL) (geralmente acima de 100 ng/mℓ).

A hiperprolactinemia é causa importante de esterilidade e de amenorreia. A causa mais frequente é o microadenoma de hipófise benigno. Também pode ser decorrente de medicamentos que agem como antagonistas da dopamina, como metildopa e fenotiazínicos. O diagnóstico é confirmado pela combinação da dosagem da prolactina (PRL) e da ressonância magnética da hipófise.

Há de se afastar, inicialmente, o hipotireoidismo, fator responsável até por alterações radiográficas de sela turca. O rastreamento do tumor hipofisário é o passo seguinte. Inicialmente, eles são classificados em microadenomas (< 10 mm de diâmetro) e macroadenomas (10 mm).

Em virtude das alterações fisiológicas que ocorrem na hipófise durante a gravidez, notadamente aumento progressivo em até 35%, por causa, principalmente, da maior quantidade e tamanho das células lactóforas, com elevação de 10 vezes nos níveis de PRL, não é de se estranhar que mulheres com adenoma de hipófise recebam atenção especial na gestação.

Ao surgir sintomatologia na gravidez (distúrbios visuais, cefaleia, diabetes insípido), decorrente do crescimento da glândula hipofisária, as pacientes devem receber tratamento adequado.

A microcirurgia transfenoidal da hipófise está atualmente em plano secundário pela alta recidiva da síndrome após 10 anos do tratamento.

Em 80% dos casos, ele pode ser tratado com agonistas da dopamina – bromocriptina ou cabergolina –, que determinam redução do tumor.

Tumores maiores podem requerer cirurgia ou radioterapia, que devem ser realizadas fora da gravidez.

A bromocriptina e a cabergolina são, em geral, suspensas na gravidez. Embora a hipófise aumente o volume durante a gestação, é raro que o microadenoma cause problema. É importante monitorar os campos visuais durante a gravidez. Se houver evidência de aumento do tumor na gestação, a medicação deve ser recomeçada.

Em mulheres com macroadenoma (1 cm) é indicado continuar com os agonistas da dopamina pelo risco do aumento do tumor sob a estimulação estrogênica. Não há evidência de que a bromocriptina ou a cabergolina sejam teratogênicas.

Como se tem referido na literatura, a maioria das pacientes com microadenoma não exibe complicação na gravidez, enquanto um percentual mais expressivo delas com macroadenoma apresenta aumento tumoral com sintomatologia (15,5% nas não tratadas).

Mastites e abscessos

A presença de rachaduras e fissuras está relacionada com o aparecimento da mastite, cujos agentes etiológicos mais frequentes são *Staphylococcus aureus*, em cerca de 50% das vezes, e, em menor escala, estreptococo do Grupo A ou B, *Escherichia coli* e *Bacteriodes* sp. Trata-se de processo inflamatório e infeccioso, que acomete, na maioria das vezes, cerca de 6% das lactantes. Resulta da combinação de estase láctea nos ductos, que possibilita a proliferação bacteriana, e traumas mamilares.

Estando íntegro o mamilo, os germes patogênicos podem introduzir-se pelos canais galactóforos, que se infectam (galactoforite) e por esse caminho alcançam os ácinos glandulares (mastite parenquimatosa). Quando a penetração se faz por ferida mamilar, é afetado o tecido conjuntivo diretamente, alcançando, de imediato, as vias linfáticas, o que dá origem à mastite intersticial. Em estágio posterior, as duas infecções podem combinar-se, importando tão somente a localização dos abscessos resultantes (Figura 56.1).

A mastite incide na 2ª ou 3ª semana após o parto, quer exista fissura mamilar, precedida ou não de ingurgitamento mamário. Na fase inicial, observam-se febre (39 a 40°C), mal-estar e dor. O diagnóstico diferencial com o ingurgitamento é importante. O processo, em geral, é bilateral e não apresenta febre nem vermelhidão local. Ultrapassada a mastite, passível de regressão com a terapêutica conveniente, se o processo prospera, verificam-se os caracteres locais do abscesso, como o edema, a vermelhidão da pele e o aparecimento de ponto de flutuação, cuja evidência é difícil, e tardia, em órgão móvel e elástico (Figura 56.2). A ultrassonografia dirime as dúvidas do diagnóstico. No fleimão retromamário somam-se a dor intensa às tentativas de mobilização da mama, o edema acentuado no sulco submamário e o tipo especial de flutuação, ocasionado pela situação posterior do líquido: "a mama flutua no pus". Desnecessário acentuar a gravidade maior dessa ocorrência – propagação ao tórax ou mesmo septicemia.

O tratamento baseia-se em hidratação oral, anti-inflamatórios, antibióticos de amplo espectro (clindamicina, metronidazol, cefalosporinas), além das medidas anteriormente citadas, dependendo da gravidade do quadro. É fundamental esvaziar a mama aplicar, bolsa de gelo e mantê-la suspensa com sutiã adequado. Como regra, o aleitamento mamário não deve ser interrompido, exceto nos casos de saída de pus diretamente dos mamilos, em que o esvaziamento mamário é importante para melhora do quadro.

Em alguns casos (< 1%), pode ocorrer a formação de lojas de abscessos, que, além do tratamento com antibióticos e anti-inflamatórios, dependendo do volume e do quadro clínico, podem ser puncionados, procedimento guiado por exame ultrassonográfico, ou drenados cirurgicamente. A abertura cirúrgica e ampla drenagem são indicação formal, mantendo-se dreno conforme as dimensões da coleção encontrada. A operação deve ser feita sob sedação e cobertura antibiótica venosa (oxacilina ou cefazolina).

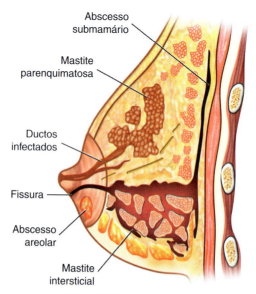

Figura 56.1 Tipos de mastite.

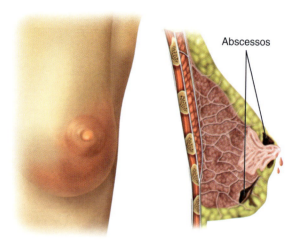

Figura 56.2 Mastite.

Apesar de alguns proporem a incisão radial nas mamas, para esvaziar o abscesso, a fim de evitar a secção dos ductos lactóforos, por motivos estéticos, atendendo às linhas de tensão da região, aconselha-se que a abertura da pele seja curvilínea.

Inibição medicamentosa da lactação

Inúmeras são as eventualidades que obrigam o obstetra a inibir a lactação: ingurgitamento mamário, hipergalactia, rachaduras, rágades e fissuras do mamilo, mastite, incapacidade de sucção do lactente, nati- ou neomortalidade, doenças sistêmicas maternas etc.

As medidas adequadas são:

- Deixar as mamas suspensas por sutiãs ajustados durante 3 a 10 dias
- Aplicar bolsa de gelo por 10 min, 4 vezes/dia
- Não permitir a sucção pelo recém-nascido ou a expressão dos mamilos
- Aplicar a medicação:
  - Cabergolina, dose única de 1 mg para a prevenção ou 0,25 mg 2 vezes/dia durante 2 dias para a suspensão
  - Bromocriptina, 5 mg/dia, durante 14 dias
  - Lisurida, 0,2 mg 3/dia, durante 14 dias.

Pontos-chave

- A hipogalactia tem seu diagnóstico firmado, habitualmente, pela observação do lactente: sinais inequívocos de insatisfação da mamada, peso diferencial irrisório, estagnação da curva ponderal
- Na hipogalactia secundária geralmente, há erro na técnica de amamentação ou sucção inadequada por causa fetal ou materna (mamilo invertido)
- O ingurgitamento mamário no 2º ou no 3º dia do pós-parto, consequente à congestão venosa e ao edema da mama, é fisiológico
- O ingurgitamento patológico ocorre por acotovelamento dos canais galactóforos e consequente falta de esvaziamento da mama; o quadro é de hipogalactia secundária
- Medidas terapêuticas importantes no ingurgitamento mamário: sustentação das mamas com sutiãs apropriados, retirada do leite por esvaziamento manual ou com bomba de sucção, ocitócicos por via nasal, bolsa de gelo
- A síndrome de galactorreia-amenorreia (ou de Chiari-Frommel) caracteriza-se pela falta de retorno da menstruação após 1 ano da gravidez, em virtude de microadenoma de hipófise (< 10 mm)
- O tratamento de eleição da síndrome de galactorreia-amenorreia é feito pela administração de cabergolina, bromocriptina, que inclusive podem ser utilizadas na gravidez
- A mastite incide na 2ª ou 3ª semana do pós-parto, ocasionada por infecção estafilocócica
- O tratamento da mastite é feito fundamentalmente com antibioticoterapia e esvaziamento da mama, eventualmente drenagem cirúrgica se houver formação de abscesso. Não suspender a amamentação a menos que haja formação de abscesso
- A inibição da amamentação é feita com proibição das mamadas, assim como a retirada do leite, mantendo as mamas bem elevadas, com sutiãs apropriados; são utilizadas também bromocriptina ou cabergolina.

PARTE 4

Operações Obstétricas (Tocurgia)

57 Fórceps e Vácuo-Extrator, 857

58 Operação Cesariana, 872

59 Procedimentos para Interromper a Gravidez, 893

60 Histerectomia e Esterilização Pós-Parto, 902

57

Fórceps e Vácuo-Extrator

Marcos Nakamura Pereira
Jorge Rezende Filho

Fórceps, 857
Tipos e nomenclatura, 857
Ações, 858
Condições de
praticabilidade, 862
Indicações, 864
Técnica, 864
Vácuo-extrator, 869
Princípios básicos da aplicação
do vácuo-extrator, 869
Prognóstico, 870

Na Obstetrícia, fórceps é o instrumento destinado a apreender a cabeça do feto e a extraí-la através do canal pelvigenital. Já o vácuo-extrator é um dispositivo no qual uma campânula posicionada na cabeça fetal é capaz de tracioná-la, por meio de um sistema a vácuo, para auxiliar na expulsão. O fórceps e o vácuo-extrator, com frequência, são denominados sob a terminologia *parto vaginal operatório* ou *parto vaginal instrumental*.

Nas últimas décadas, houve declínio do parto vaginal operatório em todo o mundo, sobretudo com o uso do fórceps. Atualmente, o parto vaginal operatório continua a ser feito com frequência superior a 10% em alguns países desenvolvidos, em especial nas primíparas. Nos EUA, entretanto, a realização do parto operatório ocorre apenas em 3,3% dos partos; no Brasil, estima-se que seja feito em apenas 1,5% dos nascimentos. No entanto, o parto vaginal operatório continua a ser um valioso método na prática obstétrica atual, desde que bem indicado e realizado de maneira criteriosa e com técnica adequada.

Fórceps

Tipos e nomenclatura

Em nosso meio, o mais utilizado é o modelo de Simpson, modificado, entre outros, por Barnes (Figura 57.1 A) e DeLee. O modelo Kielland (Figura 57.1 B) ainda é empregado nas grandes rotações, enquanto os modelos de Barton (Figura 57.1 C) e Demelin (Figura 57.1 D) raramente são usados. Há ainda o Piper (Figura 57.1 E), com peculiaridades que o reservam às extrações da cabeça derradeira.

A maioria dos fórceps, com exceção dos providos de tratores separados, consiste em dois ramos, que se dividem em colher, articulação e cabo.

Unindo o cabo à colher, há um segmento chamado *pedículo*. Em geral, as colheres têm larga janela ou fenestra, o que atenua o peso, aumenta a superfície de adaptação

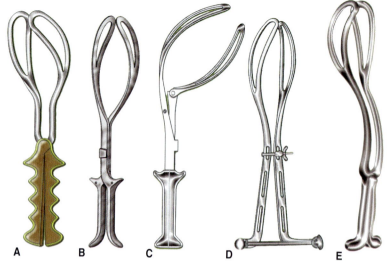

Figura 57.1 A. Fórceps de Simpson-Barnes. **B.** Fórceps de Kielland. **C.** Fórceps de Barton. **D.** Fórceps de Demelin. **E.** Fórceps de Piper.

ao segmento cefálico do concepto e, propiciando a hérnia dos tegumentos, contribui para reforçar a solidez da pega. Jumélios são as hastes que limitam as fenestras. A colher tem duas curvaturas: a curvatura pélvica, convexa, para se adaptar à curvatura da bacia; e a curvatura cefálica, côncava, que se adapta à cabeça fetal.

O fórceps de Simpson é formado por dois ramos cruzados. O ramo esquerdo, que entra em contato com o lado esquerdo da pelve, e o ramo direito, que entra em contato com o lado direito da pelve, articulam-se por encaixe. Essa articulação é do tipo fixo, chamada *articulação inglesa* (Figura 57.2). É particular a articulação no fórceps de Kielland, que é móvel, e o ramo esquerdo tem dispositivo que possibilita o deslizamento do direito, a ser locado mais alto ou mais baixo, de acordo com as exigências clínicas.

Tomado o fórceps, articulado e de perfil, identifica-se a curvatura pélvica, formada pelo encurvamento dos jumélios superiores, cujo objetivo é a concordância com a direção da bacia, e a curvatura perineal, que, como o nome indica, contorna o períneo. Visto o instrumento de cima, o espaço intercolear limita a curvatura cefálica, constituída da concavidade da face interna das colheres, a ser ocupada pela cabeça do feto.

O fórceps de Kielland tem a curvatura pélvica apenas esboçada, enquanto a perineal é bastante nítida, enquanto no de Simpson a curvatura pélvica é bastante pronunciada, bem como a curvatura perineal do fórceps de Piper.

Ações

O fórceps será estudado, sobretudo, como agente de preensão e de tração, ocasionalmente de rotação.

Preensão

Nas apresentações cefálicas flexionadas (vértice) ou moderadamente deflexionadas, o fórceps pode apreender a cabeça no sentido transverso e oblíquo.

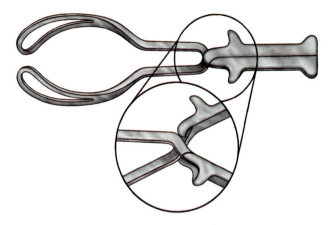

Figura 57.2 Articulação inglesa.

Pega transversa ou biauricular. É a preferida, talvez a única a ser aceita atualmente.

Quando o eixo longitudinal das colheres segue o diâmetro occipitomentoniano (OM) da cabeça do feto, ficando os jumélios posteriores ou convexos com relação à face, configura-se a pega ideal, biparietomalomentoniana (Figura 57.3). É de fácil obtenção se o polo cefálico está baixo e rodado para a posição occipitopúbica (OP), e constitui a preensão clássica em todas as occipitoanteriores.

Nas occipitossacras (OS), assim como nas demais occipitoposteriores, os jumélios anteriores ou côncavos relacionam-se com a face (Figura 57.4). Sua inversão colocaria a curvatura pélvica do instrumento em direção contrária à da bacia, e isso deve ser evitado.

Tração

Apreendida, a cabeça do feto será tracionada e extraída, o que constitui a maior função do fórceps.

A tração deve ser feita na linha central da bacia e na linha de direção de Sellheim, isto é, obedecendo à curvatura pélvica. A melhor maneira de realizá-la, quando a cabeça ainda está na escavação, é por meio da manobra de Saxtorph-Pajot (Figuras 57.5 e 57.6), isto é, tração axial exercendo força para baixo (com uma das mãos sobre os pedículos) e tração com a outra.

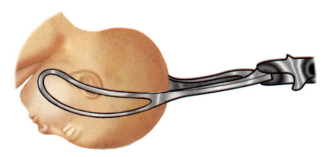

Figura 57.3 Pega ideal, biparietomalomentoniana.

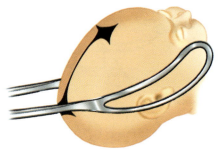

Figura 57.4 Nas posições occipitoposteriores, os jumélios anteriores, côncavos, devem ficar em relação com a face.

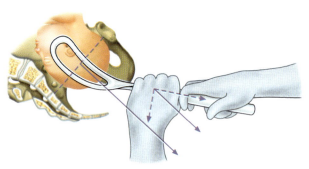

Figura 57.5 Modificação da manobra de Saxtorph-Pajot, aconselhada na tração das cabeças médias. Uma das mãos, a esquerda, apoiada na articulação de fórceps cruzado, ou um pouco acima, próximo à vulva, traciona para baixo, verticalmente; a mão direita, em pronação, puxa o instrumento na horizontal, direção indicada pelas *setas*. Alguns sugerem, para reduzir o vigor das trações, que a mão direita fique em supinação; assim, reduzida a força, ameniza-se a compressão cefálica. (Adaptada de Douglas RG, Stromme WB. Operative obstetrics. 3rd ed. New York: Appleton-Century-Crofts; 1976.)

Rotação

O fórceps não é bom agente de rotação, a qual é necessária, contudo, nas posições oblíquas, anteriores ou posteriores, da cabeça fetal, levada a girar de 45 a 135°, conforme esteja relacionada com a eminência iliopectínea ou a articulação sacroilíaca. Nas transversas, é o giro de 90°.

Os modelos de Demelin, Kielland e Barton, por apresentarem a curvatura pélvica suavizada ou ausente, se prestam melhor à função rotatória, que não se faz bem, e sem danos à genitália materna, com os instrumentos do tipo Simpson e congêneres.

Na maioria das vezes, o polo cefálico é tracionado até ultrapassar os limites das espinhas ciáticas, para então lhe imprimir o movimento giratório. Esse será feito de modo amplo, não como se uma chave circulasse na fechadura, mas com circundução, atuando a força sobre os cabos do fórceps e permanecendo as colheres no ponto em que estavam locadas, sem desapegar-se da cabeça (Figura 57.7). O fórceps de Kielland, graças à sua curvatura pélvica suavizada, possibilita a rotação em "chave de fechadura", permitindo grandes rotações. É o instrumento ideal para as rotações de variedade de posição transversas e oblíquas posteriores, quando se almeja a rotação de 135° para variedade occipitopúbica. Já o fórceps de Simpson pode ser utilizado nas rotações até 45°, isto é, nas oblíquas anteriores e nas oblíquas posteriores, somente se a rotação for para a direção occipitossacra.

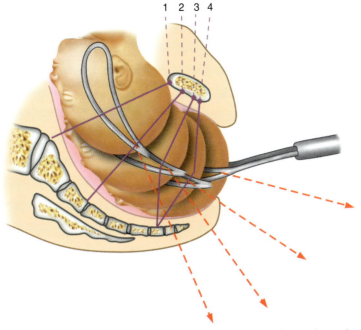

Figura 57.6 A direção a imprimir às trações, perpendiculares ao plano pélvico, e de acordo com a altura da cabeça (linha de direção de Sellheim). *1*, alta; *2*, média; *3*, médio-baixa; *4*, baixa. Reitera-se a advertência: as aplicações alta e média estão proscritas. (Adaptada de Dennen EH. Obstetrics & gynecology. 2nd ed. Philadelphia: Davis; 1964.)

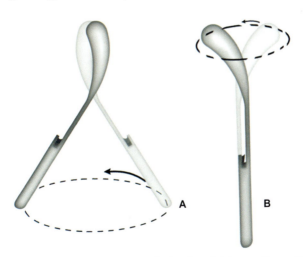

Figura 57.7 A. A boa maneira de executar a rotação da cabeça fetal com o fórceps. Circundução conforme o eixo das colheres e atuação da força sobre os cabos, em movimento amplo. A base do cone corresponde à extremidade manual do instrumento. **B.** O fórceps gira incorretamente, sobre o eixo dos cabos, ameaçando as partes moles maternas, geralmente pinçadas e laceradas pelas colheres. Seus bicos formam a base do cone.

Condições de praticabilidade

Permeabilidade mole, dura e do ovo, isto é, permeabilidade do trajeto mole, representada pela dilatação ampla do colo, vagina bem embebida e tolerante, períneo dotado de boa elasticidade, capaz de se deixar distender; permeabilidade dura ou do trajeto ósseo, condicionada à proporção e à acomodação; permeabilidade do ovo, que estará com as membranas rotas, no ato da operação.

Acessibilidade do polo cefálico à pinça extratora, traduzida na cabeça fetal próxima e firme.

Em outros termos, e pormenorizando para melhor entendimento dos aprendizes, são condições de aplicação do fórceps as apresentadas a seguir.

Maternas

Colo dilatado completamente. O fórceps não é empregado se a cérvice não estiver inteiramente desmanchada e aberta, com as bordas imperceptíveis ao toque digital.

Ausência de obstrução no canal mole do parto. O fórceps é contraindicado nos casos de tumores prévios, atresias da vagina, septos e tudo que não se possa facilmente eliminar ou afastar com simples exérese.

Proporcionalidade cefalopélvica. Deve-se considerar a proporção entre a bacia e o concepto.

Fetais

Concepto vivo. A aplicação do fórceps, medida conservadora que preserva e protege a vida do concepto, pode resultar em tocotraumatismo das partes moles maternas. Em feto morto, havendo condições de praticabilidade, realiza-se a embriotomia indicada, que reduz o volume do objeto e protege as vias da parturição contra riscos maiores.

Cabeça insinuada. É insinuada a cabeça que passou pelo seu maior plano perpendicular à linha de orientação (biparietal), através do estreito superior.

O fórceps pode ser alto, médio, ou de alívio (Tabela 57.1 e Figura 57.8).

Atualmente, o fórceps alto é contraindicado. O fórceps médio, em geral associado a grandes rotações, também tem sido cada vez menos utilizado. Nas variedades transversas e posteriores, pode-se recorrer à rotação manual da cabeça do feto para a variedade anterior, a fim de reduzir a necessidade de rotação com o fórceps; entretanto, o uso é restrito a profissionais com experiência. O fórceps baixo e de alívio podem, ainda, ser de grande auxílio quando as indicações do parto vaginal operatório estão presentes.

Membranas rotas. O ovo deve estar aberto ou será feita a amniotomia no momento da intervenção.

Diagnóstico preciso da variedade de posição

Esse ponto é considerado um dos mais difíceis no aprendizado da Obstetrícia. É preciso identificar com exatidão as suturas e fontanelas para se fazer a preensão adequada (Figura 57.9). Esse diagnóstico é facilitado pela palpação profunda para localizar a parte posterior da orelha fetal. A ultrassonografia pode auxiliar no diagnóstico.

Analgesia adequada

Nos dias de hoje, não se justifica a aplicação de fórceps sem anestesia de condução, a não ser em casos emergenciais (ruptura uterina, bradicardia persistente, entre outros). A infiltração exclusiva dos pudendos pode ser insuficiente, sobretudo no fórceps médio, mas pode ser usada no fórceps baixo e de alívio, que não exigem grandes rotações.

Tabela 57.1 Classificação do parto vaginal operatório pelo American College of Obstetricians and Gynecologists (ACOG).

Tipo	Definição
Alívio	O escalpe fetal encontra-se visível, sem a necessidade de afastar os grandes lábios
	A cabeça atingiu o assoalho pélvico
	A sutura sagital está no diâmetro anteroposterior ou nos diâmetros oblíquos anterior/posterior
	A rotação não deve exceder 45°
Baixo	O vértice da apresentação está abaixo do plano +2 de DeLee e não atingiu o assoalho pélvico
	Rotação ≤ 45° ou rotação > 45°
Médio	Apresentação insinuada, porém acima do plano +2 de DeLee
Alto	Não incluído na classificação

Adaptada de American College of Obstetricians and Gynecologists (ACOG). Operative vaginal birth: ACOG practice bulletin, number 219. Obstet Gynecol. 2020;135(4):e149-e159.

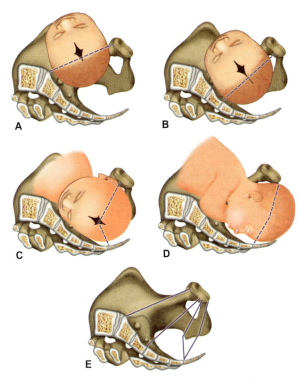

Figura 57.8 Classificação dos fórceps conforme as relações da cabeça fetal com os planos pélvicos. **A.** Fórceps alto. **B.** Fórceps médio. **C.** Fórceps baixo. **D.** Fórceps de alívio. **E.** Corte sagital da bacia óssea mostrando, de cima para baixo: plano do estreito superior ou de entrada da escavação; plano de maiores dimensões pélvicas; plano de menores dimensões pélvicas; plano do estreito inferior ou de saída da escavação.

Esvaziamento dos emunctórios

O reto e a bexiga devem estar vazios. Antes da aplicação, deve-se proceder ao cateterismo vesical, com os cuidados de antissepsia. Em resumo, além de atender aos pré-requisitos já citados, é preciso saber indicar o momento ideal da aplicação, aplicar o fórceps da maneira correta e obedecer, da melhor maneira possível, ao mecanismo de parto.

Indicações

A extração a fórceps é a mais comum das operações obstétricas, e suas indicações podem ser classificadas em maternas, fetais e profiláticas.

Maternas. A indicação mais comum da aplicação de fórceps é a parada de progressão durante o segundo estágio do parto (parada secundária da descida), que pode ocorrer por inércia uterina, má posição fetal ou configuração anormal do canal do parto. Vários fatores costumam estar associados, como inércia uterina, falta de prensa abdominal, que pode ocorrer por anestesia de condução excessiva, e resistência de partes moles. A progressão extremamente lenta, que ultrapassa os limites, os quais são considerados hoje fisiológicos, também podem indicar parto vaginal operatório, pois com frequência estão associados à exaustão materna.

Fetais. A causa praticamente única é o sofrimento do concepto ou sua iminência. O traçado de cardiotocografia alterado, quando não responsivo às medidas de ressuscitação intrauterina, indicam parto vaginal operatório, quando as condições de praticabilidade estão presentes.

Indicações raras, mas possíveis, são o prolapso de cordão umbilical com dilatação total, a eclâmpsia e a morte súbita da paciente, fato que pode ocorrer por embolia amniótica.

Profiláticas. Aplica-se o fórceps nas pacientes de doenças gerais quando inconveniente ou perigoso o esforço expulsivo: pneumopatias, cardiopatias etc.

Técnica

Serão apenas mencionados os preceitos basilares comuns, de modo geral, a todos os atos tocúrgicos e com particularidade às operações vaginais.

A extração a fórceps é feita sob anestesia, preferencialmente, raquianestesia ou locorregional.

A paciente deve ficar em postura adequada – posição de litotomia ou de talha (Bonnaire-Bué), eventualmente de Laborie-Duncan. O obstetra, depois de fazer a antissepsia da região, colocará os campos esterilizados e não se descuidará de efetuar o cateterismo vesical.

Não é possível começar a aplicação do fórceps sem a certeza da variedade de posição. O diagnóstico é obrigatório, tanto para a locação correta das colheres quanto para orientar o rumo das trações; ele somente é bem-sucedido, integral e exato, atento aos detalhes, com o toque manual (Figura 57.9).

Não menos importante, há o diagnóstico topográfico, que classifica a distância em que se encontra a cabeça, nas relações com a bacia.

Pelo seu volume, é comum que bossas serossanguíneas encham a escavação e entreabram a vulva, enquanto a parte óssea da apresentação não se insinua. O exame profundo evita o erro diagnóstico e, principalmente, o da aplicação contraindicada e perigosa.

Em nenhuma das circunstâncias descritas a seguir a episiotomia é indicada de maneira rotineira. Caso seja feita, deve ser mediolateral direita, e não mediana. Além disso, recomenda-se o uso de antibiótico profilático (1 g de amoxicilina + 200 mg de clavulanato via intravenosa) logo após o parto operatório.

Nesta obra, somente serão descritas as técnicas de aplicação do fórceps de Simpson e do de Piper, na cabeça derradeira.

864

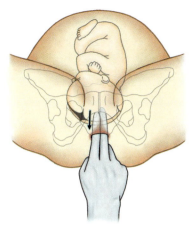 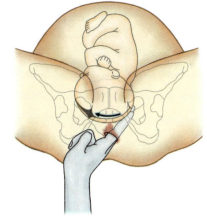

Figura 57.9 O diagnóstico exato, morfológico e topográfico, precede, impostergavelmente, a prática do fórceps. Pelo toque bidigital, no início, identificam-se os pontos de reparo do polo cefálico, em movimentos ordenados que a *seta* indica, e os relevos anatômicos sugeridos. (Adaptada de Douglas RG, Stromme WB – *op. cit.*)

Tempos operatórios

A extração a fórceps compreende quatro fases principais: apresentação à vulva; introdução e aplicação; preensão; e tração.

Apresentação à vulva. Período prévio ou preparatório. Toma-se do fórceps, articulado, e sem qualquer tentativa de fazê-lo penetrar no canal do parto, figura-se a posição em que deve ficar após a localização exata dos ramos (Figura 57.10).

Introdução e aplicação. Faz-se separadamente, um ramo de cada vez, precedida a inserção deles pela mão-guia ou sinaleira (antônima do ramo do fórceps), cuja penetração será parcial (dois ou quatro dedos), nas cabeças baixas, ou profunda, se o polo a prender estiver mais distante. A mão-guia protege as partes moles maternas, afastando-as e favorecendo o escorregamento das colheres, de modo a indicar o caminho a ser palmilhado.

O primeiro ramo a introduzir, nas variedades diretas (occipito púbica e occipitossacra), é o esquerdo, por já contar com articulação para o encaixe do segundo ramo. Nas posições oblíquas, é o posterior, de mais segura locação, e fácil de reconhecer, apresentado o instrumento à vulva, por ser o inferiormente colocado (Figura 57.11). É ainda o ramo preferido, pois é maior o espaço na parte posterior da escavação (concavidade sacrociática), zona que tolera melhor a entrada da mão-guia, sem causar deslocamento à apresentação.

Completada a aplicação do primeiro ramo, e sua permanência confiada a um auxiliar, procede-se à inserção do segundo, precedido de maneira igual.

Nas variedades oblíquas, assim que inserida a colher na vagina, em gradação variável, com a altura da apresentação, imprime-se ao cabo do fórceps movimento tríplice, de abaixamento, translação e torção. Trata-se da espiral de Lachapelle (Figura 57.12). Deve-se atentar que esse movimento espiroide não se desenrola por iniciativa da colher, mas pelo giro largo do cabo, descrevendo círculo tanto mais favorável quanto mais amplo, visto que, sendo grande o movimento do cabo, pequena será a translação da extremidade coclear, evitando assim a possível lesão das partes moles.

Preensão. A preensão ficará assegurada pela articulação do fórceps, que varia com o modelo utilizado e ocorre por encaixe no Simpson, indicado para a generalidade das extrações baixas e de alívio.

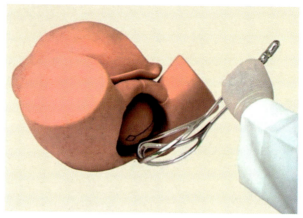

Figura 57.10 Aplicação em posição occipitoesquerda anterior (OEA). Apresentação do instrumento à vulva, figurando sua locação correta ulterior. O ramo esquerdo é introduzido em primeiro lugar, homônimo da posição cefálica e posterior (em relação à bacia e por corresponder ao parietal posterior do feto).

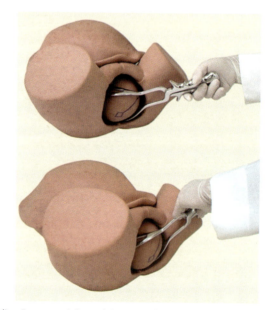

Figura 57.11 Aplicação em posição occipitoesquerda anterior (OEA). Apreendida a cabeça, a rotação é executada no sentido do púbis (45° ou menos).

Nem sempre se obtém articulação fácil e suave, logo interpretada pelo obstetra competente como falha de técnica ou diagnóstico incompleto. No entanto, se a pega estiver correta, isto é, no diâmetro biparietomalomentoniano, a articulação dos ramos ocorrerá sem que seja preciso forçar. Deve-se observar o paralelismo dos cabos e a igual profundidade das colheres. Nesse momento, cabe a verificação da pega ideal, descrita nas ações do fórceps (Figura 57.13).

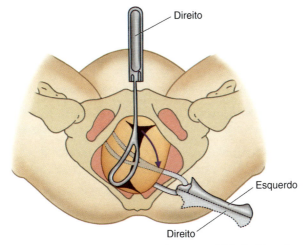

Figura 57.12 Aplicação em posição occipitoesquerda anterior (OEA). Posicionado o esquerdo, posterior, o segundo ramo, anterior e direito, é levado a fazer a espiral de Lachapelle pela mão-guia, antônima, dentro da qual desliza e penetra.

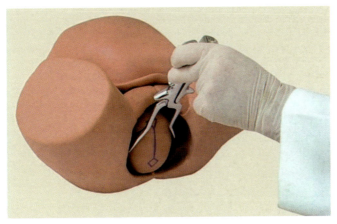

Figura 57.13 Locação correta das colheres, nas aplicações diretas em posição occipitopúbica (OP).

Rotação. De acordo com a variedade de posição, a rotação é o ato mais difícil de ser praticado e o que está mais sujeito a provocar traumatismos. Para sua execução, deve ser feito um movimento amplo dos cabos e outro pequeno das colheres com o fórceps de Simpson (ver Figura 57.7), enquanto, com o fórceps de Kielland, é feito um giro como "chave na fechadura". A rotação será sempre para occipitopúbica, exceção nas variedades oblíquas posteriores, em que o objetivo é fazer a rotação para occipitossacra com o fórceps de Simpson.

Tração. Antes de encetá-la, deve-se comprovar a exatidão da pega; com o fórceps articulado, é necessário correr polegar e índice de cada mão, alternadamente, em toda a figura da apresentação, afastando a possibilidade de pinçamento dos tecidos maternos ou de pressão do funículo.

Com pequena tração, de prova, o obstetra certifica-se de que a cabeça segue o instrumento; executa-se com uma das mãos, enquanto os dedos da outra acompanham a solidariedade que deve existir entre o instrumento e o crânio; aquela não se desfaz e este migra.

A tração pode ser executada somente durante as contrações. Os cabos devem ser segurados com os quatro dedos longos de ambas as mãos na face anterior do fórceps e o polegar na face posterior, pressionando para baixo com a mão inferior e para cima com a mão superior (manobra de Saxtorph-Pajot; ver Figura 57.5), para que a cabeça do feto, na descida, percorra a curvatura do canal do parto (ver Figura 57.6). Quando o suboccipital apoia-se no subpúbis – hipomóclio –, é o momento de cessar a tração e deixar o desprendimento ocorrer de maneira espontânea. Essa é a forma de segurar os ramos durante a tração; no entanto, há quem prefira segurar nas hastes de apoio.

É preferível que a retirada dos ramos do fórceps seja feita na ordem inversa à de sua colocação; no entanto, nos casos de desinserção difícil, com as colheres apegadas ao polo cefálico e às partes moles maternas, recolhe-se o ramo que ofereça menor resistência (ver Figura 57.14).

Técnica particularizada do fórceps sobre a cabeça derradeira

O fórceps de Piper é o modelo indicado para as aplicações sobre a cabeça derradeira. Os ramos são longos, a curvatura perineal é bem marcada e as colheres são relativamente pequenas, com a figura interclear e os jumélios quase retos (ver Figura 57.1 E). No entanto, se indisponível, pode-se recorrer ao fórceps de Simpson.

O fórceps é introduzido sem dificuldades, com pega direta (por debaixo do tronco do feto nas occipitoanteriores, por cima nas posteriores), sempre seguindo o plano ventral, enquanto o auxiliar suspende o concepto pelos membros, elevando-lhe o corpo (Figura 57.15).

As trações serão feitas para baixo, depois de consumado, se necessário, o giro para OP, e a ascensão lenta dos cabos do instrumento desprende a cabeça em flexão.

Em seguida à preensão, traciona-se para baixo até submeter o mento ao púbis, passando-se ao desprendimento do occipital e da face, ordenada e lentamente.

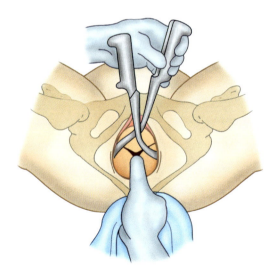

Figura 57.14 Desinserção dos ramos do fórceps, em movimento oposto ao de sua locação e na ordem inversa em que foram introduzidos. A mão direita, protegida por compressa da contaminação propiciada pelo ânus dilatado, pressiona o períneo posterior, obrigando a cabeça a se deflexionar lentamente, e impede, com o polegar na sutura sagital, o desprendimento súbito do polo (manobra de Ritgen). (Adaptada de Dennen EH – *op. cit.*)

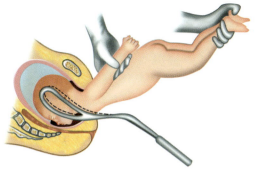

Figura 57.15 Fórceps de Piper aplicado em cabeça derradeira, posição occipitopúbica (OP).

Vácuo-extrator

Atualmente, o vácuo-extrator tem substituído o fórceps quando se encontra disponível. Os novos modelos, de plástico e com limitação da pressão a vácuo exercida, garantem maior segurança em comparação aos modelos antigos, de campânula de metal acoplados a um sistema elétrico. No entanto, quando comparado ao fórceps, qualquer tipo de vácuo-extrator apresenta maior chance de insucesso, bem como risco elevado de cefalo-hematoma e hemorragia retiniana. Sua vantagem reside na maior facilidade de aplicação e na menor associação com trauma materno, sobretudo lacerações de 3º e 4º graus.

As indicações do uso do vácuo-extrator são as mesmas do fórceps. No entanto, o vácuo-extrator apresenta algumas contraindicações adicionais. Enquanto a presença de desmineralização óssea (p. ex., *osteogenesis imperfecta*) e de doenças hemorrágicas fetais (p. ex., trombocitopenia aloimune, doença de von Willebrand) são contraindicações ao uso tanto do fórceps quanto do vácuo-extrator, este também é contraindicado em gestações com menos de 34 semanas, em virtude do risco de cefalo-hematoma e hemorragia intracraniana, e em apresentações de face.

Princípios básicos da aplicação do vácuo-extrator

A depender do modelo utilizado, a técnica de aplicação do vácuo-extrator pode ter particularidades e deve seguir a recomendação do fabricante. No entanto, há pontos técnicos em comum a todos os modelos:

- Identifique o ponto de flexão e a distância da apresentação. Aproximadamente a 3 cm da fontanela posterior (lambdoide) e 6 cm da fontanela anterior (bregmática), na linha da sutura sagital, encontra-se o ponto de flexão da apresentação fetal (Figura 57.16). O centro do vácuo-extrator deve ser posicionado nesse ponto para permitir que o menor diâmetro da cabeça fetal seja tracionado. Deve-se evitar o posicionamento muito próximo da fontanela anterior, para não provocar extensão do polo cefálico
- Insira a campânula do vácuo-extrator até que esta esteja em contato direto com a pele da cabeça fetal. A seguir, mova a campânula até que seu centro esteja no ponto de flexão
- Certifique-se de que não haja tecidos maternos junto à campânula e crie o vácuo. Durante o momento de formação do vácuo, a parede vaginal pode ser acometida, e é

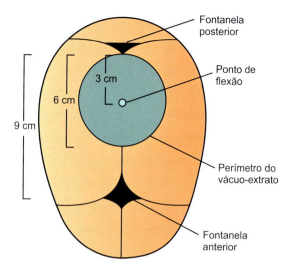

Figura 57.16 Posicionamento correto da campânula no ponto de flexão fetal.

importante não tocar nos tecidos maternos. Após a formação do vácuo, verifique se a campânula ficou bem posicionada. Em campânulas de 6 cm, a 2borda destas estará contígua à pequena fontanela
- Inicie a tração durante as contrações, com base no mesmo princípio do fórceps, seguindo as linhas de Sellheim. Com a mão livre, recomenda-se pressionar a campânula contra a apresentação fetal e, com outro(s) dedo(s), mantê-la sobre a apresentação, de modo a evitar o desprendimento abrupto e possíveis lesões no feto (Figura 57.17)
- Durante o intervalo das contrações, alguns profissionais recomendam que o vácuo seja desfeito para aliviar a pressão sobre a cabeça do feto; entretanto, não há evidência de algum benefício. Esse procedimento pode ser feito, também, a fim de corrigir a posição da campânula
- Não há consenso quanto à quantidade máxima de trações para se alcançar o objetivo. O importante é avaliar se há progressão na descida com as trações. Algumas autoridades sugerem abandonar o procedimento caso não haja progressão após três trações.

Prognóstico

As complicações do parto vaginal operatório dependem de vários fatores, como tipo de bacia, altura da apresentação, cirurgia realizada e destreza do operador, e podem ser fetais ou maternas. A complicação mais frequente e grave para o feto é o trauma obstétrico, que inclui o cefalo-hematoma, hemorragia subgaleal e retiniana, além lesões na face e no escalpe. As três primeiras são significativamente mais comuns nos partos assistidos com vácuo, enquanto as duas últimas costumam estar presentes caso se utilize o fórceps. Lesões do plexo braquial e de hemorragia intracraniana foram relatadas com maior frequência em partos operatórios, em comparação com partos espontâneos.

Quanto às complicações maternas, é importante chamar a atenção para o fato de que as indicações para o parto vaginal operatório também aumentam a probabilidade de episiotomia e lacerações, e tanto o fórceps quanto o vácuo estão relacionados com a presença de hematomas e danos ao assoalho pélvico. A despeito de a incidência de lesão no esfíncter anal ser mais elevada com o uso do fórceps, parece não haver maior risco de incontinência fecal a longo prazo em comparação ao parto espontâneo.

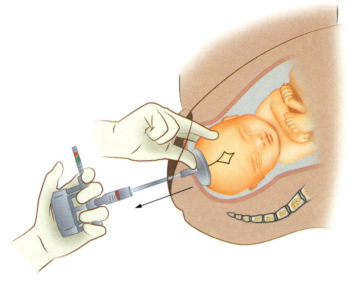

Figura 57.17 Tração do vácuo-extrator seguindo as linhas de Selheim, com dedos da mão não dominante apoiados na campânula e na cabeça fetal.

Pontos-chave

- Fórceps é o instrumento destinado a apreender a cabeça do feto e extraí-la através do canal pelvigenital
- O vácuo-extrator é um dispositivo em que uma campânula, ao ser posicionada na cabeça fetal, é capaz de tracioná-la por meio de um sistema a vácuo, para auxiliar na expulsão. Esse aparelho, junto ao fórceps, pode ser denominado pela terminologia parto vaginal operatório ou instrumental
- O fórceps compõe-se de dois ramos, que se dividem em colher, articulação e cabo. É direito ou esquerdo o ramo que se vai colocar na metade homônima da mãe. Nos tipos cruzados, são empunhados, correspondentemente, pela mão direita ou esquerda do parteiro
- As ações do fórceps podem ser divididas em preensão, tração e, ocasionalmente, rotação. A pega ideal e a única utilizada é a biparietomalomentoniana
- A tração será orientada no sentido da linha de direção de Sellheim: verticalmente, até completar a descida do polo, e depois para cima, em movimento circular de elevação, no desprendimento
- O fórceps de Simpson não é bom agente de rotação; esse modelo é preferível para as variedades diretas e oblíquas anteriores, cuja rotação não excede 45°. Nas variedades transversas e oblíquas posteriores, que exigem rotação de 90° e 135°, respectivamente, o fórceps de escolha é o Kielland
- As condições de praticabilidade para o fórceps e o vácuo-extrator são: colo totalmente dilatado, sem impedimentos no canal do parto, bacia proporcional ao feto, concepto vivo, cabeça insinuada, membranas rotas, conhecimento da variedade de posição e esvaziamento dos emunctórios. Recomenda-se que sempre haja analgesia adequada para o parto vaginal operatório, salvo em condições de emergência
- A maior indicação atual do fórceps é a parada secundária da descida ou o prolongamento do segundo estágio do parto, seguido do sofrimento fetal detectado ou suspeito e das indicações profiláticas por doença materna
- As indicações do vácuo-extrator são as mesmas do fórceps. No entanto, o vácuo-extrator apresenta algumas contraindicações adicionais, como idade gestacional < 34 semanas e apresentação de face
- Ainda que o parto vaginal operatório seja seguro quando bem indicado e realizado, pode haver complicações, como cefalo-hematoma e hemorragia subgaleal e retiniana, mais comumente observados no vácuo-extrator, bem como lesões na face e no escalpe fetais, as quais costumam ocorrer com o uso do fórceps.

58 Operação Cesariana

Marcos Nakamura Pereira
Jorge Rezende Filho

Indicações de cesárea, 872

Descrição da técnica
  preferencial de Rezende, 874

Modificações da técnica, 880

Dificuldades, acidentes
  e complicações
  peroperatórias, 881

Complicações
  pós-operatórias, 885

Prognóstico, 887

Pós-operatório, 888

Parto vaginal após cesárea, 889

Cesariana, ou cesárea, é o ato cirúrgico que consiste em incisar o abdome e a parede do útero da gestante para retirar o feto ali desenvolvido. A cesariana é a mais comum operação abdominal realizada no mundo.

Atualmente, cerca de 21% dos nascimentos no mundo ocorrem por meio da operação cesariana, porém há grande desigualdade na distribuição das cirurgias, variando de 5% em regiões menos desenvolvidas a 25% na Europa e 43% na América Latina.

Hoje, poucos países da Europa, como Suécia, Noruega, Finlândia, Holanda e França, apresentam taxas de cesárea inferiores ou em torno de 20% e mortalidade materna e perinatal muito baixas, o que reforça a hipótese de que não são necessárias altas taxas dessa cirurgia para alcançar bons indicadores perinatais.

No Brasil, a taxa de cesárea foi de 57%, em 2021, e há grande contraste entre as taxas encontradas no setor público e no privado, no qual pode atingir até 90%.

Indicações de cesárea

Os textos clássicos dividem as indicações da cesárea em absolutas e relativas.

Absolutas quando o feto vivo, morto ou embriotomizado não puder ser extraído por entre a bacia. É a cesárea via única. Mais corretamente, serão indicações absolutas quando não houver possibilidade de se obter concepto vivo pelas vias naturais. Nesse contexto, há ao menos quatro indicações absolutas de cesariana: placenta prévia total e parcial; malformações genitais que impossibilitem o parto vaginal (como septos transversos, atresias etc.); tumorações prévias (câncer cervical invasivo, mioma prévio etc.); e desproporção cefalopélvica (DCP) com feto vivo.

As indicações são relativas se a cesariana for melhor para a parturiente e para o feto do que a via vaginal. Eletivas ou optativas chamam-nas alguns; melhor é o conceito de que as últimas rubricas se aplicam exclusivamente às decisões tomadas antes do trabalho de parto e com membranas íntegras.

Na Tabela 58.1, são apresentadas as principais indicações da operação cesariana.

Tabela 58.1 Principais indicações de cesariana.

Absolutas	Placenta prévia	
	Malformações genitais (*i. e.*, atresias e septos vaginais)	
	Tumorações prévias (p. ex., miomas prévios, câncer cervical invasivo)	
	Desproporção cefalopélvica	
Relativas	Maternas	Cardiopatias específicas (*i. e.*, síndrome de Marfan com dilatação da aorta, doença coronariana instável)
		Pneumopatias específicas (*i. e.*, hipertensão pulmonar grave, síndrome de Guillain-Barré)
		Dissecção aórtica
		Condições associadas à elevação da pressão intracraniana
		História de fístula retovaginal
	Fetais	Crescimento intrauterino restrito com diástole da artéria umbilical zero ou reversa
		Sofrimento fetal agudo
		Prolapso de cordão
		Apresentação pélvica ou córmica
		Gemelidade com primeiro feto não cefálico
		Gemelidade monoamniótica
		Trigemelar
		Macrossomia presumida (> 5.000 g em não diabéticas e > 4.500 g em diabéticas)
		Malformações fetais específicas (p. ex., teratoma sacrococcígeo volumoso, hidrocefalia com macrocrania etc.)
		Herpes genital (primoinfecção no terceiro trimestre e lesão ativa no momento do parto)
		HIV (mulheres sem tratamento com TARV ou com carga viral > 1.000 cópias)
	Materno-fetais	Acretismo placentário
		Cesárea prévia
		Descolamento prematuro da placenta
		Distocia e falha de indução
		Vasa previa
		Placenta baixa distando > 2 cm do orifício interno do colo

TARV, terapia antirretroviral.

Cesárea a pedido. O American College of Obstetricians and Gynecologists (ACOG) orienta que se a principal motivação da mulher for o medo da dor, deve-se oferecer analgesia durante o trabalho de parto, educação sobre o parto no pré-natal e suporte emocional durante o trabalho de parto. A cesárea a pedido também não deve ser realizada antes de 39 semanas completas, a menos que haja indicação clínica de antecipação do nascimento, e as mulheres devem ser informadas sobre os riscos de placenta prévia, acretismo placentário e histerectomia, que se elevam a cada cesariana realizada.

Descrição da técnica preferencial de Rezende

Na execução da cesárea, conforme ensinada e praticada por Rezende (pai), é preciso ter atenção especial a dois pormenores: a incisão arciforme do útero e a da pele, também curvilínea, em pleno monte púbico.

Atualmente, a anestesia de escolha é a raquianestesia, exceção feita aos casos onde já está instalado cateter peridural para analgesia durante o trabalho de parto, e pode-se usar essa via para a anestesia. Raramente se indica a anestesia geral, hoje restrita a casos graves, como pacientes em choque, portadoras de algumas doenças hematológicas e usuárias de heparina que não interromperam uso em tempo adequado.

Em ambiente cirúrgico, após a antissepsia e a fixação dos campos, a grávida é colocada em posição de Trendelenburg moderada, inclinando-se o tronco e as pernas de 35 a 45°, que possibilita a incisão dentro do monte púbico e facilita o descolamento aponeurótico e a retirada do feto.

O obstetra, colocado à esquerda, embora muitos prefiram à direita, procede à abertura transversal da pele e do tecido conjuntivo frouxo, subcutâneo. É uma incisão ligeiramente encurvada que forma um arco (cujo raio tem de 10 a 12 cm) de cavo superior, pouco acima do púbis, em plena região guarnecida de pelos, no nível das espinhas ilíacas. Os limites laterais correspondem, em geral, às bordas superoexteriores do monte púbico (Figura 58.1). A espessura do monte púbico também é muito variável, podendo ultrapassar de 8 a 10 cm em mulheres obesas. Estruturalmente, trata-se de uma camada celuloadiposa, limitada entre dois folhetos conjuntivos – *fascia superficialis* –, revestida de tegumento e de pelos, contendo, em seu interior, um sistema de fibras elásticas, responsáveis tanto pela constituição do ligamento suspensor do clitóris quanto pela retração cutânea observada após a incisão da pele. A nutrição vascular é assegurada pelas artérias que provêm das pudendas internas, ramos da femoral. As veias orientam-se para o triângulo de Scarpa e deságuam na safena interna e, por intermédio dela, na femoral, ou diretamente na própria femoral. Os nervos procedem dos ramos genitais do plexo lombar, que transitam pelo orifício externo do canal inguinal.

Quando a incisão progride, observa-se que a ferida se abre espontaneamente, graças à distensão da parede abdominal, obtida pela postura da paciente. Após o pinçamento e a cauterização dos vasos sanguíneos, deve-se realizar secção, a bisturi, da aponeurose, bainha anterior do reto, pouco acima da incisão cutânea e também em ligeiro arco, de cavo superior, prolongando-se

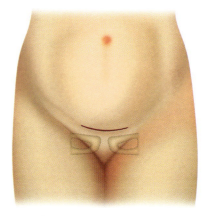

Figura 58.1 Indicam-se a incisão da pele e a do tecido conjuntivo frouxo, subcutâneo, arciforme, de cavo superior, passando 2 cm acima do púbis. As extremidades do corte, e consequentemente ele todo, devem ficar, sempre que possível, dentro dos limites do monte púbico e ser recobertas, posteriormente, com o crescimento dos pelos pubianos.

lateralmente, de 1 a 2 cm por baixo da pele. Sobre a borda lateral do reto, sua bainha anterior tem duas camadas: uma superficial, de cada lado, formada pelas aponeuroses do grande e do pequeno oblíquo; e outra, profunda, vinculada à aponeurose do músculo transverso (Figura 58.2).

A aponeurose deve ser descolada para cima, em seu retalho superior, usando-se a tesoura na linha branca e a dissecção romba lateralmente (Figura 58.3). Cada um dos retos pode ser liberado da parede anterior de sua bainha, para cima, na direção do umbigo, em uma extensão de 8 a 10 cm. As aderências costumam ser frouxas, em decorrência da embebição gravídica. Os dedos indicadores esquerdos do operador e de seu assistente levantam a parede anterior das bainhas dos retos de cada lado da linha branca, pondo-a sob tensão. Ela surge formando septo mediano tendinoso, muito curto, que divide o invólucro aponeurótico dos retos em duas partes.

Procede-se da mesma maneira com o retalho aponeurótico inferior. Os dedos indicador e médio do cirurgião são mergulhados nos dois lados da linha branca (Figura 58.4), e pinças de Kocher ou de Pauchet podem servir para suspender a parede anterior da bainha dos retos. A linha branca, esticada e tensa, também é incisada, para baixo, até a sínfise. Os retos são afastados por divulsão.

Abre-se o peritônio parietal com incisão longitudinal (Figura 58.5). A celiotomia transversa, preconizada por alguns, apresenta vantagens em certos casos (Figura 58.6). Coloca-se a valva de Doyen supravesical. Realizam-se incisão transversa do peritônio visceral, à altura da prega vesicuterina (Figura 58.7), e desnudamento pequeno do segmento inferior, com gaze montada em pinça (Figura 58.8) ou envolvendo o dedo.

A via de acesso ao útero – histerotomia –, anteriormente feita em golpe único e vigoroso, hoje pode ser praticada pela divulsão digital (*blunt incision*) (Figura 58.9). Recomenda-se marcação de toda a incisão a bisturi, delineando a forma desejada, arciforme, elevada nos ângulos para impedir o extravio na direção dos vasos grossos. O instrumento corta apenas a camada superficial do segmento, aprofundando-se, no centro, até alcançar a câmara ovular (Figura 58.10). Realiza-se a amniotomia com auxílio de pinça fechada (Kelly curva). A brecha

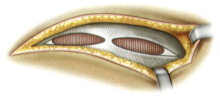

Figura 58.2 Abertura da aponeurose, no mesmo sentido da cutânea, mas em nível ligeiramente superior e prolongado, em ambos os lados, de 1 a 2 cm por debaixo da pele.

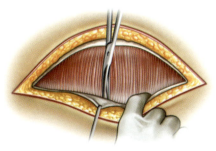

Figura 58.3 Descolamento da aponeurose. No retalho superior, extensão de 8 a 10 cm. Os dedos indicadores do cirurgião e do assistente levantam a parede das bainhas dos retos, de cada lado da linha branca, pondo-a sob tensão. Surge, assim, o septo mediano tendinoso, curto, que será seccionado com a tesoura.

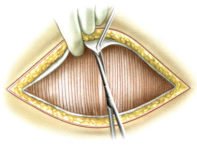

Figura 58.4 Descolamento do retalho aponeurótico inferior, com o septo mediano incisado até a sínfise. Tempo atualmente dispensável pela elevada incidência de hematoma.

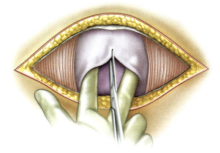

Figura 58.5 Incisão do peritônio parietal, no sentido longitudinal, segundo Pfannenstiel.

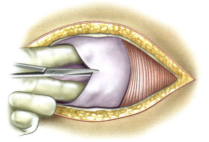

Figura 58.6 A incisão transversal do peritônio parietal, no mesmo sentido da diérese dos demais planos e pouco acima da bexiga, é a escolha de alguns cirurgiões.

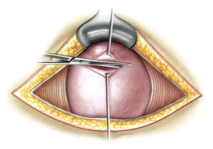

Figura 58.7 Abertura do peritônio visceral. Coloca-se a valva suprapúbica e incisa-se, no sentido transverso, o peritônio visceral, à altura da prega vesicuterina.

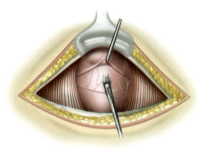

Figura 58.8 Descolamento do peritônio visceral. Ele é separado do útero em uma extensão de 2 a 3 cm, para baixo e para cima, com gaze montada em pinça ou envolvendo o dedo.

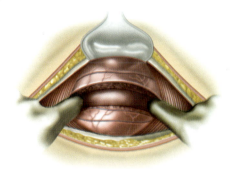

Figura 58.9 Histerotomia no segmento inferior por punção prévia do órgão, com pinça de Kelly curva ou bisturi, e subsequente divulsão bidigital.

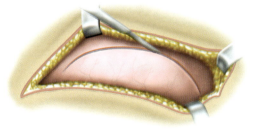

Figura 58.10 A direção da abertura do útero é traçada a bisturi, que delineia a forma desejada, curvilínea, elevada nos ângulos para impedir o extravio na direção dos vasos grossos.

possibilitará a penetração de um dos dedos indicadores, que a ampliará para a passagem do outro, que divulsionam as fibras (ver Figura 58.9) e seguem o traço sinalado pelo escalpelo. Nas cesáreas iterativas e eletivas, os menos experientes devem ter cautela com a espessura do segmento e sua vascularização aberrante, anômala. A precaução de delimitar o rumo da incisão pelo bisturi impede as irregularidades de suas bordas, possibilitando melhor colocação dos pontos.

Ao se extrair o concepto, retira-se a valva de Doyen, preferencialmente, pela manobra de Geppert: após a orientação da cabeça do feto com o occipital voltado para a incisão, coloca-se a mão esquerda entre o púbis e a apresentação (Figura 58.11), enquanto o auxiliar faz ligeira pressão no fundo do útero. Esse ato cirúrgico, obstétrico por excelência, jamais deve ser realizado com instrumentos, pois demanda presteza e combinação harmoniosa de movimentos entre o operador e seus auxiliares.

A conduta expectante é aconselhada no secundamento. Após a retirada do feto, deve-se aguardar por 1 a 3 minutos a resposta uterina à injeção ocitócica intravenosa, auxiliando-se a dequitadura com a manobra de Credé associada à tração controlada do cordão. Caso haja demora na resposta da víscera ao uterotônico, e a manobra não completar imediatamente o secundamento, deve-se recorrer à extração manual da placenta. Como deve ser sempre a regra na cesárea, é indispensável rigorosa revisão cavitária com chumaço de gaze ou compressa pequena, montados em pinça longa, evitando-se a retenção de fragmentos cotiledonários, de membranas ovulares e remanescentes da decídua, o que causa hemorragias imediatas e tardias como as de infecções.

Deve-se mudar a postura da paciente, que se encontrava em moderada posição de Trendelenburg, tornando-a bem discreta. Levantam-se os lábios da histerotomia com pinças não traumatizantes do tipo Allis.

Enquanto o primeiro auxiliar traciona as pinças colocadas nas bordas do útero, em direção à sínfise, realiza-se a sutura, em plano único, com categute cromado nº 0. A histerorrafia, em pontos separados extradeciduais, tem sido abandonada, e muitos tocólogos preconizam o fechamento do útero em chuleio (Figura 58.12), abreviando-se, também, essa fase da operação.

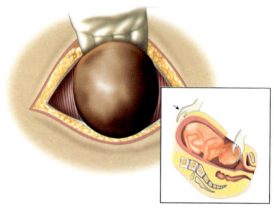

Figura 58.11 A extração do concepto é feita manualmente, de preferência pela manobra de Geppert: a cabeça fetal deve ser orientada, trazendo-se o occipital à incisão. Coloca-se a mão esquerda entre o púbis e a apresentação, enquanto o auxiliar faz pressão no fundo do útero.

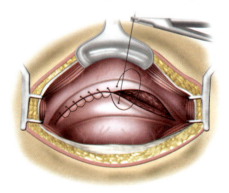

Figura 58.12 Histerorrafia em chuleio.

Realiza-se o fechamento do peritônio visceral (prega vesicouterina) com categute simples de nº 2-0 em chuleio interrompido. Esse tempo da intervenção e a sutura do peritônio parietal vêm sendo omitidos por muitos cirurgiões e considerados inúteis.

Convém mudar novamente a posição da paciente movimentando-a da mesa, que eleva moderadamente os membros inferiores e o tronco. Deve ser feita a limpeza da cavidade abdominal.

A sutura do peritônio parietal com categute nº 2-0, simples, deve ter o chuleio cruzado interrompido a cada três pontos. Alcançado o plano muscular, aproximam-se as bordas internas dos retos com três pontos em U, de categute simples nº 2-0 (Figura 58.13).

Fecha-se cuidadosamente a aponeurose com pontos separados, de poliglactina/ácido poliglicólico nº 0 (Figura 58.14), hoje também substituídos pelo fechamento em chuleio simples ou cruzado intermitente. O tecido subcutâneo é aproximado com categute simples nº 2-0, com pontos isolados (Figura 58.15).

A sutura da pele em condições ideais deve ser intradérmica, mais estática, com mononáilon nº 3-0 ou com o fio absorvível poliglecaprone nº 3-0.

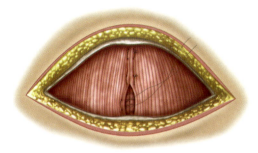

Figura 58.13 Aproximação dos músculos retos com pontos separados e não muito apertados, em "U", com fio de categute cromado nº 0.

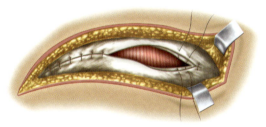

Figura 58.14 Sutura das aponeuroses, em plano singular, com pontos separados de Vicryl® nº 0.

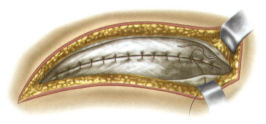

Figura 58.15 Síntese do subcutâneo: pontos separados de categute simples nº 3-0.

Modificações da técnica

Incisão abdominal. Nas derradeiras revisões sobre o tema, tem-se dado preferência à incisão de Joel-Cohen (Figura 58.16) em detrimento da incisão de Pfannenstiel. Os resultados de estudos clínicos randomizados apontaram vantagens das técnicas com incisão de Joel-Cohen sobre a de Pfannenstiel: redução da perda sanguínea, do tempo para extração do feto e da cirurgia, de febre, do tempo para ingesta oral, da duração da dor pós-operatória e necessidade de analgésicos. É provável, no entanto, que alguns desses benefícios estejam relacionados com outros itens da técnica de Misgav-Ladach (incisão de Joel-Cohen, histerorrafia em única camada e não fechamento peritoneal) e não com o tipo de laparotomia praticada, já que a maioria dos estudos compara essa técnica com aquela tradicionalmente preconizada (incisão de Pfannenstiel, histerorrafia em dupla camada, celiorrafia visceral e parietal). A incisão de Joel-Cohen originalmente descrita possuía aspecto estético deplorável, por isso preconiza-se a incisão de Joel-Cohen modificada, pois não se estende aos 17 cm recomendados originalmente, locando-se no limite da implantação dos pelos pubianos (à semelhança da Pfannenstiel), mantendo os princípios originalmente propostos de não descolamento subaponeurótico.

Retalho vesical. Sua realização está associada a maior tempo até a extração fetal e total de cirurgia, além de redução do nível de hemoglobina. Também está relacionada com maior incidência de micro-hematúria e maior necessidade de analgesia no pós-operatório. Atualmente, recomenda-se a incisão direta do útero, cerca de 1 cm acima da prega vesicouterina, sem realizar o retalho vesical, sendo sua prática reservada aos casos em que a bexiga ocupa o segmento inferior.

Extração da placenta. Na cesárea, a placenta pode ser extraída espontaneamente por tração funicular ou manualmente. Há maior incidência de endometrite e perda sanguínea, além de maior tempo de internação hospitalar das pacientes que tiveram extração manual da placenta, o que facilita a prática de extração espontânea por tração controlada do cordão.

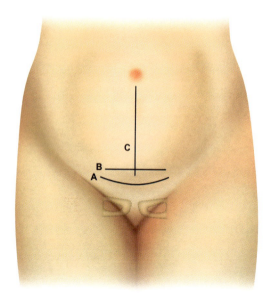

Figura 58.16 Tipos de laparotomia para operação cesariana. **A.** Pfannenstiel. **B.** Joel-Cohen. **C.** Longitudinal.

Fechamento peritoneal. Tema que já foi alvo dos mais acalorados debates, hoje parece não suscitar polêmica diante das evidências que consagram o não fechamento peritoneal. A omissão da celiorrafia reduz o tempo operatório, a ocorrência de febre puerperal, a necessidade de analgesia e o tempo de internação hospitalar. A infecção da parede abdominal também tende a se reduzir quando não se fecham os peritônios.

Aproximação do subcutâneo. O fechamento do tecido subcutâneo esteve associado à redução de seroma e hematoma em estudos clínicos randomizados. Quando o tecido subcutâneo tem menos de 2 cm parece não haver benefício em sua aproximação, mas as evidências são limitadas.

Dificuldades, acidentes e complicações peroperatórias

Hemorragia, extração fetal difícil e aderências (vesicais, epiploicas e intestinais) são as principais dificuldades encontradas durante a realização da cesariana.

Hemorragia

Estima-se que, em média, a perda sanguínea decorrente da cirurgia seja de 1.000 mℓ. Tradicionalmente, define-se a hemorragia após cesariana como a espoliação superior a esse montante.

A incidência da hemorragia parece ser maior na cesárea que no parto vaginal. Um estudo sueco, envolvendo aproximadamente 6 mil cesarianas, registrou prevalência de complicações hemorrágicas relacionadas com o procedimento de 10% e o risco de desenvolver complicações hemorrágicas foi 2,5 vezes maior em mulheres submetidas a cesáreas eletivas e de duas vezes maior em mulheres que tiveram cesárea de urgência quando comparadas a mulheres com parto vaginal.

Não há dúvida de que a atonia uterina contribui para a maior parte dos casos de hemorragia pós-parto, a despeito de casuísticas mais recentes revelarem tendência de o acretismo placentário tornar-se a indicação prevalente da histerectomia pós-parto. Além dos fatores de risco bem estabelecidos, como aqueles que levam à sobredistensão uterina, merece destaque, nos casos de cesariana, a anestesia geral, que eleva a necessidade de transfusão em quatro a sete vezes.

Hemorragias por lesão dos grandes pedículos vasculares. A incisão arciforme, de cavo superior, pode evitá-lo. Na hipótese de prolongar-se inesperadamente, ela será feita para cima e nunca para os lados, na direção dos grandes pedículos (Figura 58.17).

Hemorragias provindas dos próprios lábios da histerotomia. Tendem a ser detidas ao se efetuar a sutura do miométrio.

Hemorragias originárias de anomalias vasculares regionais. É comum, nas mulheres anteriormente cesareadas e nas parturientes idosas, a existência de vasos dispostos de modo anômalo, no segmento inferior, ou emergindo debaixo da bexiga, ao se fazer o descolamento do retalho inferior da prega vesicuterina (Figura 58.18).

Hemorragias por acretismo placentário. Verdadeiramente preocupantes são as hemorragias por placenta prévia-cesárea, quando parte da inserção ocorreu na face ventral do segmento, zona da histerotomia, e em multíparas de miométrio degenerado pela repetição continuada da função parturiente. A melhor conduta é evitar a incisão da placenta, ganhando-se acesso à borda mais próxima e manualmente descolando a placenta, enquanto se extrai o feto, frequentemente por extração pélvica (Figura 58.19). Quando a placenta invade o miométrio (placenta increta) ou perfura a serosa (placenta percreta), recomenda-se histerectomia com placenta *in situ*.

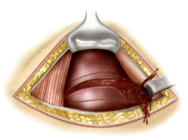

Figura 58.17 Descaminho da incisão lesando os grandes pedículos vasculares laterais.

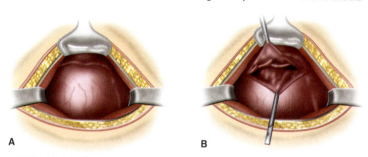

Figura 58.18 A. Varicocele uterina. Hemorragia temível, a ser evitada, incisando-se o peritônio acima da prega vesicuterina, ou desviando-se a direção da histerotomia. **B.** Veias retrovesicais, que podem ser lesadas ao se proceder ao descolamento da bexiga e do peritônio visceral.

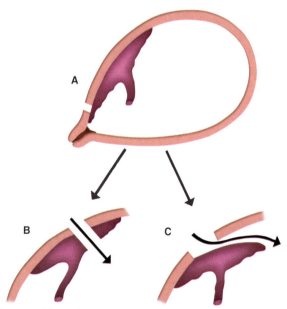

Figura 58.19 Placenta prévia-cesárea. Representação esquemática da histerotomia quando coincidente com a inserção placentária. A incisão do útero (**A**) causa hemorragia de monta que deve ser combatida com rapidez e precisão técnica: seccionando a placenta, atravessando-a (**B**) ou descolando-a e indo em busca do feto, cuja extração demanda urgência (**C**).

Hemorragias por atonia uterina. Hipotonia costuma responder bem à injeção intravenosa dos ocitócicos feita oportunamente (5 a 10 UI em *bolus* lento, seguidas de 20 a 40 UI em soro de 500 mℓ a 250 mℓ/hora); alguns protocolos recomendam o misoprostol, que, entretanto, necessita que se altere a posição da paciente e se movam os campos para sua inserção por via retal, o que pode deter a cirurgia por algum tempo. A via sublingual aqui seria ideal, porém não estão disponíveis comprimidos de misoprostol para essa via no Brasil. O ácido tranexâmico também está recomendado na primeira linha de tratamento da hemorragia pós-parto. A metilergometrina pode ser usada em caso de falha ou resposta incompleta ao tratamento de primeira linha. Em geral, o massageamento do útero e a suspensão das bordas da incisão pelas pinças colocadas permitem encetar logo a histerorrafia, quando ainda não realizada, e são decisivos para conter a hemorragia. Em casos extremos, indicam-se a ligadura da artéria uterina, sutura de B-Lynch ou a histerectomia (Figura 58.20).

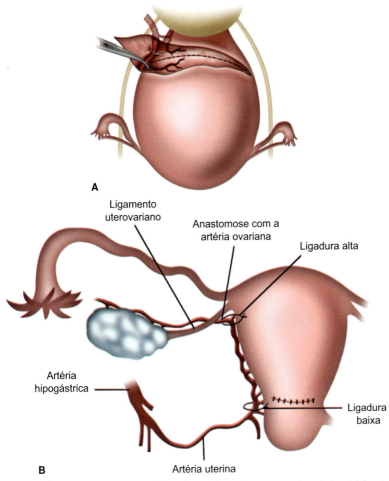

Figura 58.20 A. Ligadura do ramo ascendente da artéria uterina, com porção substancial do miométrio. **B.** Ligadura dupla, aconselhada por Clark: um dos pontos de sutura, baixo, é colocado conforme indicado para impedir o fluxo sanguíneo ascendente pela artéria uterina. O outro, mais alto, fica onde ela se anastomosa com a artéria ovariana.

Extração fetal difícil

Quando é a apresentação cefálica e houve prova de trabalho ou foi a operação reclamada por distocia cervical, encontra-se, muito comumente, a cabeça insinuada, com bossa serossanguínea penetrada por entre o estreito superior. A desinserção do polo deve ser cautelosa para não se acompanhar de lacerações segmentárias acidentais.

Manobra de Wöllner. Na cabeça profundamente insinuada, além do potencial dano fetal pela dificuldade da extração, pode ocorrer trauma materno significativo pela extensão da histerotomia, que ocasionalmente atinge a artéria uterina e provoca sangramento expressivo com repercussão hemodinâmica. Especialmente estando presentes as grandes bossas serossanguíneas que enchem a escavação uterina, quando a manobra de Geppert é de difícil execução, pode-se recorrer à manobra em que um assistente faça refluir o concepto por via vaginal (*push method*), possibilitando ao cirurgião servir-se do método de sua predileção para completar a extração (Figura 58.21). Evitam-se, assim, as grandes extensões da histerotomia que podem levar a lastimáveis infortúnios.

Versão. Quando a cabeça está profundamente insinuada, também tem a versão seu préstimo (*pull method*), tal como nas extrações em situação transversa e na cefálica alta. É realizada versão interna com extração podal, introduzindo-se a mão pela histerotomia em busca de ambos os pés do feto, agarrando-os e trazendo para a incisão (Figura 58.22). O objetivo dessa manobra é evitar a hiperextensão do pescoço fetal e a força excessiva sobre o pescoço enquanto é realizado o desalojamento da cabeça. Estudos observacionais mostraram que o risco da extensão da histerotomia, a média de perda sanguínea e o tempo cirúrgico foram significativamente maiores com o método *push* (manobra de Wöllner), favorecendo, portanto, o método *pull* (versão).

Aderências

À medida que as iterativas aumentam de número, também se elevam as complicações que dificultam o ato cirúrgico.

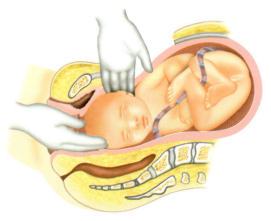

Figura 58.21 Manobra de Wöllner. Utilizada nas apresentações muito insinuadas em que a manobra de Geppert é de difícil execução. Um assistente faz refluir o concepto por via vaginal, ensejando ao cirurgião servir-se do método de sua predileção para completar a extração. (Adaptada de Johnson DD. Cesarean delivery. In: Gilstrap LC, Cunningham FG, Vandorsten JP editors. Operative Obstetrics. 2nd ed. New York [NY]: Mc-Graw-Hill; 2005. Chapter 25, p. 257.)

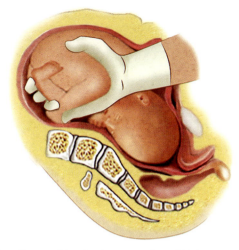

Figura 58.22 Método *pull*, no qual é realizada uma versão podal interna com extração em apresentação pélvica. (Adaptada de Jeve YB, Navti OB, Konje JC. Comparison of techniques used to deliver a deeply impacted fetal head at full dilation: a systematic review and meta-analysis. BJOG. 2016;123[3]:337-45.)

As aderências vesicais são bem comuns, mas não menos que as do intestino, tanto na parede do ventre quanto na do útero, na bexiga e nos órgãos vizinhos. O rompimento dessas aderências é uma tarefa delicada, que requer destreza e experiência cirúrgica, e nem sempre cumprida sem lesões acidentais das vísceras. Laceração da parede vesical é infrequente, com incidência estimada em 0,3 a 0,4% e do intestino em 0,1% das cirurgias. O reparo do dano deve ser feito imediatamente, consoante os procedimentos cirúrgicos aconselhados em cada caso.

Complicações pós-operatórias

Infecção

O fator de risco isolado mais importante para a ocorrência de infecção puerperal é a cesariana, especialmente nos casos de trabalho de parto prolongado e de membranas rotas. Complicações infecciosas após cesariana incluem febre, infecção da ferida operatória, endometrite, bacteriemia, infecção urinária, abscesso pélvico, choque séptico, fasciite necrosante e tromboflebite pélvica séptica. Entre elas, destacam-se a endometrite e a infecção de ferida operatória.

Os principais fatores de risco associados à infecção pós-cesárea incluem cirurgia de emergência, trabalho de parto, ruptura prematura das membranas, condições socioeconômicas da gestante, número de consultas de pré-natal, exames vaginais durante o trabalho de parto, infecção urinária, anemia, perda sanguínea, obesidade, diabetes, anestesia geral, habilidade do cirurgião e técnica cirúrgica.

Endometrite. A endometrite pós-parto é processo inflamatório secundário à infecção ascendente da flora cervicovaginal, que envolve tanto o endométrio como a decídua. Quando não tratada adequadamente, pode se alastrar, levando a peritonite, abscesso e flebite pélvica. A prevalência de endometrite mundialmente varia de 5 a 15% e é sabidamente mais frequente após a cesárea.

O quadro clínico típico consiste no surgimento de febre de 38°C ou mais cerca de 36 horas após o parto. O diagnóstico da endometrite é realizado quando presentes, ao menos, duas das seguintes condições: dois episódios de febre com, no mínimo, 6 horas de intervalo, fundo uterino amolecido, taquicardia (> 100 bpm) e lóquios fétidos.

A suspeita de presença de restos placentários deve motivar avaliação ultrassonográfica do útero, mas tendo em mente o fato de ser raro após cesariana, e a imagem de sangue e coágulos pode ser muito semelhante.

Como mais de um microrganismo costuma estar presente, o tratamento deve associar diferentes antibióticos para assegurar cobertura apropriada e prevenir resistência. A combinação de clindamicina e gentamicina, intravenosas, tem primazia no tratamento. Em caso de melhora do quadro clínico (normalmente depois de 24 a 48 horas afebril), os antibióticos podem ser suspensos, não havendo necessidade de manutenção com terapia oral. A resposta é, em geral, imediata. Caso a paciente permaneça febril após 48 horas (< 10% das mulheres) do início do tratamento, pode-se adicionar ampicilina à terapia. Se persistir a febre, devem ser considerados: abscesso pélvico, infecção de ferida operatória, hematoma infectado e tromboflebite séptica pélvica. Se presente abscesso pélvico, diagnosticado pelo toque vaginal ou por exame sonográfico, indica-se a laparotomia para tratá-lo corretamente; e, por vezes, estando útero e anexos envolvidos, poderá cogitar-se a histerectomia com salpingectomia bilateral. A Figura 58.23 apresenta a conduta preconizada para os casos de endometrite pós-cesárea.

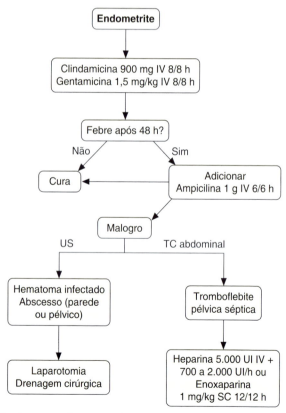

Figura 58.23 Conduta na endometrite pós-cesárea. *IV*, via intravenosa; *SC*, via subcutânea; *TC*, tomografia computadorizada; *US*, ultrassonografia.

Infecção da ferida operatória. A infecção no sítio da cesariana pode ser classificada em superficial (pele e subcutâneo), profunda (aponeurose, músculo) e de cavidade (espaço peritoneal, órgãos pélvicos). Sua incidência é estimada entre 3 e 15%, e é mais comum em pacientes obesas.

A infecção de ferida operatória costuma surgir 4 a 7 dias após a cesariana. Os fatores de risco incluem obesidade, uso de álcool, tabagismo, presença de corioamnionite, anemia e necessidade de transfusão de sangue, uso de terapia anticoagulante, cesariana realizada durante o segundo estágio do trabalho de parto e presença de hematoma no subcutâneo.

O exame físico identifica eritema, edema e/ou abaulamento e dor à palpação em torno da ferida operatória, podendo haver saída de secreção purulenta pela ferida ou, ocasionalmente, extensa celulite sem saída de secreção. Exame de imagem, como ultrassonografia de parede e pelve e/ou tomografia computadorizada de abdome e pelve, deve ser solicitado na suspeita de infecção incisional profunda e/ou de órgão ou cavidade. É aconselhável colher cultura da secreção da ferida operatória para excluir infecção por *Staphylococcus aureus* resistente à meticilina (MRSA).

Antibioticoterapia profilática. A antibioticoterapia profilática tanto nas cirurgias eletivas quanto nas não eletivas reduz em 60% a incidência de infecção de ferida, 62% a endometrite e 69% complicações infecciosas maternas sérias. Na cesárea eletiva, há redução da incidência de 38% na infecção de ferida e 62% de endometrite. Os antibióticos de escolha são as cefalosporinas de primeira geração, por exemplo, cefazolina 2 g por via intravenosa. A clindamicina parece ser alternativa adequada às pacientes alérgicas à penicilina.

O momento de administração do antibiótico deve ser antes da incisão da pele, já que foi evidenciada redução de 46% na incidência de endometrite e 41% na infecção de ferida quando o antibiótico é administrado antes da cirurgia em comparação com antibiótico administrado após clampeamento do cordão.

Tromboembolismo venoso

O tromboembolismo venoso após cesariana é incomum, mas é causa de sérias complicações, podendo ser fatal. Sabidamente, o risco desse evento é superior após a cesárea em comparação ao parto vaginal. A incidência de embolia pulmonar fatal parece ser 10 vezes mais elevada após a cesariana. No Reino Unido, mais de três quartos das mortes maternas no puerpério por tromboembolismo venoso estão associadas à cesárea.

Tromboprofilaxia. Por ser motivo frequente de óbitos maternos, há protocolos que estabeleceram recomendações para profilaxia do tromboembolismo venoso após cesariana. A profilaxia adequada deverá ser determinada de acordo com a presença de fatores de risco da paciente (Tabela 58.2). Para gestantes de baixo risco, será tão somente a deambulação precoce. Para as que possuem indicação, a dose utilizada para profilaxia é de 40 mg/dia de enoxaparina ou 5.000 unidades/dia de dalteparina (ambas heparinas de baixo peso molecular), dose única diária subcutânea, ou heparina não fracionada 5.000 unidades, 2 vezes/dia, também por via subcutânea. Essa dose pode precisar ser ajustada dependendo do peso da paciente.

Prognóstico

A morbidade e a mortalidade maternas encontram-se aumentadas na cesárea em relação ao parto vaginal. Dentre as etiologias de morte materna no pós-parto de cesariana destacam-se o tromboembolismo venoso, a hemorragia e a infecção puerperal, além das complicações anestésicas, que conferem risco 3 a 4 vezes superior em comparação ao parto normal.

É reconhecido que a cesariana de emergência apresenta maior morbidade que a cesárea eletiva, praticada antes do trabalho de parto e da ruptura das membranas; porém, de preferência, levar para a próxima linha evidências têm apontado morbidade significativa

Tabela 58.2 Fatores de risco para tromboembolismo venoso no pós-parto.

Fatores de risco maiores (indicada HBPM profilática com 1 fator)	Fatores de risco menores (indicada HBPM com ≥ 2 fatores)
• Imobilidade (restrição ao leito por ≥ 1 semana anteparto) • Hemorragia pós-parto ≥ 1.000 mℓ com cirurgia • Tromboembolismo venoso prévio • Pré-eclâmpsia com crescimento fetal restrito • Trombofilias (deficiência de antitrombina, fator V de Leiden homozigoto ou heterozigoto, protrombina G20210A homozigoto ou heterozigoto) • Lúpus • Doença cardíaca • Anemia falciforme • Transfusão de sangue • Infecção puerperal	• IMC > 30 kg/m^2 • Gemelidade • Hemorragia pós-parto ≥ 1.000 mℓ • Fumo > 10 cigarros/dia • Crescimento fetal restrito • Trombofilia (deficiência de proteína C e deficiência de proteína S) • Pré-eclâmpsia

HBPM, heparina de baixo peso molecular; *IMC*, índice de massa corporal. (Adaptada de Bates SM, Greer IA, Middeldorp S, Veenstra DL, Prabulos AM, Vandvik PO. VTE, thrombophilia, antithrombotic therapy, and pregnancy: Antithrombotic Therapy and Prevention of Thrombosis, 9th ed: American College of Chest Physicians Evidence-Based Clinical Practice Guidelines. Chest. 2012;141(2 Suppl):e691S-e736S.)

também na cesárea eletiva com maior risco de insuficiência cardíaca, hematoma de parede, histerectomia, infecção puerperal, complicações anestésicas, tromboembolismo venoso e tempo de internação hospitalar, no grupo submetido à cesariana.

Importante ressaltar que a morbidade da cesárea, incluindo complicações para gestações futuras, em geral, aumenta com o número de cesarianas. Lesão de bexiga, de ureter e do intestino; histerectomia; transfusão de ≥ 4 unidades de hemácias; internação em unidade de terapia intensiva; acretismo placentário e placenta prévia são exemplos de complicações cuja incidência aumenta após a primeira cesárea.

Apesar de a operação cesariana ser costumeiramente praticada para benefício do feto, também há riscos fetais e neonatais associados ao procedimento. A morbidade do recém-nascido pela via abdominal está relacionada, principalmente, com as alterações respiratórias: taquipneia transitória, síndrome de angústia respiratória e hipertensão pulmonar persistente. Esse risco é significativo quando a cesárea é eletiva, pois alterações hormonais e fisiológicas promovidas pelo trabalho de parto são essenciais para sua maturação pulmonar. Contudo, a probabilidade de morbidade respiratória decresce conforme progride a idade gestacional e estão bastante reduzidos após 39 semanas.

A cesariana também implica maior risco de determinadas complicações em gestações futuras, como ruptura uterina, placenta acreta, hemorragia e morte materna. A cesariana anterior é o fator de risco mais importante para a ocorrência da placenta prévia, elevando seu risco em 4,5 vezes após a primeira cirurgia e crescendo progressivamente com o número de operações. Esse fato leva a crer que a incidência de placenta prévia está aumentando pelo incremento do número de cesarianas.

Pós-operatório

Após a cesariana, a paciente deve ser mantida em observação por equipe treinada; permanecerá na sala de operação (ou de recuperação, se houver) até restabelecer as funções vitais: sonolenta, porém lúcida após a extubação da anestesia geral, ou já apresentando início de regressão das anestesias espinais (movimentando os pés mediante solicitação); respiração, pulso e pressão arterial satisfatórios; sangramento discreto e diurese no mínimo de 30 mℓ/hora, a parturiente pode ser encaminhada a seu leito.

Depois da recuperação da anestesia, observações quanto às frequências respiratória e cardíaca, pressão arterial, dor e sedação devem ser realizadas a cada 30 minutos, por 2 horas, e, posteriormente, de acordo com a rotina local, caso as observações estejam satisfatórias. Posteriormente, sinais vitais, diurese e temperatura podem ser avaliados a cada 4 horas. É também indispensável monitorar com frequência o tônus uterino e o sangramento vaginal no primeiro dia de pós-operatório. Para mulheres nas quais foi feito opioide no bloqueio regional e apresentam fatores de risco para depressão respiratória (p. ex., obesidade, apneia obstrutiva do sono), a avaliação deve ser horária por 12 horas.

Deve-se manter infusão venosa de ocitocina no pós-operatório; 20 a 40 UI após a dose profilática imediata são suficientes para assegurar contração uterina eficaz e, consequentemente, diminuir risco de hemorragia.

Analgesia. O uso de opioide intratecal reduz a necessidade de analgesia pós-cesárea. Nesse caso, analgésicos venosos em uso regular podem ser suficientes para analgesia adequada. No entanto, caso não tenha sido utilizado esse recurso, a administração de opioides após a cirurgia torna-se inexorável, podendo-se recorrer à morfina ou ao tramadol. Na ausência de contraindicações, anti-inflamatórios não esteroides devem ser utilizados com outros analgésicos (p. ex., dipirona), o que reduz a necessidade de opioides.

Dieta e função intestinal. Deambulação e ingesta oral precoces são os pontos-chave da recuperação da função intestinal. Líquidos e alimentos sólidos podem ser oferecidos poucas horas (até 4 horas) após cirurgias não complicadas. Algum grau de adinamia intestinal com distensão abdominal é comum de ser observado. Por esse motivo, recomenda-se a prescrição de dimeticona 40 mg a cada 8 horas. Em alguns casos, principalmente em constipadas crônicas, pode ser necessária a administração de laxativos.

O íleo paralítico tem fisiopatologia complexa, e seu tratamento envolve dieta zero, líquidos intravenosos e reposição eletrolítica; às vezes, é necessária descompressão nasogástrica.

Função vesical. O cateter vesical deve ser retirado após 12 horas. Subsequentemente, a habilidade de esvaziar a bexiga deve ser monitorada.

Deambulação. Assistida assim que os efeitos da anestesia cessarem, especialmente após a retirada da sonda vesical que causa desconforto à caminhada. No segundo dia do pós-operatório, a mulher pode caminhar sem assistência. A deambulação precoce diminui os riscos da síndrome tromboembólica.

Cuidados com a ferida operatória. O curativo pode ser retirado 24 horas após a cesárea. A incisão deve ser inspecionada diariamente, e os pontos devem ser retirados na primeira consulta pós-natal, com 7 a 10 dias; a mulher com grande panículo adiposo (> 3 cm) apresenta maior risco de infecção. A ferida deve ser diariamente limpa e seca com cuidado, recomendando-se também o uso de roupas confortáveis.

Cuidados com as mamas. O contato pele a pele da mãe com seu filho deve ocorrer o mais precocemente possível, de preferência ainda na sala de operação. A amamentação deve ser iniciada assim que possível, ainda no primeiro dia pós-operatório.

Alta. Em nosso meio, é habitual a alta no 2º ou 3º dia pós-cesárea.

Parto vaginal após cesárea

As publicações mais recentes refletem tendência indissimulável para permitir a prova de trabalho de parto em mulheres previamente cesareadas, derrogando a inexorabilidade de operar todas as pacientes. Nesse contexto, o parto vaginal após cesárea (VBAC) tem sido amplamente aceito como importante estratégia de redução da taxa de partos cirúrgicos, além de ser opção para aquelas mulheres previamente cesareadas que desejam parto transpelvino.

A taxa global de êxito do VBAC está em torno de 72 a 75%. Esse número varia substancialmente conforme a seleção utilizada de candidatas ao VBAC. Diversos fatores parecem influenciar o sucesso da prova de trabalho de parto após cesariana: idade, raça, índice de massa corporal, indicação da cesariana anterior, história de parto vaginal, peso fetal etc. A história de parto vaginal é o principal fator prognóstico para êxito da prova de trabalho de parto. O VBAC é exitoso em 86,6% das mulheres com história de parto vaginal e de 60,9% naquelas somente com cesárea prévia. O risco de ruptura uterina também é menor nessas mulheres.

Candidatas ao parto vaginal após cesárea e contraindicações

Considera-se que todas as pacientes com história de uma cesárea segmentar transversa e sem contraindicações ao parto vaginal (placenta prévia, apresentações anômalas etc.) são candidatas ao VBAC. O ACOG considera que as mulheres com duas cesáreas segmentares prévias também são candidatas ao VBAC, enquanto outras entidades não fazem restrições ao número de cesarianas prévias.

História obstétrica de cesárea clássica (corporal), de ruptura uterina ou de cirurgia extensa no fundo uterino (p. ex., em miomectomias) são contraindicações ao VBAC.

Riscos do parto vaginal após cesárea

Ruptura uterina

O principal risco que concerne ao VBAC é a ruptura uterina (Figura 58.24). Essa complicação está diretamente relacionada com a prova de trabalho de parto e é raramente observada em pacientes submetidas à cesariana eletiva de repetição.

Para análise do risco do VBAC, é indispensável distinguir ruptura uterina e deiscência de cicatriz, que representa a separação oculta da cicatriz uterina mantendo intacta a serosa

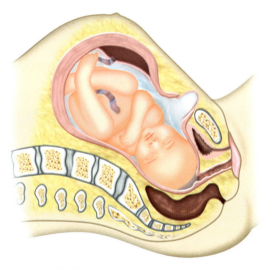

Figura 58.24 **Ruptura uterina na cicatriz da cesárea.**

e, geralmente, só é detectada durante a laparotomia de mulheres com cesárea prévia. Na deiscência de cicatriz, com frequência, não há hemorragia importante e, portanto, não há comprometimento da saúde materna e fetal. Já na ruptura uterina ocorre separação completa das camadas uterinas levando a hemorragia grave, compressão do cordão, descolamento de placenta e comprometimento fetal.

A ruptura uterina é incomum, mas está associada a graves desfechos, tais como morte perinatal, hipoxia fetal e histerectomia. O sinal ou sintoma mais comum é a alteração da frequência cardíaca fetal detectada pela cardiotocografia (CTG). Outros sinais incluem dor abdominal, sangramento vaginal, cessação das contrações, subida da apresentação e choque.

É fundamental ressaltar que o risco da ruptura uterina em mulheres submetidas à prova de trabalho de parto é contrabalançado pela redução da morbidade materna, da ruptura uterina e da histerectomia, quando o VBAC é exitoso.

A taxa de ruptura uterina no VBAC varia significativamente dependendo da presença de alguns fatores de risco: tipo de histerotomia e histerorrafia anteriormente praticada, número de cesáreas prévias, intervalo interpartal, uso de ocitocina e indução do parto. As mulheres devem ser informadas de que o VBAC carreia risco aproximado de 1:200 (0,5%) de ruptura uterina.

Número de cesáreas. Tradicionalmente, pacientes com múltiplas cesarianas não são submetidas ao VBAC pelo receio da ruptura uterina. Hoje, porém, já se consideram mulheres com história de duas cesáreas segmentares candidatas ao VABC, por haver evidência suficiente apontando que o risco é equivalente ao de mulheres com uma cicatriz ou pouco maior. Não é demais lembrar que a presença de parto vaginal anterior ou história de VBAC exitoso reduzem o risco de ruptura uterina em mulheres com mais de uma cicatriz uterina, igualando-o ao de mulheres com uma cicatriz.

Intervalo interpartal. Intervalo de tempo exíguo entre a cesárea anterior e a gravidez seguinte confere risco maior de ruptura uterina. Alguns estudos demostraram ser mais elevado quando esse intervalo foi inferior a 18 meses. Intervalos superiores ao apontado não apresentaram risco significativo de ruptura uterina. O intervalo curto não é uma contraindicação ao VBAC, mas é um fator que deve ser ponderado na decisão clínica,

Uso de ocitocina. O uso excessivo da ocitocina pode estar relacionado com ocorrência da ruptura uterina, elevando-a em 2,4 vezes em comparação ao parto espontâneo. Desse modo, o uso da ocitocina deve ser parcimonioso no VBAC; a dose utilizada não deverá superar 20 mUI/minuto, o que está associado a risco quatro vezes maior de ruptura uterina.

Indução do parto. A indução do parto parece estar relacionada com maior risco de ruptura uterina em quase três vezes. Os procedimentos mecânicos de indução do parto (sonda Foley) estão associados a risco menor de ruptura uterina, quando comparados à indução com prostaglandinas, e são excelente opção para indução do VBAC. O uso do misoprostol no terceiro trimestre está contraindicado.

Conduta

Uma vez que se tenha optado pelo VBAC, após obtenção de consentimento informado, o parto deverá ser conduzido em instituição com recursos para eventuais emergências.

Na assistência ao VBAC, os seguintes elementos devem ser considerados:

- O monitoramento fetal deverá ser contínuo, visto que um dos primeiros sinais de ruptura uterina é o traçado anormal da CTG
- A anestesia peridural pode ser utilizada
- A ocitocina pode ser utilizada com parcimônia, quando necessário
- A indução pode ser realizada, dando-se preferência ao preparo do colo com sonda Foley.

Não há necessidade em revisar rotineiramente a cicatriz da cesárea anterior após o parto.

Pontos-chave

- Cesariana, ou cesárea, é o ato cirúrgico que consiste na incisão do abdome e da parede do útero para retirar o feto ali desenvolvido
- Indicações podem ser divididas em absolutas e relativas (maternas, fetais e materno-fetais). As cesarianas prévias, a progressão anormal do parto, o sofrimento fetal e apresentação pélvica estão entre as principais indicações
- A técnica preferencial da cesárea utiliza a anestesia raquidiana e a incisão de Pfannenstiel ou Joel-Cohen modificada
- À técnica, estão incorporadas a não sutura dos peritônios visceral e parietal e a histerorrafia por chuleio
- Constituem dificuldades, acidentes e complicações peroperatórias da cesárea a hemorragia, a extração fetal difícil e as aderências
- A hemorragia deve ser prevenida com ocitocina 5 UI em *bolus* (por 1 min) e/ou iniciar a infusão da dose de 10 a 40 UI em 1 ℓ de soro por 4 a 8 horas
- Entre as hemorragias, destacam-se as lesões dos grandes pedículos vasculares, a placenta prévia-cesárea e a hemorragia por atonia uterina
- As complicações pós-operatórias incluem a infecção (endometrite, abscesso pélvico, tromboflebite séptica e infecção do sítio operatório)
- A antibioticoterapia profilática (cefazolina 2 g) antes da incisão da pele está indicada para prevenção de infecção em todas as cirurgias. Outras medidas que reduzem risco de infecção pós-operatória incluem preparo vaginal com solução antisséptica e não realizar extração manual da placenta
- O parto vaginal está recomendado para todas as mulheres com uma ou duas cesáreas prévias que não tenham contraindicação à prova de trabalho de parto após cesárea.

59

Procedimentos para Interromper a Gravidez

Marcos Nakamura Pereira
Jorge Rezende Filho

Abortamento de
1º trimestre, 893

Abortamento de
2º trimestre, 897

Os procedimentos para a interrupção da gravidez podem ser cirúrgicos ou clínicos e variam com o trimestre da gravidez: 1º trimestre (até 12 semanas) e 2º trimestre (13 a 26 semanas).

Abortamento de 1º trimestre

Quando houver necessidade, seja nos casos de abortamento retido, seja no abortamento incompleto ou na interrupção legal da gestação, a mulher deverá ser aconselhada quanto às vantagens e desvantagens dos métodos de abortamento.

A Tabela 59.1 apresenta as vantagens e desvantagens dos métodos farmacológicos e cirúrgicos no 1º trimestre.

Tabela 59.1 Vantagens e desvantagens no abortamento farmacológico e cirúrgico no 1º trimestre.

Abortamento farmacológico	Em geral, evita o procedimento cirúrgico
	Em geral, evita o uso de anestesia
	Dias a semanas para completar processo
	Alta taxa de sucesso (cerca de 85% com misoprostol)
	Sangramento comumente não percebido como leve
	Requer seguimento para assegurar o aborto completo
Abortamento cirúrgico	Envolve procedimento invasivo
	Permite uso de sedação se desejado
	Completa-se processo em tempo previsível
	Alta taxa de sucesso (99%)
	Sangramento comumente percebido como leve
	Não requer seguimento na maioria dos casos

Adaptada de American College of Obstetricians and Gynecologists. ACOG practice bulletin no. 183: postpartum hemorrhage. Obstet Gynecol. 2017;130(4):e168-86.

Abortamento farmacológico de 1º trimestre

A grande descoberta que impulsionou o abortamento clínico foi a da mifepristona em 1980, fármaco de ação antiprogesterônica. A evidência de que a mifepristona aumenta a sensibilidade do miométrio gravídico às prostaglandinas possibilita o esquema combinado altamente eficaz para a indução do abortamento com poucos efeitos colaterais.

O acesso limitado à mifepristona resultou em protocolos que utilizam apenas a prostaglandina (misoprostol), e isso é verdadeiro em nossa realidade.

É um análogo da PGE$_1$ utilizado para induzir o abortamento. A ação do misoprostol ocorre particularmente no amadurecimento do colo, além de ter forte efeito uterotônico.

O uso isolado do misoprostol é alternativa válida ao abortamento cirúrgico, embora a taxa de interrupção seja menor e a de efeitos colaterais, mais elevada. Esse fármaco representa uma opção não invasiva e com boa aceitabilidade no abortamento, além de reduzir a necessidade de procedimentos cirúrgicos ou anestesia.

Para interrupção da gestação, o esquema mais eficaz de uso no 1º trimestre seria a associação de 200 mg de mifepristona oral seguida de misoprostol 800 mcg vaginal, bucal ou sublingual, 24 a 48 horas depois. Esse esquema resulta em 95 a 99% de abortamento completo em gestações com até 9 semanas. O misoprostol isolado, na dose de 800 mcg a cada 3 a 12 horas (por três doses), tem eficácia menor, mas, ainda assim, elevada (85%) para essa mesma faixa de idade gestacional. Esquema alternativo proposto é letrozol 10 mg, via oral, por 3 dias, seguido de misoprostol 800 mcg sublingual no 4º dia.

Para aborto retido, os esquemas recomendados são similares aos de interrupção da gestação, e a 1ª opção seria a associação mifepristona seguida de misoprostol. Já para aborto incompleto, só se recomenda o misoprostol, em geral com doses menores que as anteriormente recomendadas.

Os esquemas posológicos para interrupção da gestação variam de acordo com o diagnóstico clínico e a idade gestacional, conforme ilustra a Tabela 59.2, com as recomendações da Federação Internacional de Ginecologia e Obstetrícia (FIGO).

Tabela 59.2 Recomendação para uso do misoprostol no abortamento de 1º e 2º trimestres.

< 13 semanas	13 a 27 semanas
Interrupção da gravidez 800 µg VV*/VSI/VB, 1 dose ≥ 10 semanas, 800 µg a cada 3 h	**Interrupção da gravidez** 13 a 24 semanas: 400 µg VV*/VSI/VB a cada 3 h 25 a 27 semanas: 200 µg VV*/VSI/VB a cada 4 h
Aborto retido 800 µg VV*/VSI/VB, 1 dose ≥ 10 semanas, 800 µg a cada 3 h	**Aborto retido/morte fetal** 13 a 24 semanas: 400 µg VV/VSI/VB a cada 3 h 25 a 27 semanas: 200 µg VV/VSI/VB a cada 4 h
Aborto incompleto 600 µg VO (×1) ou 400 µg VSI (×1) ou 800 µg VB (×1)	**Aborto incompleto** 13 a 24 semanas: 400 µg VB/VSI a cada 3 h
Preparação cervical para aborto cirúrgico Não necessária, ou considerar 400 µg VV ou VSI 1 a 2 h antes do procedimento	**Preparação cervical para aborto cirúrgico** 13 a 17 semanas: 400 µg VV/VSI/BU 1 a 3 h antes do procedimento > 17 semanas: tem que ser combinado com outras modalidades; dilatadores osmóticos 1 a 2 dias antes do procedimento

*Evitar via vaginal em caso de hemorragia e/ou sinais de infecção. *VB*, via bucal; *VO*, via oral; *VSI*, via sublingual; *VV*, via vaginal. Disponível em https://www.figo.org/resources/figo-mifepristone-misoprostol-and-misoprostol-only-dosing-charts-2023

Os eventos adversos relacionados com o uso do misoprostol, como febre, náuseas, vômitos, dor abdominal e diarreia, ocorrem principalmente com a administração de doses maiores e intervalos mais curtos. Recomenda-se uso de anti-inflamatórios não esteroidais para manejo da dor.

Entre as complicações do abortamento farmacológico, estão incluídas: continuação da gravidez, retenção de restos ovulares, hemorragia e infecção.

A infecção secundária ao abortamento farmacológico é rara, com estimativa inferior a 1%; além disso, não há indicação de antibiótico profilático. Tanto a ultrassonografia transvaginal quanto a gonadotrofina coriônica humana (hCG) podem ser usadas para o seguimento. É comum endométrio espesso e heterogêneo em mulheres com expulsão completa; por isso, os achados ultrassonográficos devem ser analisados em conjunto com os sintomas da paciente – sangramento intenso, dor pélvica persistente, febre – antes de se considerar ser necessário o esvaziamento cirúrgico. Se o quadro clínico for bom, nem o sangramento prolongado ou os achados sonográficos suspeitos de retenção de restos ovulares indicam a necessidade de intervenção cirúrgica.

Ainda que haja alguma controvérsia, recomenda-se uso de imunoglobulina anti-D Rh para mulheres Rh-negativo.

Abortamento cirúrgico de 1º trimestre

O abortamento cirúrgico de 1º trimestre é procedimento muito eficaz (99%) e seguro. Há duas opções para o abortamento cirúrgico de 1º trimestre (até 12 semanas): dilatação e curetagem (D&C) e aspiração a vácuo mecânica, conhecida como aspiração manual intrauterina (AMIU). A Organização Mundial da Saúde (OMS) recomenda que esta última seja o método de eleição do abortamento cirúrgico de 1º trimestre, uma vez que as taxas de complicações importantes da curetagem são 2 a 3 vezes mais altas.

O procedimento de dilatação e curetagem implica dilatar o colo uterino com dilatadores mecânicos (velas do tipo Hegar) e utilização de pinças e curetas metálicas para retirar o material ovular da cavidade uterina (Figuras 59.1 a 59.3).

A AMIU consiste na utilização de cânulas Karman, de plástico e com diâmetros variando de 4 a 12 mm, a depender da idade gestacional, acopladas à seringa com vácuo, promovendo a retirada dos restos ovulares por meio da raspagem da cavidade uterina e por aspiração (Figuras 59.4 e 59.5). Não se recomenda revisão do procedimento com cureta metálica. O procedimento também pode ser realizado com bomba a vácuo que utilize uma fonte elétrica, conhecida como aspiração elétrica a vácuo. O procedimento pode ser realizado com bloqueio paracervical associado a sedação.

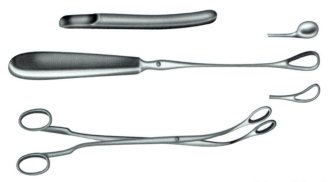

Figura 59.1 Exemplar de vela tipo Hegar para a dilatacao instrumental do canal do colo; cureta romba e cortante, com e sem fenestracao; pinça de ovo tipo Kelly ou Munde.

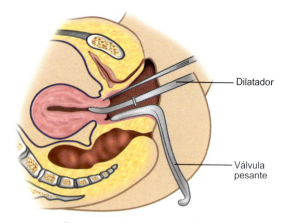

Figura 59.2 Dilatação mecânica do colo.

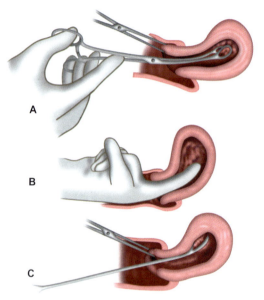

Figura 59.3 Principais procedimentos para o esvaziamento da cavidade uterina. **A.** Pinça de ovo. **B.** Curagem. **C.** Curetagem.

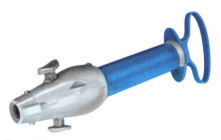

Figura 59.4 Aparelho de aspiração a vácuo manual.

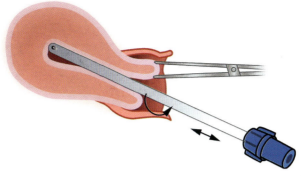

Figura 59.5 Técnica da aspiração manual intrauterina usando movimentos rotatórios a partir do fundo de útero.

A preparação do colo uterino pode ser realizada com 400 mcg de misoprostol vaginal 3 horas antes do procedimento (ver Tabela 59.2). A preparação é ainda mais vantajosa para os casos de anomalias ou cirurgia prévia no colo uterino, para as adolescentes e para gestação avançada. Essas situações implicam maior risco de lesão cervical e perfuração uterina.

As complicações incluem: continuação da gravidez, abortamento incompleto, hemorragia, hematômetra, laceração cervical, perfuração uterina e infecção (Figura 59.6).

A perfuração uterina pode ocorrer durante a dilatação ou a histerometria, esta última hoje dispensável, e após o acidente a aspiração há de ser monitorada com a ultrassonografia. Para pacientes assintomáticas, sem sangramento intra-abdominal ou lesão visceral, a observação é medida apropriada. Para as sintomáticas, a laparotomia se impõe com o possível reparo dos intestinos ou de qualquer outra lesão intraperitoneal.

Está indicada a antibioticoterapia profilática universal com a doxiciclina 100 mg, via oral, antes do procedimento, e 200 mg depois (ver seção Abortamento de 2º trimestre).

À semelhança do recomendado para o abortamento farmacológico, mulheres Rh-negativo devem receber a imunoglobulina até 72 horas após o procedimento.

Abortamento de 2º trimestre

O abortamento de 2º trimestre é aquele realizado entre 13 e 26 semanas da gestação.

Os procedimentos para provocar o abortamento de 2º trimestre são médicos – indução com o misoprostol (e mifepristona, quando disponível) – e cirúrgicos – dilatação e esvaziamento (D&E) e cirurgia abdominal.

Nos EUA a grande maioria (95%) das interrupções de 2º trimestre é realizada pela D&E, enquanto, em nosso meio, o abortamento farmacológico parece ser preponderante.

Abortamento farmacológico de 2º trimestre

A associação entre mifepristona e misoprostol também é recomendada no 2º trimestre, tanto para o aborto retido quanto para as interrupções da gestação. A diferença é a dose de misoprostol, de 400 μg por via vaginal, sublingual ou bucal de 3/3 horas. Não havendo disponibilidade de mifepristona, utiliza-se apenas o misoprostol.

Nos casos de abortamento legal após 20 semanas, pode-se induzir o óbito fetal, com injeção de cloreto de potássio intracardíaco guiada pela ultrassonografia, a fim de evitar a sobrevida temporária do feto após o nascimento.

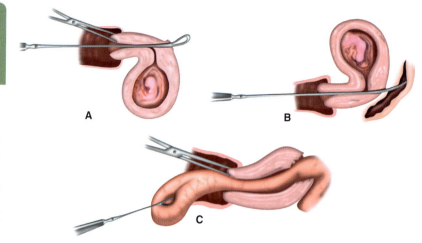

Figura 59.6 Alguns acidentes da dilatação cervical e da curetagem. **A.** Útero em exagerada retroflexão. O instrumento (cureta, vela, histerômetro) perfura o útero em sua parede ventral. O acidente será evitado cuidando-se de avaliar corretamente a direção do canal da cérvice e da cavidade uterina; a tração exercida sobre o colo, para esse fim pinçado, tende a retificar o trajeto e contribui para afastar a complicação. **B.** Útero em acentuada anteflexão. O acidente ocorreu na parede dorsal. Essa figura representa a perfuração com histerômetro, mas ela sucede, por igual, com a cureta (**A**) e as velas dilatadoras. **C.** Após perfurar e dilacerar o útero na região fúndica, a cureta apreende e exterioriza a alça intestinal.

Em geral se esperam 2 horas pela saída da placenta, embora períodos mais prolongados possam ser tolerados. Quando indicada a extração cirúrgica da placenta ela será realizada por aspiração, com pinça longa ou extração manual, conforme idade gestacional.

Além de anti-inflamatórios não esteroidais, o manejo da dor do abortamento farmacológico de 2º trimestre pode requerer antieméticos, opioides ou mesmo bloqueio de condução, quando disponível.

Abortamento cirúrgico de 2º trimestre

Dilatação e esvaziamento. A D&E requer a preparação prévia do colo para promover a sua dilatação e o seu amolecimento, evitando a laceração. Para essa finalidade, são utilizados os dilatadores osmóticos (laminária ou sintéticos) (Figura 59.7) ou o misoprostol (400 µg via vaginal 3 horas antes do esvaziamento), ou mifepristona, ou mesmo a combinação de todos eles. A D&E começa com a aspiração do líquido amniótico e é seguida pela extração do feto em partes e da placenta com pinça longa; por fim, é completada por curetagem ou aspiração. Na falha do abortamento farmacológico, deve ser o método de eleição. O procedimento pode ser realizado com bloqueio paracervical associado a sedação, ainda que o bloqueio de condução seja preferível para esses casos. Profilaxia antibiótica, como já descrita para abortamento cirúrgico de 1º trimestre, está indicada.

Cirurgia abdominal. Procedimento de exceção, pela sua maior morbidade, consiste habitualmente na histerotomia (microcesárea) (Figura 59.8). A cirurgia abdominal só é indicada quando os procedimentos farmacológicos e a D&E falharem ou forem contraindicados.

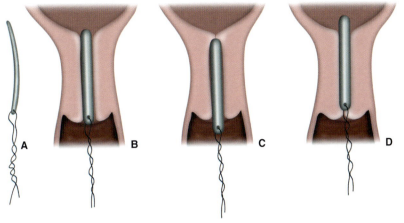

Figura 59.7 Colocação de laminária para dilatação do canal cervical. **A.** A laminária, antes de introduzida. **B.** Corretamente colocada. A laminária se alarga, pela absorção de fluidos, e dilata todo o canal, inclusive os orifícios externo e interno. **C** e **D.** Procedimentos incorretos, deixando de dilatar-se uma parte do canal cervical, por introdução insuficiente ou excessiva.

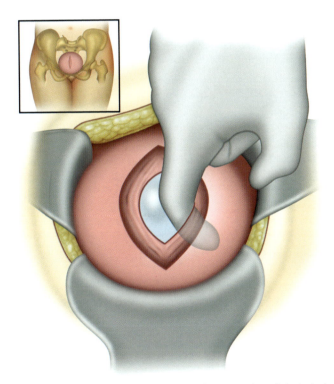

Figura 59.8 Descolamento digital do ovo por ocasião da microcesárea. (Adaptada de Douglas RG, Stromme WB. Operative obstetrics. New York: Appleton-Century-Crofts; 1957.)

Complicações do abortamento de 2º trimestre

O abortamento provocado cirúrgico é seguro, desde que realizado por profissional habilitado. A taxa de complicação é de 0,5% para o procedimento de 1º trimestre e de 1% para a interrupção no 2º trimestre.

A taxa de mortalidade por abortamento legal é extremamente baixa (0,6:100.000 casos) e está intimamente relacionada com a idade gestacional – 0,1:100.000 procedimentos com 8 ou menos semanas e 8,9:100.000 procedimentos com 21 semanas, sendo riscos menores que mortalidade materna relacionada com o parto na maioria dos países. Já a taxa de mortalidade por procedimentos de abortamento inseguro é 30/100.000 na América Latina e no Caribe, e chega a 520/100.000 na África Subsaariana.

As complicações associadas com a D&E e o abortamento farmacológico são raras e incluem hemorragia, hematômetra, atonia uterina, coagulação intravascular disseminada (CID), laceração cervical, retenção de restos ovulares, infecção e embolia. A perfuração uterina pode ocorrer com a D&E e a ruptura uterina, com o abortamento farmacológico.

Hemorragia. A hemorragia que demanda transfusão ocorre em 0,1 a 0,6% dos casos de D&E e em 0,7% após a indução farmacológica no 2º trimestre.

Etiologias relatadas para a hemorragia pós-abortamento incluem atonia uterina, retenção de restos ovulares, laceração cervical, perfuração ou ruptura uterina, placentação anormal e CID.

O tratamento foi particularizado no Capítulo 54.

Hematômetra. Acúmulo de sangue no útero (250 a 1.500 mℓ) minutos ou horas após o procedimento, determinando cãibra ou pressão retal, hipotensão, reflexo vagal. A ultrassonografia é diagnóstica ao revelar o coágulo intrauterino. O hematômetra é tratado com reaspiração intrauterina e uterotônicos (metilergonovina). Ácido tranexâmico pode também auxiliar no tratamento.

Laceração cervical. Incide em até 3,3% dos casos de abortamento de 2º trimestre e está associada tanto à D&E quanto ao abortamento clínico.

Perfuração uterina. Tem sido relatado que a frequência da perfuração uterina no abortamento cirúrgico de 2º trimestre é de 0,2 a 0,5%.

Ruptura uterina. O risco de ruptura uterina após o abortamento induzido com o misoprostol em mulheres com cesárea prévia é de 0,28%, enquanto o risco em mulheres sem antecedentes de cesárea é de 0,04%, diferença não significativa. Por isso, a indução com o misoprostol não está contraindicada em mulheres com cesárea anterior.

Coagulação intravascular disseminada. A hemorragia copiosa pode conduzir a um quadro de coagulopatia (CID), especialmente se o abortamento foi indicado em caso de morte fetal no 2º trimestre.

Retenção de restos ovulares. Tem sido relatada em menos de 1% dos casos de D&E, mas incide em 8% dos abortamentos farmacológicos.

Infecção. Tem sido relatado que a prevalência de infecção no abortamento de 2º trimestre é de 0,1 a 4%, maior no procedimento cirúrgico do que no farmacológico. A administração de antibiótico profilático (em geral, doxiciclina) reduz o risco de infecção após o abortamento cirúrgico em 40%, sendo, por isso, recomendada.

A infecção (abortamento infectado) é preferentemente associada à retenção de restos ovulares (abortamento incompleto).

Embolia. A embolia por líquido amniótico (ELA) ocorre entre 1:10.000 e 1:80.000 gestações, e quando incide após o abortamento de 2º trimestre a taxa de mortalidade é de 80%.

Pontos-chave

- O abortamento clínico de 1º e de 2º trimestre é realizado no Brasil com misoprostol vaginal
- A aspiração manual intrauterina é tão eficaz quanto a aspiração elétrica no abortamento provocado de 1º trimestre, embora muitos limitem o procedimento até 8 a 10 semanas
- A dilatação e aspiração-curetagem é o procedimento-padrão de abortamento de 1º trimestre (até 12 semanas)
- As complicações após o abortamento cirúrgico aumentam com a idade gestacional
- A profilaxia antibiótica (doxiciclina) antes do procedimento deve ser obrigatória no abortamento cirúrgico
- A ultrassonografia tem valor controvertido para identificar restos ovulares no abortamento de 1º trimestre
- O abortamento cirúrgico de 2º trimestre (13 a 26 semanas) é realizado por dilatação e esvaziamento.
- Aconselha-se dilatação cervical prévia (laminária ou misoprostol) no abortamento cirúrgico de 2º trimestre
- A morte fetal indicada (KCl intracardíaco) pode ser aconselhada nos abortamentos de mais de 20 semanas, precedendo a indução com misoprostol, para evitar a sobrevida fetal
- A histerotomia (microcesárea), pela sua elevada morbidade, raramente é indicada no abortamento de 2º trimestre.

60

Histerectomia e Esterilização Pós-Parto

Histerectomia pós-parto, 902

Esterilização pós-parto, 906

Marcos Nakamura Pereira
Jorge Rezende Filho

Histerectomia pós-parto

A histerectomia pós-parto é procedimento cirúrgico de emergência realizado, em geral, para salvar a vida da paciente e assegurar o controle de hemorragia copiosa. Atinge 5% dos casos que cursaram com hemorragia até 6 semanas pós-parto em países de baixa e média rendas.

A histerectomia pós-parto tem incidência bastante variável entre os países em função da renda, e pode variar de 0,2 por mil partos na Noruega até 10 histerectomias pós-parto a cada mil partos na Índia. No Brasil, dados de inquéritos populacionais encontraram prevalência de 0,2% em 2006.

Fatores de risco

Os principais fatores de risco para histerectomia pós-parto são cesariana na gestação atual, cesariana prévia, multiparidade, idade materna avançada e placentação anormal. A cesariana eleva em 11 vezes a chance de histerectomia, enquanto a cesárea prévia a aumenta em 7,5 vezes. Esses fatores de risco explicam a razão pela qual a histerectomia pós-parto vem aumentando de incidência. Como consequência, há cada vez mais casos de placenta prévia e acretismo placentário, que aparecem como principais fatores de risco para histerectomia em vários estudos e chegam a elevar a chance de histerectomia em 68 e 495 vezes, respectivamente. Outros fatores de risco incluem gestação múltipla e curetagem prévia.

Indicações

As principais indicações de histerectomia pós-parto são as emergências hemorrágicas, notadamente a placentação anormal (acretismo placentário, placenta prévia, descolamento prematuro da placenta), a atonia uterina e a ruptura uterina. Essas causas respondem por 90% ou mais das indicações. Entre as causas remanescentes, destaca-se a infecção, que pode estar subestimada nas casuísticas. Leiomiomas e lacerações cervicais e uterinas são outras indicações que aparecem nas estatísticas (Tabela 60.1).

A placentação anormal vem superando a atonia pós-parto como a causa mais importante de histerectomia pós-parto no mundo (Tabela 60.2). A despeito de a atonia uterina ser a causa mais frequente de hemorragia pós-parto, a proporção de mulheres com placentação anormal que necessitarão de histerectomia é muito maior.

Histerectomia total ou subtotal?

Há argumentos valorosos que defendem as duas hipóteses: que a histerectomia deva ser total ou subtotal. Porém, elas não diferem muito das enumeradas em torno da retirada completa ou parcial da víscera, fora do ciclo puerperal.

Nas jovens, não é aconselhável a exérese total, e a subtotal deverá ser feita, se possível. Em geral, a histerectomia tem, na hemorragia indominável, sua comum indicação. O estado geral da paciente, precário, por vezes agônico, impõe a ablação supravaginal, mais rápida, podendo ultimar-se em campo reduzido e com anestesia superficial. A perda de sangue na histerectomia total é nitidamente superior, pois as transfusões são pelo menos duas vezes mais frequentes, e as lesões vesicais e do ureter são observadas com frequência. Embora a histerectomia subtotal apresente menor morbidade, a total constitui a técnica preferencial nos casos de placentação anômala.

Tabela 60.1 Indicações de histerectomia pós-parto.

Indicações	Incidência (%)
Placenta acreta	38
Atonia uterina	29
Ruptura uterina	32
Sangramento não identificado	9
Placenta prévia	7
DPP	2
Mioma	1
Outras	< 2

DPP, descolamento prematuro da placenta.

Tabela 60.2 Indicações de histerectomia pós-parto em função da renda do país.

Renda do país	Placentação anormal (%)	Atonia uterina (%)	Ruptura uterina (%)
Baixa	25	36	25
Média baixa	20	17	53
Média alta	39	32	20
Alta	48	31	12
Total (mundo)	38	27	26

Adaptada de Van den Akker T, Brobbel C, Dekkers OM, Bloemenkamp KW. Prevalence, indications, risk indicators, and outcomes of emergency peripartum hysterectomy worldwide: a systematic review and meta-analysis. Obstet Gynecol. 2016;128(6):1281-94.

Técnica da histerectomia subtotal

Caso haja planejamento prévio de uma histerectomia, como nos casos de placenta increta ou percreta diagnosticadas no pré-natal, a cesárea corporal pode ser acolhida apenas pela sua simplicidade, especialmente na presença de placenta prévia total.

Nos casos em que a histerectomia é indicada após parto vaginal, ela geralmente se constitui em emergência. A via de acesso abdominal pode ser a infraumbilical, mas as incisões de Joel-Cohen ou Joel-Cohen modificada (ver Capítulo 58) permitem acesso igualmente rápido ao útero. A administração de antibiótico profilático é recomendada para todas as mulheres. Eventualmente, em caso de sangramento vultoso, uma pinça atraumática pode ser colocada nos ligamentos infundibulopélvicos (deslocados inferiormente junto ao corpo uterino) em conjunto com as artérias uterinas bilateralmente, permitindo tempo maior para preparo da equipe e do material cirúrgico.

A técnica é a mesma realizada para cirurgias ginecológicas. Inicia-se pela ligadura dos ligamentos redonda, seguidos dos ligamentos uterovarianos, das tubas uterinas e da porção superior dos ligamentos largos, de cada lado, seccionados entre pinças fortes (Figura 60.1).

Em seguida, será realizada a dissecção dos ligamentos largos, que, depois de abertos, deixarão à vista a zona dos pedículos vasculares (artéria e veia uterinas), a seguir laqueados e seccionados (Figura 60.2). Antes, porém, prepara-se o retalho posterior do peritônio, descolando-se a serosa do útero. O folheto posterior do ligamento largo é incisado medialmente, começando na região lateral do útero e terminando próximo ao ligamento uterossacro. Essa etapa afunda o ureter na pelve, afastando-o do local de clampeamento dos vasos uterinos.

Nos casos em que a histerectomia é consecutiva à cesárea, pode-se prolongar a incisão histerotômica que serviu à cesárea para se fazer a amputação supravaginal da matriz, cuja porção cervical se apreende e fixa com pinça de Pozzi (Figura 60.3 A). Cerra-se o coto por pontos separados (Figura 60.3 B), simples ou em forma de "U", com categute cromado nº 0.

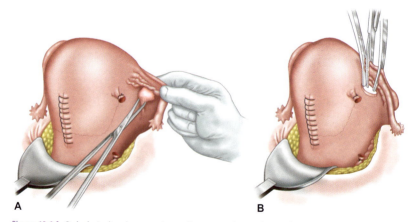

Figura 60.1 A. O dedo indicador penetra no ligamento largo abaixo do ligamento uterovariano e da tuba uterina; pode-se recorrer à tesoura romba para abertura de janela no ligamento largo. **B.** Duas pinças são colocadas na tuba uterina, e o ligamento uterovariano e suas pontas penetram na janela criada no ligamento largo. Uma pinça é colocada perto dos cornos para limitar o sangramento de retorno, e outra de 2 a 3 cm de distância, lateralmente, seccionando-se o pedículo superior em seguida. (Adaptada de Yeomans ER, Hoffman BL, Gilstrap LC III, Cunningham FG. Cirurgia obstétrica de Cunningham e Gilstrap: procedimentos simples e complexos. 3. ed. Porto Alegre: AMGH Editora; 2019.)

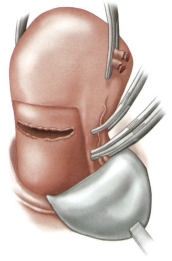

Figura 60.2 Uma pinça forte é colocada nos vasos uterinos, e uma segunda pinça é posicionada acima da primeira, para evitar o sangramento reverso. O pedículo vascular é, então, seccionado e ligado. (Adaptada de Yeomans ER, Hoffman BL, Gilstrap LC III, Cunningham FG. Cirurgia obstétrica de Cunningham e Gilstrap: procedimentos simples e complexos. 3. ed. Porto Alegre: AMGH Editora; 2019.)

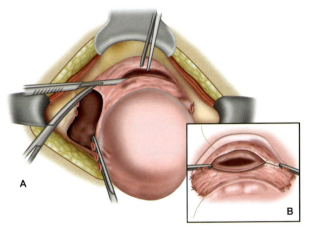

Figura 60.3 Histerectomia-cesárea subtotal. **A.** Amputação supravaginal do útero. **B.** Fechamento do coto uterino.

Prognóstico

A histerectomia pós-parto, associada à morbimortalidade importante, é realizada mais frequentemente e tem pior prognóstico nos países de menor renda. A taxa de mortalidade por 100 histerectomias pós-parto nos países desenvolvidos é de 2,5, enquanto nos países menos desenvolvidos é de 11,9. No que se refere às complicações, a perda sanguínea média é 3,5 ℓ de sangue, e lesões da bexiga e ureter ocorrem em 3% dos casos. Cerca de 90% das mulheres recebem transfusão de hemácias em hospitais de países desenvolvidos.

Esterilização pós-parto

No Brasil, segundo a Pesquisa Nacional de Demografia e Saúde (PNDS) de 2006, a esterilização feminina era o método contraceptivo mais usado no Brasil (22% de todas as mulheres), especialmente por mulheres vivendo alguma forma de união. Destas, 29% estavam esterilizadas. Dados da Pesquisa Nacional de Saúde de 2019 revelaram redução modesta do percentual de mulheres, entre 15 e 49 anos sexualmente ativas nos 12 meses anteriores, esterilizadas (17%). Na faixa etária de 35 a 49 anos, a esterilização (feminina ou masculina) ainda era o método de contracepção mais prevalente (38,7%).

A realização da esterilização cirúrgica no Brasil é regulamentada pela Lei nº 9.263/1996, modificada pela Lei nº 14.443/2022, que passou a vigorar em 2023. Conforme o artigo 10 dessa Lei, somente é permitida a esterilização voluntária nas seguintes situações:

I – em homens e mulheres com capacidade civil plena e maiores de 21 (vinte e um) anos de idade ou, pelo menos, com 2 (dois) filhos vivos, desde que observado o prazo mínimo de 60 (sessenta) dias entre a manifestação da vontade e o ato cirúrgico, período no qual será propiciado à pessoa interessada acesso a serviço de regulação da fecundidade, inclusive aconselhamento por equipe multiprofissional, com vistas a desencorajar a esterilização precoce;

II – risco à vida ou à saúde da mulher ou do futuro concepto, testemunhado em relatório escrito e assinado por dois médicos.

§ 1º É condição para que se realize a esterilização o registro de expressa manifestação da vontade em documento escrito e firmado, após a informação a respeito dos riscos da cirurgia, possíveis efeitos colaterais, dificuldades de sua reversão e opções de contracepção reversíveis existentes.

§ 2º A esterilização cirúrgica em mulher durante o período de parto será garantida à solicitante se observados o prazo mínimo de 60 (sessenta) dias entre a manifestação da vontade e o parto e as devidas condições médicas.

§ 3º Não será considerada a manifestação de vontade, na forma do § 1º, expressa durante ocorrência de alterações na capacidade de discernimento por influência de álcool, drogas, estados emocionais alterados ou incapacidade mental temporária ou permanente.

§ 4º A esterilização cirúrgica como método contraceptivo somente será executada através da laqueadura tubária, vasectomia ou de outro método cientificamente aceito, sendo vedada através da histerectomia e ooforectomia.

§ 5º (Revogado).

§ 6º A esterilização cirúrgica em pessoas absolutamente incapazes somente poderá ocorrer mediante autorização judicial, regulamentada na forma da Lei.

As alterações dadas pela Lei nº 14.443/2022 ampliaram bastante o acesso à laqueadura tubária, reduzindo a idade para quem não tem 2 filhos vivos para 21 anos, revogando o § 5º, que exigia concordância do cônjuge, e eliminando as restrições para laqueadura no momento do parto, que antes exigia a presença de cesarianas sucessivas anteriores. No entanto, foram mantidas as penalidades ao descumprimento da Lei, incluindo o agravamento da pena em caso de cesárea indicada exclusivamente para fins de esterilização.

O arrependimento já foi estimado entre 11 e 15% em mulheres brasileiras esterilizadas, e por isso outros métodos reversíveis devem ser encorajados antes de se tomar decisão pela esterilização.

Esterilização tubária

A esterilização tubária pode ser realizada em associação com a gravidez (esterilização pós-parto) ou após intervalo (esterilização intervalada ou não relacionada com a gravidez). Mais de 60% dos casos de esterilização tubária são realizados pós-parto durante a hospitalização para a cesariana ou parto vaginal. É a única que será tratada aqui.

Técnica

A esterilização pós-parto é executada geralmente por laparotomia – seja por meio de incisão para a operação cesariana, seja por minilaparotomia (Sautter), vale dizer, pequena incisão subumbilical, seguindo a curvatura natural do umbigo, após o parto vaginal (preferencialmente dentro de 48 horas, antes que tenha ocorrido involução uterina substancial). As anestesias mais utilizadas são as de condução. É importante identificar e isolar a tuba uterina antes da ligadura e não a confundir com o ligamento redondo.

O procedimento de Pomeroy é provavelmente o mais realizado no Brasil; sua técnica foi descrita por seus colegas após a sua morte. A porção média da tuba uterina é apreendida criando alça, que é ligada e ressecada à tesoura ou com bisturi elétrico. É importante utilizar sutura absorvível de modo a assegurar que as extremidades ressecadas se mantenham separadas (Figura 60.4).

Outro método semelhante que pode ser utilizado é o de Parkland. Nesse método, cria-se uma janela em uma porção avascular da mesossalpinge, seguida de uma ligadura proximal e outra distal a 2,5 a 3 cm de distância. Feitas as ligaduras, resseca-se, assim, uma porção de cerca de 2 cm da tuba uterina (Figura 60.5).

A salpingectomia pode ser considerada, ainda que de execução mais difícil, devido à redução de câncer de ovário observada em mulheres que a realizaram.

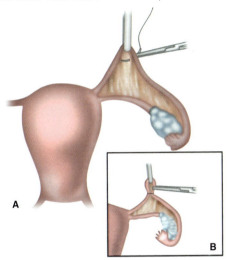

Figura 60.4 Esterilização cirúrgica pelo método de Pomeroy. A. Ligadura da alça. B. Ressecção com tesoura.

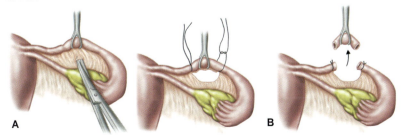

Figura 60.5 Método de Parkland para esterilização cirúrgica. A. Uma "janela" avascular é aberta na mesossalpinge e são realizadas ligaduras tubárias em suas extremidades. B. Realiza-se a remoção da porção de tuba uterina entre as ligaduras.

Eficiência

Embora todas as técnicas de esterilização tubária sejam altamente efetivas, o risco de gravidez varia com o tempo pós-ligadura, a idade da paciente e o método de oclusão. A gravidez pode ocorrer muitos anos após o procedimento, e, quando acontece, o risco de gravidez tubária é grande (cerca de 30%).

A taxa anual de falha da esterilização tubária tradicional é comparável à de outros métodos reversíveis a longo prazo, tais como os dispositivos intrauterinos de cobre e hormonal. O risco de gravidez tubária para todos os grupos etários aumenta com o tempo após a cirurgia: 0,0 por mil no 1º ano; 1,5 por mil até 5 anos; e 1,5 por mil até 10 anos.

Complicações cirúrgicas

Mortalidade atribuída à esterilização tubária é rara; e morbidade séria, incomum.

O risco maior de morbidade após a esterilização ao tempo da cesárea decorre primariamente do risco da cirurgia; concomitantemente após a via vaginal, está potencialmente relacionado com as complicações da gravidez ou do parto. Sangramento oriundo dos ramos tubários dos vasos ovarianos e do plexo pampiniforme pode acarretar conversão da minilaparotomia subumbilical para acesso abdominal de maior diâmetro, a fim de facilitar a hemostasia.

Complicações tardias

Função menstrual. As mais recentes investigações clínicas e laboratoriais negam veementemente a possibilidade de anormalidades menstruais (síndrome pós-ligadura tubária). Concluiu-se que os efeitos da esterilização tubária no padrão menstrual são negligíveis.

Histerectomia. Embora mulheres que sofreram a esterilização tubária estejam mais sujeitas a realizar histerectomia subsequente, não há bases biológicas evidentes para essa associação.

Função sexual. A esterilização tubária apresenta pouco ou nenhum efeito na função sexual da maioria das mulheres.

Pontos-chave

- A histerectomia pós-parto é procedimento cirúrgico de emergência em geral realizado para salvar a vida da paciente e assegurar o controle de hemorragia copiosa
- As principais indicações de histerectomia pós-parto são as emergências hemorrágicas, notadamente a placentação anormal (acretismo placentário, placenta prévia, descolamento prematuro da placenta), a atonia uterina e a ruptura uterina
- Há preferência para a realização da histerectomia subtotal em face da situação de emergência em que se opera
- A histerectomia pós-parto, associada à morbimortalidade importante, é realizada mais frequentemente e tem pior prognóstico nos países de menor renda
- A esterilização pós-parto pode ser praticada concomitantemente com a cirurgia cesariana ou após o parto vaginal (preferencialmente até 48 horas) por meio de minilaparotomia subumbilical
- Mudanças na Lei nº 9.263/1996, promovidas pela Lei nº 14.443/2022, permitem a esterilização às mulheres com capacidade civil e maiores de 21 (vinte e um) anos de idade ou, pelo menos, com 2 (dois) filhos vivos, desde que observado o prazo mínimo de 60 (sessenta) dias entre a manifestação da vontade e o ato cirúrgico
- A esterilização pode ser realizada por meio de salpingectomia parcial (técnicas de Pomeroy ou Parkland) ou pela salpingectomia total bilateral
- Em pacientes que apresentam teste de gravidez positivo após ligadura tubária, a gravidez ectópica tem de ser investigada
- A ligadura tubária não tem intenção de ser reversível
- A síndrome pós-ligadura tubária de anormalidades menstruais não tem comprovação científica.

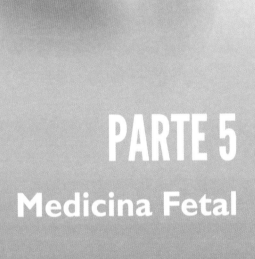

PARTE 5
Medicina Fetal

61 Ultrassonografia, 911

62 Avaliação Anteparto da Vitabilidade Fetal, 925

63 Diagnóstico Pré-Natal, 935

64 Malformações Fetais, 954

65 Hidropisia Fetal Não Imune, 999

61

Ultrassonografia

Joffre Amim Junior
Jorge Rezende Filho

Modelo piramidal, 911

Ultrassonografia de 1º trimestre
(11 a 13⁺⁶ semanas), 911

Ultrassonografia morfológica
de 2º trimestre
(20 a 24 semanas), 916

Ultrassonografia de
3º trimestre, 920

Ultrassonografia 3D/4D, 921

Doppler, 921

Segurança, 923

Recomendações básicas da
ISUOG, 923

Quando perguntado a um antigo presidente do Royal College of
Obstetricians and Gynaecologists quais foram os três mais
importantes avanços na especialidade no século XX, ele
respondeu: ultrassom, ultrassom, ultrassom.
Stuart Campbell

A ultrassonografia teve início em obstetrícia e ginecologia em 1958 com a seminal publicação de Ian Donald e seus colaboradores de Glasgow, Escócia, intitulada "Investigation of abdominal masses by pulsed ultrasound". Do mesmo passo, a história da ultrassonografia no Brasil está intimamente ligada à nossa escola obstétrica.

Os préstimos da ultrassonografia são tão numerosos em obstetrícia que seria fastidioso enumerá-los. Estão sinalados em toda a obra. O leitor encontrará neste capítulo principalmente a normatização do exame ultrassonográfico obstétrico que deve ser rotineiro na gravidez, vale dizer, o de 1º trimestre (11 a 13 semanas) e o de 2º trimestre ou morfológico (20 a 24 semanas).

A ultrassonografia e a ressonância magnética (RM) sem contraste não estão associadas a risco para a mãe e o feto e, por isso, devem ser os métodos de imagem de escolha na gravidez.

Modelo piramidal

Na assistência pré-natal moderna, a ultrassonografia mais importante é aquela de 1º trimestre (11 a 13⁺⁶ semanas), constituindo o modelo piramidal da assistência pré-natal. Serve para datação da gravidez, rastreamento de aneuploidias, diagnóstico de algumas anomalias fetais, diagnóstico de gemelidade, predição de toxemia gravídica e de parto pré-termo.

Ultrassonografia de 1º trimestre (11 a 13⁺⁶ semanas)

Parâmetros avaliados

Na ultrassonografia do 1º trimestre a via pode ser transvaginal ou transabdominal, não obstante a nossa preferência pela via transvaginal (Figura 61.1).

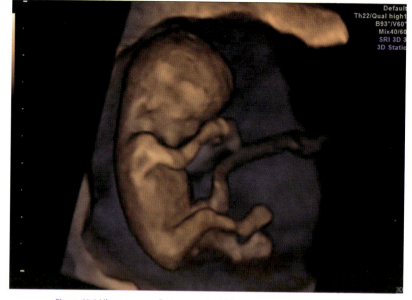

Figura 61.1 Ultrassonografia transvaginal 3D em gestação de 1º trimestre.

Na verdade, o exame ultrassonográfico tem marcos importantes antes de 11 semanas.

O primeiro passo é determinar a presença do saco gestacional (SG) no útero em local apropriado. O SG, que representa a cavidade coriônica, é coleção pequena de líquido, anecoica, cercada por halo (anel) ecogênico, o trofoblasto e a reação decidual. Com a ultrassonografia transvaginal é possível identificar o SG com 5 semanas (Figura 61.2). O SG deve ser avaliado para a identificação da vesícula vitelina (VV) e do embrião, quando poderá ser medido o comprimento cabeça-nádega (CCN). A VV pode ser visualizada a partir de 5,5 semanas (ver Figura 61.2), e com 6 semanas, o eco embrionário com os batimentos cardiofetais (BCF) (Figura 61.3). International Society of Ultrasound in Obstetrics and Gynecology (ISUOG) refere que a atividade cardíaca pode ser identificada a partir do CCN de 2 mm, mas entre 2 e 4 mm o exame pode ser negativo em 5 a 10% de fetos viáveis.

O âmnio é uma membrana fina, arredondada, difícil de ser vista, envelopada pelo cório espesso e ecogênico. O âmnio cresce rapidamente durante a gravidez e se funde com o cório entre 12 e 14 semanas. Em torno de 10 a 12 semanas, aparece espessamento no SG, que representa a placenta em desenvolvimento e o seu lugar de implantação no útero. Com 12 semanas, a placenta pode ser facilmente identificada e com 16 semanas tem estrutura definida. Acompanhando o desaparecimento do SG, a partir de 11 a 12 semanas, individualiza-se a cabeça do feto. A Tabela 61.1 enumera marcos importantes ocorridos à ultrassonografia do 1º trimestre.

O CCN é melhor indicador da idade gestacional do que o diâmetro médio do SG (Figura 61.4). Todavia, esse último parâmetro deve ser considerado se o embrião ainda não foi identificado. A visualização de SG com a presença da VV ou do embrião deve ser cuidadosa. Sem esses achados, coleção de líquido intrauterina e reação decidual podem estar associadas ao saco pseudogestacional, sinal de gravidez ectópica.

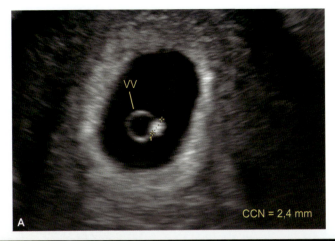
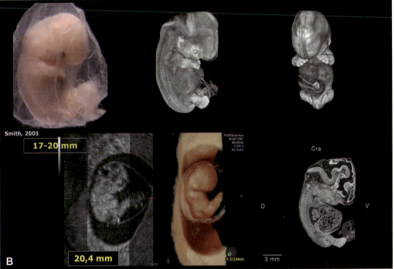

Figura 61.2 A. Visualização da vesícula vitelina (VV) na gestação de 5,5 semanas. **B.** Medida do diâmetro longitudinal do saco gestacional (SG) na ultrassonografia transvaginal realizada com 8 semanas. Observa-se também o embrião no interior do SG. Imagens de ressonância magnética. *CCN*, comprimento cabeça-nádega.

Tabela 61.1 Marcos importantes à ultrassonografia de 1º trimestre.

Marcos	Época (semanas)
Saco gestacional	5
Vesícula vitelina	5,5
Eco fetal com batimento cardiofetal	6
Cabeça fetal	11 a 12
Placenta	12

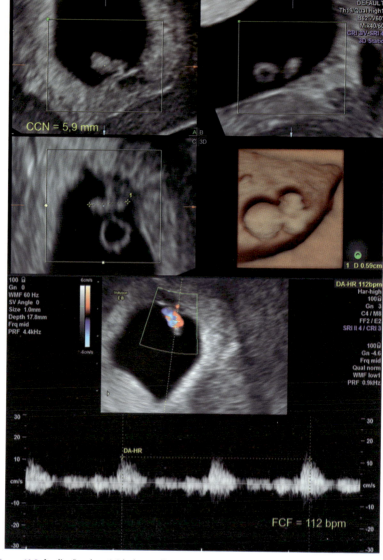

Figura 61.3 Avaliação da atividade cardíaca na gestação de 6 semanas. *CCN*, comprimento cabeça nádega; *FCF*, frequência cardíaca fetal.

A datação da gravidez deve ser oferecida à paciente entre 10 e 13^{+6} semanas, quando encontra a sua maior acurácia – o CCN tem precisão de ± 5 a 7 dias.

A quantidade de fetos deve ser investigada, assim como a corionicidade e a amnionicidade devem ser documentadas para todas as gestações múltiplas (Figura 61.5).

A anatomia embrionária/fetal deve ser investigada, de acordo com a idade gestacional. É indispensável identificar determinadas estruturas da morfologia fetal ainda no 1º trimestre (Tabela 61.2).

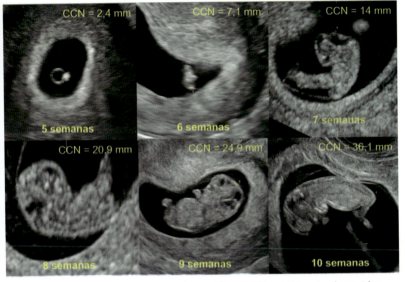

Figura 61.4 Medida do comprimento cabeça-nádega (CCN) no 1º trimestre da gravidez.

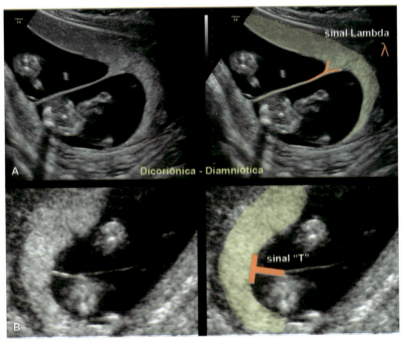

Figura 61.5 Avaliação da corionicidade e da amnionicidade. A. Sinal lambda na gestação dicoriônica. B. Sinal T na gestação monocoriônica.

Tabela 61.2 Avaliação anatômica na ultrassonografia de 1º trimestre (11 a 13^{+6} semanas).

Órgão/área anatômica	Presente e/ou normal (?)
Cabeça	Ossos cranianos; foice; ventrículos – plexo coroide
Pescoço	Aparência normal; espessura da translucência nucal
Face	Olhos; osso nasal; perfil normal/mandíbula; lábios intactos
Coluna vertebral	Vértebras (eixos longitudinal e axial); pele intacta recobrindo
Tórax	Pulmões simétricos; sem derrame ou massas
Abdome	Estômago presente no quadrante superior direito; bexiga; rins
Parede abdominal	Inserção normal do cordão; sem defeito umbilical
Extremidades	4 membros, cada um com 3 segmentos
Placenta	Tamanho e textura
Cordão	3 vasos

O corte transversal da cabeça fetal é obrigatório para atestar a normalidade do plexo coroide (sinal da "borboleta") (Figura 61.6). A ausência do sinal da "borboleta" é indicativo certo de holoprosencefalia e indicação de cariótipo fetal.

O útero, incluindo os anexos, também deve ser pesquisado. Massas anexiais, miomas e malformações uterinas serão descritos. O fundo de saco posterior deve ser avaliado para a possível presença de líquido. O corpo amarelo gravídico varia muito de aparência no 1º trimestre da gravidez e no início do 2º: sólido; cístico; com vascularização periférica; o tamanho também é variável, habitualmente, 3 cm.

A translucência nucal (TN), notável marcador de trissomias e de outras anomalias fetais, será amplamente estudada no Capítulo 63 (Figura 61.7).

A ultrassonografia de 1º trimestre é capaz de detectar diversas anomalias fetais, incluindo acrania, holoprosencefalia, (en)cefalocele, espinha bífida, assim como onfalocele e megabexiga.

Ultrassonografia morfológica de 2º trimestre (20 a 24 semanas)

Em geral, a ultrassonografia morfológica é realizada, entre 20 e 24 semanas.

Parâmetros avaliados no exame básico

Devem ser relatadas a atividade cardíaca fetal, a quantidade de fetos e a apresentação. A frequência cardíaca fetal (FCF) e o ritmo são anotados.

Gravidez gemelar. A gravidez gemelar requer informação adicional de corionicidade, amnionicidade (melhor avaliada no 1º trimestre), comparação dos pesos fetais, estimativa do volume do líquido amniótico (vLA) em cada lado do septo intergemelar, e sexo fetal. O maior bolsão (diâmetro vertical) de LA < 2 cm indica oligoidramnia e > 8 cm, polidramnia.

Localização da placenta. A localização da placenta é tempo fundamental da ultrassonografia morfológica. Se a placenta alcança o orifício interno do colo, esse achado deve ser confirmado pela via transvaginal.

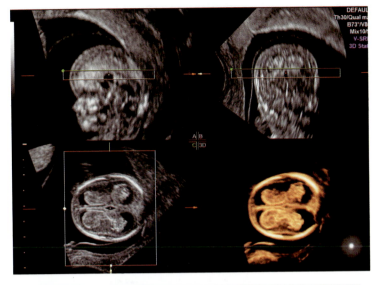

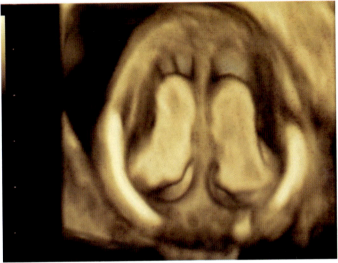

Figura 61.6 Sinal da "borboleta".

Comprimento do colo uterino. Marcador importantíssimo de parto pré-termo, também há de ser medido pela ultrassonografia transvaginal (ver Capítulo 23).

Marcadores menores (*soft*) de trissomias. Serão descritos no Capítulo 63.

Biometria fetal. A idade gestacional, como já se disse, é mais bem estimada na ultrassonografia de 1º trimestre pela medida do CCN, e uma vez datada não deve mais ser redatada. No 2º trimestre, a gravidez pode ser datada pela medida do diâmetro biparietal (DBP), circunferência cefálica (CC), comprimento do fêmur (CF) e circunferência abdominal (CA) com precisão de ± 10 a 14 dias.

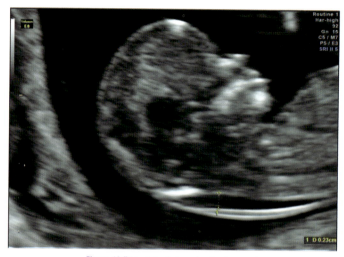

Figura 61.7 Medida da translucência nucal.

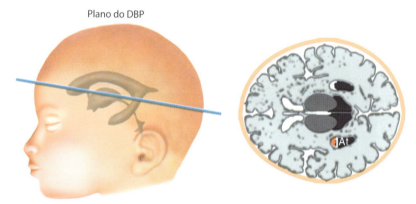

Figura 61.8 Plano para mensuração do diâmetro biparietal (DBP) com identificação do tálamo e do cavo do septo pelúcido. *At*, átrio.

O DBP é medido no nível do tálamo e do cavo do septo pelúcido (Figura 61.8). A medida é realizada entre a borda externa do parietal proximal e a borda interna do parietal distal, embora possa ser utilizada também a sequência borda externa-borda externa (Figura 61.9).

O CF é utilizado após 14 semanas. O eixo longo da diáfise é mensurado, estando o ângulo de insonação perpendicular a ela, excluindo-se as epífises femorais distais (Figura 61.10).

A circunferência abdominal (CA) deve ser determinada na linha da pele em plano transversal do abdome superior, no nível do estômago ou da junção da veia umbilical ao seio portal (Figura 61.11). A CA conduz ao diagnóstico de crescimento intrauterino restrito (CIR) ou de macrossomia.

A estimativa do peso fetal (EPF) pode ser realizada pela obtenção do DBP, da CA e do CF. O erro da estimativa é de ± 15 a 20%.

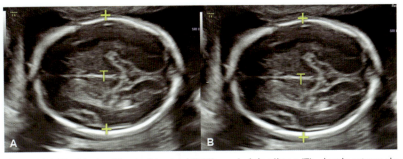

Figura 61.9 A. Medida do diâmetro biparietal (DBP) ao nível do tálamo (T) – borda externa do parietal proximal à borda interna do parietal distal. B. Borda externa-externa.

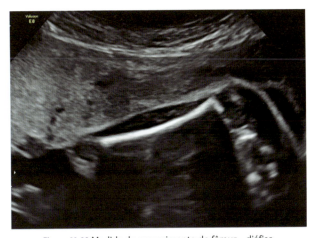

Figura 61.10 Medida do comprimento do fêmur – diáfise.

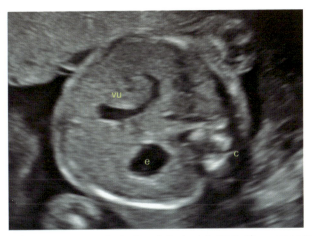

Figura 61.11 Plano para mensuração da circunferência abdominal. Observam-se neste corte o estômago (*e*), a veia umbilical (*vu*) e a coluna vertebral (*c*).

Os rins, a inserção do cordão umbilical e a bexiga (incluindo a demonstração das duas artérias umbilicais ao Doppler colorido) (Figura 61.12) também serão visualizados nesse plano, assim como a integridade do diafragma direito e do esquerdo em planos parassagitais.

A ultrassonografia morfológica deve surpreender a existência de malformações estruturais maiores, tais como encefalocele, espinha bífida, gastrosquise, hérnia diafragmática, anormalidades urogenitais e outras.

O útero e os anexos devem ser estudados, e a existência de miomas e de massas anexiais deve ser anotada. Há possibilidade de os ovários não serem visualizados na ultrassonografia de 2º trimestre, pelo aumento do útero.

Corte quatro câmaras

O corte quatro câmaras do coração faz parte da ultrassonografia morfológica de 2º trimestre (Figura 61.13 A). O corte quatro câmaras inclui ainda o trato de saída ventricular esquerdo – aorta (Figura 61.13 B) e o trato de saída ventricular direito – pulmonar (Figura 61.13 C) (ver Capítulo 7).

Ultrassonografia de 3º trimestre

A ultrassonografia de rotina de 3º trimestre aumenta o diagnóstico de feto pequeno para a idade gestacional (PIG) e de grande para a idade gestacional (GIG).

Campbell, em recente editorial de 2014, enfatiza a necessidade do melhor policiamento da macrossomia fetal, excluídos os casos relacionados com o diabetes materno. A macrossomia fetal é definida como o peso neonatal > 4,5 kg, com taxa de prevalência em países desenvolvidos de até 1,5% de todos os nascimentos. A predição antenatal da macrossomia é realizada pela ultrassonografia, e a melhor política é o rastreamento universal pela EPF ou pela CA. O rastreamento em 2 estágios do GIG é uma boa opção, isto é, exame com 32 a 34 semanas para identificar o grupo de alto-risco, seguido pelo exame pormenorizado com 39 semanas para diagnosticar o macrossômico.

Outra recente indicação da ultrassonografia de 3º trimestre é o diagnóstico do CIR placentário tardio entre 32 e 36 semanas, quando seriam realizados o Doppler da artéria uterina, da relação cérebro/placenta (RCP) e a medida da CA (ver Capítulo 25).

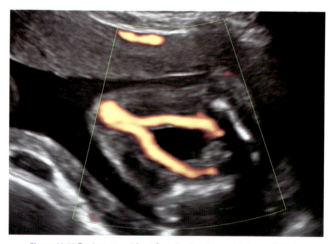

Figura 61.12 Bexiga, com identificação das duas artérias umbilicais.

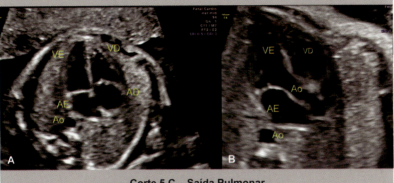

Figura 61.13 A. Corte quatro câmaras. **B.** Trato de saída da aorta. **C.** Trato de saída da pulmonar. *AD*, átrio direito; *AE*, átrio esquerdo; *Ao*, aorta; *P*, pulmonar; *VD*, ventrículo direito; *VE*, ventrículo esquerdo.

Ultrassonografia 3D/4D

A ultrassonografia 3D/4D foi um dos mais importantes avanços tecnológicos em obstetrícia. Os rápidos processadores propiciam a reconstrução da imagem 3D por meio de um número de cortes 2D adequados. O volume armazenado pode ser representado no modo multiplanar, superfície ou transparência (Figura 61.14). A ultrassonografia 4D é a 3D em tempo real.

Doppler

Por meio da insonação de um vaso sanguíneo, é gerada pela ultrassonografia uma onda espectral em que se obtém índices que exprimem a resistência vascular periférica (Figura 61.15). Esses índices têm a vantagem de não dependerem do ângulo de insonação, e os diversos pontos são sempre referentes à envolvente (ou invólucro da onda) que exprime a velocidade máxima. Os índices mais utilizados são a relação A/B (ou sístole/diástole), o índice de resistência (RI) e o índice de pulsatilidade (PI) (Figura 61.16).

As aplicações do Doppler em obstetrícia incluem a avaliação da circulação placentária (Doppler da artéria uterina) e da vitabilidade fetal no 3º trimestre (Doppler da artéria umbilical, da artéria cerebral média [ACM] e da veia umbilical) (Figura 61.17).

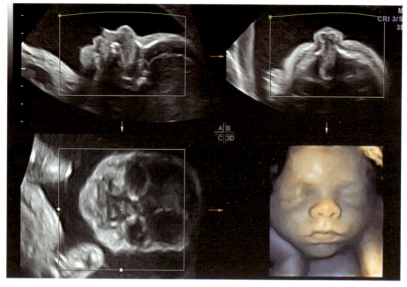

Figura 61.14 Ultrassonografia 3D – multiplanar.

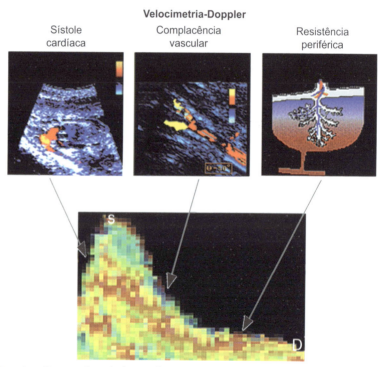

Figura 61.15 Espectro da onda do Doppler. A onda é produzida pela sístole cardíaca, pela complacência vascular e pela resistência periférica. *D*, diástole; *S, sístole*.

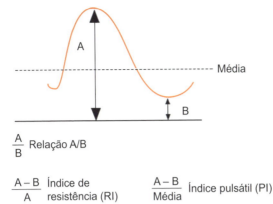

Figura 61.16 Os índices velocimétricos mais utilizados no estudo do Doppler. (*id. ibid.*)

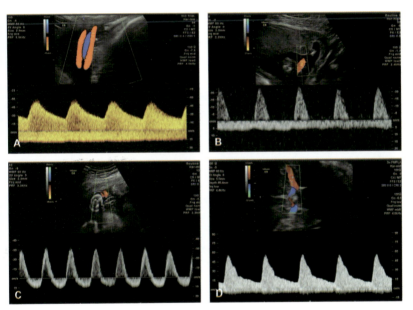

Figura 61.17 A. Artéria umbilical normal; *embaixo*, Doppler da veia umbilical normal, não pulsátil. B. Artéria umbilical com diástole-zero. C. Artéria umbilical com diástole-reversa. D. Artéria cerebral média (ACM) normal.

Segurança

A ultrassonografia é inócua para o feto quando utilizada adequadamente.

Recomendações básicas da ISUOG

As recomendações básicas da ISUOG para a ultrassonografia no 1º e no 2º/3º trimestres da gravidez podem ser vistas, respectivamente, nas Tabelas 61.3 e 61.4.

Tabela 61.3 Recomendações básicas da ISUOG para a ultrassonografia do 1º trimestre.

Características da ultrassonografia normal do início da gravidez: descrição do saco gestacional (SG) intrauterino, vesícula vitelina (VV) e do embrião

Reconhecimento da viabilidade fetal e critérios adotados para diagnosticar definitivamente a não viabilidade (abortamento)

Diagnóstico da gravidez ectópica tubária e não tubária e da gravidez de localização desconhecida (GLD)

Como interpretar os níveis de hCG (e de progesterona) na presença da GLD

Caracterização ultrassonográfica da gravidez molar

Biometria da gravidez inicial: comprimento cabeça-nádega (CCN) e diâmetro médio do SG (DMS)

Corionicidade e amnionicidade na gravidez gemelar

Malformações fetais grosseiras que podem ser reconhecidas no 1º trimestre

Associação entre a translucência nucal (TN) espessada e as anomalias cromossômicas (final do 1º trimestre)

Tabela 61.4 Recomendações básicas da ISUOG para a ultrassonografia de 2º/3º trimestre (resumidas).

Determinação da posição fetal

Avaliação da vitalidade fetal, incluindo os movimentos fetais

Estimativa do volume do líquido amniótico (vLA) e condições associadas à sua anormalidade

Avaliação da placenta, incluindo sua relação com o orifício interno (OI) do colo

Biometria fetal padrão: diâmetro biparietal (DBP), circunferência cefálica (CC), circunferência abdominal (CA), comprimento do fêmur (CF) e estimativa do peso fetal (EPF)

Crescimento fetal e causas típicas de crescimento anormal

Reconhecimento dos pontos de referência anatômicos e identificação das possíveis malformações

Doppler umbilical e uterino

Pontos-chave

- Pelo modelo piramidal de assistência pré-natal, a ultrassonografia de 1º trimestre é a mais importante, servindo para: datação da gravidez, rastreamento de aneuploidias, diagnóstico de anomalias fetais, diagnóstico de gemelidade, predição de toxemia e de parto pré-termo
- Na ultrassonografia transvaginal de 1º trimestre, o saco gestacional (SG) é identificado com 5 semanas, a vesícula vitelina (VV) com 5,5 semanas e o embrião/atividade cardíaca com 6 semanas
- A ultrassonografia morfológica abdominal (20 a 24 semanas), além de diagnosticar as malformações fetais, deve ainda localizar a placenta e o cordão umbilical
- A suspeita de placenta prévia na ultrassonografia transabdominal deve ser confirmada pela transvaginal
- Na oportunidade da ultrassonografia morfológica deve-se avaliar o comprimento do colo, esse pela via transvaginal
- A ultrassonografia é utilizada para guiar inúmeros procedimentos invasivos utilizados na propedêutica obstétrica: amniocentese, biopsia de vilo corial, cordocentese, toracocentese etc
- As aplicações do Doppler em obstetrícia incluem a avaliação da circulação placentária (Doppler da artéria uterina) e da vitalidade fetal no 3º trimestre (Doppler da artéria umbilical, da artéria cerebral média [ACM] e da veia umbilical)
- O Doppler de artéria umbilical é o único procedimento de avaliação da vitalidade fetal anteparto comprovado por estudos randomizados
- O Doppler da ACM avalia a anemia fetal na doença hemolítica perinatal
- A ultrassonografia é segura na gravidez, inócua para a mãe e para o feto.

62

Avaliação Anteparto da Vitabilidade Fetal

Joffre Amim Junior
Jorge Rezende Filho

Testes de avaliação anteparto, 925

A avaliação anteparto da vitabilidade fetal, melhor que vitalidade (Rezende), está indicada especialmente nas gestações que cursam com insuficiência placentária, capaz de determinar sofrimento fetal crônico, muitas vezes associado ao crescimento intrauterino restrito (CIR) (ver Capítulo 25).

A morbidade e a mortalidade perinatal decorrentes da asfixia fetal anteparto são vistas principalmente em mulheres com as desordens apresentadas na Tabela 62.1. Durante muito tempo, essas gestações foram rotuladas de gestações de alto risco.

Testes de avaliação anteparto

Os principais testes de avaliação anteparto podem ser assim enumerados:

- Contagem dos movimentos fetais
- Cardiotocografia (CTG)
- Perfil biofísico fetal (PBF)/volume do líquido amniótico (vLA)
- Doppler.

O único procedimento que mostrou real benefício em investigações randomizadas controladas foi o Doppler da artéria umbilical e, mesmo assim, em gestações complicadas pelo CIR. Além de algumas evidências de que a percepção dos movimentos fetais possa ser benéfica em todas as gestações, não há dados de que qualquer dos testes antenatais deva ser aplicado de rotina em gestações consideradas de baixo risco.

Início e frequência dos testes antenatais. Não há interesse em iniciar os testes antes da viabilidade fetal (23 semanas), assim como em conceptos com malformações incompatíveis com a vida. Em grávidas com diabetes que necessitam de insulina, mas estão controladas, os testes fetais devem ser utilizados a partir de 32 a 36 semanas. Aquelas com diabetes mal controlado serão

Tabela 62.1 Condições associadas a risco elevado perinatal que necessitam de avaliação anteparto.

História obstétrica

- Hipertensão
- DPP
- CIR
- Natimorto

Gravidez atual

- Gravidez prolongada
- Hipertensão
- Diabetes pré-gestacional
- Diabetes gestacional sob uso de insulina
- RPMP
- DPP crônico
- Aloimunização Rh
- Sangramento vaginal
- Obesidade mórbida
- Idade materna avançada
- Gravidez após reprodução assistida
- Diminuição do movimento fetal
- CIR
- Oligoidramnia/polidramnia
- Gestação múltipla
- Parto pré-termo

DPP, descolamento prematuro da placenta; *CIR*, crescimento intrauterino restrito; *RPMP*, ruptura prematura das membranas pré-termo.

investigadas a partir de 26 semanas. Em mulheres com gravidez prolongada, sem outras complicações, a CTG e o vLA devem ser iniciados a partir de 41 semanas, embora seja melhor induzir o parto.

Por outro lado, a frequência dos testes antenatais será de 1 a 2/semana. No entanto, excepcionalmente, na eventualidade do parto pré-termo indicado, sua frequência pode ser diária, ou até maior, para maximizar a idade gestacional e ao mesmo tempo evitar a asfixia intrauterina.

Contagem dos movimentos fetais

Todas as mulheres com fator de risco para prognóstico perinatal adverso devem ser orientadas para a contagem dos movimentos fetais a partir de 26 a 32 semanas de gravidez. O método tem como vantagens, não requerer qualquer tecnologia, apresentar custo zero e poder ser utilizado diariamente pela gestante.

Teste do movimento fetal. Se a contagem de movimentos fetais distintos não alcançar 6 movimentos a cada 2 horas, o resultado deve ser considerado anormal e essas gestações deverão receber completa avaliação materna e fetal.

O Royal College of Obstetricians and Gynaecologists (RCOG) dá o mesmo valor ao movimento fetal, mas o considera reduzido quando inferior a 10 movimentos distintos em 2 horas.

Cardiotocografia

Como foi visto no Capítulo 25, dedicado ao CIR, a CTG no chamado modelo obstrutivo/tóxêmico de insuficiência placentária não tem mais valia. A nosso ver, estaria indicada apenas no diabetes sem complicação vascular, na pós-maturidade e no descolamento prematuro da placenta (DPP) crônico.

A frequência cardíaca fetal (FCF) basal normal está situada entre 110 e 160 bpm; acima de 160 bpm, taquicardia, e abaixo de 110 bpm, bradicardia, ambos indicativos de sofrimento fetal.

Teste da aceleração. A CTG pode ser classificada em reativa e não reativa. É reativa quando apresenta ≥ 2 acelerações ao movimento fetal, com amplitude ≥ 15 bpm e duração ≥ 15 segundos, em 20 minutos de traçado (Figura 62.1); a CTG reativa indica boa vitabilidade fetal. Em particular, no pré-termo (< 32 semanas), considera-se normal a aceleração com amplitude ≥ 10 bpm e duração ≥ 10 segundos. A CTG é não reativa quando mostra < 2 acelerações em 20 minutos de traçado (podendo o exame ser estendido para 40 minutos), indicando comprometimento da vitabilidade fetal. Em geral, a frequência do teste da aceleração é de 1 a 2/semana.

Teste acústico. Tem a capacidade de mudar o estado de sono fetal para o de vigília e, dessa forma, propiciar alterações na FCF (aceleração), diminuindo os resultados falso-negativos com a CTG basal, demais de encurtar o tempo do exame.

CTG computadorizada. A análise computadorizada da CTG anteparto foi introduzida pelo sistema 8002 da Sonicaid, que mede a variabilidade da FCF de duas maneiras (Figura 62.2):

- Como variações de longa duração (LTV, *long-term variation*) em bpm
- Como variação de curta duração (STV, *short-term variation*) em ms.

Quando alcançado, o critério de Dawes/Redman (D/R) de normalidade é dado automaticamente pelo sistema computadorizado que encerra o exame (Figura 62.3).

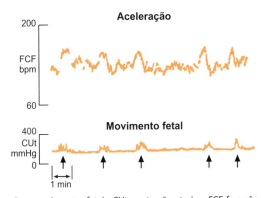

Figura 62.1 Aceleração a movimentos fetais. *CUt*, contração uterina; *FCF*, frequência cardíaca fetal.

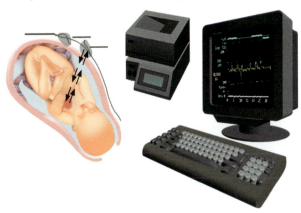

Figura 62.2 Sistema Sonicaid-8002 de cardiotocografia computadorizada. (Adaptada de Dawes e Redman. Oxford; 1994.)

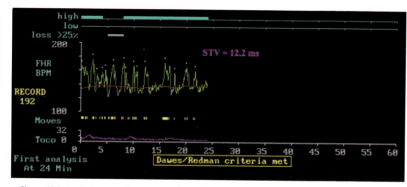

Figura 62.3 Cardiotocografia computadorizada reativa: critério de Dawes/Redman atingido.

A CTG computadorizada é a única legitimada pelo RCOG para ser utilizada no CIR por insuficiência placentária; nesse particular, a STV valoriza o melhor parâmetro de acidemia fetal. A STV > 4 ms afasta a acidemia fetal ou a possibilidade de morte intrauterina; STV < 2,6 ms antes de 29 semanas e < 3,0 ms com ≥ 29 semanas indicam acidemia (Figura 62.4).

Perfil biofísico fetal | Volume do líquido amniótico

Assim como referimos para a CTG anteparto, o PBF e o vLA não são legitimados pelo RCOG para avaliar o sofrimento fetal no CIR placentário (ver Capítulo 25). Ficam assim reservados ambos os testes para avaliar o pós-maduro na gravidez prolongada e apenas o vLA para acompanhar a vitalidade fetal no diabetes sem complicação vascular que, em vez de exibir oligoidramnia, mostra polidramnia/macrossomia.

O PBF, desenvolvido por Manning, em 1980, é um teste de avaliação anteparto da vitalidade fetal, que observa, além da FCF pela CTG, quatro variáveis sonográficas durante 30 minutos de exame: movimento respiratório fetal (MRF) (Figura 62.5), movimento fetal, tônus e vLA.

Se houver membranas intactas, rim funcionante e sistema urinário desobstruído, a diminuição do vLA significa redução da filtração renal pela redistribuição do débito cardíaco com prejuízo do rim, em resposta à hipoxia crônica (Figura 62.6). Os componentes sonográficos do perfil e a inclusão da CTG recebem nota 2 (presente) ou 0 (ausente) (Tabela 62.2). A contagem 8 a 10 (desde que o vLA receba 2) é considerada normal; 6, equivocada e ≤ 4, anormal.

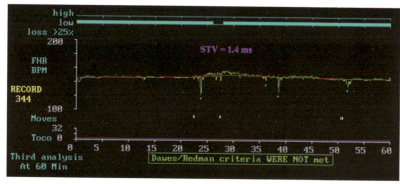

Figura 62.4 Cardiotocografia computadorizada terminal: *short-term variation* (STV) de 1,4 ms.

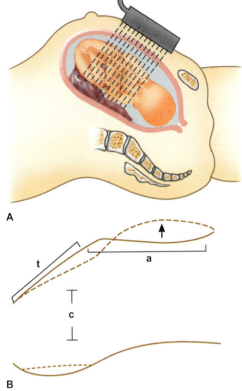

Figura 62.5 Representação esquemática dos movimentos respiratórios fetais observados à ultrassonografia dinâmico-linear. **A.** Ilustração do corte do feto *in utero*. **B.** Durante cada MRF, as paredes anterior e posterior do tórax se retraem em torno de 2,5 mm, e a parede abdominal anterior se expande em aproximadamente 3 a 8 mm. *t*, parede anterior do tórax; *a*, parede anterior do abdome; *c*, coração.

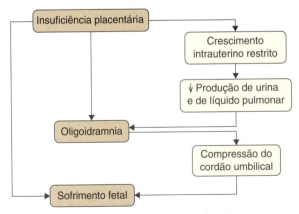

Figura 62.6 Fisiopatologia da oligoidramnia.

Tabela 62.2 Variáveis do perfil biofísico fetal.

Variável	Critério
1. Aceleração da frequência cardíaca fetal	2 acelerações
2. Movimento respiratório fetal	1 episódio contínuo com 30 segundos de duração
3. Movimento fetal	3 movimentos do corpo ou dos membros
4. Tônus fetal	1 episódio de extensão/flexão dos membros ou de tronco ou abertura/fechamento das mãos
5. Volume do líquido amniótico	Bolsão vertical ≥ 2 cm

Duração do teste: 30 minutos. Nota da variável: presente = 2, ausente = 0.

O vLA avalia a existência de oligoidramnia (Figura 62.7). O diâmetro vertical do maior bolsão de líquido amniótico (LA) é normal quando mede entre 2 e 8 cm; < 2 cm configura oligoidramnia; e > 8 cm, polidramnia.

Atualmente, tende-se a adotar o PBF simplificado, apenas a CTG e o vLA, e mesmo assim com as restrições já enumeradas.

O índice do LA (ILA) aumenta a taxa de diagnóstico de oligoidramnia e consequentemente de parto induzido sem melhorar o prognóstico perinatal. O maior bolsão do LA é por isso o método de eleição para estimar a oligoidramnia.

A oligoidramnia isolada na gestação não complicada é sinal de comprometimento fetal; na gestação complicada, o feto deve ser conduzido de acordo com a comorbidade.

Por outro lado, como propunha Vintzileos (1989) no seu PBF, volta-se a valorizar o grau III de Grannum de maturidade placentária, quando presente com 28 semanas de gravidez, como fator de risco para o óbito fetal. Embora o grau de maturidade placentária não esteja associado ao prognóstico gestacional, quando encontramos o grau II com 28 semanas ou menos, é um sinal de alerta. Em 1989, Vintzileos, no seu PBF, voltou a valorizar o grau III de Grannum de maturidade placentária, quando presente com 28 semanas de gravidez, como fator de risco para o óbito fetal. Em uma casuística, 1/3 dos natimortos apresentavam grau III com 28 semanas (Figura 62.8).

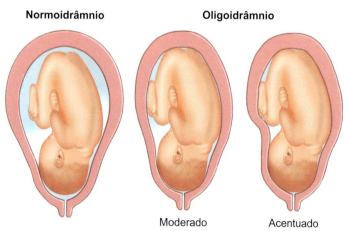

Figura 62.7 Classificação ultrassonográfica do volume do líquido amniótico.

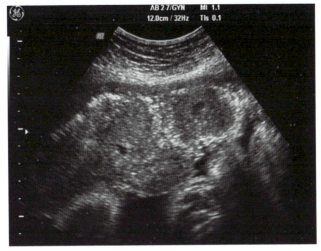

Figura 62.8 Placenta grau III de Grannum com áreas de calcificação. (Adaptada de Chen KH, Seow KM, Chen LR. The role of preterm placental calcification on assessing risks of stillbirth. Placenta. 2015; 36:1039-44.)

Doppler

Doppler da artéria uterina. O Doppler da artéria uterina avalia a resistência dos vasos que suprem a placenta, refletindo a remodelação das artérias espiraladas, comprometida na pré-eclâmpsia, CIR, descolamento prematuro da placenta (DPP) e morte fetal intrauterina.

O Doppler da artéria uterina está totalmente incorporado à ultrassonografia de 20 a 24 semanas e foi amplamente estudado no Capítulo 25 sobre CIR. O resultado é considerado anormal quando a média das duas uterinas mostra índice de resistência (RI) > 0,58 (Figura 62.9).

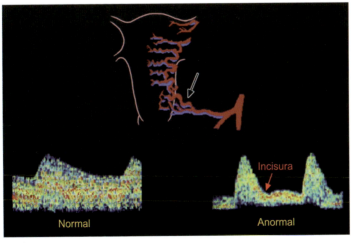

Figura 62.9 Doppler da artéria uterina após 24 semanas: normal e anormal (incisura).

O Doppler uterino anormal está associado a risco 4 a 8 vezes maior de pré-eclâmpsia/CIR. Ao contrário, o Doppler uterino normal exibe valor preditivo negativo de 99%, praticamente excluindo essas complicações da gravidez.

Doppler da artéria umbilical. Na gestação normal, a circulação umbilical está caracterizada por baixa resistência, crescente com a evolução da gravidez, à medida que se desenvolve a arquitetura vascular das vilosidades terminais (Figura 62.10). A elevação da resistência implica redução das unidades vasculares vilosas terminais, caracterizada por aumento da relação sístole/diástole (A/B) e do índice de pulsatilidade (PI).

O Doppler da artéria umbilical, à semelhança ao da aorta, pode ser dividido em quatro classes (Figura 62.11): normal, classe I (diástole diminuída), classe II (diástole zero) e classe III (diástole reversa).

Evidências atuais sugerem que o uso do Doppler da artéria umbilical em gestações de alto risco reduz o risco de mortes perinatais e pode resultar em menos intervenções obstétricas. Por esse motivo, é o teste de eleição para avaliar a insuficiência placentária no CIR (ver Capítulo 25).

Doppler de outros vasos. Inicialmente, *pari passu* com o desenvolvimento da hipoxia fetal, a redistribuição do fluxo sanguíneo ocorre de tal maneira que a resistência na artéria cerebral média (ACM) cai e, na artéria umbilical, se eleva, pela obliteração das arteríolas vilosas, traduzindo o chamado *brain sparing effect* ou centralização (Wladimiroff) (Figura 62.12). O Doppler da ACM tem sido indicado no chamado CIR placentário tardio, vez que nesse cenário não há comprometimento da artéria umbilical (ver Capítulo 25).

O Doppler da artéria umbilical zero também pode ocorrer dias ou semanas antes do verdadeiro comprometimento fetal. Em gestações de < 32 semanas, caso o objetivo seja escolher a melhor época para o parto, é necessário buscar outros parâmetros fluxométricos.

A avaliação do sistema venoso pode traduzir melhor o comprometimento iminente da função cardíaca fetal e a necessidade de interromper a gravidez. A deterioração da contratilidade do ventrículo direito conduz a sua dilatação e regurgitação (insuficiência) tricúspide,

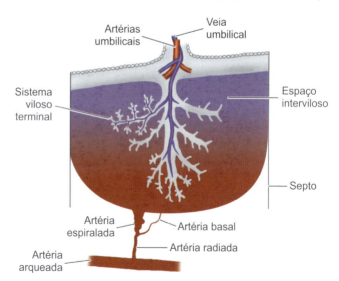

Figura 62.10 Representação esquemática da circulação da placenta humana. (Adaptada de Cohen-Overbeek T, Pearce JM, Campbell S. The antenatal assessment of utero-placental and feto-placental blood flow using Doppler ultrasound. Ultrasound Med Biol. 1985; 11:329-39.)

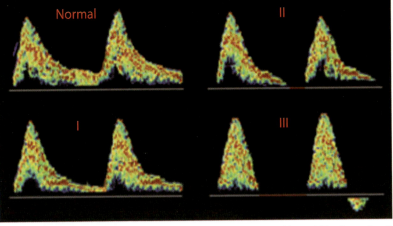

Figura 62.11 Classes de fluxo sanguíneo: normal, I (diástole diminuída), II (diástole-zero) e III (diástole-reversa).

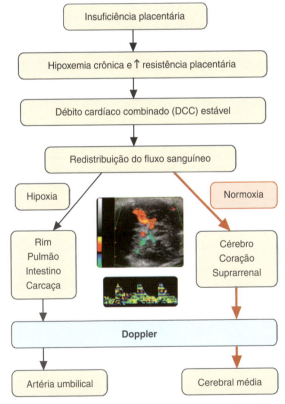

Figura 62.12 Centralização fetal. O fluxo umbilical está reduzido, e o da artéria cerebral média, aumentado.

exacerbando a pressão de enchimento atrial direita e a resistência ao enchimento venoso. Tal resistência se reflete no ducto venoso que exibe padrão zero/reverso, à semelhança da artéria umbilical, durante a contração atrial (ponto a), achado altamente relacionado com iminente asfixia fetal (Figura 62.13). Por fim, o aumento da pressão venosa sistêmica determina a dilatação máxima do ducto venoso e transmissão direta do impulso cardíaco à veia umbilical, causando pulsação nesse vaso. A pulsação na veia umbilical está intimamente relacionada ao estágio terminal do feto.

Aconselhamos a leitura do Capítulo 25 para a complementação do tema.

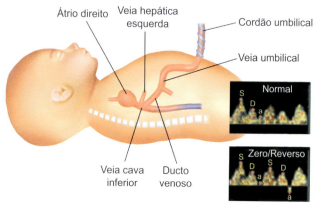

Figura 62.13 Doppler venoso: Doppler do ducto venoso normal e anormal (zero/reverso).

Pontos-chave

- O principal mecanismo de defesa do feto no sofrimento fetal crônico é a centralização – aumento dos fluxos sanguíneos cerebral e cardíaco, em detrimento de outros territórios (rim, intestino, carcaça) que os têm reduzidos
- Todas as mulheres com fator de risco devem ser orientadas para a contagem diária dos movimentos fetais, a partir de 26 a 32 semanas
- CTG, PBF e vLA somente estão indicados na pós-maturidade e no diabetes sem complicação vascular
- A CTG é reativa quando ocorrem ≥ 2 acelerações em 20 minutos de traçado; e não reativa quando mostra < 2 acelerações em 40 minutos de traçado
- O PBF simplificado, que analisa apenas a CTG e o vLA, tem substituído o PBF clássico com cinco variáveis
- Oligoidramnia é o maior bolsão de LA < 2 cm; e polidramnia, o maior bolsão > 8 cm
- O Doppler de artéria uterina mede o fluxo uteroplacentário e é sinal preditivo de toxemia e de crescimento intrauterino restrito (CIR)
- No modelo obstrutivo/toxêmico de CIR, o Doppler da artéria umbilical é o único procedimento legitimado por estudos randomizados
- Na gravidez complicada por CIR, não é aconselhável ultrapassar 37 semanas de gestação
- A avaliação do sistema venoso (Doppler da veia umbilical) pode traduzir melhor o grave comprometimento da vitabilidade fetal e a necessidade imediata de interromper a gravidez.

63

Diagnóstico Pré-Natal

Joffre Amim Junior
Jorge Rezende Filho

Critérios de risco, 937

Modelo piramidal, 938

Teste de 1º trimestre combinado, 941

Teste pré-natal não invasivo (NIPT): *cell-free DNA* no sangue materno, 942

Marcadores de 2º trimestre, 943

Técnicas laboratoriais no diagnóstico pré-natal, 946

Procedimentos diagnósticos invasivos, 948

Diagnóstico pré-natal em situações especiais, 948

Indicação para microarranjo cromossômico (SMFM, 2016), 950

Teste de triagem neonatal, 953

Devemos conhecer o passado e pesquisar o presente, para prever o futuro.
Hipócrates

Diagnóstico pré-natal é a área da obstetrícia que trata das anomalias genéticas fetais.

Os testes usados no diagnóstico pré-natal são de rastreamento ou de diagnóstico propriamente dito. O teste de rastreamento é usado universalmente em toda a população. Não é invasivo, tem boa sensibilidade e mede o risco de a paciente dar à luz um feto afetado por uma alteração genética. O teste diagnóstico é mais específico, custoso e invasivo, e pretende, com a maior precisão possível, revelar se um distúrbio genético está presente no feto; em geral, é precedido por teste de rastreamento que selecionou a paciente de risco.

Aproximadamente 1 em 150 nascidos vivos apresenta algum tipo de anomalia cromossômica. As aberrações cromossômicas ocorrem em 2/3 dos abortamentos ocultos (*i. e.*, morte do embrião em gravidez não reconhecida), metade dos abortamentos clínicos e 5% dos natimortos. Além disso de 5 a 7% da mortalidade no infante e na criança deve-se à anomalia cromossômica. No caso de sobrevida do neonato, podem ocorrer defeitos congênitos, dificuldade de sucção, anormalidades funcionais, incluindo retardo no neurodesenvolvimento, infertilidade e baixa expectativa de vida. As anomalias cromossômicas são mais frequentes no cenário de abortamentos recorrentes e anormalidades estruturais fetais.

As anormalidades cromossômicas incluem aberrações no número dos cromossomos ou na sua estrutura. A anormalidade mais comum no número dos cromossomos é a aneuploidia, na qual há um ou mais cromossomos extras ou ausentes. Também pode haver a presença de um ou mais conjuntos completos extras de cromossomos (como triploidia e tetraploidia). Anomalias no número de cromossomos podem configurar mosaicismo, quando o número anormal de cromossomos não está presente em todas as células.

Além de anormalidades no número de cromossomos, aberrações na sua estrutura, tais como deleções, duplicações, translocações e outros rearranjos, também podem ocorrer. Embora nem todas as deleções e duplicações sejam patológicas, algumas são muito grandes e facilmente identificadas na análise do cariótipo; outras são pequenas microdeleções ou duplicações que só podem ser detectadas por técnicas laboratoriais especiais a serem descritas adiante. Em algumas oportunidades, translocações ou rearranjos estão presentes, mas balanceados, sugerindo que o conteúdo genômico normal está preservado. Essas translocações balanceadas estão associadas a um fenótipo normal, mas podem levar a abortamentos recorrentes ou a um elevado risco de anomalia genética no recém-nascido.

Alguns distúrbios genéticos causados por mutações em um único gene, as doenças monogênicas, são relativamente raros. Exemplos de doenças monogênicas incluem anemia falciforme, fibrose cística, hemofilia e doença de Tay-Sachs. Esses distúrbios monogênicos podem ser diagnosticados por testes genéticos direcionados nas células fetais, se a mutação em particular tiver sido identificada na família afetada.

Ainda mais comuns do que as anormalidades cromossômicas são os defeitos estruturais congênitos isolados, tais como anomalias cardíacas, defeitos do tubo neural e fendas faciais. Essas malformações geralmente são determinadas por múltiplos genes ao longo de fatores ambientais e isoladas (não associadas a síndromes ou diagnósticos genéticos). Todavia, um componente genético pode existir, pois essas anomalias congênitas ocorrem mais comumente dentro de famílias afetadas do que na população geral. Como esses defeitos estruturais fetais são causados por complexa inter-relação de fatores genéticos e ambientais, os testes genéticos de diagnóstico pré-natal não estão disponíveis; o diagnóstico costuma ser feito por ultrassonografia ou outros métodos de imagem.

Embora a maioria dos genes esteja codificada no núcleo, a mitocôndria contém seu genoma próprio. As mitocôndrias são todas herdadas do citosol do oócito materno. Mutações podem ocorrer no DNA das mitocôndrias e também causar doença. Como as mitocôndrias são essenciais para o metabolismo aeróbio, as doenças mitocondriais comumente afetam tecidos com necessidade elevada de energia, como sistema nervoso central (SNC), coração e músculo. O diagnóstico pré-natal é complexo, assim como a avaliação da repercussão clínica.

A incidência de aneuploidia fetal aumenta com a idade materna (Tabela 63.1), mas pode afetar qualquer mulher, não importando a sua idade, como também não está relacionada com etnicidade. Outros fatores capazes de aumentar o risco de aneuploidia incluem a história de feto aneuplóidico e as anomalias morfológicas fetais. A síndrome de Down (trissomia 21) é a mais comum das trissomias autossômicas, com prevalência aproximada de 1 em 800 nascidos vivos. Estima-se que 95% dos casos de síndrome de Down decorram da não disjunção do cromossomo 21. Os casos restantes resultam de translocações ou de mosaicismo somático. Fetos afetados pela síndrome de Down geralmente não sobrevivem

Tabela 63.1 Risco de anomalia cromossômica com base na idade materna a termo.

Idade materna a termo	Risco de trissomia 21	Risco de qualquer anomalia cromossômica
15	1:1.578	1:454
20	1:1.480	1:525
25	1:1.340	1:475
30	1:940	1:384
35	1:353	1:178
40	1:85	1:62
45	1:35	1:18
50	1:25	Indeterminado

936

à gravidez: entre o 1º trimestre e o termo, 43% das gestações terminam em abortamento ou natimorto. A aneuploidia mais comum dos cromossomos sexuais é a síndrome de Klinefelter (47,XXY) com uma prevalência de 1 em 500 indivíduos do sexo masculino. A única monossomia viável é a síndrome de Turner (45,X).

O rastreamento de aneuploidia costuma identificar dois grupos de indivíduos: (1) aqueles com o teste de rastreamento positivo, com risco elevado de o feto ter a aneuploidia e (2) aqueles com o teste de rastreamento negativo, com baixo risco de aneuploidia. Mulheres com teste de rastreamento positivo devem ser aconselhadas a prosseguir com um teste diagnóstico. A mulheres com teste de rastreamento negativo não deve ser oferecido teste adicional de rastreamento pela possibilidade de se elevar a taxa de falso-positivos. Todavia, mulheres com o teste de rastreamento negativo podem necessitar de uma análise diagnóstica, particularmente quando achados adicionais tornam-se evidentes (p. ex., alterações estruturais fetais identificadas na ultrassonografia).

O teste de rastreamento ou de diagnóstico de aneuploidia deve ser oferecido a toda mulher no pré-natal, qualquer que seja a idade materna ou outros fatores de risco. O diagnóstico pré-natal deve ser discutido com a paciente, idealmente na primeira consulta, de modo que as opções de 1º trimestre estejam disponíveis.

Embora o risco de aneuploidia aumente com a idade materna, a maior parte das crianças com síndrome de Down nasce de mulheres jovens porque elas são as responsáveis pela maioria dos nascimentos. Se o rastreamento da síndrome de Down fosse feito apenas pela idade materna ≥ 35 anos, somente 20% das trissomias 21 seriam diagnosticadas.

Critérios de risco

Pacientes com risco aumentado para um distúrbio genético fetal estão incluídas nas categorias descritas a seguir.

Idade materna avançada. Embora o risco de aneuploidia aumente com a idade materna (ver Tabela 63.1), a idade por si só não é um rastreamento efetivo para aneuploidia. A propósito, anormalidades cromossômicas estruturais, incluindo microdeleções e duplicações, não aumentam em frequência com a idade materna.

Idade paterna avançada. A idade paterna avançada está associada ao risco aumentado de ter uma criança com distúrbio monogênico, como acondroplasia, síndrome de Apert, síndrome de Crouzon. Embora não haja consenso, tem-se sugerido 40 a 50 anos para definir a idade paterna avançada. O risco genético está relacionado principalmente com a incidência aumentada de mutação durante a espermatogênese. Atualmente, não há rastreamento recomendado ou painel diagnóstico que identifique os distúrbios genéticos aumentados pela idade paterna avançada. Seguem as orientações usuais do diagnóstico pré-natal.

Pais portadores de rearranjos cromossômicos. Mulheres ou homens portadores de translocações ou inversões tipicamente apresentam fenótipo normal, mas estão em risco de produzir gametas com cromossomos não balanceados, resultando em crianças com anormalidades genéticas. Para a maioria dos rearranjos, o risco observado de um recém-nascido anormal é menor do que o risco teórico, porque muitos desses gametas determinam abortamentos. Em geral, portadores de rearranjos cromossômicos identificados após o nascimento de uma criança afetada pela anormalidade apresentam risco de 5 a 30% de recorrência do distúrbio, enquanto aqueles identificados por outros motivos (p. ex., durante um checape de esterilidade) apresentam risco de 0 a 5%.

Pais com aneuploidia. Mulheres com trissomia 21, embora subférteis, apresentam risco aumentado de ter um neonato com a trissomia. Mulheres com 47,XXX e homens com 47,XYY costumam ser férteis, e embora os dados sejam limitados, parece que não apresentam risco de gerar um recém-nascido com a trissomia.

Filho anterior com defeito estrutural congênito. A maioria dos defeitos congênitos, tais como defeitos do tubo neural e defeitos cardíacos congênitos, são isolados e ocorrem por uma interação de múltiplos genes com fatores ambientais. Em virtude de haver um componente genético nesses distúrbios, eles têm uma tendência de recorrência nas famílias. Embora o risco de recorrência de anomalias estruturais isoladas, não associadas a uma síndrome genética conhecida, varie de acordo com a anomalia e frequentemente com o sexo da criança afetada, em geral, ele se situa na faixa de 2 a 3%.

Pais portadores de um distúrbio genético. Pais afetados ou portadores de distúrbios genéticos, como anemia falciforme, doença de Tay-Sachs e fibrose cística, apresentam risco elevado de ter uma criança afetada. Indivíduos acometidos por um distúrbio dominante autossômico, como a neurofibromatose, apresentam risco de 50% de transmissão.

Filho anterior com trissomia autossômica ou sexual. O risco de recorrência após uma gravidez afetada é 1,6 a 8,2 vezes o risco da idade materna para trissomias autossômicas. O risco de recorrência é mais impreciso para as trissomias sexuais 47,XXX e 47,XXY, mas também é elevado.

Anormalidades estruturais identificadas pela ultrassonografia. Anomalias estruturais fetais aumentam o risco de aneuploidia, variações no número de cópias, microdeleções e outras síndromes genéticas. Para algumas anormalidades estruturais, o risco ultrapassa 50%, enquanto outras malformações isoladas raramente estão associadas a aneuploidias ou outras alterações genéticas. A associação de aneuploidia com marcadores sonográficos menores varia de acordo com os diferentes achados, mas geralmente é baixa para a maioria deles.

Modelo piramidal

Ultrassonografia de 11 a 13⁺⁶ semanas

Pelo modelo piramidal de assistência pré-natal, a ultrassonografia de 1º trimestre é a mais importante (Figura 63.1). Nesse intervalo de 11 a 13^{+6} semanas, o ideal é o exame com 12 semanas, época na qual o teste de 1º trimestre combinado oferece os melhores resultados. Com 11 semanas, as oportunidades para o diagnóstico de malformações são menores; com 13 semanas, os resultados dos exames bioquímicos são menos fidedignos. Na oportunidade, podem ser realizados diversos outros procedimentos que, na verdade, não constituem diagnóstico pré-natal *stricto sensu* (ver Capítulo 10).

A Fetal Medicine Foundation (FMF), coordenada pelo Prof. Kypros H. Nicolaides, é a instituição responsável pelo desenvolvimento e pela divulgação do rastreamento de aneuploidias no 1º trimestre (entre 11 e 13^{+6} semanas) ao introduzir uma série de programas educacionais e de competências por meio da normatização, acreditação de centros e examinadores, além de extensa pesquisa e publicações.

Translucência nucal

A translucência nucal (TN) isolada é capaz de detectar 70% das trissomias, com 5% de falso-positivos (Figura 63.2).

Outras aplicações da TN. Pacientes com TN ≥ 3,5 mm, apesar do resultado negativo no rastreamento e/ou teste invasivo normal, serão submetidos à ultrassonografia morfológica obrigatória e à ecocardiografia fetal, visto que esses fetos têm risco aumentado de outras anomalias, incluindo defeitos cardíacos, defeitos da parede abdominal, hérnia diafragmática congênita, displasias esqueléticas e síndromes genéticas.

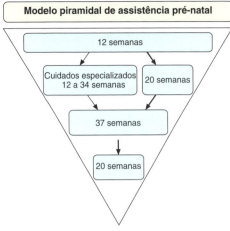

Figura 63.1 Novo modelo piramidal da assistência pré-natal. (Adaptada de Nicolaides KH. A model for a new pyramid of prenatal care based on the 11 to 13 weeks' assessment. Prenat Diagn. 2011; 31:3-6.)

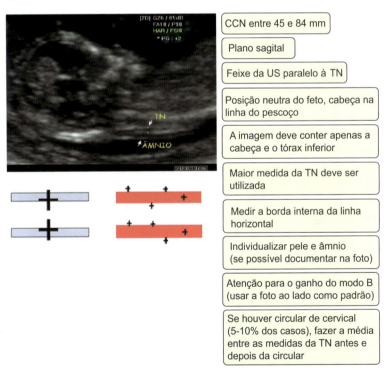

Figura 63.2 Medida da translucência nucal (TN). Para mensuração adequada, os cursores da medida devem ser posicionados sobre as linhas que definem o espaço anecoico da TN, conforme a representação na parte inferior da figura, à esquerda. Medidas obtidas com os cursores dispostos de outras maneiras, como exemplificado na parte inferior direita da figura, estão incorretas. *CCN*, comprimento cabeça-nádega; *US*, ultrassonografia.

A esse propósito, o cariótipo fetal determinado no diagnóstico pré-natal invasivo em casos com malformações maiores (holoprosencefalia, megabexiga, onfalocele contendo fígado) e TN ≥ 3,5 mm, à ultrassonografia de 11 a 14 semanas, foi capaz de detectar 57% das anomalias cromossômicas.

Por fim, o achado isolado de TN ≥ 3,0 mm constitui indicação para análise cromossômica por microarranjo, capaz de identificar variante no número de cópias (microdeleção/duplicação) de significado patológico.

Outros marcadores biofísicos de 1º trimestre. Os de maior importância são o osso nasal e o ducto venoso. O osso nasal entre 11 e 13+6 semanas não é visível em 70% dos fetos com síndrome de Down e em apenas 2% dos fetos euploides (Figura 63.3). As alterações de padrão de fluxo no ducto venoso, onda A negativa ou reversa, são observadas em 80% dos fetos com Down e em 5% dos fetos normais (Figura 63.4). Os marcadores biofísicos para as síndromes de Edwards (trissomia 18), incidência de 1:10.000 nascimentos, Patau (trissomia 13), incidência de 1:6.000 nascimentos e Turner (45,X) estão descritos na Tabela 63.2.

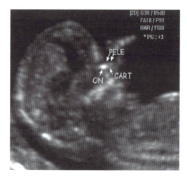

Figura 63.3 Identificação do osso nasal no 1º trimestre. *CCN*, comprimento cabeça-nádega; *US*, ultrassonografia.

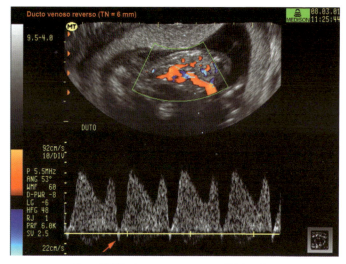

Figura 63.4 Ducto venoso reverso no 1º trimestre.

Tabela 63.2 Achados ultrassonográficos mais frequentes nas síndromes de Edwards, Patau e Turner.

Síndrome de Edwards	Artéria umbilical única (80%), megabexiga, onfalocele, bradicardia
Síndrome de Patau	Megabexiga, holoprosencefalia, taquicardia
Síndrome de Turner	Higroma cístico

Feto 3D. Procedimento multivirtual idealizado por Heron Werner que usa ultrassonografia, ressonância magnética e tomografia computadorizada, e busca encontrar marcadores biofísicos de 1º trimestre de trissomias 18 e 13 (holoprosencefalia, onfalocele e megabexiga) (Figura 63.5).

Teste de 1º trimestre combinado

Além da idade materna, o teste de 1º trimestre combinado avalia a TN e dois marcadores bioquímicos: proteína plasmática associada a gravidez A (PAPP-A) e β-hCG livre.

A taxa de detecção do teste de 1º trimestre combinado para a trissomia 21 é de 90%, com 5% de falso-positivos. A principal vantagem desse tipo de abordagem é que, por meio da técnica de *random access immunoassay analyzer with time-resolved amplified cryptate emission*, é possível obter o resultado do rastreio bioquímico em 30 minutos. A combinação desse resultado com a TN e a idade materna viabiliza a definição do risco final da paciente em apenas uma consulta (OSCAR, *on-stop clinic for assessment of risk*).

Cerca de 30% das anomalias cromossômicas detectadas pelo teste de 1º trimestre combinado são diferentes das trissomias 21, 18 e 13, e as mais frequentes são a síndrome de Turner (45,X) e a 47,XYY. Aproximadamente 99% dos casos de Turner terminam em abortamento no 1º trimestre; a síndrome de Turner representa 10% do total de abortamentos esporádicos. A TN na síndrome de Turner é muito elevada (valor médio de 8,5 mm), mas a idade materna é < 35 anos.

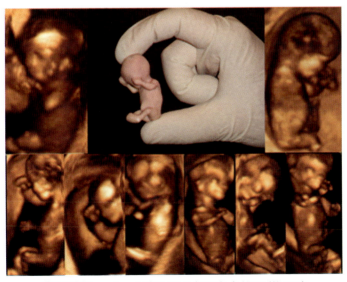

Figura 63.5 Procedimento feto 3D. (Adaptada de Heron Werner.)

Teste pré-natal não invasivo (NIPT): cell-free DNA no sangue materno

Lo et al., em 1997, em trabalho seminal, demonstraram o DNA fetal livre no sangue materno. Do DNA livre no sangue materno, 3 a 13% são de DNA fetal. Na verdade, o DNA fetal livre no sangue materno é proveniente de células apoptóticas do trofoblasto.

Podendo ser realizado a partir de 9 semanas de gestação, o teste pré-natal não invasivo (NIPT) ou cell-free DNA (cfDNA) tem o objetivo de estabelecer:

- Diagnóstico de trissomias 13, 18, 21, monossomia 45,X (Turner), 47,XXY (Klinefelter)
- Sexagem fetal
- Rh fetal
- Presença de antígeno plaquetário humano (HPA).

Por ser um teste de rastreamento, o NIPT não deve ser realizado em substituição a um teste diagnóstico. O valor preditivo positivo para a trissomia 21 é de 93%; para a trissomia 18, de 64%; para a trissomia 13, de 44%; e para as aneuploidias dos cromossomos sexuais, de 39%. O cfDNA é mais efetivo na presença de maior fração do DNA fetal, o que ocorre entre 11 e 13 semanas, quando esse valor é, em média, 10%. Quando a fração do cfDNA é inferior a 4%, o resultado geralmente é no call. Estudo recente mostrou que fração fetal baixa é indicação de alto risco de aneuploidia; em 8% dos casos não se obteve resultado e em 22% desses casos havia aneuploidia. Nesse cenário, o NIPT deve ser repetido ou realizado um teste diagnóstico.

O NIPT não identifica translocação e ainda não está validado para microdeleções a serem identificadas por técnica de microarranjo cromossômico no diagnóstico pré-natal invasivo.

Mulheres com risco elevado para aneuploidia após o NIPT devem realizar diagnóstico invasivo e ultrassonografia para avaliar anomalias fetais estruturais.

Em suma, o NIPT parece ser, no momento, o melhor exame para rastrear aneuploidia fetal, e espera-se que, com o avanço da tecnologia, amplie a gama de alterações genéticas diagnosticadas, contribuindo para uma redução significativa da taxa de procedimentos invasivos Os três pilares do diagnóstico pré-natal são: NIPT, ultrassonografia de 1º trimestre e teste invasivo (Figuras 63.6 e 63.7).

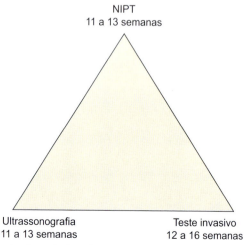

Figura 63.6 Os três pilares do diagnóstico pré-natal. NIPT, teste pré-natal não invasivo.

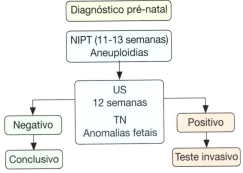

Figura 63.7 Fluxograma do diagnóstico pré-natal. *NIPT*, teste pré-natal não invasivo; *US*, ultrassonografia; *TN*, translucência nucal.

A opção de realizar concomitantemente o rastreamento por NIPT e medida da TN tem sido referida. Na gestação de 11 a 13 semanas, algumas anomalias estruturais podem ser identificadas por ultrassonografia, incluindo higroma cístico, anencefalia, holoprosencefalia e megabexiga.

Nesse contexto, enfatiza-se a importância da ultrassonografia de 1º trimestre no seguimento de mulheres que realizaram o NIPT. O aumento da TN (3,6 a 6,6 mm) e as anomalias fetais anatômicas/letais (acrania, micrognatia, defeito dos membros, morte) cursaram em 39% das vezes com NIPT normal. Vale dizer, a ultrassonografia de 1º trimestre deve permanecer como ferramenta fundamental no diagnóstico pré-natal.

Papel da ultrassonografia: recomendações da SMFM (2017)

- Em mulheres com o resultado do NIPT negativo, não está recomendada a ultrassonografia de 11 a 14 semanas apenas para realizar a TN
- Não se recomenda o teste diagnóstico para pacientes com NIPT negativo apenas pela presença de marcadores ultrassonográficos menores ou *soft* (mesma recomendação da ISUOG, 2017)
- Em mulheres com marcadores menores sem outras implicações clínicas (*i. e.*, cisto do plexo coroide e foco ecogênico intracardíaco) recomenda-se classificar como um achado normal
- Recomenda-se que todas as mulheres com anormalidade estrutural identificada sejam submetidas ao teste diagnóstico de microarranjo (mesma recomendação da ISUOG, 2017)
- Não se recomenda o rastreamento de rotina para microdeleção com o NIPT.

Marcadores de 2º trimestre

Marcadores ultrassonográficos

Existem diversos marcadores ultrassonográficos *soft* de trissomia identificados na ultrassonografia de 2º trimestre, por ocasião do exame morfológico: ventriculomegalia leve (diâmetro do ventrículo lateral ≥ 10 mm e < 15 mm) (Figura 63.8), cisto do plexo coroide (Figura 63.9), prega cutânea occipital (PCO) espessada (≥ 6 mm) (Figura 63.10), foco ecogênico intracardíaco, intestino hiperecogênico (Figura 63.11), hidronefrose leve ou pieloectasia (diâmetro anteroposterior da pelve renal ≥ 5 mm e < 10 mm) (Figura 63.12), fêmur ou úmero curto, osso nasal ausente/hipoplásico. O risco de anomalias cromossômicas desses marcadores é estimado, elevando o risco fornecido pelo teste de 1º trimestre combinado. Os melhores marcadores para a síndrome de Down são PCO espessada, ventriculomegalia e osso nasal ausente/hipoplásico.

Artéria umbilical única. A artéria umbilical única incide em aproximadamente 0,5 a 5% de todas as gestações e parece resultar de uma agenesia primária ou atrofia trombótica de uma das artérias. Está bem documentada a sua associação com anomalias fetais, incluindo aquelas dos sistemas cardiovascular, digestório e geniturinário. Se anomalias fetais forem concorrentes, o risco de aneuploidias está acentuadamente elevado (trissomia 18). Gestações

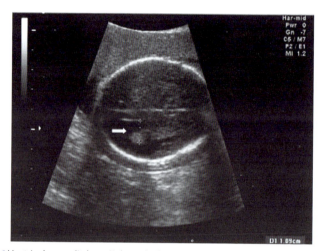

Figura 63.8 Ventriculomegalia leve. (Adaptada de Van den Hof MC, Wilson RD. Fetal soft markers in obstetric ultrasound. J Obstet Gynaecol Can. 2005; 27:592-636.)

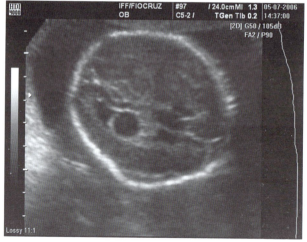

Figura 63.9 Ultrassonografia de 2º trimestre em que se identifica cisto de plexo coroide unilateral.

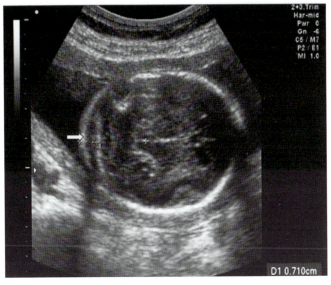

Figura 63.10 Prega cutânea nucal espessada. (Adaptada de Van den Hof MC, Wilson RD – *op. cit.*)

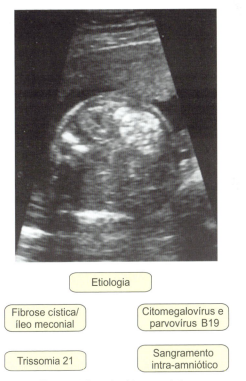

Etiologia

- Fibrose cística/íleo meconial
- Citomegalovírus e parvovírus B19
- Trissomia 21
- Sangramento intra-amniótico

Figura 63.11 Intestino hiperecogênico.

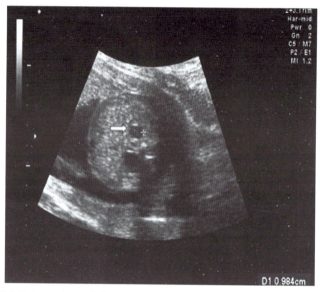

Figura 63.12 Pieloectasia renal bilateral. (Adaptada de Van den Hof MC, Wilson RD – *op. cit.*)

complicadas por artéria umbilical única isolada (fetos sem malformações) constituem fator de risco para recém-nascido pequeno para a idade gestacional (PIG), pré-eclâmpsia, mas não para parto pré-termo espontâneo.

Técnicas laboratoriais no diagnóstico pré-natal

Diversas técnicas laboratoriais podem ser usadas no diagnóstico pré-natal. Cada teste fornece diferentes informações e a escolha depende da anormalidade mais relevante e, por vezes, da preferência da paciente.

Cariótipo convencional

A principal indicação do diagnóstico pré-natal é a detecção das anormalidades cromossômicas. A análise citogenética convencional consiste na determinação do cariótipo fetal; isto é, sua constituição cromossômica, número e morfologia). O teste costuma ser feito no líquido amniótico (LA) (Figura 63.13) ou por biopsia de vilo corial (BVC). Essa técnica laboratorial é adequada para a identificação de todas as aneuploidias, incluindo as trissomias, 45,X (síndrome de Turner), outras anomalias dos cromossomos sexuais, tais como 47,XXY (síndrome de Klinefelter) e grandes rearranjos. O mosaicismo no feto pode não ser detectado pela análise do cariótipo caso não esteja presente na linhagem específica da célula fetal obtida para o teste. Em virtude de a análise do cariótipo residir em cultura de células na metáfase, o resultado não é obtido até 7 a 14 dias decorridos da coleta da amostra. A falha na cultura é rara quando as células a serem testadas são obtidas por BVC ou amniocentese (0,1%), mas frequente quando provenientes de natimorto. A acurácia diagnóstica da análise do cariótipo é maior que 99% para aneuploidias e anormalidades cromossômicas maiores que 5 a 10 megabases.

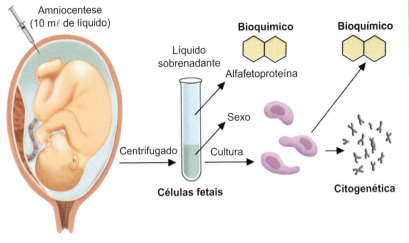

Figura 63.13 Exames convencionais realizados com o líquido amniótico no diagnóstico pré-natal.

Hibridização fluorescente *in situ*

A hibridização fluorescente *in situ* (FISH) usa sondas fluorescentes marcadas para cromossomos ou regiões específicas visando identificar o número dessas regiões presentes na amostra. A FISH pode ser realizada em células não cultivadas (interfase) coletadas por amniocentese ou BVC, para prover uma avaliação de aneuploidias comuns. Os resultados obtidos por FISH são mais rápidos do que no cariótipo convencional, em geral dentro de 1 a 2 dias. O painel mais comum de FISH é para o rastreamento dos cromossomos 13, 18, 21, X e Y. Sondas para outras anomalias, como a síndrome da deleção 22q11.2, estão igualmente disponíveis, mas devem ser requisitadas previamente. A FISH também pode ser realizada em células na metáfase após cultura (resultado em 7 a 14 dias) para avaliar microdeleções ou duplicações específicas quando clinicamente suspeitadas. Embora a análise por FISH seja correta para os cromossomos no painel, ela deve ser considerada, na verdade, um teste de rastreamento, pois um resultado anormal não deve ser considerado diagnóstico. Por isso, decisões clínicas com base em informações dadas pela FISH devem incluir no mínimo um dos resultados adicionais: análise cromossômica convencional ou microarranjo e informação clínica consistente (como achados ultrassonográficos anormais ou teste de rastreamento positivo para síndrome de Down ou trissomia 18).

Outras técnicas laboratoriais invasivas

Outras técnicas laboratoriais possíveis incluem a medida da atividade enzimática ou de outros biomarcadores, quando indicados, para determinar a presença de distúrbios bioquímicos, como a doença de Tay-Sachs ou de Canavan (ver Figura 63.13). Todavia, testes moleculares DNA para mutações específicas estão cada vez mais disponíveis, assim como a ultrassonografia de alta resolução melhorou a sua acurácia diagnóstica, de modo a diminuir o uso de análises bioquímicas.

Em geral um teste molecular DNA dirigido para um distúrbio específico (ou padrão de distúrbios) pode estar indicado em um feto com achados ultrassonográficos sugestivos ou história familiar. Para a displasia esquelética, por exemplo, um painel de genes está disponível.

Procedimentos diagnósticos invasivos

Diversas técnicas estão disponíveis para obtenção de células fetais, incluindo análise pré-implantacional embrionária, amniocentese, BVC e cordocentese. Todos esses procedimentos foram amplamente abordados no Capítulo 7 e aqui serão discutidos apenas alguns aspectos. Biopsia e sangue fetal (cordocentese) são raramente indicados no diagnóstico pré-natal.

Diagnóstico genético pré-implantacional

O diagnóstico genético pré-implantacional refere-se a testar o embrião para determinado distúrbio genético antes da implantação. O teste genético pré-implantacional é realizado nos corpúsculos polares do oócito ou do zigoto, um único blastômero do embrião em divisão ou um grupo de células do trofoectoderma no estágio de blastocisto. O diagnóstico genético pré-implantacional pode ser realizado por meio de técnicas citogenéticas ou moleculares em embriões precoces criados pela fertilização *in vitro* e pode ser usado para testar muitas condições genéticas nas quais uma mutação foi identificada na família. O resultado do exame é fornecido em 1 a 2 dias. Como o diagnóstico genético pré-implantacional usa apenas uma ou poucas células do embrião precoce e é passível de erro, recomenda-se a confirmação dos resultados com BVC ou amniocentese.

Biopsia de vilo corial

A BVC para o diagnóstico genético pré-natal geralmente é realizada entre 10 e 13 semanas. Embora possa ser realizada por via transcervical ou transabdominal, esta última é a preferida. Sua vantagem sobre a amniocentese é a de que o procedimento pode ser usado mais cedo na gravidez e as células viáveis para a análise podem ser processadas em menor espaço de tempo (5 a 7 dias *versus* 7 a 14 dias) de modo que o resultado é fornecido mais cedo. A taxa de perda gestacional com a BVC em estudos mais recentes é de 0,22% (1 em 455). Defeitos nos membros fetais na BVC realizada com 10 ou mais semanas não têm sido referidos.

Amniocentese

A amniocentese para o diagnóstico pré-natal costuma ser realizada entre 15 e 20 semanas da gestação, mas pode ser feita mais tarde. A amniocentese precoce realizada entre 10 e 13 semanas não é recomendada. O risco de perda gestacional para a amniocentese estimado por trabalhos recentes é de 0,11% (1 em 900). Complicações menores transitórias para a amniocentese são sangramento vaginal e vazamento de líquido, que ocorrem em 1 a 2% de todos os casos. Lesões fetais determinadas pela agulha de punção são raras quando o procedimento é realizado sob condução ultrassonográfica.

Diagnóstico pré-natal em situações especiais
Na gravidez gemelar

Testes de rastreamento

Na gravidez gemelar, o risco de aneuploidia fetal está afetado pelo número de fetos e pela zigotia; todavia, dados relacionados com o risco de aneuploidia na gravidez gemelar são mais limitados quando comparados aos da gravidez única.

Nenhum método de rastreamento de aneuploidia é tão preciso na gravidez gemelar como na única. A medida da TN possibilita o rastreamento de cada feto independentemente e, por isso, pode ser usada na gravidez gemelar de elevada ordem. Uma única TN aumentada na gemelidade monocoriônica pode ser um sinal precoce de síndrome da transfusão gêmelo-gemelar, e não de aneuploidia.

Os resultados dos testes bioquímicos tipicamente exprimem a gravidez inteira e não cada feto individualmente. No 2º trimestre, o teste bioquímico na gravidez gemelar pode identificar aproximadamente 50% dos fetos afetados pela síndrome de Down.

Por falta de evidências robustas, o NIPT não tem ainda seu valor assegurado na gravidez gemelar.

Na gravidez gemelar, se houver a morte fetal ou uma anomalia for identificada em um dos fetos, o rastreamento analítico deve ser desencorajado, pelo risco elevado de imprecisão nessas circunstâncias.

Testes diagnósticos

O aconselhamento às pacientes sobre os riscos dos testes diagnósticos na gravidez gemelar é mais complexo porque os dados são limitados. A taxa de perda gestacional relacionada com BVC ou amniocentese está estimada em 1%. Com a BVC há ainda o risco adicional de contaminação-cruzada, ou coleta inadvertida da mesma placenta, o que conduz a resultados errados; esse risco está estimado em aproximadamente 1%. Na variedade monocoriônica, como o risco de discordância para anormalidades no cariótipo é baixo, a paciente pode optar pela análise em apenas um dos fetos.

Mulheres infectadas com vírus das hepatites B e C e HIV

A taxa de transmissão vertical de mulheres cronicamente infectadas com o vírus da hepatite B depende da carga viral. A transmissão vertical não está aumentada após a amniocentese se a carga viral for baixa, enquanto naquelas com alta carga viral o risco está aumentado em 21 vezes. Além disso, parece que mulheres positivas para HBeAg apresentam maior risco de transmissão vertical após a amniocentese.

Em relação à amniocentese em mulheres com hepatite C, os dados são ainda mais limitados, mas o risco de transmissão vertical parece ser pequeno.

Séries recentes de mulheres infectadas por HIV e tratadas com antivirais mostram que o risco de infecção no recém-nascido após amniocentese não está aumentado, especialmente se a carga viral for baixa ou não detectável. Os dados para avaliar o risco de transmissão vertical após BVC em mulheres com doença viral crônica são insuficientes.

Mosaicismo

O mosaicismo genético ocorre em aproximadamente 0,25% das amostras após amniocentese e em 1% das amostras após BVC. O mosaicismo pode ser sugerido quando a amostra fetal está contaminada por células maternas, causando um resultado falso-positivo de mosaicismo. Esse falso-positivo pode ser minimizado se forem desprezados os primeiros 1 a 2 ml da amostra coletada por amniocentese e pela dissecção cuidadosa da vilosidade corial da decídua materna.

Quando o mosaicismo é encontrado na BVC, a amniocentese costuma ser oferecida para verificar se ele está presente nos amniócitos. Em aproximadamente 90% dos casos, o resultado da amniocentese é normal, e o mosaicismo é assumido estar confinado ao trofoblasto, ou seja, mosaicismo confinado à placenta. Embora seja improvável que o mosaicismo confinado à placenta determine malformações fetais, ele carreia risco elevado de crescimento intrauterino restrito tardio.

Indicação para microarranjo cromossômico (SMFM, 2016)

Microarranjo cromossômico é uma técnica de alta resolução de rastreamento de todo o genoma que pode identificar a maioria dos desbalanceamentos cromossômicos vistos na análise citogenética convencional, assim como as menores deleções ou duplicações referidas como os variante no número de cópias (CNV). A CNV pode causar um amplo espectro de distúrbios humanos, incluindo alterações no neurodesenvolvimento e anomalias congênitas como defeitos cardíacos. O microarranjo é recomendado como teste de primeira linha na avaliação pós-natal de anormalidades congênitas e distúrbios no neurodesenvolvimento. Com experiência acumulada na última década demonstrando melhora na detecção de anormalidades cromossômicas em comparação com o cariótipo convencional, o microarranjo tem se provado uma ferramenta de valor no cenário pré-natal. O microarranjo pode ser realizado em amostras de DNA não cultivadas, incluindo aquelas obtidas por BVC e amniocentese, em um tempo menor do que aquele despendido com o cariótipo.

Tipos de microarranjo

Existem duas plataformas maiores de microarranjo usadas no diagnóstico pré-natal: polimorfismo de nucleotídio único (SNP) e hibridização genômica comparativa (CGH).

A CGH coteja a amostra do DNA fetal com uma amostra normal de referência de DNA. Casos com duplicação apresentam grande sinal de hibridização, enquanto casos com deleção têm baixo sinal de hibridização quando comparados à amostra de referência.

O SNP é uma variação de uma posição única na sequência do DNA entre indivíduos. Com o microarranjo SNP, apenas a amostra do DNA teste é hibridizada na plataforma de microarranjo.

Embora a CGH esteja apta apenas para detectar CNV, o SNP pode também diagnosticar triploidia e regiões nos 2 cromossomos homólogos que são idênticas, como ocorre na dissomia uniparental e na consanguinidade. Na dissomia uniparental, ambas as cópias dos cromossomos são herdadas do mesmo progenitor em vez de uma de cada um deles. A dissomia uniparental tem sido associada a distúrbios genéticos como a síndrome de Prader-Willi, que pode ocorrer quando ambas as cópias do cromossomo 15 são herdadas da mãe. O microarranjo SNP também pode detectar alguns casos de contaminação materna e de mosaicismo.

Vantagens do microarranjo

Um cariótipo padrão pode detectar aneuploidias (anormalidades no número dos cromossomos), alterações estruturais relativamente grandes, como deleções ou duplicações microscopicamente visíveis, com uma resolução aproximada de 5 a 10 Mb, e translocações e inversões balanceadas ou não balanceadas. O microarranjo cromossômico tem maior resolução do que o cariótipo convencional, possibilitando a detecção de deleções e duplicações muito menores, submicroscópicas, no nível de 50 a 100 kb. As anormalidades passíveis de detecção com os microarranjos CGH e SNP e o cariótipo convencional estão sumarizadas na Tabela 63.3.

Investigação multicêntrica, patrocinada pelo National Institute of Child Health and Human Development (NICHD) demonstrou que o microarranjo é mais benéfico em fetos com achados ultrassonográficos anormais. Em gestações com anormalidades estruturais fetais identificadas por ultrassonografia e cariótipo normal, o microarranjo revelou deleções e duplicações clinicamente relevantes em 6% dos casos. Por outro lado, em gestações

Tabela 63.3 Anormalidades detectadas com o cariótipo convencional e os microarranjos – hibridização genômica comparativa (CGH) e polimorfismo de nucleotídio único (SNP).

Anormalidades	Cariótipo convencional	Microarranjo CGH	Microarranjo SNP
Aneuploidia	+	+	+
Translocação e inversão balanceadas	+	–	–
Translocação não balanceada	+	+	+
Triploidia	+	–	+
Dissomia uniparenteral/consanguinidade	–	–	+
Variante no número de cópias	–	+	+

com fetos estruturalmente normais por ultrassonografia e cariótipo, nas quais a BVC e a amniocentese foram realizadas secundariamente a uma idade materna avançada ou a um rastreamento não invasivo positivo para aneuploidia, o microarranjo, ainda assim, revelou achados clinicamente relevantes em 1,7% dos casos.

Outra vantagem do microarranjo é não exigir células em divisão, ao contrário do cariótipo convencional, que requer células cultivadas. Essa diferença pode resultar em maior rapidez no resultado do exame. Ademais, o microarranjo pode ser realizado em tecido macerado obtido de amostras de natimorto que não podem crescer em uma cultura de tecido.

Recomenda-se que o microarranjo seja oferecido quando a análise genética for realizada em casos de fetos com anomalias estruturais e/ou natimortos, substituindo a necessidade do cariótipo (SMFM, 2016).

Limitações do microarranjo

O microarranjo não é capaz de detectar rearranjos cromossômicos totalmente balanceados, como translocações ou inversões. Todavia, a maioria dos rearranjos cromossômicos resulta em prognóstico normal. Por outro lado, se há ganho de um cromossomo 13 inteiro, o microarranjo não pode distinguir entre uma trissomia 13 e uma translocação robertsoniana não balanceada, o que é relevante no aconselhamento para o risco de recorrência. Mosaicismo em baixo nível também não pode ser detectado pelo microarranjo, e alguns tipos de microarranjo não podem diagnosticar triploidia. O microarranjo SNP, por sua vez, geralmente é capaz de diagnosticar baixo nível de mosaicismo e triploidia. O microarranjo não detecta distúrbios recessivos autossômicos associados a mutações pontuais em um único gene (monogênicas ou mendelianas), incluindo aquelas que causam doenças, como anemia falciforme, fibrose cística e muitas das displasias esqueléticas.

Outra desvantagem do microarranjo é a inabilidade de interpretar precisamente o significado clínico da CNV, que pode ser caracterizada como benigna, clinicamente significante (patológica) e variante de significado incerto (VUS).

Recomenda-se que pacientes com VUS fetal identificada recebam aconselhamento por especialistas com acesso à base de dados atualizada na correlação genótipo-fenótipo.

Indicação do microarranjo no diagnóstico pré-natal

O microarranjo cromossômico é particularmente recomendado quando a análise genética é realizada em casos de anomalias estruturais fetais e/ou natimortos. O microarranjo substitui a necessidade do cariótipo fetal nesses casos. O ACOG e a SMFM (2013) recomendam que tanto o cariótipo fetal como o microarranjo possam ser indicados quando um teste diagnóstico invasivo for realizado em casos de fetos estruturalmente normais, independentemente da idade materna. Atualmente, alguns médicos recomendam o microarranjo como o teste de primeira linha independentemente da análise cromossômica planejada, enquanto outros reservam o microarranjo a casos de anomalias estruturais fetais para evitar a possibilidade de descobrir uma VUS.

Indicação de cariótipo no diagnóstico pré-natal

O cariótipo convencional e/ou a FISH podem ser mais apropriados quando uma aneuploidia comum, como trissomia 21, 18, 13 ou monossomia X, for fortemente suspeitada à ultrassonografia pré-natal. Nessas circunstâncias, o cariótipo convencional e a FISH podem prover um resultado mais rápido, promovendo também o diagnóstico mais acurado do mosaicismo de baixo nível, assim como afastar a trissomia associada a translocação. Nesse caso, o microarranjo deve ser realizado quando a FISH ou o cariótipo forem normais. O cariótipo convencional para identificar translocações balanceadas é o teste de primeira linha mais apropriado para casais com história de abortamento recorrente.

O microarranjo não é recomendado como teste de primeira linha para avaliar perdas fetais de 1º trimestre devido a dados limitados.

Amostras usadas

O microarranjo pode ser realizado em DNA obtido de amniocentese, BVC, sangue do cordão umbilical e amostras de natimorto. O DNA do interior das células mesenquimais das vilosidades coriônicas e de amniócitos não cultivados é preferível ao DNA de células cultivadas por viabilizar o resultado mais rápido e evitar a possibilidade de artefatos na cultura.

Indicação do microarranjo no diagnóstico pós-natal

O microarranjo é recomendado como teste diagnóstico pós-natal de primeira linha na avaliação de anomalias congênitas múltiplas, desenvolvimento retardado/deficiência intelectual e/ou distúrbios no espectro autista, com achados clínicos significantes em aproximadamente 15% dos casos nos quais o cariótipo convencional foi normal.

Futuro

A seguir, são apresentadas as recomendações e conclusões do ACOG e da SMFM (2016) especialmente dirigidas a duas das novas tecnologias genéticas no diagnóstico pré-natal: a análise por microarranjo cromossômico e o sequenciamento completo do genoma/exoma.

- A análise por microarranjo cromossômico mede ganhos e perdas do DNA a partir do genoma humano. Ela pode identificar aneuploidias cromossômicas e outras alterações maiores na estrutura dos cromossomos, que também podem ser detectadas pela análise cromossômica convencional, assim como anormalidades submicroscópicas pequenas demais para serem captadas por métodos tradicionais
- A maioria das alterações identificadas pela análise por microarranjo cromossômico tipicamente não detectáveis pelo cariótipo padrão não está associada a idade materna avançada; por isso, o uso desse teste pode ser considerado para todas as mulheres, independentemente da idade ao realizarem o teste diagnóstico pré-natal
- A análise por microarranjo cromossômico é recomendada para a paciente com o feto com uma ou mais anormalidades estruturais identificadas ao exame ultrassonográfico

e que estejam realizando diagnóstico pré-natal invasivo. Esse teste certamente pode substituir a necessidade do cariótipo fetal

- Em paciente com feto estruturalmente normal realizando o diagnóstico pré-natal invasivo, tanto o cariótipo como a análise por microarranjo cromossômico podem ser realizados
- A análise cromossômica por microarranjo em tecido fetal (líquido amniótico, placenta ou produtos da concepção) está recomendada na avaliação da morte fetal intrauterina ou no natimorto quando outros testes citogenéticos são desejáveis porque eles aumentam a possibilidade de obter resultados que melhoram a detecção de fatores determinantes das anormalidades
- O uso rotineiro do sequenciamento completo do genoma ou do exoma no diagnóstico pré-natal não está recomendado fora do contexto de investigações clínicas até que os resultados sejam revisados por pares e os estudos validados sejam publicados.

Teste de triagem neonatal

Realizado no recém-nascido entre o terceiro e o sétimo dia de vida, o teste de triagem neonatal tem por objetivo o diagnóstico de algumas doenças genéticas, usando-se apenas uma gota de sangue retirada do calcanhar do recém-nascido (teste do pezinho). O Ministério da Saúde (2013) propõe o rastreamento das seguintes doenças: hipotireoidismo congênito, fenilcetonúria, fibrose cística, anemia falciforme e outras hemoglobinopatias, hiperplasia suprarrenal congênita e deficiência de biotinidase.

Pontos-chave

- De acordo com o modelo piramidal de assistência pré-natal, a ultrassonografia mais importante é a de 1º trimestre, entre 11 e 13^{+6} semanas de gestação
- Aproximadamente 1 a cada 150 nascidos vivos apresenta algum tipo de anomalia cromossômica
- O teste combinado (TN + β-hCG livre + PAPP-A) tem taxa de detenção de 90%, com falso-positivos de 5%
- A ultrassonografia morfológica (20 a 24 semanas) deve ser exame de rotina na gravidez para diagnóstico de malformações e de sinais menores (*soft*) de aneuploidia
- A translucência nucal ≥ 3,5 mm, com o cariótipo fetal normal, é marcador de defeito cardíaco e de outras anomalias congênitas
- A amniocentese (16 semanas) tem risco de perda fetal < 0,5%; a biopsia de vilo corial (12 semanas), de 1%; e a cordocentese (após 20 semanas), de 2%
- O teste pré-natal não invasivo (NIPT) no sangue materno pode ser realizado a partir de 9 semanas e rastreia trissomias 21, 18 e 13, monossomia 45,X (Turner) e 47,XXY (Klinefelter), com taxa de detecção de 99% e falso-positivo de 1%
- Os três pilares do diagnóstico pré-natal são: NIPT e ultrassonografia de 1º trimestre (11 a 13^{+6} semanas) e testes invasivos (12 a 16 semanas)
- Quando o NIPT for negativo e houver alterações estruturais fetais à ultrassonografia, está indicado o microarranjo, o melhor teste diagnóstico
- O teste de triagem neonatal (teste do pezinho), entre o terceiro e o sétimo dia de vida, é obrigatório e diagnostica várias doenças genéticas.

64

Malformações Fetais

Joffre Amim Junior
Jorge Rezende Filho

Introdução, 954

Malformações do sistema
nervoso central, 954

Malformações no segmento
torácico, 969

Malformações cardíacas, 977

Malformações do trato digestivo
e da parede abdominal, 978

Anomalias renais e das vias
urinárias, 988

Displasias esqueléticas, 995

Fendas labiais e palatinas, 998

Introdução

Os defeitos congênitos afetam cerca de 5% dos recémnascidos. Aproximadamente 50% das anomalias maiores são detectadas ao nascimento; a outra metade só será diagnosticada na infância ou na vida adulta.

O rastreamento e o diagnóstico dessas anomalias ainda durante a vida fetal são pontos importantes da assistência pré-natal, possibilitando o aconselhamento ao casal em relação ao prognóstico neonatal e ao prosseguimento da investigação em casos selecionados.

Este capítulo pretende descrever algumas das principais malformações passíveis de acometimento fetal, com diagnóstico baseado principalmente em exames de imagem, divididas didaticamente por sistemas do corpo humano, oferecendo ferramentas ao obstetra para capacitação em relação ao aconselhamento citado.

Malformações do sistema nervoso central

Defeitos de fechamento do tubo neural

Podem ser decorrentes do não fechamento primário, sua principal causa, ou secundários a disrupções, ou seja, agressões externas ao tubo neural previamente bem formado (como banda amniótica, isquemia, acidente vascular). São condições multifatoriais, podendo estar associadas a outras alterações, como algumas síndromes genéticas (p. ex., trissomias dos cromossomos 13 e 18), síndromes gênicas (p. ex., síndrome de Meckel e síndrome de Roberts), sequências (p. ex., sequência da extrofia cloacal – alterações decorrentes de má diferenciação do mesoderma pélvico embrionário, levando a onfalocele, ausência de diferenciação genital, ânus imperfurado e espinha bífida aberta), ou acontecer isoladamente, o que está intimamente relacionado com a deficiência do ácido fólico.

Várias condições são passíveis de atrapalhar as cadeias de atuação do ácido fólico na produção de aminoácidos, como a ingestão e/ou absorção materna insuficientes, história familiar (filho anterior com espinha bífida aberta aumenta em 10 vezes o risco de novo caso), uso de medicamentos antagonistas do ácido fólico (p. ex., ácido valproico, carbamazepina e metotrexato) e doenças maternas; a principal delas é o diabetes melito. A suplementação vitamínica costuma ser bastante eficaz na prevenção dos casos de defeitos de fechamento do tubo neural (DFTN) (o uso de ácido fólico, pelo menos 1 mês antes da concepção e até 12 semanas de gestação, reduz em até 97% o risco de ocorrência e em até 70% o risco de recorrência, segundo metanálise publicada pela Cochrane Library).

Os DFTN são classificados em dois grupos: os disrafismos cranianos, que são as anencefalias e as encefaloceles, e os disrafismos espinais, que são as espinhas bífidas abertas e ocultas. Quando as duas entidades coexistem, cranianas e espinais, evidencia-se o quadro de craniorraquísquise (Figura 64.1).

Anencefalia

Caracterizada pela ausência completa (holoanencefalia) ou parcial (meroanencefalia) dos ossos da calota craniana. A forma completa é responsável pela imensa maioria dos casos. Pode manifestar-se isoladamente ou associada a doenças gênicas como a síndrome de Meckel e a síndrome de Walker-Warburg. O encéfalo fica exposto ao líquido amniótico por

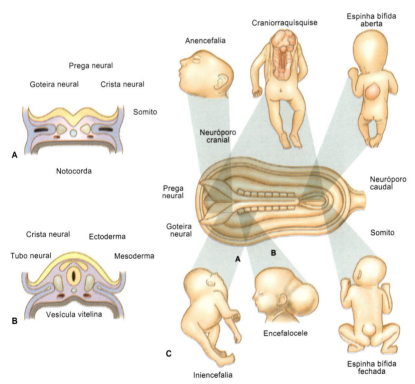

Figura 64.1 Características do desenvolvimento do tubo neural e dos defeitos do tubo neural (DTN). **A.** Corte transversal da porção rostral do embrião com aproximadamente 3 semanas após a concepção mostrando a goteira neural em processo de fechamento. **B.** Corte transversal da porção média do embrião após fechamento do tubo neural, que se encontra coberto pelo ectoderma. **C.** Características dos principais tipos de DTN: as áreas sombreadas indicam a região do embrião relevante em cada defeito.

determinado período e sofre necrose tecidual progressiva. Por esse motivo, no 1º trimestre, essa condição é denominada acrania com exencefalia (Figura 64.2). Nas meroanencefalias occipitais, geralmente envolvendo o cerebelo, se houver associação com disrafismo espinal e defeito dos ossos da coluna vertebral, ocorre o quadro de iniencefalia.

Encefalocele

Também denominada crânio bífido, caracteriza-se por um defeito ósseo craniano por onde há protrusão de meninges e/ou encéfalo. Esse conteúdo é recoberto por pele malformada, displásica, e o parênquima cerebral envolvido geralmente também é malformado e displásico. Por isso, não está indicada a intervenção fetal nesses casos, e sim a ressecção do tecido herniado após o nascimento.

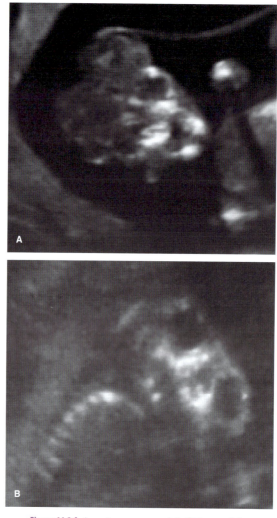

Figura 64.2 A. Acrania com exencefalia. **B.** Anencefalia.

A incidência das encefaloceles é de 1 a 4 para cada 10 mil nascidos vivos. Estão associadas a outras anomalias estruturais em 60 a 80% dos casos e em 10 a 45% com doenças genéticas. São classificadas em relação à localização e ao conteúdo e denominadas meningoceles cranianas, na presença de apenas herniação das meninges; meningoencefaloceles, na presença de parênquima cerebral e meninges; e meningo-hidroencefalocele, quando existe ventriculomegalia associada (Figura 64.3). Em relação à localização, a maioria acomete os ossos da calota craniana, com uma incidência de 75% nos ossos occipitais e 10% nos ossos parietais. Em menor escala, pode acometer a região frontoetmoidal com herniação do conteúdo entre as órbitas oculares e o nariz (10 a 15% das situações) e a região esfenoidal (menos de 5%), com herniação do conteúdo entre o osso esfenoide e o osso occipital, fazendo diagnóstico diferencial com epúlide congênita (lesão de células granulares) e *epignathus* (teratoma congênito que acomete o palato).

A herniação do cerebelo ou seu deslocamento caudal, em associação a uma encefolecele occipital, é denominada síndrome de Chiari III. A síndrome de Chiari I ocorre quando há presença do deslocamento caudal do cerebelo na ausência de associação com DFTN, e a síndrome de Chiari II – ou malformação de Arnold-Chiari –, quando o cerebelo é deslocado e associado à espinha bífida.

O prognóstico das encefaloceles depende da associação com outras malformações ou síndromes e do conteúdo herniado, em que os fetos com ausência de herniação do parênquima cerebral são os únicos candidatos ao desenvolvimento neuropsicomotor normal. Em 75% das ocorrências há comprometimento intelectual.

Meningocele

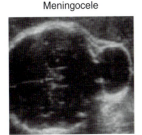

Meningoencefalocele

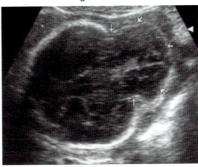

Meningo-hidroencefalocele

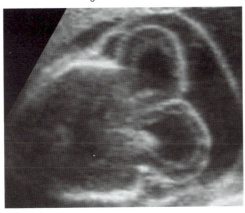

Figura 64.3 Classificação das encefaloceles.

Disrafismo espinal

As espinhas bífidas podem ser ocultas ou abertas. O diagnóstico das ocultas é mais difícil de ser realizado e pode ser decorrente de falhas no processo de neurulação secundária, que podem levar a defeitos de fechamento da coluna sacral comumente acompanhados de tecidos que não deveriam estar presentes nessa região, como lipomas (lipomeningoceles). Nessas ocorrências, é comum a posição mais baixa do cone medular e raramente apresenta associação com a síndrome de Chiari II e com alterações do restante do sistema nervoso central (SNC).

Nas espinhas bífidas abertas, ou não há pele ou há presença de pele malformada, com transição para pele normal de forma centrífuga. Nas duas situações, pode haver troca de materiais entre o liquor fetal e o líquido amniótico, fazendo com que o conteúdo entre eles seja semelhante. Bem como nas encefaloceles, o líquido amniótico, por ser um ambiente hostil, acaba levando a uma segunda agressão ao tecido neurológico exposto e agravando a lesão das raízes nervosas (a primeira é pelo defeito primário do fechamento do tubo neural).

Além disso, o liquor que banha o SNC tende a extravasar, levando ao deslocamento caudal do tronco encefálico e do cerebelo (malformação de Chiari II) e atrapalhando a exteriorização do liquor do sistema ventricular, causando ventriculomegalia. Com isso, pode haver atrofia do sistema de reabsorção liquórica (granulações de Pacchioni) se ele permanecer por muito tempo inutilizado, o que justifica o desenvolvimento de hidrocefalia após a correção da lesão no período neonatal e a necessidade da colocação de dreno ventriculoperitoneal.

O diagnóstico da espinha bífida aberta é realizado mais comumente no 2º trimestre, apesar de alguns casos já poderem ser visíveis no 1º trimestre, com a evidência ecográfica do saco herniário nas lesões com pele e da raiz nervosa em contato direto com o líquido amniótico nas lesões sem pele. Alguns sinais indiretos denunciam o quadro, como o cerebelo em "formato de banana" (cerebelo "mergulhando" no canal medular no corte sagital, ultrapassando o nível do forame magno), o crânio em "formato de limão" e a ventriculomegalia (50% dos casos de ventriculomegalia estão associados a DFTN) – Figura 64.4.

Com a evolução da gestação, ocorre o desaparecimento do "sinal da banana", já que o deslocamento do cerebelo é tal que não se consegue mais visualizá-lo. Além disso, o "sinal do limão" também pode desaparecer, em razão do fortalecimento da calota craniana e/ou aumento da pressão intracraniana pela ventriculomegalia.

São propostos na literatura alguns sinais indiretos, visíveis no 1º trimestre, que podem predizer a possibilidade de desenvolvimento da espinha bífida, como o formato da calota craniana, o aspecto dos tálamos, dos pedúnculos cerebrais e quarto ventrículo no corte transversal e os mais reprodutíveis, no corte sagital estrito do feto: a medida do quarto ventrículo (denominada translucência intracraniana) e a relação entre o diâmetro da ponte e a distância entre a ponte e o osso occipital, que tendem a estar aumentadas nos fetos com espinha bífida aberta.

Durante a avaliação dos fetos acometidos por espinha bífida, é importante definir o nível anatômico da lesão e principalmente até que nível das raízes nervosas a função motora está preservada, já que essas duas características não estão necessariamente interligadas. O prognóstico neonatal em relação à capacidade de deambulação está muito mais relacionado com a função motora do que com o nível anatômico da lesão. Porém, mesmo nos fetos com boa preservação motora não há garantia de deambulação sem a necessidade de órteses. Nos casos de pé torto congênito por um desbalanço no tônus, a avaliação funcional fica impossibilitada. Todavia, essa situação não interfere no aconselhamento em termos de deambulação.

A correção intraútero das espinhas bífidas abertas já é uma realidade promissora na medicina fetal, atualmente com resultados animadores em centros de referência.

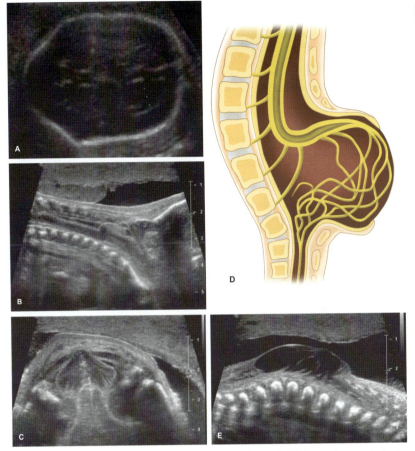

Figura 64.4 Sinais diretos e indiretos de espinha bífida aberta. **A.** Crânio em formato de limão ("sinal do limão") e ventriculomegalia. **B.** Cerebelo herniado pelo forame magno, visualizado no canal medular no corte sagital (Chiari II). **C.** Cerebelo em formato de banana ("sinal da banana"). **D** e **E.** Mielomeningocele lombossacral.

Ventriculomegalias cerebrais

O conceito de ventriculomegalia refere-se à dilatação total ou parcial do sistema ventricular. Quando, além disso, há aumento da pressão liquórica, ocorre a hidrocefalia. Na prática clínica, é difícil diferenciar os dois conceitos e, por isso, são utilizados, na maioria das vezes, como sinônimos.

São classificadas quanto à etiologia em primárias ou idiopáticas, quando há um mau desenvolvimento do sistema de condução do liquor, mais frequentemente no nível do aqueduto de Sylvius, aparecendo de forma isolada como diagnóstico de exclusão; ou secundárias, quando ocorrem por consequência de outras alterações associadas, como malformações (DFTN, agenesia de corpo caloso, holoprosencefalia, acidentes vasculares, lissencefalia, tumores, malformações vasculares e malformações na fossa posterior), infecções e síndromes genéticas. Cerca de 5% dos fetos sem ventriculomegalia isolada apresentam anomalias cromossômicas, com a mais frequente a trissomia do cromossomo 21. Além disso, cerca de 35% dos fetos com ventriculomegalia e outras malformações associadas também apresentam anomalias cromossômicas.

No 1º trimestre, entre 11 e 14 semanas, a razão entre o comprimento do plexo coroide e o comprimento do ventrículo lateral diminuída pode levar à predição de possível ventriculomegalia. O diagnóstico é realizado apenas a partir do 2º trimestre, por meio da medida do átrio ventricular (Figura 64.5). Assim, possibilita-se a classificação da doença quanto à gravidade, permitindo a predição do prognóstico em relação à sobrevida e ao risco de deficiência no desenvolvimento neuropsicomotor, a depender do valor encontrado. Com base na literatura até o momento, a divisão das ventriculomegalias com medidas entre 10 e 15 mm e as com medidas acima de 15 mm é o que melhor define a doença em relação ao prognóstico, com risco de restrição do desenvolvimento neuropsicomotor de 10 a 15% nas ventriculomegalias entre 10 e 15 mm e de 55 a 60% naquelas acima de 15 mm (Figura 64.6). Além disso, ventriculomegalias que aumentam progressivamente têm um risco de 80% para o comprometimento do desenvolvimento neuropsicomotor e de 30% para óbito perinatal.

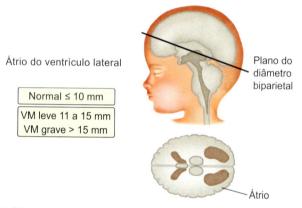

Figura 64.5 Medida do ventrículo lateral no plano do diâmetro biparietal (DBP). *VM*, ventriculomegalia.

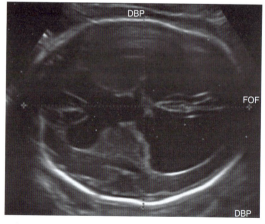

Figura 64.6 Ventriculomegalia grave com plexo coroide "pendente". *DBP*, diâmetro biparietal; *FOF*, fascículo occipitofrontal.

Em relação à ventriculomegalia idiopática, até o momento não existe um tratamento intraútero comprovadamente eficaz. Por isso, o parto deve ser realizado o mais próximo do termo possível para evitar complicações referentes à prematuridade. A exceção é nos casos em que há piora progressiva da ventriculomegalia, com macrocranias avançadas (circunferência cefálica acima de 420 mm), em que sua antecipação está indicada no intuito de evitar o sangramento do seio venoso em virtude do cavalgamento da calota craniana.

Anomalias da linha média

Também chamadas defeitos de indução ventral, são referentes às malformações supratentoriais (acima da tenda do cerebelo e do pedúnculo cerebral).

Agenesia do corpo caloso

A agenesia do corpo caloso (ACC) apresenta incidência de 0,5 a 5 a cada 1.000 nascidos vivos. Em 85% dos casos está associada a outras anomalias do SNC, como as anomalias de giro, heterotopias, lipomas ou cistos inter-hemisféricos, e em 60% das ocorrências há alterações fora do SNC, principalmente quando são relacionadas com síndromes genéticas, como as doenças cromossômicas (trissomias dos cromossomos 13 e 18, triploidias e translocações) e mais de 300 doenças gênicas listadas (p. ex., síndrome de Aicardi, síndrome de Apert e síndrome acrocalosa). Nos casos isolados, 5% estão ligadas a um mosaico com cariótipo normal ou à trissomia do cromossomo 8.

Alguns sinais indiretos podem levar à suspeição da doença, como o aumento da razão entre as medidas do diencéfalo e da foice cerebral no corte sagital estrito fetal, no 1º trimestre (Figura 64.7), alterações do *cavum* do septo pelúcido (alargamento ou desaparecimento – Figura 64.8), espaço inter-hemisférico mais alargado e ventrículo lateral mais retificado ("formato de lágrima") no 2º trimestre (Figura 64.9).

O diagnóstico é realizado com o corte sagital no 2º trimestre, podendo haver agenesia parcial ou total do corpo caloso (Figura 64.10) ou, ainda, disgenesia do corpo caloso (normalmente secundária a outro processo, como a ventriculomegalia e a espinha bífida aberta, levando ao afilamento do corpo caloso). A medida do comprimento do corpo caloso é útil para o diagnóstico de agenesia parcial, que pode estar normal nos casos de disgenesia (nessa situação, a medida da largura e da espessura do corpo caloso no corte coronal

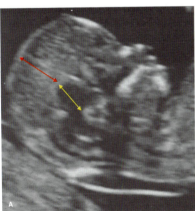 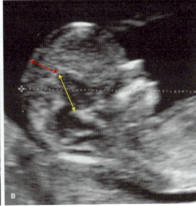

Figura 64.7 Razão entre as medidas do diencéfalo e da foice cerebral no corte sagital estrito no 1º trimestre da gestação. **A.** Medidas normais. **B.** Razão diencéfalo/foice cerebral aumentada, sugerindo agenesia de corpo caloso.

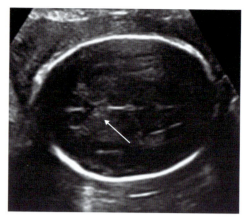

Figura 64.8 Não visualização do *cavum* do septo pelúcido na agenesia do corpo caloso.

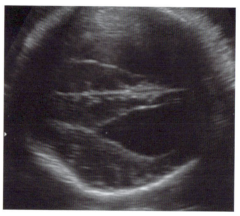

Figura 64.9 Características sonográficas da agenesia do corpo caloso (ACC), em especial o ventrículo lateral em "forma de lágrima".

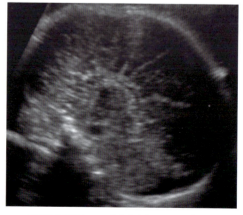

Figura 64.10 Agenesia total do corpo caloso.

pode ter maior sensibilidade diagnóstica). A holoprosencefalia lobar, o cisto de aracnoide, a displasia septo-óptica e as lesões cerebrais destrutivas fazem diagnóstico diferencial com a ACC e, muitas vezes, podem ser anomalias associadas.

Para definir o prognóstico da doença, inicialmente, é necessário determinar se a lesão é isolada ou não. Para isso, é importante a realização do cariótipo e uma reavaliação próxima do 3º trimestre, com contribuição da ressonância magnética (RM). Se o diagnóstico de doença isolada for definitivo, há grande variação na literatura em relação ao desenvolvimento neuropsicomotor normal, entre 20 e 90% dos diagnósticos de agenesia total, e entre 30 e 75% de disgenesia ou agenesia parcial.

Holoprosencefalia

Decorre de um defeito de migração neuronal grave que impede a clivagem dos hemisférios cerebrais e dos tálamos. Tem uma incidência de 1 a cada 10 mil a 20 mil nascidos vivos.

A etiologia da holoprosencefalia tem origem multifatorial, podendo estar associada a fatores ambientais, como uso de ácido retinoico, uso de álcool e diabetes materno, e a fatores genéticos, que correspondem a 50 a 60% dos casos (o principal exemplo é a trissomia do cromossomo 13, porém pode estar presente em trissomia do cromossomo 18, translocações, deleções, duplicações, monossomia parcial do cromossomo 8, síndromes gênicas como a síndrome de Pallister-Hall e mutações ou deleções em genes que participam do processo de migração neuronal, como na mutação do gene *SHH*).

Como o desenvolvimento dos olhos e do nariz ocorre com o do SNC, são comuns alterações da face nas holoprosencefalias (p. ex., incisivo central medianizado, fendas, cebocefalia, etmocefalia e ciclopia) (Figura 64.11). A gravidade da malformação facial costuma estar associada à gravidade da holoprosencefalia.

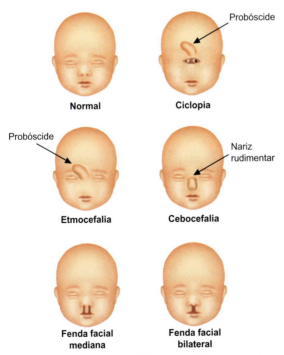

Figura 64.11 Anomalias faciais encontradas na holoprosencefalia: ciclopia, etmocefalia, cebocefalia, fenda facial mediana e fenda facial bilateral.

Quanto à anatomia e à gravidade, deve-se pensar a holoprosencefalia como um espectro contínuo de alterações. Porém, para facilitação didática, é diferenciada em ordem crescente de gravidade nas formas lobar, semilobar e alobar (Figura 64.12).

Forma lobar (20% dos casos). Diagnóstico diferencial com as doenças que promovem alargamento do *cavum* do septo pelúcido. O que direciona sua identificação é a presença de graus de fusão do parênquima cerebral nos lobos frontais, o que algumas vezes pode ser sutil, alterações no trajeto das artérias cerebrais anteriores e/ou alterações oculares, nasais ou na arcada alveolar.

Forma semilobar (24% dos casos). Há indícios da clivagem do telencéfalo, podendo-se evidenciar a foice cerebral na região posterior. A RM pode ser de grande importância na elucidação diagnóstica.

Forma alobar (55% dos casos). Não é possível evidenciar a foice cerebral, com fusão completa dos hemisférios e ventrículo único (Figura 64.13).

É frequente a presença de cistos de aracnoide na forma alobar, e algumas vezes na semilobar, denominados cistos dorsais. Há ainda formas mais raras de holoprosencefalia como a sintelencefalia ou holoprosencefalia média inter-hemisférica (1% das situações), com fusão dos parênquimas cerebrais na região central do encéfalo (importância da avaliação ecográfica no corte coronal) (Figura 64.14), e a variante septo pré-óptica da forma lobar, com fusão da área pré-óptica do hipotálamo com a região septal do lobo frontal (menos grave das holoprosencefalias).

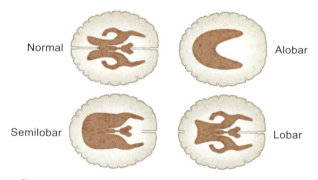

Figura 64.12 Tipos de holoprosencefalia: alobar, semilobar e lobar.

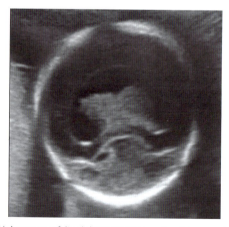

Figura 64.13 Holoprosencefalia alobar com tálamos fundidos e ventrículo único.

O prognóstico das holoprosencefalias também é avaliado de maneira espectral e, de modo geral, quanto menor a presença da foice cerebral, maior a gravidade da doença. A mortalidade neonatal está em torno de 95% na forma alobar, de 50 a 95% na semilobar e menor que 50% quando for lobar e na sintelencefalia, tanto menor quanto mais simples for a alteração. Nos sobreviventes, há associação com disfunção do desenvolvimento neuropsicomotor, disfunção hipotálamo-hipofisária (com exceção da sintelencefalia), convulsões, hipotonia e espasticidade.

Anomalias na fossa posterior e no tronco encefálico

Hipoplasias cerebelares

Podem ser focais ou globais. As focais envolvem só o vérmis cerebelar e/ou um único hemisfério cerebelar. As globais são divididas entre as que cursam com ou sem dilatação cística do quarto ventrículo e/ou com ou sem hipoplasia da ponte.

▶ **Malformação de Dandy-Walker**

A malformação de Dandy-Walker refere-se à combinação de *agenesia completa ou parcial do vérmis cerebelar, dilatação cística do quarto ventrículo* – que se comunica com a cisterna magna – e *fossa posterior aumentada* com deslocamento para cima do tentório do cerebelo, tórcula e seios transversais (Figura 64.15).

As condições relacionadas incluem a variante Dandy-Walker (hipoplasia variável do vérmis sem aumento do quarto ventrículo ou cisterna magna), megacisterna magna (cisterna magna aumentada isoladamente, com vérmis normal) e cisto de bolsa de Blake (extensão do quarto ventrículo para dentro da cisterna magna, representado por septos em seu interior).

Alguns autores acreditam que não haja importância significativa na diferenciação da malformação e variante de Dandy-Walker, pois ambas podem estar associadas a malformações dentro e fora do SNC, aneuploidias e resultados neurológicos adversos. Além disso, a não uniformidade de definições diagnósticas torna um desafio as comparações na literatura.

Tem uma incidência de 1 a cada 30 mil nascidos vivos. O primeiro indício da doença é a dilatação do quarto ventrículo (translucência intracraniana) no 1º trimestre, que leva à compressão do vérmis cerebelar e à diminuição da razão entre o diâmetro da ponte e a medida da distância entre a ponte e o osso occipital no corte sagital estrito do feto.

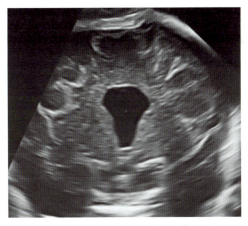

Figura 64.14 Holoprosencefalia média inter-hemisférica (corte coronal).

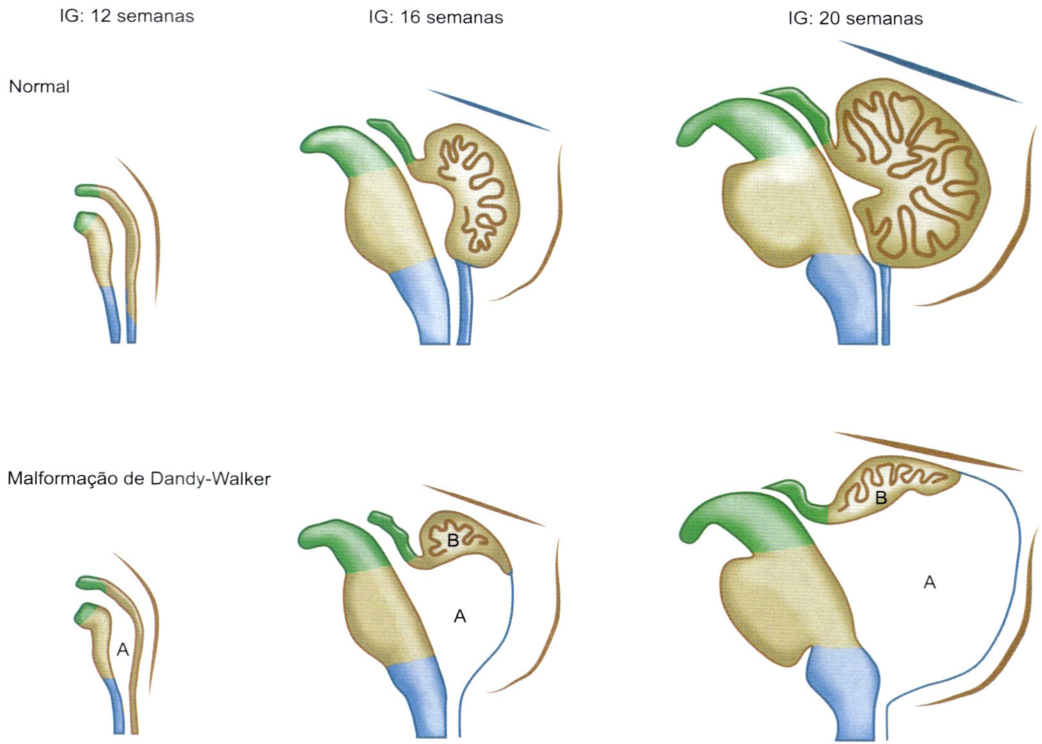

Figura 64.15 Malformação de Dandy-Walker: esquema do corte sagital da fossa posterior evidenciando o aumento do quarto ventrículo (A) no 1º trimestre e o vérmis cerebelar (B) hipoplásico e rodado cranialmente no 2º trimestre. *IG*, idade gestacional.

O diagnóstico é realizado no 2º trimestre, com a visualização do cerebelo rotacionado cranialmente, hipoplásico, margeado inferiormente pela dilatação cística do quarto ventrículo delimitado pelo remanescente embrionário da bolsa de Blake (Figura 64.16).

Entre as formas não isoladas, em 60%, ocorre associação com outras anomalias do SNC (disgenesia ou agenesia do corpo caloso, holoprosencefalia, porencefalia, esquizencefalia, microcefalia, DFTN, entre outras). Nos outros 40%, pode estar ligada a malformações orofaciais (como catarata), polidactilia, sindactilia, anormalidades do trato urinário e cardiovasculares.

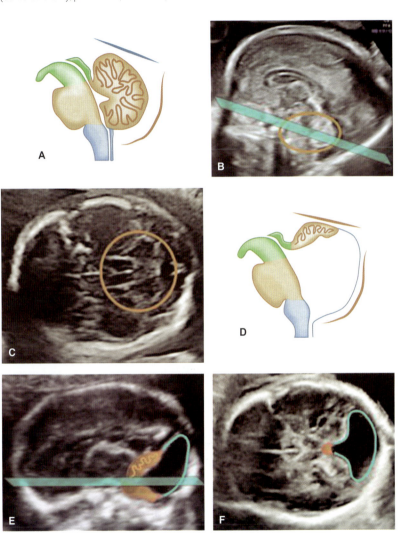

Figura 64.16 Malformação de Dandy-Walker. A. Representação normal do corte sagital do tronco encefálico e fossa posterior. B. Correspondente sonográfico de A e delimitação do plano de corte transversal do cerebelo e cisterna magna. C. Corte transversal do cerebelo e cisterna magna, delimitado em B. D. Representação do aumento do quarto ventrículo, rotação cranial e hipoplasia do vérmis cerebelar no corte sagital. E. Correspondente sonográfico de D e delimitação do plano de corte transversal do cerebelo e cisterna magna. F. Corte transversal do cerebelo e cisterna magna, delimitado em E.

Pode haver correlação com alterações genéticas em 30% das ocorrências, como as triploidias e a trissomia do cromossomo 18, e várias síndromes gênicas, com as síndromes de Meckel e de Joubert respondendo por 15% dos casos isolados. Agentes externos como infecções, uso de varfarina e isotretinoína também podem ser responsáveis.

Em relação ao prognóstico, os estudos demonstram mortalidade geral de 10 a 70%. Entre os sobreviventes e com causa idiopática não associada a outras anomalias e/ou síndromes genéticas, o risco de restrição do desenvolvimento neuropsicomotor está em torno de 49% e de comprometimento motor, de 30%, com risco de evoluir para a necessidade de introdução de um *shunt* ventrículo-peritoneal em torno de 62%.

Variante de Dandy-Walker

O vérmis cerebelar encontra-se com hipoplasia variável, com estrutura e tamanho do resto do cerebelo normais. A cisterna magna tem dimensões normais, não há rotação do cerebelo e não há aumento (formação cística) do quarto ventrículo. A incidência é de 1 a cada 100 mil nascidos vivos.

A medida do quarto ventrículo parece ser um bom recurso para o diagnóstico, além da medida do vérmis cerebelar no corte sagital estrito. Pode estar associada às mesmas alterações relacionadas com a malformação de Dandy-Walker, porém as síndromes cromossômicas parecem ser menos frequentes.

Megacisterna magna

Caracteriza-se pela medida da cisterna magna acima de 10 mm no plano transcerebelar, com vérmis cerebelar normal.

Pode estar associada a ventriculomegalia em 12% dos casos, e normalmente não tem relação com anomalias cromossômicas. Em princípio, é uma condição de bom prognóstico, cursando com restrição do desenvolvimento neuropsicomotor em 15% das situações e comprometimento motor em 11% das ocorrências.

Cisto da bolsa de Blake

Decorrente da não involução da bolsa de Blake no período embrionário, constituída por membrana localizada abaixo do vérmis cerebelar. Desta maneira, percebe-se uma leve rotação cranial do vérmis no corte sagital, com medidas cerebelares normais. É uma condição benigna que se relaciona ao desenvolvimento neuropsicomotor normal quase sempre.

Tumores intracranianos

São massas de tecidos que crescem em local ou quantidade fora dos padrões normais de desenvolvimento e que não duplicam, parcial ou completamente, qualquer estrutura regular do sistema nervoso.

A incidência das neoplasias intracranianas congênitas varia de 0,5 a 2% dos nascidos vivos e o prognóstico é reservado na maioria dos casos.

Os tumores mais frequentes e suas incidências estão descritos na Tabela 64.1.

O teratoma é o tumor mais grave. É visto na ultrassonografia (US) e na RM como massa heterogênea, sólido-cística, de difícil definição da localização, podendo avançar os limites da calota craniana e hipervascularizado ao mapeamento Doppler colorido (Figura 64.17).

Os cistos também podem acometer o parênquima cerebral. Os mais comuns são os cistos de plexo coroide e os cistos de aracnoide, que, quando isolados, costumam ter bom prognóstico.

Tabela 64.1 Tumores intracranianos e sua incidência.

Tipo histológico	Incidência (%)
Teratoma	42
Astrocitoma	25
Craniofaringioma	11
Tumor do neuroectoderma primitivo	10
Papiloma do plexo coroide	5
Tumores meníngeos	4
Ependimoma	3

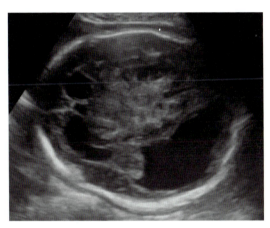

Figura 64.17 Teratoma intracraniano.

Aneurisma da veia de Galeno

É uma anomalia vascular decorrente de malformação arteriovenosa (MAV) ou de uma dilatação aneurismática da veia de Galeno, também denominada veia cerebral magna. Esse vaso sanguíneo é formado pela confluência da veia basal (drena os núcleos da base) e a veia cerebral interna (responsável pela principal drenagem do plexo coroide) e drena para o seio reto (Figura 64.18).

Corresponde a 90% das MAV intracranianas fetais, podendo progredir em 10 a 25% das situações para ventriculomegalia, hemorragia e/ou necrose do parênquima cerebral. Pode cursar com insuficiência cardíaca congestiva em 65% dos acometidos e óbito para 65 a 90%.

Microcefalia

Caracterizada pela diminuição acentuada da circunferência cefálica em relação à idade gestacional. Raramente manifesta-se isoladamente, sem causa determinada. É comum sua associação com infecções, com síndrome alcoólica fetal, DFTN (principalmente nas grandes encefaloceles), hidranencefalia e defeitos de migração neuronal.

Malformações no segmento torácico

As principais malformações no segmento torácico estão ilustradas na Figura 64.19.

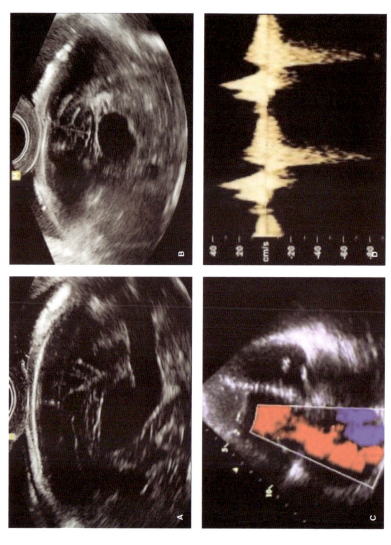

Figura 64.18 A e B. Imagem anecoica cerebral correspondendo ao aneurisma de veia de Galeno. C. Corte de quatro câmaras do coração demostrando insuficiência

CAPÍTULO 64
Malformações Fetais

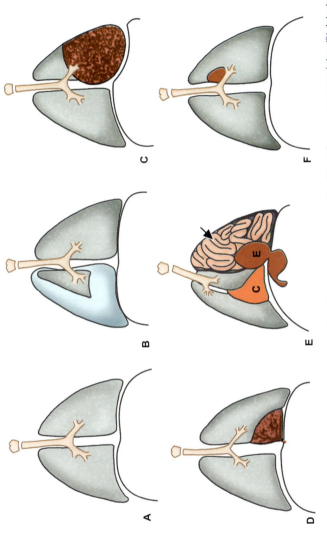

Figura 64.19 Malformações torácicas fetais: normal (A), hidrotórax (B), malformação adenomatoide cística (C), sequestro extralobar (D), hérnia diafragmática (E), cisto broncogênico (F).

Estreitamentos torácicos

O conceito de hipoplasia pulmonar deve ser evitado no período pré-natal, pois seu diagnóstico definitivo só pode ser realizado após o nascimento. O que se percebe no período fetal é o estreitamento do tórax, que, definido de modo subjetivo ou objetivo, predispõe à hipoplasia pulmonar.

Podem ser causados por displasias esqueléticas e adramnia.

Entre as displasias esqueléticas, a primeira condição a ser definida é se a doença é letal ou não. Entre as doenças letais, pela avaliação subjetiva, os fetos normalmente cursam concomitantemente com um tórax extremamente estreito e membros extremamente curtos. Se houver dúvida, pode-se lançar mão de medidas objetivas, bem avaliadas em relação ao prognóstico neonatal, e as duas principais são a relação circunferência torácica pela circunferência abdominal (limite inferior de 0,60) e o comprimento do fêmur pela circunferência abdominal (limite inferior de 0,16). Fetos com as duas medidas abaixo do valor esperado apresentam 95% de letalidade pós-natal.

A adramnia pode ser decorrente de malformações do trato urinário, como a agenesia renal bilateral, as doenças renais císticas e as uropatias obstrutivas, e de ruptura prematura de membranas ovulares pré-termo, ambas as situações em que o prognóstico neonatal depende do período gestacional no qual ausência de líquido amniótico se instalou. Nesses casos, não se fazem necessárias medidas objetivas do tórax fetal.

Derrames pleurais

O derrame pleural fetal pode ocorrer como parte de hidropisia fetal, em associação com outras anomalias sem hidropisia, ou isoladamente (derrame pleural primário). Desse modo, deve-se inicialmente verificar a presença de hidropisia. Quando não houver hidropisia, o surgimento de derrame pleural no 1º ou 2º trimestre tem elevada associação com anomalias cromossômicas e infecções. Quando o derrame surge no 3º trimestre, a causa mais frequente é um atraso no desenvolvimento do ducto torácico, levando à dificuldade no processo de drenagem linfática e à consequente estase pleural. Nesses casos, conhecidos como quilotórax congênito isolado, a incidência é cerca de 1 em 10 mil nascimentos. A maioria dos fetos é cromossomicamente normal, porém também pode estar presente quando há trissomia do cromossomo 21. O derrame pleural isolado, sem hidropisia, não constitui indicação a procedimento terapêutico fetal, visto que a taxa de sobrevida é perto de 100%.

O derrame pleural associado a hidropisia tem etiologia multifatorial. Deve-se pesquisar inicialmente a presença de anemia fetal e possível aloimunização, lembrando que seu aparecimento é o último estágio das hidropisias causadas por anemia fetal (hemoglobina fetal em torno de 3 g/dℓ). Outras causas, em ordem de frequência, são as doenças cardiocirculatórias, anomalias cromossômicas, malformações torácicas, infecções, hemoglobinopatias e doenças gênicas, além da malformação do ducto torácico.

Quando a hidropisia for causada pelo derrame pleural (malformação do ducto torácico) e não for realizado nenhum tipo de intervenção fetal, a taxa de sobrevida perinatal é em torno de 25 a 50%. Nesses casos, a derivação toracoamniótica fetal eleva a sobrevida para mais de 90%. Em resumo, há indicação de terapêutica fetal e drenagem do derrame pleural quando este for a causa da hidropisia, o que ocasionalmente constitui um desafio. Muitas vezes não há tempo hábil para a definição dessa etiologia, o que deve ser levado em consideração no processo decisório de terapia fetal invasiva. Quando a hidropisia aparece em fases mais precoces da gestação, é mais provável que o derrame pleural não seja sua causa. Em contrapartida, derrames pleurais tardios, maciços e tensos, com hidropisia e líquido amniótico normal, falam a favor da relação de causa e efeito dessas condições.

Tumores

Malformação adenomatoide cística dos pulmões

A malformação adenomatoide cística (MAC) dos pulmões é um hamartoma (tumor caracterizado por crescimento desorganizado do tecido do órgão e com potencial para evoluir para um tecido normal embrionário) com proliferação adenomatosa de cistos que lembram bronquíolos.

Tem incidência de 1 para 25 mil a 35 mil gestações, e o principal diagnóstico diferencial é a hérnia diafragmática. É responsável por 25% das anomalias congênitas dos pulmões. Além disso, é uma doença espectral, classificada de acordo com o estágio em que se encontra (Figuras 64.20 e 64.21):

- Tipo I (macrocística): presença de imagens anecoicas maiores do que 2 cm; é o tipo mais comum; deve-se pensar no diagnóstico diferencial com situações que cursam com cistos torácicos grandes, como a hérnia diafragmática (estômago pode ser confundido com um cisto), cisto broncogênico, cisto neuroentérico (remanescente embrionário do ducto neuroentérico, normalmente associado a anormalidades vertebrais), linfangioma torácico, derrame pleural maciço e derrame pericárdico
- Tipo II (mista): presença de cistos entre 0,5 e 2 cm; diagnóstico diferencial com o sequestro pulmonar
- Tipo III (microcística): presença de cistos menores do que 0,5 cm, o que denota um aspecto ecográfico sólido, em razão da evidência das interfaces das pneumoceles; o diagnóstico diferencial também é com o sequestro pulmonar, com a obstrução traqueal (*congenital high airway obstruction syndrome* [CHAOS]) e com hérnias diafragmáticas menores, apenas com alças intestinais dentro do tórax.

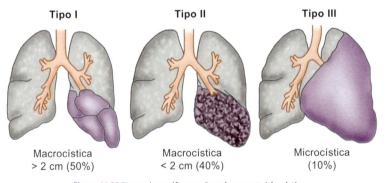

Figura 64.20 Tipos de malformação adenomatoide cística.

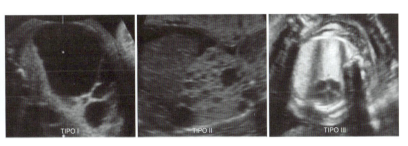

Figura 64.21 Imagens ecográficas de malformações adenomatoides císticas.

Classicamente, não apresenta correlação com doenças cromossômicas ou gênicas.

O prognóstico depende, basicamente, da presença de imagens anecoicas grandes, do tamanho global da MAC e da presença de hidropisia (principal marcador da necessidade de ação terapêutica).

O tamanho global da MAC pode ser calculado pelo volume da lesão, o CVR (*cystic adenomatoid malformation volume ratio*), definido como a relação do volume da MAC com a circunferência cefálica, com um ponto de corte de 1,6. Fetos com valores menores ou iguais a 1,6 apresentam menor risco de evoluir para hidropisia (17%) e aqueles com valores acima de 1,6 têm maior probabilidade de ficarem hidrópicos (75%).

Como sugestão de seguimento da doença (Figura 64.22), parte-se do cálculo do CVR e da presença ou não de hidropisia. Nos casos com CVR menor ou igual a 1,6 e sem hidropisia, orienta-se apenas o acompanhamento ecográfico quinzenal, já que sua sobrevida, na conduta expectante, é perto de 100%.

A MAC tem, em geral, tendência a redução de volume. Porém, em algumas situações menos frequentes, havendo CVR maior do que 1,6 e/ou na presença de hidropisia, o tratamento deve ser instituído. A primeira ação a ser tomada, seja qual for seu aspecto, é a corticoterapia (seguindo o mesmo esquema adotado para indução da maturidade pulmonar na prematuridade). É provável que essa medicação reduza o processo inflamatório e estimule a diferenciação celular, reduzindo o tamanho da lesão e, muitas vezes, retirando o feto do quadro de hidropisia.

A MAC que melhor responde ao tratamento é a do tipo III, com aspecto predominantemente sólido. Além disso, é a que mais involui intraútero, respeitando o pico endógeno de produção de corticoide fetal no 3º trimestre. A do tipo I é a que tem menos parênquima

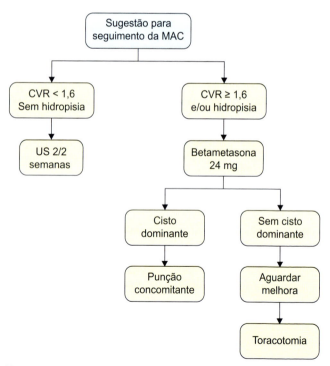

Figura 64.22 Fluxograma de seguimento nas malformações adenomatoides císticas (MAC). *CVR*, razão volumétrica da malformação adenomatoide cística; *US*, ultrassonografia.

passível para conversão em tecido embrionário, por isso, tende a responder mal à corticoterapia e é a que menos involui intraútero. Nesses casos, havendo CVR maior do que 1,6 e/ou hidropisia, além da corticoterapia, está indicada a punção com introdução de um dreno cistoamniótico. Após dois ou três ciclos de corticoterapia e ausência de melhora da hidropisia e/ou redução do volume da lesão, a única opção terapêutica restante é a toracotomia com ressecção da MAC (antecipação do parto e cirurgia pós-natal, se houver viabilidade cirúrgica, ou cirurgia fetal se não houver viabilidade cirúrgica, em decorrência da grande possibilidade de óbito fetal).

Sequestro pulmonar

Caracteriza-se por um tecido pulmonar que cresce isoladamente na parte mais distal do esôfago e tipicamente recebe vascularização direto da aorta torácica.

Pode estar envolvido pela mesma pleura do resto do pulmão, produzindo uma imagem ecogênica com maior dificuldade de diferenciação de seus limites, ou pode ter uma pleura própria, sendo denominado, nesse caso, sequestro extralobar, com aspecto triangular mais bem definido. Além disso, em algumas ocorrências, pode crescer abaixo do diafragma, constituindo-se no sequestro extratorácico. A coexistência de forma independente com a MAC é rara, porém 50% das peças avaliadas no histopatológico apresentam MAC no seu interior.

O prognóstico é definido pela presença ou não de hidropisia, registrando-se 100% de sobrevida quando é sem hidropisia e 60% de sobrevida nos fetos hidrópicos. Portanto, a conduta é o seguimento expectante nos fetos não hidrópicos e corticoterapia na presença de hidropisia. Não havendo resolução da hidropisia, a literatura apresenta outras alternativas de terapêutica, como a drenagem do derrame pleural, porém o tratamento definitivo é baseado na laserterapia, com cauterização do vaso que nutre o sequestro.

Hérnia diafragmática congênita

A origem das hérnias diafragmáticas está no descompasso entre o fechamento do diafragma, que ocorre pela fusão do septo transverso com as membranas pleuroperitoneais, e o aumento do volume do conteúdo abdominal (o diafragma demorou para fechar ou as estruturas abdominais começaram a crescer precocemente). A gravidade da lesão depende do tamanho desse descompasso.

A doença apresenta incidência de 1:2.500 a 1:5.000 gestações. Ocorre do lado esquerdo em 85% dos casos, no lado direito em 10% e é bilateral em 5% das situações. Aparece de forma isolada em 70% dos pacientes e, nos outros 30%, pode estar associada a cromossomopatias, doenças gênicas e outras anormalidades. As doenças genéticas mais frequentemente ligadas são a trissomia do 18 e, na sequência, a síndrome de Pallister-Killian, caracterizada por uma tetrassomia do braço curto do cromossomo 12 em mosaico, geralmente observada em células de outro tecido que não o sangue, e, classicamente, o quadro clínico se confunde com o da trissomia do cromossomo 18 (malformação facial, malformações de mãos e pés, restrição de crescimento).

As malformações associadas mais frequentes em fetos geneticamente normais são cardiopatias (comunicação interventricular e tetralogia de Fallot), outras alterações pulmonares (MAC) e maior frequência de alterações do trato gastrintestinal (defeito de rotação das alças intestinais).

O investimento terapêutico dos fetos com essa condição é destinado, a princípio, para os casos isolados, com ausência de doenças genéticas e de outras malformações cirúrgicas graves, salvo algumas exceções. A sobrevida das hérnias diafragmáticas isoladas está em torno de 40 a 70%, na dependência da presença de herniação hepática e da relação pulmão-cabeça (RPC).

No corte de quatro câmaras, deve-se medir a área do pulmão contralateral à hérnia (em mm^2), preferencialmente pelo método de tracejamento manual. A RPC é dada pela relação dessa área com a circunferência cefálica fetal, variando de acordo com a idade gestacional (Figura 64.23). Essa medida, a fim de promover uma facilitação propedêutica, é transformada na RPC observada/esperada (O/E), que, por meio de múltiplos da mediana, fornece o percentual do quanto a medida está acima ou abaixo da média esperada para a idade gestacional.

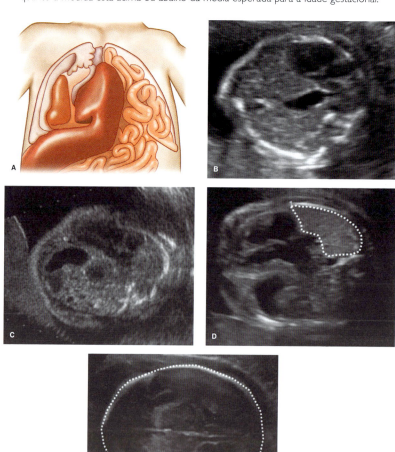

Figura 64.23 A. Representação de hérnia diafragmática esquerda, com visualização de alças intestinais e fígado no tórax, desvio de estruturas do mediastino à direita (coração rechaçado e pulmão direito com volume reduzido). Delimitação do plano de corte transversal do tórax. **B.** Correspondente sonográfico de A no corte transversal, com visualização da bolha gástrica ao centro, alças intestinais à esquerda, fígado anterior e à direita do estômago e coração desviado à direita. **C.** Corte transversal do tórax, com visualização da bolha gástrica anterior, alças intestinais à esquerda, fígado não herniado (não visível), coração desviado à direita e pulmão esquerdo de volume reduzido. **D.** Corte semelhante a C, com delimitação da área do pulmão direito. **E.** Imagem da circunferência cefálica para cálculo da relação pulmão-cabeça (RPC).

As hérnias diafragmáticas são consideradas graves quando localizadas à esquerda, com RPC O/E abaixo de 25%, com ou sem herniação hepática; e as localizadas à direita, com RPC O/E abaixo de 45%. São classificadas em hérnias moderadas aquelas localizadas à esquerda, com RPC O/E de 25 a 35%, sem herniação hepática; localizadas à esquerda, com RPC O/E de 35 a 45%, com herniação hepática; e as localizadas à direita, com RPC O/E acima de 45%. As demais situações são consideradas casos leves.

Alguns estudos caso-controle demonstraram um aumento significativo na sobrevida dos fetos com hérnias moderadas e graves submetidos à introdução endoscópica do balão endotraqueal entre 26 e 28 semanas e desoclusão com 34 semanas.

Malformações cardíacas

Entre 4 e 5 semanas gestacionais, o disco embrionário começa a dobrar lateralmente, para se transformar em um cilindro e fechar as paredes torácica e abdominal. Os dois tubos endocárdicos do mesoderma lateral se fundem em um único tubo cardíaco entre 5 e 6 semanas de gestação, dividido em três segmentos denominados bulbo (cranialmente), ventrículo (porção média) e átrio (mais caudal). O batimento cardioembrionário se inicia. O bulbo é dividido em três segmentos: o tronco, que irá formar as raízes das artérias aorta e pulmonar; o cone, que irá formar a via de saída desses vasos; e a área trabeculada mais caudal, que forma o ventrículo direito. Portanto, o ventrículo direito tem origem embriológica bulbar e o ventrículo esquerdo, origem embriológica ventricular; logo, é mais liso.

Em torno de 6 semanas de gestação, o cilindro cardíaco se dobra lateralmente à direita, puxando o ventrículo mais para a esquerda, permitindo que o bulbo desça e o átrio fique mais cranial e localizado posteriormente, até adquirir a forma definitiva de dois átrios posteriores e dois ventrículos anteriores. Finalmente, entre 6 e 7 semanas gestacionais, os coxins endocárdicos formam a septação do coração, que passa a ter quatro câmaras intercomunicantes.

As causas das malformações cardíacas podem ter origem cromossômica, mendeliana, teratogênica ou multifatorial. São as malformações fetais mais comuns, ocorrendo em 5:1.000 nascidos vivos. Em 25 a 30% dos casos estão associadas a anomalias extracardíacas e cerca de 50% dos defeitos cardíacos (2:1.000 nascimentos) são considerados críticos, pois ameaçam a vida do lactente. Na Tabela 64.2 estão descritas as incidências das principais cardiopatias congênitas no período neonatal, ou seja, aquelas em que não houve óbito intrauterino.

A primeira malformação grave mais comum é a *coarctação da aorta*, que ainda é um desafio na fase fetal, porque não se consegue diagnosticar o estreitamento de maneira

Tabela 64.2 Incidência das principais cardiopatias congênitas neonatais.

Cardiopatia	Incidência (%)
Comunicação interventricular	25 a 30
Comunicação interatrial	6 a 8
Persistência do canal arterial	6 a 8
Coarctação da aorta	5 a 7
Tetralogia de Fallot	5 a 7
Estenose pulmonar	5 a 7
Estenose aórtica	4 a 7
Transposição de grandes vasos	3 a 5
Síndrome de hipoplasia do ventrículo esquerdo	1 a 3
Síndrome de hipoplasia do ventrículo direito	1 a 3

adequada. O istmo aórtico, região do acometimento dessa patologia, já é naturalmente estreito no período fetal. Após o nascimento, com o fechamento do canal arterial, ele aumenta de tamanho.

A cardiopatia cianótica mais comum é a *tetralogia de Fallot*. Essa condição tem diagnóstico mais facilitado no período fetal, permitindo a programação do tratamento.

A análise da morfologia cardíaca deve ser dividida por andares para facilitação do diagnóstico das malformações. Na Tabela 64.3, descrevemos os três principais andares (quatro câmaras, vias de saída e corte dos três vasos e traqueia (3VT); os três vasos são veia cava superior, artéria aorta e artéria pulmonar) e as principais cardiopatias passíveis de diagnóstico em cada um deles.

Tabela 64.3 Diagnóstico das malformações cardíacas fetais por andares.

Quatro câmaras	Vias de saída	3VT
• Comunicação interatrial • Comunicação interventricular de via de entrada • Defeito do septo atrioventricular • Atresia tricúspide • Anomalia de Ebstein • Hipoplasia de ventrículo direito • Atresia mitral • Hipoplasia de ventrículo esquerdo • Ventrículo único • Tumores • Displasias valvares "mínimas" • Cardiomiopatia hipertrófica • Transposição corrigida de grandes artérias	• Comunicação interventricular perimembranosa • Tetralogia de Fallot • Estenose subvalvar e valvar pulmonar • Estenose subvalvar e valvar aórtica • Cavalgamento da aorta (*truncus*/atresia pulmonar) • Anomalias de conexão ventrículo-arteriais (dupla via de saída de ventrículo direito/transposição de grandes artérias)	• Transposição de grandes artérias • Tetralogia de Fallot aórtica • Atresia pulmonar • Estenose aórtica/pulmonar leve a moderada (dilatação pós-estenótica) • *Truncus* • Duplo arco aórtico • Arco aórtico à direita • Coarctação/interrupção da aorta • Artéria subclávia direita aberrante (ARSA)

Malformações do trato digestivo e da parede abdominal

Estômago não visível

Na Tabela 64.4 estão enumeradas as principais condições que podem levar à visualização de uma imagem gástrica pequena ou ausente.

A maioria dos casos deve-se ao esvaziamento gástrico recente.

Tabela 64.4 Imagem gástrica pequena ou ausente.

- Esvaziamento gástrico recente
- Posicionamento gástrico anormal (hérnia diafragmática, hérnia umbilical, *situs inversus*)
- Atresia esofágica
- Microgastria
- Anomalia cromossômica (trissomia do 18, triploidia)
- Anomalia do sistema nervoso central (anencefalia, hidranencefalia, espinha bífida)
- Tumores nasofaríngeos
- Oligoidramnia
- Síndromes craniofaciais
- Doenças neuromusculares

Atresia de esôfago

Condição dividida em cinco tipos (Figura 64.24), sendo o mais comum a atresia do esôfago do tipo C (85%), em que o esôfago termina em fundo cego, porém há uma fístula traqueoesofágica distal. Por esse motivo, apenas em 30% desses casos haverá uma discrepância entre o tamanho do estômago e o volume de líquido amniótico (bolha gástrica pequena ou ausente associada à polidramnia) e, portanto, em 70% das vezes o diagnóstico não é realizado no pré-natal. O segundo mais comum é o tipo A (8%), com esôfago em fundo cego e ausência de fístula traqueoesofágica, e diagnóstico mais facilitado pela discrepância bolha gástrica/líquida âmniótico já no 2º trimestre.

Em 60% dos casos há associação com anomalias cardíacas, gastrintestinais, geniturinárias e/ou esqueléticas. Pode haver relação com anomalias cromossômicas em 30 a 70% das situações, principalmente com as trissomias dos cromossomos 21, 13 ou 18. A sobrevida com o diagnóstico pré-natal é de 80%, e pós-natal, de 25%.

Obstruções intestinais

Obstrução duodenal

Ocorre normalmente na segunda porção do duodeno e é responsável, na maioria das vezes, pela imagem da "dupla bolha" gástrica (Figuras 64.25 e 64.26), que tem alguns diagnósticos

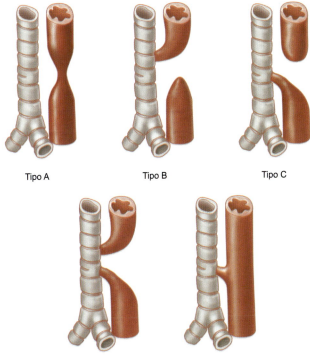

Figura 64.24 Tipos de atresia do esôfago; o tipo C (atresia com fístula traqueoesofágica no segmento inferior) é o de maior frequência.

diferenciais como peristalse gástrica, cisto hepático, cisto de duplicação entérica e cisto de mesentério. Porém, com frequência, a obstrução duodenal vem associada à polidramnia (50% das vezes), principalmente na segunda metade da gestação.

A incidência é de 1 a cada 5 mil a 10 mil nascidos vivos e tem como causas principais a estenose ou atresia duodenal ou, ainda, o desenvolvimento anormal do pâncreas, que acaba estrangulando o duodeno (pâncreas anular).

A obstrução duodenal é condição frequente nas anomalias cromossômicas, especialmente na trissomia do cromossomo 21 (mais de 30%), e pode estar relacionada com outras anomalias em mais de 50% dos casos (geniturinárias, gastrintestinais, cardiovasculares e vertebrais).

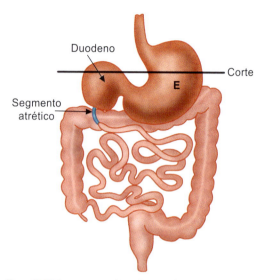

Figura 64.25 Corte esquemático de uma obstrução duodenal.

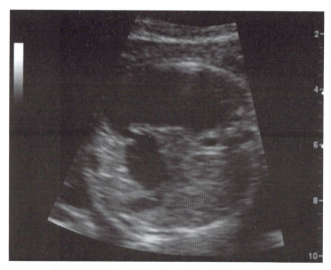

Figura 64.26 Obstrução duodenal. Sinal da "dupla bolha".

Obstruções jejunoileais

Quanto mais baixa a obstrução, maior o número de alças intestinais dilatadas e menor o risco de polidramnia. Além da dilatação, é frequente o aumento da peristalse. As obstruções do trato gastrintestinal acima do ângulo de Treitz e o ânus imperfurado têm maior associação com doenças genéticas, ao contrário das obstruções jejunoileais (Figuras 64.27 e 64.28).

Podem ser causadas por processos de atresia, intussuscepção, vólvulo e ruptura de alças intestinais (nesse caso, além da dilatação, observa-se imagem ao redor hiperecogênica e heterogênea ao redor da alça).

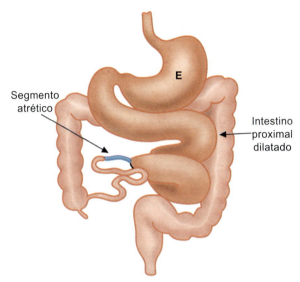

Figura 64.27 Corte esquemático de uma obstrução jejunoileal. *E*, estômago.

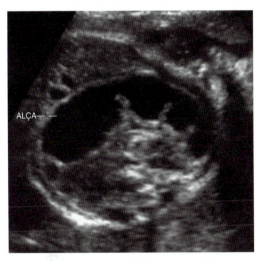

Figura 64.28 Obstrução jejunoileal. A ultrassonografia apresenta diversas porções do intestino delgado dilatadas.

A incidência de obstruções jejunoileais é de 1 caso a cada 2.700 a 3.000 nascidos vivos, as quais podem estar associadas a gastrósquise, onfalocele, atresia de esôfago, anomalias anorretais, duplicação entérica, fibrose cística e doença de Hirschsprung.

As obstruções mais distais podem não ser percebidas, principalmente as atresias anorretais acima do esfíncter interno do ânus, porque o cólon tem uma alta capacidade de absorção de água.

Intestino hiperecogênico

Pode estar associado a sofrimento fetal/hipoxemia, infecções (principalmente citomegalovirose e toxoplasmose), doenças gênicas (principalmente fibrose cística) e doenças cromossômicas (marcador fraco para a trissomia do cromossomo 21). Porém, na maioria dos casos, os fetos são normais, com incidência de 0,3 a 0,6% nas ecografias de 2º trimestre da gestação (Figura 64.29).

Ascite

Essa condição pode estar associada a doenças cardiocirculatórias, anemia fetal (casos de aloimunização Rh e infecções), doenças genéticas, malformações torácicas que dificultam o retorno venoso, infecção por vírus Coxsackie (pode causar ascite com ausência de anemia fetal), uropatias obstrutivas (extravasamento de urina para a cavidade abdominal, causando ascite urinária) e peritonite meconial (ruptura intestinal levando a irritação peritoneal).

A ascite pode ser considerada idiopática com o diagnóstico de exclusão, após investigação de outras possibilidades etiológicas, decorrente de um desenvolvimento atrasado do sistema de drenagem linfática abdominal do feto.

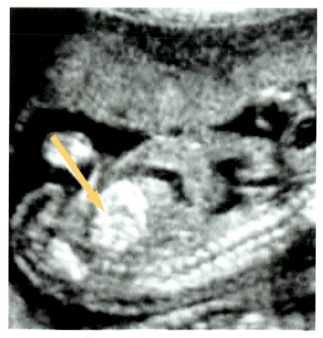

Figura 64.29 Intestino hiperecogênico.

Patologias da parede abdominal

Gastrósquise

Trata-se de um defeito, quase sempre do lado direito do cordão umbilical, que leva à herniação das alças intestinais para o interior da cavidade amniótica, com ausência de membrana limitante (Figuras 64.30 e 64.31).

Várias teorias procuram explicar sua etiologia. Uma delas sugere ser decorrente de isquemia da parede abdominal, provavelmente por obstrução da artéria onfalomesentérica durante o desenvolvimento embrionário.

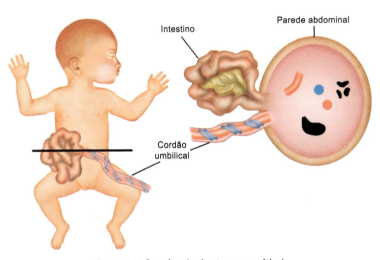

Figura 64.30 Gastrósquise (corte esquemático).

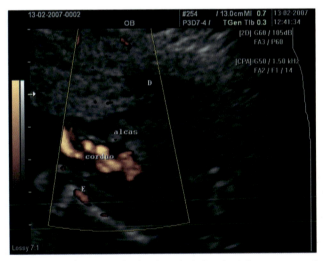

Figura 64.31 Ultrassonografia mostrando alças intestinais fora do abdome, sem membrana limitante e à direita do cordão umbilical, típicas da gastrósquise.

É uma alteração mais comum em gestantes jovens, com incidência de 1 caso a cada 2 mil nascidos vivos, e alguns estudos estão em andamento relacionando hábitos alimentares e deficiências nutricionais à gastrósquise. Outros estudos postulam um risco maior de os fetos afetados serem portadores de trombofilia.

Em princípio, não apresenta associação com doenças genéticas e tem bom prognóstico. A pesquisa de cariótipo está indicada nos casos da presença de anomalias adicionais, porque o principal diagnóstico diferencial das gastrósquises são as onfaloceles rotas, estas sim relacionadas com alterações genéticas.

As alças intestinais têm um risco maior de alterações estruturais adicionais, como isquemia, vólvulo, intussuscepção, perfuração e estenose, podendo-se evidenciar ao longo da gestação sinais relacionados com essas complicações. O sinal mais importante é a presença de dilatações das alças intestinais intra-abdominais (fetos com, pelo menos, duas alças intra-abdominais dilatadas, subjetivamente visíveis, em qualquer fase da gestação, têm risco maior de complicações pós-natais, porém com baixo risco de óbito. Dilatações das alças extra-abdominais, espessura da parede dessas alças e variações do volume do líquido amniótico não têm muita influência no prognóstico neonatal, embora possam refletir a peritonite química causada por prolongada exposição do intestino à urina existente no líquido amniótico.

Não existe um protocolo rígido para seguimento pré-natal. A vigilância da vitalidade fetal deve ser maior a partir das 32 semanas gestacionais, quando há um risco um pouco maior de óbito intrauterino, de tal maneira que é sugerida a antecipação do parto em torno de 37 semanas de gestação. A princípio, não há contraindicação para o parto normal, sendo a via de parto por indicação obstétrica.

Onfalocele

Ocorre pela herniação do conteúdo abdominal através das membranas do cordão umbilical e, portanto, diferente da gastrósquise. Além disso, há evidência de membrana envolvendo esse material (Figuras 64.32 e 64.33).

A incidência é de 1 a cada 3 mil nascimentos e a etiologia está intimamente relacionada com doenças cromossômicas e gênicas, principalmente com a trissomia do cromossomo 18. Por esse motivo, está indicada a pesquisa genética nos casos de onfalocele. Além do mais, a condição está comumente associada a malformações concomitantes (50 a 70%), especialmente cardíacas.

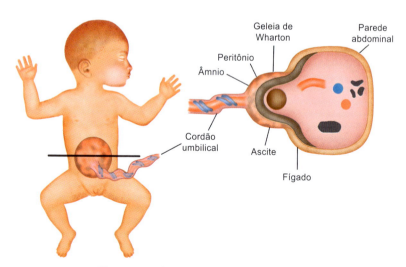

Figura 64.32 Onfalocele com fígado extracorpóreo.

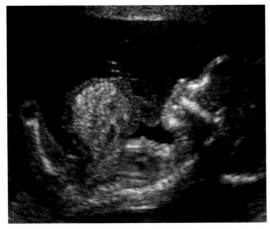

Figura 64.33 Diagnóstico sonográfico da onfalocele com identificação do defeito de parede abdominal e membrana limitante recobrindo o conteúdo herniado.

Pode ser subcategorizada patologicamente em onfalocele com fígado extracorpóreo ou intracorpóreo. A onfalocele com fígado intracorpóreo está muito mais relacionada com aneuploidias do que a com fígado extracorpóreo. Onfaloceles grandes, que contêm fígado e outras vísceras, também se correlacionam a anomalias cardíacas, renais e de membros, enquanto fetos com defeitos pequenos contendo apenas intestino têm mais comumente malformações gastrintestinais e do SNC coexistentes.

O prognóstico da onfalocele depende da presença de anomalia associada, com mortalidade perinatal de 80%, ou de cromossomopatia ou malformação cardíaca maior, com 100% de mortalidade perinatal. Por outro lado, fetos com cariótipo normal e sem anomalias graves associadas têm excelente prognóstico. Observa-se risco de 44% para prematuridade. Não foram realizados estudos randomizados avaliando a melhor via de parto para essas gestações. Na maioria das pacientes com onfalocele, sugerimos a cesariana para evitar a ruptura da membrana que protege o conteúdo herniado, além de planejamento adequado para abordagem neonatal e correção cirúrgica precoce.

Sequência de extrofia cloacal

É uma condição rara, com incidência de 1 a cada 400 mil gestações.

A imagem é sugestiva de uma onfalocele infraumbilical, associada a espinha bífida e ânus imperfurado.

É um defeito atribuído ao mau desenvolvimento do mesoderma e do endoderma pélvico, a partir de 6 semanas de gestação, responsáveis pelo fechamento da parede abdominal infraumbilical, pela separação da cloaca em intestino e bexiga, pela formação da genitália externa e esfíncter anal e pela neurulação secundária com consequente fechamento da coluna sacral.

Em princípio, não tem associação com doenças genéticas e o prognóstico neonatal é reservado, com alta taxa de óbito, apesar de ser passível de correção cirúrgica.

Quando a deficiência do desenvolvimento embrionário é um pouco mais tardia, a partir de 7 semanas gestacionais, a malformação ficará na dependência de qual grupo de diferenciação celular foi afetado, podendo haver doenças individualizadas, como a extrofia de bexiga, a fístula vesicorretal, a cavidade única terminal da bexiga com o intestino (diagnóstico diferencial de megabexiga), a espinha bífida sacral e o teratoma sacrococcígeo isolados (Figura 64.34).

Na sequência de extrofia vesical, decorrente da falha de diferenciação do grupo embrionário anterior, responsável pela formação dos ramos púbicos dos ossos do púbis, pela formação da musculatura da parede infraumbilical e pela formação da parede anterior da bexiga, na maioria das vezes, a única evidência diagnóstica é a não visualização da bexiga, com rins e líquido amniótico normais. Menos frequentemente, observa-se a protrusão do conteúdo abdominal como massa de aspecto mole no hipogástrio, decorrente de ausência, deficiência ou hipoplasia da musculatura abdominal.

Como diagnóstico diferencial, destaca-se a síndrome do abdome em ameixa seca (*prune-belly*) ou Eagle-Barrett, defeito genético raro que afeta cerca de 1 em 40 mil nascimentos. A síndrome do abdome em ameixa seca recebe esse nome em razão da presença frequente (mas nem sempre) de massa de pele enrugada no abdome dos acometidos. Cerca de 97% das pessoas afetadas são do sexo masculino. É um distúrbio congênito do sistema urinário, caracterizado por uma tríade: criptorquidia, defeitos da parede abdominal e anormalidades do trato urinário, como megabexiga, dilatação ureteral e refluxo vesicoureteral.

Pentalogia de Cantrell

A pentalogia de Cantrell (ou síndrome toracoabdominal) é uma síndrome rara que causa defeitos que envolvem diafragma, parede abdominal, pericárdio, coração e esterno inferior. Os defeitos esternais também evidenciam uma variedade de apresentações, desde a ausência do processo xifoide ao encurtamento ou fenda do esterno. Se o defeito esternal for grande o suficiente, o neonato pode ter *ectopia cordis*, na qual o coração está localizado fora do tórax. Normalmente, não há associação com alterações genéticas (Figura 64.35).

Quanto ao prognóstico, quando há herniação total do coração, a probabilidade de correção cirúrgica é muito baixa, com taxa de óbito elevada. Quanto mais o coração estiver no interior da cavidade torácica, melhor o prognóstico, com maior sobrevida em decorrência da menor exposição ao líquido amniótico.

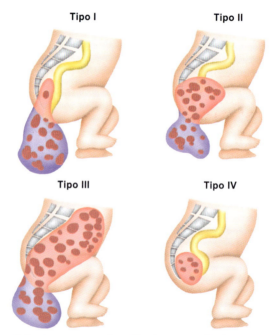

Figura 64.34 Tipos de teratoma sacrococcígeo. *Tipo I*: massa predominantemente externa com mínimo componente pré-sacral. *Tipo II*: massa predominantemente externa com componente intrapélvico significativo. *Tipo III*: massa predominantemente interna com extensão abdominal. *Tipo IV*: massa totalmente interna.

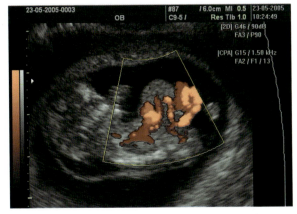

Figura 64.35 Diagnóstico da pentalogia de Cantrell no 1º trimestre. Identifica-se extenso defeito de parede abdominal com onfalocele supraumbilical e *ectopia cordis* evidenciada pelo Doppler colorido.

Sequência da banda amniótica

A síndrome da banda amniótica é um distúrbio congênito de causa desconhecida. Sua incidência varia de 1:1.200 a 1:15.000 nascidos vivos.

A teoria para a etiologia mais aceita é a teoria extrínseca, descrita por Torpin, em 1965, na qual a ruptura precoce do âmnio – período embrionário ou início do 2º trimestre – forma bandas aderentes que se enrolam, constringem e amputam os membros. À medida que o âmnio se rompe, são formados fios fibrosos mesoblásticos, que se enrolam em torno dos dedos ou membros. Os anéis de constrição podem ainda acometer outras partes do feto e causar amputação ou morte intrauterina (Figura 64.36). O cório exposto absorve o líquido amniótico e causa oligoidramnia temporária ou ambiente compressivo. A teoria extrínseca de Torpin é apoiada pelas descobertas de muitos autores.

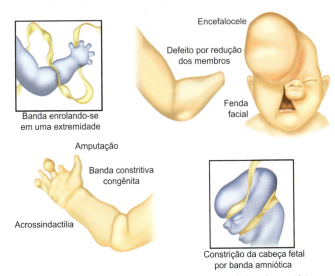

Figura 64.36 Defeitos produzidos pela síndrome da banda amniótica.

Síndrome do cordão umbilical curto (anomalia de body stalk ou *limb-body wall complex*)

O pedículo de fixação ou pedículo de conexão (*body stalk*) é uma banda de mesoderma que conecta a extremidade caudal do embrião ao cório em desenvolvimento. Com a formação da dobra caudal do embrião, o pedículo assume posição ventral. Um divertículo da vesícula vitelínica estende-se para dentro do pedículo embrionário, formando o intestino posterior, enquanto o alantoide também é parcialmente incorporado ao pedículo. Com o dobramento do disco embrionário, o pedículo de fixação dá origem ao cordão umbilical.

As anomalias do pedículo de fixação ocorrem em aproximadamente 1:15.000 nascimentos e são causadas por defeitos na formação de dobras cefálicas, caudais e laterais do disco embrionário, as quais resultam em um cordão umbilical reduzido ou ausente. Como consequência, observa-se um feto imóvel junto à placenta, com malformação ampla da parede abdominal, ausência do cordão umbilical, escoliose grave e defeitos nos membros, craniofaciais e do tubo neural.

Anomalias renais e das vias urinárias

Distopias e anomalias numéricas

A distopia renal mais frequente é o rim pélvico, acometendo 1:1.000 nascimentos, e a principal anomalia numérica é a agenesia renal unilateral presente em 1 em cada 500 nascidos vivos (Figura 64.37), seguida da agenesia renal bilateral, com 1:4.000 (Figura 64.38). O rim supranumerário é muito raro.

A agenesia renal decorre de uma falha absoluta no sistema de interação do broto ureteral com o blastema metanefrogênico. É comum estar acompanhada de artéria umbilical única.

Outros diagnósticos possíveis são rim em ferradura e ectopia renal cruzada com fusão, que podem passar despercebidos durante o pré-natal.

As ectopias renais craniais são muito menos frequentes e geralmente são associadas às hérnias diafragmáticas.

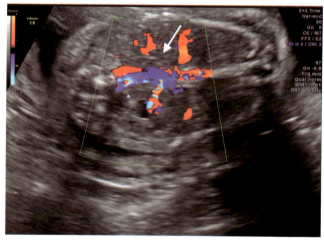

Figura 64.37 Imagem ultrassonográfica do abdome fetal (corte coronal). Não é identificada a artéria renal esquerda (*seta branca*) – agenesia renal unilateral.

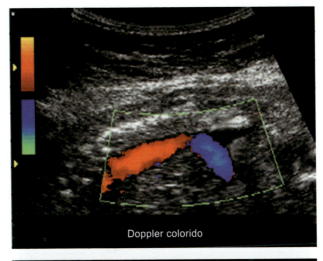
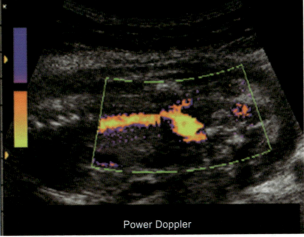

Figura 64.38 Agenesia renal bilateral. Oligoidramnia e hipoplasia pulmonar. Ao Doppler colorido e ao power Doppler, ausência das artérias renais.

Uropatias obstrutivas

Podem ser altas, se o nível da obstrução for na topografia da junção utereropiélica (JUP); médias, na junção ureterovesical (JUV); e baixas, no nível da uretra.

A mais frequente é a obstrução de JUP unilateral, com a principal a estenose por displasia fibromuscular, em uma proporção de 2:1 entre fetos masculinos e femininos. Outras causas menos frequentes para essa obstrução são as artérias renais supranumerárias e os pólipos ureterais. Classicamente, apresentam imagem ecográfica de dilatação das pelves e cálices renais (Figura 64.39).

O segundo local de acometimento mais frequente é a JUV, nem sempre decorrente de uma obstrução, podendo haver insuficiência por mau desenvolvimento. Comumente, há presença de megaureter à ecografia (Figura 64.40).

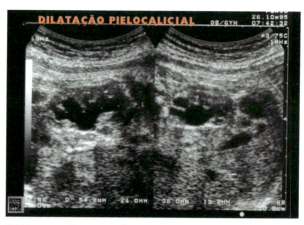

Figura 64.39 Imagem ultrassonográfica do abdome fetal evidenciando hidronefrose.

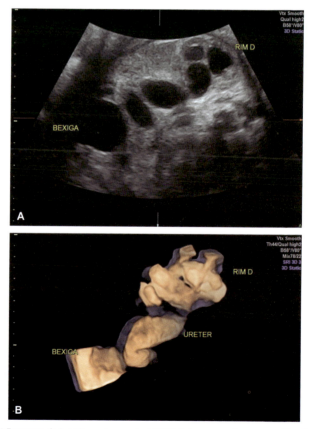

Figura 64.40 Estenose da junção ureterovesical (JUV). A. Imagem ultrassonográfica do abdome fetal evidenciando dilatação pielocalicial associada a dilatação ureteral. B. Imagem tridimensional (renderização) evidenciando dilatação pielocalicial e dilatação ureteral. *D*, direito.

As hidronefroses podem ser classificadas em graus variados, e essa classificação é particularmente interessante para as obstruções altas e médias. Isso porque, na maioria desses casos, o prognóstico é bom e a intervenção fetal quase nunca é necessária. Já nas obstruções baixas, o grau de dilatação renal e do sistema coletor não tem muita relevância. A classificação pode até ser utilizada, mas não fará muita diferença em relação ao prognóstico (Tabela 64.5).

Das obstruções urinárias baixas, a causa mais frequente é a válvula de uretra posterior (VUP), que, em princípio, acomete apenas fetos do sexo masculino. À US, ocorre a presença da imagem clássica da bexiga e da uretra distendidas (imagem em "formato de raquete") (Figura 64.41).

A partir de 12 semanas gestacionais, a bexiga fetal já pode ser visualizada em 100% dos fetos e, se a medida craniocaudal desse órgão for maior ou igual a 7 mm, é considerada megabexiga. A condição pode ter resolução espontânea, estar associada a cromossomopatias ou uropatias obstrutivas baixas. Nesses últimos casos, principalmente se as medidas forem acima de 15 mm.

Megabexigas em fetos do sexo feminino com cariótipo normal podem corresponder à formação de cloaca, condição bastante rara e de difícil manejo.

Tabela 64.5 Classificação de Grignon para as hidronefroses.

Classificação das hidronefroses	Probabilidade de cirurgia pós-natal
Grau I Pelve renal menor do que 5 mm antes de 20 semanas de gestação e menor do que 10 mm depois de 20 semanas de gestação	3%
Grau II Pelve renal entre 10 e 15 mm	39%
Grau III Pelve renal maior do que 15 mm e/ou grupos caliciais dilatados, porém sem apagamento do parênquima renal	62%
Grau IV Apagamento do parênquima renal, com afilamento (maior do que 2 mm)	100%
Grau V Apagamento do parênquima renal, com afilamento (menor do que 2 mm)	100%

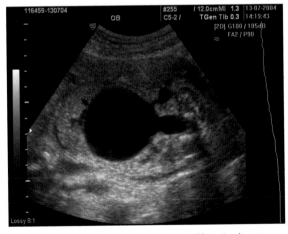

Figura 64.41 Ultrassonografia evidenciando megabexiga e dilatação da uretra proximal, características da válvula de uretra posterior (VUP).

No diagnóstico de VUP, enquanto o líquido amniótico estiver normal, não há indicação para terapêutica fetal. A retirada da pressão renal causada pela estase urinária não preserva a função renal, porque essa condição é caracterizada por diferentes graus de alterações do parênquima renal que remontam à embriogênese, cursando com falência renal programada. A finalidade de se realizar um possível procedimento para desobstrução da via urinária baixa é permitir a manutenção do volume de líquido amniótico adequado até uma idade gestacional em que já não ocorra hipoplasia pulmonar em virtude de oligoidramnia.

Nefropatias císticas

A doença renal cística pré-natal compreende quatro tipos, segundo a classificação de Potter.

Doença renal policística infantil (Potter I)

Doença autossômica recessiva rara (1:30.000 partos), causada por mutações no gene *PKHD1*, localizado no braço curto do cromossomo 6. A doença tem amplo espectro de acometimento renal e hepático. É caracterizada por rins aumentados de tamanho, com ausência de diferenciação corticomedular, parênquima renal hiperecogênico e presença de oligoidramnia (Figura 64.42).

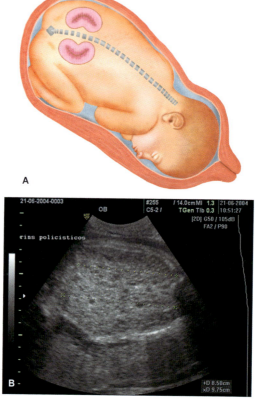

Figura 64.42 A. Doença renal policística infantil (Potter tipo I). **B.** Ultrassonografia mostrando rins policísticos, de volume aumentado e hiperecogênicos.

A patologia é obrigatoriamente de acometimento bilateral e, por vezes, o diagnóstico só é possível após 24 semanas. Ante o diagnóstico, é importante pesquisar as demais anomalias que compõem a síndrome de Meckel-Gruber (polidactilia e encefalocele) e o cariótipo fetal (síndrome de Patau).

O prognóstico é bastante reservado e a sobrevida no 1º ano de vida é incomum. Quando o óbito não acontece pela hipoplasia pulmonar, decorre da insuficiência renal associada a fibrose hepática e hipertensão portal. Pais reconhecidamente sob risco podem recorrer à biopsia de vilo corial no 1º trimestre para diagnóstico precoce e até mesmo às técnicas de diagnóstico pré-implantacional atualmente disponíveis para evitar conceptos acometidos pela doença.

Displasia renal multicística (Potter II)

É a doença cística mais comum na infância, com prevalência de 1:1.000 nascimentos, decorrente de um defeito na comunicação entre o broto ureteral e o blastema metanefrogênico, fazendo com que o néfron não se forme e o parênquima torne-se displásico.

Em sua maioria, é unilateral, podendo acometer os dois rins em 23% dos casos. O rim multicístico displásico é composto de cistos não funcionantes e não comunicantes de número e tamanho variados. Há pouco ou nenhum parênquima renal normal (Figuras 64.43 e 64.44).

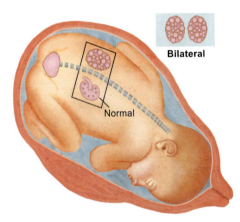

Figura 64.43 Doença renal multicística displásica (Potter tipo II) – Corte esquemático.

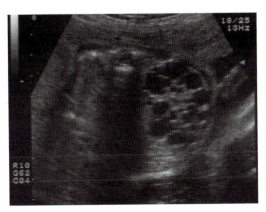

Figura 64.44 Ultrassonografia evidenciando doença renal multicística displásica (Potter tipo II) unilateral.

Em cerca de 50% dos casos há associação com aneuploidias (síndrome de Edwards), síndromes genéticas e outras malformações (geralmente cardíacas). A US revela a substituição do rim por múltiplos cistos irregulares de tamanhos variados, separados por parênquima hiperecogênico (ver Figura 64.44). Quando a patologia é bilateral, há adramnia e a bexiga não é visualizada. Na presença de doença unilateral, deve-se investigar pormenorizadamente a topografia renal contralateral, pois em 15% dos casos há agenesia renal. A doença renal multicística displásica bilateral é letal antes ou depois do parto, decorrente da hipoplasia pulmonar. A doença unilateral, com rim contralateral normal, é de bom prognóstico.

Doença renal policística do adulto (Potter III)

Caracterizada por rins grandes e irregulares, com inúmeros cistos de tamanhos variados, interpostos entre parênquima renal normal ou comprimido. É patologia de herança autossômica dominante, geralmente ligada ao gene *PKD1*, e 1:1.000 pessoas são portadoras do gene mutante. Normalmente, é assintomática até a 3ª ou 4ª décadas de vida e o diagnóstico pré-natal é muito raro, porém, quando realizado, normalmente aparece no 3º trimestre da gestação (nesses casos, a avaliação dos rins materno e paterno pode facilitar o diagnóstico). O aspecto sonográfico dos rins é semelhante ao encontrado no rim policístico infantil, porém de tamanho menor (Figura 64.45). O líquido amniótico pode estar normal ou reduzido. A recorrência é de 50%.

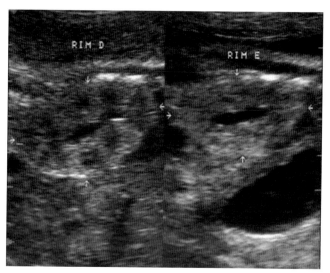

Figura 64.45 Aspecto ecográfico da doença renal policística do adulto (Potter tipo III). *D*, direito; E, esquerdo.

Displasia cística obstrutiva (Potter IV)

Secundária a processos obstrutivos das vias urinárias. Nem sempre a hidronefrose resultante dessas condições leva à destruição completa do parênquima renal. Obstruções parciais ou intermitentes normalmente permitem o desenvolvimento normal do rim. Dessa maneira, a gravidade do dano renal dependerá do grau e da duração da obstrução. O diagnóstico diferencial é com o rim multicístico (Potter II), porém na displasia renal obstrutiva há presença de vias urinárias dilatadas.

Displasias esqueléticas

O sistema de classificação das anormalidades esqueléticas é baseado nos achados descritivos, clínicos e radiológicos (Tabela 64.6).

Tabela 64.6 Classificação das anormalidades esqueléticas.

Osteocondrodisplasias	Anormalidades da cartilagem e/ou crescimento e desenvolvimento ósseos
Deficiências ou amputações congênitas de membros	Ausência de parte ou de todo o membro como anormalidade esquelética mais importante
Mão torta congênita	Desvios radiais ou lunares da(s) mão(s)
Polidactilia	Presença de dedo adicional
Artrogripose	Contraturas articulares

As displasias esqueléticas compõem um grupo heterogêneo de doenças nas quais encontramos alterações em forma, tamanho e constituição dos ossos e/ou cartilagens. A incidência é de 0,075 a 0,1%, e são responsáveis por 1 a 3,5% das anomalias detectadas ao nascimento. Até o momento, já foram descritas mais de 420 osteocondrodisplasias, porém a maioria é muito rara.

O diagnóstico depende de adequada datação da gestação, já que o crescimento restrito por insuficiência placentária grave pode mimetizar a displasia esquelética.

O raciocínio diagnóstico deve ser baseado na condição de letalidade, no padrão de herança da doença e na presença de outras características ecográficas, como sinais de desmineralização óssea, alterações das extremidades dos membros (polidactilia e mau posicionamento do polegar) e presença de polidramnia e hidropisia.

Alguns parâmetros permitem rotular a doença como letal, como medidas biométricas objetivas, e as mais sensíveis são a relação da circunferência torácica/circunferência abdominal abaixo de 0,60 e a relação do comprimento do fêmur/circunferência abdominal abaixo de 0,16. A condição só é categorizada como letal se os dois parâmetros estiverem alterados. Outras características frequentemente associadas à letalidade são translucência nucal aumentada, presença de ossos curtos e hidropisia no 1º trimestre e hidropisia e polidramnia no 2º trimestre. É importante salientar que o fato de a displasia ser classificada como não letal não necessariamente está relacionado com bom prognóstico.

Quanto ao padrão de herança, a maioria das doenças gênicas é autossômica dominante por mutação nova, ou seja, não há histórico em relação ao casal. Deve-se pensar em doença recessiva apenas se o casal tiver consanguinidade, na dependência da frequência dos genes na população.

A avaliação ecográfica da presença de desmineralização óssea é realizada pela avaliação da calota craniana e pelo aspecto dos ossos longos. A calota craniana se torna bem compressível e o SNC fica bem evidente. Os ossos longos costumam apresentar fraturas e/ou tornam-se mais tortuosos e heterogêneos.

O padrão de encurtamento dos ossos longos pode ser do tipo rizomélico, mesomélico ou micromélico (Figura 64.46). As displasias esqueléticas letais costumam cursar com o padrão micromélico.

A Tabela 64.7 descreve as displasias esqueléticas letais e não letais mais frequentes, e o fluxograma representado pela Figura 64.47 pode ser bastante útil para raciocínio e elucidação diagnósticos.

O nanismo tanatofórico é a mais usual das displasias esqueléticas letais (1:10.000), subdividido em tipo I, mais frequente, caracterizado por extrema micromelia, fêmur encurvado (em "formato de telefone"), tórax estreito e circunferência cefálica aumentada; e tipo II, com ossos longos curtos e retos e crânio em formato de "folha de trevo".

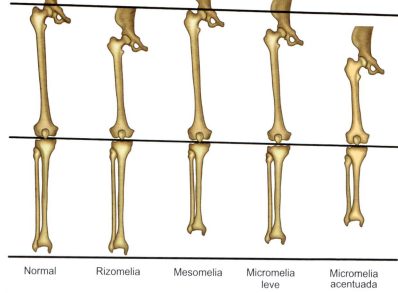

Figura 64.46 Tipos de encurtamento dos membros: rizomelia, mesomelia, micromelias leve e acentuada.

Tabela 64.7 Displasias esqueléticas.

Displasias esqueléticas letais	Displasias esqueléticas não letais
• Displasia tanatofórica • Acondrogênese • Osteogênese imperfeita tipo II • Displasia camptomélica • Hipofosfatasia congênita • Síndrome da costela curta e polidactilia (tipos I e II)	• Acondroplasia • Displasia condroectodérmica (síndrome de Ellis-Van Creveld) • Displasia torácica asfixiante (distrofia torácica de Jeune) • Nanismo diastrófico

A acondrogênese é a segunda displasia esquelética letal mais frequente (1:40.000), caracterizada por desmineralização óssea generalizada por causa da produção deficiente de cartilagem pelos condrócitos. O grau de encurtamento dos membros é o mais grave dentre todas as displasias esqueléticas ("ossos em estrela").

A osteogênese imperfeita compreende um grupo heterogêneo de distúrbios genéticos que atualmente inclui nove tipos diferentes. Os quatro primeiros tipos são as formas dominantes da doença; o tipo II é o único letal, caracterizado por membros muito curtos com aspecto enrugado heterogêneo em razão das múltiplas fraturas, desmineralização do crânio, tórax estreito e em "formato de sino", com inversão da curvatura das costelas. Os pés e as mãos têm tamanho normal.

Como as displasias não letais cursam com alterações mais sutis, normalmente são diagnosticadas mais tardiamente, no 2º trimestre ou início do 3º trimestre. A acondroplasia é a displasia esquelética não letal mais comum, com incidência de 1:25.000 a 30.000 nascidos vivos, caracterizada pela presença de rizomelia, lordose, mão "em tridente", cabeça alargada, fronte proeminente e ponte nasal baixa ("nariz em sela").

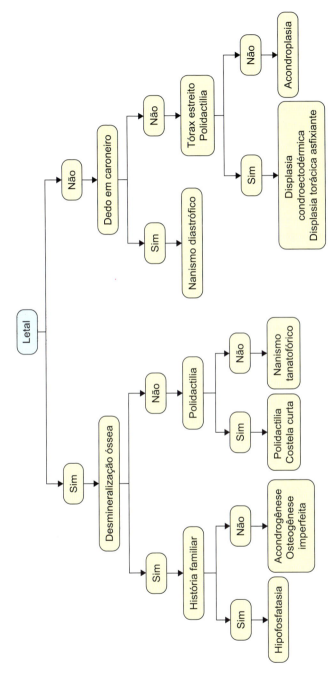

Figura 64.47 Fluxograma para raciocínio e elucidação diagnósticos das displasias esqueléticas.

Fendas labiais e palatinas

São as malformações mais frequentes da face, comumente em fetos masculinos.

A Figura 64.48 descreve as principais localizações, e a Tabela 64.8, suas incidências. As fendas unilaterais costumam ser mais frequentes à esquerda.

A herança é multifatorial, com 93% dos casos manifestando-se de forma isolada, e apenas 1% relacionado com cromossomopatias. A recorrência é maior se irmãos e/ou pais também forem afetados.

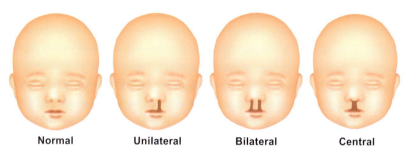

Figura 64.48 Classificação das fendas labiopalatinas.

Tabela 64.8 Incidência das fendas labiopalatinas.

Localização	Incidência (%)
Labial e palatina unilateral	40
Labial unilateral	29
Labial e palatina bilateral	27
Labial bilateral	5

Pontos-chave

- Os defeitos congênitos afetam cerca de 5% dos nascimentos
- O rastreamento e o tratamento dos defeitos congênitos constituem um aspecto importante da assistência pré-natal
- Os defeitos de fechamento do tubo neural são classificados em dois grupos: os disrafismos cranianos, que são as anencefalias e as encefaloceles; e os disrafismos espinais, que são as espinhas bífidas abertas e ocultas
- A correção intraútero das espinhas bífidas abertas já é uma realidade promissora na medicina fetal
- Em relação à ventriculomegalia idiopática, até o momento não existe um tratamento intraútero comprovadamente eficaz
- Quando a hidropisia for causada pelo derrame pleural (malformação do ducto torácico) e não for realizado nenhum tipo de intervenção fetal, a taxa de sobrevida perinatal é em torno de 25 a 50%; nesses casos, a derivação toracoamniótica fetal eleva a sobrevida para mais de 90%
- O tratamento da hérnia diafragmática congênita é a oclusão da traqueia por balão endoluminal, técnica denominada FETO (*fetoscopic tracheal occlusion*)
- A finalidade de se realizar um possível procedimento para desobstrução da via urinária baixa é permitir a manutenção do volume de líquido amniótico adequado até uma idade gestacional em que já não ocorra hipoplasia pulmonar em virtude de oligoidramnia
- As displasias esqueléticas compõem um grupo heterogêneo de doenças nas quais são encontradas alterações em forma, tamanho e constituição dos ossos e/ou cartilagens
- As fendas labiais e palatinas são as malformações mais frequentes da face, comumente em fetos masculinos, e as unilaterais costumam ser mais frequentes à esquerda.

65

Hidropisia Fetal Não Imune

Joffre Amim Junior
Jorge Rezende Filho

Fisiopatologia, 999

Etiologia, 1001

Síndrome em "espelho" (ou síndrome de Ballantyne), 1009

Conduta, 1009

A Society for Maternal-Fetal Medicine define hidropisia como a presença de pelo menos duas coleções anormais de líquidos no feto, incluindo os derrames cavitários (ascite, derrame pericárdico ou derrame pleural) e o edema de pele generalizado.

A partir do desenvolvimento da imunoprofilaxia para a aloimunização RhD e os avanços da medicina fetal no tratamento da doença hemolítica perinatal (DHPN), observamos ao longo dos anos a transição para o estágio atual, em que grande parte das causas de hidropisia é não imune (70 a 90% em alguns centros), o que forçou um melhor entendimento da etiologia e da fisiopatologia da hidropisia fetal não imune (HFNI).

A HFNI é uma condição muito heterogênea, com grande variedade de causas e associações, apresentando incidência que varia entre autores e populações em estudo. Estima-se que a HFNI afete entre 1:1.700 e 1:3.000 gestações e cerca de 1:4.000 nascidos vivos. A mortalidade perinatal varia de 55 a 98%.

Fisiopatologia

A hidropisia ocorre quando a quantidade de líquido intersticial produzido por ultrafiltração capilar excede a velocidade de retorno à circulação pelo sistema linfático. Esse equilíbrio é geralmente rompido como consequência de mecanismos homeostáticos, atuando na tentativa de preservar um aporte adequado de substratos metabólicos aos tecidos na vigência de uma disfunção cardiocirculatória. Os processos fisiopatológicos envolvidos na gênese da hidropisia podem estar relacionados com condições etiológicas diversas e, consequentemente, com diferentes mecanismos envolvidos.

A análise anatômica e funcional dos fetos mostra serem eles mais propensos à hidropisia em decorrência de características de sua microcirculação.

Permeabilidade capilar aumentada. O coeficiente de filtração capilar no feto é cinco vezes maior do que nos adultos, levando a um fluxo de água aumentado em função de uma força direcional. A permeabilidade dos capilares fetais às proteínas plasmáticas é maior, resultando em um baixo coeficiente de reflexão, o que determina o movimento dos fluidos muito menos sensível às variações da pressão oncótica.

Compartimento intersticial mais complacente. O espaço intersticial fetal é capaz de receber maior quantidade de fluidos com menor aumento na pressão hidrostática intersticial, o que permite que a água saia com maior facilidade dos capilares em direção ao terceiro espaço.

Pressão venosa com maior influência na drenagem linfática. Fetos normalmente têm drenagem linfática limitada; pequenos aumentos na pressão venosa central causam a interrupção na drenagem linfática. Assim, qualquer evento que determine retenção de líquido pelo feto pouco será mantido no intravascular e muito no interstício, em função de seus mecanismos fisiológicos levarem a essa dinâmica.

A HFNI pode se desenvolver como resultado de um ou mais mecanismos baseados nas leis de Starling, dependendo da etiologia de base:

- Aumento na pressão hidrostática capilar
- Redução na pressão osmótica plasmática
- Obstrução do fluxo linfático
- Dano da integridade capilar periférica.

Embora o aumento da permeabilidade capilar, a diminuição da pressão coloidosmótica do plasma e o comprometimento da função linfática possam contribuir para o acúmulo do líquido intersticial no feto hidrópico, a falência cardiocirculatória, com o associado aumento na pressão venosa, pode ser o mecanismo mais comum de hidropisia fetal. O aumento da pressão venosa é responsável pelo acúmulo do líquido intersticial por dois mecanismos: (1) ao elevar a pressão hidrostática capilar e, consequentemente, a filtração; (2) ao incrementar a pressão externa limitante do retorno linfático.

A elevação na pressão venosa é a manifestação final dos mecanismos homeostáticos que preservam a perfusão dos órgãos no que se refere a oxigênio e outros nutrientes vitais. Alterações na frequência cardíaca, enchimento do coração ou função contrátil do miocárdio podem comprometer o débito cardíaco, elevando a pressão venosa. A Tabela 65.1 relaciona essas situações, citando exemplos.

Ante o processo hipoxêmico, inúmeros mecanismos compensatórios são instalados, locais ou sistêmicos, embora de eficácia duvidosa. São eles:

- Aumento da extração local de oxigênio, com o recrutamento de capilares previamente fechados
- Redistribuição de fluxo por meio de mecanismos locais e sistêmicos atuando nos vasos de condução
- Aumento do débito cardíaco pelo aumento do volume sanguíneo e da *performance* cardíaca.

Tabela 65.1 Causas cardiovasculares para o aumento da pressão venosa.

Distúrbio	Mecanismo	Exemplos
Débito cardíaco diminuído	Enchimento cardíaco inadequado	Complacência ventricular diminuída, taquiarritmias, derrame pericárdico etc.
	Ejeção cardíaca inadequada	Miocardite, policitemia, asfixia, disfunção valvar, *ductus arteriosus* fechado
Demanda de fluxo aumentada	Frequência cardíaca inadequada	Bloqueio cardíaco congênito
	Conteúdo de oxigênio diminuído	Anemia, hipoxemia
	Má distribuição de fluxo	Malformação arteriovenosa
	Requerimento metabólico aumentado	Tireotoxicose

Inicialmente benéficos, os resultados desses mecanismos são aumento da pressão venosa, acúmulo de líquidos intersticiais e função orgânica prejudicada (como o fígado, que passa a produzir menos albumina, o que diminui a pressão oncótica e agrava a hidropisia). Nos casos de anemia, o fígado também desvia seu metabolismo para a produção de hemácias, tornando ainda mais grave a hipoalbuminemia.

Além destes, o feto lança mão de outros mecanismos compensatórios para manter sua homeostase, os quais podem culminar na hidropisia.

Etiologia

A maior evolução nas últimas décadas em relação à HFNI é a melhora da precisão diagnóstica, aumentando a porcentagem de casos com etiologia conhecida. Enquanto nos primeiros relatos até 70% dos casos eram ditos "idiopáticos", hoje não se sabe a etiologia em torno de 20% deles, dependendo da capacidade diagnóstica de cada centro.

A HFNI é, por vezes, frustrante, na medida em que as possibilidades etiológicas são inúmeras. É óbvio que muitas dessas condições são sobrepostas, como no caso de anomalias cardíacas e anomalias cromossômicas. Vale lembrar que várias síndromes relacionadas são extremamente raras, enquanto outras, mais comuns. O conhecimento dessa prevalência deve sempre direcionar à investigação diagnóstica, permitindo, assim, uma economia de tempo e gastos.

Em 2009, revisão sistemática da literatura classificou a HFNI em grupos etiológicos. Foram predominantes as causas cardiovasculares (21,7%), seguidas das cromossômicas (13,4%), hematológicas (10,4%) e infecciosas (6,7%); outras causas menos comuns incluem massas intratorácicas (6,0%), displasias dos vasos linfáticos (5,7%), transfusão gêmeo-gemelar e causas placentárias (5,6%), síndromes (4,4%), malformações urinárias (2,3%), erros inatos do metabolismo (1,1%), tumores extratorácicos (0,7%), distúrbios gastrintestinais (0,5%) e miscelânea (3,7%). Nessa revisão, 17,8% dos casos foram idiopáticos.

Os mecanismos pelos quais esses grupos etiológicos levam à hidropisia podem ser observados na Figura 65.1.

Doenças cardiovasculares são, na maioria das casuísticas, a etiologia mais prevalente da HFNI e podem ser divididas em quatro categorias: defeitos estruturais, cardiomiopatias, arritmias e distúrbios vasculares. Múltiplos defeitos estruturais podem levar à hidropisia, mas as anomalias das câmaras direitas são mais comuns, pois têm efeito direto sobre a pressão venosa central. Destacam-se dupla via de saída do ventrículo direito, anomalia de Ebstein, síndrome do coração direito hipoplásico, estenose ou atresia pulmonar e tetralogia de Fallot. Teratomas cardíacos e rabdomiossarcomas também podem causar HFNI.

Tanto as taquiarritmias como as bradiarritmias podem determinar HFNI. As taquiarritmias mais comuns são a taquicardia supraventricular e o *flutter* atrial, ambas as quais são tratadas com sucesso com antiarrítmicos, administrados à mãe, que atravessam a barreira placentária.

A bradicardia fetal é mais comumente causada pelo bloqueio cardíaco congênito secundário à etiologia imune, como é comum ocorrer em doenças autoimunes maternas, com passagem transplacentária de anticorpos SS-A (Ro) e SS-B (La).

Os distúrbios hematológicos causam anemia profunda que leva a insuficiência cardíaca e hipoxia tecidual. A hipoxia causa dano capilar e perda de proteína, resultando em redução da pressão oncótica intravascular.

As causas da anemia podem ser divididas em duas categorias: perda excessiva de hemácias por hemólise ou hemorragia e produção inadequada de hemácias. A hemólise pode ser causada por defeitos intrínsecos das hemácias, incluindo hemoglobinopatias e enzimopatias. Outras causas de perda de hemácias por hemorragia ou hemólise incluem hemangiomas fetais, tumores fetais (em especial teratoma sacrococcígeo) e hemorragia feto-materna, cujo diagnóstico é dado pelo teste de Kleihauer-Betke.

1001

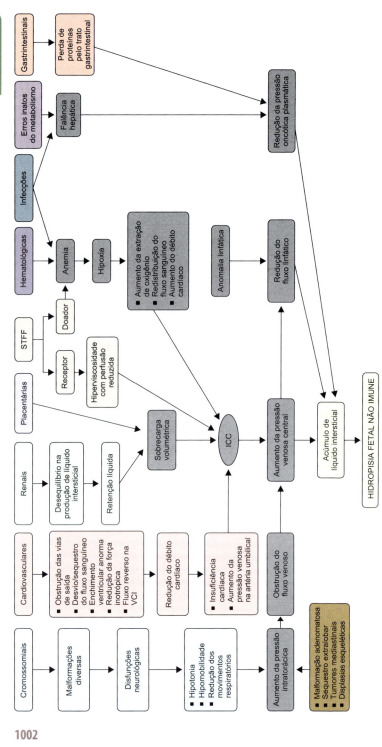

Figura 65.1 Fisiopatologia de diversas causas de hidropisia fetal não imune. *ICC*, insuficiência cardíaca congestiva; *STFF*, síndrome de transfusão feto-fetal; *VCI*, veia cava inferior.

Entre as hemoglobinopatias, a mais comum é a alfa-talassemia, que pode ser rastreada nos pais pelo volume corpuscular médio < 80 fℓ nos progenitores com traço alfa-talassêmico.

Quando ambos os pais têm o traço alfa-talassêmico, cada gravidez tem 25% de probabilidade de desenvolver a doença de Bart (alfa-talassemia com hidropisia fetal) (Figura 65.2). Aqui, não há transferência das cadeias α para a hemoglobina fetal (HbF), normalmente $\alpha 2\gamma 2$, e as cadeias gama (γ) combinam-se formando a hemoglobina de Bart (g4).

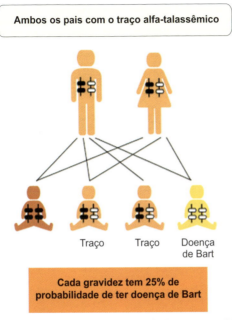

Figura 65.2 Algoritmo da fisiopatologia da hidropisia fetal não imune (HFNI). (Adaptada de Bellini C, Hennekam RC, Fulcheri E et al. Etiology of nonimmune hydrops fetalis: a systematic review. Am J Med Genet A. 2009;149A[5]:844-51.)

Já a anemia provocada pela redução da produção de hemácias pode decorrer da infiltração da medula óssea ou por depressão causada por infecção. Distúrbios mieloproliferativos e leucemia congênita estão associados à trissomia do 21, enquanto a infecção pelo parvovírus é a infecção mais associada à destruição de células progenitoras eritroides levando à anemia grave. O risco de prognóstico adverso fetal é maior quando a infecção congênita ocorre com menos 20 semanas de gestação.

Outras infecções congênitas, tais como toxoplasmose, sífilis, citomegalovírus (CMV) e varicela, também podem cursar com hidropisia fetal e comumente são observadas hepatomegalia, esplenomegalia ou ascite.

A causa genética mais comum de HFNI é a aneuploidia, sendo as mais frequentes a monossomia do X, trissomia do 21 e trissomia do 18. Outras potenciais causas incluem tetraploidias, triploidias e deleções e duplicações cromossômicas. A presença de HFNI antes de 24 semanas geralmente indica aneuploidia. Diversas síndromes, entre as quais a de Noonan e a do pterígio múltiplo, também podem determinar HFNI.

Erros inatos do metabolismo também são causa de HFNI, possivelmente pela hipoproteinemia resultante de insuficiência hepática secundária ao acúmulo de material de depósito. As doenças de armazenamento lisossomal, incluindo mucopolissacaridoses, oligossacaridoses, mucolipidoses e defeitos de transporte lisossomal, são as principais implicadas à HFNI.

As anomalias torácicas fetais estão representadas, principalmente, pela malformação adenomatóidea cística (MAC). Hidropisia ocorre em apenas 5% dos fetos com MAC, mas confere um mau prognóstico se não corrigida. A lesão macrocística é tratada com a drenagem ou a colocação de um *shunt* toracoamniótico. O tratamento de primeira linha do tipo microcístico é a administração de corticosteroide.

As displasias esqueléticas, tais como acondroplasia, acondrogênese, osteogênese imperfeita e displasia tanotofórica, podem estar associadas à HFNI.

Diagnóstico

O diagnóstico pré-natal da hidropisia fetal só é possível com base na ultrassonografia (US). Muitas vezes o diagnóstico é feito em exame de rotina ou quando há discrepância entre o tamanho uterino e a idade da gravidez. Eventualmente, a presença de algum anticorpo para determinados agentes infecciosos (CMV, parvovírus etc.) pode indicar a investigação sonográfica da hidropisia. Importante ressaltar que as hidropisias imune e não imune são indistinguíveis, tanto sonográfica quanto macroscopicamente.

A definição da hidropisia fetal sofre pequenas variações na literatura. Em 1986, foi definida como o excesso de líquido em ao menos duas cavidades serosas (ascite, derrame pleural e pericárdico) ou no tecido corporal (edema subcutâneo).

Uma definição comumente aceita é a presença de líquido em duas cavidades ou em uma cavidade com anasarca (espessamento da pele e do tecido subcutâneo > 0,5 cm, especialmente do couro cabeludo e do tórax). Outros achados comumente associados incluem polidramnia, edema placentário e alterações dos vasos umbilicais.

No 1º trimestre, a hidropisia precoce pode se manifestar por translucência nucal (TN) aumentada e/ou higroma cístico (Figura 65.3) com ou sem edema de pele generalizado.

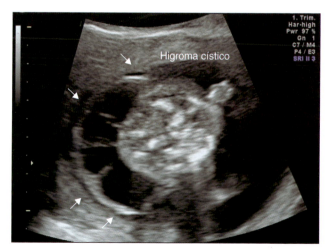

Figura 65.3 Higroma cístico septado.

É importante ressaltar que, a despeito de diferentes propostas, a definição não é meramente acadêmica. Frequentemente, a presença de ascite isolada é utilizada para designar quadro de hidropisia, o que não deve ser admitido. A ascite resulta de inúmeras condições, muitas das quais não devem ser categorizadas como hidropisia (p. ex., ruptura de obstrução ureteropélvica, perfuração intestinal). Quando o acúmulo de líquido for limitado a uma cavidade, essa situação deve ser descrita como tal, até mesmo para facilitar o diagnóstico diferencial.

Embora tenha havido tentativas de se criar um método objetivo para avaliar a gravidade da hidropisia, essa avaliação é ainda mais bem realizada subjetivamente, haja vista a dificuldade de padronização e falta de correlação entre esses métodos objetivos e o prognóstico fetal.

Analisando os marcadores ultrassonográficos da hidropisia, é possível tecer alguns comentários a seguir.

Edema subcutâneo. Comumente generalizado, mais facilmente observado na parede torácica e no couro cabeludo, caracterizado por espessura do tecido subcutâneo > 5 mm (Figura 65.4).

Ascite. Observa-se como halo sonolucente de tamanho variado em todo o abdome fetal, delineando órgãos e alças intestinais (Figura 65.5).

Derrame pleural. Uni ou bilateral, varia em tamanho, podendo causar compressão pulmonar e hipoplasia (Figura 65.6).

Derrame pericárdico. Menor em tamanho, de mais difícil diagnóstico, pode ser o primeiro sinal de descompensação cardíaca. Lâmina de líquido > 2 mm é indicativa de derrame pericárdico (Figura 65.7).

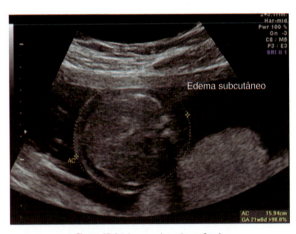

Figura 65.4 Edema subcutâneo fetal.

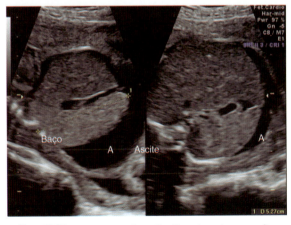

Figura 65.5 Feto apresentando ascite e hepatoesplenomegalia.

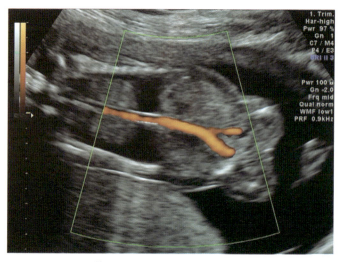

Figura 65.6 Derrame pleural bilateral.

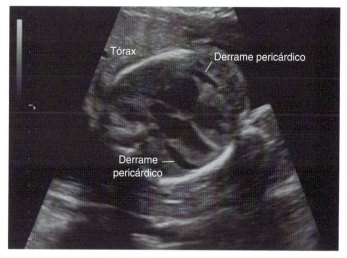

Figura 65.7 Derrame pericárdico.

Edema placentário. O espessamento placentário é também considerado um sinal de hidropisia; considera-se alterado quando a espessura placentária > 3 cm entre 18 e 21 semanas e ≥ 4 a 5 cm até o termo.

Líquido amniótico. A polidramnia geralmente está presente (40 a 75% dos casos); pode-se encontrar oligoidramnia, e muitos autores a consideram como sinal de mau prognóstico.

Uma vez diagnosticada a hidropisia fetal por meio da US, procura-se determinar sua etiologia. Em primeiro lugar, deve ser excluída a hidropisia imune pelo teste de Coombs indireto. O teste de Coombs indireto negativo afasta a possibilidade de etiologia imune, fazendo-se necessário investigar as etiologias não imunes dela, já que algumas condições são passíveis de tratamento.

A história clínica e os estudos hematológicos maternos podem identificar a origem da HFNI, incluindo alfa-talassemia, doenças metabólicas e certas infecções intrauterinas. A talassemia é uma condição autossômica recessiva de maior frequência em grupos étnicos do Mediterrâneo, africanos e do Sudeste Asiático. Casais com essa origem étnica sugerem que essa etiologia deva ser investigada.

A US morfológica visa detectar malformações estruturais passíveis de terapêutica específica a ser realizada *in utero* (p. ex., a colocação de derivação toracoamniótica em casos de MAC, a cirurgia do teratoma sacrococcígeo e a coagulação a *laser* das anastomoses vasculares na síndrome da transfusão feto-fetal [STFF]). Não menos importante é o diagnóstico de malformações congênitas múltiplas e complexas que permitem o aconselhamento genético pré-natal. A anormalidade fetal estrutural está presente em cerca de 40% dos casos de HFNI.

Ecocardiografia fetal deve ser sempre realizada para detecção de defeitos estruturais e arritmias. Como as anomalias cardíacas comumente estão associadas a aneuploidias e síndromes genéticas, a identificação do tipo de defeito pode sugerir a propedêutica subsequente. Já as arritmias podem ser primárias ou secundárias a doenças sistêmicas, como hipertireoidismo ou lúpus. As duas arritmias mais importantes são a taquicardia supraventricular e a bradicardia grave associada ao bloqueio cardíaco completo. Por fim, a insuficiência cardíaca congestiva também deve ser avaliada, na qual se pode observar aumento das câmaras cardíacas.

Afastada a possibilidade de STFF e das principais anomalias estruturais relacionadas com a HFNI, é indispensável averiguar a velocidade máxima da artéria cerebral média (ACM) por meio da Doppler-fluxometria.

Valores superiores a 1,5 MoM para a idade gestacional indicam alta probabilidade de anemia fetal grave, que ocorre tanto na DHPN quanto em casos de infecção pelo parvovírus B19 e de hemorragia feto-materna. Nesse caso, se a infecção pelo parvovírus for descartada, deve-se fazer o teste de Kleihauer-Betke.

Já quando a velocidade máxima da ACM for ≤ 1,5 MoM na presença de hidropisia fetal, a investigação deve prosseguir para outras causas de HFNI, tais como sífilis, CMV, toxoplasmose, anomalias cromossômicas, síndromes metabólicas. Presença de sinais sonográficos, revelando os órgãos acometidos, e de crescimento intrauterino restrito (CIR) e alterações do líquido amniótico podem sugerir qual a infecção esteja envolvida como causa da HFNI (Tabela 65.2). Em muitas situações, o seguimento da investigação só será possível pela amniocentese, o que permite a realização de reação em cadeia da polimerase (PCR) para diversos agentes infecciosos com maior acurácia que os testes sorológicos maternos, além de obtenção do cariótipo fetal. Algumas síndromes genéticas e metabólicas igualmente podem ser testadas pelo líquido amniótico ou sangue fetal.

A Figura 65.8 esquematiza as várias etapas na avaliação diagnóstica do feto hidrópico.

Tabela 65.2 Achados sonográficos nas infecções fetais que levam à hidropisia fetal não imune.

Infecções	SNC	Cardíaca	Abdominal	Placentária/LA	CIR
Toxoplasmose	+		+	+	Raro
Sífilis			+	+	Raro
Rubéola	+	+	+		+
Parvovírus		+	+	+	
CMV	+	+	+	+	+
Varicela	+		+	+	+

CIR, crescimento intrauterino restrito; *CMV*, citomegalovírus; *LA*, líquido amniótico; *SNC*, sistema nervoso central.

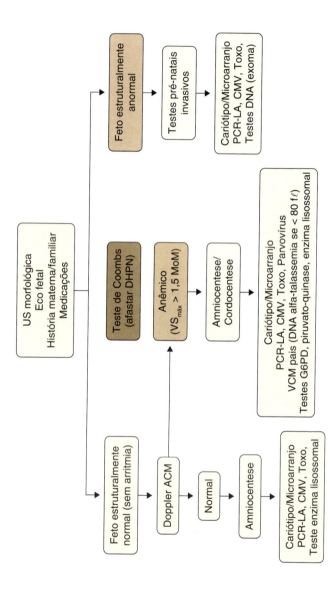

Figura 65.8 Feto hidrópico por parvovírus B19. *ACM*, artéria cerebral média; *CMV*, citomegalovirus; *DHPN*, doença hemolítica perinatal; *G6PD*, glicose-6-fosfato desidrogenase; *PCR-LA*, reação em cadeia da polimerase no líquido amniótico; *Toxo*, toxoplasmose; *US*, ultrassonografia; *VCM*, volume corpuscular médio. VS_{max} velocidade sistólica máxima.

Síndrome em "espelho" (ou síndrome de Ballantyne)

John W. Ballantyne foi o primeiro a descrever, em 1892, a associação entre edema materno e hidropisia fetal e placentária. Um aprofundamento na conceituação desse agravo se deu em 1947, quando Potter apontou a elevação da pressão arterial, a albuminúria, o edema e o ganho de peso materno como seus achados característicos.

Entre a sinonímia empregada, além de síndrome de Ballantyne, em homenagem a seu descobridor, os termos mais utilizados são "triplo edema", reforçando a existência do edema nos compartimentos materno, fetal e placentário; em 1956, O'Driscoll cunhou os termos "síndrome do espelho", na qual se enfatiza a relação entre o acometimento fetal e a clínica materna; e "pseudotoxemia", na medida em que a hipertensão, o edema e a proteinúria são achados característicos da toxemia gravídica. Nessa época, entendia-se a síndrome de Ballantyne especificamente relacionada com a DHPN.

Com o advento da US e os grandes avanços da medicina materno-fetal, novos casos dessa condição têm sido relatados. Outras denominações têm sido propostas e novas etiologias, desvendadas. Situações em que a origem da anasarca feto-placentária é não imune, como teratoma sacrococcígeo, aneurisma de veia de Galeno, corioangioma placentário, anomalia de Ebstein, mola hidatiforme, alfa-talassemia e arritmias cardíacas, são agora identificadas como responsáveis pela hidropisia "materno-fetal".

A incidência da síndrome de Ballantyne é bem conhecida, e a literatura disponível é basicamente composta de relatos de casos. Um estudo retrospectivo incluindo 75 casos de HFNI encontrou incidência de 5% de hipertensão materna. Outra coorte retrospectiva com 337 casos de hidropisia fetal evidenciou maior incidência de pré-eclâmpsia (7,8%) nas gestações com hidropisia que nas gestações sem essa condição (2,9%), notadamente a pré-eclâmpsia grave (5,3% *versus* 0,9%).

Uma revisão sistemática identificou 113 casos relatados de 1956 a 2017. As principais etiologias identificadas foram anemia fetal, DHPN, gemelaridade e parvovirose. A maioria dos casos foi diagnosticada entre 24 e 30 semanas, porém há casos de início precoce com 16 semanas e de surgimento tardio com 39 semanas.

É também imprecisa a fisiopatologia do quadro materno, e a placenta pode ser a origem do processo, com identificação de aumento de fatores antiangiogênicos (sFlt-1) e redução de fatores angiogênicos (PlGF), tal como ocorre na pré-eclâmpsia. Com relação ao prognóstico, a síndrome de Ballantyne parece se apresentar quando é grave o comprometimento fetal, e seu óbito é iminente. Contudo, na aludida revisão sistemática, a mortalidade perinatal relatada foi de 67%, talvez pelo fato de muitos casos relatarem reversão do quadro. Em relação ao quadro materno, observam-se edema materno, rápido ganho de peso, proteinúria leve e hipertensão. As complicações associadas à pré-eclâmpsia (eclâmpsia, insuficiência renal aguda, edema pulmonar, transfusão sanguínea e hemorragia pós-parto) são mais frequentemente encontradas em gestações com hidropisia. A despeito de compartilhar diversas características com a pré-eclâmpsia, uma importante distinção é a presença de hemodiluição em oposição à hemoconcentração característica da toxemia.

Alguns autores têm apresentado situações em que os sinais e sintomas maternos desapareceram ou diminuíram. Em geral, esses casos estão associados à reversão da hidropisia fetal, espontaneamente ou após o tratamento da condição de base, ou mesmo em caso de óbito do feto acometido, no caso de gestações gemelares.

Conduta

O sucesso do tratamento dependerá fundamentalmente da etiologia e, em menor proporção, da época do diagnóstico, pois algumas podem ser tratadas *in utero* com melhora ou cura (Tabela 65.3), podendo o feto atingir a maturidade para o parto. Entretanto, a maior parte

1009

Tabela 65.3 Etapas diagnósticas da hidropisia fetal não imune.

História obstétrica e familiar materna		
Testes maternos (não invasivos)	Hemograma completo	Distúrbios hematológicos (microcitose – traço alfa-talassêmico)
	Eletroforese de hemoglobina	
	Grupo sanguíneo e teste de Coombs	Hidropisia imune
	Testes metabólicos específicos	Deficiência de G6PD
	Teste de Kleihauer-Betke	Hemorragia feto-materna
	Sorologia para sífilis, parvovírus e TORCH	Infecção fetal
	Rastreamento de anti-Rho e anti-La	Bloqueio miocárdico congênito
	Ultrassonografia	Diagnóstico da hidropisia, evolução, gemelidade, malformações congênitas
Amniocentese	Ecocardiografia	Defeitos cardíacos congênitos, distúrbios do ritmo
	Cariótipo fetal	Anomalias cromossômicas
	PCR	Infecção fetal
	Alfafetoproteína	Nefrose congênita
		Teratoma sacrococcígeo
	Testes metabólicos específicos	Tay-Sachs, Gaucher, gangliosidose GM_1
	Teste de restrição da endonuclease	Alfa-talassemia
Cordocentese	Cariótipo fetal	Anomalias cromossômicas
	Hemograma completo	Anemia fetal
	Albumina plasmática	Hipoalbuminemia
	Sorologia para IgM e PCR	Infecção congênita
	Eletroforese de hemoglobina	Alfa-talassemia
	Testes metabólicos específicos	Tay-Sachs, Gaucher, gangliosidose GM_1

G6PD, glicose-6-fosfato desidrogenase; *GM1*, monossialotetra-hexosilgangliosídio; *IgM*, imunoglobulina M; *PCR*, reação em cadeia da polimerase; *TORCH*, toxoplasmose, rubéola, citomegalovírus, herpes simples.

das alterações não permite tratamento, e, em determinados países, a interrupção da gestação é amplamente discutida com o casal.

Exames para avaliar a vitalidade fetal devem ser realizados de maneira sistemática, com corticoterapia, para acelerar a maturidade pulmonar nos casos em que se pressuponha viabilidade fetal.

A conduta obstétrica se baseia no estado fetal no momento do parto, seu prognóstico neonatal e condição materna. A via de parto é de indicação obstétrica, com punções esvaziadoras para reduzir os diâmetros fetais, podendo ser consideradas em casos selecionados. Deve haver cuidado especial no quarto período do parto, pela alta incidência de complicações, como retenção placentária, atonia e hemorragia pós-parto.

A necropsia do nati/neomorto é mandatória, assim como o exame da placenta, não só para o diagnóstico do caso presente como também para futuro aconselhamento.

Ao avaliar 51 necropsias de natimortos por HFNI, foi identificada a causa da hidropisia em 92% dos casos. Em 2010, foram encontrados números similares em 78 necropsias de natimortos, identificando a causa em 88,5% dos fetos. Observamos que a maioria óbitos fetais nos casos de HFNI acontece até o segundo trimestre com pico entre 24 e 27 semanas em estudo recente (Figura 65.9).

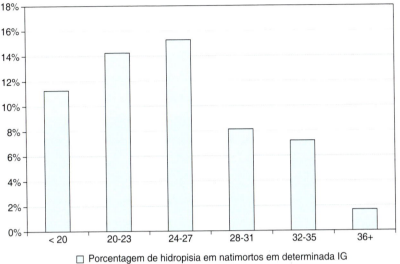

☐ Porcentagem de hidropisia em natimortos em determinada IG

Figura 65.9 Natimortalidade em fetos com hidropisia fetal em função da idade gestacional (IG).

Prognóstico

A importância do diagnóstico da hidropisia fetal reside na possibilidade de tratamento quando a etiologia é imune e em algumas situações de causa não imune. Particularmente, o prognóstico da HFNI é ominoso, com taxas de mortalidade entre 40 e 90%, dependendo da etiologia. Proporção expressiva de conceptos com HFNI está acompanhada de malformações congênitas múltiplas e complexas, alterações cromossômicas, que inexoravelmente conduzam ao óbito fetal ou neonatal.

Outras causas estão associadas a massa intratorácica ou derrames pleurais que comprimem o pulmão e impedem seu desenvolvimento normal, levando à hipoplasia pulmonar. Excluindo-se as aneuploidias, a taxa de sobrevida pode se elevar para 30 a 48%.

As arritmias cardíacas emprestam ao caso muito melhor prognóstico, pois há a possibilidade de cardioversão farmacológica do feto ao ritmo normal por via materna ou diretamente na circulação fetal. A hidropisia fetal pode se resolver se a anemia fetal for corrigida pela transfusão intravascular (TIV), como na alfa-talassemia e na parvovirose, além da DHPN.

O prognóstico a longo prazo é pouco avaliado na literatura. Foram analisados 1.004 casos de HFNI, dos quais 21% sobreviveram e, destes, 71,5% representam casos com sobrevida intacta (Tabela 65.4). Cabe ressaltar que mais de 60% interromperam a gestação voluntariamente – obviamente os casos de pior prognóstico. Foram descritos 34 infantes que sobreviveram; destes, 17 tiveram desenvolvimento normal sem comorbidades, 6 tiveram perda de seguimento e 3 cursaram com atraso no desenvolvimento neurológico.

Tabela 65.4 Etiologia e desfecho de 1.004 casos de hidropisia fetal não imune.

Causas	Casos	Interrupção médica da gestação	Perda fetal	Sobrevida (%)	Sobrevida intacta (entre sobreviventes) (%)
Hematológicas	285	269	0	1,1	40
Anomalias cromossômicas	199	189	4	0	0
Linfáticas	78	36	1	42,2	40,7
Cardiovasculares	41	23	1	23,5	50
Outras causas	401	155	20		
Todas as causas somadas	1.004	672	26	21,7	71,5

Pontos-chave

- O termo hidropisia fetal deve ser utilizado para caracterizar a presença de líquido em duas cavidades (ascite, derrame pleural ou pericárdico) ou em uma cavidade no caso de anasarca (espessamento da pele e do tecido subcutâneo)
- A partir do desenvolvimento da imunoprofilaxia para a aloimunização RhD e os avanços da medicina fetal no tratamento da doença hemolítica perinatal (DHPN), observamos ao longo dos anos a transição para o estágio atual, em que grande parte das causas de hidropisia são não imunes
- A hidropisia ocorre quando a quantidade de líquido intersticial produzido por ultrafiltração capilar excede a velocidade de retorno à circulação pelo sistema linfático, e esse equilíbrio é geralmente rompido como consequência de mecanismos homeostáticos, atuando na tentativa de preservar um aporte adequado de substratos metabólicos aos tecidos na vigência de uma disfunção cardiocirculatória
- As hidropisias imune e não imune são indistinguíveis, tanto sonográfica quanto macroscopicamente
- Uma definição é a presença de líquido em duas cavidades ou em uma cavidade com anasarca (espessamento da pele e do tecido subcutâneo > 0,5 cm, especialmente do couro cabeludo e do tórax), e outros achados comumente associados incluem polidramnia, edema placentário e alterações dos vasos umbilicais
- Ecocardiografia fetal deve ser sempre realizado para detecção de defeitos estruturais e arritmias
- Afastada a possibilidade de síndrome da transfusão feto-fetal (STFF) e das principais anomalias estruturais relacionadas com a HFNI, é indispensável averiguar a velocidade máxima da artéria cerebral média (ACM) por meio da Doppler-fluxometria
- O sucesso do tratamento dependerá fundamentalmente da etiologia e, em menor proporção, da época do diagnóstico, pois algumas podem ser tratadas *in utero* com melhora ou cura, podendo o feto atingir a maturidade para o parto, porém a maior parte das alterações não permite tratamento, e, em determinados países, a interrupção da gestação é amplamente discutida com o casal
- A importância do diagnóstico da hidropisia fetal reside na possibilidade de tratamento quando a etiologia é imune e em algumas situações de causa não imune
- O prognóstico a longo prazo é pouco avaliado na literatura.

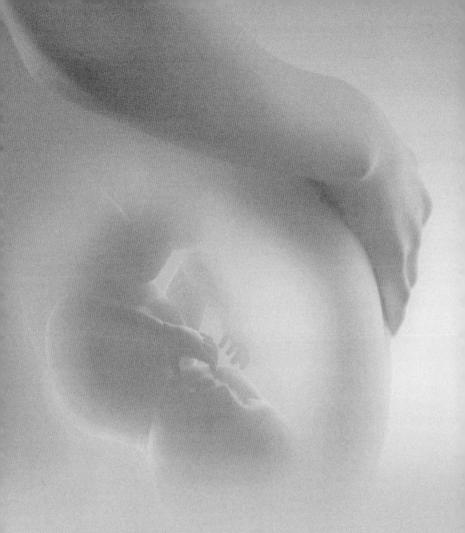

PARTE 6

Aspectos Éticos e de Saúde Pública

66 Classificação de Risco e Escores de Gravidade, 1015

67 Mortalidade Materna e Perinatal, 1022

68 Cuidados às Pessoas e às Famílias LGBTQIAPN+, 1032

69 Violência na Gestação, no Parto e no Puerpério, 1038

70 Aspectos Jurídicos da Prática Obstétrica, 1049

66 Classificação de Risco e Escores de Gravidade

Joffre Amim Junior
Jorge Rezende Filho

Classificação de risco, 1015
Protocolos assistenciais, 1015
Protocolo de Manchester, 1016
Protocolo de classificação de risco em Obstetrícia, 1017
Trabalho colaborativo interprofissional na classificação de risco, 1020

Classificação de risco

Classificação de risco é o processo que define e determina as prioridades clínicas nos serviços imediatos de saúde – emergências –, por meio da utilização de protocolos e de uma taxonomia que permite ao profissional de saúde encaminhar o paciente a um itinerário terapêutico próprio a suas necessidades naquele momento. A metodologia parte do princípio de que, ao dar entrada em uma unidade de saúde, o paciente será avaliado de acordo com os critérios baseados em sua condição clínica, e, a partir dos sintomas apresentados na avaliação inicial, será gerada uma notificação de estratificação, que indicará para qual especialidade médica e em quanto tempo ele deve ser encaminhado.

Objetivos

- Detectar e categorizar a prioridade clínica e o nível de urgência do atendimento, facilitando a gestão de cada paciente e do serviço de emergência como um todo
- Certificar segurança ao paciente na emergência e contribuir com ela
- Garantir a fixação da equipe de saúde específica para o ambiente da emergência
- Estruturar a assistência na emergência com protocolos assistenciais.

Protocolos assistenciais

Protocolos assistenciais são instrumentos de planejamento assistencial que descrevem minuciosamente as linhas de cuidado específicas. Integram seu arcabouço normas, rotinas e procedimentos relativos à condição de saúde determinada. O objetivo principal desses instrumentos é descrever uma situação específica de assistência, com detalhes operacionais e especificações que direcionam os profissionais nas decisões de assistência para a prevenção, recuperação ou reabilitação da saúde.

Os protocolos assistenciais são partes fundamentais dos modelos de classificação de risco. O protocolo assistencial mais utilizado no mundo é o Manchester Triage System (MTS©), conhecido no Brasil como Protocolo de Manchester, pois está pautado em indicadores consolidados que estabelecem uma hierarquia para o atendimento médico. Esta é baseada em critérios fundamentados nas evidências científicas médicas e concentra-se na atribuição de um nível de urgência e emergência a cada paciente, compatível com a apresentação de alguns critérios clínicos observados e analisados logo após sua chegada à emergência. Cada um dos cinco níveis é associado a uma meta de tempo máximo de espera para o atendimento médico, no sentido de garantir segurança ao paciente.

Protocolo de Manchester

A metodologia de classificação de risco de Manchester foi desenvolvida em 1994, na Inglaterra, e implantada em diversas unidades de saúde do Reino Unido, atingindo vários países europeus em poucos anos. O MTS© foi desenvolvido por um grupo de pesquisadores, com o objetivo de estabelecer um consenso entre médicos e enfermeiros para a padronização da classificação de risco nos atendimentos de urgência e emergência.

Instituiu-se um modelo único de triagem, capaz de facilitar a gestão de atendimento a partir de uma categorização taxonômica, que funciona logo quando o paciente chega à porta de entrada dos serviços de emergência, na qual será avaliado de acordo com sua queixa, seus sintomas, seus sinais vitais, entre outros fatores. A partir disso, identifica-se então o paciente com pulseiras de cores correspondentes ao grau de risco de seu atendimento.

O MTS©, além de estabelecer melhor o fluxo de atendimento, auxilia no emprego de critérios mais adequados de priorização. Quando bem utilizado e há diálogo com o paciente, o protocolo traz mais transparência para o processo de acolhimento e triagem, uma vez que esclarece qual é a priorização para o atendimento que será realizado e qual será o tempo máximo de espera.

Escore de gravidade do MTS©

Identifica a queixa principal e, a partir de então, por meio de um fluxograma específico ancorado por perguntas-chave e mediante história clínica que contém os sinais e sintomas apresentados, um discriminador é encontrado, e o paciente é classificado em uma das cinco categorias, que denominarão os escores de risco. São elas:

- Emergente (cor vermelha – tempo de atendimento em até 0 minuto, risco iminente de morte)
- Muito urgente (cor laranja – tempo de atendimento em até 10 minutos, risco de evoluir para morte)
- Urgente (cor amarela – tempo de atendimento em até 60 minutos, risco de agravo à saúde)
- Pouco urgente (cor verde – tempo de atendimento em até 120 minutos, doença aguda, porém estável)
- Não urgente (cor azul – tempo de atendimento em até 240 minutos, condição crônica, eletiva – pode ser contrarreferenciado para um serviço de baixa complexidade de imediato pelo serviço médico).

Para cada categoria, existe um tempo-alvo de atendimento que deverá ser respeitado, organizado de modo que pacientes que apresentem sinais de gravidade tenham prioridade. Depois da categorização em uma das cinco taxonomias de tempo de atendimento, um item que chamará a atenção será a pulseira de identificação que o paciente receberá contendo a cor correspondente a sua gravidade clínica e/ou a seu sofrimento intenso.

1016

Protocolo de classificação de risco em Obstetrícia

Essa metodologia de classificação de risco em Obstetrícia foi pautada no escore de gravidade do Protocolo de Manchester e, como tal, apresenta estratificação em cinco cores, cada uma representando um grau de risco e um tempo ideal para atendimento. Inicia-se a classificação de risco no momento da chegada da mulher ao setor de porta de entrada da emergência, onde ela responde a um questionário guiado que contém perguntas, cujo objetivo é descobrir seu estado de saúde, com questões e medições específicas da área obstétrica. Com a utilização dessa verificação, na qual tais perguntas e suas respostas vão sendo categorizadas com nomenclaturas voltadas para a mulher em situação de gravidez e suas necessidades mais urgentes, a metodologia é direcionada para permitir um atendimento especializado e resolutivo, ao orientar uma análise sistematizada das situações e demandas das pacientes.

Objetivos do protocolo de classificação de risco em Obstetrícia

- Promover e garantir o acesso e a qualificação do cuidado à saúde das mulheres em situação de gravidez, bem como de seus conceptos durante todo o percurso no serviço, envolvendo a recepção, os espaços assistenciais, as providências para propiciar resposta definitiva e/ou encaminhamento responsável para outros locais
- Ampliar o acesso a uma assistência humanizada, segura e de qualidade nos serviços de saúde, garantindo que as políticas públicas de saúde no país sejam cada vez mais universais, integrais, equânimes e resolutivas, ao atribuir responsabilidade a todos os gestores e profissionais da saúde e ao contar com a participação e corresponsabilização dos usuários.

Escore de gravidade do protocolo de classificação de risco em Obstetrícia

Protocolo inicial

Orientações gerais:

- Avaliar nível de consciência/estado mental
- Verificar ventilação e circulação/dados vitais
- Avaliar a dor
- Avaliar sinais e sintomas
- Considerar os fatores de risco.

O questionário inicial com perguntas guiadas para abordar a paciente deve conter, no mínimo, as seguintes diretivas:

- Você tem dor?
- Em uma escala de 0 a 10, como você classifica sua dor, considerando 0 nenhuma dor e 10 a pior dor que você pode imaginar?
- Você está sangrando? Por onde?
- Está com "dificuldade para respirar" (dispneia)?

Observação:

- Se não tiver dor, a classificação é 0
- Se a dor for moderada, seu nível de referência é 4 a 6
- Se for intensa, seu nível de referência é 7 a 10.

Escore de gravidade

- Atendimento imediato – situação emergente (cor vermelha – tempo de atendimento em até 0 minuto, risco iminente de morte)
  - Saturação menor ou igual a 89% em ar ambiente
  - Convulsão em atividade
  - Desidratação intensa com sinais de choque
  - Sinais de choque: pele fria, palidez acentuada/perfusão limítrofe, sudorese, pulso fino e síncope postural
  - Alteração do estado de consciência (não responsiva)
  - Apneia ou parada e/ou padrão respiratório ineficaz
  - Estridor laríngeo
  - Trabalho de parto em período expulsivo
  - Prolapso de cordão umbilical
  - Exteriorização de partes fetais pelos genitais
  - Hemorragia exanguinante (perda maior ou igual a 1.500 mℓ – um lençol encharcado abruptamente)
- Atendimento imediato – muito urgente (cor laranja – tempo de atendimento em até 15 minutos, risco de evoluir para morte). Nessa categorização, observa-se que existe uma adequação aos critérios de Manchester, na qual se altera o tempo de atendimento de 10 minutos (critério Manchester) para 15 minutos (critério Ministério da Saúde – Brasil)
  - Hipertonia uterina
  - Sangramento intenso (perda brusca ≥ 150 mℓ em 20 minutos – mais de dois absorventes noturnos)
  - Hipotensão (pressão arterial sistólica ≥ 80 mmHg)
  - Taquicardia (pulsação ≤ 120 bpm)
  - Bradicardia (pulsação ≤ 45 bpm)
  - Saturação de O_2 ≥ 90% e ≤ 94% (ar ambiente)
  - Insuficiência respiratória (incapacidade de falar ou fala entrecortada; cianose; frequência respiratória (FR) ≤ 10 irpm; FR ≥ 32 irpm; respiração agônica ou dispneia extrema, fadiga muscular; uso de musculatura acessória)
  - Pressão arterial sistólica ≥ 160 e/ou pressão arterial diastólica ≥ 110 mmHg, ou pressão arterial ≥ 140/90 mmHg com sintomas (dor de cabeça, de estômago ou alterações visuais)
  - Hipertermia – temperatura corporal > 40°C
  - Alteração do estado de consciência (déficit cognitivo ou confusão mental; letargia, ou agitação, ou paralisia; alteração grave de comportamento com risco imediato de violência, ou agressão contra si, ou contra outrem)
  - Distúrbios de equilíbrio, zumbidos, perda da visão
  - Sinais de meningismo
  - Sinais de desidratação com ou sem repercussão hemodinâmica (letargia, mucosas secas, turgor pastoso), sem sinais de choque
  - Gestante com dor aguda (≥ escala de dor entre a pontuação 7 e 10)
  - Pós-parto imediato (mãe e recém-nascido): parto no trajeto ou domiciliar
  - Gestante escoltada
  - Portadora de doença falciforme/anemia falciforme
  - Portadora do vírus da imunodeficiência humana (HIV)
  - Portadora de HIV em trabalho de parto (qualquer frequência ou dor)
  - Perda de líquido espesso esverdeado
  - Contrações intensas a cada 2 minutos
  - História de diabetes (glicemia – 50 mg/dℓ)
  - Encaminhamento de outro serviço em razão de a ultrassonografia estar evidenciando risco de morte para o feto

- Atendimento – urgente (cor amarela – tempo de atendimento em até 30 minutos, risco de agravo à saúde)

  Nessa categorização, observa-se que existe uma adequação aos critérios de Manchester, na qual se altera o tempo de atendimento de 60 minutos (critério Manchester) para 30 minutos (critério Ministério da Saúde – Brasil)

  - Gravidez com idade gestacional de 28 semanas (trabalho de parto: contrações intensas a cada 2 a 3 minutos; queixa de ausência ou redução de movimentos fetais [MF] nas últimas 24 horas)
  - Contrações com intervalos de 3 a 5 minutos
  - Ausência de MF em gravidez de 22 semanas
  - Febre em gestante e/ou puérpera com temperatura corporal ≥ 38°C (até 39,9°C) com ou sem alteração mental importante
  - Pressão arterial sistólica de 140 a 159 e/ou pressão arterial diastólica de 90 a 109 mmHg, sem sintomas
  - Dispneia moderada, consegue falar frases mais longas
  - Saturação de O_2 ≥ 95% em ar ambiente
  - Doença psiquiátrica com rigidez de membros
  - Relato de convulsão em pós-parto
  - Dor abdominal intensa, de início abrupto ou progressivo (maior ou igual à escala de dor entre a pontuação 6 e 10, de 10) e dor lombar forte e/ou moderada (entre pontuação 4 e 6, de 10)
  - Perda de líquido claro em grande quantidade
  - Perda de líquido em grande quantidade ou média/pequena quantidade há mais de 12 horas
  - Êmese ou hiperêmese de início agudo ou persistente com sinais de desidratação sem repercussões hemodinâmicas
  - Relato de diabetes
  - Dor persistente na perna que não melhora, acompanhada de edema unilateral de membros inferiores e rigidez da musculatura da panturrilha ou dor na panturrilha
  - Dor abdominal moderada em puérpera ou não
  - Sinais de infecção de sítio cirúrgico associado à febre
  - História de perda de consciência
  - Queixa ligada à amamentação e/ou ingurgitamento mamário com sinais flogísticos associados à febre
  - Sangramento moderado no puerpério (60 a 150 mℓ em 20 minutos – um absorvente noturno)
  - Retenção urinária
  - História de trauma na gestação e vítimas de violência física e sexual
  - Pacientes imunodeprimidas (HIV)
  - Dor de garganta com placas
  - Dor torácica moderada
  - Situações especiais (referenciadas de outras unidades de atendimento, já avaliadas por outro médico e com diagnóstico de urgência)
- Atendimento pouco urgente (cor verde – tempo de atendimento em até 120 minutos, doença aguda, porém estável)
  - Sintomas gripais (sem dispneia): dor de garganta sem outras alterações, tosse produtiva persistente, obstrução nasal com secreção amarelada
  - Dor de leve intensidade entre 1 e 3, de 10
  - Contrações com intervalo maior que 5 minutos
  - Relato de ausência ou redução de MF por mais de 12 horas em gestação de 22 semanas e menor que 26 semanas
  - Relato de ausência ou redução de MF por menos de 12 horas em gestação maior que 22 semanas

- Febril: temperatura corporal ≤ 37,9°C
- Relato de êmese ou hiperêmese sem desidratação
- Queixa atípica de perda moderada de líquido/secreções
- Queixas urinárias: disúria (dor/dificuldade para urinar), poliúria, algúria
- Lesões genitais agudas
- Lesões vulvares externas
- Sangramento leve (< 60 mℓ em 6 horas – um absorvente normal)
- Ingurgitamento mamário com ou sem sinais flogísticos, sem febre
- Gestante do pré-natal de alto risco
- Perdas de líquido em pequena quantidade recente
- Encaminhamentos de outras unidades de saúde não enquadradas nas situações de urgência
- Encaminhamento de outro serviço em razão de a ultrassonografia estar evidenciando risco de morbidade fetal ou alterações do líquido amniótico
- Pressão arterial sistólica ≤ 139 mmHg e pressão arterial diastólica ≤ 89 mmHg
- Idade gestacional > 41 semanas ou agendamento de cesariana a pedido com idade gestacional de no mínimo 39 semanas
- Retirada de pontos
- Avaliação de exames solicitados eletivamente
- Atendimento não urgente (cor azul – tempo de atendimento em até 240 minutos, condição crônica, eletiva – pode ser contrarreferenciado para um serviço de baixa complexidade de imediato pelo serviço médico)
  - Atendimentos não prioritários – fora de todos os casos relatados nas demais categorizações anteriormente descritas.

Trabalho colaborativo interprofissional na classificação de risco

A perspectiva da colaboração em serviço dentro das equipes interprofissionais ocupa posição de destaque, pois está caracterizada pelo compartilhamento de ideias e informações entre os membros de um grupo com o intuito de alcançar resultados ligados a uma meta comum. O trabalho colaborativo tem por base a "premissa de que os profissionais querem trabalhar juntos" para alcançar um melhor resultado mediante a ação coletiva.

Ao se pautar nessa prerrogativa, pode-se afirmar que a classificação de risco realizada em um serviço de emergência é um modelo potente de trabalho interprofissional colaborativo, e assim deve ser para dar certo. No cenário da classificação de risco, encontramos vários personagens, dentro da equipe de saúde, que devem compartilhar práticas e saberes em prol de um retorno imediato a partir de uma categorização e da utilização de uma tecnologia de escores de risco.

Para tanto, é importante esclarecer que tal classificação de risco pode ser realizada pelo enfermeiro; entretanto, redirecionar o paciente, caso necessário, sem a avaliação do médico ainda é uma ação a ser discutida, que precisa ser acordada pelas unidades de saúde e firmada em seus protocolos, já que ainda não é uma realidade em todo o Brasil.

Chamamos a atenção para o protocolo do Ministério da Saúde de 2018, que prevê que, em alguns casos, o enfermeiro obstétrico, na classificação de risco, pode avaliar que a mulher ainda não está em trabalho de parto, fazer as orientações e liberar a paciente, por exemplo. Nesse contexto, o enfermeiro obstétrico faz uma avaliação mais ampla, ao verificar a altura do fundo uterino e a dinâmica uterina, ao realizar a avaliação fetal, ao avaliar a queixa principal da mulher e ao julgar a necessidade de uma consulta conjunta com um médico. Esse processo é diferente de redirecionar a mulher direto da classificação de risco. Isso é previsto pela lei do exercício profissional do enfermeiro, pelo conselho de classe dos enfermeiros e ainda pelos protocolos.

Pontos-chave

- Importância da classificação de risco em obstetrícia: explicação sobre a relevância da classificação de risco para identificar e monitorar as gestantes em relação aos fatores de risco e às complicações potenciais durante o ciclo gravídico-puerperal
- Critérios de avaliação para classificação de risco: descrição dos critérios e indicadores utilizados para classificar as gestantes em diferentes níveis de risco, levando em consideração aspectos médicos, obstétricos, sociais e emocionais
- Ferramentas de classificação de risco: apresentação de diferentes ferramentas e instrumentos utilizados para auxiliar na classificação de risco em Obstetrícia, como Protocolo de Manchester e escores de gravidade
- Categorias de risco: explanação sobre as diferentes categorias de risco utilizadas na classificação de risco em Obstetrícia, como baixo risco, risco intermediário e alto risco, e os critérios que definem cada uma delas
- Avaliação de risco fetal: discussão sobre a importância da avaliação do risco fetal durante o ciclo gravídico-puerperal e as ferramentas utilizadas, como o monitoramento cardiotocográfico e a ultrassonografia obstétrica
- Gravidade das complicações obstétricas: descrição dos escores de gravidade utilizados para quantificar e classificar a gravidade das complicações obstétricas, como o escore de Apgar, escore de Bishop, escore de Robson, entre outros
- Monitoramento e seguimento das gestantes de alto risco: orientações sobre o acompanhamento e seguimento adequados das gestantes de alto risco, incluindo a necessidade de exames adicionais, consultas mais frequentes e intervenções específicas
- Manejo das emergências obstétricas: diretrizes para o manejo de emergências obstétricas, como hemorragia pós-parto, pré-eclâmpsia, ruptura uterina e sofrimento fetal agudo, com ênfase na identificação precoce, intervenção rápida e encaminhamento adequado
- Protocolos de referência e contrarreferência: explicação sobre a importância de protocolos claros de referência e contrarreferência para garantir uma comunicação efetiva entre os diferentes níveis de atendimento e a continuidade do cuidado
- Abordagem multidisciplinar e equipe de saúde: discussão sobre a importância do trabalho interprofissional e o atendimento dentro da hora ouro ou da classificação determinada pelo escore de risco.

67

Mortalidade Materna e Perinatal

Mortalidade materna, 1022

Mortalidade perinatal, 1028

Marcos Nakamura Pereira
Flávia Cunha dos Santos
Jorge Rezende Filho

Mortalidade materna

Conceitos e definições

A Organização Mundial da Saúde (OMS) define a mortalidade materna como:

Morte materna é a morte da grávida ou após 42 dias do término da gravidez, qualquer que seja a duração ou o local da gestação, por qualquer causa relacionada ou agravada pela gravidez, ou por conduta relacionada com ela, excluindo-se fatores acidentais ou incidentais. Essa definição ajuda a identificar as mortes maternas, com base em suas causas, como diretas ou indiretas.

Morte materna obstétrica direta é aquela resultante de complicações obstétricas da gravidez, parto e puerpério, intervenções, omissões, tratamento incorreto ou cadeia de eventos resultantes de qualquer das causas mencionadas. Assim, por exemplo, a hipertensão e a hemorragia obstétricas, ou complicações da anestesia ou da cesárea são classificadas como morte materna direta.

Morte materna obstétrica indireta é aquela resultante de doenças preexistentes ou que se desenvolvem durante a gravidez, mas não de causas obstétricas diretas, embora agravadas pelas modificações fisiológicas da gestação. Mortes por complicações de doenças cardíacas ou renais, por exemplo, são consideradas mortes maternas indiretas.

Nascido vivo (NV) é a expulsão ou a extração completa do feto, independentemente da duração da gravidez, que, depois da separação, respira ou apresenta quaisquer outros sinais de vida, tais como batimentos do coração, pulsação do cordão umbilical ou movimentos efetivos dos músculos de contração voluntária, estando ou não cortado o cordão umbilical ou desprendida a placenta.

Razão de mortalidade materna (RMM) é a quantidade de mortes maternas obstétricas (diretas e indiretas) dividida pelo número de NV no mesmo período e, então, multiplicada por 100 mil, representada pela fórmula:

$$RMM = \frac{\text{Mortes maternas obstétricas (diretas e indiretas)}}{NV} \times 100.000$$

Morte materna não obstétrica é aquela decorrente de causas acidentais ou incidentais não relacionadas com a gravidez ou com o seu manuseio. Esses óbitos não são incluídos no cálculo da RMM.

Mortalidade materna global

As estimativas da OMS sugerem que, no início dos anos 1990, ocorriam cerca de 500 mil mortes maternas por ano em todo o mundo. De acordo com essas previsões, em 2000 e em 2017, os números globais da mortalidade materna seriam, respectivamente, 451 mil e 295 mil por ano. No mesmo período, RMM global foi estimada em 342 e 211 mortes maternas a cada 100 mil nascidos vivos, respectivamente.

A maioria das mortes maternas é ainda decorrente de causas obstétricas diretas, como hemorragia (27%), hipertensão (14%), infecção (11%) e abortamento (8%). Todavia, um grande número de mortes está relacionado com doenças crônicas intercorrentes na gravidez (causas obstétricas indiretas) – diabetes, HIV, malária, doença cardiovascular e obesidade (27%) (Figura 67.1).

No âmbito dos Objetivos de Desenvolvimento Sustentável, a meta global para a razão de mortalidade materna é alcançar, em 2030, 70 por 100 mil nascidos vivos. Para que se possa chegar a esse número, todos os países devem contribuir, buscando reduzir as taxas de mortalidade.

Publicação da WHO Multicountry Survey mostrou que a gravidez gemelar está associada a maior taxa de morte materna e de morbidade materna grave (descrita adiante), do que a gravidez única. Na gravidez gemelar, o risco de morrer na gestação, parto e primeira semana pós-parto é 3 vezes maior do que na única. Do mesmo passo, a gravidez gemelar apresenta risco 3 vezes maior de morbidade materna grave e 2 vezes maior de condições que potencialmente ameaçam a vida da gestante, do que a gestação única.

Mortalidade materna no Brasil

No Brasil, a RMM, em 2000, foi estimada pela OMS em 69 mortes para cada 100 mil nascidos vivos e, em 2017, 60 mortes por 100 mil nascidos vivos. Para o ano de 2017, a organização calculou a ocorrência de um total de 1.700 mortes maternas no Brasil, com o risco, ao longo da vida, de morte materna na razão de 1:940 mulheres. Existe certa dificuldade metodológica para gerar estimativas globais confiáveis ao longo do tempo, e todos esses dados apresentam intervalo de incerteza relativamente amplo.

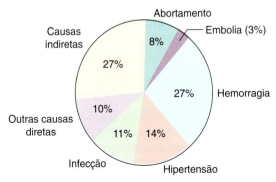

Figura 67.1 Causas globais de mortalidade materna.

O Ministério da Saúde do Brasil gera as próprias estatísticas de mortalidade materna. Embora os números sejam compatíveis, considerando o grau de incerteza, a RMM do Ministério da Saúde é um pouco superior àquela prevista internacionalmente. Em 2017, a RMM foi estimada em 64 mortes maternas a cada 100 mil nascidos vivos e, em 2018, de 59 a cada 100 mil nascidos vivos (Figura 67.2). A meta de para 2030 é que não se ultrapassem 30 mortes maternas a cada 100 mil nascidos vivos para o país.

Considerando a evolução da RMM no Brasil desde 1990, essa década assistiu à mais substancial redução de toda uma série histórica. A diminuição tem sido parcial e ecologicamente atribuída à universalização do acesso à atenção primária à saúde durante a gestação (isto é, os cuidados pré-natais), à maior coordenação do cuidado entre os diferentes níveis do sistema e à progressiva melhora dos serviços de urgência e emergência.

Os avanços ocorreram no contexto da implantação do Sistema Único de Saúde (SUS) no Brasil, a partir do início dos anos 1990. Já na década de 2000, o ritmo de redução da RMM diminuiu, tendendo à estabilidade, o que indicava a necessidade de transformações sociais mais intensas, bem como maiores ganhos de eficiência e qualidade no sistema de saúde.

Os pequenos avanços obtidos nos últimos anos, quando voltava a ocorrer tendência de queda da RMM, foram comprometidos pela pandemia de covid-19, levou a uma elevada quantidade de mortes (Figura 67.3). Em 2020, primeiro ano da pandemia, ocorreram mais de 300 óbitos maternos associados à covid-19, que elevaram a RMM do Brasil para 75 por 100 mil nascidos vivos. Contudo, em 2021, uma verdadeira calamidade acarretou a morte de cerca de 1.500 mulheres gestantes ou puérperas pela covid-19 (números não oficiais), que elevaram a RMM a mais de 100 por 100 mil nascidos vivos. Ainda que a vacinação em massa tenha reduzido muito o número de óbitos maternos associados à covid-19 nos anos seguintes, 75 mortes ocorreram em 2022 e 14 foram contabilizadas até novembro de 2023.

As principais causas de morte materna no Brasil, em anos não pandêmicos, não diferem muito das razões globais. As causas diretas respondem por dois terços dos óbitos. Entre 1996 e 2018, hipertensão (21%), hemorragia (13%), infecção puerperal (6,7%) e aborto (4,9%) foram as principais causas diretas de morte materna; já as doenças do aparelho circulatório (7,3%), as doenças do aparelho respiratório (4,5%) e AIDS (2,8%) foram as principais causas indiretas (Figura 67.3).

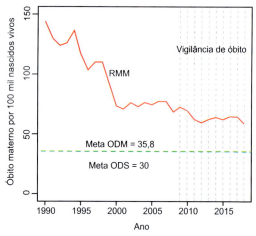

Figura 67.2 Razão de mortalidade materna no Brasil, de 1990 a 2018. *ODM*, Objetivos de Desenvolvimento do Milênio; *ODS*, Objetivos de Desenvolvimento Sustentável; *RMM*, razão de mortalidade materna.

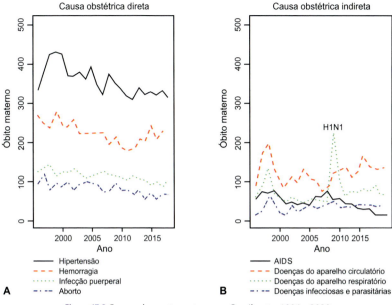

Figura 67.3 Causas de morte materna no Brasil entre 1996 e 2020.

Prevenção da mortalidade materna

O estudo da mortalidade materna é um dos melhores indicadores da qualidade de saúde e atenção à mulher.

Apesar dos avanços científicos e tecnológicos na área da saúde materna (p. ex., antibióticos, bancos de sangue, anestesia, planejamento familiar, técnicas de medicina fetal, unidades de cuidados intensivos maternos), a mortalidade materna nos países em desenvolvimento é ainda um desafio para os serviços de saúde e para a sociedade.

Apesar de não existir uma solução rápida e fácil para a redução da mortalidade materna, as ações de desenvolvimento social são fundamentais para um ganho substancial e sustentável, e o setor de saúde não pode ser eximido de seu papel central nesse enfrentamento.

É importante notar que, embora a mortalidade materna seja amplamente evitável, é quase inevitável que uma parcela de mulheres apresente complicações. A prevenção de alguns dos principais problemas (p. ex., pré-eclâmpsia e hemorragia pós-parto) não está isenta de limitações, de modo que seu pronto reconhecimento e manejo adequado são fundamentais.

A demora, por parte das mulheres e dos profissionais de saúde, para detectar complicações, decidir buscar ajuda e obter acesso ao sistema de saúde, bem como para receber cuidados adequados, respeitosos e de qualidade nos serviços de saúde, tornam-se um significativo fator determinante da mortalidade materna. Desse modo, é imprescindível que programas estruturantes da assistência visando o aperfeiçoamento e a redução do tempo de resposta sejam implantados e desenvolvidos.

Morbidade materna grave

A morte materna é apenas parte de um grande problema, quando se pensa no todo da morbidade materna relacionada com o ciclo gravídico-puerperal. Assim, as complicações da gravidez podem ser analisadas dentro de um contínuo processo saúde-doença, que vai da saúde à morte.

Nesse contínuo, a gestação, o parto e o puerpério podem transcorrer sem complicações, evoluir com condições de morbidade leves, graves ou mesmo apresentar condições clínicas que podem trazer risco de morte. Dentro do espectro de todas as gestações, a maior parte das mulheres vivencia uma gestação sem complicações clínicas; entretanto, algumas apresentam condições clínicas de menor gravidade, mas que demandam cuidado e atenção durante a etapa pré-natal. Em outro grupo, ainda menor, essas complicações serão graves o bastante para colocar a vida em risco. Essas condições são denominadas "condições potencialmente ameaçadoras da vida" (Tabela 67.1).

Diante de certas condições clínicas de maior gravidade, a vida da gestante é, de fato, ameaçada, e algumas dessas condições podem evoluir com disfunção ou falência orgânica (renal, cardíaca, coagulopatia, entre outras), que, se não forem oportuna e adequadamente tratadas, podem progredir para falência múltipla e óbito. Gestantes que desenvolvem falência orgânica e são tratadas de maneira apropriada ou que tenham condições clínicas adequadas podem se recuperar por completo; no entanto, uma parcela pode, ainda, apresentar sequelas temporárias ou permanentes (Figura 67.4). Quando há falência de órgãos, mas a paciente sobrevive ao evento, dá-se o nome de *near miss* materno.

Tabela 67.1 Condições potencialmente ameaçadoras da vida.

Hemorrágicas	Hipertensivas
Outros distúrbios sistêmicos	**Indicadores de manejo grave**
Descolamento prematuro da placenta	Pré-eclâmpsia grave
Placenta acreta/increta/percreta	Eclâmpsia
Gravidez ectópica	Hipertensão grave
Hemorragia pós-parto	Encefalopatia hipertensiva
Ruptura uterina	Síndrome HELLP
Endometrite	Transfusão de sangue
Edema pulmonar	Acesso venoso central
Insuficiência respiratória	Histerectomia
Convulsões	Internação em UTI
Sepse	Hospitalização prolongada (> 7 dias)
Choque	Intubação não relacionada com a anestesia
Trombocitopenia < 100 mil plaquetas	Retorno à sala de cirurgia
Crise tireotóxica	Intervenção cirúrgica

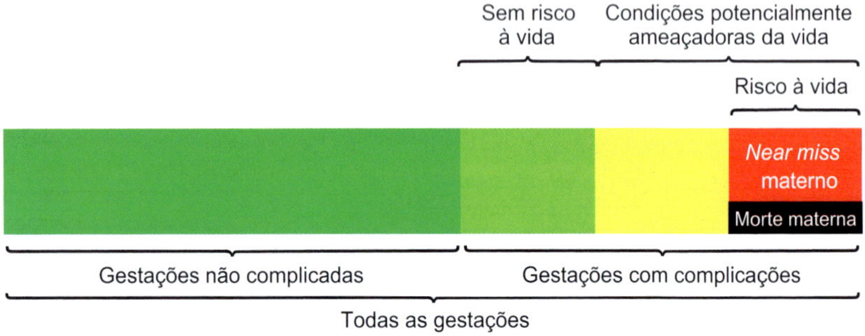

Figura 67.4 Espectro da morbidade materna. As gestações com condições potencialmente ameaçadoras da vida junto aos casos de *near miss* e óbito materno também podem ser consideradas de morbidade materna grave (MMG).

Desde 2009, a OMS definiu o conceito de *near miss* materno (NMM) como "uma mulher que quase morre, mas sobrevive à complicação ocorrida na gravidez, no parto ou no período até 42 dias após o fim da gestação" e estabeleceu os critérios para a identificação.

Desse modo, o NMM é uma condição definida retrospectivamente, uma vez que é necessário que a gestante sobreviva a uma complicação grave. Contudo, é considerado clinicamente útil haver a possibilidade de identificar de maneira prospectiva as gestantes com risco de morte. Nesses casos, é importante destacar a importância de se identificar as condições com potencial para ameaçar a vida das pacientes (ver Tabela 67.1).

Os critérios para a definição de *near miss* dividem-se entre parâmetros clínicos, laboratoriais e de manejo, como apresentado na Tabela 67.2. O somatório dos casos de *near miss* e morte materna é denominado desfecho materno grave. De modo análogo à mortalidade materna, o número de casos nessa situação é expresso pela razão de *near miss* materno (RNM), cujo denominador é o número de nascidos vivos.

Os casos de NMM revelam muitas semelhanças com os casos de morte materna e, portanto, proveem informações valiosas sobre eventuais obstáculos que devem ser superados quando uma gestante apresenta complicação aguda durante o ciclo gravídico-puerperal. Assim como acontece com os casos de morte materna, muitas das situações que evoluem para quadros de NMM também poderiam ser prevenidos.

Os estudos de base populacional sobre a morbidade materna grave (MMG) e, em específico, o NMM também se mostram importantes quanto à avaliação do potencial impacto de políticas assistenciais no âmbito da saúde materna. O maior número de casos de MMG e *near miss*, quando comparados aos de óbitos maternos, favorece a realização de análises

Tabela 67.2 Critérios para caracterização de um caso de *near miss* materno, segundo a Organização Mundial da Saúde (2009), divididos de acordo com suas características e tipo de disfunção orgânica.

Disfunção orgânica	Critérios clínicos	Critérios laboratoriais	Critérios de manejo
Cardiovascular	Choque Ausência de consciência associada a ausência de pulso/batimento cardíaco	Lactato > 5 mmol/ℓ (ou > 45 mg/dℓ) pH < 7,1	Uso contínuo de fármacos vasoativos Reanimação cardiopulmonar
Respiratória	Cianose aguda *Gasping* Frequência respiratória > 40 ou < 6 ipm	Saturação de oxigênio < 90% por mais de 60 minutos Pao_2/Fio_2 < 200	Intubação e ventilação por mais de 60 minutos, não relacionadas com anestesia
Renal	Oligúria não responsiva a líquidos ou diuréticos	Creatinina ≥ 300 µmol/ℓ (ou ≥ 3,5 mg/dℓ)	Diálise para insuficiência renal aguda
Hematológica/coagulação	Distúrbio/falência na coagulação	Trombocitopenia aguda (plaquetas < 50 mil)	Transfusão de 5 ou mais concentrados de hemácias
Hepática	Icterícia associada a pré-eclâmpsia	Bilirrubina > 100 µmol/ℓ (ou ≥ 6,0 mg/dℓ)	
Neurológica	Perda de consciência por 12 horas ou mais Acidente vascular encefálico Paralisia total	Ausência de consciência e presença de glicose e cetoacidose na urina	
Outras*			Histerectomia puerperal em razão de infecção ou hemorragia

*Critério que, em razão de suas características, serve como marcador de gravidade, embora não esteja especificamente relacionado com nenhuma das disfunções orgânicas mencionadas.

desagregadas por regiões geográficas, subgrupos populacionais ou mesmo instituições de saúde; desse modo, colaboram para a identificação de áreas que mereçam atenção privilegiada no que concerne às políticas públicas em saúde materno-infantil.

Outra vantagem é que, quando da investigação dos eventos de MMG e *near miss*, uma expressiva gama de informações pode ser obtida com base no próprio relato da paciente. Isso gera, então, uma descrição mais abrangente das condições que propiciaram a evolução desfavorável de sua condição clínica.

Mortalidade perinatal

A mortalidade perinatal, que compreende os óbitos fetais e neonatais precoces, é um importante indicador de qualidade da assistência obstétrica e neonatal, assim como do *status* socioeconômico de uma população.

Além de compor a mortalidade perinatal, o período neonatal precoce, juntamente com o período neonatal tardio e pós-neonatal, é também um dos componentes da mortalidade infantil.

Estima-se que ocorram, anualmente, em torno de 3 milhões de óbitos fetais e 2 milhões de óbitos neonatais precoces no mundo, sendo que, deste último grupo, 50% das mortes acontecem no primeiro dia de vida.

Frente aos avanços conquistados nas últimas décadas na redução da mortalidade infantil e das crianças abaixo de 5 anos, é possível observar um aumento proporcional do componente neonatal precoce, que não acompanhou a tendência de queda na mesma proporção e representa, atualmente, mais de 50% dos óbitos em menores de 1 ano. Entre os anos de 1990 e 2015, a queda global da mortalidade neonatal foi de 47%, comparada com 58% de redução nos óbitos em menores de 5 anos.

Há uma estimativa de 2,6 milhões (2,4 a 3,0 milhões) de natimortos no mundo em 2015, com 28 ou mais semanas de gestação (Tabela 67.3).

No Brasil, a mortalidade infantil foi reduzida em 47,8% entre os anos de 1996 a 2011; porém, houve um aumento proporcional da mortalidade neonatal precoce, responsável em 1996 por 47% dos óbitos infantis, passando a representar 52,5% em 2011. No mesmo período, os óbitos fetais no país apresentaram redução de apenas 22,5%, refletindo as falhas no cuidado pré-natal e assistência ao parto.

Definições

Óbito perinatal

De acordo com a OMS, o óbito perinatal é aquele ocorrido no período perinatal, compreendido entre 22 semanas completas (154 dias completos) de gestação até 7 dias completos após o nascimento. O cálculo da taxa de mortalidade perinatal (TMP) é realizado a partir da seguinte fórmula:

$$TMP = \frac{\text{Soma tório do número de óbitos fetais e neonatais precoces}}{\text{Número de nascimentos totais (nascidos vivos + óbitos fetais)}} \times 1.000$$

Tabela 67.3 Taxa de natimortos em alguns países em 2015 (por 1.000 nascidos vivos).

Países com taxas mais baixas	1. Islândia (1,3)
	2. Dinamarca (1,7)
Países com taxas mais altas	1. Paquistão (43,1)
	2. Nigéria (42,9)
	78. Brasil (8,6)

Óbito fetal

É a morte do concepto ocorrida antes da expulsão ou da extração completa do corpo da mãe, com peso maior ou igual a 500 g; se o peso for desconhecido, utiliza-se como critério a idade gestacional maior ou igual a 22 semanas; se ambos forem desconhecidos, utiliza-se o comprimento maior ou igual a 25 cm. A aferição do peso ao nascimento é considerada mais confiável e, portanto, é o critério priorizado pela OMS.

A OMS também recomenda que, com a finalidade de comparações internacionais, seja adotada para a definição da natimortalidade o limite inferior da idade gestacional de 28 semanas e/ou o peso de 1.000 g e/ou o comprimento maior ou igual a 35 cm. O cálculo da taxa de mortalidade fetal (TMF) é realizado pela fórmula:

$$TMF = \frac{\text{Número de óbitos fetais totais}}{\text{Número de nascimentos totais}} \times 1.000$$

Óbito neonatal precoce

É o óbito neonatal com menos de 7 dias de vida, em recém-nascido com peso maior ou igual a 500 g e/ou idade gestacional maior ou igual a 22 semanas e/ou comprimento maior ou igual a 25 cm, sendo a taxa de mortalidade neonatal precoce (TMNP) calculada pela fórmula:

$$TMNP = \frac{\text{Número de óbitos neonatais precoces}}{\text{Número de nascidos vivos}} \times 1.000$$

Causas de óbitos perinatais

O óbito perinatal pode ocorrer devido a fatores maternos, placentários, fetais e neonatais, atuando isoladamente ou interativamente.

Óbitos fetais

Os óbitos fetais podem ocorrer antes do início do trabalho de parto (anteparto) ou durante o parto (intraparto).

Os óbitos fetais anteparto ocorrem devido a complicações da gravidez e patologias maternas ou fetais, muitas vezes não identificadas durante o pré-natal. Em escala global, a sífilis e outras infecções, anomalias congênitas, doença hipertensiva, descolamento prematuro da placenta e outras patologias placentárias são responsáveis pela maioria desses óbitos. Em alguns casos, apesar da investigação do óbito, não é possível determinar a causa.

O óbito intraparto pode acontecer por asfixia durante o trabalho de parto, descolamento prematuro da placenta e, mais raramente, tocotraumatismo. É um importante indicador de qualidade da assistência obstétrica e, nos países em desenvolvimento, representa 24 a 37% das mortes fetais.

Existem diferenças nos momentos de ocorrência e causas dos óbitos fetais entre as diversas populações. Porém, a maior proporção, em qualquer cenário, é de óbitos fetais anteparto.

Óbitos neonatais precoces

Os óbitos neonatais precoces têm como principais causas a prematuridade, as infecções e a asfixia intraparto. Nos países desenvolvidos, as malformações maiores e a prematuridade extrema se destacam em relação às estão elencadas a seguir.

As principais causas de óbito perinatal, podemos citar:

Infecções. Os óbitos fetais por causas infecciosas são mais frequentes em idades gestacionais precoces, sendo responsáveis por 50% dos natimortos em países de baixa renda e de 10 a 25% em países desenvolvidos.

A sífilis, importante causa de óbito evitável, assim como a malária em áreas endêmicas, contribui significativamente como causa infecciosa de natimortos no terceiro trimestre, em países em desenvolvimento, incluindo o Brasil (ver Capítulo 45).

Outros agentes infecciosos, típicos dos países desenvolvidos, como estreptococo do grupo B (GBS), parvovírus B19, *Listeria monocytogenes*, bactérias da flora intestinal materna, não são diagnosticados em países de baixa renda, já que testes especializados são necessários para sua identificação. Essas infecções, não detectadas, contribuem para o aumento dos casos de óbito fetal de causa desconhecida.

Anomalias congênitas. As anomalias congênitas são responsáveis por 6 a 12% dos óbitos fetais, sendo que quase 1/3 das malformações maiores decorrem de cardiopatias congênitas.

Nos países de baixa renda, a sua contribuição relativa é baixa, devido à prevalência de outras causas e à subnotificação dos casos de malformação, não diagnosticados pela falta da realização de necropsia e outros exames.

Patologias placentárias. As causas relacionadas com patologias placentárias podem ser encontradas em mais de 60% dos casos de óbito fetal, de acordo com a classificação utilizada, e a essa categoria pode se atribuir grande parte dos óbitos de causa inexplicada. A falta de informação sobre a patologia placentária prejudica o melhor entendimento da etiologia dessas mortes.

Asfixia intraparto. Estima-se que ocorram, anualmente, 1,02 milhão de óbitos fetais intraparto e 904 mil óbitos neonatais decorrentes de asfixia perinatal, sendo esta causa a responsável por 1/3 dos óbitos neonatais precoces.

Em relação aos cuidados obstétricos, medidas como o uso de partograma, a realização de cesariana eletiva nos casos cujas indicações são absolutas e mostraram resultados perinatais mais favoráveis, antecipação do parto com idade gestacional ≥ 41 semanas e assistência contínua durante o trabalho de parto são intervenções com efeitos positivos nos resultados fetais e neonatais. Da mesma forma, o treinamento em reanimação neonatal e manejo pós-reanimação resultou em redução de 30% dos óbitos neonatais decorrentes de asfixia intraparto.

Prematuridade. Observa-se um aumento da prevalência da prematuridade, estimando-se em 15 milhões o número de nascimentos pré-termo ocorridos no mundo, em 2010, dos quais mais de 1 milhão resultaram em óbito. A prematuridade, que acomete cerca de 10% dos recém-nascidos é, atualmente, a causa mais importante de morbidade e mortalidade neonatal (ver Capítulo 23).

Tabela 67.4 Intervenções pré-natais baseadas em evidências que reduzem mortalidade e morbidade perinatais.

Nutricional	
Ácido fólico	Redução do risco de defeito do tubo neural quando administrado pré-concepção
Prevenção e tratamento de infecção	
Detecção precoce e tratamento da sífilis	Redução de natimorto, morte neonatal e parto pré-termo
Tratamento intermitente preventivo (áreas endêmicas de malária)	Redução de morte neonatal e baixo peso ao nascer Redução de anemia materna
Mosquiteiros tratados com inseticidas (malária)	Redução de perda fetal e baixo peso ao nascer
Vacina antitetânica	Redução de mortalidade neonatal por tétano
Intervenções no crescimento intrauterino restrito	
Antitrombóticos em gestações de alto risco	Redução de mortalidade perinatal, parto pré-termo e baixo peso ao nascer
Doppler fetal em gestações de alto risco	Redução de mortalidade perinatal
Outras intervenções	
Indução do parto com 41 semanas	Redução de mortes perinatais e aspiração meconial
Manejo intensivo do diabetes gestacional com bom controle glicêmico	Redução de macrossomia, morbidade perinatal e mortalidade

Tabela 67.5 Intervenções intraparto e neonatais que reduzem mortalidade e morbidade perinatais.

Geral	
Material para o parto estéril	Redução da mortalidade neonatal
Parto pré-termo e RPMO pré-termo	
Corticosteroide antenatal	Redução da mortalidade neonatal Redução do risco de síndrome de angústia respiratória
Sulfato de magnésio	Redução do risco de paralisia cerebral em infantes pré-termo
Antibióticos (RPMO pré-termo somente)	Redução de infecção neonatal
Surfactante	Redução da mortalidade associada à síndrome de angústia respiratória
Cuidado neonatal	
Método canguru	Redução de mortalidade em recém-nascidos com baixo peso ao nascer
Limpeza do cordão (clorexidina)	Redução da mortalidade neonatal e de onfalite em unidades comunitárias
Encefalopatia hipóxico-isquêmica	
Hipotermia induzida	Redução de mortalidade
Sepse neonatal	
Antibióticos administrados na comunidade	Redução de todas as causas de mortalidade neonatal e mortalidade específica por pneumonia

RPMO, ruptura prematura de membranas ovulares.

Pontos-chave

- Mortalidade materna é o óbito da grávida, ou dentro de 42 dias do puerpério, independentemente da duração da gravidez e do local da gestação, por qualquer causa relacionada ou agravada pela gestação, ou por seu tratamento, excluindo-se fatores acidentais ou incidentais
- Morte materna direta é a resultante de complicações obstétricas do estado gestacional (gravidez, parto e puerpério), de intervenções, omissões, tratamento incorreto, ou de sucessão de eventos que culminem nos fatores descritos anteriormente. Morte indireta está relacionada com doença prévia ou que apareceu e prosperou na gravidez, e embora intercorrente (de causa não obstétrica), tem seu curso agravado pelas modificações fisiológicas da gravidez
- Razão de mortalidade materna (RMM):

$$RMM = \frac{\text{Mortes maternas obstétricas (diretas e indiretas)}}{\text{Total de nascidos vivos}} \times 100.000$$

- As 3 principais causas de mortalidade materna no mundo, responsáveis por 50% de todos os óbitos, são: hemorragia, hipertensão e infecção
- A OMS definiu o conceito de *near miss* materno (NMM) como "mulher que quase morre, mas sobrevive à complicação ocorrida na gravidez, no parto ou no período de até 42 dias após o fim da gestação"
- O período perinatal abrange a idade gestacional que corresponde a concepto de peso de 1.000 g (equivalente a 28 semanas), até os primeiros 7 dias (168 horas) de vida
- Morte neonatal precoce é a de recém-nascido vivo dentro dos primeiros 7 dias (168 horas) de vida
- Taxa de mortalidade perinatal (TMP):

$$\frac{\text{Somatório do número de óbitos fetais e neonatais precoces}}{\text{Número de nascimentos totais (nascidos vivos + óbitos fetais)}} \times 1.000$$

- O óbito fetal intraparto é um importante indicador da qualidade da assistência obstétrica. Nos países em desenvolvimento, corresponde a 24 a 37% das mortes fetais
- Foram obtidos notáveis progressos na profilaxia da síndrome de angústia respiratória e da doença hemolítica perinatal, assim como no monitoramento fetal ante e intraparto, visando melhorar os resultados perinatais.

68 Cuidados às Pessoas e às Famílias LGBTQIAPN+

Melania Amorim
Jorge Rezende Filho

Terminologia, 1032

O que é a sigla
LGBTQIAPN+, 1033

Saúde da população
LGBTQIAPN+, 1033

Parentalidade LGBTQIAPN+:
gestação, parto e
amamentação, 1035

Considerações finais, 1036

Terminologia

Desde a 11ª revisão da Classificação Internacional de Doenças (elaborada em 2018, com entrada em vigor em 2022), os transtornos de identidade sexual foram retirados do código, não mais figurando oficialmente como desvio do comportamento sexual fisiológico. Os termos a seguir estão em constante evolução, e cunhar termos, além de usá-los corretamente, é importante porque a linguagem molda crenças, pode influenciar comportamentos e levar a mudanças sociais significativas.

Identidade de gênero

É como a pessoa se identifica, como se sente em relação ao seu gênero. Existe, portanto, a possibilidade de ser mulher, homem, os dois ou nenhum dos dois gêneros.

No que diz respeito à identidade de gênero, as pessoas podem ser cisgêneros, transgêneros e não binárias.

Cisgênero

É a pessoa com identificação de gênero congruente com o gênero designado ao nascimento. Por exemplo: nasceu com a genitália externa feminina, foi considerada uma menina/mulher durante a vida e se identifica com o gênero feminino. Essa é uma pessoa cis. A maioria da população é cisgênero.

Transgênero

É a pessoa com identificação de gênero não congruente com o gênero designado ao nascimento. Por exemplo: nasceu com a genitália externa feminina, mas durante a vida não se identificou com o gênero feminino e se sente, se considera um homem. Essa é uma pessoa transgênero. Sempre que se for falar sobre a identidade de gênero de uma pessoa trans, deve-se tratá-la de acordo com o gênero de identidade, usando os pronomes corretos (ele ou ela) e o nome de escolha atual (nome social).

Homem trans. Pessoa que nasceu com genitália feminina, mas que se considera um homem e deve ser tratado como tal.

Mulher trans. Pessoa que nasceu com genitália masculina, mas que se considera uma mulher e deve ser tratada como tal.

Não binário

É a pessoa que não se identifica com nenhum gênero em especial ou então se identifica com os dois, é uma pessoa de gênero fluido.

Orientação sexual

Muitas vezes confundida com a identidade de gênero, a orientação sexual de um indivíduo é o seu padrão de excitação física e emocional. A orientação sexual passa pela atração sexual do indivíduo. Inclui as diversas possibilidades: pessoas heterossexuais, homossexuais, bissexuais, pansexuais, assexuais.

Heterossexuais. Pessoas com atração sexual pelo gênero oposto.

Homossexuais. Pessoas com atração sexual pelo mesmo gênero.

Bissexuais. Pessoas com atração sexual pelos dois gêneros.

Pansexuais. Pessoas com atração sexual por todos os gêneros sem distinção pela identidade de gênero.

Assexuais. Pessoas sem atração sexual por qualquer gênero.

Unindo então os dois conceitos, é importante destacar que a orientação sexual das pessoas transgênero passa pela sua identidade de gênero vigente. Por exemplo, um homem trans pode ser homossexual se ele se atrair por homens e pode ser um homem trans heterossexual se ele se sentir atraído por mulheres.

O que é a sigla LGBTQIAPN+

A sigla LGBTQIAPN+ é uma maneira simplificada de se dirigir ao público com diversidade de orientação sexual e de gênero. Ela é dividida nas partes: "LGB", que se refere à orientação sexual e significa lésbicas, *gays* e bissexuais; "TQI", que corresponde à identidade de gênero: transexuais, *queer* e intersexo; "A", que se refere a assexuais; "P" designa os pansexuais; "N" corresponde aos não binários (sem gênero); e o sinal de "+", a todas as demais possíveis identidades que possam ser incluídas.

Saúde da população LGBTQIAPN+

Todos os integrantes dos serviços de saúde devem estar preparados para receber essa parte da população com suas devidas particularidades. Muitos são os relatos de tratamentos inadequados, discriminação, rejeição e maus-tratos do corpo clínico dos centros de saúde.

Os profissionais da atenção em saúde devem tratar os pacientes pelo nome e pronome de escolha. Já existem leis assegurando o direito das pessoas transexuais de serem tratadas pelos nomes sociais, o que deve ser respeitado dentro dos serviços de saúde.

O atendimento às pessoas trans precisa ser transdisciplinar e contar com vários profissionais, entre os quais psicólogos e psiquiatras.

Anamnese e exame físico devem ser realizados de acordo com as peculiaridades de cada indivíduo. Um cuidado de afirmação identitária pode incluir indagar sobre terapia hormonal, uso de próteses externas e removíveis, cirurgias corretoras do corpo como mastectomia e aplicação de próteses de silicone, remoção de pelos, cirurgias de redesignação da genitália e treinamento de voz com fonoaudiólogos.

Para os homens trans com útero, é importante indagar sobre os ciclos menstruais, data da última menstruação, atrasos, irregularidades, paridade, filhos vivos, via de parto. Colher informações sobre os parceiros ou parceiras e as práticas sexuais, triagem e tratamento de infecções sexualmente transmissíveis (IST) prévias. É importante questionar sobre o hábito de usar próteses removíveis como *packers* (Figuras 68.1 e 68.2), uso de *binders* (Figura 68.3), faixas nos seios e/ou fitas adesivas para mascarar os seios.

Para as mulheres trans, faz-se igualmente importante indagar quanto às práticas sexuais, parceiros e parceiras, IST prévias e seus hábitos de adaptação do corpo não redesignado cirurgicamente. Esconder os testículos no canal inguinal e acomodar o pênis e o saco escrotal na região perineal pode ser feito com roupas íntimas especiais que comprimem o membro, segurando-o no lugar (Figura 68.4) ou mesmo fazendo uso de fitas adesivas ou esparadrapos. Essas práticas podem ser desconfortáveis e ainda ferir a pele, podendo levar a infecções, inclusive do trato urinário.

Exame físico e exames complementares

Antes de se dirigir para o exame propriamente dito, deve-se explicar como será realizado o exame e sua importância. Sempre utilizar o menor espéculo disponível, lubrificado, ter sensibilidade para o exame em mulheres sem relação sexual com penetração prévia e, sempre que possível, oferecer o espéculo para que a própria paciente o insira no canal vaginal,

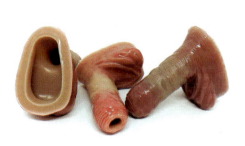

Figura 68.1 Próteses removíveis para transexuais. *Packers*.

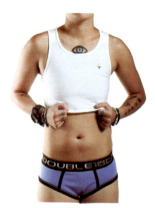

Figura 68.3 *Binders*.

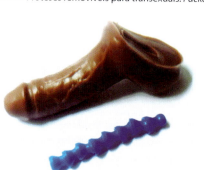

Figura 68.2 *Packers*.

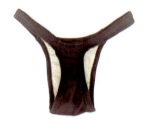

Figura 68.4 Roupas especiais para esconder pênis, saco escrotal e testículos de mulheres trans.

respeitando seu tempo e vencendo assim possíveis desconfortos. Se possível, disponibilizar um espelho para facilitar a introdução do espéculo e incluir a paciente no próprio exame, facilitando assim um momento que pode ser muito tenso para a mulher.

A rotina ginecológica para mulheres que fazem sexo com mulheres é idêntica à da população geral. Colpocitologia oncótica (Papanicolaou) deve ser realizada em todas as pessoas com útero, seguindo o calendário estabelecido para a população geral, assim como a mamografia de rastreamento.

Parentalidade LGBTQIAPN+: gestação, parto e amamentação

Em relação à parentalidade LGBTQIAPN+, a experiência é complexa, envolve fatores biológicos, psicológicos, sociais e culturais e é significada de maneiras distintas em cada sociedade. As famílias também podem configurar-se de múltiplas maneiras – por exemplo, famílias recompostas, monoparentais, adotivas e homoparentais. Os serviços de reprodução assistida devem considerar as particularidades do atendimento aos indivíduos e às famílias LGBTQIAPN+, que podem buscar serviços diversos como doação de esperma, inseminação intrauterina ou fertilização *in vitro*.

Para alcançar a maternidade, os casais de lésbicas enfrentam, além das já citadas, a barreira econômica como busca por um doador de esperma, realização da inseminação intrauterina e/ou fertilização *in vitro*. No Brasil, existem poucos serviços públicos de reprodução assistida disponíveis e alguns dos estabelecimentos particulares ainda negam atendimento às famílias LGBT ou, mesmo quando o realizam, ainda se pode detectar falta de preparo no atendimento. Uma família LGBT deve ser tratada como qualquer outra, porém é necessário compreender suas particularidades. Utilizar uma linguagem inclusiva e deixar visível o reconhecimento da família homoafetiva são medidas essenciais para que essas famílias se sintam acolhidas e seguras.

Devido à questão financeira, muitos casais de mulheres lésbicas têm se exposto aos riscos da inseminação caseira. Na internet é possível encontrar inúmeros *sites* e grupos orientando esse procedimento. No entanto, essa prática não é recomendada pois pode acarretar transmissão de doenças pela contaminação desconhecida do sêmen por vírus como HIV, hepatites e zika, que podem comprometer a saúde da mãe e do futuro bebê.

Na assistência pré-natal, são mantidos os protocolos de exames, vacinação, número de consultas e acompanhamentos em geral. Na presença de duas mulheres, há possibilidade de a outra mãe amamentar, e essa opção deve ser oferecida. Casais LGBTQIAPN+ podem ser atendidos no âmbito da assistência pré-natal, encontrando-se as mais diversas configurações, incluindo homens e mulheres transexuais e casais homoafetivos.

A assistência ao parto também deve contemplar essa diversidade, evitando-se a interseção de violência obstétrica e violência racial. Essas famílias merecem ser respeitadas em seus arranjos, que nunca devem ser questionados com perguntas inconvenientes ou comentários preconceituosos. Também deve ser respeitado o direito ao acompanhante de escolha da pessoa gestante. É preciso contemplar a possibilidade de outra pessoa além daquela que pariu amamentar, o que pode envolver não apenas duas mães, mas também combinações diversas de casais transexuais. Existem protocolos específicos de indução da lactação em pessoas não gestantes.

Amamentação

Além de a pessoa que gestou poder amamentar seu(s) filho(s), a outra mãe pode também manifestar vontade de amamentá-lo(s). Estimular a lactação em uma mulher não gestante requer um conhecimento específico dos cuidadores de saúde dessa família.

Amamentar não é somente o ato de alimentar uma criança, mas vínculo, intimidade, pertencimento e exercício ativo da maternidade também são questões que podem estar envolvidas no ato de amamentar um bebê. Sempre que uma mãe manifesta essa vontade, ela deve ser ouvida, incentivada e orientada para que consiga chegar o mais perto do que idealizou para esse momento.

A maioria dos protocolos encontrados sobre indução da lactação foi feita para mulheres não gestantes que serão(são) mães adotivas com bebês em diferentes idades e estágios de alimentação. Porém, as novas conformações familiares têm aumentado o interesse nesse assunto. Existem diversas técnicas para indução da lactação em mulheres não gestantes; o protocolo mais usado na atualidade faz uso de drogas associado ao estímulo de sucção para iniciar a produção de leite.

O protocolo Newman-Goldfarb pode ser facilmente encontrado na internet no *site* www. asklenore.info. O ciclo completo de estimulação tem como objetivo simular hormonalmente uma gestação no corpo da mulher com estrogênio e progesterona e aumentar também os níveis de prolactina. Utiliza-se pílula anticoncepcional combinada (progesterona e estrogênio) e a domperidona, que tem como efeito colateral o aumento da produção de prolactina.

A pílula deve ser iniciada imediatamente após a primeira consulta para estimulação da lactação, após exame físico completo e avaliação do risco do uso de um anticoncepcional oral combinado, levando em conta as particularidades de cada paciente. A domperidona também é iniciada no mesmo momento em altas doses para que a produção de prolactina também seja a máxima possível. A dose inicial é de 80 mg/dia, mantida até depois do nascimento do bebê e da lactação estabelecida.

A pílula deve ser interrompida 6 semanas antes da data provável do parto e somente então é iniciada a ordenha das mamas com bomba artificial. Em caso de usar bomba única e não dupla, enquanto se ordenha uma mama, o outro seio deve ser massageado e depois inverter. Parar a progesterona e manter a domperidona, com início da ordenha (o que estimula a prolactina), simulará a variação de hormônios que ocorre no parto. É esperado que o leite comece a aparecer, começando com gotas mais claras, que depois vão ficando opacas e esbranquiçadas. Posteriormente, começam a aparecer os jatos, até que o fluxo fique constante.

Não é possível dar garantia para a mulher sobre o volume do leite que será produzido, porém estudos têm mostrado que a composição proteica do leite materno induzido é igual à do leite de mulheres que amamentam durante os primeiros 11 meses após o parto. De toda forma, o sucesso da amamentação induzida não deve ser centrado no volume do leite produzido, pois 76% das mulheres que induziram e realizaram amamentação mista com complemento de leite artificial avaliaram o processo como positivo, independentemente do uso do complemento.

Ter uma equipe transdisciplinar pode ser de grande valia para o manejo desses casos. Além disso, uma consultora de amamentação com experiência na área pode auxiliar tanto no aspecto psicológico e emocional dessa amamentação como resolver eventuais problemas de ordem prática e física.

Considerações finais

Com a evolução da sociedade e com as mudanças das conformações familiares, é dever de todo profissional de saúde envolvido com a assistência obstétrica se atualizar e acompanhar essas mudanças para sempre estar apto a atender seus pacientes de forma global e despido de preconceitos. Conhecer a correta terminologia e incentivar os colegas de trabalho a tratarem os pacientes do espectro LGBTQIAPN+ de forma humana e adequada é o início da adequação da prática de todas as especialidades da área da saúde. Quando os profissionais de saúde assim o fazem, eles abrem a possibilidade de aproximação do paciente ao centro de saúde, melhorando a saúde da população de forma global.

As novas conformações familiares abrem mundos e possibilidades de aproximação e conhecimentos novos: gestar e amamentar os filhos não gerados em seus corpos são desenvolvimentos recentes da medicina e devem ser ofertados aos pacientes. Existe a possibilidade de proporcionar melhoria da qualidade de vida e alimentar de crianças, bem como a criação e o fortalecimento de vínculo afetivo entre mães e bebês. Profissionais de saúde podem e devem ser aliados na legitimação de famílias que já existem, mas são invisibilizadas.

Auxiliar e orientar famílias na aceitação e compreensão de seus membros LGBTQIAPN+ pode ter impactos inimagináveis nas vidas das pessoas envolvidas. Maus-tratos, violência física, psicológica, baixa escolaridade e, portanto, poucas oportunidades de melhoria de vida, tudo isso pode ser evitado quando todo o serviço de saúde se propõe a auxiliar essas famílias. Médicos, enfermeiros e obstetrizes têm papel fundamental na melhoria da qualidade de vida da população. Seu ofício envolve um compromisso permanente de acolhimento e atendimento a todas as apresentações da diversidade humana.

Pontos-chave

- Identidade de gênero é como a pessoa se identifica, como se sente em relação ao seu gênero. Existe, portanto, a possibilidade de ser mulher, homem, os dois ou nenhum dos dois gêneros. No que diz respeito à identidade de gênero, as pessoas podem ser cisgêneros, transgêneros e não binárias
- A orientação sexual de um indivíduo é o seu padrão de excitação física e emocional. A orientação sexual passa pela atração sexual do indivíduo e inclui as diversas possibilidades: pessoas heterossexuais, homossexuais, bissexuais, pansexuais, assexuais
- A rotina ginecológica para mulheres que fazem sexo com mulheres é idêntica à da população geral. Colpocitologia oncótica (Papanicolaou) deve ser realizada em todas as pessoas com útero, seguindo o calendário estabelecido para a população geral, assim como a mamografia de rastreamento
- Na assistência pré-natal, são mantidos protocolos de exames, vacinação, número de consultas e acompanhamentos em geral. Na presença de duas mulheres, há possibilidade de a outra mãe amamentar, e essa opção deve ser oferecida
- A assistência ao parto também deve contemplar essa diversidade, evitando-se a interseção de violência obstétrica e violência racial. Essas famílias merecem ser respeitadas em seus arranjos, que nunca devem ser questionados com perguntas inconvenientes ou comentários preconceituosos. Também deve ser respeitado o direito ao acompanhante de escolha da pessoa gestante
- É preciso contemplar a possibilidade de outra pessoa amamentar, além daquela que pariu, o que pode envolver não apenas duas mães, mas também combinações diversas de casais transexuais. Existem protocolos específicos de indução da lactação em pessoas não gestantes
- Com a evolução da sociedade e as mudanças das conformações familiares, é dever de todo profissional de saúde envolvido com a assistência obstétrica se atualizar e acompanhar essas mudanças, de modo a sempre estar apto a atender seus pacientes de maneira global e despido de preconceitos.

69

Violência na Gestação, no Parto e no Puerpério

Violência perpetrada pelo parceiro íntimo (VPI), 1038

Violência pelo parceiro íntimo durante a gestação e no pós-parto: magnitude e fatores de risco, 1040

Violência pelo parceiro íntimo durante a gestação e suas consequências na saúde materna e infantil, 1041

Rastreamento da violência pelo parceiro íntimo na gestação, 1044

Violência obstétrica, 1044

Melania Amorim
Jorge Rezende Filho

Violência perpetrada pelo parceiro íntimo (VPI)

Definição, tipologia e magnitude

Segundo a Organização Mundial da Saúde (OMS), a violência contra a mulher perpetrada pelo parceiro íntimo é uma importante questão de saúde pública e de direitos humanos em todo o mundo. Na literatura internacional, diferentes termos são utilizados para denominar esse tipo de violência: *battered woman, abuse woman, spousal abuse, wife abuse, partner abuse*. No Brasil, o termo "violência doméstica" é o mais utilizado. Seu significado é mais amplo do que os anteriores, por englobar, além da violência entre o casal, a violência contra crianças e idosos. A OMS utiliza o termo *intimate partner violence*, em português "violência pelo parceiro íntimo" (VPI), para esse tipo de violência.

Essa é uma forma de violência interpessoal, de natureza intencional, com potencial de causar danos, perpetrada entre pessoas que mantêm relacionamento íntimo, heterossexuais ou homoafetivos, quer sejam, quer tenham sido namorados, casados, separados, divorciados ou vivam em regime de união civil estável.

A VPI manifesta-se de diferentes maneiras, e pode ser de natureza física (p. ex., bater, estapear e chutar); psicológica (p. ex., intimidar, humilhar, ameaçar e isolar da família e dos amigos); e sexual (p. ex., forçar uma relação íntima ou outras formas de coerção dessa natureza).

Embora a VPI possa ter tanto o homem como a mulher como perpetradores, atos de violência contra a mulher são mais frequentes e levam a várias repercussões ominosas em sua saúde, bem como na de seus filhos.

De acordo com uma revisão sistemática de 2013, incluindo 141 estudos de 81 países, em média 30% das mulheres com 15 anos ou mais haviam vivenciado VPI do tipo físico ao longo da vida (Figura 69.1).

CAPÍTULO 69

Violência na Gestação, no Parto e no Puerpério

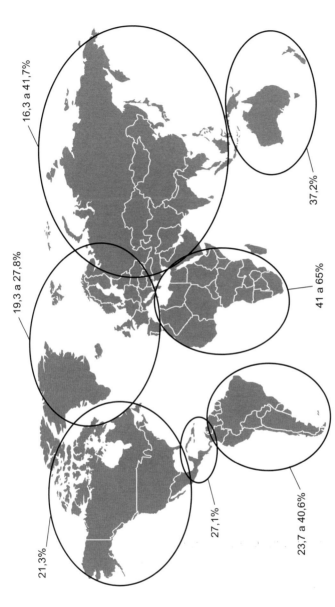

Figura 69.1 Magnitude da violência por parceiro íntimo no mundo. (Adaptada de Devries KM, Kishor S, Johnson H, et al. Intimate partner violence during pregnancy: analysis of prevalence data from 19 countries. Reprod Health Matters. 2010;18:158-70.)

Violência pelo parceiro íntimo durante a gestação e no pós-parto: magnitude e fatores de risco

A magnitude da VPI também é elevada durante a gestação. Importantes revisões sistemáticas sobre o tema mostram uma variação entre 0,9 e 31,7%. Nessas pesquisas, as prevalências são maiores em países africanos e latino-americanos e entre mulheres jovens.

No Brasil, não há um estudo nacional com enfoque na estimativa da prevalência da VPI na gestação e no puerpério, porém estudos realizados em cenários específicos, como as maternidades públicas do Rio de Janeiro, demonstram uma prevalência de VPI do tipo física de 33,8%, chegando a 79,5% quando foram incluídas outras formas – agressão psicológica, lesão e coerção sexual. Outro estudo, realizado com mulheres que tiveram o parto assistido em uma maternidade de Recife, mostrou que 7,4% das mulheres haviam sido vítimas de agressão física por seus parceiros íntimos durante a gravidez.

Já no puerpério, há menos estudos. Em Recife, foi observado que 41% das mulheres sofreram violência psicológica, 10,2%, violência física e 3,2%, violência sexual após o parto. Em outro estudo, no Rio de Janeiro, a prevalência de violência física na gestação e no puerpério foi 10,1%, chegando a 96,4% em subgrupos mais vulneráveis (adolescentes, com baixa escolaridade, que fizeram uso de tabaco, álcool e drogas ilícitas na gravidez, com dois ou mais filhos menores de 5 anos).

Em relação aos fatores de risco, a VPI durante a gestação e o pós-parto, assim como outros tipos de violência interpessoal, apresenta natureza multicausal. Fatores individuais, relacionais, contextuais, culturais e sociais fazem parte da gênese desse problema de saúde pública, e foram incorporados na forma de um modelo explicativo proposto pela OMS com o intuito de facilitar a compreensão sobre sua etiologia. Esse modelo, denominado modelo ecológico, deixa evidente que a ocorrência do evento violento é fruto da relação entre fatores de diferentes níveis (Figura 69.2).

Esse modelo apresenta quatro níveis: individual, relacional, comunitário e social. Partindo do nível individual para o nível social, características biológicas, demográficas e socioeconômicas do indivíduo, bem como a vivência de episódios de violência, são consideradas fatores de risco nesse primeiro nível. Assim, são importantes fatores de risco idade mais jovem, baixa escolaridade, problemas de saúde mental em perpetradores, consumo de álcool e outras drogas e histórico de violência na família de origem.

O segundo nível contempla a maneira como o indivíduo se relaciona com o outro e quais são suas estratégias utilizadas para a resolução de conflitos. A falta de negociação nos períodos de desavenças do casal favorece a ocorrência de violência. Famílias com renda familiar baixa, em situação de estresse financeiro, com crianças menores de 5 anos, nas quais

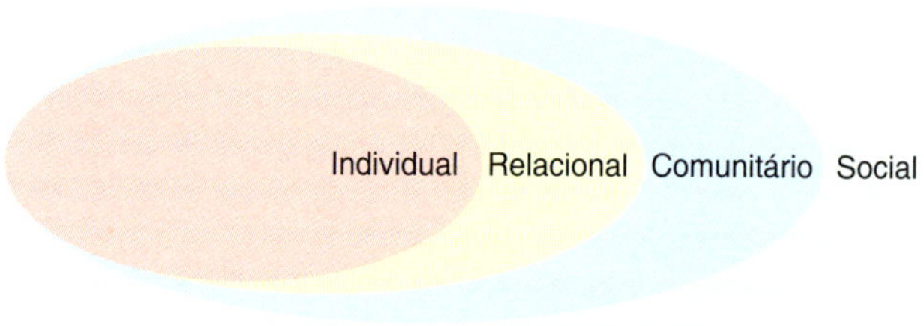

Individual   Relacional   Comunitário   Social

Figura 69.2 Modelo ecológico para compreensão da etiologia da violência (Adaptada de Krug EG, Dahlberg LL, Mercy JA, Zwi AB, Lozano R. World report on violence and health. J Med Liban. 2002;51:59-63.)

a figura masculina é considerada autoridade sobre mulheres e crianças, e aquelas em que os parceiros apresentam disparidade em termos educacionais – principalmente quando a mulher apresenta maior grau de instrução que o parceiro, ciúmes e suspeita de infidelidade também são fatores de riscos relacionais.

Os fatores comunitários e macroestruturais compõem o terceiro e o quarto níveis do modelo ecológico, respectivamente. Esses fatores podem atuar inibindo ou promovendo a ocorrência dos episódios de violência e estão relacionados com os contextos ambiental, cultural e social. São fatores de risco desses níveis a pobreza, o alto nível de desemprego, a desigualdade econômica e social, a existência de normas sociais desiguais de gênero – que ensinam homens a agirem com violência e mulheres a aceitarem e tolerarem essas situações –, a presença de níveis elevados de violência comunitária e coletiva – guerras e conflitos armados – e a fraca coesão social.

Em relação especificamente ao ciclo gravídico-puerperal, cabe destacar que a experiência de violência entre parceiros íntimos anterior à gravidez e o não planejamento da gestação constituem os principais fatores de risco para ocorrência de VPI durante o período gestacional. Além disso, esse tipo de violência pode ser motivado por outros aspectos e situações distintas que são, em maioria, inerentes ao período da gravidez e do nascimento da criança. Diminuição da atividade sexual, mudanças hormonais e corporais na mulher, privação de sono, cansaço, aumento dos gastos financeiros, medo das novas funções (materna/paterna); todo esse novo contexto pode tornar esse período da vida estressante, turbulento e permeado de conflitos conjugais.

Violência pelo parceiro íntimo durante a gestação e suas consequências na saúde materna e infantil

As consequências da VPI durante a gestação incluem tanto desfechos imediatos, durante o período gestacional, quanto de curto e longo prazos. Essas consequências não são restritas à mulher, podendo também acometer o feto e, depois, o lactente. Estudos têm evidenciado que gestantes vítimas de violência iniciam mais tardiamente o acompanhamento pré-natal ou não têm pré-natal adequado, com o mínimo de consultas necessário, com menor chance de seguirem as recomendações de saúde. Nesse período da vida da mulher, a assistência é de extrema importância para a identificação precoce de doenças e/ou complicações, de comportamentos de risco e de casos suspeitos de violência.

Em relação às consequências imediatas, ganho de peso inadequado, episódios de sangramento, lesões físicas agudas ou imediatas (lesões de abdome e cabeça, fraturas) e maior risco de morte materna são desfechos que podem ocorrer nesse período nas vítimas de VPI.

No âmbito das consequências de médio e longo prazos, a VPI pode levar a resultados psicológicos e comportamentais, tais como sofrimento, medo, vergonha, baixa autoestima, depressão pós-parto e transtorno do estresse pós-traumático, sintomas de ansiedade, insônia e adoção de comportamentos de risco (uso abusivo de álcool, drogas ilícitas e tabagismo; não uso de contraceptivos). Em relação aos possíveis danos à saúde física, destacam-se dores crônicas, distúrbios gastrintestinais, feminicídio, tentativa de suicídio e suicídio. As repercussões na saúde sexual e reprodutiva das mulheres vítimas desse tipo de violência incluem infecções sexualmente transmissíveis, infecção pélvica e/ou do trato urinário, fístula e miomas.

As consequências da VPI durante a gestação para a criança perpassam o período intrauterino, podem manifestar-se no período neonatal e até mesmo nos primeiros anos de vida. Podem também ocorrer perda gestacional, morte fetal, restrição do crescimento fetal, baixo peso ao nascer, tamanho pequeno para a idade gestacional, prematuridade, desmame precoce, desnutrição nos primeiros meses de vida, menor desenvolvimento cognitivo, problemas de saúde mental e maior risco de sofrer violência na infância.

As Figuras 69.3 e 69.4 sintetizam os possíveis desfechos da VPI durante a gestação na saúde materno-infantil.

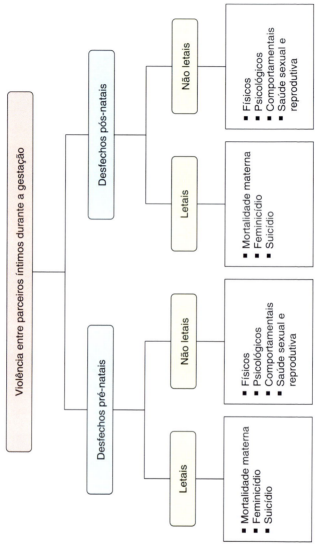

Figura 69.3 Violência por parceiro íntimo durante a gestação e suas repercussões na saúde da mulher.

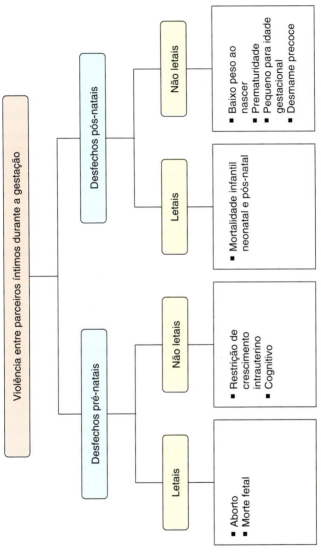

Figura 69.4 Violência por parceiro íntimo durante a gestação e suas repercussões na saúde do concepto.

Rastreamento da violência pelo parceiro íntimo na gestação

A prevalência de VPI entre gestantes pode ultrapassar as estimativas de problemas e condições comumente avaliados no cuidado pré-natal, como pré-eclâmpsia e diabetes gestacional. No entanto, o assunto raramente é abordado durante o ciclo gravídico-puerperal pelos profissionais de saúde, o que dificulta sua identificação precoce e, consequentemente, a realização de intervenções em prol da redução dessa violência e de suas possíveis consequências para saúde materno-infantil.

Se o rastreio de VPI deve ou não ser feito de rotina, é motivo de controvérsias. De acordo com uma revisão Cochrane, o rastreamento é capaz de identificar casos de VPI na gestação, uma vez que sua realização durante o atendimento pré-natal favorece o relato de episódios de violência vividos pela mulher nesse período. Porém, apesar de o rastreamento ter potencial para redução da revitimização da mulher e melhoria nos desfechos maternos e neonatais, não há evidências científicas suficientes que justifiquem sua realização de modo universal nos serviços de saúde.

Atualmente, a OMS recomenda o rastreamento para VPI em serviços de pré-natal em determinados contextos (p. ex., casos clínicos que possam ser causados ou agravados em casos de VPI). Independentemente de rastreio formal ou não com instrumentos validados, deve-se reforçar que todos os profissionais de saúde que prestam atendimento no pré-natal, no puerpério, na puericultura e na pediatria estão em posições privilegiadas para ajudar na detecção precoce de mulheres e crianças em situação de vulnerabilidade.

Violência obstétrica
Definições

Apesar de ser um termo relativamente novo, a violência obstétrica é um problema antigo. Em 2014, a OMS declarou: "Muitas mulheres sofrem tratamento desrespeitoso e abusivo durante o parto em instalações de saúde em todo o mundo. Esse tratamento não só viola os direitos das mulheres a cuidados respeitosos, mas também pode ameaçar seus direitos à vida, saúde, integridade corporal e liberdade de discriminação". Esse problema, denominado abuso, desrespeito e/ou maus-tratos durante o parto, foi abordado em vários estudos e sua tipologia é bem descrita.

Violência obstétrica é toda ação ou omissão direcionada à mulher, durante o pré-natal, parto ou puerpério, que lhe cause dor, dano ou sofrimento desnecessário, praticada sem o seu consentimento explícito ou em desrespeito à sua autonomia. Nessa perspectiva, não significa "violência cometida pelo obstetra", porque o adjetivo "obstétrica" não é exclusivo do médico, podendo decorrer de falhas sistêmicas nos diferentes níveis de atenção dos sistemas de saúde, sem implicar a culpabilização de qualquer categoria profissional específica.

Assim, a violência obstétrica consiste na "apropriação do corpo e dos processos reprodutivos das mulheres pelos profissionais de saúde (médicos e não médicos), através de tratamento desumanizado, maus-tratos, abuso da medicalização sem o consentimento explícito da mulher e a patologização dos processos naturais, causando perda da autonomia e capacidade de decidir livremente sobre seus corpos e sexualidade, tendo impacto negativo em sua qualidade de vida". Essa definição consta da Lei Orgânica da Venezuela e foi publicada no International Journal of Gynecology and Obstetrics (IJGO), órgão oficial da Federação Internacional de Ginecologia e Obstetrícia (FIGO) em 2007.

Caracterizam violência obstétrica atos como: abusos verbais exercidos com gritos, procedimentos sem consentimento ou informação; negar acesso à analgesia; impedimento à presença de acompanhante de escolha da parturiente (que é garantido por lei); negar direito à privacidade durante o trabalho de parto, violência psicológica (tratamento agressivo, discriminatório, autoritário ou grosseiro); realização de cesariana ou episiotomia sem consentimento; uso de ocitocina sem indicação médica com finalidade de acelerar o trabalho de parto; manobra de Kristeller; proibição de acesso à alimentação ou hidratação; e restrição da liberdade de movimentação, obrigando a mulher a ficar recolhida ao leito.

Diante desse amálgama, restringir a violência obstétrica aos maus-tratos físicos ou verbais representa apenas a ponta do *iceberg*, porque práticas e procedimentos obstétricos lesivos, ultrapassados e sem evidências ainda são muito frequentes em determinadas regiões e hospitais, sobrelevando a frequência do problema. A tipologia dos maus-tratos durante o parto é apresentada na Tabela 69.1.

Tabela 69.1 Tipologia dos maus-tratos durante o parto.

Termos de 3ª ordem	Termos de 2ª ordem	Termos de 1ª ordem
Abuso físico	Uso da força	Mulheres batidas, estapeadas, chutadas ou beliscadas durante o parto
	Restrição física	Mulheres fisicamente restritas à cama ou amordaçadas durante o parto
Abuso sexual	Abuso sexual	Abuso sexual ou estupro
Abuso verbal	Linguagem áspera	Linguagem áspera ou rude Comentários de julgamento ou acusação
	Ameaças e acusações	Ameaças de interrupção do atendimento ou de desfechos ruins Acusação por resultados ruins
Estigma e discriminação	Discriminação baseada em características sociodemográficas	Discriminação baseada em etnia/raça/religião Discriminação por idade Discriminação baseada na condição socioeconômica
	Discriminação baseada nas condições médicas	Discriminação por ser portadora de HIV
Falha em atender aos padrões profissionais de atendimento	Falta de consentimento informado e confidencialidade	Falta de processo de consentimento informado Violações de confidencialidade
	Procedimentos e exames físicos	Exames vaginais dolorosos Recusa em prover alívio da dor Realização de procedimentos cirúrgicos não consentidos
	Negligência e abandono	Negligência, abandono ou longas esperas Ausência de profissional especializado no momento do parto
Má relação entre mulheres e profissionais	Comunicação inefetiva	Comunicação ruim Falta de consideração pelas preocupações das mulheres Problemas de linguagem e interpretação Atitudes ruins da equipe
	Falta de suporte	Falta de suporte dos profissionais de saúde Negação ou falta de acompanhantes no parto
	Perda de autonomia	Mulheres tratadas como participantes passivas durante trabalho de parto Restrição de comida, líquidos ou mobilidade Falta de respeito pela preferência das mulheres de posição no parto Recusa de práticas seguras tradicionais Objetificação da mulher Detenção nas unidades de saúde

(continua)

Tabela 69.1 Tipologia dos maus-tratos durante o parto. (*Continuação*)

Termos de 3ª ordem	Termos de 2ª ordem	Termos de 1ª ordem
Condições e restrições do sistema de saúde	Falta de recursos	Condição física das unidades de saúde Restrições de equipe Escassez de pessoal Restrições de suprimentos Falta de privacidade
	Falta de políticas	Falta de reparação
	Cultura das unidades de saúde	Suborno e extorsão Formas de pagamento pouco claras Solicitações não razoáveis para as mulheres pelos profissionais

HIV, vírus da imunodeficiência humana. (Adaptada de Bohren MA, Vogel JP, Hunter EC, et al. The mistreatment of women during childbir th in health facilities globally: a mixed-methods system-atic review. PLoS Med. 2015; 12[6]:e1001847.)

Na história da Obstetrícia, cumpre lembrar que ela se construiu como especialidade em um contexto em que toda a medicina era bastante intervencionista e médico-centrada. Acrescente-se a isso a ideia equivocada de patologização perene do corpo feminino, considerado defeituoso em diversos aspectos, o que implicava constantes correções. É nesse contexto que a normatização de práticas cirúrgicas ganhou força dentro da especialidade, como o *fórceps profilático* em primíparas e o uso da episiotomia sistemática.

A medicina, contudo, vem evoluindo norteada pelos princípios da bioética e, nesse contexto, é importante reconhecer que os princípios da autonomia, da beneficência e da não maleficência vêm demandando a revisão de inúmeras práticas historicamente arraigadas, porém sem respaldo em evidências científicas.

Vale lembrar que algumas práticas obstétricas não são em si violentas, passando a ser assim entendidas apenas quando utilizadas inadvertidamente, por imposição ou em discordância com as evidências científicas. O enfrentamento à violência obstétrica, portanto, beneficia principalmente as mulheres, mas também traz vantagens para os profissionais de saúde envolvidos na assistência, na medida em que práticas profissionais éticas e baseadas em evidências demandam uma estrutura adequada e relações de trabalho harmônicas e não hierarquizadas.

Em suma, considerando a magnitude desse problema, é essencial dar a terminologia correta para essa importante questão de saúde e direitos humanos. Nomear como violência obstétrica e entendê-la como violência baseada em gênero garantirá intervenções apropriadas para evitar essa violação dos direitos das mulheres.

Magnitude

Um estudo da OMS entre 2016 e 2018 avaliou maus-tratos durante o parto em quatro países africanos e encontrou que 41,6% e 35,4% das mulheres, respectivamente, tinham sofrido abusos físicos ou verbais, estigma ou discriminação. Em todos os países a frequência de abusos verbais foi próxima ou superior a 30%. Já abusos físicos foram menos observados, mas foi relatado em um quarto das mulheres na Nigéria, onde os abusos verbais atingiram 64% delas. Se outras dimensões dos maus-tratos forem consideradas, a prevalência destes pode ser até maior. Das mulheres que foram submetidas à episiotomia (15%), 75% não consentiram; um terço das mulheres que requisitaram não teve acesso a métodos de alívio da dor; e 90% das mulheres não tiveram acompanhante no parto.

Uma revisão sistemática restrita à América Latina encontrou prevalência de 43% de maus-tratos no parto e de 29% no aborto. Contudo, são muito escassos os estudos que incluem as dimensões de abusos físicos e verbais e de estigma e discriminação no parto. A maior parte dos resultados refere-se às dimensões de falha em observar os padrões profissionais de atendimento e à má relação entre mulheres e profissionais.

No Brasil, dados da grande pesquisa, de base hospitalar, denominada *Nascer no Brasil*, que incluiu aproximadamente 24 mil mulheres, permitiram estimar a prevalência de violência física, verbal ou psicológica durante o parto em 5,9%. Além disso, 11,1% das mulheres se sentiram desrespeitadas considerando todo o processo de nascimento. Em torno de 44% das mulheres relataram pelo menos um dos seguintes indicadores: violência física ou psicológica, tratamento desrespeitoso, falta de informação, privacidade e comunicação com a equipe de saúde, impossibilidade de fazer perguntas e perda de autonomia.

Cumpre destacar que há intersecção importante com outras opressões, incluindo o racismo, o classismo e o preconceito contra pessoas LGBTQIAPN+. Embora todas as mulheres possam sofrer violência obstétrica, ela acomete mais frequentemente mulheres pretas, pobres e pertencentes a grupos vulneráveis. O racismo obstétrico é uma das faces mais perversas do problema.

Consequências e prevenção

Apesar da alta prevalência de desrespeito e abusos no momento do parto e nascimento, pouco se conhecem as consequências desses atos na saúde da mulher e do recém-nascido, configurando uma grande lacuna na literatura. Uma das consequências de experiências negativas é que as mulheres podem recusar procurar cuidado especializado caso tenham se sentido desrespeitadas e também podem desencorajar outras mulheres a fazê-lo.

O estudo *Nascer no Brasil* revelou que sofrer desrespeitos e abusos no momento do parto pode contribuir para o aumento de sintomas depressivos. Nessa pesquisa, desrespeitos e abusos foram representados por sete indicadores sobre violência física e psicológica, falta de informação, privacidade e comunicação com a equipe de saúde, impossibilidade de fazer perguntas e perda de autonomia. Outros estudos têm apontado maior risco de transtornos mentais característicos do puerpério e na amamentação. Também se verifica que mulheres que sofreram maus-tratos no parto diminuíram e/ou postergaram a utilização de serviços de saúde no puerpério. O mesmo foi observado para os recém-nascidos. As usuárias do Sistema Único de Saúde (SUS) são as mais prejudicadas.

Para evitar e eliminar o desrespeito e os abusos contra as mulheres durante a assistência institucional ao parto no mundo inteiro, a OMS recomenda que as seguintes medidas devem ser tomadas:

- Maior apoio dos governos e de parceiros do desenvolvimento social para a pesquisa e ação contra o desrespeito e os maus-tratos
- Começar, apoiar e manter programas desenhados para melhorar a qualidade dos cuidados de saúde materna, com forte enfoque no cuidado respeitoso como componente essencial da qualidade da assistência
- Enfatizar os direitos das mulheres a uma assistência digna e respeitosa durante toda a gravidez e o parto
- Produzir dados relativos a práticas respeitosas e desrespeitosas na assistência à saúde, com sistemas de responsabilização e apoio significativo aos profissionais
- Envolver todos os interessados, incluindo as mulheres, nos esforços para melhorar a qualidade da assistência e eliminar o desrespeito e as práticas abusivas.

Promover o cuidado materno respeitoso é elemento central para melhorar a experiência das mulheres no parto. Quando uma mulher se sente apoiada, respeitada e apta a participar do processo de decisão com seus cuidadores e a compartilhá-lo, ela tem maior probabilidade de ter uma experiência positiva no parto. A OMS realizou uma revisão de estudos qualitativos e encontrou 12 domínios que caracterizam o cuidado materno respeitoso (Tabela 69.2).

1047

Intervenções para promover e sustentar o cuidado materno respeitoso são necessárias nos três níveis de cuidado (individual, hospitalar e sistema de saúde). Portanto, promover o cuidado materno respeitoso vai além de prevenir os maus-tratos no parto: é uma questão de direitos humanos.

Tabela 69.2 Domínios do cuidado materno respeitoso.

- Estar livre de danos e maus-tratos
- Manter privacidade e confidencialidade
- Preservar a dignidade da mulher
- Prover informação prospectivamente e buscar consentimento informado
- Garantir acesso à família e suporte da comunidade
- Melhorar a qualidade do ambiente físico e de recursos
- Prover cuidado materno equitativo
- Comunicar-se com linguagem efetiva
- Respeitar escolhas das mulheres que as fortaleçam para dar à luz
- Disponibilizar recursos humanos motivados e competentes
- Prover cuidado efetivo e eficiente
- Promover continuidade do cuidado

Pontos-chave

- A violência contra a mulher perpetrada pelo parceiro íntimo (VPI) é uma importante questão de saúde pública e de direitos humanos em todo o mundo. Manifesta-se de diferentes maneiras e pode ser de natureza *física, psicológica e sexual*
- Em média, 30% das mulheres vivenciam VPI em algum momento de suas vidas, incluindo a gravidez e o parto. A gravidez não protege contra VPI, que pode até aumentar, especialmente no pós-parto
- Existem múltiplos fatores de risco para VPI; fatores individuais, relacionais, contextuais, culturais e sociais fazem parte de sua gênese
- VPI na gravidez aumenta o risco de desfechos adversos maternos, fetais e neonatais. O rastreio é recomendado em contextos específicos e profissionais de saúde devem estar alertas para o problema
- Violência obstétrica é toda ação ou omissão direcionada à mulher, durante o pré-natal, parto ou puerpério, que lhe cause dor, dano ou sofrimento desnecessário, praticada sem o seu consentimento explícito ou em desrespeito à sua autonomia
- Caracterizam violência obstétrica atos como: abusos verbais exercidos com gritos, procedimentos sem consentimento ou informação; negar acesso à analgesia; impedimento à presença de acompanhante de escolha da parturiente; negar direito à privacidade durante o trabalho de parto, violência psicológica; realização de cesariana ou episiotomia sem consentimento; uso de ocitocina sem indicação médica com finalidade de acelerar o trabalho de parto; manobra de Kristeller; proibição de acesso à alimentação ou hidratação e restrição da liberdade de movimentação. Lembrar que os maus-tratos físicos e verbais são apenas a ponta do *iceberg* da violência obstétrica
- A frequência da violência obstétrica é alarmante. Na pesquisa *Nascer no Brasil*, cerca de 44% das mulheres relataram pelo menos um dos seguintes indicadores: violência física ou psicológica, tratamento desrespeitoso, falta de informação, privacidade e comunicação com a equipe de saúde, impossibilidade de fazer perguntas e perda de autonomia. Dados semelhantes foram observados em toda a América Latina
- Há intersecção importante com outras opressões, incluindo o racismo, o classismo e o preconceito contra pessoas LGBTQIAPN+
- Vítimas de violência obstétrica têm maior risco de sofrer depressão, transtornos mentais e dificuldade de retornar aos serviços de saúde, inclusive para os cuidados neonatais
- Promover o cuidado materno respeitoso é elemento central para melhorar a experiência das mulheres no parto. Intervenções para promover e sustentar o cuidado materno respeitoso são necessárias nos três níveis de cuidado (individual, hospitalar e sistema de saúde).

1048

70

Aspectos Jurídicos da Prática Obstétrica

Flávia Cunha dos Santos
Jorge Rezende Filho

Plano de parto, 1049

Reprodução assistida, 1050

Abortamento provocado, 1052

Esterilização, 1052

Cesariana a pedido, 1053

Cesariana *perimortem* e *post mortem*, 1053

Plano de parto, 1054

Plano de parto

Os dois primeiros princípios que devemos considerar na nossa prática profissional são o de beneficência e não maleficência (também conhecidos como benefício/não malefício). Beneficência significa "fazer o bem", e não maleficência, "evitar o mal". Desse modo, sempre que o profissional propuser um tratamento a um paciente, deverá reconhecer sua dignidade e considerá-lo em sua totalidade (todas as dimensões do ser humano devem ser consideradas: física, psicológica, social, espiritual), visando oferecer a ele o melhor tratamento no que diz respeito tanto à técnica quanto ao reconhecimento das necessidades físicas, psicológicas ou sociais. Um profissional deve, antes de tudo, desejar o melhor para seu paciente, para restabelecer e promover sua saúde ou para prevenir um agravo. Outro princípio utilizado como "ferramenta" para o enfrentamento de questões éticas é o da autonomia. De acordo com esse princípio, as pessoas têm "liberdade de decisão" sobre sua vida. A autonomia é a capacidade de autodeterminação de uma pessoa, ou seja, o quanto ela pode gerenciar sua própria vontade, livre da influência de outras pessoas. Para que o respeito à autonomia das pessoas seja possível, duas condições são fundamentais: a liberdade e a informação. O princípio da beneficência (e não o da autonomia) deve ser respeitado em primeiro lugar.

O último princípio a ser considerado é o princípio de justiça. Costumamos acrescentar outro conceito ao de justiça: o de equidade, que representa dar a cada pessoa o que lhe é devido segundo suas necessidades; ou seja, incorpora-se a ideia de que as pessoas são diferentes e que, portanto, também são diferentes as suas necessidades. De acordo com o princípio da justiça, é preciso respeitar com imparcialidade o direito de cada um. Não seria ética uma decisão que levasse um dos personagens envolvidos (profissional ou paciente) a se prejudicar. É também a partir desse princípio que se fundamenta a chamada objeção de consciência, que representa o direito de um profissional de se recusar a realizar um procedimento aceito pelo paciente ou mesmo legalizado. É a justiça o princípio social da bioética.

Reprodução assistida

A reprodução assistida (RA) seria o conjunto de todas as técnicas empregadas, em especial a inseminação artificial (IA) ou a fertilização *in vitro* (FIV), com o objetivo não de curar, mas de remediar temporariamente a infertilidade da mulher, do homem ou do casal, e que inclui a manipulação em laboratório (*in vitro*) de gametas masculinos (espermatozoides) e/ou femininos (oócitos) ou embriões/pré-embriões, com o objetivo de se alcançar a fecundação, que poderá se dar tanto *in vivo* como *in vitro*. Conflitos materno-fetais, tanto a IA como a FIV, apresentam aspectos morais, éticos, sociais, religiosos, filosóficos e legais que sempre deram margem a amplas discussões. As normas éticas que regulam a utilização das técnicas de RA no Brasil foram atualizadas pelo Conselho Federal de Medicina (CFM) mediante a Resolução nº 2.294/2021.

No que tange aos bancos de gametas (óvulos e esperma), a Resolução nº 2.294/2021 do CFM, em seu Capítulo IV, itens 1 a 4, estabelece o seguinte: que a doação não poderá ter caráter lucrativo ou comercial; que os doadores não devem conhecer a identidade dos receptores e vice-versa, exceto na doação de gametas para parentesco de até 4º (quarto) grau, de um dos receptores (1º grau – pais/filhos; 2º grau – avós/irmãos; 3º grau – tios/sobrinhos; 4º grau – primos), desde que não incorra em consanguinidade; que a idade limite para a doação de gametas é de 37 anos para a mulher e de 45 anos para o homem; e que será mantido, obrigatoriamente, sigilo sobre a identidade dos doadores de gametas e embriões, bem como dos receptores, com ressalva do item 2 do Capítulo IV. Em situações especiais, informações sobre os doadores, por motivação médica, podem ser fornecidas exclusivamente para os médicos, resguardando a identidade civil do(a) doador(a).

O Código de Ética Médica (CEM) de 2019, em seu Capítulo III, art. 15, § 3º, condena a prática de reprodução assistida sem que os participantes estejam de inteiro acordo e adequadamente esclarecidos sobre o fato.

Com o advento da nova Lei de Proteção de Dados (Lei nº 13.709/2018), em conjunto com o CEM de 2019, que, em seu art. 73, proíbe ao médico "revelar fato de que tenha conhecimento em virtude do exercício de sua profissão, salvo por motivo justo, dever legal ou consentimento, por escrito, do paciente", e em conjunto ainda com a Resolução nº 2.294/2021 do CFM que, em seu Capítulo IV, item 2, estabelece que "os doadores não devem conhecer a identidade dos receptores e vice-versa", observa-se que o Brasil optou por seguir um modelo de proteção ao sigilo do doador de material genético em supremacia ao direito de reconhecimento da ascendência genética, o qual encontra ligação íntima com os direitos da personalidade citados na Constituição Federal, em seu art. 5º, inciso X, e no Código Civil de 2002. Assim, no Brasil, atualmente, vigora a confidencialidade ou sigilo do doador, no qual uma pessoa artificialmente procriada não poderá saber quem são seus pais biológicos. Dessa maneira, somente os dados genéticos (amostra do material celular do doador) e fenotípicos do doador, assim como seus dados clínicos de caráter geral, podem ser revelados exclusivamente ao médico da pessoa assim gerada que necessitar de informações para tratamento de saúde.

Outra questão controversa, que pode dar margem a grandes violações éticas, é o diagnóstico genético pré-implantacional. Em mãos responsáveis, este pode salvar vidas, como no caso de doenças de transmissão genética ligada ao sexo, como hemofilia ou distrofia muscular de Duchenne. Mas nada impede que seja determinado o sexo de preferência do casal ou, em um futuro próximo, até a cor dos olhos. Essa seria uma forma de eugenia, proibida pelo CEM de 2019, que, em seu Capítulo III, art. 15, § 2º, inciso III, proíbe "criar embriões com finalidades de escolha de sexo, eugenia ou para originar híbridos ou quimeras". Também há proibição pela Resolução nº 2.294/2021 do CFM, que, em seu Capítulo VI, itens 1 e 2, estabelece que "as técnicas de RA podem ser aplicadas à seleção de embriões submetidos a diagnóstico de alterações genéticas causadoras de doenças, podendo nesses casos ser doados para pesquisa ou descartados, conforme a decisão do(s) paciente(s), devidamente documentada em consentimento informado livre e esclarecido específico", e que "as técnicas de RA também podem ser utilizadas para tipagem do Antígeno Leucocitário Humano (HLA) do embrião, no intuito de selecionar embriões HLA-compatíveis com algum irmão já afetado pela doença e cujo tratamento efetivo seja o transplante de células-tronco, de acordo com a legislação vigente". Outro problema que surge é a possibilidade do diagnóstico pré-implantacional de anomalias genéticas, entre elas a trissomia do cromossomo 21, das mais frequentes em humanos, que poderia ser causa para descarte do ovo. Entretanto, sabemos que a síndrome de Down é doença perfeitamente compatível com a vida, e eliminar os portadores dessa doença seria uma forma velada de eugenia. Outra razão para pesquisar embriões está no estudo das células-tronco embrionárias, capazes de ofertar, em necessidade futura, material genético terapêutico ou regenerativo. O tema controverso, que envolve o descarte dos embriões excedentes, em 2005 foi parcialmente resolvido com a promulgação da Lei de Biossegurança (Lei nº 11.105/2005). Esta estabeleceu, em seu art. 5º, incisos I e II, e § 1º, que é permitida, para fins de pesquisa e terapia, a utilização de células-tronco embrionárias obtidas de embriões humanos produzidos por fertilização *in vitro* e não utilizados no respectivo procedimento, desde que sejam: embriões inviáveis; ou embriões congelados há 3 anos ou mais, ou, já congelados na data da publicação, depois de completarem 3 anos, contados a partir da data de congelamento. Porém, em qualquer caso, é necessário o consentimento dos genitores. Nesse sentido, a Resolução nº 2.294/2021 do CFM, em seu Capítulo V, itens 4 e 5, determina que "os embriões criopreservados com 3 anos ou mais poderão ser descartados se essa for a vontade expressa dos pacientes, mediante autorização judicial", e que "os embriões criopreservados e abandonados por 3 anos ou mais poderão ser descartados, mediante autorização judicial". No entanto, a mesma Resolução, em seu Capítulo I, item 6, proíbe a fecundação de oócitos humanos com qualquer outra finalidade que não a procriação humana.

A Resolução nº 2.294/2021 do CFM, em seu Capítulo I, itens 3.1 e 3.2, estabelece que a idade máxima das candidatas à gestação por técnicas de RA é 50 anos. Porém, as exceções a esse limite serão aceitas baseadas em critérios técnicos e científicos fundamentados pelo médico responsável quanto à ausência de comorbidades da mulher, com esclarecimento ao(s) candidato(s) quanto aos riscos envolvidos para a paciente e para os descendentes eventualmente gerados a partir da intervenção, respeitando-se a autonomia da paciente e do médico. Isso só foi determinado em 2010, com a Resolução nº 1.957 do CFM, e foi modificado na última, a Resolução nº 2.294/2021 do CFM, que, em seu Capítulo I, item 7, estabelece não só o limite de idade, mas também o número de embriões a serem transferidos: (a) mulheres com até 37 anos: até dois embriões; (b) mulheres com mais de 37 anos: até três embriões; (c) em caso de embriões euploides ao diagnóstico genético: até dois embriões, independentemente da idade; e (d) nas situações de doação de oócitos, considera-se a idade da doadora no momento de sua coleta.

Já Resolução nº 2.294/2021 do CFM, em seu Capítulo I, item 8, estabelece que, em caso de gravidez múltipla decorrente do uso de técnicas de RA, é proibida a utilização de procedimentos que visem à redução embrionária.

Muito embora não haja uma lei que regule a matéria citada a seguir, a Resolução nº 2.294/2021 do CFM estabelece, em seu Capítulo II, item 2, o direito ao uso das técnicas de reprodução assistida para heterossexuais, homoafetivos e transgêneros. No mesmo Capítulo, item 3, é permitida a gestação compartilhada em união homoafetiva feminina, considerando-se gestação compartilhada a situação em que o embrião obtido a partir da fecundação do(s) oócito(s) de uma mulher é transferido para o útero de sua parceira.

Por fim, a Resolução nº 2.294/2021 do CFM, em seu Capítulo VII, item 2, estabelece que a cessão temporária do útero não poderá ter caráter lucrativo ou comercial. Está estabelecido, ainda nesse mesmo Capítulo, que a cedente temporária do útero deverá ter ao menos um filho vivo, pertencer à família de um dos parceiros em parentesco consanguíneo até o quarto grau (1º grau – mãe/filha; 2º grau – avó/irmã; 3º grau – tia/sobrinha; 4º grau – prima).

1051

Nessa situação, o Termo de Consentimento Livre e Esclarecido (TCLE) deverá ser assinado pelos pacientes e pela cedente temporária do útero, contemplando aspectos biopsicossociais e riscos envolvidos no ciclo gravídico-puerperal, bem como aspectos legais da filiação.

Abortamento provocado

Este é um tema que sempre gerou enormes controvérsias e discussões não só no meio acadêmico, mas também em toda a sociedade. Na Inglaterra, nos EUA e na maioria dos países desenvolvidos, a interrupção da gravidez pode ser legalmente consumada, por motivos até inconsistentes. Porém, é preciso entender que o Código Penal Brasileiro classifica o abortamento entre os Crimes contra a Vida que, no caso de serem dolosos, serão levados ao Tribunal do Júri.

É importante destacar que o CEM de 2019, em seu Capítulo III, arts. 14 e 15, *caput*, continua seguindo o Código Penal e repudiando o abortamento provocado. Quanto às permissões legais, o art. 128 do Código Penal Brasileiro só permite o aborto (quando praticado por médico) em duas circunstâncias: "I – se não há outro meio de salvar a vida da gestante (aborto necessário) ou II – se a gravidez resulta de estupro e o aborto é precedido de consentimento da gestante ou, quando incapaz, de seu representante legal (aborto no caso de gravidez resultante de estupro)". Em 2012, O Supremo Tribunal Federal (STF) aprovou a interrupção de gravidez de fetos anencéfalos, também chamada antecipação terapêutica do parto. O CFM, logo após a decisão do STF, publicou a Resolução nº 1.989/2012 dispondo sobre o diagnóstico de anencefalia para a antecipação terapêutica do parto e orientando que, na ocorrência do diagnóstico inequívoco de anencefalia, o médico pode, a pedido da gestante, independentemente de autorização do Estado, interromper a gravidez. Estabeleceu-se que o diagnóstico de anencefalia deverá ser feito por exame ultrassonográfico realizado a partir da 12ª semana de gestação e deve conter: I – duas fotografias, identificadas e datadas: uma com a face do feto em posição sagital; a outra, com a visualização do polo cefálico no corte transversal, demonstrando a ausência da calota craniana e de parênquima cerebral identificável; II – laudo assinado por dois médicos, capacitados para tal diagnóstico. Concluído o diagnóstico de anencefalia, o médico deve prestar à gestante todos os esclarecimentos que lhe forem solicitados e garantir a ela o direito de decidir livremente sobre a conduta a ser adotada, sem impor sua autoridade para induzi-la a tomar qualquer decisão ou para limitá-la naquilo que decidir. No caso da anencefalia, são direitos da gestante: (a) solicitar a realização de junta médica ou buscar outra opinião sobre o diagnóstico; (b) ante o diagnóstico de anencefalia, (i) manter a gravidez; (ii) interromper imediatamente a gravidez, independentemente do tempo de gestação, ou (iii) adiar essa decisão para outro momento. A decisão sobre a anencefalia não se aplica a outros casos excepcionais, como aqueles contemplados por malformações múltiplas, incompatíveis com a vida. A interrupção da gestação – quer por abortamento, quer por antecipação terapêutica do parto – somente será permitida mediante autorização judicial.

Em 2015, o Ministério da Saúde revisou e lançou, como parte de suas ações educativas, a norma de "Prevenção e Tratamento dos Agravos Resultantes da Violência Sexual contra Mulheres e Adolescentes", que traz como principal mudança a não exigência da apresentação do Boletim de Ocorrência (BO) Policial pelas vítimas de estupro para a realização de abortamento legal.

Esterilização

A Organização das Nações Unidas (ONU) manifestou-se declarando que o planejamento da família, a quantidade de filhos e o espacejamento deles constituem um direito humano (*human right*) e, por isso, o indivíduo pode dispor de seu próprio corpo.

No Brasil, a esterilização cirúrgica está regulamentada pela nova Lei nº 14.443/2022, aprovada no Senado Federal em setembro de 2022 alterando a antiga Lei nº 9.263/1996, que dispõe sobre o planejamento familiar. As principais modificações estão na diminuição da idade para realização da esterilização definitiva e a possibilidade de realização da laqueadura tubária durante o parto via cesariana e no puerpério recente por meio da técnica de Sauter entre 24 e 72 horas após o parto vaginal, com incisão cirúrgica na borda inferior da cicatriz umbilical.

Art. 10. Somente é permitida a esterilização voluntária nas seguintes situações:

I – Em homens e mulheres com capacidade civil plena e maiores de 21 (vinte e um) anos de idade ou, pelo menos, com 2 (dois) filhos vivos, desde que observado o prazo mínimo de 60 (sessenta) dias entre a manifestação da vontade e o ato cirúrgico, período no qual será propiciado à pessoa interessada acesso a serviço de regulação da fecundidade, inclusive aconselhamento por equipe multidisciplinar, com vistas a desencorajar a esterilização precoce;

II – (...)

§ 2º A esterilização cirúrgica em mulher durante o período de parto será garantida à solicitante se observados o prazo mínimo de 60 (sessenta) dias entre a manifestação da vontade e o parto e as devidas condições médicas.

Além das modificações apresentadas anteriormente, a nova Lei traz outro avanço com a dispensa do consentimento do cônjuge para autorizar a laqueadura, em mulheres, e vasectomia, em homens.

Cesariana a pedido

A cesariana a pedido é definida como aquela realizada a pedido da mãe, antes do trabalho de parto, na ausência de qualquer indicação materna ou fetal. Naqueles casos em que a cesariana a pedido foi planejada, esta não deve ser realizada antes da idade gestacional de 39 semanas. Além do mais, esta não deve ser motivada pela indisponibilidade de um manejo eficaz da dor e, particularmente, não é recomendada para mulheres que desejam gerar vários filhos, uma vez que os riscos de placenta prévia, placenta acreta e histerectomia aumentam a cada parto cesáreo. Além disso, o risco de morbidade respiratória neonatal, incluindo taquipneia transitória e síndrome da angústia respiratória aguda (SARA), está aumentado após a cesárea eletiva, comparado ao do parto vaginal, uma vez que a operação tenha sido realizada antes de 39 semanas. Seguindo o pensamento exposto nas linhas anteriores, o CFM publicou, em 2016, a Resolução nº 2.144/2016 sobre o assunto, afirmando em seu art. 1º que "é direito da gestante, nas situações eletivas, optar pela realização de cesariana, garantida por sua autonomia, desde que tenha recebido todas as informações de forma pormenorizada sobre o parto vaginal e cesariana, seus respectivos benefícios e riscos". E reforça-se, no parágrafo único do mesmo artigo, a necessidade do TCLE. Entende-se que a cesariana a pedido da gestante, nas situações de risco habitual, somente poderá ser realizada a partir da 39ª semana de gestação, com registro em prontuário (art. 2º), e conclui-se que "é ético o médico realizar a cesariana a pedido, e se houver discordância entre a decisão médica e a vontade da gestante, o médico poderá alegar seu direito de autonomia profissional e, nesses casos, referenciar a gestante a outro profissional" (art. 3º).

Cesariana *perimortem* e *post mortem*

Quando a gravidez incide sobre uma paciente terminal ou em estado vegetativo permanente, mesmo que a doença não possa ser debelada ou curada, é importante que se mantenham a assistência e os cuidados para uma sobrevivência confortável e sem sofrimento físico ou psíquico, ainda que paliativos. Se ela estiver grávida, é necessário que tenha toda assistência de um pré-natal, que, mesmo tão complexo e difícil, deve ser conduzido da melhor forma possível. No caso da gravidez em paciente em estado vegetativo continuado ou persistente (com lesões recentes do sistema nervoso central), uma vez que, como tal, ela está no rol dos pacientes salváveis, é importante oferecer todo suporte vital necessário disponível, além dos cuidados que se deve ter com uma gestante e com o feto que vai nascer, protegendo-o dos eventuais danos que possam ocorrer com os meios e medicamentos usados – mesmo porque essa gestante pode vir a se recuperar. Por outro lado, a grávida com morte encefálica encontra-se em uma situação complexa e delicada. Se não fosse a gravidez, a suspensão dos meios artificiais de manutenção da vida, com diagnóstico baseado nos critérios rigorosos do protocolo de morte encefálica, não traria nenhum problema, e nem se poderia falar em eutanásia, pois a paciente já estaria morta pelo conceito atual que se tem de óbito. Nessa situação, cada caso deverá ser individualizado e decidido em conjunto com os familiares ou responsáveis pela gestante, lembrando-se sempre de documentar tudo em prontuário.

A cesariana *post mortem*, embora seja uma prática antiga, ainda encontra alguns resíduos de intolerância por parte de uma pequena fração da comunidade. Quando o médico está diante de uma situação indiscutível de morte e da possibilidade, mesmo remota, de retirar um feto vivo do útero, não há como negar a validade de tal gesto. Para tanto, é necessário que o médico esteja certo da inexistência de vida da gestante, que tenha usado todos os recursos disponíveis para um diagnóstico real de morte e, se possível, que disponha do assentimento de um colega e da permissão da família ou responsáveis, sempre registrada em prontuário, no sentido de evitar problemas legais no futuro.

Plano de parto

O plano de parto, muito embora pareça recente, já é conduta incentivada pela Organização Mundial da Saúde (OMS) desde 1985, quando se estabeleceu que "toda mulher tem direito a um atendimento pré-natal adequado, e ela tem um papel central em todos os aspectos desse atendimento, incluindo a participação no planejamento, execução e avaliação do atendimento".

Muito embora não haja uma lei federal regulamentando a matéria, já há algumas leis estaduais, citando como exemplo os estados de São Paulo (ALESP, 2015) e Rio de Janeiro (ALERJ, 2016), que estabelecem que "no Plano Individual de Parto, a gestante manifestará sua opção sobre: I – a presença, durante todo o processo ou em parte dele, de um acompanhante livremente escolhido pela gestante; II – a presença de acompanhante nas duas últimas consultas, nos termos da lei; III – a utilização de métodos não farmacológicos para alívio da dor; IV – a administração de medicação para alívio da dor; V – a administração de anestesia peridural ou raquidiana; e VI – o modo como serão monitorados os batimentos cardíacos fetais". Em ambas as leis, "na hipótese de risco à saúde da gestante ou do nascituro, o médico responsável poderá restringir as opções". A única diferença entre as duas é que, no estado do Rio de Janeiro, tanto o médico quanto o enfermeiro poderão assistir a gestante na elaboração do Plano Individual de Parto, diferentemente de São Paulo, onde apenas o médico poderá fazê-lo. Nesse sentido, o Ministério da Saúde lançou, em 2017, as Diretrizes Nacionais de Assistência ao Parto Normal, estabelecendo que, se a mulher tem um plano de parto escrito, este deverá ser lido e discutido com ela, ao se levarem em consideração as condições para sua implementação, tais como a organização do local de assistência, limitações (físicas, de recursos) relativas à unidade e à disponibilidade de certos métodos e técnicas.

Recentemente, o Conselho Regional de Medicina do Rio de Janeiro (CREMERJ) publicou no *DOU* de 23/05/2023 (seção I, P.142) a Resolução CREMERJ nº 343/2023 que dispõe sobre a não obrigação de adesão, por parte de médicos, a quaisquer documentos, dentre eles o plano de parto ou similares, que restrinjam a autonomia médica na adoção de medidas de salvaguarda do bem-estar e da saúde para o binômio materno-fetal. Tal resolução revoga a resolução CREMERJ nº 293/2019.

Não bastasse tudo que já foi comentado, o CEM de 2019 estabelece, no Capítulo I, que "o médico exercerá sua profissão com autonomia, não sendo obrigado a prestar serviços que contrariem os ditames de sua consciência ou a quem não deseje, excetuadas as situações de ausência de outro médico, em caso de urgência ou emergência, ou quando sua recusa possa trazer danos à saúde do paciente" (inciso VII), e que "o médico não pode, em nenhuma circunstância ou sob nenhum pretexto, renunciar à sua liberdade profissional, nem permitir quaisquer restrições ou imposições que possam prejudicar a eficiência e a correção de seu trabalho" (inciso VIII).

Pontos-chave

- Em medicina existem quatro princípios bioéticos fundamentais: autonomia, beneficência, não maleficência e justiça
- Somente os dados genéticos, fenotípicos do doador e dados clínicos de caráter geral podem ser revelados exclusivamente ao médico da pessoa assim gerada que necessitar de informações para tratamento de saúde
- A cessão temporária do útero não poderá ter caráter lucrativo ou comercial, e a cedente do útero deverá ter ao menos um filho vivo e pertencer à família de um dos parceiros em parentesco consanguíneo até o quarto grau
- No Brasil, o abortamento provocado só é permitido em duas circunstâncias (art. 128 do Código Penal): "Não se pune o aborto provocado por médico: I – se não há outro meio de salvar a vida da gestante (aborto necessário); ou II – se a gravidez resulta de estupro e o aborto é precedido de consentimento da gestante ou, quando incapaz, de seu representante legal (aborto no caso de gravidez resultante de estupro)"
- Não é exigida a apresentação do Boletim de Ocorrência (BO) Policial pelas vítimas de estupro para a realização de abortamento legal
- As principais modificações na Lei do Planejamento Familiar são a diminuição da idade para realização da esterilização definitiva, possibilidade de realização da laqueadura tubária durante o parto e a dispensa do consentimento do cônjuge para autorizar a laqueadura, em mulheres, e vasectomia, em homens
- A cesariana a pedido só poderá ser realizada a partir de 39 semanas de gestação
- Em 2012, O Supremo Tribunal Federal (STF) aprovou a interrupção de gravidez de fetos anencéfalos, também chamada antecipação terapêutica do parto
- Quando o médico está diante de uma situação indiscutível de morte e da possibilidade, mesmo remota, de retirar um feto vivo do útero, não há como negar a validade de tal gesto
- O Conselho Regional de Medicina do Rio de Janeiro (CREMERJ) publicou a Resolução nº 343/2023, que dispõe sobre a não obrigação de adesão, por parte de médicos, a quaisquer documentos, dentre eles o plano de parto ou similares, que restrinjam a autonomia médica na adoção de medidas de salvaguarda do bem-estar e da saúde para o binômio materno-fetal.

Índice Alfabético

A

Abdome, 143
Abortamento, 350
- cirúrgico, 893
-- de 1º trimestre, 895
-- de 2º trimestre, 898
- completo, 331, 334
- de 1º trimestre, 893
- de 2º trimestre, 897
- e parto pré-termo e
  diabetes melito, 562
- epidemiologia, 329
- etiologia, fatores de risco, 329
- farmacológico, 893
-- de 1º trimestre, 894
-- de 2º trimestre, 897
- formas clínicas, 330, 329
- habitual, 331, 338
- incompleto, 331, 335
- inevitável, 331, 332
- infectado, 331, 335
- precoce, 333
- provocado, 1052
- retido, 331, 337
- tardio, 334
Abscessos, 851
Abuso
- físico, 1045
- sexual, 1045
- verbal, 1045
Ação dos anticorpos maternos
  no organismo fetal, 519
Aceleração, 810
Acesso venoso, 742
Aciclovir, 695
Ácido(s)
- acetilsalicílico, 394
- araquidônico, 231
- graxos essenciais, 105
- tranexâmico, 828
Acompanhamento na gravidez, 520
Acompanhante, 255
Acondrogênese, 996
Aconselhamento pré-concepcional e
  diabetes melito gestacional, 559
Acretismo, 479
- placentário, 484, 485
Actina, 219
Adaptações fisiológicas da função
  tireoidiana na gestação, 568
Adenoma de hipófise, 132
Aderências, 884
Admissão, 255
Adoçantes, 194
Agenesia do corpo caloso, 961
Agentes uterotônicos, 827
Aglutinação do colo, 791
Alantoide, 68
Alargamento do tempo de
  tromboplastina parcial
  ativada (TTPA) e tempo
  de protrombina (TP), 510

Aleitamento natural e
  HIV/AIDS, 663
Alimentação, 255
- saudável, 195
Aloimunização materna, 518, 521
Alta pós-cesárea, 889
Alteração(ões)
- basais, 809
- cardíacas, 390
- cardiovasculares na gravidez, 112
- cerebrais, 391
- cromossômicas, 339
- da consistência uterina, 134
- do formato uterino, 134
- fetais, 392
- hepáticas, 391
- hidreletrolíticas, 391
- metabólicas na gravidez
  normal, 554
- no metabolismo materno, 102
- periódicas/episódicas, 810
- renais, 390
- sanguíneas, 391
- uteroplacentárias, 392
- vasculares, 390
Alto risco, 188
Altura
- da apresentação, 168, 258, 288
- uterina, 143
Amadurecimento cervical, 230
Amamentação, 309, 1035
- contraindicações para a, 312
- e obesidade, 551
- manejo clínico da, 310
Ameaça
- de abortamento, 330, 331
- de parto pré-termo, 415
Amenorreia, 133, 134
Aminoácidos, 89
Amiodarona, 743
Âmnio, 64
Amniocentese, 157, 158, 948
Amniodrenagem, 447
Amnionicidade, 455
Amniotomia, 235, 259, 289
Ampicilina, 419
Analgesia, 862, 889
- inalatória, 262
- peridural contínua, 261
Análise da pressão
  intrauterina, 206
Anamnese, 140
- completa, 190
- geral, 141
- obstétrica, 141
Anatomia da bacia (ou pelve), 176
Anemia, 130, 616
- alterações fisiológicas, 616
- fisiológica da gravidez, 130
- grave, 527
- hipocrômica ferropriva, 617

- macrocítica, 618
- nutricional, 617
- perniciosa, 617
- por deficiência de
  ácido fólico, 617
Anencefalia, 955
Anestesia
- e obesidade, 549
- local ou locorregional, 269
Aneurisma da veia de Galeno, 969
Anexite, 841, 846
Anexos do embrião e do feto, 45
Angiotomografia (angio-TC)
  helicoidal, 612
Anomalia(s)
- congênitas, 548, 1030
-- e cromossômicas fetais, 543
- da linha média, 961
- de body stalk, 988
- do pedículo de fixação, 988
- na fossa posterior e no
  tronco encefálico, 965
- numéricas, 988
- renais e das vias urinárias, 988
Anormalidades
- e acidentes do cordão, 544
- estruturais identificadas pela
  ultrassonografia, 938
Antecedentes
- familiares, 141
- obstétricos, 141
- pessoais, 141
Anti-hipertensivos, 397, 404
Anti-β_2-glicoproteína I, 604
Anti-histamínicos, 327
Antibiótico profilático, 429
Antibioticoterapia profilática, 887
Anticardiolipina, 604
Anticoncepção, 303, 373
- de emergência, 319
Anticorpos
- antifosfolípidios, 603
- maternos, 88, 519
Antipsicóticos tratamento
  com, 638
Antitrombina III, 505
Apagamento do colo, 128, 250
Apendicite, 707
Apoio contínuo, 255
"Apojadura" do leite, 308
Aponeurose perineal
- média, 4, 5
- profunda ou endopélvica, 4
- superficial, 4
Apresentação, 167
- cefálica, 167
- pélvica, 167
-- completa, 167
-- conduta, 753, 747
-- diagnóstico, 749
-- etiologia, 749

Índice Alfabético

-- evidências do parto normal *versus* cesárea na apresentação pélvica, 752
-- incidência, 747
-- incompleta, 167
-- mecanismo do parto, 750
-- prognóstico, 752
Aproximação do subcutâneo, 881
Aquaporinas, 95
Aquecimento, 420
Artéria(s)
- espiraladas, 9
-- decidualizadas, 52
- retas, 9
- umbilical(is), 39
-- única, 944
- uterina, 9
- vitelinas, 39
Articulação inglesa, 859
Ascensão dos espermatozoides pelo sistema genital feminino, 19
Ascite, 982, 1005
Asfixia
- fetal, 818
- intraparto, 1030
Asma, 643
Aspectos
- emocionais
-- da gravidez e preparação para o parto, 202
-- e culturais das gestações pré-termo, 538
- éticos e de saúde pública, 1013
- jurídicos da prática obstétrica, 1049
- nutricionais, 194
Aspiração a vácuo, 371
Assexuais, 1033
Assinclitismo
- anterior, 168
- posterior, 168
Assistência
- à dilatação, 252
- à expulsão, 265
- ao desprendimento dos ombros, 271
- ao parto, 419
- pélvico
-- na posição de quatro apoios, 757
-- tradicional, 755
- ao recém-nascido na sala de parto, 282
- imediata ao recém-nascido pré-termo, 420
- pós-natal, 300
- pré-natal, 548
-- aspectos
--- emocionais da gravidez e preparação para o parto, 202
--- nutricionais, 194
-- consultas pré-natais, 187
-- cuidados na gestação, 193
-- efeitos no feto decorrentes de medicamentos administrados à mãe, 202
-- exames radiológicos na gravidez, 202
-- exercícios físicos na gravidez e no pós-parto, 202, 187
-- tratamento de pequenos distúrbios da gravidez, 198

-- vacinação, 195
Atitude(s), 164
- de Laborie-Bué ou Laborie-Duncan, 266
- durante a gestação, 164
- no parto, 164
Ativação
- da membrana (âmnio) fetal, 230
- do miométrio a termo, 226
Atividade
- ATPase, 222
- física, 472
- sexual, 193
Ativina, 76
Atonia uterina, 827
Atresia de esôfago, 979
Aumento do volume
- abdominal, 135
- uterino, 134
Ausculta, 145
- clínica, 145
- fetal, 190
- sofrimento fetal agudo, 815
Auscultação, 136
Ausência de batimentos e morte fetal, 146
Autoimunidade tireoidiana na gestação, 571
Avaliação
- anteparto da vitabilidade fetal, 925
- cervical, 288
- clínica da insinuação da cabeça fetal, 793
- da idade da gravidez pela ultrassonografia, 534
- da involução uterina, 301
- da vitabilidade fetal, 565
- do comprimento do colo, 413
- dos aspectos psicossociais, 302
- pré-indução, 288

B

Bacia, 175
- androide, 182
- antropoide, 182
- ginecoide, 182
- morfologia, 180
- platipeloide, 182
Bacteriúria assintomática, 648
Banhos de imersão, saunas e piscina, 193
Banqueta de parto, 268
Bases morfológicas, 3
Batimentos fetais, 145
Benzodiazepínicos
- na gestação, 636
- no puerpério, 636
Biometria fetal, 439, 917
Biopsia de vilo corial, 155, 948
- transabdominal, 157
Bioquímica molecular da contração do músculo liso, 220
Bissexuais, 1033
Bloqueio
- cardíaco congênito, 597
- combinado raquidiano-peridural, 261
Blues, 634
- pós-parto, 302
Bócio, 120
Bolsa das águas, 258

Bromocriptina, 851
Bupropiona, 642

C

Cabeça, 142, 165
- insinuada, 239
Cabergolina, 851
Cadeira de parto, 268
Cãibras, 200
Cálculo da idade gestacional, 133
Caldesmon, 220
Camada fibrinoide de Nitabuch, 47
Canal
- cervical, 127, 128
- de Alcock, 6
- do istmo, 9, 127
- do parto, 238
Câncer
- cervical, 704
-- diagnóstico, 704
-- estadiamento, 704
-- tratamento, 705
- de colo uterino, 791
- de mama associado à gravidez, 699
-- diagnóstico, 699
-- estadiamento, 700
-- fertilidade e gravidez subsequente, 702
-- lactação, 702
-- prognóstico, 702
-- tratamento, 701
- genital, 699
-- mama, 699
- colo, 702, 699
- invasivo, 705
Candidíase vaginal, 201
Capacidade
- pulmonar total, 118
- residual funcional, 118
- vital, 118
Capacitação e reação acrossômica, 21
Caracterização clínica do parto disfuncional, 782
Carcinoma microinvasivo, 705
Cardiomiopatia periparto, 588
Cardiopatias
- aconselhamento pré-concepcional, 582
- classificação, 582
- diagnóstico, 581
- principais cardiopatias, 584
- prótese valvar cardíaca, 589, 581
Cardiotocografia, 153, 498, 809, 926
- computadorizada, 155, 439, 927
Cariótipo convencional, 946
Cascata da coagulação, 503
Cavidade amniótica, 47, 455
Cefaleia, 622
Céfalo-hematoma, 285
Cefazolina, 419
Cell-free DNA no sangue materno, 942
Celoma
- extraembrionário, 30
- intraembrionário, 31
Células
- citotrofoblásticas, 32
- do endoderma, 30
- do estroma do endométrio, 47

1057

Índice Alfabético

- do hormônio liberador de gonadotrofina, 12
- mesênquimais, 31
- musculares, 217
- trofoectodérmicas, 48

Cerclagem, 415, 428, 473
- contraindicações para a, 346
- de emergência, 344
- história-indicada, 344
- profilática, 473
- transabdominal, 344, 346
- ultrassonografia-indicada, 344

Cervicite, 839, 844

Cesárea
- a pedido, 873
- *perimortem*, 743

Cesariana, 478
- a pedido, 1053
- *perimortem* e *post mortem*, 1053
- programada, 754

Cetoacidose, 131
- diabética, 563

Cetose de jejum, 563

Chlamydia trachomatis, 672

Choque, 724
- anafilático, 737
- cardiogênico, 725, 736
- classificação do choque em obstetrícia, 724
- definição, 724
- diagnóstico, 729
- distributivo, 725
- efeitos do choque no organismo materno, 728
- fases do tratamento do, 737
- fisiopatologia e patogenia, 727
- hemorrágico, 735
- hipovolêmico, 724, 735
- mecanismos de, 727
- misto/causas diversas, 725
- modificações do organismo materno com efeitos no, 727
- obstrutivo, 725, 736
- quadro clínico, 729
- séptico, 736, 843, 847
- sequelas, 733
- tratamento, 733

Ciclo(s)
- contrátil, 223
- de vida do *Toxoplasma gondii*, 664
- menstrual, 14
- ovariano, 14
- respiratório materno-fetal, 85, 86
- sexuais, 11

Cilindrificação do feto, 238

Cintilografia de ventilação/perfusão, 612

Circulação, 39
- fetal, 40, 41
- fetoplacentária, 56
- hemodinâmica, 130
- neonatal, 41
- placentária, 55
-- fetal, 56
-- materna, 56
- uteroplacentária, 56, 384

Circular de cordão, 272, 765

Cirurgia(s)
- bariátrica e metabólica, 550
- maternas, 411

- não obstétrica
-- indicações de, 699, 707

Cisgênero, 1032

Cistite, 648

Cisto(s)
- da bolsa de Blake, 968
- e tumores do ovário, 791
- tecaluteínicos, 711

Citocinas pró-inflamatórias, 410

Citologia cervicovaginal, 191

Citomegalovírus, 683
- aconselhamento materno, 689
- diagnóstico da infecção
-- fetal, 687
-- materna, 685
-- no recém-nascido, 688
- infecção congênita, 683
- prevenção, 689
- tratamento, 688
- vacinação, 689

Citometria de fluxo, 518

Citotrofoblasto, 59

Clamídia, 672

Clampeamento do cordão, 282

Classificação
- das gestações gemelares, 453
- de risco, 1015
- do diabetes, 552
-- na gravidez segundo White, 554
- e diagnóstico da hipertensão na gravidez, 382

Clindamicina, 419

Clitóris, 4

Cloasma, 142

Coagulação intravascular disseminada, 502, 900
- obstétrica, manejo da, 511

Coagulopatia laboratorial, 833

Colecistite, 708

Colo, 127

Colostro, 308

Compartimento intersticial, 1000

Complexo proteína C/proteína S, 503

Complicações
- anteparto e obesidade, 547
- da anticoagulação, 615
- da gravidez, 409
- do abortamento de 2º trimestre, 900
- fetais e morbidade na infância e obesidade, 548
- intraparto, pós-parto e tardias e obesidade, 548
- pós-operatórias, 885

Compressão
- aórtica, 829
- bimanual do útero, 829

Comprimento
- cabeça-nádega, 453
- do colo uterino, 917

Condições e restrições do sistema de saúde, 1046

Condom
- feminino, 316
- masculino, 316

Conduta ativa no secundamento, 279

Condutibilidade intercelular, 227

Congestão mamária, 133

Consistência uterina, 143

Constipação intestinal, 199

Consultas
- pós-parto, 303
- pré-natais, 187
- subsequentes, 191

Consumo
- de álcool, cigarros e drogas ilícitas, 193
- fetal de oxigênio, 87

Contagem dos movimentos fetais, 926

Contaminação pelo HIV, 659

Contato precoce pele a pele, 272

Conteúdo uterino, 143

Contração
- do miócito, 230
- uterina
-- etapas da, 222
-- fixa, 278

Contracepção
- durante o período pós-parto imediato, 315
- e obesidade, 550
- hormonal, 615
- imediata, 302
- no puerpério, 314

Contrações de Braxton-Hicks, 128, 207, 210

Contratilidade uterina, 204, 235
- anormal, 770
- correlações clínicas, 216
- gravidez, 207
- no ciclo gravídico, 207
- parto, 208
- pré-parto, 207
- puerpério, 209
- secundamento, 209

Controle
- do diabetes na gravidez, 567
- neuroendócrino, 12

Convulsão, 391

Cor, 140

Cordão umbilical, 63
- curto, 765
- longo, 765

Cordocentese, 159, 526

Cório, 30

Corioamnionite, 424, 427

Coriocarcinoma, 373

Corionicidade, 455

Corpo
- denso, 220
- lúteo, 15
-- gravídico, 15

Correção das lacerações sangrantes, 273

Corte quatro câmaras, 920

Corticoide, 429
- antenatal, 421

Corticoterapia, 474

Covid-19, 696
- clínica, 696
- diagnóstico, 697
- momento e via de parto, 697
- morbidade obstétrica e perinatal, 697
- prevenção, 696
- transmissão, 696
- vacinação, 697

Crânio bífido, 956

1058

Crescimento intrauterino restrito, 52, 341, 434
- conduta, 437, 432
- de início precoce e tardio, 435
- definição, 432
- diagnóstico, 436
- diferenciação entre crescimento intrauterino restrito
-- de início precoce e tardio, 435
-- e feto pequeno para a idade gestacional, 434
- etiologia, 432
- identificação de fetos pequenos, 433
Cuidado(s)
- às pessoas e às famílias LGBTQIAPN+, 1032
- com a ferida operatória, 889
- com as mamas, 889
- genitais, 301
- iniciais, 255
- maternos imediatamente depois do parto, 281
- na gestação, 193
- pré-natais em gestações múltiplas de grande ordem, 471
Cultura de estreptococo do grupo B, 426
Curvatura(s)
- caudal, 34
- cefálica, 34
- do embrião, 34

D

D-dímeros, 510
Data da última menstruação, 190
Deambulação, 101, 256, 301, 889
Débito(s)
- cardíaco, 130, 727
- sanguíneos uteroplacentário e fetoplacentário, 81
Decídua, 46
- basal, 47
Defeito(s)
- de fechamento do tubo neural, 954
- de redução dos membros e oromandibular, 157
Deficiência de iodo, 132
Deformação cervical, 414
Deglutição fetal, 95
Dengue, 673
Dependência de substâncias, 637
- tratamento da, 638
Depressão
- peri e pós-parto, tratamento da, 635
- pós-parto, 634
- pré-natal, tratamento da, 633
Derivados do *ergot*, 827
Derrame
- pericárdico, 1005
- pleural, 972, 1005
Desacelerações, 810
Descida, 241, 277, 750-752
- e expulsão do feto, 214
Descolamento, 275
- da placenta, 214, 275
- das membranas, 234, 288, 538
- de placenta crônico, 500

- prematuro da placenta, 483, 508, 543, 780
-- aconselhamento pós-concepcional, 500, 490
-- alterações
--- da hemocoagulação, 495
--- renais, 493
--- uteroplacentárias, 491
-- conduta, 498
-- descolamento de placenta crônico, 500
-- diagnóstico, 496
-- etiologia, 490
-- fatores de risco, 495
-- fisiopatologia, 491
-- prognóstico, 500
-- quadro clínico, 495
Desenvolvimento, 25
- aspectos da fisiologia fetal, 38
- das vilosidades primárias, 29
- folicular, 14
- metabolismo do surfactante, 43, 25
- nona semana ao nascimento, 35
- período fetal, 35
- posterior das vilosidades, 32
- primeira semana, 25
- quarta a oitava semanas, 33
- segunda semana, 27
- terceira semana, 31
Desprendimento, 242, 277, 750-752
- das espáduas, 242
Desproporção cefalopélvica, 769, 790, 793
- diagnóstico, 795
- tratamento, 795
Destino
- da alantoide, 68
- da vesícula vitelina, 68
Determinação
- da corioamnionicidade, 455
- da idade gestacional, 453
- do Rh fetal, 523
Determinismo do parto, 223
- pré-termo, 407
Diabetes melito, 544
- alterações metabólicas na gravidez normal, 554
- classificação do diabetes, 552
-- na gravidez segundo White, 554
- gestacional, 132, 459, 553, 555, 566
-- aconselhamento pós-concepcional e, 559
- infante de mãe diabética, 566
- influência da gestação sobre o, 562
- pré-gestacional, 566
- recomendações da ADA (2017), 566, 552
- tipo 1 e tipo 2, 552, 560
Diafragma, 316
- pélvico, 5
- urogenital, 4
Diagnóstico
- da gravidez, 133
- da infecção, 654
- de apresentação pela ausculta, 146
- de gravidez abdominal, 356
- do trabalho de parto, 248
- genético pré-implantacional, 948
- hormonal, 137

- pós-natal, indicação do microarranjo no, 952
- pós-parto no recém-nascido, 526
- pré-natal, 935
-- em situações especiais, 948
-- indicação
--- de cariótipo no, 952
--- do microarranjo no, 951
- sonográfico de gravidez inviável, 330
- ultrassonográfico, 138
Diâmetro(s)
- e circunferências da cabeça fetal, 166
- oblíquos, 179
- transverso máximo, 179
Dieta, 564
- e função intestinal, 889
Dificuldades no acompanhamento do diabetes, 562
Difusão
- facilitada, 83
- simples, 82
Dilatação, 247
- do colo, 249
- do istmo e do colo uterino, 213
- saciforme do segmento inferior, 791
- ureteral, 115
Dimensões
- da bacia, 179
- da placenta, 62
Dinoprostona, 234, 291
Dips, 810
Discinesias, 769, 770
- uterinas, 808
Discordância sexual, 455
Disfunção
- endotelial, 386, 390
- tireoidiana, 570
Displasia(s)
- cística obstrutiva, 994
- esqueléticas, 995
- renal multicística, 993
Dispositivos intrauterinos
- de cobre, 316, 318
-- inserção pós-parto, 319
-- mecanismo de ação, 318
- de progesterona, 317
Disrafismo espinal, 958
Distocia(s), 769
- cervical, 778
- da vagina, 790
- da vulva, 790
- de ombros, 790, 795
-- complicações, 796
-- manobras
--- de 1ª linha, 797
--- de 2ª linha, 798
--- de 3ª linha, 800
-- predição e prevenção, 795
-- tratamento, 796
- do colo, 790
- do cordão umbilical
-- circulares de cordão, 765
-- conduta, 762
-- cordão
--- curto, 765
--- longo, 765
-- diagnóstico, 761

1059

Índice Alfabético

-- etiologia, 761
-- incidência, 761
-- inserção velamentosa, 767, 761
-- nós, 764
-- procidência e prolapso, 761
-- prognóstico, 762
-- rupturas, 767
- do trajeto, 790
-- duro, 791
-- mole, 790
- na posição de litotomia, manejo das, 755
Distopias, 988
Distúrbios
- hormonais, 411
- metabólicos, 548
Doença(s)
- ABO, 527
- cardíaca
-- congênita, 585
-- reumática, 584
- cardiovascular, 581
- cervicais, 411
- coronária, 564
- de Graves, 575
- endócrinas, 340
- hemolítica perinatal
-- acompanhamento na gravidez, 520
-- doença hemolítica perinatal não D, 531, 514
-- etiopatogenia, 516
-- incidência, 515
-- prevenção, 528
-- prognóstico, 531
-- provas imunoematológicas no recém-nascido, 528
-- rastreio, 520
-- tratamento, 529
- infecciosas, 652
- maternas, 411, 542
- neurológicas, 620
- renal
-- crônica, 650
-- policística
--- do adulto, 994
--- infantil, 992
- tireoidianas na gestação, 568
- trofoblástica gestacional, 364, 711
- tromboembólica venosa, 607, 612
-- alterações fisiológicas, 607
-- diagnóstico, 609
-- fatores de risco, 609
-- tratamento, 612, 607
Dolores
- *praeparantes*, 249
- *praesagiantes*, 249
Doppler, 151, 523, 921, 931
- colorido, 153
- da artéria
-- cerebral média, 437
-- umbilical, 437
-- uterina, 437, 931
- de outros vasos, 932
- do ducto venoso, 439
Dopplerfluxometria, 152
Dor(es), 330
- abdominal, 201
-- aguda, 161
Dosagem(ns)

- espectrofotométrica da bilirrubina, 526
- hormonais, 147
Ductus arteriosus, 41
Duração normal do trabalho de parto, 252

E

Eclâmpsia, 381, 384, 508
- prevenção da, 399
- tratamento da, 402
Ecocardiografia fetal, 155, 156
Edema, 199
- de pulmão, 129
- generalizado, 392
- periférico, 130
- placentário, 1006
- subcortical, 391
- subcutâneo, 1005
Efeitos no feto decorrentes de medicamentos administrados à mãe, 202
Eixos da bacia, 181
Eletrocardiografia interna, 154
Eletroconvulsoterapia, 639
Embolia
- por líquido amniótico, 507, 508, 512, 900
- pulmonar, 640
Embrioblasto, 30
Encaixamento, 168, 238
Encefalocele, 956
Encefalopatia
- de Wernicke, 325
- hipóxico-isquêmica, 818
Encurtamento do colo, 128
Endo(mio)metrite, 336
Endocardite infecciosa, 586
Endoceptivo, 317
Endocitose na escala da microscopia eletrônica, 84
Endocrinologia da gravidez, 70
Endoglina, 389
Endométrio, 8, 127
Endometrite, 840, 844, 885
Endotélio do capilar fetal, 59
Endoteliose capilar glomerular, 390
Entrelaçamento de cordão, 467
Enxaqueca, 622
Enzima-imunoensaio (ELISA), 138
Epilepsias, 620
Epinefrina, 743
Episiorrafia, 273
Episiotomia, 269, 844
Eritropoese, 42
Esclerose múltipla, 627
Escore
- de gravidade, 1015, 1018
-- do MTS©, 1016
-- do protocolo de classificação de risco em obstetrícia, 1017
- de SOFA, 716
Escuta na gravidez gemelar, 146
Esfíncter externo do ânus, 5
Espaço
- elíptico, 3
- interlabial, 3
Espermatogênese, 20
Espermatozoide, 22
Espermicidas, 316

Espinhas bífidas abertas, 958
Esquizofrenia, 638
Estado civil, 140
Estágios para conduta no crescimento intrauterino restrito, 437
Estase venosa, 607
Estática fetal, 164
Esteatose hepática aguda da gravidez, 508
Esterilização, 320, 1052
- pós-parto, 906
-- complicações
--- cirúrgicas, 908
--- tardias, 908
-- eficiência, 908
-- esterilização tubária, 906
Estigma e discriminação, 1045
Estômago não visível, 978
Estreitamentos torácicos, 972
Estreptococo do grupo B, 672
Estrogênio, 12, 15, 73, 74
Estrutura
- da proteína contrátil, 217
- fina do músculo liso, 218
Esvaziamento dos emunctórios, 864
Etnia e óbito fetal, 541
Evolução dos ciclos gravídico-puerperais anteriores, 142
Exame(s)
- complementares, 147, 190
- da bacia, 185
- da placenta e dos anexos ovulares, 281
- físico, 140
-- completo, 190
-- obstétrico, 142
-- radiológicos na gravidez, 202
Exercícios
- físicos na gravidez e no pós-parto, 202
- para manejo postural da apresentação pélvica, 753
Expulsão, 247, 251, 277
Extração
- da placenta, 880
- do braço posterior, 798
- fetal difícil, 884

F

Fadiga, 200
Falha
- em atender aos padrões profissionais de atendimento, 1045
- na indução do parto, 293
Família glicoproteica, 12
Fâneros, 122
Fascíite necrosante, 840
Fase(s)
- da nutrição do concepto, 39
- de dilatação, 249
- de expulsão, 251
- isquêmica ou pré-menstrual, 18
- luteínica, 13
- menstrual, 16, 18
- ovariana, 70
- placentária, 70
- proliferativa ou folicular, 16
- secretória ou progestacional, 18

Índice Alfabético

Fator(es)
- anatômicos, 341
- de crescimento
-- do endotélio vascular (VEGF), 388
-- placentário, 382, 388
-- semelhante à insulina, 76
- de risco clínicos para
pré-eclâmpsia, 393
- reguladores da frequência cardíaca
fetal, 807
Febre reumática, 585
Fechamento
- do forame oval, 41
- peritoneal, 881
Fecundação, 19, 22, 23
Fenda(s)
- labiais e palatinas, 998
- vulvar, 3
Fenômenos plásticos no
concepto, 284
Ferro, 88, 130
Ferroportina, 88
Feto
- 3D, 941
- empelicado, 250
- morto, 508
- pequeno para a idade
gestacional, 434
Fetoscopia, 160
- operatória, 160
Fibrina, 503
Filamento
- fino, 219
- grosso, 219
- intermediário, 220
Filho anterior
- com defeito estrutural
congênito, 938
- com trissomia autossômica
ou sexual, 938
Fisiologia
- da coagulação, 502
- da lactação, 305
- do ciclo menstrual, 16
- do puerpério, 295
- fetal, 38
Fluxo
- através de membrana
semipermeável, 93
- em massa, 93
Fontanela(s)
- astéricas ou astérios, 165
- bregmática, 165
- lambdoide, 165
- ptéricas ou ptérios, 165
Fórceps, 857
- ações, 858
- condições de praticabilidade, 862
- de Barton, 858
- de Demelin, 858
- de Kielland, 858
- de Piper, 858, 868
- de Simpson-Barnes, 858
- indicações, 864
- princípios básicos da aplicação
do vácuo-extrator, 869
- prognóstico, 870, 857
- técnica, 864
- tipos e nomenclatura, 857
- vácuo-extrator, 869

Forma placentária, 62
Formação(ões)
- do corpo lúteo, 14
- do disco embrionário
-- didérmico (bilaminar), 27
-- tridérmico (trilaminar), 31
- do tubo neural, 31
- labiais, 3
Fórmula de Hadlock, 433
Fosfatidilglicerol, 38
Fossa navicular, 4
Fototerapia, 531
Frequência
- cardíaca fetal, 153, 926
-- basal, 809
- da situação e da apresentação, 173
- respiratória, 118
Função(ões)
- da contratilidade uterina, 213
- da placenta, 60
- da tireoide e o feto, 120
- tireoidiana, 191
- urinária, 43
- vesical, 889
Fúrcula, 4
Furosemida, 398

G

Ganho de peso
- durante a gestação, 472
- na gravidez, 194
-- para mulheres com sobrepeso
e obesas, 548
Gastrósquise, 983
Gastrulação, 31
Gemelaridade
- e óbito fetal, 542
- imperfeita, 468
Gêmeo(s)
- acolados, 468
- de ordem superior, 470
- desaparecido, 458
- dizigóticos, 452
Gengivite, 119
Genitália
- externa feminina, 3, 4
- interna feminina, 6
-- vista anterior da, 6
-- vista posterior da, 7
Gestação(ões)
- dicoriônicas, 459
- em mulheres submetidas à cirurgia
bariátrica e metabólica, 550
- gemelar, manejo e
orientações na, 472
- influência do diabetes sobre a, 561
- monoamnióticas, 466
- monocoriônicas, 459
- múltipla, 470
- no termo tardio e pós-termo e
óbito fetal, 542
- pós-termo, prevenção de, 536
Glândula(s)
- acessórias, 3
- de Bartholin, 3-5
- de Skene, 4
- mamária, 142
- parauretrais de Skene, 4
Glicose, 89, 103
Glicosúria, 115

Globo de segurança de Pinard, 281
Gonadotrofina, 12
- coriônica humana, 74, 137, 147, 323
Gonorreia, 672
Grandes lábios, 4
Gravidez
- abdominal, 350, 363
- cervical, 351, 361
- de localização desconhecida, 356
- diagnóstico
-- clínico, 133
-- hormonal, 137
-- ultrassonográfico, 133, 138
- discordante para anomalia fetal, 473
- ectópica, 349
-- diagnóstico, 353
-- etiologia, 348
-- patologia, 348
-- prognóstico, 363, 348
-- quadro clínico, 352
-- tratamento, 358
- em cicatriz de cesárea, 351, 363
- gemelar, 410, 916, 948
-- classificação das gestações
gemelares, 453
-- cuidados pré-natais em gestações
múltiplas de grande ordem, 471
-- determinação da idade
gestacional, 453
-- gestação(ões)
--- dicoriônicas, 459
---- monocoriônicas, 459
--- múltipla, 470
-- identificação de cada feto, 457
-- incidência e etiologia, 452
-- manejo e orientações na gestação
gemelar, 472
-- parto, 475, 452
-- rastreamento ecográfico, 453
-- riscos e resultados gerais das
gestações gemelares, 458
-- ruptura prematura de
membranas, 474
-- seguimento ultrassonográfico da
gestação gemelar, 475
- intersticial, 350
- intraligamentar, 350
- ovariana, 351
- prolongada
-- avaliação da idade da gravidez
pela ultrassonografia, 534
-- definições, 533
-- etiologia, 534
-- incidência, 533
-- resumo das diretrizes, 533
--- sobre gravidez prolongada, 539
-- riscos
--- fetais, 534
---- maternos, 536
-- síndrome de aspiração de
mecônio, 539
- tubária, 348, 358
Gripe suína, 682

H

Hábito fetal, 164
Hemaglutinação passiva
reversa, 137
Hematoma subcapsular
hepático, 402

1061

Índice Alfabético

Hematômetra, 900
Hemoglobina fetal, 42
Hemólise microangiopática, 391
Hemorragia(s), 330, 881, 900
- cerebral, 391
- feto-materna, 518
- intracraniana, 625
- obstétrica, 130
- originárias de anomalias vasculares regionais, 881
- por acretismo placentário, 881
- por atonia uterina, 883
- por lesão dos grandes pedículos vasculares, 881
- pós-parto
-- diagnóstico, 821
-- fatores de risco, 820
-- prevenção, 821
-- secundária, 820, 835
-- tratamento, 824
- provindas dos próprios lábios da histerotomia, 881
- puerperal, 508
Hemorroidas, 199
Hemostasia, 502
- na gravidez, 505
- puerperal, 215
Hepatite B, 656
Hérnia diafragmática congênita, 975
Herpes simples, 428
- genital, 689
-- infecção neonatal, 691
Herpes-vírus simples materno, 690
Heterossexuais, 1033
Hibridização
- fluorescente in situ, 947
- genômica comparativa (CGH), 950
Hidralazina, 397, 398
Hidronefrose, 114, 131, 162, 991
Hidropisia fetal, 526
- não imune, 999
-- conduta, 1009, 999
-- diagnóstico, 1004
-- etiologia, 1001
-- fisiopatologia, 999
-- prognóstico, 1011
-- síndrome em "espelho" (ou síndrome de Ballantyne), 1009
Hidroxicloroquina, 597
Hímen, 4
Hiperatividade, 770
- uterina, 771
Hipercalciúria, 115
Hiperêmese gravídica, 323
- diagnóstico
-- diferencial, 324
-- laboratorial e ultrassonográfico, 325
- etiologia, fatores de risco, 323
- quadro clínico, 323
- repercussões na gravidez, 324
- tratamento, 326
Hiperestimulação ovariana, 709
Hiperlipidemia materna, 104
Hiperprolactinemia, 850
Hipersistolia, 771
- uterina, 806
Hipertensão
- arterial pulmonar, 587
- crônica, 563
- grave tratamento da, 398

- na gravidez, 382
- tratamento, 565
-- anti-hipertensivo, 396
Hipertireoidismo, 570, 578
- na gestação, 574
Hipertonia, 771
- autêntica ou essencial, 771
- por incoordenação, 771
- por sobredistensão, 771
- por taquissistolia, 771
- uterina, 806
Hipertricose, 122
Hipertrigliceridemia materna, 105
Hiperventilação
- da gravidez, 117
- materna, 131
Hipoatividade, 770
Hipoblasto, 30
Hipofibrinogenemia, 510
Hipogalactia, 849
Hipoglicemia, 566
Hipoplasias cerebelares, 965
Hipotensão materna, 806
Hipotireoidismo, 578
- na gestação, 572
Hipotonia, 771
Hipovolemia, 130
- e hipotensão maternas, 808
Histerectomia, 372, 832, 908
- pós-parto, 902
-- fatores de risco, 902
-- indicações, 902
-- prognóstico, 905
-- subtotal, 904
- total ou subtotal, 903
História obstétrica e óbito fetal, 542
HIV/AIDS, 659
- aleitamento natural, 663
- e gravidez, 661
- via de parto, 662
Holoprosencefalia, 963
- forma alobar, 964
- forma lobar, 964
- forma semilobar, 964
Homem trans, 1033
Homossexuais, 1033
Hormônio(s)
- de ação gonadotrófica, 15
- do crescimento placentário humano, 76
- esteroides, 72
- liberador
-- de corticotrofina, 78, 223
--- na mãe, 223
--- no feto, 225
-- de gonadotrofina, 78
- neuropeptídios, 77
- polipeptídios, 74
- tireoestimulante, 324, 569

I

Icterícia grave, 526
Icterus gravis, 528
Idade, 140
- gestacional, 288
- materna
-- avançada, 937
-- e óbito fetal, 542
- paterna avançada, 937
Identidade de gênero, 1032

Identificação, 140, 284
- de cada feto, 457
- de fetos pequenos, 433
Imagem
- fetal, 162
- materna, 161
Implantação, 49
Implantes hormonais, 318
Imunoglobulina, 88, 308
- anti-D, 528
- varicela-zóster (IGVZ), 695
Imunologia da gravidez, 60
Incisão
- abdominal, 880
- de Joel-Cohen, 880
- de Pfannenstiel, 880
Incompatibilidade
- ABO, 515, 527
- Rh, 515, 526
- sanguínea
-- do casal, 521
-- materno-fetal, 516
Incoordenação, 774
- de primeiro grau, 774
- de segundo grau, 774
Índice
- de Apgar, 282, 283, 420
- de Bishop, 234
-- modificado, 288
- de choque, 281
- do LA (ILA), 930
Indiferença miouterina, 278
Indometacina, 417, 447
Indução
- com o feto morto, 235
- do parto, 232, 286, 536, 891
-- complicações, 293
-- contraindicações, 287
-- indicações, 286
-- indicada por razão
--- médica, 232
--- não médica, 232
-- no óbito fetal, 292
Indutores da contração uterina, 234
Inervação da genitália externa feminina, 6
Infante de mãe diabética, 566
Infarto do miocárdio, 587
Infecção(ões), 543, 885, 900, 1029
- amniótica, 428
- congênitas, 652
-- consequências das, 653
- da episiotomia, 839
- da fáscia superficial, 840
- da ferida operatória, 887
- de episiotomia, 844
- do sítio cirúrgico, 841, 845
- exógena e endógena, 837
- intrauterina, 409
- não genitais, 409
- neonatal, 289
- paranatal, 653
- pré-natal, 653
- puerperal, 836
-- diagnóstico, 844
-- etiopatogenia, 837
-- fatores predisponentes, 837
-- incidência, 836
-- quadro clínico e tratamento inicial, 839

-- tratamento, 844, 836
- transamniótica, 653
- transplacentária, 653
- urinária, 647, 648
- vaginais, 409
Inflamação e início do parto, 232
Influenza H1N1, 682
Informações da gravidez vigente, 142
Ingurgitamento mamário, 849
Inibição
- da lactação, 311
- medicamentosa da lactação, 852
Inibina, 76
Início da respiração, 38
Injetável hormonal à base de
  progestógeno, 317
Inotrópicos, 735
Inseminação, 19
Inserção velamentosa, 767
Insinuação, 168, 179, 238, 750, 751
- cefálica pelos diâmetros transversos
    da bacia, 243
- da cabeça fetal, 793
- das espáduas, 242
- dinâmica, 241
- estática, 241
Inspeção, 142
Insuficiência
- cervical, 342
- fetoplacentária aguda, 807
- iódica na gestação, 572
- renal do tipo necrose tubular
    aguda, 390
- respiratória do recém-nascido, 539
- uteroplacentária aguda, 804
Insulina, 565
Interação blastocisto-endométrio, 49
Intervalo interpartal, 141, 891
Intervenções potenciais diante
  de risco aumentado de parto
  prematuro, 473
Intestino hiperecogênico, 982
Invasão
- do trofoblasto extraviloso na zona
    de junção miometrial, 50
- intersticial do trofoblasto
    extraviloso, 51
- intravascular, 51
- pelo citotrofoblasto extravilositário
    intersticial, 51
Inversão do gradiente, 773
Iodo, 120, 568
Isquemia uteroplacentária, 411
Istmo uterino, 9

J

Junções comunicantes, 227, 229

L

Labetalol, 398
Laceração cervical, 900
Lactação, 305
- e fertilidade, 311
Lactogênese, 305, 306
Lactogênio placentário humano, 75
Lactopoese, 305, 309
Laparoscopia, 356, 359, 712
Laparotomia, 356, 359
Lecitina, 38
Leite materno, 308

Leucocitose, 510
Leucoencefalopatia posterior
  reversível, 391
Leucopenia, 510
Leucorreia, 201
LGBTQIAPN+, sigla, 1033
Ligadura(s)
- do cordão, 420
- vasculares, 832
Limb-body wall complex, 988
Linha
- de orientação, 170
- facial, 170
Lipídios, 89
Líquido
- amniótico, 67, 79, 91, 93, 443, 1006
- pulmonar, 94
Litíase urinária, 649
Local de parto, 252
Localização da placenta, 916
Lóquios, 297
Lúpus
- anticoagulante, 604
- eritematoso sistêmico, 593
-- achados laboratoriais, 594
-- clínica, 594
-- complicações no feto e no
    recém-nascido, 597
-- conduta na gravidez, 596
-- diagnóstico, 594
-- prognóstico tardio e
    anticoncepção, 597
-- resultados obstétricos, 595
-- síndrome antifosfolipídio, 602, 593
-- trombofilias, 599
--- hereditárias, 599
-- neonatal, 597
Luteinização hiperativa, 710
Luteoma da gravidez, 711
Luto, 545

M

Má relação entre mulheres e
  profissionais, 1045
Macrossomia fetal, 561
Malformações
- adenomatoide cística dos
    pulmões, 973
- cardíacas, 977
- de Arnold-Chiari, 957
- de Dandy-Walker, 965
- do sistema nervoso central, 954
- do trato digestivo e da parede
    abdominal, 978
- fetal, 561, 954
- no segmento torácico, 969
- uterinas, 341
Mamas e puerpério, 302
Mamogênese, 305
Manobra(s)
- da posição de 4 apoios, 800
- de Bracht, 755
- de Brandt-Andrews, 281
- de Deventer-Müller, 756
- de Gaskin, 800
- de Hamilton, 829
- de Kristeller, 270
- de Leopold-Zweifel, 143, 144
- de Lowen, 758, 760
- de Mauriceau, 757, 758

- de McRoberts, 797
- de rotação interna, 798
- de Rubin
-- I, 797
-- II, 798
- de Saxtorph-Pajot, 859
- de Somersault, 273, 767
- de Wöllner, 884
- de Woods, 800
- de Zavanelli, 801
- nas distocias em posição de
    quatro apoios, 758
Manutenção da gravidez, 213
Marcadores
- biofísicos de 1º trimestre, 940
- bioquímicos, 413
- de 2º trimestre, 943
- de sepse, 714
- menores (*soft*) de trissomias, 917
- ultrassonográficos, 943
Máscara gravídica, 142
Massas anexiais, 709
- específicas da gravidez, 709
Mastites, 851
Maturidade fetal, 561
Maus-tratos durante o parto, 1045
Meato uretral, 4
Mecanismo(s)
- biológicos básicos envolvidos nas
    trocas de água, 79
- das trocas placentárias, 82
- de adaptação do feto às condições
    carentes de oxigênio, 87
- de Baudelocque-Duncan, 275
- de Baudelocque-Schultze, 275
- defensivos fetais, 807
- do parto, 237, 750
Mecônio, 534, 815
Medicina
- fetal, 909
- nuclear, 711
Medidas de assepsia para
  o parto vaginal, 269
Megabexigas, 991
Megacisterna magna, 968
Membrana
- amniocoriônica, 47
- microvilosa, 80
- placentária, 80
- plasmática apical, 80
- vásculo-sincicial, 80
Membros inferiores, 143
Menstruação, 18
Mesoderma
- extraembrionário, 30
- somático extraembrionário, 30
Metabolismo, 102
- do cálcio, 109, 110
- do surfactante, 43, 44
- do tecido adiposo materno, 103
- glicídico, 103
- hidreletrolítico, 107
- lipídico, 103
- placentário, 60
- proteico, 107
Metildopa, 398
Método(s)
- da amenorreia lactacional, 315
- de alívio da dor, 260
- de barreira, 315

1063

Índice Alfabético

- de indução, 234, 288
- de Parkland para esterilização cirúrgica, 907
- definitivos, 320
- farmacológicos, 261
- formais de preparo cervical e indução, 538
- hormonais, 316
-- à base de progestógenos, 316
- M-Mode (*movement mode*), 150
- não farmacológicos, 260
Metoprolol, 398
Metotrexato (MTX), 360, 361
Miastenia gravis, 630
Microanálise do sangue fetal, 815
Microarranjo
- cromossômico, 950
- limitações do, 951
- tipos de, 950
- vantagens do, 950
Microcefalia, 680, 682, 969
Minipílulas, 316
Miomas, 342, 708, 790
Miométrio, 8, 124, 226
Miometrite, 844
Mionecrose, 840
Miosina, 219
- de cadeia leve, 220
Miotamponagem, 278
Misoprostol, 234, 291, 333
- para indução do parto, 292
Modelo piramidal, 911, 938
Modificações
- do organismo materno, 101
- dos órgãos genitais, 122
- sistêmicas, 101
Modo de nádegas, 167
Mola
- completa, 366
- e feto coexistente, 369
- hidatiforme, 368
- invasora, 373
- parcial, 366
Momento da interrupção, 400
Monitoramento
- da função vesical, 301
- da vitabilidade fetal, 536
- das contrações uterinas, 412
- do crescimento fetal, 565
- eletrônico, 426
- materno e fetal, 396
Mononeuropatias, 626
Monte
- de vênus, 3, 4
- púbico, 3
Morbidade materna grave, 1025
Mortalidade
- materna, 1022
-- global, 1023
-- no Brasil, 1023
-- prevenção da, 1025
-- perinatal, 1022
Morte fetal e diabetes melito, 562
Mosaicismo, 949
Mulher(es)
- infectadas com vírus das hepatites B e C e HIV, 949
- trans, 1033
Multigesta, 141
Multigrávida, 141

Multíparas, 141
Músculo(s)
- bulbocavernoso, 5
- do diafragma ou assoalho pélvico, 4
- do períneo
-- anterior, 4
-- posterior, 4
- grande glúteo, 5
- isquiocavernoso, 5
- levantador do ânus, 5
- liso, 217, 218
- transverso superficial do períneo, 5

N

Nacionalidade e domicílio, 140
Não binário, 1033
Natureza do ultrassom, 149
Náuseas, 133, 198
Necrose
- da fáscia superficial, 840
- hipofisária pós-parto, 493
- tubular aguda, 131
Nefropatia(s)
- císticas, 992
- diabética, 563
- lúpica, 596
Neisseria gonorrhoeae, 672
Neoplasia(s)
- intraepiteliais cervicais, 702
- classificação
--- citológica, 703
--- histopatológica, 703
-- conduta na gravidez, 704
-- evolução, 703
-- rastreamento, 703
- trofoblástica gestacional, 373
-- de alto risco, 378
-- de baixo risco, 378
Neuroproteção fetal, 418, 429
Nifedipino, 397, 398, 417
Nódulos e câncer de tireoide, 577
Nomenclatura obstétrica, 170
Nona semana ao nascimento, 35
Nós, 764
Nuligesta, 141
Nulípara, 141
Número
- de cavidades amnióticas, 455
- de cesáreas, 891
- de placentas, 455
- de sacos gestacionais, 455
- de vesículas vitelinas, 455

O

Obesidade
- acompanhamento específico da gravidez, 551
- anestesia, 549
- complicações, 547
- considerações clínicas, 548
- gestação em mulheres submetidas à cirurgia bariátrica e metabólica, 550, 547
- óbito fetal, 542
- operação cesariana, 549
- parto, 549
- pós-parto, 549
- recomendações do American College of Obstetricians and Gynecologists de 2015, 549

Óbito
- fetal, 458, 466, 542, 1029
-- conduta, 544, 541
-- fatores de risco, 541
-- incidência, 541
-- manejo
--- do luto, 545
--- do parto, 544
-- potenciais causas de morte fetal, 543
- neonatal, 458
- precoce, 1029
- perinatal, 1028, 1029
Obliquidade
- de Litzmann, 168
- de Nägele, 168
Obstrução(ões)
- duodenal, 979
- intestinais, 979
- jejunoileais, 981
Ocitocina, 232, 235, 260, 289, 827, 891
- profilática, 272
Oftalmia gonocócica, 284
Oligoidramnia, 443, 448
Ondansetrona, 327
Onfalocele, 984
Oogênese, 20, 21
Operação(ões)
- cesariana
-- complicações pós-operatórias, 885
-- descrição da técnica preferencial de Rezende, 874
-- dificuldades, acidentes e complicações peroperatórias, 881
-- e obesidade, 549
-- indicações de cesárea, 872
-- modificações da técnica, 880
-- parto vaginal após cesárea, 889, 872
-- pós-operatório, 888
-- prognóstico, 887
- de Shirodkar, 344
- obstétricas, 855
Órgãos eréteis, 3
Orientação sexual, 1033
Orifício vaginal, 4
Origem
- das células trofoectodérmicas, 48
- e reabsorção do líquido amniótico, 93
Osso ilíaco, 177
Osteogênese imperfeita, 996
Ovário(s), 7
- policístico, 340
Ovarite, 841
Ovoide fetal, 165
Ovulação, 14
Óvulos, 7
Oxigênio
- no sangue materno, 86
- nos vasos umbilicais, 87

P

Pais
- com aneuploidia, 937
- portadores
-- de rearranjos cromossômicos, 937
-- de um distúrbio genético, 938
Palpação, 143
- dos segmentos fetais, 136

1064

Pansexuais, 1033
Parada
- cardiorrespiratória, 737
- de progressão, 270, 783
Parametrite, 840, 846
Parâmetros respiratórios na
  gravidez, 118
Parentalidade LGBTQIAPN+, 1035
Paridade, 141
Participação fetal, 230
Parto, 247, 447, 475, 565
- assistência
-- ao recém-nascido na sala
   de parto, 282, 247
-- conduta ativa no
   secundamento, 279
- da cabeça derradeira, 751
- da cintura
-- escapular, 751
-- pélvica, 750
- dilatação e expulsão, 247
- distócico, 769
- e cardiopatias, 590
- e obesidade, 549
- normal versus cesárea na
   apresentação pélvica, 752
- obstruído, 544, 777
- pélvico programado, 754
- pré-termo, 405
-- ameaça de parto pré-termo, 415
-- assistência imediata ao
   recém-nascido pré-termo, 420, 405
-- determinismo, 407
-- etiologia, 407
-- predição, 412
-- prevenção e tratamento, 415
-- prognóstico, 412
- prematuro, 458
- secundamento, 275
- vaginal
-- após cesárea, 889
-- não complicado, 281
-- operatório (ou instrumental), 270
Partograma, 263
Passagem transplacentária, 92
- de outras substâncias, 88
- do CO_2, 88
- do oxigênio, 87
Patogênese da pré-eclâmpsia, 393
Patogenia das infecções
  congênitas, 652
Patologia(s)
- da lactação, 849
- da parede abdominal, 983
- placentárias, 1030
Pedículo
- de conexão, 988
- de fixação, 988
Pega transversa ou biauricular, 859
Pele, 122
- e puerpério, 300
Pelve, 176
- android, 182
- antropoide, 182
- feminina, secção
-- frontal da, 8
-- sagital da, 7
- ginecoide, 182
- platipeloide, 182
Pelveperitonite, 337

Pelviperitonite, 841
Penicilina G cristalina, 419
Pentalogia de Cantrell, 986
Pequenos
- distúrbios da gravidez,
   tratamento de, 198
- lábios, 4
- para a idade gestacional (PIG), 432
Percepção e palpação dos
  movimentos ativos do feto, 136
Perda(s)
- fetais recorrentes, 604
- gestacional e obesidade, 547
Perfil biofísico fetal, 928
Perfuração uterina, 900
Períneo, 4
- feminino, 5
Perineovulvovaginite, 839, 844
Período
- de Greenberg, 277
- embrionário, 33
- fetal, 35
- premunitório, 247
Peritonite, 337, 841, 846
Permeabilidade capilar, 999
Pescoço, 142
Peso
- fetal, 437
- placentário, 62
- puerpério, 300
Pessário, 474
Pielonefrite, 131
- aguda, 649
Pinocitose, 84
Pirose, 132, 198
Placenta, 45, 52, 162
- acreta, 484
-- tratamento da, 487
- após o parto, 61
- forma, aspecto e dimensões, 62
- prévia, 479, 483
-- acompanhamento e
   conduta, 483
-- classificação, 479
-- diagnóstico diferencial, 481
-- tratamento da, 487
- prévia
-- fatores de risco, 479
-- quadro clínico e diagnóstico, 479
-- tratamento da, 487
Placentação, 384, 455
- defeituosa, 386
- humana normal, 48
Planejamento familiar, 314
Plano(s)
- da bacia, 181
- de corte, 155
- de parto, 1049, 1054
Plasmina, 505
Pneumonia(s), 645
- adquiridas na comunidade, 645
Pneumopatias, 640
Pneumoperitônio, 713
Polaciúria, 134
Polidramnia, 443, 779
- de alta contratilidade, 445
- de baixa contratilidade, 445
- etiopatogenia, 443
- quadro clínico e diagnóstico, 444
Polidrâmnio, 143

Polimorfismo de nucleotídio
  único (SNP), 950
Polineuropatias, 626
Ponte cruzada, 222
Pós-data, 533
Pós-parto
- e cardiopatias, 590
- e obesidade, 549
Pós-termo, 533
Posição(ões), 169, 256
- de quatro câmaras, 155
- de saída da aorta ou eixo
   longo, 155
- de saída da artéria pulmonar ou
   eixo curto, 155
- materna, 266
- não supina, 266, 267
Postura, 101
Potenciais causas de morte
  fetal, 543
Power stroke, 222
Pré-diabetes, 553
Pré-eclâmpsia, 129, 458, 780
- diabetes melito e, 562
- fatores angiogênicos e, 388
- grave, 508
- lúpus eritematoso sistêmico e, 596
- pós-parto, 404
- prevenção, 394
- sobreposta, 382
- tratamento, 396
Pré-parto, 247
Pré-termo
- pré-viável, 412
- tardio e termo precoce, 412
Pré-eclâmpsia, 350, 381
Preensão, 858, 865
Pregas tegumentárias, 3
Pregnenolona, 72
Prematuridade, 1030
Pressão, 80
- amniótica, 204, 205
- arterial, 727
- intramiometrial, 204, 205
- intrauterina, 206
-- puerperal, 205
- osmótica, 81
- oncótica, 81
- parcial de oxigênio, 86
- placentária, 204
- suprapúbica, 797
- venosa, 1000
Prevenção
- da eclâmpsia, 399
- da mortalidade materna, 1025
- de gestações pós-termo, 536
Primeira
- consulta, 187
- semana, 25
Primeiro trimestre, 93
Primigesta, 141
Primigrávida, 141
Procedimentos
- diagnósticos invasivos, 948
- neonatais, 283
- para interromper a gravidez, 893
- tocométricos, 204
Procidência, 761
Produção de líquido
  amniótico, 93

1065

Índice Alfabético

Profilaxia
- da oftalmia gonocócica, 284
- em endocardite infecciosa, 586
- secundária da febre
  reumática, 585
Profissão, 140
Profissional que presta assistência
  ao parto, 255
Progesterona, 72, 231, 473
- vaginal, 415
Prolapso, 761
Prolongamento do trabalho de
  parto, 788
Promotores do amadurecimento
  cervical, 234
Propagação da onda contrátil no
  útero gravídico, 210
Propedêutica da gravidez, 140
Prostaglandinas, 231, 827
Proteção perineal, 270
Proteínas
- hidrofílicas intramembranosas, 95
- placentárias, 78
- que aumentam a excitabilidade
  do miométrio, 226
- que promovem
-- a condutibilidade
  intercelular, 227
-- a contração do miócito, 230
Prótese valvar cardíaca, 589
Protocolo(s)
- assistenciais, 1015
- de classificação de risco em
  obstetrícia, 1017
- de Manchester, 1016
Prova
- de inibição da aglutinação
  do látex, 137
- de inibição da hemaglutinação, 137
- imunoematológicas no
  recém-nascido, 528
Psicose puerperal, 635
Ptialismo, 198
Puerpério, 209, 295
- assistência pós-natal, 300, 295
- cuidado(s)
-- com as mamas, 302
-- hospitalar, 300
- fisiologia do puerpério, 295
- pele, 300
- peso, 300
- primeira consulta, 303
- segunda consulta, 303
- sistema
-- cardiovascular, 299
-- endócrino, 298
-- reprodutor, 295
-- urinário, 299
Puxos e respiração, 266

Q

Quantidade normal de leite
  produzida, 311
Quarta a oitava semanas, 33
Quarto período, 277

R

Radiografia, 711
- de tórax, 612
Radiologia intervencionista, 830

Rastreamento
- da violência pelo parceiro íntimo na
  gestação, 1044
- das malformações fetais, 565
- de cromossomopatias, 472
- de parto prematuro, 473
- ecográfico, 453
Rastreio
- de disfunção tireoidiana durante a
  gestação, 570
- do tipo sanguíneo e do fator Rh, 520
Reabsorção do líquido amniótico, 95
Reação decidual, 46, 47
Reanimação, 420
- cardiopulmonar, 737
-- na gestante, 739
- do recém-nascido, 818
Rechaço fetal, 136
Rede de Haller, 142
Redefinição da pré-eclâmpsia, 389
Refluxo, 132
Registro da pressão
- amniótica, 204
- intramiometrial, 204
- intrauterina puerperal, 205
- placentária, 204
Regularidade da superfície
  uterina, 143
Relação
- cerebroplacentária, 437
- sexual, 304
Relaxina, 76
Remoção da cerclagem, 347
Remodelação fisiológica das artérias
  espiraladas, 386
Renina, 107
Reparo da episiotomia, 273
Repercussões da contratilidade
  uterina anormal sobre o feto, 776
Reposição volêmica, 828
Repouso no leito, 473
Reprodução assistida, 1050
Resistência vascular sistêmica, 727
Respiração, 38
Resposta à infecção, 718
Ressonância magnética, 161, 711
- e descolamento prematuro da
  placenta, 498
Ressuscitação hemodinâmica, 718
Restrição de crescimento
- fetal, 543
-- seletiva, 459
-- intrauterino seletiva, 464
- mediada pela placenta, 433
- não mediada pela placenta, 433
Retalho vesical, 880
Retenção de restos ovulares, 900
Retinopatia diabética, 563
Revisão de vulva, vagina e colo
  uterino, 272
Risco(s)
- do parto vaginal após cesárea, 890
- e resultados gerais das gestações
  gemelares, 458
- fetais, 534
- habitual, 188
- intermediário, 188
- maternos
-- a gravidez prolongada, 536
-- e fetais e obesidade, 551

Ritodrina, 417
Rotação, 860, 867
- externa da cabeça, 242
- interna, 750, 751, 752
-- da cabeça, 241
-- das espáduas, 242
Rubéola, 654
Ruptura(s), 767
- prematura das membranas, 474
-- a termo, 424, 428
-- etiologia, 423
-- história natural, 424
-- diagnóstico, 425
-- pré-termo, 407, 424
--- com ≥ 34 semanas, 429
--- entre 24 e 33 semanas, 429
-- pré-viável, 424, 429
-- ovulares, 289
-- tratamento, 423, 426
- tubária, 350
- uterina, 341, 890, 900
-- intraparto, 809

S

Sacos gestacionais, 455
Salbutamol, 417
Salpingectomia, 360
Salpingite, 841
Salpingostomia, 360
Sangramento
- feto-materno
  transplacentário, 518
- vaginal, 410
Sangue, 138
Saúde
- da população LGBTQIAPN+, 1033
- oral, 193
Secreção endócrina placentária, 70
Secundamento, 275, 279
Seguimento ultrassonográfico da
  gestação gemelar, 475
Segunda semana, 27
Segundo e terceiro trimestres, 94
Sepse, 508
- causas e medidas preventivas, 715
- definição, 716
- fisiopatologia e marcadores
  de sepse, 714
- manejo da, 714, 717
Septo intergemelar, 456
Sequência
- anemia-policitemia, 461
- da banda amniótica, 987
- de extrofia cloacal, 985
- oligo/polidramnia, 459
- TRAP, 463
Sequestro pulmonar, 975
Sialorreia, 198
Sífilis, 669
- congênita, 669
- sorologia, 669
- tratamento, 671
Sinal(is)
- de certeza, 136
- de Chadwick, 135, 143
- de Farabeuf, 794
- de Halban, 142
- de Hegar, 123, 134
- de Hunter, 142
- de Jacquemier, 135, 143

1066

- de Kluge, 135
- de Nobile-Budin, 123, 135
- de Osiander, 135
- de Piskacek, 123, 134
- de presunção, 133
- de probabilidade, 134
- de Puzos, 136
- do lambda (*twin peak*), 455
Sinciciotrofoblasto, 59, 80
Síndrome(s)
- antifosfolipídio, 339, 602
- da angústia respiratória, 420
- da banda amniótica, 987
- da imunodeficiência adquirida (AIDS), 659
- da mola hidatiforme, 368
- da rubéola congênita, 655
- da transfusão feto-fetal, 459, 460
- de Argonz-Del Castillo, 850
- de aspiração de mecônio, 539, 815
- de Ballantyne, 1009
- de Chiari, 957
- de Chiari-Frommel, 850
- de Edwards, 941
- de Forbes-Albright, 850
- de galactorreia-amenorreia, 850
- de hipotensão supina, 112
- de Kimmelstiel-Wilson, 563
- de Korsakoff, 325
- de Meckel, 955
- de Patau, 941
- de Potter, 424
- de Sheehan, 493
- de Turner, 941
- de Walker-Warburg, 955
- de Wernicke-Korsakoff, 324, 325
- do abdome em ameixa seca, 986
- do cordão umbilical curto, 988
- do desconforto respiratório agudo, 131
- do ovário policístico, 340
- dolorosa, 201
- em "espelho", 1009
- HELLP, 381, 383, 508
-- tratamento da, 402
- leucoencefalopática posterior reversível, 630
- toracoabdominal, 986
- ZIKV congênita, 680
Síntese da lecitina (surfactante-ativo), 38
Sintomas urinários, 200
Sistema(s)
- amniótico, 64
- aponeurótico, 4
- cardiovascular, 109
-- no puerpério, 299
- digestório, 119
- digital
-- bases funcionais, 3, 11
-- bases morfológicas, 3
- endócrino, 119
-- no puerpério, 298
- fibrinolítico, 505
- genital
-- feminino, 3
--- externo, 143
-- masculino, 11
- hipotálamo-hipofisário, 12
- Kell, 531

- reguladores da coagulação, 503
- reprodutor no puerpério, 295
- respiratório, 115
- Rh, 516
- sanguíneo, 112
-- no puerpério, 299
- urinário, 113
-- alterações fisiológicas, 647
-- modificações
--- anatômicas, 113
--- fisiológicas, 115
-- no puerpério, 299
Situação, 167
- longitudinal, 171
- transversa, 173
Sobredistensão uterina, 410
Sofrimento fetal agudo
- diagnóstico, 809
- etiologia, 808
- fisiopatologia, 804
- profilaxia, 817
- prognóstico, 815
-- reanimação do recém-nascido, 818
- tratamento, 804, 816
-- durante o parto, 817
Somatomamotropina coriônica humana, 75
Sonar Doppler, 151
- pulsátil, 154
Sonda Foley, 235, 290
Spinning babies, 244
Streptococcus agalactiae, 672
Subsídio anatomopatológico, 528
Sulco interglúteo, 170
Sulfato de magnésio, 399, 404, 474
- na neuroproteção fetal, 418
Suporte transfusional, 833
Supressão imune local, 61
Surfactante, 43
Sutura(s)
- compressivas, 830
- coronária, 165
- de B-Lynch, 830
- lambdoide, 165
- metópica, 165, 170
- sagital, 165, 170
- temporal, 165

T

Tabagismo, 642
Tamponamento uterino, 829
Taquissistolia uterina, 806
Tecido de conexão, 59
Técnica(s)
- da histerectomia subtotal, 904
- de McDonald, 345
- de Misgav-Ladach, 880
- laboratoriais
-- invasivas, 947
-- no diagnóstico pré-natal, 946
- particularizada do fórceps sobre a cabeça derradeira, 868
Temperatura, 301
Tempo(s)
- de protrombina, 510
- de tromboplastina parcial ativada, 510
- do mecanismo do parto, 237
Teoria imunológica da pré-eclâmpsia, 385

Terapia antirretroviral na gestação, 662
Teratoma, 968
Terbutalina, 417
Terceira semana, 31
Término da lactação, 311
Teste(s)
- acústico, 927
- de 1º trimestre combinado, 941
- de avaliação anteparto, 925
- de Coombs, 521
-- direto, 528
- de função tireoidiana na gestação, 569
- de Kleihauer-Betke, 518
- de lâmina, 137
- de rastreamento, 948
- de sexagem fetal, 190
- de triagem neonatal, 953
- de tubo, 137
- diagnósticos, 949
- ELISA, 138
- imunológicos, 137
- laboratoriais, 425
- pré-natal não invasivo, 190, 529, 942
- preditivos (ou de rastreamento), 412
- radioimunológicos, 137
Tintura de cabelo, 194
Tireoide, 119
Tireoidite
- de Hashimoto, 340
- pós-parto, 578
Tireotoxicose transitória da gestação, 574
Tiroxina, 570
- livre, 570
Tocodinamometria, 154
Tocólise, 429, 474
Tocolíticos, 416
Tocurgia, 855
Tomografia computadorizada, 161
Tonturas, 200
Topografia da inserção da placenta, 63
Toque, 146
- vaginal, 256
Toxemia, 52
- gravídica, 381
Toxoplasma gondii, 664
Toxoplasmose, 664
- diagnóstico da infecção
-- fetal, 666
-- materna, 666
-- no recém-nascido, 666
- prevenção primária, 668
- transmissão congênita, 664
- tratamento, 666
Trabalho
- colaborativo interprofissional na classificação de risco, 1020
- na gravidez, 193
Tração, 859, 867
- controlada do cordão, 280
Traje antichoque, 829
Transferência citocínica, 60
Transferrina diférrica, 88
Transfusão
- intravascular, 529
- neonatal, 530
Transgênero, 1032

1067

Índice Alfabético

Translucência nucal, 938
Transmissão congênita da toxoplasmose, 664
Transporte
- ativo, 83
-- de aminoácidos, 90
- de glicose, aminoácidos e ácidos graxos, 92
- do óvulo, 21
- placentário
-- de glicose por difusão facilitada, 89
-- de lipídios, 91
Transtorno(s)
- alimentares, 636
-- tratamento dos, 637
- de ansiedade, 635
-- tratamento dos, 636
- de humor
-- bipolar, 639
-- puerperais, 634
- depressivo maior pré-natal, 632
- mentais, 632
Tratamento(s)
- anti-hipertensivo, 396
- com antipsicóticos, 638
- da dependência de substâncias, 638
- da depressão
-- peri e pós-parto, 635
-- pré-natal, 633
- da eclâmpsia, 402
- da hipertensão, 565
-- grave, 398
- da placenta prévia e acreta, 487
- da síndrome HELLP, 402
- da vasa prévia, 488
- de pequenos distúrbios da gravidez, 198
- dos transtornos
-- alimentares, 637
-- de ansiedade, 636
Trauma(s)
- mamilares, 850
- na gravidez, 500
Treponema pallidum, 669
Tri-iodotironina, 570
Tríade de Virchow, 607, 608
Trigêmeos, 470
Trocas
- amnióticas, 91
- materno-ovulares, 79, 97
- transplacentárias, 80
Trofoblasto, 27, 30
- extraviloso, 50
Trombina, 503
Trombocitopenia, 391, 510
Tromboembolia pulmonar, 611
Tromboembolismo venoso, 887
Trombofilias, 593
Tromboflebite
- pélvica séptica, 842, 846
- superficial, 609, 612
Tromboprofilaxia, 887
Trombose venosa
- cerebral, 625
- profunda, 610
Trombotamponagem, 278
Tronco, 166

Tubas uterinas, 7, 9, 10
Tubérculos de Montgomery, 142
Tuberculose, 644
Tumor(es), 973
- anexiais, 162
- intracranianos, 623, 968
- trofoblástico
-- do sítio placentário, 375
-- epitelioide, 375
Tumorações prévias, 790

U

Ultrafiltração, 84
Ultrassonografia, 148, 373, 425, 711, 911
- 3D/4D, 150, 151, 921
- apresentação pélvica, 749
- de 11 a 13+6 semanas, 938
- de 1º trimestre, 190, 911
- de 2º trimestre, 916
- de 3º trimestre, 920
- e descolamento prematuro da placenta, 496
- e doença hemolítica perinatal, 523
- placenta prévia, 480
- tipos de, 149
Urina, 138, 191
Uropatias obstrutivas, 989
Uso
- de cinto de segurança e *airbag*, 193
- de repelentes, 194
- de substâncias e óbito fetal, 542
Útero, 7, 8, 122
- arqueado, 341
- bicorno, 342
- de Couvelaire, 492
- didelfo, 342
- na gravidez, 123
- septado, 341, 342

V

Vacinação
- contra sarampo/caxumba/rubéola/ varicela (tetraviral), 656
- de gestante, 195, 196
Vagina, 7, 8, 122
Vaginose bacteriana, 201, 409
Vanishing twin (gêmeo desaparecido), 458
Variabilidade ou oscilação da FCF basal, 810
Variante de Dandy-Walker, 968
Variáveis do perfil biofísico fetal, 930
Varicela
- congênita, 694
- neonatal, 694
Varicela-zóster, 693
- fetal, 694
- materna, 693
Varicosidades, 199
Variedade de posição, 169
Vasa prévia, 484, 486
- tratamento da, 488
Vascularização
- da genitália interna feminina, 9
- e inervação da região vulvoperineal, 6

Vasopressores, 735
Vasospasmo, 390
Vazamento de líquido amniótico após amniocentese, 425, 430
Veia umbilical, 39, 40
Ventilação pulmonar, 41
Ventriculomegalias cerebrais, 959
Versão, 884
- cefálica externa, 753
Vertigens, 200
Vesícula vitelina, 67, 455
Vestíbulo, 3, 4
Via
- citidina-difosfocolina, 38
- da ativação miometrial, 230
- de parto, 400, 475
-- HIV/AIDS, 662
- fosfatidiletanolamina, 38
- intramembranosa, 95, 96
Viagens, 194
Vícios pélvicos, 791
Vilosidade(s)
- corial, 58
- intermediárias
-- imaturas, 54
-- maduras, 54
- mesenquimais, 54
- primária, 32, 54
- secundária, 54
- terminais, 54
Vilosidades-tronco, 54
Violência
- obstétrica, 1044
- pelo parceiro íntimo, 1038
-- durante a gestação
--- e no pós-parto, 1040
--- e suas consequências na saúde materna e infantil, 1041
- perpetrada pelo parceiro íntimo, 1038
Vírus Zika, 677
- diagnóstico, 682
- efeitos no feto, 680
- etiologia, 679
- prevenção, 682
- quadro clínico, 679
- transmissão, 679
- tratamento, 682
Vitalidade fetal, 259
Vitalidade das células germinativas, 21
Volume
- amniótico, 67
- de reserva expiratório, 118
- do líquido amniótico, 928
- e composição do líquido amniótico, 93
- residual, 118
Volume-corrente (*tidal volume*), 118
Volume-minuto, 118
Vulva, 3, 122

Z

Zigosidade, 453
Zona
- de junção miometrial, 50
- pelúcida, 21
Zóster infantil, 694

2024/1

1068